首届国医大师邓铁涛

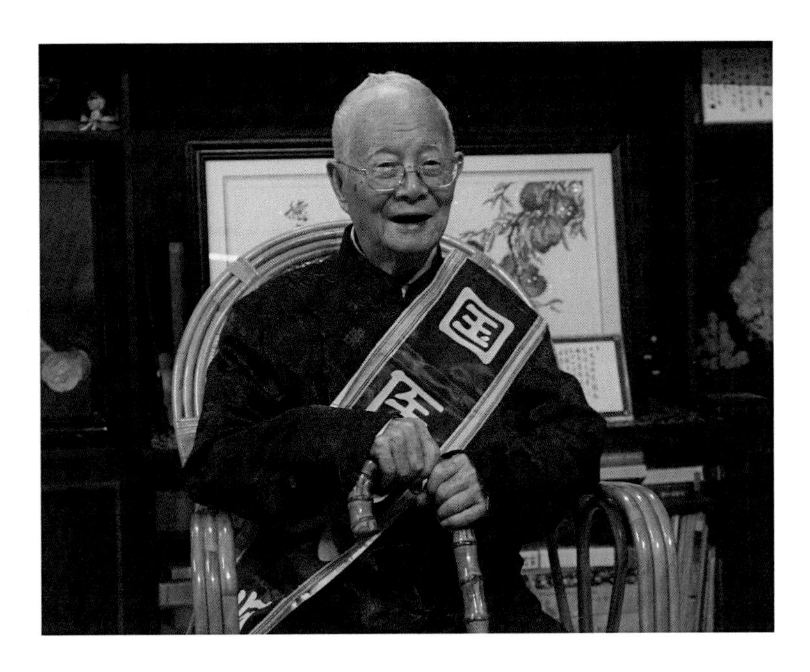

邓铁涛教授，1916年出生，广东开平人，广州中医药大学终身教授，博士研究生导师，现代著名的中医临床家、理论家、教育家。1932年就读于广东中医药专门学校，1938年从事中医医疗。曾任广州中医学院教务处副处长、副院长，中华人民共和国卫生部第一届药品评审委员会委员，中华全国中医学会常务理事，中华全国中医学会中医基础理论整理委员会副主任委员，广东省第四、五届政协委员等职。现任中国中医药学会终身理事，中国中西医结合研究会名誉理事，国家中医药管理局中医药工作专家咨询委员会委员，广州中医药大学邓铁涛研究所所长等。

邓铁涛教授是我国当代最负盛名的中医药学家，德高望重，学验俱丰，他以渊博的知识、高尚的医德、精湛的医术，被称为“中医学巨匠”、“一代宗师”。在长达70多年的医疗、教学、科研生涯中，积累了丰富的临床经验，提出了对现代医学发展有影响的理论学说，包括五脏相关理论基础与应用、脾胃学说继承与发扬、痰瘀相关理论应用基础研究、中医诊法与中医诊断学教材建设、伤寒与温病融合为中医热病理论学说、岭南地域性医学研究、近代中医史研究等。临证擅长心血管疾病尤其是冠心病、高血压的中医药防治，神经肌肉疾病如重症肌无力、肌萎缩侧索硬化症的诊治，消化系统疾病如慢性肝炎、肝硬化及胃病的防治，以及其他疑难病症，如硬皮病、多发性硬化、红斑狼疮等的治疗。发表学术论文150多篇，主编《中医诊断学》教材二版、四版、五版，《实用中医诊断学》(含英文版、日文版)，高等中医药院校教学参考丛书《中医诊断学》、《中国现代科学全书·医学·中医诊断学》、《中医证候规范》、《中医学新编》、《中医近代史》、《学说探讨与临证》、《耕耘集》、《邓铁涛医案与研究》，大型医学工具书——《中医大辞典》等具有高端影响力、感召力、传播力的教材、科学书著。他所主持的《脾虚型重症肌无力临床研究及实验研究》重大课题，获国家中医药管理局科技进步一等奖、国家科技进步二等奖。他培养国内外硕、博士研究生90多名。

为表彰邓铁涛教授对广东乃至我国中医药学术事业发展做出的卓越贡献，1962年、1978年两次获广东省政府授予的"广东省名老中医"称号；1989年被英国剑桥世界名人中心载入世界名人录；1990年被评为首批享受政府特殊津贴专家；1993年获广东教育系统授予的首次"南粤杰出教师特等奖"；1994年被国家人事部、国家卫生部、国家中医药管理局遴选为"全国继承老中医药专家学术经验指导老师"；2001年10月，国家中医药管理局和中华中医药学会在人民大会堂隆重举行了"全国著名老中医邓铁涛教授学术思想研讨会"；2001年12月获香港浸会大学授予的名誉博士学位；2003年获中国科学技术协会授予的"防治非典型肺炎优秀科技工作者"；2004年10月在广州隆重举行的"邓铁涛学术思想国际研讨会"，在世界范围内产生了深远的影响；2005年担任国家重点基础发展研究计划(973计划)"中医基础理论整理与创新研究"项目首席科学家；2006年获中华中医药学会首届中医药传承特别贡献奖；2007年6月入选首批国家级非物质文化遗产传统医药"中医诊法"项目代表性传承人。邓铁涛教授古稀之年仍奋斗不息，2009年4月喜获全国第一批"国医大师"殊荣，这是新中国成立以来第一次评选的国家级中医大师，邓铁涛教授实至名归，崇高楷模。

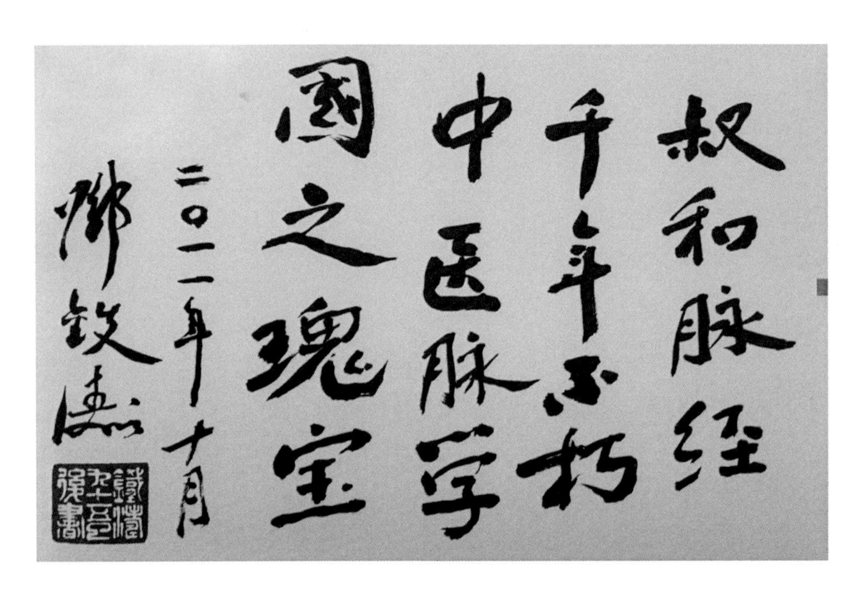
叔和脉经
千年不朽
中医脉学
国之瑰宝
二〇一一年十月
邓铁涛

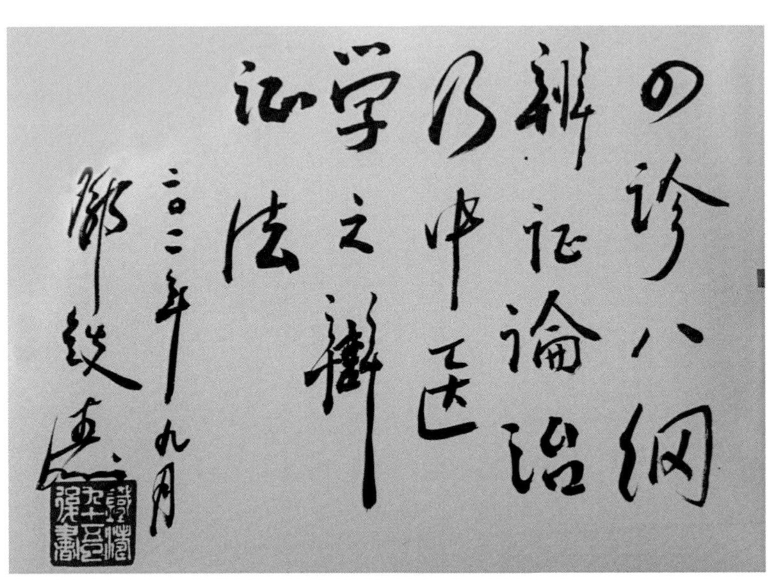
四诊八纲
辨证论治
乃中医
学之精髓
证法
二〇二年九月
邓铁涛

仁心仁术乃医之灵魂
上工治未病乃医之战略

二〇一〇年六月 邓铁涛

望而知之谓之神

二〇一〇年十月 铁涛

31

中医舌诊世界無

二〇一〇年十月 铁涛

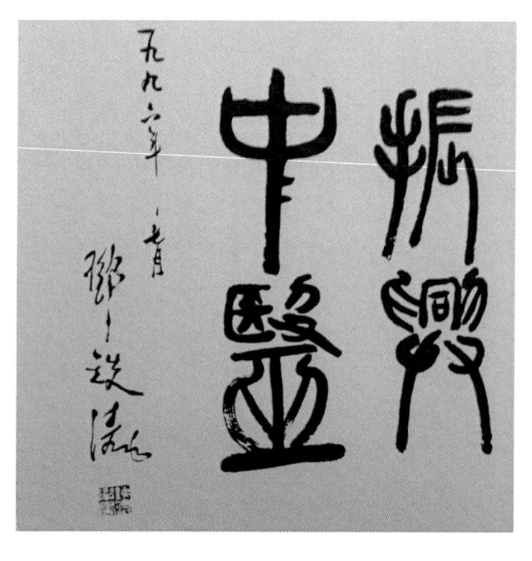

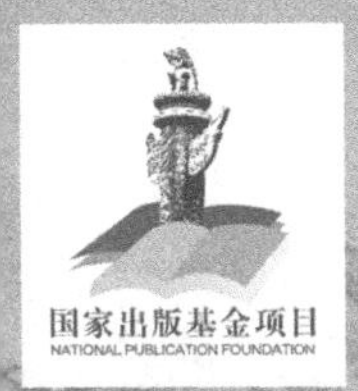

“十二五”国家重点图书出版规划项目

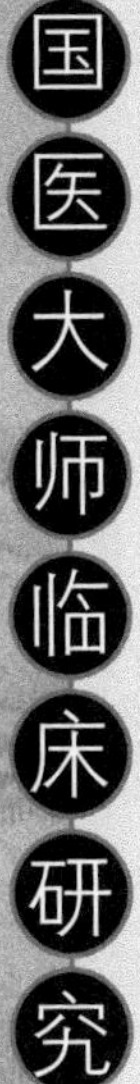
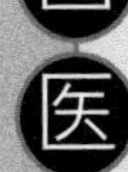
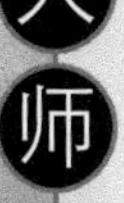
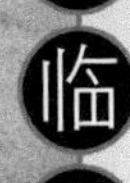
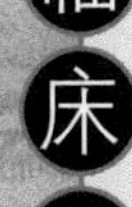
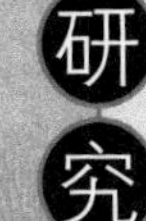

中华中医药学会 组织编写

实用中医诊断学

邓铁涛
陈 群

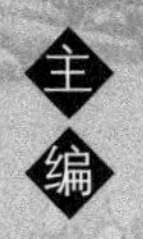

科学出版社
北 京

内 容 简 介

本书是“十二五”国家重点图书出版规划项目《国医大师临床研究》丛书之一，获得国家出版基金资助。本书是在首届国医大师邓铁涛教授及广州中医药大学陈群教授主持下编写的关于中医诊断学的修订著作，全书以融古通今的方式，增加了书的实用性、科学性、易读性、厚重性，方便中外学者对中医诊断的理论与方法、历史与进展有一个全面的了解。全书内容分为三篇：绪论与发展历史的回顾、诊法与辨证、现代研究概况；共12章，分别为概论、发展史略、诊法、辨证、辨证方法的综合应用、临床各科诊断概要、常见症状鉴别诊断、诊断步骤与思维方法、病案书写、诊法的现代研究、辨证的现代研究以及计算机在中医诊断学中的应用研究等。

本书可供临床中医医师阅读，也可供中医专业学生、科研工作者以及中医爱好者阅读使用。

图书在版编目(CIP)数据

实用中医诊断学／邓铁涛，陈群主编．—北京：科学出版社，2015.11
(国医大师临床研究)
国家出版基金项目·“十二五”国家重点图书出版规划项目
ISBN 978-7-03-046257-2

Ⅰ.①实… Ⅱ.①邓… ②陈 Ⅲ.①中医诊断学 Ⅳ.①R241

中国版本图书馆CIP数据核字(2015)第265728号

责任编辑：郭海燕　曹丽英／责任校对：李　影
责任印制：赵　博／封面设计：黄华斌　陈　敬

科学出版社 出版
北京东黄城根北街16号
邮政编码：100717
http://www.sciencep.com
三河市春园印刷有限公司印刷
科学出版社发行　各地新华书店经销
*
2015年11月第　一　版　　开本：787×1092　1/16
2025年 1 月第九次印刷　　印张：31 1/4　插页：8
字数：903 000

定价：158.00元

(如有印装质量问题，我社负责调换)

《国医大师临床研究》丛书编辑委员会

《实用中医诊断学》编委会

主　　编　邓铁涛　陈　群
副 主 编　靳士英　徐志伟
编　　委　（按姓氏笔画排序）
　　　　　邓中光　邓铁涛　刘小斌　邱仕君
　　　　　陈　群　徐志伟　靳士英

《国医大师临床研究》丛书序

2009年5月5日，人力资源和社会保障部、卫生部和国家中医药管理局联合分布了《关于表彰首届国医大师的决定》。30位从事中医临床工作(包括民族医药)的老专家获得了“国医大师”荣誉称号。这是新中国成立以来，中国政府部门第一次在全国范围内评选国家级中医大师。国医大师是我国中医药事业发展宝贵的智力资源和知识财富，在中医药的继承创新中发挥着不可替代的重要作用。将他们的学术思想、临床经验、医德医风传承下来，并不断加以发展创新，发扬光大，是继承发展中医药学，培养造就高层次中医药人才，提升中医药软实力与核心竞争力的重要途径。

为了弘扬中华民族文化，广泛传播和充分利用中医药文化资源，满足中医药人才队伍建设的需要；进一步完善中医药传承制度，将国医大师的学术思想、经验、技能更好地发扬光大。科学出版社精心组织策划了“国医大师临床研究”丛书的选题项目。这个选题首先被新闻出版总署批准为“十二五”国家重点图书出版规划项目，后经科学出版社遴选后申报国家出版基金项目，并在2012年获得了基金的支持。这是国家重视中医药事业发展的重要体现，同时也为中医药学术传承提供良好契机。国家出版基金是国家重大常设基金，是继国家自然科学基金、国家社会科学基金之后的第三大基金，旨在资助“突出体现国家意志，着力打造传世精品”的重大出版工程，在“弘扬中华文化，建设中华民族共有精神家园”方面与中医药事业有着本质和天然的相通性。国家出版基金设立6年来，对中医药事业给予了持续的关注和支持。

作为我国成立最早、规模最大的中医药学术团体，中华中医药学会长期以来为弘扬优秀民族医药文化，促进中医药科学技术的繁荣、发展、普及推广发挥了重要作用。本丛书的编辑出版工作得到了中华中医药学会的大力支持。国家卫生和计划生育委员会副主任、国家中医药管理局局长、中华中医药学会会长王国强亲自出任丛书主编。

作为中国最大的综合性科技出版机构，60年来科学出版社为中国科技优秀成果的传播发挥了重要作用。科学出版社为本丛书的策划立项、稿件组织、编辑出版倾注了大量心血，为丛书的高水平出版起到了重要保障作用。

本丛书同时还得到了各位国医大师及国医大师传承工作室和所在单位的大力支持，并得到了各位中医药界院士的支持。在此，一并表示感谢！

本丛书从重要论著、临床经验等方面对国医大师临床经验进行发掘整理，涵盖了中医原创思维与个性诊疗经验两个方面。并专设《国医大师临床研究概览》分册，总括国医大师临床研究成果，从成才之路、治学方法、学术思想、技术经验、科研成果、学术传承等方面疏理国医大师临床经验和传承研究情况。这既是对国医大师临床研究成果的概览，又是研究国医大师临床经验的文献通鉴，具有永久的收藏和使用价值。

文以载道，以道育人。丛书将带您走进“国医大师”的学术殿堂，领略他们深邃的理论造诣、卓越的学术成就、精湛的临床经验；丛书愿带您开启中医药文化传承创新的智慧之门。

《国医大师临床研究》丛书编辑委员会

2013年5月

序

随着医学科学教育的日新月异，中医药现代化的飞速发展，我国中医药事业与时俱进，开拓创新，硕果累累，绽放出独特的魅力！“中国医药学是一个伟大的宝库，应当努力发掘，加以提高”。在中医现代化的过程中，中医诊断学不断有所发现，有所前进，有所提高，有所创新。敢于研究新事物，解决新问题是学科进步的灵魂。本书在架构的基础上，循序渐进，融古通今，阅读方便，内容突出中医诊断学之特点，认真汲取现代教学科技之精华，为各层次的资深者、教育家、大医师搭建临床研究的平台，本书编纂的目的意义就在于此。

上篇阐述了中医诊断学之概念、内容、特点、学习方法与展望，回顾了中医诊断学发展的历史，展示了前人基础理论丰厚的积淀，论述了辨病、诊法、各种辨证及病案之创始形成与发展历程，另设“中医诊断学对世界医学贡献举例”一节，论述了我国医家在历史上对世界医学的卓越贡献，以增强中华民族的自尊心和自信心，使国内外人民更理解、更关注、更热爱中医。

中篇为本书的主干部分，论述四诊、八纲、脏腑辨证及各种辨证、病案等内容。为更加贴近临床应用，特设“辨证方法的综合应用”一章，把各种辨证方法融会贯通，划分为外感病辨证与杂病辨证两大部分，并提出辨证论治的步骤——三段十步法。加强了“临床各科诊断概要”、“常见症状鉴别诊断”等章的内容，增加了“诊断步骤与思维”一章，以便从各个方面、不同角度，加深对中医诊断学思维活动的理解。

下篇为中医诊断学的现代研究概况。在诊法研究部分介绍了舌诊、舌下络脉诊、脉诊、甲诊、诊断仪器的现代研究技术概况；在辨证研究部分介绍了肝证、心证、脾证、肺证、肾证等的现代研究成就；最后有“计算机在中医诊断学中应用的研究”一章。这些充分反映了近年来中医诊断学的发展趋势和创新成果。

书末附有常见证候国家诊断标准，并有望诊、舌诊、舌下络脉诊、甲诊等丰富精彩的彩色图片，都是我们多年来研究拍摄的经典照片，载之以供图文并茂，增加感知，耳目更新，颇受启迪。

本人从事研究和编著中医诊断学教材、专著60多年，深深体会到中医诊断学之重要性，它是联结中医基础理论及临床各科的主干学科，要想成为一名中医理论家和临床医学家都需要把这一门桥梁课学习好、掌握好。应当以“如切如磋，如琢如磨”的精神来认真研读中医经典著作；应当以“锲而不舍”、“滴水穿石”的精神来投入临床实践；应当以严谨求实的科学态度来整理、提高、创新。临床实践与临床思维是紧密贯穿在一起的，是互相参合、互相补充、互相促进的一个整体。它是一个你中有我、我中有你，不断补充、纠错、完善而臻于正确辨证的过程，只有这样才有利于中医诊断学的不断发展与传承。

我衷心地期盼，中医诊断学在现代化、规范化的进程中，充分运用中医传统研究方法和现代科学研究方法，进一步提高升华，奋力前行！

邓铁涛

2015年3月

前　言

一

中医诊断学是在中医基础理论指导下，研究中医特有的从健康到疾病的各种状态、症状、疾病、证候的诊断理论、诊断思维、诊断方法与基本技能的学科；是通过四诊、八纲及各种辨证方法诊治人体整体健康状态，为保障人体的身心健康与防治疾病提供科学依据的学科；是中医基础理论与临床各科的桥梁课。

根据中医“治未病”学说，它观察研究的对象，包括从健康到疾病的各种移行状态，如“未病之病”、“欲病之病”、“已病之病”，直至特殊生理状态（如妊娠等）的人群，通过中医特有的四诊等检查手段、缜密的临床思维，做出正确的关于机体对致病因素的整体反应状态即病与证的判断，从而提出合理的预防与论治。

中医诊断学具有民族文化的特点，它与西医诊断学有不同之处。如就其医学模式而言，中医自古以来就是天人合一（人与环境包括社会环境的统一）、形与神俱（躯体与心理统一）、邪正相搏（邪之所凑，其气必虚）的模式；20世纪上半叶以前，西医为生物医学模式，后来改为生物—心理—社会医学模式。就研究对象而言，中医研究的是人的生命活动，更重视从健康到疾病各种移行状态中整体的人、动态变化着的人；西医研究的也是人的生命活动，但更重视从健康到疾病各种移行状态具体人微分解的人。就思维方法而言，中医重视不干扰机体内部的结构与功能，力争不打开或少打开整体，从四诊获得的人体输出、输入信息，运用司揣内外、别异比类、揆度奇恒、心悟之法等，也运用分析，但更重视综合，从整体上判断机体当前阶段所患疾病及其对病邪反应的状态，即达到辨证水平；西医从还原论出发，虽然也运用综合，但更重视分析，把就诊对象从整体追查到系统、器官、组织、细胞、亚细胞、分子直至基因水平。因此，两种诊断学各有特点，不能互相取代，但能互相取长补短，并重发展。

二

中医诊断学既是古老又是新形成的学科。在中医发展的历史长河中，张家山西汉墓出土的先秦时代的《病候》，是我国迄今最早的疾病病候学专著，它按身体部位排列，列出67个疾病的证候与病名；同时期马王堆汉墓出土的《足臂十一脉灸经》、《阴阳十一脉灸经》，则是迄今最早的经脉辨证专书。西汉《史记·扁鹊仓公列传》保存的汉初淳于意的25则诊籍，是我国迄今最早的病案学专著，它提出了建立病案的意义、目的、内容，并积累有成败的诊治范例。东汉张机的《伤寒杂病论》集汉以前伤寒杂病研究之大成，建立了严密的六经辨证和脏腑辨证理论体系。晋代王叔和的《脉经》是我国迄今最早的脉学专著，他把古代分散的脉学理论、方法加以系统整理、分类理论化。隋朝巢元方等所撰的《诸病源候论》，集隋以前之大成，载有各科1739种病证的源候，且介绍了不少诊断技术操作。

1956年，我国成立了第一批中医学院，亟须统一中医教材，本书主编邓铁涛教授等极力主张，中医诊断学须从中医基础理论中独立出来，将四诊与辨病、辨证等结合起来，成为一门新的学科，并提出了中医诊断学的构筑框架。在国家卫生部的支持下，他先后主编了中医大专院校的第一、二、五版和五版（修订版）中医诊断学教材，其中二版教材于1976年由日本松本克彦全译，在日本燎原出版社出版发行；1987年2月，他又主编出版了高等中医药院校教学参考丛书《中医诊断学》；1988年，他邀请全国知名专家，又主编出版了《实用中医诊断学》。这本书以融古通今的方式，增加了书的实用性、科学性、易读性、厚重性，方便中外学者对中医诊断的理论与方法、历史与进展有一个全面的了解。后来由哈佛大学的Marnae Ergil、Yi Sumei全译，经英国丘吉尔利文斯顿出版社（Churchill Livingstone）出版在全球发行，以之为外国人学习中医学的桥梁，扩大了中医学在国际上的交流。2000年，为推动21世纪我国科学文化事业的进一步发展，受中国现代科学全书编辑工作委员会的委托，他又主编了《中医诊断学》，不仅继承了中医诊断学的传统内容，而且综述了20世纪以来的诊法、辨证研究进展，使人耳目一新。近年来，中医诊断学在发扬传统特色的基础上已有多学科、多方面、多层次、多途径的研究，取得了显著成果，学科内容日趋丰富，新教材、新书著迅速增加，为这本最新版《实用中医诊断学》提供了重要的学术基础。

三

主编邓铁涛教授虽然年事已高，但对中医诊断学情有独钟，仍以其旺盛的精力，组织、计划、编写、审修中医诊断学，并具体指导编写中的学术难题。参加原书编写的资深学者有邓铁涛、李丽霞、靳士英、关汝耀、张大钊、张镜人、陈泽霖、毛海云、张新春、程锡箴、邓中炎。本书编写的资深教授专家有邓铁涛、陈群、靳士英、邓中光、徐志伟、刘小斌、邱仕君。编写中，在读博士研究生孙玮、郑霖勃、吴皓萌、吉云鹏、胡海燕、郑莉明认真参与了计算机书稿工作。在此对大家做出的辛勤劳动表示衷心的感谢！对国内外同行学习者、爱好者、兴趣者的鼎力支持和高度关注表示诚挚的谢意！

本书难免存在不足之处，望海内外专家、学者、医师给予指正。

编　者

2015年3月

目　录

上篇　中医诊断学绪论与发展历史的回顾

中篇　诊法与辨证

下篇 中医诊断学的现代研究概况

上篇

中医诊断学绪论与发展历史的回顾

第一章 概 论

第一节 中医诊断学的任务与学科内容

一、中医诊断学的任务

中医诊断学是在中医基础理论指导下,研究病与证的诊断理论、诊断思维方法与诊断技术的学科,其任务是通过细致的检诊,对人们的情志与躯体健康状况提出正确的医学判断,为人们的身心健康、病证防治提供科学依据。

人们往往误解中医诊断学仅仅是判断求诊者所患的是什么病证。实际上,中医诊断学观察研究的对象,从中医"治未病"理论出发,包括"未病"即健康状态直到"已病"即疾病状态中间的各种过渡状态,孙思邈早就提出"未病之病"、"欲病之病"、"已病之病"的概念,并视为上医、中医、下医的区分标准。这与现代对"亚健康状态"、"潜病状态"等的重视,一脉相承。另外,还包括特定的生理状态如妊娠等,为她们提出正确的、医学的体况判断和防治建议。

"诊"与"断"基本概括了诊断学的主要内容与程序。"诊"具有省视、观察、询问、候脉、检验之意,它包容了中医四诊和现代中医应用的各种检诊方法,通过诊问检查获得求诊者健康与疾病的相关资料;"断"具有判断、结论之意,就是根据四诊等所获得的相关资料,进行去伪存真、由表至里、由此及彼、分析综合、推理判断的临床思维过程,然后做出医学诊断,包括禀赋、心理、病因、病机、病位、病性、病种、病证、发展趋势、预后转归的判断等。"诊"与"断"看起来是截然分开的先后两个过程,但实际在临证时常常是你中有我,我中有你,交互进行的过程,就是说医者在检诊中常常想到诊断,而且用想到的相关诸多诊断来指引进一步检查、鉴别,从而使检查更为完善,使诊断不断深化,不断地修正错误而把握正确的诊断。

二、中医诊断学的出现形成

在中医学发展的历史长河中,迄至新中国建立之初,中医诊断学并未成为一个独立的学科。诊法、辨证、辨病、病案之学多分散地存在,寓于各类中医典籍之中,统一的诊断学专著尚未形成。而各自独立的有关诊断的专著却出现得较早。如推断成书于先秦时代,出土于马王堆汉墓、张家山汉墓的古医书中有多部有关中医诊断学的专著:论述疾病病名证候的《病候》;论述脉法的《阴阳脉死候》、《脉法》;论述经脉辨证的《足臂十一脉灸经》、《阴阳十一脉灸经》,应该说都早于中医诊断学奠基之作的《黄帝内经》。西汉司马迁的《史记·扁鹊仓公列传》保存的汉初名医淳于意的"诊籍",是我国最早的病案学,因为它既有总论又有25则个案,对病案书写提出了明确的要求。东汉末年张机所著的《伤寒杂病论》是我国伤寒六经辨证、杂病脏腑辨证最早的理论系统专著,而且充分体现了八纲辨证,为后世树立了辨证学典范。晋初王叔和的《脉经》不但保存了《伤寒杂病论》的内容,而且详细论述了脉学,是我国最早的脉学专著。隋代巢元方等编著的《诸病源候论》,是我国现存最早、最系统论述诸种疾病病因病机、临床证候之作,许多疾病、病因、病候具有世界首创性,其影响远及我国周边诸国,而被长期奉为教本。其后随着中医学的发展出现了脉诊、舌诊、望诊等专论一诊或四诊的著作,但辨证与辨病学仍多归纳在临床各专科著作或方书、类书之中。在卫生部的支持下,中医诊断学从中医基础理论中独立出来形成单独学科。所以说中医诊断学既是一个古老的学科,又是一个新兴的学科,它是一个正在发展壮大的、衔接基础理论与临床的桥梁课,在中医教学中起着重要的主干作用。

三、中医诊断学的学科内容

中医学是一个庞大的体系,在国家"中西医并重"的方针指引下,中医诊断学在继承发扬传统的基础上也不断发展进步,学科内容逐渐丰富,形成体系,概括言之如下。

(一) 中医诊断学总论

中医诊断学总论包括研究中医诊断学一般的、普遍的、共通的内容与规律,以及本学科应涵盖的范围与内容,如何更好地衔接中医基础理论与临床各科,保持与发扬中医诊断学的特色等。

(二) 中医诊断学各论

1. 中医诊法学

中医诊法学,研究以四诊为主体,以病史、体检为基础的各种传统诊法的理论、技术与方法。四诊包括望(视诊)、闻(听与嗅诊)、问(问诊)、切(切脉与按触)四种诊断方法。诊法学不仅研究它的常规内容,而且重视研究一些病与证的特殊所见与方法;不仅研究四诊合参的理论与方法,而且发展各种诊法如舌诊、舌下络脉诊、脉诊、腹部切诊等中医特色诊法。此外,对散在民间或老中医手中的特殊诊法亦在认真发掘、整理、提高之中。

2. 中医辨病学

中医辨病学,研究中医疾病的诊断理论与方法。中医的病与西医的病不完全相同,多数有自己的病名和相应的概念,有些汲取了现代医学疾病的病名,个别的为新病如重症急性呼吸综合征(SARS,又称传染性非典型肺炎)、艾滋病等。其内容包括病因病机、病程分期、证候、并发症、合并症、预后、转归,以及疾病的诊断标准、分类等。

3. 中医辨证学

中医辨证学,研究中医辨证的诊断理论与方法,为中医诊断学中最具特色的精华部分,是直接指导论治的基础,与西医辨病论治不同,它反映着某一时段患者对致病因素整体反应的状态。

辨证学包括一切辨证的基础,居于各种辨证之上的八纲辨证,和进一步深化、针对不同特点的病因辨证、气血津液辨证、经脉辨证、脏腑辨证、六经辨证、卫气营血辨证、三焦辨证等,它们既分别用于不同病类,又根据需要而相互结合。辨证的最大特点是追求机体对病邪的整体反应状态,追求诊断的个体化,并为根据病证的变化论治与随证加减提供依据。

4. 中医鉴别诊断学

中医鉴别诊断学,研究症、证、病的鉴别诊断理论与方法。症状鉴别诊断学是以突出的、有特点的症状、体征为纲,对不同病证有相同、相类症状者的鉴别;证候鉴别诊断学是以"证"为纲,研究相类证候"似证",或同证异病的鉴别;疾病鉴别诊断学是以"病"为纲,研究相类疾病的鉴别诊断,或同证异病的鉴别诊断。

5. 专科诊断学

专科诊断学,研究各种专科病证的诊断、鉴别诊断的理论、技术与方法。如内科、外科、男科、妇科、骨伤科、皮肤科、耳鼻喉科、口腔科、传染病科等专科疾病的诊断,既受诊断学共通理论的指导,又具有各自不同专科特有的理论与技术方法。这一方面多寓于专科著作之中,但亦有集中加以论述者。

6. 中医诊断思维方法学

《黄帝内经》及之后的典籍多有论述中医诊断与鉴别诊断的思维方法,而且甚为深刻,富有哲理,但过去无专门著作。近年来鉴于诊断思维方法在临证时的重要性,在唯物辩证法的指导下,专门建立了中医诊断思维方法学这一新学科,研究四诊、辨病、辨证、鉴别诊断的思维方法及其规律并作为一门课程,编出教材,对医学生授课,取得了良好的效果。

7. 中医误诊学

中医误诊学,研究误诊的原因、规律、经验教训、防范措施、案例分析等,以促进中医诊断学的健康发展。特别是当今医疗纠纷多发、医疗事故举证责任倒置及相关法律解释出台之后,误诊研究显得尤为重要。

8. 中医病案学

中医病案学,研究病案的书写内容、格式、标准、规范要求、统计处理、检查评价方法,计算机病案,某人、某单位、某类病证有关病案的分析总结,古今名医医案的分类汇编、分析评论研究等。

9. 中医禀赋诊断学

中医禀赋诊断学,研究人们的禀赋厚薄、特点、缺陷,包括体质、气质、人格、心理行为特征类型,从“治未病”理论出发研究先天与后天的关系,禀赋对疾病、治疗的影响等。

10. 中医诊断学史

中医诊断学史,研究中医诊断学发展的过程与规律,发掘整理中医诊断学的史实,总结分析有益的经验教训,丰富中医诊断学的内容,为中医诊断学的发展、创新积聚资料,探讨发展方向,包括诊法史、疾病史、辨病史、辨证史、诊断思维方法史、病案史、疫病史等。特别是近年来研究比较活跃的古疫病史,广泛应用古天文学、地理学、气候学、灾异志等正史与地方志中的有关资料,稗史笔记及医人传记与当时医籍所载的有关资料,对该历史时期流行的疫病病种、传播途径、流行因素、流行特点、流行地区等做出分析,以求古为今用,已引起医界的高度重视。

11. 中医实验诊断学

中医实验诊断学,研究制造适于中医应用的诊断仪器,延长与优化医者的感官,筛选更加精确、有针对性的指标,提供具有定性、定量的科学数据,促进中医诊断学的现代化,研究、创造、模拟中医证型的各种动物模型,阐明中医“证”的本质和有特异性的微观诊断指标等。

12. 中医计算机诊断学

中医计算机诊断学,运用人与计算机的智能,研究、开发各种中医诊断学的软件。如用概率模型、序贯决策模型、专家系统模型等制成的某名中医、某种疾病的辨证论治软件;利用计算机的分类储存功能设计分门别类各种诊法、辨证的相关资料库;利用计算机的统计处理功能设计、研究、分析诊断学各自学科领域中的热点、重点、难点、成果、方法、经验教训等。

第二节 中医诊断学的特点

在长期的医疗实践中,中医诊断学逐步形成了自己独有的特点,它既反映中医基本理论特别是整体观、动态观的指导思想,又保证了医患的融洽关系、良好合作;细致的四诊合参、科学的临床思维、客观的辨病辨证,从而得出正确的诊断结论,避免误诊、漏诊而导致治疗上的失误。

一、重视诊断道德

医德本是一个历史范畴,不同社会有不同的医德要求,但是优秀的医德是可以跨越历史阶段而加以继承的。因此,我国现行的医德规范不仅包括了社会主义社会对医者的道德要求,而且还包容了中医传统的美德。中医道德规范当然涵盖着诊断、治疗、护理等各个方面。为什么还要特别强调诊断的道德要求呢?这是因为:一则诊断是医者接触患者的开始,其医德医风的良否直接影响患者的信任与配合,影响医者与患者的良性互动,影响诊断的深入与正确;二则诊断是治疗、保健实施的前提,检诊的粗疏、操作的孟浪、四诊的不够细致深入,容易造成误诊、漏诊及判断失误,甚至导致误治;三则当今医疗日益增多,因诊断马虎引起者不少,且医疗问题在法律上采取“举证责任倒置”。因此,诊断工作中的道德要求更须严格。

中医在行医过程中,历来对医德要求严谨,历代医家多有著述,且身体力行。如《素问》中的《方盛衰论》、《征四失论》、《疏五过论》;《史记·扁鹊仓公列传》;《后汉书·方术列传》;张机《伤寒杂病论·自序》;孙思邈《大医精诚》;《朱丹溪先生墓志铭》;李梃《习医规格》;龚信《明医箴》、《庸医箴》;龚延贤《医家十要》;陈实功《医家五要·十戒》;张介宾《论治篇》;李中梓《不失人情论》等,均有精辟的论述。

(一) 一心赴救,普同一等

中医首先把业医看作是救疗民众疾苦的神圣事业。因此,医者必须有全心全意的良好服务态度。孙思邈说:“凡大医治病,必当安神定志,无欲无求,先发大慈恻隐之心,誓愿普救含灵之苦”,临诊时,“不得瞻前顾后,自虑吉凶,护惜生命,见彼苦恼,若已有之,深心凄怆,勿避崄巇、昼夜寒暑、饥渴疲劳,一心赴救,无作功夫之心”。就是说医者应以治病救人为天职,要有高度的同情心,待患者如亲人,把患者的病痛视作如在己身,出诊时应不顾艰险、饥苦劳顿,要一心赴救,不可有意“做秀”,且须有不怕牺牲的献身精神,遇事不要先替自己打算,踌躇不前,对病家要无所索求,“不得恃己之所长,专心经略财物”,要树立去除名利的廉洁品德。这些要求,在今天仍有现实意义。

中医要求对患者要一视同仁,不得以貌取人。孙思邈说:“若有厄疾来求救者,不得问其贵贱,长幼妍蚩,怨亲善友,华夷智愚,普同一等,皆如至亲之想。”宋代唐慎微则身体力行,做到了“不以贵贱,有所召必往”。《朱丹溪先生墓志铭》称颂他“四方以疾迎候者无虚日,先生无不即往,虽雨雪载途亦不为止。仆夫告痛,先生喻之曰:‘病者度刻如岁,尔欲自愉耶?’窭人求药无不与,不求其偿。其困厄无告者,不待其招,注药往起之,虽百里之远不惮也”。明代龚廷贤倡导“医乃生死所寄,岂可因贫富而我为厚薄哉?”陈实功强调“凡病家大小贫富人等,请观便可往之,勿得延迟厌弃,欲往而不往,不为平易”。中医的这些要求,体现了医者平等对待患者,不分民族、老幼、男女、贫富、贵贱,有求诊者应立即前往,不得延迟的高尚医德。

(二) 临事救难,必在详审

中医在临证诊断中要求严肃认真,一丝不苟,反对粗疏孟浪,贻误病情。

首先要求医者在接触患者时举止端庄,专心致志来诊察疾病。《黄帝内经》所谓“坐起有常,出入有行”就是对医者言行举止的最早要求。孙思邈强调医者应“澄神内视,望之俨然,宽裕汪汪,不皎不昧”,就是说作为一个医者不但要有俨然的风度仪表,一丝不苟、专心致意的诊风,还要有不卑不亢、落落大方的态度。见了病家,“不得多语调笑,谈谑喧哗”,“纵绮罗满目,勿左右顾眄;丝竹凑耳,无得似有所娱;珍馐迭荐,食如无味;醽醁兼陈,看有若无”,要深刻体会病家“一人向隅,满堂不乐,而况病人苦楚,不离斯须”的痛苦,决不可以“安然娱乐,傲然自得”。

在检查患者时,孙思邈强调“至意深心,详察形候,纤毫勿失”,与《黄帝内经》所反对的不详察疾病、不问四时环境、头痛医头、脚痛医脚的“粗工”是完全一致的。仲景也批评诊断马虎,“省疾问病,务在口给,相对斯须,便处汤药”的草率作风。孙思邈还指出“其有患疮痍下痢,臭秽不可瞻视,人所恶见者,但发惭愧凄怜忧恤之意,不得起一念芥蒂之心”,批评了医者怕脏、怕臭的坏思想,提倡以深厚的同情心认真检查患者的疮疡溃烂、分泌物、排泄物等。对于检视妇女病情要严肃认真,并严格为病家保守秘密。陈实功提出“凡诊视妇女及孀尼僧人等,必候侍者在旁,然后入房诊视,倘旁无伴,不可自看。假有不便之患,更宜真诚窥睹,虽对内人不可谈,此因闺阃故也”。

(三) 谦虚谨慎,言必以实

中医要求医者处事待人要谦虚谨慎,反对同行相轻,言过其实。《史记·扁鹊仓公列传》着意称颂了扁鹊谦虚求实的高尚医风。当扁鹊把虢太子的尸蹙治好了以后,“天下尽知以扁鹊为能生死人”,可是扁鹊却说:“越人非能生死人也,此自当生者,越人能使之起耳”,指出了患者之所以能够复苏,是因为本身具备条件,越人不过是帮助他一下而已。孙思邈认为医者不应“道说是非,议论人物,炫耀名声,訾毁诸医,自矜己德”,指出“偶然治瘥一病,则昂头戴面,而有自许之貌,谓天下无双,此医人之膏肓也”,道出了狂妄自大是医者的致命伤。明代缪希雍在《本草经疏》中说:“凡作医师,应先虚怀。灵知空洞,本无一物,苟执我见,便与物对,我见坚固,势必轻人,我是人非,与境角立,一灵空窍,动为所塞。虽日亲至人,终不获益,白首故吾,良可悲已。执而不化,害加于人,清夜深思,宜生愧耻。况人之才识,自非生知,必假问学,问学之益,广博难量,脱不虚怀,何由纳受?不耻无学,而耻下问,师心自圣,于道何益!苟非至愚,能不儆省乎?”他从理论上阐述了一个医者必须虚怀若谷,不耻下问,才能日益长进;盲目骄傲,自以为是,于己、于人均会贻害无穷。

中医要求对病家解释要言必以实。明代李梴说:“或虚或实,可治、易治、难治,说出几分证候,以验自己精神。如有察未及者,值令说明,不可牵强文饰,务宜从容拟议,不可急迫激切,以致恐吓”,就是说在解释病情时既要实事求是,又要注意掌握分寸,从容不迫,不要因为语言不慎而加重患者的精神负担,对于自己察问不够的,还可以请病家追加说明。张介宾在《类经》、李中梓在《医宗必读》中严肃指责了医者存有私心,在解释病情中的种种不正之风。如巧言诳人,甘言悦听,危言相恐的“便佞之流”;营求上荐,假托秘传的“欺诈之流”;望闻问切,漫不经心,妄谓人愚我明,人生我熟的“孟浪之流”;嫉妒成性,排挤为事,颠倒是非,混淆青紫的“谗妒之流”;贪得无知,轻忽人命,嫁谤自文的“贪幸之流”;才疏学浅,各持己见,异同不决的“庸浅之流”等,都切中弊端,发人深省。

二、重视四诊合参

疾病是一个十分复杂的过程,辨证更是不易,要想早期地、正确地认识它,显然单靠望、闻、问、切某一种诊断方法是不可取的。所以中医学在论述诊法时,从来都强调四诊合参。其基本内容大体包括以下几个方面。

(一) 精于四诊

首先要求医者要通晓诊法的理论,掌握诊法的技巧,而且通过临床实践精益求精。《灵枢·邪气藏府病形》对四诊的基本功提出了很高的要求,它说:“见其色,知其病,命曰明;按其脉,知其病,命曰神;问其病,知其处,命曰工”,以“明”、“神”、“工”为医者诊法达到上乘的标志。《难经·六十一难》发展了这一思想,对四诊提出了神、圣、工、巧的具体要求,指出“望而知之谓之神,闻而知之谓之圣,问而知之谓之工,切而知之谓之巧”,并进而解释说:“望而知之者,望其五色以知其病;闻而知之者,闻其五音以别其病;问而知之者,问其所欲五味,以知其病所起所在也;诊其寸口,视其虚实,以知其病在何脏腑也”。当然这些要求并不是高深莫测、无法可及的指标,而是通过医家勤学苦练可以达到的境界。以问诊为例,在《黄帝内经》已非常重视,《素问·征四失论》说:“诊病不问其始,忧患饮食之失节,起居之过度,或伤于毒,不先言此,卒持寸口,何病能中?妄言作名,粗工所穷”,指出了问诊的重要性,在具体内容上又提出“必审问其所始病,与今之所方病,而后各切循其脉,视其经络浮沉,以上下逆从循之”(《素问·三部九候论》);“凡欲诊病者,必问饮食居处,暴乐暴苦,始乐后苦”(《素问·疏五过论》)。后世医家更把问诊看作是“诊病之要领,临证之首务”,在内容和方法上编成了“十问歌”,积累了丰富的经验。明代李中梓“不失人情论”说:“所谓病人之情者,五脏各有所偏,七情各有所胜。阳脏者宜凉,阴脏者宜热,耐毒者缓剂无功,不耐毒者峻剂有害,此脏气之不同也。动静各有欣厌,饮食各有爱憎。性好吉者,危言见非;意多忧者,慰安为伪;未信者,忠言难行;善言者,深言则忌,此好恶不同也。富者多任性而禁戒勿遵,贵者多自尊而骄姿悖理,此交际之不同也。贫者衣食不周,况乎药饵;贱者焦劳不适,怀抱可知,此调治之不同也。有良言甫信,谬说更新。多歧亡羊,终成画饼,此无主之为害也。有最畏出奇,惟求稳当,车薪杯水,难免败亡,此过慎之为害也;有性急者遭迟病,更医而致杂投;有性缓者遭急病,濡滞而成难挽。此缓急之为害也。有参术沾唇惧补,心先痞塞;硝黄入口畏攻,神即飘扬,此成心之为害也。有讳疾不言,有隐情难告,甚而故隐病状,试医以脉。不知自古神圣,未有舍望闻而独凭一脉者。且如气口脉盛,则知伤食,至于何日受伤,所伤何物,岂能以脉知哉?此皆病人之情,不可不察也。”这一段关于必察“病人之情”的论述,大大丰富了问诊的内容,包括要了解患者的素禀、爱好、经历、性格、对疾病的认识和态度、对治疗的看法、心理思想状况等,不仅有一般的问诊内容,而且有心理行为特征的了解;不仅有直接的问诊,而且有间接的问诊。最后还谆谆告诫医者,在诊病中应以不失人情为戒,“思之慎之”,“勿为陋习”所中。

(二) 比类奇恒

在临证运用各种诊法时,中医经常采用“比别例类”和“以常衡变”的方法,以求准确地判断病情,如《素问·疏五过论》指出“善为脉者,必以比类奇恒,从容知之,为工而不知道,此诊之不足贵”,就是说,一个精于脉诊的医家,一定要用比类奇恒的临床思维方法,把相类的脉象加以比较鉴别,以区分正常与疾病,此一病证与彼一病证的不同脉象,其法在于安详静察,从容知之。医家不能掌握这种方法,是不足以谈诊断的。这里讲的“比类”,即“比较”、“分类”。人们对于同类的、相似的、类似的事物和现象,总是要进行比较,找出其异同点来认识的;对于更复杂的事物和现象还要把它分类、分系统,找出每个对象的本质和特征,按照不同的特征分门别类加以掌握,只有这样才能把知识系统化。《素问·脉要精微论》说:“夫脉者,血之府也。长则气治,短则气病,数则烦心,大则病进,上盛则气高,下盛则气胀,代则气衰,细则气少,涩则气痛。”这段经文讲的是各种气病在脉象上的不同表现,而这些脉象有些是相类的,有些是相反的。也就是说,作为共性它们都反映着气的盛衰,作为特性又都反映着各种不同的病证。另外,长与短,数与大,上盛与下盛(寸脉大与关尺脉大),代与细、涩脉在某些方面有相类之处,拿来作比较鉴别在临证时是有意义的。这种辨识脉象的“别异比类”

方法,历代医家广为应用。如促、结、代三种脉象,都是反映心律不齐的脉象,远在《黄帝内经》、《伤寒杂病论》、《脉经》已有论述。它们的共性是脉来时有一止;它们的个性是脉至有数缓之别,止有定数与无定数之别,能自返与不能自返之别。明代王肯堂在《证治准绳》卷三中说:“结、促、代皆动而中止,但自还为结、促,不能自还为代;无常数为结、促,有常数为代……不可不辨。”

(三) 参合行之

古今中外在诊断方法上都强调各种方法的综合。据现代统计,内科疾病中靠观察外貌和问诊可以确诊者约占55%,靠体检而确诊者约占20%,靠临床多项检查而确诊者约占20%,还有5%的病例靠各种检查方法一时难于确诊。祖国医家在2000多年前已经认识到诊断疾病的困难,因此反复强调要四诊合参。《灵枢·邪气藏府病形》说:“闻而知之,按而得之,问而极之……能参合而行之者,可以为上工。”《素问·五藏生成》说:“夫脉之大小、滑涩浮沉,可以指别;五藏之象,可以类推;五藏相音,可以意识;五色微诊,可以目察。能合色脉,可以万全。”这里提出的“上工”、“万全”都是对医家在诊断时的要求;而要达到这一要求,四诊必须参合行之。正如《医门法律》所说“望闻问切医之不可缺一”。

在参合中应当注意的问题有二:一是不要突出一诊而忽视其他三诊。在通常的情况下,容易只注意脉诊而轻忽望、闻、问诊,这是应该力戒的。张景岳在《类经·脉色类》中指出“脉之常体仅二十四,病之变象,何啻万千。是以一脉所主非一病,一病所见非一脉”,“而病之变态,又安能以脉尽言哉”,“故知一知二知三,神圣谆谆参伍,曰工曰神曰明,精详岂独在于指端?被俗人之浅见,固无足怪,而士夫之明慧,亦每有蹈此弊者。故忌望闻者,诊无声色之可辨;恶详问者,医避多言之自惭。是于望闻问切已舍三而取一,且多有并一未明,而欲得夫病情者,吾知其必不能也”。二是不要无所取舍而囫囵吞枣。《素问·脉要精微论》说:“切脉动静,而视睛明,察五色,观五藏有余不足,六府强弱,形之盛衰,以此参伍,决生死之分。”这里的“参伍”是指把几种不同的病象综合起来进行分析比较,然后加以鉴别取舍。古代医家认为“以三相较谓之参,以伍相类谓之伍”,就是运用“彼此反观,异同互证”的临床思维方法,这里边必然有去粗取精、去伪存真的工夫,所以古代医家认为它是“医家妙用,不可视为泛常”。

三、重视临床思维

孙思邈谓:“若夫医道之言,实为意也。固以神存心手之际,意析毫芒之里,而其情之所得,口不能言,数之所至,言不能喻。”他认为医道说到底就是一个临床思维过程,诊法是靠心领神会,勤学苦练才能达到神圣工巧的境地;而识病辨证论治则靠覃思审谛,缜密思维,分析鉴别那些复杂的病象,才能获得符合规律的结论。他把这一临床思维过程称为“意析”、“心考”,一般难于用语言准确表达。他按《黄帝内经》“知机之道者,不可挂以发”提出医家要“敏识机骇,曾无挂发”,认真在“意”上下工夫。实际《黄帝内经》许多篇章中早有临床思维方法的论述,如在脉象的鉴别诊断中提出“别异比类”,“揆度奇恒”;在探索患者心理变化时要求“论裁志意,必有法则”;研究医家过失时,把“精神不专,志意不理,内外相失,故时疑殆”作为第一原因。《黄帝内经》所说的“诊道”、“理”、“规矩”、“法则”、“机道”、“道”,都是指临床思维方法的规律;“别异比类”,“揆度奇恒”,“权衡规矩”,“论裁志意”,“推而次之,令有条理”,“合于幽微,不失条理”,“司外揣内”等则指的是临床思维的具体方法。

(一) 司揣外内

《灵枢·外揣》说:“合而察之,切而验之,见而得之,若清水明镜之不失其形也。五音不彰,五色不明，五藏波荡，若是则内外相袭，若鼓之应桴，响之应声，影之似形。故远者司外揣内，近者司内揣外，是谓阴阳之极，天地之盖。”这段话形象地概括了中医诊断方法的特点。这里“内”指的是存在于机体内部的疾病的本质，人们是看不到的；“外”指的是存在于机体外部的疾病的现象，是可以观察到的。外与内是表与里、现象与本质的关系。现象反映本质，本质产生现象，有诸内必形诸外。通常根据望、闻、问、切四诊所获得的材料可以得到对外在疾病现象的认识。如果这些病象掌握得比较准确、全面、系统，“不失其形”，那么根据中医的理论就能推导出疾病的内在变化即本质。这种方法叫做“司外揣内”法，或简称为外内法；反之，如果掌握了疾病的本质的变化规律，那么不但可以推察疾病的外部表现，而且还可以预测疾病的未来，这种方法叫做“司内揣外”法，或简称为内外法。中医在诊断疾病时，往往是把两者结合起来进行的，也就是司揣外内。

但是，疾病的外在表现有时与疾病的本质不尽完全一致。一些复杂疑难的病证，可能出现疾病的现象不能充分地，或者歪曲地反映疾病的本质，如果不详加推察、仔细鉴别就会造成误诊。所谓“至虚有盛候，大实有羸状”讲的就是这种情况。

中医的司揣法实际上是一种猜想法，有似今控制论之黑箱方法。它靠输入与输出信息推断机体内部结构与功能的异常变化。由于中医基础理论模型和临床辨证模型是经过千百年来不断在实践中修正而形成的，而且辨证施治的医者又有一定的理论与临证经验修养，所以常常可以得到比较正确的解释。猜想方法有一定的局限性，故在运用时常需要结合其他科学方法，但它包含着创造性思维因素，在今日自然科学中仍有应用。

（二）探病之法

有些疑难重证，一时难于辨证准确者，中医有探病之法。张景岳在《传忠录》中说：“假寒误服热药、假热误服寒药等证，但以冷水少试之，假热者必不喜水，即有喜者或服后见呕，便当以温热药解之；假寒者必多喜水，或服后反快而无所逆者，便当以寒凉药解之。”这是他用饮水之法鉴别真热假寒、真寒假热的例子。

叶天士曾治一周岁患儿，他医以水泻治疗无效，他诊为疳泻，见患儿“肌肉消削，面色皖白，时盛夏，凝汁不润，皮肤干燥，发竖，泻时里急后重，此气血俱虚也”，他用“补中气，利小便，升举其阳……略无寸效”。他说：“术将穷矣，惟一法未用耳，仍作疳泻治之”，乃用“人参、白术、茯苓……为末，神曲糊丸，煎四君子汤下……后更以参苓白术散作丸服之，调理而安”。这是在辨病正确的原则下，用辨证论治方法探索治方的一例。

中医的探病法即今之“试错法”，或称为“逐步逼近法”，特别是业医者，人体的内部结构、功能、病象至为复杂，人命关天，所以医者对于疑难重危患者，没有把握时常常使用探病之法，逐步逼近正确的诊断，而进行治疗，这与现代的“试验治疗”别无二致。从总体观之，中医学之进步与试探也是分不开的。通过试探提高认识，积累经验，发展创新。

（三）分析与综合

分析与综合是中医研究现象和本质、个别和一般关系最常用的一种方法。例如，张仲景在研究伤寒时，先逐个分析患太阳病患者的症状与体征，并汲取前人经验，发现有发热、恶寒或恶风、头痛、项背强痛、汗出或无汗、喘咳、脉浮或紧等证候；进一步综合认识到太阳病是外感热病的初起阶段，病位在一身之表，“脉浮、头项强痛而恶寒”为其主要脉症。再进一步综合出太阳病表证有两个类型：太阳中风，主要脉症为头痛、发热、恶风、脉浮缓、自汗出，有时可见鼻鸣干呕，为表虚证；太阳伤寒，主要脉症是或已发热或未发热、必恶寒、体痛、无汗而喘、脉浮而紧，为表实证。这样用分析综合的思维方法把太阳表证辨得清清楚楚。

又如八纲辨证开始于众多病种病例的分析，然后找出共同的本质，在整体层次高度加以综合进行辨证。从正气与邪气的相搏情况辨虚实;从疾病的属性来辨寒热;从疾病所在的部位辨表里;从疾病的总属性辨阴阳。当然它还要与其他辨证相结合,才能臻于完善。

分析与综合是相互依存、相互促进、相互制约的两种思维方法,常常是你中有我,我中有你,在分析的基础上综合,在综合的基础上再分析,如此循环往复,使对病证的认识水平不断提高。分析与综合的运用,总是重视在整体层次上进行综合辨证的。

(四) 归纳与演绎

归纳是由个别到一般,是由事实到概括的推理思维方法;演绎是由一般到个别,由一般原理到个别结论的推理思维方法。这两种方法不是互相孤立的,它们是相辅相成的。首先,任何科学的演绎都是用归纳法研究的结果并以之为研究的基础。即使最简单的概念的形成,也只能是研究观察事实、概括事实的过程,否则就会脱离实际,成为不能解决问题的空泛理论。中医归纳的"病机十九条"就是首先用归纳法,而后用演绎法的范例。"病机十九条"的病因——六淫是经过千百年的临床经验归纳出来的,所以黄帝说:"夫百病之生也,皆生于风寒暑湿燥火,以之化之变之",就是说各种疾病都不外内外六淫与脏腑的关系,即"诸风掉眩,皆属于肝。诸寒收引,皆属于肾。诸气膹郁,皆属于肺。诸湿肿满,皆属于脾。诸热瞀瘛,皆属于火。诸痛疮疡,皆属于心。诸厥固泄,皆属于下。诸痿喘呕,皆属于上"。然后又归纳出六淫的常见症状"诸禁鼓栗,如丧神守,皆属于火。诸痉项强,皆属于湿。诸逆冲上,皆属于火。诸胀腹大,皆属于热。诸躁狂越,皆属于火。诸暴强直,皆属于风。诸病有声,鼓之如鼓,皆属于热"。这种源于临床实践的归纳,成为中医临床辨证的原则。遇到患者要用演绎的思维方法进一步推求,"谨守病机,各司其属,有者求之,无者求之,盛者责之,虚者责之,必先五胜,疏其血气,令其调达,而致和平"。明确患者的病机,针对病因、虚实,始能使之恢复阴平阳秘状态,恢复健康。

中医应用演绎推理,形成许多理论。例如,阴阳学说就是用三段论的逻辑构筑起来的。《素问·阴阳应象大论》说:"阴阳者,天地之道也,万物之纲纪,变化之父母,生杀之本始",《素问·阴阳离合论》又说:"阴阳者,数之可十,推之可百,数之可千,推之可万,万之大不可胜数,然其要一也",这是大前提。人是万物的一种,这是小前提。结论是"阴阳之变,其在人者,亦可数之。""五运行大论"说:"夫数之可数者,人中之阴阳也。"所以阴阳的变化是病理的基础,健康则是"阴平阳秘,精神乃治",疾病则是"阴阳离决,精神乃绝",从中演绎出阴阳盛衰各种形态的疾病,如"阴胜则阳病,阳胜则阴病","阳虚则外寒,阴虚则内热,阳盛则外热,阴盛则内寒"等。中医学的演绎推理,提出不少假说和科学预见。如在归纳男女生长发育的过程中,提出女性每七年,男性每八年机体有一次重大的生长发育,演绎推断性的发育动力为"天癸",它的出现使女性月经来潮,男性精液充溢,相合则可有子;它的衰竭则使男女失掉性征而形坏无子。这个"天癸"不就是今之以性腺为主的内分泌物质吗?又如中医在魏晋时期从众多临床观察归纳演绎出太阳黑子、月食,其出现会影响人体生理变化和易引发的疾病,今已被证实是科学的。最近有人归纳了中医先天之精的四大功能:繁衍后代、生长发育、主骨生髓、温煦滋养脏腑,演绎推理出干细胞带有先天之精的属性,提出干细胞是中医先天之精的细胞层次存在学说,正在实验证实之中,颇有新意。

(五) 中介方法

中医学对事物的观察,除重视矛盾的对立统一关系之外,还注意到两极之间的相互移行、相互联系、相互转化的环节即运动变化的中间环节,这个环节就是中介,一方面,事物的相互作用是通过它来实现的,另一方面,它还是事物运动过程的中间状态。中医诊断学利用事物的移行或中间状态进行更切实际的辨证,另外,还运用它观察病情的转化和预后,从而使治疗更为得当。如在健康与疾病状态之间有多种移行状态,从"治未病"出发,孙思邈提出"上医治未病之病,中医治欲病之病,下医治已病之病”,强调了医者重视发病前的诸种状态,而且越能早期发现越为高明。在生理方面阴阳两极之间有种种中间状态,阳中之阳、阳中之阴、阴中之阳、阴中之阴,以之比拟脏腑与躯体各部的不同性质。在辨别寒热方面,仲景对六经病及其转化,作了极为详细的辨证和具体的分析。如热病初起“病有发于恶寒者,发于阳也”为病发于太阳;“无热恶寒者,发于阴也”为病发于太阴。“病人身大热,反欲得衣者,热在皮肤,寒在骨髓也;身大寒,反不欲衣者,寒在皮肤,热在骨髓也”,前者是真寒假热,为太阳标热,从少阴寒化;后者是真热假寒,为太阳本寒,合少阴热化,都是传经中表现的寒热中介状态。至于寒热中间移行状态用于辨证之判断者更多,如太阳之“热多寒少”;少阳之“寒热往来”;太阴之“瘀热在里”;少阴之“里寒外热”;阳明之“谵语潮热”;厥阴之“厥深热亦深”,“厥者必发热,前热者后必厥,厥深热亦深,厥微热亦微”等。

总之,中医诊断学对于临床思维方法非常重视,其中比较、比类、司揣、分析与综合、归纳与演绎、中介方法等都有自觉或不自觉的应用,其中既有朴素的辨证法又有唯物辩证法,只有解决好了临床思维方法,诊断才能避免错误而中的。

四、重视辨证论治

辨证论治是中医学的精华,而辨证又为中医诊断学的特色,它的精髓在于对具体患者作具体分析,在于掌握当前时段患者机体对致病因素——邪气的整体反应状态,在于使诊断治疗个体化。

(一) 辨证的特色

辨证是运用中医理论,观察、分析、判断疾病证候的一种方法。“证”虽因学者见解不同,但基本可以解释为在疾病过程中,患者机体对体内外致病因素即邪气的某一时段、正气的整体反应状态。它是根据中医脏腑经络、病因病机等学说和整体观、动态观理论,对四诊所收集的病史、症状、体征及其他有关的临床资料进行分析、综合,辨别、判断病因、病性、病位、病势及正邪消长,自我调控能力和防御能力的变化,从而概括做出证的诊断。它为确定治则、立法、处方、遣药及进行其他诊疗方法的依据。而两者紧密结合,则有助于疗效的提高。

辨证的特点主要有:在疾病状态判断方面,虽然重视每个脏腑系统的病态变化,但更重视每个患者对病因的整体反应状态;在临床思维方面,虽然重视细微的分析,但更重视整体状态的综合判断;在认识疾病过程方面,虽然重视疾病全程的了解,但更重视当前阶段证候的变化,以便及时地进行随证治疗;在致病因素方面,虽然重视外邪的侵袭,但更重视内因的变化及诸多的心理、社会、环境因素的影响。

辨证的程序一般有两种情况:由辨证开始,进而辨病,再进行辨证;由辨病开始,进而辨证。但不论何种方式,最后均终结于辨证,是用反复的检诊、反复的比较鉴别、反复的修正诊断,使辨证臻于正确,作为指导论治的判断。从辨证的内容与程序来分析,辨病已寓于辨证之中。

辨证的常与变:一般情况总是一病多证,因此在治疗上出现“同病异治”,只要辨证准确,施治得当,常常可取得良好的临床效果,说明辨证抓住患者所患疾病的特殊性质即主要矛盾的重要性。有时疾病处于潜病状态、亚健康状态,辨证与辨病均可发生变化。如有人身体素健,体检发现肝内有小囊肿,就病,诊断为肝囊肿;就证,则无证可辨。反之,患者只感觉疲乏,倦怠,身重,舌苔白厚腻,脉缓,检查则无其他发现,就病则无病可辨,就证可以辨为气虚夹湿证等。

辨证为中医所独有,不见于西医,它是诊断的归宿,是治疗的前提,不但具有重要的理论意义而且具有现实的临床意义,诊断学应着重研究是自不待言的。

(二) 各种辨证的综合运用

中医在长期的临床实践中创造、形成和发展了多种辨证方法——八纲辨证、病因辨证、气血津液辨证、脏腑辨证、六经辨证、卫气营血辨证、三焦辨证等。其中,八纲辨证是诸辨证的总纲,在中医辨证中居于最高层次。它根据四诊所得的疾病相关资料对人体正气的盛衰、邪气的属性和消长、疾病侵袭的部位和深浅做出寒热、表里、虚实的综合判断;然后再对疾病总的属性即整个机体对疾病的反应性做出阴阳的判断,所以阴阳两纲又在其他六纲之上,在辨证中处于更高的层次。但是在辨证程序上,八纲辨证既是辨证的第一步即各种辨证入门的向导,又是各种辨证最后的总括。病因辨证即辨证求因在于明确致病的病因病机,是内因,还是外因?是外感六淫,还是内伤七情?是饮食不节、起居劳倦、房室过度,还是外伤?是来自外环境的致病因素,还是由于体内的病理产物如瘀血、痰饮等。脏腑辨证是各种辨证的基础,着重了解病邪侵袭的脏腑及其结构功能的变化情况。六经、卫气营血、三焦辨证着重分析外感热病的发生、发展、变化规律,特别重视疾病各个发展阶段的正邪消长和转化传变。这些辨证方法与八纲辨证相较则处于低层次的位置,它们虽然有若干重叠,但各有特点、各有侧重,是相辅相成的。所以必须综合运用,互相补充,才能使诊断臻于完善。

在具体应用各种辨证方法时,中医还强调“先单看,后总看”。明代李梴《医学入门·习医规格》指出“先单看以知各经隐曲;次总看以决虚实死生”。“单看”之意在于分析,如对病因、气血、经络、脏腑病变的逐个辨析。“总看”之意在于综合,即以八纲为指导,在杂病,主要综合运用脏腑辨证;在伤寒,主要运用六经辨证;在温病,主要运用卫气营血、三焦辨证做出全面的诊断。其次是强调详察求本,辨证求因,反对观海望洋。明代张介宾在《景岳全书·传忠录·论治》中说:“故《内经》曰:治病必求其本。是以凡诊病者,必须先探病本,然后用药。若见有未的,宁为少待,再加详察”,指出“今之医者,凡遇一证,便若观海望洋,茫无定见,则势有不得不为杂乱而用广络原野之术”。这里“观海望洋,茫无定见”指的是诊断上缺乏章法;“广络原野”指的是治疗上滥用药物。可见中医自古以来是重视诊断的。只有诊断准确才能进行正确的治疗,所以极力反对在诊断治疗上使用“撒大网”的办法。

(三)重视辨证和辨病相结合

中医的“证”是中医对疾病的诊断,可以反映疾病的本质。中医的“病”有的是病因诊断,如痘疮、麻疹、水痘、麻风、蛔厥、寸白虫病、疥疮;有的是病理解剖学诊断,如疖、痈、疔、疽、乳痈、乳岩、面疱、脱肛、阴挺等;有的是病理生理学诊断,如脏躁、奔豚气、百合病、客忤、车船注、惊风等;有的是一组症状或体征,如水气、黄疸、呕吐、下利、痰饮、痉、湿、暍等,其下又包括许多疾病。因此,就出现了在“病”之下可以分“证”,在“证”之下又可以分“病”的情况。有的病则为新病,如 SARS、艾滋病、登革热、流行性出血热等。但是病的特点是侧重分析疾病病因的特异性、临床表现的特异性、病理过程的特异性。在临床思维方法上虽然也重视综合,但更重视分析。

“病”与“证”都是对疾病本质的归纳,所以中医历来强调既要辨病,又要辨证,辨病和辨证相结合。仲景在辨伤寒与杂病时都是先讲辨病,后讲辨证的,《伤寒杂病论》各篇标题均为“辨某病脉证并治”。晋、隋、唐之医家似更重视辨病;宋明以降又强调辨证与辨病相结合。如元代危亦林所著《世医得效方》首论脉病证治;明代王肯堂《证治准绳》提出医有五科,“曰脉、曰因、曰病、曰证、曰治”,可见他也是病证俱重的。另外,从临床实践来看也是如此,只识病而不辨证或只辨证而不识病都不能深入、全面地认识疾病,进行具体分析,所以两者必须有机地结合。近年来的医家都能注意在明确疾病诊断基础上进行细致的辨证;对于一些特殊疾病如肠痈等急腹症注意病型、病期的区分,对于 SARS 在确诊后重视辨证分型分期论治,都积累了不少经验。但应注意不可以辨病论治代替辨证论治。

(四)重视时间、地点、条件和患者的个体差异

中医因时、因地、因人制宜的治则体现在诊断上就是个体化。清代徐灵胎说:“天下有同此一病,而治此则效,治彼则不惟不效,反有大害者何也?则以病同而人异也。夫七情六淫之感不殊,而

受感之人各殊,或气体有强弱,质性有阴阳,生长有南北,性情有刚柔,筋骨有坚脆,肢体有劳逸,年力有老少,奉养有膏粱藜藿之殊,心境有优劳和乐之别,更加天时有寒暖之不同,受病有深浅之各异,一概施治则病情咸中,而于人之气体迥乎相反,则利害亦相反矣。”徐氏明确地指出医家诊断治疗的对象应当是“病人”而不是“疾病”,所以在诊断治疗中反对“一般化”而提倡“个体化”。

譬如在年龄上应当注意老幼之殊。老人正气已衰,易受外邪侵袭,而且易感难愈,故病情复杂、沉疴较多;另外,老人对疾病的反应迟钝,精神衰老,主诉往往不清,不能正确地反映病情,给诊断带来困难。至于小儿,脏腑娇嫩,成而未全,全而未壮,脉促未辨,痒不知处,痛亦难言,易虚易实,易寒易热,在诊断治疗上更有其特殊性。

又如性别,妇女与男子迥然不同,辨证中尤应掌握。《备急千金要方·妇人方》中指出“夫妇人之别有方者,以其胎妊生产崩伤之异故也”,十四岁以上“阴气浮溢,百想经心,内伤五脏,外损姿颜,月水去留,前后交互,瘀血停凝。中道断绝,其中伤堕不可具论”,强调了妇女生理的特殊变化——经带胎产和青春期以后心理上的情志变化,这在诊断上必须注意。

再如禀赋,因人而异,既有五脏所偏,又有七情所胜。小儿素本怯者发热易发痉,不耐漆者闻漆气即可发漆疮等,这是不可不察的。

一年有四季之殊,南北有寒温湿燥水土之异,在诊断中又不能不考虑其对疾病表现的影响。

总之,在辨证中必须掌握每个具体患者的病情变化特点,就是说从患者的机体结构和功能变化、整体反应、疾病的时相等特点来掌握病证的全局,才能使每位患者的诊断治疗个体化,更切合实际。

第三节　中医诊断学学习研究方法与展望

一、学习方法

中医诊断学是中医基础理论与临床学科之间的桥梁课,也是基本理论与诊断基本技术在临床上的具体运用。所以在学习时必须重视理论与实践的结合,重视跟师学习与自学相结合。

(一) 基础理论学习

1. 重视博与深的结合学习

中医学需要广博的基础,因为它的学术体系涉及天文、地理、气候、历法及文史哲等多方面知识。所以《素问》最早有“夫道者,上知天文,下知地理,中知人事”的要求,中医诊断学亦不例外。古代医家对医学学习内容的要求更为具体,孙思邈提出要“博极医源”,不但要有医学基础知识,而且要有经史知识。清代林佩琴的要求更为具体,他在《类证治裁·自序》中说:“学者研经,旁及诸家,泛览沉酣,深造自得,久之源流贯通,自然胸有主宰。第学不博,无以通其变;思不精,无以烛其微惟博也,故腕妙于应,而生面别开;惟精也,故悟彻于玄,而重关直辟”,意思是医家的知识既要有一定的广度,又要有一定的深度。所以在学习中医诊断学时,要特别重视中医基本理论的学习,打好基础,深入理解;历代名医对诊断学的论述,要择其要者加以研读,深刻领会。《素问·著至教论》提出学习医道有五字要求,即诵、解、别、明、彰,意思是要认真诵读、深刻理解、仔细比较、清楚领会、精深应用,至今仍有现实意义。

2. 致力于融会贯通

明代楼英在《医学纲目·序》中说:“英爰自髫年,潜心斯道,上自《内经》,下至历代圣贤书传及诸家名方,始悟千变万化之病态,皆不出乎阴阳五行。盖血气也,表里也,上下也,虚实也、寒热也,皆一阴阳也；五脏也，六腑也，十二经也，五运六气也，皆一五行也。鳞集于鱼，辐辏于毂，医之能事毕矣”，就是说在学习基本理论时要消化、吸收，经过一番思维，把次要的、非本质的东西与主要的、本质的东西加以区别，掌握具有本质特征的共同点，进行更高层次的概括，找出规律。只有把习得的知识融会贯通，才能在诊断上运用自如。

（二）基础技术训练

1. 诊断技术要精益求精

《难经·六十一难》说：“望而知之，谓之神；闻而知之，谓之圣；问而知之，谓之工；切而知之，谓之巧。”又说：“以外知之曰圣；以内知之曰神。”其所阐述的是对《内经》所提的望闻问切四诊技术最高要求的明确概括。诊断技术是在基本理论指导下用于临床检诊的方法，它的熟练掌握需要有大量的临床实践、正确的操作规程、反复的琢磨体会。如脉诊“在心易了，指下难明”，要想正确地辨脉，就要随师体察，心领神会，反复实践。

2. 观察检诊要至精至微

《备急千金要方·序例》说：“病有内同而外异，亦有内异而外同，故五脏六腑之盈虚，血脉荣卫之通塞，固非耳目之所察，必先诊候以审之。而寸口关尺有浮沉弦紧之乱，俞穴流注有高下深浅之差，肌肤筋骨有厚薄刚柔之异，惟用心精微者，始可以言兹矣。今以至精至微之事，求之于至粗至浅之思，岂不殆矣。”

孙氏特别强调了诊察疾病的思想与作风，就是说不论你有多么高明的技术。如果你作风粗疏、草率马虎，便会招致误诊。诊断是关乎患者生命安危的大事，临床必须养成精密检诊、细心观察和覃思审谛的良好作风。

3. 学习、学习、再学习，实践、实践、再实践

中医诊断学的基本技术在于观察，需要的是业医者专业的观察，明察秋毫、见微知著的观察，有序系统的观察、客观连续的观察、有针对性有重点的观察。问诊、闻诊也是伴随观察同步进行的，边问边观察患者的反应，望诊、切诊本身就属于观察的范围，而观察又常与临床思维同步或交错进行。这种技术方法医者应当练在身上。其理论与技术需要向能者学习、学习、再学习，需要在临床实践、实践、再实践，才能熟中生巧，积累经验，很好地掌握。

（三）临床思维修养

1. 重视在实践中提高

临床思维是医者于诊病过程中，在运用已有的理论知识和经验的基础上，结合患者的具体情况，进行的诊断治疗的思维活动，它是保证治疗质量的重要环节，医者决不可以忽视其修养。《备急千金要方·序例》说：“省病诊疾，至意深心，详察形候，纤毫勿失。虽曰病宜速救，要须临事不惑，惟当审谛覃思，不得于性命之上，率而自逞俊快，邀射名誉。”孙思邈把诊病看作是一个“意”或“意析”、“心考”的思维活动过程，要求医家在详察形候、纤毫勿失的基础上去审谛、去覃思，要做到临事不惑，避免错误。喻昌说：“一病当前，当以意为运量，后乃经之以法，纬之以方。”实际他们要求的都是要加强临床思维修养。

临床诊病不但实践机会众多，而且重复机会也多。即使是同一病证的反复诊治，因其个体的差异、时点的不同，也不可能是简单的重复，要抓住这些不同病情下的一次次实践，促进自己对病证认

识的深化。临床诊病的又一特点是，对患者的病情判断要求迅速及时，而且这种判断是否准确，能较快地从实践中得出结论。因此，医者应在临床实践中不断总结经验，提高自己的水平，自觉地加强临床思维修养。

2. 掌握疾病诊断思维方法

在中医诊断学中已建立有诊断思维方法学与误诊学，这是在诊断史上一个重要的飞跃。现在不但有许多学者研究，而且也有专著出现。它必将促进诊断学向高层次的发展。

医者在学习诊断学时首先要掌握思维方法的基本功，如司揣内外，别异比类，揆度奇恒，分析—综合，归纳—演绎，分类、系统化，概括、抽象，中介方法等思维方法。其次要掌握诊断思维的具体操作，如①诊断的思维原则要坚持：在整体联系与动态观察中认识疾病；要抓住疾病的具体个性；要在临床实践中不断修正自己对疾病的认识。②对病候的分析要注意区分好：典型病候与非典型病候，一般病候与特殊病候，阶段性病候与连续性病候，现象与本质。③对病候的病因解释要处理好：常见病与罕见病，原发病与兼病、并病，一元病与多元病的关系。④对诊断的建立方法要掌握好：别异比类即类比诊断法，广络原野即筛选诊断法、排除诊断法，探病法即试验治疗诊断法等。

（四）辨证上下苦功

1. 深刻理解辨证的重要意义

不论在诊断上采取任何程序，其最后的落脚点均为辨证，就是说各种疾病，都要在四诊合参，临床思维之后，最终做出正确的辨证，作为临床论治的依据进行治疗，而且随着证的变化而加减变换药味。它与疗效密切相关，意义重大，不可轻视。

2. 临床实践中磨炼

辨证只有在临证中才能领会，而且其理论也只有在临证中加深理解。所以医者宜在辨清疾病的基础上，不断观察思考，不断琢磨辨析做出证的判断。并对异病同证，同病异证，复杂病证结合治疗，反复分析对比，从中积累经验，提高自己解决实际问题的能力。由于师承不同，专长各异，观察思维角度和经验的差异，某些疑难病的辨证不尽相同，所以更应虚心向老师求教，向同道学习，能够针对病情正确运用各种辨证的合理组合。

3. 重视辨证求因

中医的病因与西医不尽相同，其涵义相当广泛，除一般常见的六淫、疫疠、七情、饮食劳倦、房室过度、虫兽所伤之外，还有内风、内湿、内寒、内热、内火、瘀血、痰饮等，病因在构成"证"中占重要地位，因此，在辨证时要注意对病因的思考，加强辨证求因的锻炼，使自己辨证求得的病因、病性、病位、病机都十分清楚、准确。

二、研究方法

中医诊断学作为一门科学，它不仅要继承传统的理论与技术，保持其特色，还要汲取新知，不断地发展、提高、创新，才能走向世界。因此，研究工作必须予以高度重视。当前研究的方法尽管多种多样，最根本的方法就是传统方法与现代科学方法相结合。

（一）以传统方法为主的研究

传统方法包括文献学方法、训诂学方法、考古学方法、史学方法、临床观察法、案例分析法等。这些研究属于对中医学的继承、发掘、整理、提高范畴,是保持中医学特色的工作,所以切不可轻忽小视,否则会出现“皮之不存,毛将焉附”的恶果。

(1) 中医诊断学专著、专论的文献整理、校点、今释及理论研究等。

(2) 中医诊断学的医史学研究,包括医家传略、学术思想、技术特色、发展规律、历史贡献等,以及疾病史、古疫病史、辨证史、诊法史、病案史的研究等。

(3) 名老中医特色诊断经验的整理、提高、临床验证、推广等。

(4) 散在于民间的特色诊断技术的搜集、筛选、整理、提高、临床验证、推广。

(5) 古今医案的整理、提高、汇编等。

(6) 中医临床诊治病案、个案或大样本案例的积累、研究、分析等。

(二) 结合现代科学方法的研究

在传统研究的基础上,运用现代科学与技术包括现代医学、数学、生物学、物理学、化学、工程学及各种边缘学科和现代技术,进行多学科的研究。

(1) 诊法的客观化、规范化、微观化的研究。

(2) 诊法的特殊所见如舌象、脉象变化规律、机制的研究。

(3) 诊法仪器的研制逐步定型、规范,检查参数臻于规范、统一,可以重复。

(4) 辨病、辨证规范的研究,包括病名、证名的定名、分类、统一编号、诊断标准、治愈标准等。

(5) 证的实质研究:①采用现代手段为辨证证候标准提供诊断实验参数和诊断参考依据;②根据中医理论,结合临床大量观察、大量流行病学调查,制定证候辨证标准并阐明其依据;③研制中医病证结合的动物模型,在可控条件下,研究诊法所见变化的机制和证的实质;④中医脏象与证的基础研究,特别是五脏相关学说、脾胃学说,以及血瘀证、虚证、寒证、热证等的研究。

(6) 创新:发现新的疾病、新的证候,创造新的诊断方法。

三、展　　望

21世纪是经济全球化、文化多元化的时代,民族文化将备受重视。中医学以其独特魅力,为世界所接受。作为中医学重要组成部分的中医诊断学包含着许多辨证的思维方法、科学的理论内容、临床检诊的技术和丰富的辨证经验,它的现代化将对我国医学科学的发展、对世界医学的进步做出应有的贡献。

(一) 发扬特长

中医药学是一个伟大的宝库,有人说它对人类的贡献不亚于造纸、指南针、火药和印刷术的发明。这种看法已逐步被中外有识的学者所接受。现在世界卫生组织(WHO)倡导发展传统医学,许多国家接受中医学,世界疾病谱的变化需要中医学,这是一个非常良好的发展契机。如果中医现代化的指导思想、路线方法对头,历史将会做出证明。

中医诊断学是祖国医学的一部分,它有不尽同于现代医学的、自己特有的特点,这是我们在继承发扬和现代化中决不可以忘记和湮没的。中医诊断学在认识论上重视人体的整体观、动态观;在方法论上重视综合的、归纳的辨证思维方法;在具体诊断方法上既采取解剖学方法更重视朴素的系统方法。就是说它从整体观、动态观出发,通过四诊作调查研究,收集资料,然后运用司外揣内、别异比类等以表知里、由此及彼、去粗取精、去伪存真等思维方法进行逻辑推导,从对病邪的整体反应,辨证做出诊断。这是它的特点和长处。但是它也有不足之处,例如,在思维方法上还没有完全用唯物辩证法来指导;在诊断技术上还没有充分与分析的、微观的、形态的、实验的方法结合起来;在系统方法上由于它是朴素的,还缺少一套完整严密的数学逻辑方法和实验方法,主要依靠直观的观察等。所以我们在中医诊断学现代化的过程中,必须保存发展中医的特点,扬其所长,取长补短。

(二) 搞好继承

不论任何国家和民族,都存在民族文化遗产的继承问题,因为继承是发扬的前提,继承是提高的基础。如果忽视继承,中医现代化就会成为无源之水、无本之木,就会成为一句空话。

在继承中应当强调全面系统。就国家、民族来讲,继承应当考虑到总体、系统,保持发扬作为中华民族优秀文化遗产——中医学的特色,不能把祖国医学任意取舍,搞得支离破碎。应当有组织、有计划、有分工地搞好继承,以便保持祖国医学完整的科学体系,当然不是无批判地兼收并蓄。但是,就个人来讲,则应当允许局部地、点滴地、选择地继承、整理、提高、研究,不能过分强调系统全面,但要注意不可一知半解妄加贬削,应倍加爱护,深入钻研。只有这样才能使继承工作生动活泼,富有效率。

在具体做法上,首先要很好地研究中医学典籍中有关中医诊断的理论和技术。据不完全统计,我国保存的古代医籍不下万余种、10余万卷,除此之外经史子传及其他书籍也有不少有关医学的内容。这些浩瀚的医学著作,确实是少有的珍贵财富,除有志趣的个人可以自选进行钻研外,应当组织力量有计划地进行整理、研究。这就需要网罗一批科学基础知识广博坚实、精通中医学、通晓历史、懂得古文的专门人员来进行。其次要抓好搜集整理老中医和散在于民间的诊断经验,注意不使其湮没。

(三) 整理提高

紧密结合临床实践,从科学的、严谨的、严密的大量病例观察研究中,不断积累中医诊断的经验至关重要;在全面继承的基础上,对中医的证候认真总结,使每一个证候规范化;对疾病的名称进行研究统一,使它们逐步达到国家标准化。同时广泛引用现代科学技术方法,深入探索,不失中医特色地使其理论逐步臻于精密科学的水平。

在研究诊法时,要努力运用现代科学包括现代医学的技术方法把中医的诊断方法整理提高,使它成为一种能客观地定性、定量、容易掌握和验证的诊断技术。目前已有许多学者作了不少尝试,应当继续深入。如舌诊方面,运用某些现代仪器定性、定量地辨别舌苔、舌质的色泽;运用显微技术观察舌乳头和微循环的变化;运用细菌学技术观察舌苔的菌群变化;运用免疫学技术观察人体虚实、疾病进退与舌象的关系等。在脉诊方面,运用各种类型的脉象仪和流体力学的理论观察分析多种脉象的波形、振幅、节律、频率等特点,并取得与心电图、超声心动图、心音图、心阻抗图等同步的材料,分析各种脉象在诊断上的意义。另外,还有人试图把四诊的测试观察装置配套,用计算机作中枢,以指令实现接收、记忆、识别、传送等各种功能。

辨证是中医诊断学的精华所在,因此对“证”的实质应做出科学的阐明。近年来已有不少学者应用生物物理学、生物化学、分子生物学、病理解剖学等多学科协同配合,并与某些前沿学科相结合探索肾虚、脾虚、血瘀等证的本质和辨证规律,取得了一些可喜的成果。这一工作的深入发展,为中医辨证的理论阐发、对中西医各个研究层次的结合,创造了更好的条件。

运用系统论、控制论、信息论等横断科学研究中医诊断学,使之从分析的诊断方法发展为整体的诊断方法已经做出了成绩。有些单位以中医传统理论和名老中医经验为依据,运用控制论、系统论、信息论、模糊逻辑、模糊数学的理论和方法,进行智能模拟,建立特殊的数学模式,通过计算机对某些疾病辨证论治,初步取得了一些成果,对中医诊断学的核心——整体观和动态观的深入阐明和保存,老中医的学术经验起了积极的作用。但是我们必须看到人工智能还有一定的局限性,就是说人工智能不论多么完善,机器仍然不能全部代替人脑,尽管它的可能性是巨大的,但它不能不局限于某些同志对中医理论的理解水平、临床经验和他们所制定的程序。所以在运用计算机整理研究祖国医学时,还必须注意充分发挥人的创造力。

最后需要指出的是,首先中医诊断学的现代化是一项长期的艰巨任务,可能要经过好几代人的努力才能够完成,绝不是轻而易举、一蹴而就的事情。所以我们必须坚持科学的态度,以唯物辩证法为指导,首先把祖国医学遗产继承下来,认真整理;从临床入手做好诊断的经验积累和提高创新;然后组织多部门、多学科、多途径、多层次的协作,运用现代科学知识和方法深入研究,才能不断地取得成就。

中医现代化没有现成的模式可循,既要百花齐放、百家争鸣,促进学术繁荣;又要遵循实践—认识—再实践—再认识的规律,适时总结提高。如我们已进行多年的从分析实验入手的诊断微观化,证的动物模型的制造研究等都应阶段性地组织专家认真分析总结,找出经验,理正方向;探索适合中医整体观、动态观的研究方法;研讨中医诊断的规范化、正规化的具体内涵、方法等。

第二章　中医诊断学的发展史略

了解中医诊断学发展的历史，有助于理清中医诊断学形成与发展的脉络，加深对诊法、辨证等精华的理解，探索它对人类和世界医学所做出的贡献，并从中汲取有益的经验教训，增强民族自尊心和自信心，更好地整理提高，推动中医诊断学的现代化。

第一节　疾病的认识与辨病的发展

一、周秦时代对辨病的奠基

由于生产、科学的进步，巫医开始分业，医学有了长足的发展，对疾病的认识水平也有很大的提高。

（一）开始疾病分科

据《周礼·医师章》记载，周代医者已有食医、疾医、疡医、兽医的分工，它说："凡邦之有疾病者，疕（bǐ，音比）疡者造焉，则使医分而治之"，就是说当时已实行分科治疗。内科疾病由"疾医"诊治；外科疾病由"疡医"诊治。而疡又区分为四大类疾病即肿疡、溃疡、折疡、金疡，分门别类予以诊治。

战国初年的秦越人即扁鹊，周游列国治病时，也曾重点分科诊病，"过邯郸，闻贵妇人，为带下医；过雒阳，闻周人爱老人，即为耳目痹医；来人咸阳，闻秦人爱小儿，即为小儿医"。疾病的分科诊治实际就是疾病分科的开始。

（二）开始注意环境致病因素

《周礼·医师章》有"春时有痟首疾，夏时有痒疥疾，秋时有疟寒疾，冬时有咳上气疾"。《礼记·月令》有"孟春行春令，则民大疫"，"季春行夏令，则民多疾疫"，"仲夏行春令，则民殃于疫"，"仲冬之月，地气沮泄，是谓发天之房，诸蛰皆死，民必疾疫"。这些都是对季节性流行病、气候反常易发生感染性疾病的认识。

《左传》"土深水厚，居民不疾；土薄水浅……其恶易覯"是我国水土致病说的最早记载。《吕氏春秋·尽数》所论更为具体，"轻水所多秃与瘿人；重水所，多尰与躄人；甘水所，多好与美人；辛水所，多疽与痤人；苦水所，多尪（wāng 汪，鸡胸）与伛（yú 鱼，伛偻驼背）人"，指出水质甘美，人则健康；轻、重、辛、苦水则可致人脱发、甲状腺肿、足肿不能行、疮肿、鸡胸、龟背畸形等。这些也是对疾病的地区分布即地方病的认识。

（三）开始注意探索病因

《左传》昭公元年（前541年），医和为晋侯治病，论及病因，他说："天有六气，发为五色，征为五声，淫生六疾。六气曰阴阳风雨晦明也。分为四时，序为五节，过则为灾。阴淫寒疾，阳淫热疾，风淫末疾，雨淫腹疾，晦淫惑疾，明淫心疾"，这是我国最早的六气致病说。另外，还提到"蛊"病的病因是由于“淫溺惑乱”所生,即房室女色过度所致。《吕氏春秋·尽数》提出五味过厚、五志过极、七气过度皆可致病,说:“大甘、大酸、大苦、大辛、大咸,五者充形,则生害矣。大喜、大怒、大忧、大恐、大哀,五者接神,则生害矣。大寒、大热、大燥、大湿、大风、大霖、大雾,七者动精,则生害矣”,已认识到饮食厚味、情志过度、气候变化三者与疾病的关系。它还指出人不运动,可因气郁而致种种疾病,“形不动则精不流,精不流则气郁。郁处头则为肿为风,处耳则为挶为聋;处目则为瞸为盲;处鼻则为鼽为窒;处腹则为胀为疛;处足则为痿为痹”。

(四)病候学专著的出现

张家山汉墓出土的竹简,有《病候》一书,是我国现存最早的病候学专著,即诊断学,它反映了先秦时期对疾病认识的水平。

该书共载67种疾病,每病论述程序是:先言病痛所在部位,次言主要证候,最后言病名,如“病在喉中,痛,喉痹也”。疾病的排列分类是按病痛的部位,即按头部、上肢、躯干、下肢、全身的顺序论述的。在腹部疾病中又细分有牡瘕、血瘕、气瘕、膏瘕、屎瘕、溏瘕、寒、肠澼、泄、脉(痔)、寒中等;在全身病中又细分为黄疸、腹胀、水、风、温、疟、搔、疠、癫、痫、痓等。67种病中内科病占40.3%;外科病占28.4%,其中包含不少皮肤病;妇产科病占7.5%;儿科病占2.9%;五官科病占19.4%。这些古病名均早于《内经》。有些病名如髻、浸、赧、浇、�、王身、虫臧、醉、瘦、殿等,为马王堆医书及《内经》所未载,其成书年代可能更早于《内经》。

马王堆汉墓出土的《五十二病方》,虽然重在治方,但也反映了当时疾病的诊断水平。它载有52类、103种疾病,而以外科病为主,占57.7%,内科病占28.8%,而且对创伤极为重视。其病名与《病候》大同小异,多为《内经》所未见。病因涉及六淫、金刃伤、虫兽伤、寄生虫、理化因素、过敏、邪祟等。其每病的小类实具有鉴别诊断的价值。如“诸伤”中有刃伤、金伤、久伤、金伤虫出(伤口蝇蛆病)等;另外,还有“伤痉”(破伤风)、“毒乌喙”(中了涂有射罔矢镞所致的毒)、胻伤(小腿伤)等。痈又按所患部位区分为颐痈、痈首、股痈、伤痈痛等;疽又因所患组织器官不同区分为骨疽、肉疽、血疽、气疽、烂疽、嗌疽、肾疽等。肛门病则根据局部的表现区分为牡痔(外痔)、牝痔(内痔)、脉者(脉痔)、血痔(痔疮出血)、朐痒(痔瘘),为后世“五痔”的先导;“癃病”主要按尿的性状区分为“血癃、石癃、膏癃、女子癃”等,为后世“五淋”的先导;“冥”、“虫蚀”两病,可能是后世“蟨病”(走马疳)、狐惑病(白塞病)的先导。虫兽伤则有狂犬、犬、蝮蛇、蛇、蝎、蚂蟥咬伤的记载。

(五)《内经》为辨病奠定了理论基础

《灵枢》与《素问》较前述古籍出现为晚,但它是我国现存医籍中最早、最为系统完整的理论著作。一般认为该书非一时一人之作,始于春秋,成于汉代,对辨病来说,实是奠基之作。

1.《内经》重视从整体上把握疾病

《内经》认为人是一个有机的整体,本身的内部及与外界环境之间都保持着相对的平衡与稳定,即所谓“阴平阳秘,精神乃治”,这种相对的平衡与稳定被破坏,就会变生疾病;还认为疾病是机体整体对致病因素的反应。

2.《内经》重视疾病病因病机的分析

它所列举的病因有六淫、疫疠、七情所伤、饮食劳倦、生活地位的变化,以及房室、外伤等,其中特别重视情志因素即心理社会因素。在发病学上强调“邪之所凑,其气必虚”,“邪之所在,皆为不足”,即机体本身的正气方面。《内经》还建立了病机分析理论,如“至真要大论”中的“病机十九条”等。

3.《内经》重视辨病与辨证的结合

它所载200余种疾病，仔细分析有病也有证。常常是在疾病之下又分证。应该说《内经》是辨病与辨证结合的典范。如胀病按脏区分为心胀、肺胀、肝胀、脾胀、肾胀；按腑区分为胃胀、大肠胀、膀胱胀、三焦胀、胆胀，各述症状，以兹辨证。又如风病，既有大风（麻风病）、偏枯、风痱、风消、风痹、风痉等病的不同；又有肺风、心风、肝风、脾风、肾风、胃风的辨证。痹病，既有阴痹、深痹、食痹、风痹、骨痹、肌痹等病的不同；又有心痹、肺痹、肝痹、肾痹、脾厥疝的脏腑辨证。疟病，既有寒疟、温疟、疸疟等病的不同；又有疟病的六经辨证与脏腑分证。至于外科疾病、七窍病等主要是辨病。如皮毛筋骨病中的痈、疽、痤、痤痱、大丁、皶、肉疽、寒疡、骨痹、马刀、侠瘿、骨蚀、筋挛、筋溜、骨繇等均为病；七窍病中的喉痹、嗌肿、口僻、口糜、耳鸣、耳聋、鼻渊、鼽、窒、衄、喑等均为病。癥瘕积聚的伏梁、肥气、奔豚、大瘕、瘕聚等均为病。

4.《内经》重视疾病的类症鉴别

如《灵枢·水胀》专门讨论了水肿的鉴别诊断，举出水、肤胀、臌胀、肠覃、石瘕5种疾病的临床症状、体征和检查方法，把心性水肿、肾性水肿、肝硬化腹水与腹腔内肿瘤、女性生殖系统肿瘤区分得十分清楚，即使在今天也具有相当高的水平。

5.《内经》重视临床诊断的思维方法

前已论及，不再赘述。

二、汉晋隋唐时代辨病的发展

汉继秦建立了统一的封建王朝，政治稳定，经济、文化、科技都有了长足的进步，为医学发展提供了良好的条件。《汉书·艺文志·方技略》载，汉初就有医经七家、经方十一家，《内经》只是其中的一家。在此基础上，我国医学经历千年的发展，至唐达到了世界医学的高峰，辨病有了明显的进步。

（一）病因探索的深入

1. 病因的整理归纳

汉末张仲景将《内经》以来的病因论述加以归纳，整理为3条。他说："千般疢难，不越三条：一者，经络受邪，入藏府，为内所因也；二者，四肢九窍，血脉相传，壅塞不通，为外皮肤所中也；三者，房室、金刃、虫兽所伤，以此详之，病由都尽。"对病因、病邪传播途径概括得简明扼要，因而对后世的影响颇大。宋代陈言的《三因极一病证方论》，实由此衍化而来。

2. 传染热病病因的深入认识

古代传染热病流行频仍，汉以前主要从伤寒、温病立论，强调六淫之气非时过甚。至晋唐，医家通过大量观察，提出许多新的见解。《小品方》说："……伤寒与天行温疫为异气耳，云伤寒是雅士之辞，云天行温疫是田舍间号耳，不说异同也，考之众经，其实殊矣。"《肘后备急方》亦曰："伤寒、时行、温疫三名同一种耳，而源本小异。"就是说晋代医家已将伤寒、天行、温疫认为是同一大类由异气引起的传染性热病，而其病源又小有差异。这种"异气"实际已认识到与六淫之气"源本小异"，是另外一类致病因素。《诸病源候论》又进一步扩大范围，把伤寒、时气病、热病、温病、疫疠病均概括于内。它把伤寒区分为两种："有自触冒寒毒之气生病者，此则不染着他人；若因岁时不和，温凉失节，人感其乖戾之气而发病者,此皆多相染易”。疫疠病则是染疫疠之气,病无长少,率皆相似,它还包括了痘疮、瘴气。《外台秘要》对天行病辨病较细,又包括了天行发斑(有皮下出血或皮疹的传染病)、天行黄病(传染性黄疸型肝炎)、天行豌豆疮(痘疮)、天行咳嗽(疑为流行性感冒或大叶性肺炎)、天行热痢(菌痢)等,认为是不同的时气所引起的。在霍乱中也提出“有与天行相似者”的一型,这些都是对感染性热病认识的深化。

3.“虫病”的观察入微

《肘后备急方》对疥虫(疥螨)、沙虱(恙螨)的形态、习性、致病的途径、证候已有准确的描述。《诸病源候论》除记载有上述两种微小的昆虫之外,尚对节肢动物和昆虫如毒蜱、蜙、蜂、蠍、蜈蚣、蚝虫、蠼螋、蝇蛆的形态及螫刺叮咬伤也有描述;还涉及环节动物如蜞蜍(水蛭)、石蜞(山蛭)。在人体寄生虫方面对蛔虫、寸白虫(绦虫)、蛲虫、赤虫(姜片虫)、肺虫(肺吸虫)描述得也很具体。

4. 虚损病的病因病机论述

孙思邈继承了《伤寒杂病论》的思想,对心理社会因素致病的作用特别重视。特别体现在“叙虚损论”中,他说:“不自爱惜,竭精尽意,邀名射利,聚毒攻神,内伤骨髓,外败肌肉,血气将亡,经络便壅,皮里空疏,惟召蠹疾。”又说:“然疾之起,生自五劳,五劳既用,二脏先损,心肾受邪,腑脏俱病。”可以看出他强调破坏正常的生活节律、过度的情志活动、纵欲淫放、费尽心机追逐名利是虚损的致病原因。孙氏把虚损病概括为几个系列,五劳(志劳、思劳、心劳、忧劳、疲劳)是思维情感过度引起的疾病;六极(气极、血极、筋极、肉极、骨极、精极)是机体过度劳损引起的疾病;七伤(阴寒、阴痿、里急、精连连不绝、精少囊下湿、精清、小便苦数、临事不卒)是因纵欲引起的男性病。另外,还有“七气”、“十二种风”等。

(二)对疾病流行学的关注

仲景对汉末伤寒流行情况的叙述,如《伤寒论·序》所说“余宗族素多,向余二百,建安纪年以来,犹未十稔,其死亡者三分有二,伤寒十居其七”。他概括了自建安元年(196年)以来,不到10年,由于伤寒的流行,200余口之家死亡2/3,其中7/10为伤寒,反映了汉末伤寒流行传染的严重性。

1. 葛洪等对痘疮流行的叙述

《肘后备急方》对虏疮的流行学记载,是国外天花传入中国的唯一史据。他说:“比岁,有病时行……以建武中于南阳击虏所得。”汉晋两朝均有建武年号,学者多认为是汉代建武年间(25~55年)马援定交趾时传入我国。唐代陶文仲说:“永徽四年(653年),此疮从西东流,遍于海中”,说明了国内的传播是从西向东,于唐初已传遍全国。

2. 溪毒流行区域的描述

学者多认为中溪、溪毒、水毒、蛊痢指的都是急性血吸虫病;血蛊、蛊胀指的则是晚期血吸虫病。葛洪在《肘后备急方》中说:“今东间诸山县无不病溪毒,春月皆得,亦如伤寒,呼为溪温。”“东间”指江东,相当于今江苏南部浙江北部地区,“山县”指有山丘、湖沼、溪流的地区,“春月”指春夏之交,农民下田劳动,感染机会最多。《诸病源候论》补充说:“自三吴以东及南诸山郡山县,有山谷溪源处有水毒,春秋辄得。”《外台秘要》又指出“勾章(浙江慈溪西)、章安(浙江台州)、豫章(江西南昌)无村不有、无县不有”。可见,在唐代江苏、浙江、江西血吸虫病流行之严重。

3. 脚气病的流行学描述

《肘后备急方》说:“脚气之病,先起岭南,稍来江东。”《备急千金要方》说:脚气病“古人少有此疾,自永嘉南渡,衣缨士人,多有遭者”,“此病,自圣唐开辟六合,无外南极之地……作镇于彼,不袭水土,往者皆遭。近来,中国士大夫虽不涉江表,亦有居然而患之者”。苏敬在《脚气论》中指出,在流行地区方面“风气毒行,天下通有,非独江岭间也”;在易感人群方面“无问男女”,“近入京以来,见在室女及妇人或少年学士”均有得此病者;在流行季节方面,“凡脚气病,多以春末夏初发动得之”。这些论述表明晋唐之际,自永嘉南渡,脚气病逐渐由食米区的岭南、江东而波及中原,无问男女老幼,多有患此病者。后来唐代的药学家陈藏器等认识到脚气病与久食稻米有关。

(三) 重视疾病特征的把握

疾病的特征包括疾病的特异性病因、传播途径、症状、体征、经过和分型,可令医家做出准确的诊断。汉晋隋唐的医家,不局限于《内经》的经典论述,而更侧重于对疾病的具体入微的观察,报告了许多新的疾病、新的证候、新的分析,其领先程度多成为我国之最、世界之最。

1. 狐惑病

仲景以蚀喉(口腔和咽喉部溃疡)、蚀肛(外阴部和多发性肠溃疡)、鸠眼(虹膜睫状体炎和色素膜炎)为本病的三大体征,今之学者均认为即后世的白塞综合征。

2. 虏疮

葛洪的描述是“发疮,头面及身,须臾周匝,状如火疮,皆带白浆,遂抉遂生,不即治,剧者多死,治得差后疮瘢紫黑,弥岁方灭”,抓住了天花特有的皮疹及其演变过程。

3. 瘿病

《小品方》提出瘿病(甲状腺瘤)与瘿核(地方性甲状腺肿)的鉴别要点,指出“瘿病喜当颈下,当中央,不偏两处也”,“但垂膇膇无核也”,“长安及襄阳蛮人,其饮沙水喜瘿,有核瘰瘰耳,无根浮动在皮中,其地妇患之”,指出地方性甲状腺肿多因水质欠佳而发生,多见于妇女,而其中常有结节。

4. 盗血

《诸病源候论》载:“金疮愈闭后忽惊肿动起,糜沸跳手,大者如盂,小者如杯,名日盗血。此由肌未定,里不满,因作劳起早,故令盗血涌出,在人皮中,不肯自消,亦不成脓,反牢核”,“不可妄破,破之者盗血前出不可禁止,加血追之出……令人短气,须臾命绝”。“盗血”实即今之假性动脉瘤。他说,此病必先有创伤,因为活动过早,局部血管破裂所致;“糜沸跳手”是检查所得的体征,就是在比较坚硬的肿物上,听之可闻如沸粥的声音(猫喘),触之有跳手的搏动;治疗切不可切开,切开会大量出血而死亡。这是我国外伤性假性动脉瘤最早确切的记载,反映了隋朝创伤的诊治水平。

(四) 疾病分类的系统化

疾病的分类是一项系统工程,只有在医家对疾病有了本质的认识、基本理清疾病与疾病的关联时,才能取得合理的分类。汉晋隋唐的医家重视这一工作,使疾病的分类逐步臻于系统化。

1. 仲景的疾病分类

仲景在《伤寒杂病论》中首先把疾病分为伤寒与杂病两大类,他采取辨病与辨证相结合的方法,并重视脉证分析进行诊断与治疗。在杂病中主要是内科疾病，还有少量的外科、妇产科疾病，如痉(翅)、湿、暍(yè 谒)、疟疾、中风、历节、虚劳、肺痿、肺痈、奔豚、心痛、咳嗽、上气、腹满、宿食、痰饮、消渴、水气、黄疸、吐血、便血、反胃、下利、淋、呕吐、疮痈、肠痈、浸淫疮、趺蹶、转筋、狐疝、蚘虫病，以及妊娠、产后病等。他对疾病的脉症描述与分证被后世奉为经典。

2.《肘后备急方》的急证分类

葛洪是晋代重视辨病医家的代表，主张分别病名，以类相续，不相杂错，他把意识障碍、痛证摆在卷首；把霍乱、伤寒、温病、时气、瘴气、温毒、诸疟列在次；然后分列内、外、皮肤、五官、虫兽伤、中毒诸病。在药物中毒方面列举了野葛、酖毒、射罔、狼毒、狼葵、藜芦、羊踯躅、巴豆、蜀椒、矾石、芫花、半夏、附子、乌头、杏仁、钩吻、莨菪、苦瓠等几乎全部重要的有毒中药。葛洪对于疾病的描述能抓住特点，许多疾病成为我国最早的记录。

3.《诸病源候论》对各科疾病的系统分类

它的分类较前人细致而明确，将传染病、内、外、伤、五官、口齿、皮肤、妇产、儿科疾病分为 67 门、1739 论，叙述诸病源候。每门为一大类疾病，先论病因、病机，次论体征、证候，然后分论各个疾病或主要的证型、证候。在其论述中可以见到对疾病分型的扼要描述，如天花有轻型、出血型；黄病有急黄(似急性重型肝炎)、噤黄与五色黄(似重症肝炎)；脚气有肿、不肿、脚气冲心三型；霍乱有干、湿两型；瘴气有青草瘴、黄芒瘴两型等。这本书有关疾病源候的论述使其成为之后国内外方书引为论述病源的经典。

4.《备急千金要方》以脏腑分类疾病

孙思邈倡导疾病病名的规范化，他说："凡古今病名，率多不同，缓急寻检，常致疑碍，若不判别，何以示众。"他举出常相混淆的病名，如阴毒伤寒与少阴证、阴阳易，肠风与脏毒，咳逆与哕逆、喘嗽，利与滞下，蹙与脚气，淋与癃，实与秘，天行与伤寒，白虎与历节，膈气与膏肓等。又以喘嗽为咳逆，以强直为痉，以不语为癔，以痰为饮，以黄为疸，以怔忡为悸，"诸如此类，不可讨论"，何况"病有数候相类，二病同名"的情况。当时医家的通病是不重视疾病的鉴别诊断，将"伤寒、中风、热病、温疫通曰伤寒；肤胀、肠覃、石瘕率为水病"。所以他在书中重视疾病的界说。在疾病分类上先进行分科，把妇产、小儿摆在首位，然后是七窍病，然后是传染热病、内科、外科。其内科病是按脏腑即肝、胆，心、小肠，脾、胃，肺、大肠，肾、膀胱 5 个系统分类的，并把筋、髓、脉、肉、皮、骨分属其中，别开生面。后世医家多有仿效。

(五) 专科疾病认识的提高

1. 外科

如《备急千金要方》已认识到"消渴病多发痈疽"，医家、患家应"常须思虑有大痈"，且禁灸刺。对类似骨关节结核的附骨疽的好发部位或证候描述得非常准确，谓：凡附骨疽喜着大关节，丈夫、产妇喜着髀(髋关节及股骨)中，小儿喜着脊背(胸腰椎)；对骨结核与淋巴结结核的关系也有正确的论述。

2. 骨科

出现了《理伤续断方》，它是我国第一部骨科专著，作者蔺道人。首先把骨关节损伤分为骨折与脱位，骨折又区分为闭合性与开放性两大类，描述了肩与髋关节脱位的类型与症状，记载了多种骨折,总结了手摸心会的检查方法。

3. 妇产科

隋代已出现《产经》、《产图》等产科专著。《诸病源候论》对各种流产,如堕胎(难免流产)、数堕胎(习惯性流产)、胎死腹中(过期流产)均有论述,对妊娠恶阻、妊娠水肿的病因病机阐述得比较清晰。妇科疾病——不妊症已知牵涉男女双方;《外台秘要》对妇女癥瘕的论述较前更有进步,血瘕与龟瘕的症状描述,极似子宫肿瘤和卵巢囊肿;带下病专列为一类疾病。

4. 儿科

《隋书·经籍志》已载有《颅囟经》等多种儿科专著。《诸病源候论》把源于各种原因的惊厥与抽搐区分为惊、痫两大类;《备急千金要方》整理了痫证观察的方法,提出"候痫法"20条。

5. 其他各科

至唐代,已总结了五官科疾病百余种,已将眼、耳、鼻、咽喉、口齿疾病分列;《诸病源候论》将皮肤病分列15门、309候;《备急千金要方》载皮肤病140余种,它们对疾病的命名与证候的命名描述,不少与今相同或相似,认识已达相当高的水平。

三、宋元明清民国时期对辨病的提高

(一) 病因认识的提高

1. 陈言的"三因论"

他强调诊病必须弄清病因,提出"傥识三因,病无余蕴,故曰医事之要无出此也",要求在临诊时"寻其类例,别其三因,或内外兼并,淫情交错,推其深浅,断其所因为病源",然后配合证,随因施治。陈言继承了仲景的三因学说,又有具体发挥。如六淫之外提出四季疫证,疟之外提出疫疟等,加深了对疾病流行传染的认识。

2. 金元四大家在病因上各有所重

首先张元素鉴于长期战乱、饥荒流离、人民疾苦、环境变迁等因素,以致疾病古今异轨,提出"古方今病不相能也"的观点。继之,刘河间倡火热论,强调六气皆从火化,认为当时火热病多;张子和接触劳苦大众为多,认为其时热证、实证为多,故主攻下;李东垣处战乱年代,人民颠沛流离,忧思惊恐,饥饱失时,劳役苦重,故倡脾胃论,认为诸病从脾胃生,饮食劳倦、七情过极均伤脾胃;朱丹溪处和平之世,江南士大夫多酗酒纵欲,故倡"阳常有余,阴常不足"之说。这些学说大大丰富了疾病的病因病机认识。

3. 三因学说与体质的结合

《外科正宗》强调体质不同,好发疾病各异。他说:"内因者,起于七情,蕴结于内;又兼厚味膏粱,熏蒸脏腑,房欲劳伤,亏损元气,乃五脏受之。其病由此内发者,但发之多在富贵人,及肥胖者十有八九。其见症疮多坚硬、根蒂深固","外因者皆起于六淫……发之多在不善调摄浇薄劳碌人十有八九。见症多寒热交作,筋骨疼痛,步履艰辛,湿痰流毒以及诸风瘫痪,口眼㖞斜,半身不遂,风湿,风温,天行时毒等"。不内外因者,其病得之于饥饱劳役、喜怒不常、饮食不节,多见于勤劳者,"其病多生于膜外肉里，肌肤之间，似瘰疬、痰注、气痞、瘿瘤之属”。

4. 吴有性《温疫论》（1642 年）在病因学上的重大突破

吴氏亲历崇祯辛巳（1641 年）疫气流行，深感“守古法不合今病”，于是“静心穷理，格其所感之气，所入之门，所受之处，及其传变之体，平日所用历验方法”而成书。他的主要论点是：①温疫等诸病并非由六气所引起，而是因于天地间别有一种异气所感。异气亦称杂气，它“无形可求，无象可见，无声无臭，不能睹闻”，“其来无时，其着无方，众人触之者，各随其气而为诸病焉”。②杂气所致的疾病，如大头瘟、蛤蟆瘟、瓜瓤瘟、探头瘟、疙瘩瘟等温疫；过去误为风病的大麻风等，误为火病的疔疮、发背、痈疽、流注、流火、丹毒与发斑、痘疮之类，误为湿的霍乱、疟、痢之类。③杂气所伤有种属之别，有偏中于动物者，有偏中于人者，“人病而禽不病，究其所伤不同，因其气各异也”。④在发病学上认为取决于正邪强弱的对比，“若其年气来之厉，不论强弱，正气稍衰者，触之即病”，“其感之深者，中而即发；感之浅者，邪不胜正，未能顿发；或遇饥饱劳碌，忧思气怒，正气被伤，邪气始得张溢”。⑤感染途径主要是呼吸道，“邪从口鼻而入，并非皮毛”。可以看出吴又可所言疫气、杂气类似今之致病的微生物。其后清代戴天章有《广瘟疫论》（1722 年），又有进一步的发挥。

5. 叶天士等倡温病学说

把温病与伤寒区别开来，其病源称为温邪，其感染途径强调从口鼻而入。后由薛雪、吴鞠通、王孟英等发展为温病学派，自成一家。

（二）疾病“三间”分布的认识

对疾病的探索：①什么人易患某种疾病；②什么地方易患或多发某种疾病；③什么时间、季节易发某种疾病，即通过对疾病的易感人群、地区、时间的分布特点研究，可以寻找疾病的病因、流行规律和有效的防治方法。宋以后的医家在这一方面作了重大的努力。

1. 职业病

北宋沈括《梦溪笔谈》载有四川陵州盐井，过深内有“阴气袭人，入者辄死”，后采用不断淋水的方法方得除毒。《谈苑》载有镀金工匠水银中毒“头手俱颤”；采石人“石末伤肺，肺焦多死”。《本草纲目》载有采铅工人铅中毒的情况，“铅生山穴石间，人挟油灯入至数里，随矿脉曲折砍取之。其气毒人，若连月不出，则皮肤萎黄，腹胀不能食，多致疾而死”。这些有关职业病的论述，对工种、环境、病因、证候的描述均十分明确。

2. 粪毒

我国古代文献，在肠虫病中唯有对钩虫病的病因、证候描述得不够确切。唐以前它包括在脾劳、脾疳之中，明清认识渐趋明朗。《丹台玉案》（1636 年）称“黄肿”，《景岳全书》（1624 年）称“小儿疳虫”，“其症腹大面黄，鼻烂汁臭，齿龈生疮或下利黑血，腹中有虫故也”。清代赵竹泉《医门补要》讲得始见具体，“田园种植，为以粪为滋培，每交三夏烈日，炎威新照，蒸起田中湿毒，则农作之男妇手足易染其毒，始痒赤肿，随串烂”，“倘以染毒手指拈食物入口，则毒乃染物。犯肺喘咳，治不能效”。赵氏以施粪农田为易感地区，以青年男女农民为易感人群，以夏季为易感季节，以手指皮肤接触疫土的经皮感染与手指污染食物的经口感染为传播途径。另外，对钩虫性皮炎、肺炎等感染早期的证候描述得也十分准确。但由于历史的局限，只能将病原认识为笼统的“湿毒”。

3. 克山病

据民国十五年（1926 年）《抚松县志》载：吉林省通化、宽甸、桓仁等县“凡森林茂密之地居民，每当秋冬,土人辄得一种头昏、迷乱、呕吐之症,一二日间一家或死亡多口者"。民国二年(1913年),延吉医官赵显光,曾深入疫区调查,定名为"痧",认为此病无传染性,秋季发生,妇女为多。主要证候是头晕、心闷、口渴、呕吐灰白水则殒,诱因为感受风寒,病因为水中毒素。赵显光的报告要比日本人同本良三报告克山病早22年。他阐明的地区、季节、人群特点均符合实际。

(三) 重视新病、新证型的发现与描述

宋代特别是明代以后我国与海外交通增加,加之医家的密切观察,对一些新见的疾病与证型描述得更为深刻。

1. 梅毒与淋病

梅毒一病,我国医史家多有考证,均认为是葡人自印度先传入广东,而后遍及全国。清代俞弁《续医说》(1522年)载:弘治末年(1505年)民间恶疮,自广东人始,呼为广疮,又以形似,呼之杨梅疮。广东罗田重刻(1513年)或邹善校刊(1576年)《岭南卫生方》时曾撺入杨梅疮方。蜀人韩懋《韩氏医通》(1522年)、吴人薛己《外科发挥》(1528年)、安徽汪机《外科理例》(1531年)、江西李梴《医学入门》(1575年)、蕲州李时珍《本草纲目》(1578年)均载有梅毒与其治方。至安徽孙一奎《赤水玄珠》(1578年)才明确提出"野合不洁淫妓,便构此疾",认识到这是一种性传染病。此时已流遍全国,各地医家多有论述,各期梅毒及先天性梅毒均有报告,且已出现专门的"疮科医生"。陈司成《霉疮秘录》——系统全面论述的梅毒专著却出现在1632年,总结了百余年与霉疮斗争与防治的经验。他重视预防,反对使用汞而创减毒砷疗法,为一大贡献。

至于中国古已有之的淋证,与西医的淋病完全不同,它包括诸多泌尿、生殖系统疾病,一般认为梅毒与淋病均由哥伦布的船员传自海地,1495年他们又把梅毒传入法国,开始以为是流行病,迅速蔓延全欧,后来才知道是性病。我国的梅毒与西方相仿,初以为是流行病,文人墨客罹之不以为耻,至16世纪中叶以后始知为性传播。而对淋病有较准确描述的为《赤水玄珠》,它曾记载一好色而患白浊的男性,认为是酒后不检所致,浊物淫淫而下,久久不愈。王肯堂《证治准绳·杂病·赤白浊》(1622年)谓:"今患浊者,虽便时如刀割火灼而溺自清,惟窍端时有秽物如疮脓目眵,淋漓不断,初与便溺不相混滥,犹如河中之济焉",描述的似是尿中淋丝。清代邹岳《外科真铨》(1838年)讲得更为明白,"因嫖妓娈童,沾染秽毒……溺管必病,小便淋漓",才把淋病与梅毒彻底分为两种性感染疾病。西方梅毒与淋病分开也是经过了很长时间的观察。

2. 白喉

白喉一病,宋元时期包括于缠喉风、锁喉风中,对咽喉部的观察较粗。明清以后对本病的辨识趋于精确。《景岳全书》载:"尝见一女子及笄,忽一日仲秋,无痛而涩,息难出入,不半日愈甚,面青目瞠,引颈求救,一日一夜殁。一家人亦如此,此恐真正锁喉风也",报告的似气管白喉。《重楼玉钥》(1835年)谓之"白缠喉",它说:"喉间起白腐一证,其害甚速,乾隆四十年(1775年)无是症,即有亦少,自二十年来患此者甚多,惟小儿尤甚,且多传染。"《时疫白喉提要》所论更细,"白喉一症愈大愈险,有朝发夕死者,沿街合巷,互相传染,治之不速,十难全一","初起,憎寒壮热,口渴舌干,声音不出,汤水不入,痰涎壅塞闭胀,疼痛异常,有随发而白随见者,有二三日始现者,或内白点、白条、白块,渐至满喉皆白,脉至无数",病因则认为是时行戾气。可见明清医家已较准确地描述了咽、喉、气管白喉及心肌损害。

3. 鼠疫

这个病有人认为鼠疫为《肘后备急方》、《诸病源候论》之"恶核",李杲经历的"大头天行"、吴又

可之“疙瘩瘟”可能为腺鼠疫,但缺乏准确的证据。曹树基有“鼠疫流行与华北社会之变迁”一文,认为早在14世纪鼠疫可能已在大同流行(《元史·五行志》);万历年间山西、河北、河南地区流行;崇祯年间山西、陕西、河北、河南、山东地区流行;推测明清之际死于鼠疫者至少500万人。其原因考虑为人口与啮齿类动物觅食性迁徙有关。伍连德研究认为,1644年山西潞安(长治)鼠疫流行是中国鼠疫最古老的记载。清代昆明鼠疫流行的记载最早见于清人文集《荇浦闲谈》“雍正十一年(1733年)昆明痒子症大作,族中某户有二十五丁口,七日内死去三分之二”。其后洪稚纯《北江诗话》,书中载有师道南《怪鼠行》,他记载了乾隆壬子癸丑(1792~1795年)云南鼠疫大流行的情况,又其后《俞曲园笔记》、《药言随笔》记载了滇黔两粤的流行情况,俗称“耗子病”或“痒子病”,从报告的病例证候来看既有腺鼠疫又有肺鼠疫。1894年,广州、香港鼠疫大流行,死亡达人数10万之众。医家积累了经验,至晚清出现了鼠疫专著,如吴子存《治鼠疫法》、郑肖若《鼠疫约编》(1896年),包括探源、避疫、病情、辨脉、提纲、治法、医案、验方等。

4. 烂喉痧

烂喉痧亦称疫痧、烂喉丹痧、痧疹,指感受疫疠时邪,以发热、咽喉肿痛溃烂、肌肤密布丹痧疹点、丹痧之间皮肤充血发红为特点。对本病的认识,学者已趋一致,皆以为是今之猩红热。但对其来源却有两种意见:有谓烂喉痧即仲景《金匮要略》之阳毒,“阳毒为病,面赤斑斑如锦纹,咽喉痛,吐脓血,五日可治,七日不可治”,其后各代医家对此病的记载甚少;另一种意见是由国外传入。此病的流行正值我国海禁开放,新的感染性疾病不断传入。王凯《痧症全书》谓痧证“始自广东,今岁福建、台湾患者尤甚,或云自舶赶风来,此言未尽无稽”。李纯修《吴医汇讲》谓:“烂喉痧,古无是症,近时则有之。”陈耕道《疫痧草》谓:“自古无专书,瘟疫之症险,变幻不测,传染无已者也”,“旧温疫未尝曰发痧,发痧未尝曰烂喉,烂喉痧实起于近年者也”。曹炳章、丁甘仁等近代名医亦认为是输入者,提出“古无是病,亦无古法”。此说为当今医家所肯定。典型的描述见于肖霆《疫痧一得》,此书草创于康熙五十九年(1720年)、粗成于雍正七年(1729年),琢磨于乾隆六至八年(1741~1743年)。它说:“迩来,痧疹与前大不相同,或发一村,或染一家,不染则已,发则连床并榻,老幼无遗,更有邻里亲戚交相飞染”,“初起发热咽疼,有通身肤赤如锦纹者,有通身紫暗如红霞者,有发而不出者,有发而不透者,有发而不退者,有上浆者,有发泡者,有肤烂者,有神昏谵语者,有吐痢、鼻衄者,有毒发两颐者,有咽喉溃烂者,有唇焦舌黑者,有口中臭秽者,有早发夕毙者,有二三日失治而死者,有重病用轻药不治者,有掣肘于医家,病家不敢用重剂而莫挽者”。叶天士报告了雍正癸丑年(1723年)本病的大流行。叶氏称其为“烂喉痧”,认为是“温邪时疠,触自口鼻”,对证候的描述是“初起症见头痛,喘急咳嗽,气粗呕恶,一二日即发者轻;三五日者重;七日外隐伏不透,邪反内攻,喘不止,必腹痛胀闭闷危”。疹红,作云片或斑点;合并症有喘、烂喉、疳、痢等。陈耕道《疫痧草》(1801年)认为是疫毒,通过“急息传染”,“一触即发”,详论了与疫痧有关的诸症发热、痧疹形式、面色、舌苔、咽喉症状及其他症状,如神昏、肌燥、便溏、咳嗽、气促、牙疳、遗毒等。其后金德鉴又著有《烂喉丹痧辑要》对烂喉痧的辨病更趋细致。1675年,在西方,Sydenham将此病定名为猩红热,16世纪已有记载,但欠精细,传入我国当为18世纪。

5. 小儿惊瘫与软脚瘟

《证治准绳·幼科》(1604年)“惊瘫”一病,谓“四肢痿痹不仁,致手足稍胀,痛不堪忍,此风毒之气使然”,“凡小儿心悸不常及遍身肿痛或手足不随,此为惊瘫候也”。清代戴邻郊说:“时疫初起,胫腿痛酸,为太阳经之郁也。兼软者湿甚也,属湿温,又名软脚瘟。”今之学者以惊瘫与软脚瘟为我国脊髓灰质炎之最早记载。英国医生安德伍德(Underwood M,1737~1820年)首次对本病进行了描述;1840年德国海涅(Heine)始对本病的临床表现做出评论性报告。

6. 大脚风

丝虫病古代没有系统全面的描述,大致包括于"流火"(丝虫热)、"腑病"(淋巴管炎)、"膏淋"(乳糜尿)、"脚气"(象皮肿)等病中。比较切合丝虫病描述的,最早为《诸病源候论》的"足尰",它说:"尰病者,自膝以下,至踝及趾俱肿直是也。皆由血气虚弱,风邪伤之经络,否涩而成也。亦言江东诸山县人,多病尰,云彼土有草,人行误践触之,则令病尰",所论极似象皮腿。清代赵学敏《串雅》(1759年)中引吴庚生按"水肿脚气一症即俗称大脚风,沙木骸是也。水乡人多患之;肿不消,与寻常脚气发过即消者迥别。此因伤络凝瘀气阻,风湿热邪夹杂,留恋日久不出,致成此恙。故病初起,必胯间结核而痛,憎寒壮热,渐至下行至足,即肿胀木硬,终身不便……"这可能是我国对丝虫病的流行区及淋巴结炎、淋巴管炎、象皮肿演变过程的最早描述。

7. 霍乱

《内经》以来的霍乱主要指多种原因引起的急性胃肠炎,包括食物中毒,均非真性霍乱。我国真性霍乱由印度传入,第一次大流行为道光元年(1821年)。王清任《医林改错》(1830年)最先有所记载。他说:"上吐下泻转筋一症,古人立名曰霍乱","道光元年,岁次辛巳,瘟毒流行,病吐泻转筋者数省,京都尤甚,伤人过多"。当时的医家不识,有曰阴伤,有曰毒火,王氏认为"不分男妇老少,众人同病,乃瘟毒也"。王孟英著有《霍乱论》(1862年),杨照藜回顾说:"道光元年,直省此证大作,一转筋即死,京师至棺木卖尽,以席裹身而葬卒,未有识为何证者。俗传食西瓜者即死,致西瓜贱甚。"据王孟英观察,"凡霍乱盛行,多在夏热亢旱酷暑之年","自夏末秋初而起,直至立冬后始息","迨一朝卒发,渐至阖户沿村,风行似疫",他称之为"热霍乱",因暑热内伏所引起;另一种寒霍乱则因伤寒所引起。许起《霍乱燃犀说》(1888年)对霍乱及其兼证、变证的证因脉治讨论颇详。

8. 疫痞

清末民国江苏一带黑热病流行甚烈,清代淮阴高映清《乳石山房医案》载:"年来,疫痞流行,自古方书无有论及,良由肝脾克贼所致。患斯病者,痞居左首为多,重必烂龈,迟则腹大,每多坏证。"他所报告的恰是疫区,肝脾肿大、牙龈溃烂出血、大腹水肿,应是晚期黑热病的最早而确切的描述。

(四) 鉴别诊断的重视

众多医家对疾病认识的深化体现在从病因、病候、病程、预后等方面进行相类病种的比较鉴别,使诊断臻于正确。

1. 咳嗽

本证包括许多疾病,特别是久咳。

(1) 肺痈:主要见症为发热,咳唾脓痰、腥臭,吐于杯内可见分层,脓液沉于杯底,早已形成共识。

(2) 肺痨:亦称劳瘵、传尸等,其病因认为是"虫"。多见于青年人,传染性很强,死亡率很高。《济生方》说:"疰,尸注,感此病而获安者,十无一二,心肺虫齧,祸之甚也","夫劳瘵一证,为人之大患,凡受此病者,传变不一,积年染疰,甚至灭门"。《丹溪心法》说:"由上而下,相传骨肉,乃至灭门者有之,其虫口啮心肺间,难以医治。"《医学正传》说:"侍奉亲密之人或同气相连之属,熏陶日久,受气恶,多遭传染,名曰传尸。一:初起于一人,而后转注数十百人,甚至灭门族者。"至于典型的病候,多有描述,如《三因极一病证方论》说:"大略令人发热盗汗,咳嗽少痰,或腹中有块,或脑后有小结核。"《医宗必读》说:"其证咳嗽,胸闷背痛,两目不明,腰膝酸痛,卧而不寐,或面色㿠白,或两颊时红,常怀急怒,梦与鬼交,同气连枝,多遭传染,大可畏也。"至于咳嗽,干咳无力,瘦削,委靡乏力,日晡发热等,多有描述;而同时并发有瘰疬(淋巴结结核)、喉痛失声(喉结核)、腹部肿块、腹痛腹泻(肠结核)等也有病例报告;传染途径也认识到由于密切接触空气而传染,与今之肺结核完全一致。

(3) 久咳:多见于年大者。汪石山报告一例“人形长,色苍瘦,年逾四十,每遇秋凉,病咳嗽,气喘不能卧,春暖即安,病此十余年矣”,他用扶正祛邪之法,并在“每年立秋前服滚痰丸三五十粒,病渐而安”,完全符合今之慢性气管炎,肾虚喘咳型。

(4) 喘疾:已从一般咳嗽中单独分出,并能分出支气管哮喘与心性哮喘。对于支气管哮喘的病因也有一定认识。如罗谦甫报告一例“贵妇,身体肥盛,当八月中霖雨时行,因过饮酒及潼乳,腹胀喘满,声闻舍外”。他认为霖雨之湿与饮食之热,湿热太甚,上攻于肺。这很可能是牛乳引起的哮喘;《名医类案》载一3岁女孩,食盐虾过多而得喘疾;汪石山报告“一家丰,好内厚味,每到四九月内必发气喘,抬肩吐痰,数年不愈,如此者六七年”,似是花粉飞扬季节或饮食引起的哮喘。

2. 乳中有核

宋代以降对乳汁郁积的“乳吹”、乳房化脓感染的“乳痈”、乳房深部化脓性感染的“乳疽”、乳房蜂窝织炎的“乳发”已鉴别得非常清楚。而结核菌感染的“乳痨”虽属少见,但也有正确的描述。对乳内结核的肿瘤也有较清晰的认识。

(1) 乳岩:即今之乳腺癌。《妇科良方》有“若初起,内结小核,不红不肿,积之岁月,渐大如巉岩山,破如石榴”,为最早的描述。《丹溪心法》有“忧怒郁闷,昕夕积累,脾气消阻,肝气横逆,遂成隐核,如大棋子,不痛不痒,数十年后,方为疮陷,名曰奶岩,其疮形凹似岩穴也,不可治矣”。《外科正宗》报告有各期各型的乳岩,它说:“初起一乳通肿木痛,不红,寒热心烦,呕吐不食者逆;已成不热不红,坚硬如石,口干不眠,胸痞食少者逆;已溃无脓,正头腐烂,烂势愈高,病势日盛,流血者死;溃后肉色紫黑,痛苦连心,流日深,形体日削者死”,还报告有4例死亡患者。

(2) 乳癖:《外科活人定本》卷二有所论述,又名乳栗、奶栗,因肝气不舒郁结而成,此核可随喜怒而消长,大小不等,形如鸡卵或结节状,质硬,多无痛感,无寒热,推之可移,不破溃,皮色不变。汪石山、薛己也都报告有乳内结核或单或数个,长期不消,治之可安的病例,疑为今之慢性乳房囊性病或乳房纤维瘤。

总之,在鉴别诊断上医者已重视到病史、家族史,诊察上是四诊合参,而且对女性隐私部位的乳房也有触诊。其他疾病鉴别诊断的进步,不再赘述。

第二节　诊法的形成与发展

中医诊法是指诊察疾病的方法,它为辨证辨病提供依据,是为辨证论治服务的,在诊断学中既是基础,又是手段,占有非常重要的地位。

中医诊法历史悠久,并具特色。祖国医家一开始就重视望、闻、问、切四诊合参。如《周礼》有“医师究人之血脉、经络、骨髓、阴阳、表里,察天地五运,并时六气,视人五声、九窍、九脏之动,以探百病,决死生之分”。《史记·扁鹊仓公列传》载扁鹊诊病,用切脉、望色、听声、写形之法,就是说四诊之法是相辅相成地向前发展,相互起着促进作用的。这就是我国诊法的优良传统。从我国最早的诊断学著作来看,四诊合参的传统也有体现。

马王堆汉墓与张家山汉墓出土了一批我国最早的古医书,大都早于《内经》。其中《病候》载有67种疾病,其诊断方法主要是采取依据病候即症状、体征来诊断疾病。《六痛》载有气、血、肉、筋、骨、脉六种痛证的死候,主要描述的也是症状与体征。而《脉法》、《阴阳脉死候》则讨论的主要是脉法。《内经》更强调四诊合参。如《素问·阴阳应象大论》说:“善诊者,察色按脉。先别阴阳,审清浊而知部分;视喘息、听声音,而知所苦,观权衡规矩而知病所;按尺寸,观浮沉滑涩而知病所生,以治无过,以诊则不失矣","必审问其所始病与今所方病","必问饮食居处,暴苦暴乐,始乐后苦"等。下面以舌诊、脉诊为主线,对诊法发展的轨迹加以概述,以期举一反三。

一、舌　　诊

舌诊是中医四诊中的重要组成部分。对于舌的变化在诊断上的意义认识,大体的发展过程是:首先局限于观察舌本身的变化和疾病,尔后及于了解其他疾病在舌的表现;首先注意变化明显的急性热病的舌象,尔后及于其他疾病的舌象;首先注意舌体的变化,尔后及于舌苔的变化。

(一) 早期的舌诊

周秦时代的舌诊

《周礼·医师章》有"以五气、五声、五色视其死生,两之以九窍之变",观察九窍的变化,包括有舌诊。春秋战国之际的扁鹊,曾观舌诊病。王叔和《脉经》保存有《扁鹊华佗察声色要诀》,其中有"病人舌卷卵缩者,必死","病人汗出不流,舌卷黑者,死"。《扁鹊诊诸反逆死脉要诀》中有"偏枯,男子发左,女子发右,不喑、舌转,可治",这些舌的变化涉及舌态、舌体的运动和舌质的色泽。

早于《内经》的《足臂十一脉灸经》与《阴阳十一脉灸经》最早指出肾脉络于舌本,肾脉有病可见舌干、舌裂;肾脉气绝可见舌卷卵缩等危候。《阴阳脉死候》三阴脉的五种死候之一是"舌陷卵卷则筋先死",意为舌头向后方塌陷,阴囊挛缩,是筋先死的危候。舌根塌陷在今日看来也是最危险的。

《内经》继承了前述诸书的理论,对舌的解剖、生理功能、疾病的表现均有较多的论述,其系统性、理论性有明显的提高。《灵枢·肠胃》说:"舌重十两,长七寸,广二寸半";《灵枢·忧恚无言》说:"舌者音声之机也……横骨者,神气所使,主发舌者也";《灵枢·经脉》说:"唇舌者,肌肉之本也";《灵枢·脉度》说:"心气通于舌,心和则能知五味矣"。可见当时已认识到舌是一种肌性器官,能发音、摄食、知五味;至于络于舌的经脉则增加至心、肝、脾、肾四经。在诊断方面的内容仍然不多,如《素问·至真要大论》说:"厥阴司天,风淫所胜……民病胃脘当心而痛……舌本强";《素问·诊要经终论》说:"厥阴终者,中热嗌干,善溺,心烦,甚则舌卷卵上缩而终矣"。另外,热病有"舌干"、"舌本烂";寒热病有"舌纵,涎下"等记载。

(二) 汉晋隋唐的舌诊

1. 汉晋时代

汉初淳于意25则诊籍中全无舌诊的记载,《武威汉代医简》论述的疾病亦无舌诊;把舌诊用于临床辨病、辨证至汉末张仲景始具规模。其贡献在于全面地观察疾病中的舌质、舌苔、舌觉、舌的运动,并最先创用"舌胎"一词;对舌象作了动态观察,以判断疾病的进程与预后,并作为鉴别诊断的依据。他对三阳病和六腑病重视舌苔的观察,对三阴病和五脏病重视舌质的观察;在伤寒六经辨证中有四经、在杂病中有七病应用了舌诊。

如《伤寒论》曰:"太阳病,重发汗而复下之,不大便五六日,舌上燥而渴,日晡所小有潮热,从心下至少腹硬满而痛,不可近者,大陷胸汤主之"(137),"伤寒若吐若下后,七八日不解,热结在里,表里俱热,时时恶风,大渴,舌上干燥而烦,欲饮水数升者,白虎加人参汤主之"(168),这是两种同为舌上燥,而脉症不同的鉴别,前者为太阳结胸兼阳明内实的大陷胸汤证;后者为阳明热甚,伤津耗气的白虎加人参汤证。又曰:"阳明病……若下之,则胃中空虚,客气动膈,心中懊侬,舌上胎者,栀子豉汤主之”(221),“若渴欲饮水,口干舌燥者,白虎加人参汤主之”(222),“阳明病,胁下硬满,不大便而呕,舌上白胎者,可与小柴胡汤”(230),这是两种同为舌上苔而脉症不同的鉴别。在杂病方面如湿家的“舌上如胎”;中风的“舌即难言,口吐涎”;肝中寒的“舌本燥”;黄病的“舌痿黄”;消渴的“口干舌燥”等都是把舌象作为辨证的重要体征。如“病者腹满,按之不痛为虚。痛者为实,可下之。舌黄未下者,下之黄自去”,这是把舌苔黄作为可下、不可下,下后实去与否的指征。

晋代,王叔和《脉经》保存了《内经》、《难经》,以及扁鹊、华佗、仲景的若干舌诊论述,并提到了热病死证的舌象。皇甫谧《针灸甲乙经》载有舌缓、重舌、舌不能言、舌下肿、舌纵等的针刺治疗方法。

2. 隋唐时代

《诸病源候论》对伤寒、热病、温病、时气等的舌象描述,基本同于《内经》、《伤寒论》,但各科杂病对舌象则有一些独到的见识。如钩吻等中毒可见“舌头痛”、“舌色赤多黑少”;当孤草中毒可见“口噤,不觉嚼舌”;又一种当孤草中毒可见“口噤而干,舌不得言”;蛊毒则见“舌本胀强”或“舌上生疮”。小儿杂病有小儿发痫前兆的“摇头弄舌”;心脏有热的“口舌生疮”;心脾有热的“舌肿”;《噤候》所见的新生儿“口里忽结聚,生于舌上,如黍粟大,令儿不取乳”等。新生儿噤可能是新生儿脚气,主要表现为无力吮乳。

《备急千金要方》除对某些病证的舌象作了描述外,还专门设有“舌论”与“舌病”专章。前者论述舌的解剖、生理、病理;后者讨论舌的疾病,如心热、心虚热、舌肿强满口、舌肿起如猪胞、舌胀满口不得语、舌上出血等证。《少小婴孺方》还载有“连舌”畸形。

(三) 宋元明清的舌诊

宋代以后,我国临床医学逐步走向分科,在辨证中舌诊已占有重要地位,而且由于伤寒之学勃兴,舌诊渐成专门的学问。

1. 宋金时代

《太平圣惠方》(992 年)在脏腑辨证中重视舌诊。如肝脏中风则见“舌强语涩”、肝脏壅热则见“心烦口干”、胆实热则见“口中多苦”、心脏实热则见“口舌生疮”、心脏中风则见“心烦语涩”、心脏壅热则见“口干舌燥”、心气不足则见“舌本强”。常见的舌象也注意区分不同的病证,如“口舌生疮”,急病见于心脾脏热,久病见于心脾风热积滞;同为“舌肿”,其患甚急,舌肿脉胀为舌肿强,渐渐粗大,满塞口中为木舌;同为“口舌干燥”,心胃客热,则唇口干燥或生疮,风热则口干舌燥,舌裂生疮,心脾壅热则口舌生疮并兼烦渴,上焦烦热则口舌干燥并有头目不利等。

金代成无己《伤寒明理论》(1156 年)有专文讨论伤寒的舌诊——“舌上胎”。他把《伤寒论》中分散的舌诊加以集中阐述,探索规律,颇为精辟。如说:“伤寒三四日已后,舌上有膜,白滑如胎,甚者或燥,或涩、或黄、或黑,是数者热气浅深之谓也,邪气在表者,舌上即无胎;及邪气传里,津液结搏,则舌上生胎也。”对具体的各证舌象他也作了分析,如“寒邪初传,未全成热,或在半表,或在半里,或邪气客于胸中者,皆舌上胎白而滑也”,“及其邪热传里,则舌上之胎不滑而涩也”,“热结在里,表里俱热,时时恶风,大渴,舌上干燥而烦”,“是热耗津液,而滑者已干也”,“若热聚于胃,则舌为之黄,热已深也”,“若舌上色黑者,又为热之极也”,“邪热已极,鬼贼相刑,故知必死,观其口舌,亦可见其顺逆也”,“阴寒为病,则不能消耗津液,故于少阴病,则曰口中和;如阳气内陷,则热燥津液为干,故于阳明病,则口燥舌干而渴也”。

宋代钱乙《小儿药证直诀》(1119 年)、刘昉《幼幼新书》(1132 年)对小儿舒舌、弄舌、吐舌、鹅口疮、舌肿、重舌、木舌、口舌生疮等有所论述。《妇人大全良方》(1237 年)对难产母子的预后判断,应用舌诊,并编成歌诀广为流传。

2. 元明清时代

（1）杜清碧《伤寒舌诊》(1341 年)：元代舌诊之学大兴，出现了舌诊专著，标志我国舌诊已跨入一个新的阶段。首先出现的是《敖氏伤寒金镜录》，后来杜清碧加以增订出版了《伤寒舌诊》。明代卢复在序言中说："敖氏不知何许人，有舌法十二首，以验伤寒表里。杜清碧又增定焉，薛立斋再加润色，流行于世"，"此法大裨伤寒家，乃识伤寒之捷法"。他还指出"敖与杜虽能传之"，"似尚未达其所以然"，"伤寒惟视舌识病，则风、暑、湿恐亦有定法，当俟后之作者"。卢复认为伤寒望舌的经验虽然很好，但应研究舌象变化的机制，而且要扩大到热病等其他疾病。这种看法很具远见。杜清碧(1276～1350 年)是元朝翰林侍制，博学多才，通医。看到《敖氏伤寒金镜录》专以望舌诊病，并附舌图 12 幅，认为很好，乃为增益，共 36 图，刊行于世。明代薛立斋认为该书"专一舌诊视病，既图其状，复著其情，而后别其方药，开卷昭然，一览具在，虽不期乎仲景之书，而自委合乎仲景之道"，确是"深而通，要而约"的专书，遂附刻于《薛氏医案》(1529 年)中。其后明代张时彻再刻于《摄生众妙方》(1550 年)，清代王琢崖复刻于《医林指月》(1767 年)中。《伤寒舌诊》对舌的观察已趋精细，根据其描述，在部位已涉及舌尖、舌边、舌中央、舌根、舌全体；舌色只有淡红、红色、纯红、青；舌苔已有白、黄、微黄、灰、黑等色，并小黑点、红点、大红星、刺、弦白、干、滑、涩、黑纹等的描述。杜清碧"以舌视病"、"辨舌用药"，把舌诊提高到了一个新的高度，形成了一个新的诊断体系，功不可没。

（2）申拱辰《伤寒观舌心法》(16 世纪)：是一本图文并茂的舌诊图谱。他在"后序"中说："余忘之餐寝，存之心神，累之纸笔，积绩多年，今已成册，总计一百三十五舌。图绘其形，即分其经，观其舌知其所苦，明其运气，知其死生，用之汤液，救其危殆，一一悉皆载焉，真乃伤寒科指南第一秘术也。"申氏为临床家，经验丰富，惜书早佚。

（3）张登《伤寒舌鉴》(1667 年)："自序"有"取自《伤寒心法》，正其错误，削其繁芜，汰其无预于伤寒者，而参入家大人(其父张璐)治案所记乃己所经历，共得一百二十图"。作者认为"盖邪气入里，其虚实寒热之机必现于舌，非若脉法之隐而不显也。况阴盛格阳，与邪热郁伏，多有假证假脉，惟验舌上之滑燥厚薄，昭若冰鉴，无所遁形"。此书详细介绍了伤寒观舌方法，共 9 节，包括白胎舌总论(附图 29)、黄胎舌总论(附图 17)、黑胎舌总论(附图 14)、灰色舌总论(附图 11)、红色舌总论(附图 26)、紫色舌总论(附图 12)、霉酱色胎舌总论(附图 3)、蓝色胎舌总论(附图 2)、妊娠伤寒舌总论(附图 6)，各图均有说明，观舌辨证，简明扼要，是舌诊专书中较好的一部，有较高的参考价值。

《伤寒舌鉴》一书，后世很为重视，多有采摘。如刘以仁《活人心法》中载有王文选《舌鉴》一书，他集张登 120 舌，杜清碧 36 舌，段正义《温疫论》13 舌，计 169 舌，加以阐述。后来梁玉瑜又取《舌鉴》为原本，逐条予以辨证，卷首有全舌分经图，谓系明代良医所传，正文论述各种病舌证治，颇为简明，书名《舌鉴辨正》(1894 年)。

（4）叶天士《温热论》(1746 年)：叶氏临证重视舌象的动态变化，作为鉴别诊断、预后判断、疾病进退、指导治疗的依据。他以白苔主表、主湿，薄多在表，厚多在里；润则津液未伤，燥则津液已伤；厚浊黏腻多为痰湿秽浊。以黄苔主里、实、热，带白者表邪未尽，薄者病浅，厚者病深，燥、润示津液之伤与未伤，焦燥起刺有裂纹为阳明腑实，厚腻为湿热郁蒸。以黑苔为危候，焦燥为热毒炽盛，热劫真阴，润滑多阴虚有寒或夹痰浊。又结合舌质变化分析邪入营血，以舌色之红、绛、紫，扪之有津无津，舌体之枯胀、伸展之利否判断疾病的传变和阴液的存亡。叶氏辨舌简而赅，经验系统，很切实用，为后世温病辨舌之法式，开拓舌诊的另一领域。他以拭冷薄荷水揩舌苔，以手扪舌观察舌质等法，为前人所未备。

(四) 近代的舌诊

晚清迄民国对舌诊均较重视，舌诊专著与临床著作论舌者亦多。如汪宏《望诊遵经》(1874 年)

有望舌诊法提纲、诊舌形容条目、诊舌气色条目、诊舌苔垢条目、诊舌津液条目五章,对舌诊的论述颇详。周学海《形色外诊简摩》(1894年),舌诊亦为其重要组成部分,他对舌部舌色内应脏腑,舌苔有根无根及伤寒、温病、杂病的舌苔辨证有所论述。

1911年刘恒瑞著《察舌辨证新法》,论述了舌苔原理、看舌八法;在病理舌象中着重分析了白、黄、黑三种舌苔,并以舌苔变化判断预后,诊法与治法并列,方便临床。

1920年曹炳章著《辨舌指南》,又称《彩色辨舌指南》,他博采古今文献,参考西医著作,结合本人经验与见解编纂而成。包括辨舌总论、观舌总纲、辨舌证治、辨舌各论、杂论方案等部分,载彩图122幅、墨线图6幅。内容相当丰富,个别处有牵强不切实际的缺点。

1923年杨云峰著《临症验舌法》,包括临症验舌总论、验舌分虚实法、验舌分阴阳法、验舌分脏腑配主方法、验舌决生死法、临症以验舌为准结语、验舌配方结语七部分,着重于辨舌用药。

严蒹三著《舌苔心法》(撰年不详)是专门研究舌苔的著作,但实际也涉及舌质,全书用歌诀形式概括,用注解阐述,别开生面。

秦伯未《诊断学讲义》(1930年),舌诊占大量篇幅,包括辨舌原理、舌苔、部位、形色、根地、津液、神气、状态、质本、苔垢等辨证总论部分;89种舌象的形状、主病、杂论等各论部分。层次清晰,易于掌握。

邱国声《国医舌诊学》(1933年),分上、中、下三编。上编论舌诊学的定义、历史、范围、价值,舌的结构、功能,舌体应内脏之部位;中编论察舌辨证纲要;下编舌诊图解对145种舌象进行了图说。全书内容丰富,体会颇多,初步建立了舌诊学的学科体系。

陈景岐《辨舌入门》(1934年),汇集了江笔花的望舌色、方耕霞《舌苔歌诀》、吴坤安《察舌辨证歌》、张登《伤寒舌鉴》,保存了诸多文献。

缪宏仁《舌诊学》(1937年),上卷为总论篇,下卷为条辨篇,为中西汇通之作。

邵阳何、舒竟心《舌诊问答》(1947年),是问答形式的舌诊入门之作。

民国时期的医家对舌诊的研究曾致力于舌诊学的建立,不仅专著较多,且在医学全书、诊法书、伤寒学、温病学、杂病等方面多有舌诊的论述,其中有的还吸收了西医的有关知识。

近年来,舌诊学有划时代的发展。首先对历代舌诊文献,进行了认真的整理、研究;在中医诊断学的教材中,舌诊之学日趋规范;舌诊的研究,充分运用了现代科学与技术,从基础到临床作了深入的探索,阐明了许多机制,取得了大量的成果;舌诊的专著包括图谱也日趋增多。舌诊学成为我国中医诊断学的一大特色,对世界医学起到了辐射作用。

二、舌下络脉诊法

舌诊是观察整个舌体以诊断疾病,主要是从舌背观察舌质、舌苔;舌下络脉诊法是从舌的腹面观察舌的络脉和细络,也观察舌质和黏膜。舌下络脉诊法和舌诊一样,其历史久远,开始为络脉诊法的分支,后来逐渐丰富成为舌诊的组成部分。但因其未能引起历代医家的普遍重视,其临床应用与研究远不如舌诊之深入广泛,留存至今的文献较少。近现代又重新被发现,引起国内外医界的重视与探索。

(一) 起源于《内经》

舌为人体的重要器官,有多条经脉系络于舌。早于《内经》的《足臂十一脉灸经》、《阴阳十一脉灸经》最早记载了足少阴脉"夹舌"、"系舌"。到了《内经》则明确地指出有四条经脉分布于舌。《灵枢·经脉》举出,足太阴脾脉"上膈,挟咽,连舌本,散舌下";足少阴肾脉"循喉咙,夹舌本";足厥阴肝脉"络于舌本";手少阴心脉"循经入于心中,系舌本"。其中又明确指出肾脉、脾脉的分支布于舌下。

"舌本"一般指舌体、舌根,也包括舌下。

《内经》中有多篇直接论述舌下络脉。如《素问·气府论》说:"足少阴舌下、厥阴毛中急脉各一。""气府论"讨论的是全身的气穴,指出足少阴肾经在舌的腹面有两穴,名"舌下",足厥阴肝经在阴毛中有两穴,名"急脉"。《素问·刺疟》说:"舌下两脉者廉泉也。""刺疟篇"讨论的是疟病的针刺方法,指出治疟可刺舌下两条络脉出血,这两个穴位,称作"廉泉"。《灵枢·根结》说:"少阴根于涌泉,结于廉泉。""根结篇"讨论的是足之六经的根与结,"根"指肢端的井穴,"结"指头面胸腹的穴位或其他部位,这里指出足少阴肾经的"根"是涌泉,"结"是舌下两脉的廉泉。《灵枢·卫气》说:"足少阴之本,在踝上三寸中,标在背俞、舌下两脉也。""卫气篇"讨论的是十二经的标本,足少阴肾经的"本"在复溜、交信,"标"在肾俞、舌下两脉,它们都是人身的要穴。

舌下两脉在古代曾作为诊治疾病刺血的腧穴。《内经》中有多篇论述可证。如《素问·刺疟》谓:"十二疟者,其发各不同时,察其病形,以知其何脉之病也。先其发时如食顷而刺之,一刺衰,二刺则知,三刺则已。不已,刺舌下两脉出血。"《素问·藏气法时论》谓:"心病者,胸中痛,胁支满,胁下痛,膺背肩甲间痛,两臂内痛……取其经少阴、太阳、舌下血者。"《灵枢·癫狂》谓:"狂始发,少卧不饥,自高贤也,自辩智也,自尊贵也,善骂詈,日夜不休,治之手阳明、太阴,舌下少阴。视之,盛者皆取之,不盛释之也。"《灵枢·忧恚无言》谓:"足之少阴,上系于舌,络于横骨,终于会厌,两泻其血脉,浊气乃辟。"可见,《内经》时代刺舌下两脉出血已用于治疗多种疾病,至少包括有疟、狂、心病、暴喑气鞕、忧恚无言等病,从病因病机分析它们均属实证,或痰郁,或血瘀,或气滞,或寒热,刺舌下络脉出血,均符合"血实宜抉之"的治则。更具意义的是,在刺血之前要求医者必须认真观察舌下络脉,判断"盛"与"不盛"。"盛"指舌下络脉充盈饱满粗张,是见于络形的变化,意即只有在"盛"时方可刺血,如果"不盛"就不能刺血。毫无疑问,这已具有诊断的性质了。

我国刺络的历史相当久远,马王堆出土的古医书《脉法》中早有记载。它首先提出"损有余而益不足"的治疗原则;强调"视有过之脉"的诊断方法;举出"气一上一下,当郄与肘而砭之"的气逆气下刺血治例;要求"用砭启脉者必如式",即刺血必须按常规进行操作。《内经》时代刺血更为盛行,论述涉及不下50余篇,而且产生了络刺、豹文刺、赞刺、缪刺等多种方法,提出了适应证、观察络脉的方法、注意事项和刺血意外。其所刺部位主要为浮露于皮下的表浅静脉,而黏膜下静脉仅舌下两脉而已。

(二) 始载于晋,盛于隋唐宋

我国古代医家对络脉诊法十分重视,不仅注意诊察藏于深部在体表有搏动的诸多动脉,而且注意诊察浮露于体表的诸多络脉即表浅静脉。早在《内经》对络脉诊法就有多篇记载,提出了凡诊络脉必须审视络形、络色的辨证原理;列举了观察"鱼络"即大鱼际皮下表浅静脉以辨寒热痛痹,观察"腹筋"即腹壁浅静脉以诊断臌胀,观察"耳间青脉"即耳背静脉以辨小儿瘈痛,观察"手臂青脉",即上肢皮下浅静脉以辨脱血等。但查遍《内经》并无观察舌下络脉以诊断疾病的专文,有的均以刺血为主,兼及观察舌下两脉的"盛"与"不盛",具有一定的诊断意义而已。所以说,舌下络脉诊断方法,在《内经》时代已萌芽。

舌下络脉诊法的正式登场是在晋代,隋唐宋代有所发展,主要应用于"黄病"、"难产"及"舌卒肿"等。

1. 黄病的诊断

葛洪《肘后备急方》(341年)最先记载了观察舌下络脉的变化以测虏黄病病情的深浅。他说:"比岁,又有虏黄病。初,微觉四肢沉沉不快,须臾见眼中黄,渐至面黄,急令溺白纸,纸即如蘖染者,此热毒已入内","若已深,应看其舌下两边,有白脉弥弥处,芦刀割破之,紫血出数升亦歇。此须惯解割者,不解割忽乱舌下青脉,血出不止杀人,可烧纺轸铁以灼此脉令焦”。这里所说的“虏黄病”,根据考证乃是从北方少数民族地区通过战争传入中原的一种传染性黄疸型肝炎,又称“天行黄病”,曾广泛传播,一直肆虐至宋代。“弥”通㳽,㳽㳽示水满充盈貌。两边白脉指舌下络脉。葛洪的经验是:黄病,热毒入内,病情由浅而深重,此时应观察舌下络脉,它必然充盈饱满粗张。治疗方法是,可用新鲜芦苇作刀,轻轻割破放血;若误割舌腹面的动脉出血不止,可用纺轸铁烧灼止血。其后隋代巢元方《诸病源候论》(610年)详细论述了两种以神经症状为主的重症黄病,在诊法的具体应用上较《肘后备急方》大大前进了一步。他在“噤黄候”中说:“心脾二脏有瘀热所为,心主于舌,脾之络脉出于舌下。若身面发黄,舌下大脉起,青黑色,舌噤强不能语,名曰噤黄也。”这里把噤黄的诊断要点归纳为三项:全身发黄;舌下络脉粗张饱满充盈,色呈青黑;口噤难开,不能言语。他在“五色黄候”中说:“凡人著黄,其人至困,冥漠不知东西者……其人十死一生”,“其人身热发黑黄,视其唇黑、眼黄,舌下脉黑者是,此由脾移热于肾”。巢氏在这两种黄病的诊断中,已经强调要注意观察舌下络脉的络形和络色的变化。

《太平圣惠方》保存有唐人所著的《点烙三十六黄经》,其中两种黄病可见舌下黑脉。“立黄证候”说:“立黄者,两脚疼痛,眼目黄涩,小便色赤,淋沥不利,心下有气块者难治。烙上管穴,次舌下黑脉。”“黑黄证候”载:“黑黄者,面色或黄或黑,腰脊拘急,口中两颊有黑脉出口角者难治。烙百会穴及舌下黑脉。”“立黄”与“黑黄”均为黄病的一个类型,从所列症状与体征分析,似是慢性黄病而有肝硬化者,均可见舌下络脉的粗张青黑,而且“黑黄”还可见颊黏膜下静脉粗张与延长。我们曾观察过肝病的舌下络脉变化,其粗张延长程度是以急性肝炎、慢性肝炎、肝硬化、肝癌的顺序,依次而递增的,且在伴有肝硬化的慢性肝炎中观察到颊黏膜下静脉的迂曲扩张。

2. 难产母子吉凶的预测

难产的舌面、舌下络脉变化,最早见于《医门方》,此书丹渡康赖《医心方》引用甚多,而我国诸多方书则不见引用。它在“产难生死候”中说:“若母面赤舌青者,儿死母活;唇口青,沫出者,子母俱死;面赤舌青者,沫出者,母死儿活。”《集验方》同之。又云:“产妇身重而寒热,舌下脉青黑及胎中冷者,子母并死矣。”根据其引用情况,《集验方》当在《医门方》之后[姚僧垣(498~583年)所著《集验方》至少在583年之前]。其后诸书如《诸病源候论》、《备急千金要方》、《崔氏方》、《张文仲方》、《太平圣惠方》,直至南宋、元、明、清、民国的妇产科著作,均引用其面诊、舌诊部分,根据“面以候母,舌以候子,色泽则安,色败则毙”的理论,均以“面赤舌青者,子死母活,面舌俱青沫出者,母子俱死”为标准。舌下络脉诊法部分,受到宋代医家的重视。首先见于《脉诀》,它说:“欲产之妇脉离经,沉细而滑也同名,夜半觉痛应分诞,来日日午定知生。身重体热寒又频,舌下之脉黑复青,反舌上冷子当死,腹中须遣子归冥。面赤舌青细寻看,母活子死定应难;唇口俱青沫又出,母子俱死总教拼;面青舌赤定知真。不信若能看应验,寻之贤哲不虚陈。”南宋陈自明《妇人大全良方》(1237年),以“产难生死诀”为题全部引用,并加详细注释,予以推广,如舌下络脉部分说:“凡妊妇身体沉重者,胃气绝也;又体热寒栗频并者,阳气衰、阴气盛也;若舌根下脉见青黑者及舌反卷上冰冷不温者,皆子母俱死之候。”其后施发《察病指南》(1241年)也有引用,他简要概括为“寒热频作,舌下脉青而黑,舌卷上冷,子母俱死”。

3. 对舌卒肿的诊治

葛洪《葛氏方》载有“治舌卒肿起如吹猪胞状,满口塞喉,气息欲不复通,须臾不治则杀人方:直以指撞抉舌皮;若不尔,亦可以小铍刀决之,当近舌两边,又莫深伤之,令足以开其皮,出血而已,不可当舌下中央,舌下中央有大脉,中此脉则血出不可止,杀人也;若抉皮而不愈者,视舌下两边脉,复刺破此脉,血出数升,乃烧轸铁令小赤,以灼疮数过绝其血”。这种原因不明的舌卒肿,葛洪的治法是以手指抉破舌边,无效用小铍刀抉破舌边黏膜,再无效要观察舌下两边络脉,如充盈饱满,则应刺破放血,然后烧灼其处,杜绝出血。葛洪在这里把今之舌下神经伴行静脉称作“舌下两边脉”;把今之舌深动脉,称作“舌下中央大脉”,提醒使用铍刀刺血切勿伤此大脉。此后的隋、唐、宋医籍均引用此法治疗舌卒肿。《备急千金要方》又称舌下两脉为“舌下穴”、“侠舌两边”,刺血可治黄疸和舌卒肿;同时把“舌缝青脉”视为一种疾病可以针天突治疗。孙思邈还提出饮食对舌下络脉的影响,“多食咸,则舌脉凝而色变”的理论。

总之,由晋至宋,舌下络脉诊法由建立而发展,主要用于黄病、难产的诊断和预后的判断,也用于舌卒肿的诊治,其形色辨证与一般的络脉诊法并无二致,而且从解剖上能够分清舌下神经伴行静脉和舌深动脉,并认识到多食咸会导致舌脉凝滞青黑。

(三) 停滞于元明清,复兴于新中国成立后

1. 元明清至民国之停滞

此期医家论及舌下络脉诊法者甚少,有的也只是踏袭前人旧章。如孙一奎《赤水玄珠》(1584年)、王肯堂《证治准绳·女科》(1604年)都录有“产难生死诀”,也作了若干注释,但均无发展。

2. 舌下络脉演变为针灸的经外奇穴

皇甫谧《针灸甲乙经》(259年)虽选录了《内经》中有关舌下两脉归属肾经的论述,但在厘定穴位时并未给以穴名列为肾经正式的穴位。元代张子和治疗舌卒肿继承了葛洪、孙思邈的方法,用铘针砭刺法,取得了良好的效果,他称作舌下两边廉泉穴。到了明代,舌下两脉终于作为经外奇穴而被命名。《医经小学》(1388年)最先把舌下两脉左称金津,右称玉液;《针灸大成》(1601年)阐述得更为明确,它说:“左金津,右玉液,在舌旁紫脉上是穴,卷舌取之,治重舌肿痛,喉闭,用白汤煮三棱针出血”,特别强调了在刺血时要煮沸消毒针具。明代不具撰人的《循环考穴编》(16世纪末~17世纪初)以“舌脉肿急”为一种病证,以针刺天突来治疗。但多数医家如薛己《口齿类要》(1527年)、龚廷贤《万病回春》(1587年)都强调了舌下廉泉穴,此属肾经,刺足少阴脉重虚出血为舌难言。

3. 周学海的细络瘀血说

他在《形色外诊简摩》(1894年)中说:“前人之论舌诊详矣,而只论舌苔,不论舌质。非不论舌质也,混苔与质而不分也。”舌“尖上红粒细于粟者,心气夹命门真火而鼓起者也;其正面白色软刺如毫毛者,肺气夹命门真火而出生者也。至于苔,乃胃气之所薰蒸”。可见当时他已认识到蕈状乳头、丝状乳头是舌的固有组织。他对舌体的紫暗,提出“细络瘀血”理论,说:“刘河间极论玄府之功用,谓眼、耳、鼻、舌、身、意,皆借玄府以成其功用者也。上言舌体隐蓝,为浊血满布于细络,细络即玄府也。所谓浊血满布,是血液之流通于舌之玄府者,皆中有污浊之气也。或寒气凝结,或痰涎阻滞于胃与包络之脉中,致血液之上朝者,不能合乎常度,即污浊之气生矣”。周氏把细络等同于刘氏的“玄府”,它渗灌气血于各个组织器官,维持着感官、躯体内脏器官、神明意志活动的正常。舌体隐蓝乃是由于污浊的血液瘀滞在舌的细络之中的表现,其原因常是寒凝气滞、痰浊瘀阻所致。舌下络脉诊法要求从舌的腹面观察舌下两脉,同时还要观察细络。如果有瘀血凝滞则可见舌的腹面细络瘀血呈瘀丝状,实际上似是今之微循环障碍。

4. 舌下络脉诊法的现代创新

经中华中医药学会与全国中西医结合学会提倡、制定的统一观察标准、组织专题讨论,使研究水平不断提高。今涉及医史、传统理论、临床观察、基础研究等多个领域,发表论文数篇,认为对瘀证、

肿瘤、肝病、肺源性心脏病(简称肺心病)、冠状动脉粥样硬化性心脏病(简称冠心病)、高血压、风湿性心脏病(简称风湿心)等的价值为高。国内外已有研究，舌下络脉诊法颇有创新。

三、脉 诊

脉诊是我国传统医学中独具特色的诊法之一,在切诊中占有重要地位,历史悠久,其发展早于舌诊,几千年来经历了一个由简入繁,由博返约的过程。

(一) 早期的脉诊

1. 以候脉诊病

文献记载在周代已经有脉诊的应用。如《周礼·医师章》有"参之以九脏之动","以探百病,决死生之分"的记载,"九脏之动"即指全身有关部位动脉的搏动;"参之"就是观察,候脉。

《史记》说:"至今言脉者,由扁鹊也",司马迁认为脉诊始于扁鹊。《淮南子·泰族训》说:"所以贵扁鹊者,非贵其随病而调药。贵其擪息脉血知病之所从生也。"可见汉代非常重视扁鹊在脉学上的贡献。《脉经》保存有"扁鹊阴阳脉法"、"扁鹊诊诸反逆死脉要诀"等篇,可能是春秋战国之际秦越人的文字,或可反映当时的脉学水平。

2. 马王堆古医书中的《阴阳脉死候》

它是我国现存最早的脉学专著,中有"凡三阴地气也,死脉也。阴病而乱,则不过十日死"。《足臂十一脉灸经》在足厥阴脉中也指出"三阴之病乱,不过十日死。循脉如三人参春,不过三日死;脉绝如食顷,不过三日死"。这里的"三阴"释为足三阴,"三人参春"则是以三人春米时的节律与声音比像心律不齐的脉象。《素问·三部九候论》亦有类似的文字,"上下左右之脉相应如三人参春者,病甚"。今之学者有的认为是有期前收缩的代脉;有的认为是奔马律的交替脉,有的认为是三联脉。这是我国心律失常中特殊脉律的最早记载。"脉绝"在《内经》中也有相应的论述,《素问·脉要精微论》说:"脉绝不至曰死,乍疏乍数曰死",指的是久久不来一次的心搏,时慢时快都是死脉危候,可能讲的是垂危时的脉象或类似重症病态窦房结综合征的脉象。

3.《内经》为脉学奠定了理论基础

《灵枢》、《素问》两书虽非脉学专著,但以大量篇幅阐述了脉诊,其理论与方法为后世脉学所引用发展。

(1) 规范了诊脉的基本要求:如强调诊脉当在清晨,心神宁静之际进行,《素问·脉要精微论》指出"诊法常以平旦,阴气未动,阳气未散,饮食未进,经脉未盛,络脉调匀,气血未乱,故乃可诊有过之脉"。

提出以息定脉。《素问·平人气象论》说:"人一呼脉再动,一吸脉亦再动,呼吸定息脉五动,闰以太息,命曰平人",指出正常人,每次呼吸,大约脉跳 5 次,与今之 1 分钟脉跳 70 余次基本相当。又说:"人一呼脉一动,一吸脉一动,曰少气。人一呼脉三动,一吸脉三动,而躁,尺热,曰病温;尺不热,脉滑,曰病风;脉涩,曰痹。人一呼,脉四动以上,曰死",这种以常人呼吸为准,测患者脉至次数的方法,在缺乏计时工具的古代,无疑是十分科学和有实际应用价值的。

(2) 记载了三种诊脉方法

1) 遍诊法:《素问·三部九候论》说:"上部天,两额之动脉;上部地,两颊之动脉;上部人,耳前之动脉;中部天,手太阴也;中部地,手阳明也;中部人,手少阴也。下部天,足厥阴也;下部地,足少阴也；下部人，足太阴也”，“故下部之天以候肝，地以候肾，人以候脾胃之气”，中部“天以候肺，地以候胸中之气，人以候心”，上部“天以候头角之气，地以候口齿之气，人以候耳目之气”。这种诊法即是“遍诊法”，把人身体表可触的动脉分为上、中、下三部，每部又分天、地、人三候，共分九候来候脉。

2）人迎气口诊法：《灵枢·四时气》说：“气口候阴，人迎候阳也”，《灵枢·禁服》说：“寸口主内，人迎主外”。人迎脉为“颈侧之动脉”，“在婴筋之前”，指的是颈总动脉颈前搏动处；气口指腕后桡动脉搏动处。候两脉可知人体阴阳内外之情况。

3）气口诊法：《素问·阴阳应象大论》谓：“按尺寸，观浮沉滑涩而知病所生以治”，《素问·经脉别论》谓：“权衡以平，以决生死”，《灵枢·小针解》谓：“知调尺寸大小缓急滑涩，以言所病也”。所论皆为气口诊法，唯详于寸而略于尺，且无关。

（3）论述了30余种脉象与主病：包括大、小、长、短、滑、涩、浮、沉、迟、数、盛、坚、紧、软、缓、急、虚、实、散、代、细、弱、横、喘、钩、弦、毛、石、营、疾、洪、满、搏、粗、微、悬绝，以及真脏脉、死脏脉等。有些脉象描述得生动形象，指下形状足为后世法，如弦脉“端直以长”，钩脉“其气来盛去衰”，毛脉“其气来毛而微”，石脉“其气来如弹石”，脾死脉如“乌之喙”、“鸟之距”、“屋之漏”、“水之流”等。

（4）要求综合判断：一是重视气候因素。《素问·脉要精微论》强调“持脉有道，虚静为保”，“春日浮”，“夏日在肤”，“秋日下肤”，“冬日在骨”，即所谓在正常情况下春弦、夏钩、秋毛、冬石者是。与四时脉象相反则是“有余为精，不足为消”，有余是邪气胜精，不足是正气消损。二是重视观察胃气有无。《素问·平人气象论》说：“人以水谷为本，故人绝水谷则死，脉无胃气亦死。所谓无胃气者，但得真藏脉，不得胃气也。”它还列举了有胃气的平脉、少胃气的病脉、无胃气的死脉的指下形状。后世强调重视脉的“胃、神、根”实渊于此。三是重视情志影响，《素问·经脉别论》指出，脉象可因“惊、恐、恚、劳、动、静”而变化，诊病时要“观人勇怯骨肉皮肤，能知其情，以为诊法”。《内经》有喜则脉缓，怒则脉急，恐则脉沉，悲则脉短，惊则脉动之论。四是强调四诊合参。《素问·阴阳应象大论》说：“善诊者，察色按脉，先别阴阳，审清浊而知部分，视喘息、听声音而知所苦，观规矩权衡而知病所主”，反对“卒持寸口”而忽视望、闻、问诊的错误做法。无疑这些观点都是我国脉诊的优良传统。

（二）汉晋隋唐的脉诊

1. 淳于意的脉法

汉初淳于意诊病特别重视脉诊，在《史记》中所留仓公25则病案不少论及脉诊。他说：“意诊病人，必先切其脉乃治之。败逆时不可治，其顺者乃治之。心不精脉，所期死生，视可治，时时失之。”他和《内经》一样，强调色脉合参，他说：“审诊，起度量，主规矩，称权衡，合色脉，辨表里，有余不足，顺逆之法，参其人动静，与息相应，乃可以论。”《史记》“仓公列传”中共载19种脉象，5种死脉，如弦、大、深、平、代、紧、小、弱、急、滑、数、实、坚、散、躁、浊、涩、盛、静、希等。另外还有番阴、番阳、内关、不平而代、啬而不属、不平不鼓、参击并至、代绝而脉贲、三阴俱搏、阴阳交、并阴、脉顺清等有关脉象的特殊描述。淳于意脉法主为独取寸口，且似已有寸关尺的分部与浮沉的取法。

2.《难经》脉法

《难经》重视脉诊，书中有22难讨论脉法，包括脉的阴阳虚实、四时常及病脉、五脏疾病与脉的关系、脉的寸关尺分部、脏腑分配、指法等。

《难经》首倡“独取寸口”之说。“一难”说：“十二经脉皆有动脉，独取寸口，以决五脏六腑死生吉凶之法，何谓也”，“然，寸口者脉之大会，手太阴之脉动也”，“五脏六腑之所始终，故法取于寸口也”。“二难”明确提出了寸关尺分部，它说：“尺寸者，脉之大要会也。从关至尺是尺内，阴之所治也；从关至鱼际是寸内，阳之所治也。故分寸为尺，分尺为寸，故阴得尺内一寸，阳得寸内九分。尺寸始终，一寸九分，故曰尺寸也。”可见，《难经》认为可诊之脉，尺寸共一寸九分，尺寸交界处为关。

脉法的三部九候与脏腑的分配。“十八难”说：“三部者，寸关尺也；九候者，浮中沉也。上部法天，主胸以上至头之有疾也；中部法人，主鬲以下至脐之有疾也；下部法地，主脐以下至足之有疾也。”这里所论的就是寸口脉法的三部九候，寸关尺三部均可浮中沉取。

3. 仲景脉法

仲景《伤寒杂病论》是临床运用脉诊的典范。其一，他把病脉症并列，倡导脉症合参以辨病辨证。其二，主要用寸口脉法，脾胃病辅以趺阳脉法，妇女病辅以少阴脉法。其三，重视执简驭繁，书中列有20余种脉象，但将其区分为两类，以大、浮、数、动、滑等为阳脉；以沉、涩、弱、弦、微为阴脉。其四，重视体质与情志对脉象的影响。如说：“肥人责浮，瘦人责沉。肥人当沉而反浮，瘦人当浮而反沉，故责之。”对于情志变化的脉象变化也有所描述，如恐怖时“脉形如循丝累累然，其面白脱色”，惭愧时“脉浮而面色乍白乍赤”。对体质与脉象的关系，认为两者相应为常，不相应为变，当责之。其五，在临床上用脉象讨论病因、病机，指导治疗，判断预后。如“寸口脉浮而紧，浮则为风，紧则为寒，风则伤卫，寒则伤营，营卫俱病，骨节烦痛，当发其汗也。”这是用脉象解释病因、病机，指导治疗的一例。又如“伤寒一日，太阳受病，脉若静者为不传；颇欲吐，若躁烦，脉数急者传也”。这是以脉象测传变有无的一例。再如“久咳数岁，其脉弱者可治，实大数者死”。这是以脉测预后的一例。

4. 王叔和《脉经》

西晋王叔和(210~285？年)集汉以前脉学之大成，著《脉经》10卷，98篇，是我国第一部脉学专著。他在序言中说：“今撰集岐伯以来，逮于华佗，经论要诀，合为十卷。百病根源，各以类例相从，声色证候，靡不赅备。”这本书不仅对我国脉学的影响至大，而且远传日本、朝鲜、阿拉伯、波斯等国家，对世界医学起到了辐射作用。

(1) 确定了寸口脉法的诊脉部位与脏腑分配：《脉经·分别三关境界候脉所主》谓：“从鱼际至高骨却行一寸，其中名曰寸口。从寸至尺，名曰尺泽，故曰尺寸。寸后尺前，名曰关。阳出阴入，以关为界。阳出三分，阴入三分，故曰三阴三阳。阳生于尺，动于寸；阴生寸，动于尺。”从而明确了寸、关、尺三部的部位。“两手六脉所主五脏六腑阴阳顺逆”引《脉法赞》的理论“肝心出左，脾肺出右，肾与命门俱出尺部”。具体分配为“左手关前外为心，内为小肠；关上外为肝，内为胆；尺中外为肾，内为膀胱。右手关前外为肺，内为大肠；关上外为脾，内为胃；尺中外为肾，内为三焦”。

(2) 明确了24种脉象的名称与指下形状：“脉形状指下秘诀”列举了24种脉象：浮、芤、洪、滑、数、促、弦、紧、沉、伏、革、实、微、涩、细、软、弱、虚、散、缓、迟、结、代、动。其指下形状的描述形象而具典范性，如浮脉“举之有余，按之不足”；沉脉“举之不足，按之有余”；芤脉“浮大而软，按之中空”；弦脉“按之如弓弦状”等。

(3) 提出了相类脉的鉴别：《脉经·序》说：“脉理至微，其体难辨，弦紧浮芤，辗转相类，在心易了，指下难明。谓沉为浮，则方治永乖，以缓为迟，则危迨立至。况有数候俱见，异病同脉者乎。”书中提出浮与芤、弦与紧、滑与数、革与实、沉与伏、微与涩、软与弱、缓与迟八对相类脉象要注意鉴别。

(4) 总结了各种脉象的临床意义：《脉经》对各种脉象的主病作了大量的论述。如“迟则为寒，涩则少血，缓则为虚，洪则为热”，是以脉分析证的范例；“弦为痛痹，偏弦为饮，双弦则胁下拘急而痛，其人清寒”，是以脉分析病的范例；“疟脉自弦，弦数多热，弦迟多寒，微则为虚，代散则死”，是以脉由病进一步辨证的范例。

《脉经》还论述了脉的阴阳、顺逆、虚实、生死，以及热病、杂病、妇儿等多种疾病的脉证。

5.《备急千金要方》脉法

《备急千金要方》专设有“平脉”一篇。先以“平脉法”、“诊五脏脉轻重法”、“指下形状”、“五脏脉所属”,论述诊脉的基本方法与要求、寸关尺浮中沉取法和脏腑分部;再以“分别病形状”、“三关主对法”、“五脏积聚”、“阴阳表里虚实”分论脉象主病、寸关尺分部脉象主病和各种脉象的属性;最后以“四时相反脉”、“脉动止投数疏数死期年月”、“扁鹊诊诸反逆死脉要诀”、“诊百病死生要诀”专门讨论各种病脉的预后。孙思邈论脉简而赅,层次明晰,易于掌握,他强调医者要细心揣摩,说:“夫脉者,医之大业也。既不深究其道,何以为医哉。”

《备急千金要方》重视禀赋体质、情志性情与脉象的关系。如说:“凡人禀形,气有中适,有躁静,各个不同,气脉潮动亦各随其性韵”,“凡人修短,其形各异”,强调用同身寸的原理,确定寸关尺。在年龄,性别、细壮的脉象差异方面他说:“凡三部脉大都欲等,只如小人、细人、妇人脉小软,小儿四五岁者脉呼吸八至数细吉”。《千金翼方》还涉及形志苦乐的脉象不同和相反问题。如说:“人大而脉细,人细而脉大,人乐而脉实,人苦而脉虚,性急而脉缓,性缓而脉躁,人壮而脉细,人羸而脉大,此皆为逆。”

关于寸关尺的定位,基本同《脉经》,唯脏腑配属则简化,只分左右,不分内外,以左手寸、关、尺配心、肝、肾,以右手寸、关、尺配肺、脾、肾(命门)。

(三)宋元明清的脉诊

宋代以后的脉学,向通俗化、图解化、简约化的方向发展。

1. 通俗化《脉诀》的兴起

继王叔和《脉诀》之后,以类似体例的脉诀著作不少,其中南宋崔嘉彦《脉诀》的影响较大,此书又称《崔氏脉诀》、《崔真人脉诀》、《紫虚脉诀》,作者认为“持脉之道,非言可传,非图可状”,乃以四言歌诀的体例,用通俗易懂的文字阐发脉理。崔氏论脉“以浮沉迟数为宗,风气冷热主病”。后世医家把它附入《东垣十书》中,明代李闻言予以补订,改名《四言举要》,李时珍又将其辑入《濒湖脉学》中。

2. 插图脉书的出现

宋代以后,不少医家在脉书中附图,以辅文字解说。

最早的附图脉学,当推宋代许叔微所著的《仲景三十六种脉法图》(12 世纪),以图示意各种脉象的指下形状。今发现尚存许氏《脉法微旨》的明代抄本,其中载有此图。

南宋施发《察病指南》(1241 年)自序说:“取《灵枢》、《素问》、《太素》、《甲乙》、《难经》及诸家方书,参考互观,求其言之明白易晓,余常用之而验者,分门纂类,裒为一集,名曰《察病指南》。其间如四季六脏平脉,与夫七表八里之主病,分见于两手三部者,亦本于圣贤之遗论,特推而广之,触类而补之;其他言之未昭著者,附以己意发明之。”此书以脉诊为主,亦有听声、察色、考味内容。唯其特殊者是,作者根据自己手指觉察出来的脉搏跳动形状,绘制成 33 幅脉影图示各种脉象,甚有创意。

明代张世贤著有《图注八十一难经》与《图注王叔和脉诀》两书,前者附图 81 幅,后者附图 22 幅。其注文通俗,图解较明晰,影响相当广泛。《图注难经》由沈碧校刊,初刻于 1510 年;与《图注脉诀》亦有合刻本。到了清代马之骥将二书校定合序刊行为《图注难经脉诀》(1670 年)。后沈薇垣又加删注,名《图注八十一难经辨真》、《图注脉诀辨真》(康熙年间),已失原著面目。此书清代刊本甚多,在 16~19 世纪,风行全国,影响颇大。此外,附图的脉书还有明代沈际飞《人元脉影归指图说》,附图 21 幅,清代贺升平辑《脉要图注》(1783 年),亦附有若干插图。

3. 执简驭繁脉书的增多

自《内经》以来，脉象有愈演愈繁之势，如何执简驭繁，便于临床医家应用实是一重要而迫切的问题。有识医家注意规律的探索，多是将脉象分为阴阳两大类，然后再根据形成脉象的诸要素，如位、数、律、势分纲；有以浮、沉、迟、数、虚、实为纲者；有以上、下、来、去、至、止为枢要者；有些医家则注意相类脉、相反脉的对比，从对比中掌握要领。

宋代陈言《三因极一病证方论》(1174 年)，用七表、八里、九道分类病脉。书中专设“脉偶名状”一节，以浮沉、迟数、虚实、缓紧、洪细、滑涩、弦弱、结促、芤微、动伏、长短、濡革、散代配对来研究它们的指下形状与主病的区别，颇具实用价值。

元代滑寿《诊家枢要》(1359 年)总结了切脉的方法，归纳为“举”，即轻手切脉，相当于浮取；“寻”，即不轻不重，相当于中取；“按”，即重手切脉，相当于沉取，这三种取法为后世医家所重视和效法。他分析了 29 种脉象及其主病并妇儿脉法，论述简明扼要。此书“持脉总论”被收入李中梓《士才三书》，“诸脉条辨”附录于周学海《周氏医学丛书》。

明代李时珍《濒湖脉学》(1554 年)是脉学由博返约，执简驭繁的代表作。全书共分两个部分：“四言举要”是其父李言闻删补《崔氏脉诀》而成，文体为四言诀，概述经脉的生理、脉诊的方法、诸脉的形态与主病及诸病的脉象等内容，为总论；“七言诀”部分为李时珍所撰著，列举了 27 种脉象的指下形状与主病，相当于各论。本书简明易懂，比喻生动，用词明快，言浅意深，便于习诵，所以为后世所推崇，成为学习脉法的入门阶梯。特别是歌诀被认为“包括义理”、“为诸家之翘楚”。其后的许多脉学著作，多师此书。如《医宗金鉴·四诊心法要诀》中的“四言脉诀”、林之翰《四诊抉微》的脉诊部分、周学霆《三指禅》都仿效《濒湖脉学》。《四库全书总目·医部》评论说此书“可谓既能博考，又能精研者矣。自是以来，《脉诀》遂废，其廓清医家之功，不在戴启宗下也”。

明清两代脉学著作甚多。如明代吴昆《脉语》(1584 年)、张介宾《景岳全书·脉神章》(1625 年)、邹至夔《脉理正义》(1635 年)、李中梓《诊家正眼》(1642 年)，明代瞿良纂和清代林起龙鉴定的《脉诀汇编》(1667 年)，清代张璐《诊宗三昧》(1689 年)、王贤《脉贯》(1711 年)、黄蕴今《脉确》(1746 年)、郭至《脉如》(1753 年)、徐灵胎《洄溪脉学》、黄宫绣《脉理求真》(1769 年)、周学霆《三指禅》(1827 年)、张福田《脉理宗经》(1868 年)、余显庭校订《脉理存真》(1876 年)、周学海《脉义简摩》(1892 年)等。

(四) 近代的脉学

1926 年恽铁樵有《脉学发微》之作，卷一专论望色、察呼吸及分析病状等；卷二概括脉学，并释大、浮、动、数、滑、沉、涩、弱、弦、微 10 种脉象；卷三、四结合病例分析促、结、代、浮、沉、迟、数等脉象。特点是以中西汇通的观点阐发脉理，有发挥之处，亦有牵强之处。

近年来我国脉学有长足的进步，认真整理、校点、注释了大量脉学文献；统编了教材；出版了许多脉学专著与研究论文；脉诊的规范化、客观化、现代化通过精密的仪器与网络计算机正在研发之中。

四、小儿食指络脉诊法

“食指络脉”古代有各种名称，“手筋”、“虎口脉”、“三关脉”、“指纹脉”、“指纹”等；尤其明清以后多称“指纹”，以致易与指腹所见指纹相混淆，今通称为“食指络脉”。食指络脉诊法观察的是浮露于食指掌面、桡侧面的浅静脉，主用于 3 岁以下的婴幼儿，今儿科临证仍广泛应用。

（一）食指络脉诊法的起源

1. 源于《内经》

清代周学海《脉义简摩》谓本法始于《内经》,《素问》中的“皮部论”、“经络论”、“平人气象论”,《灵枢》中的“经脉”、“论疾诊尺”、“血络论”都有络脉诊法,包括有鱼际络脉、耳间青脉、手臂青脉等,但无食指络脉诊法的直接描述。如《内经》论述了络脉诊法的原理与形色辨证的纲领,以及鱼际络脉同食指络脉均出自肺经来看,本法导源于《内经》之说是正确的。

2. 始于王超

明代医家薛己、万全、王肯堂、张介宾等认为本法始于唐代王超的《仙人水晶图诀》,首载风、气、命三关之说,并有“八段锦”食指络脉形态的描述,惜原书早佚,难于查考。《幼幼新书·三关锦纹》中“水镜八脉主病要括”有“形如鱼刺物惊痓,形似悬针泻痢多,水字肺惊症已见,乙知肝积要调和。形如曲虫疳患久,如环肾积详细看,逢纹乱后知虫犯,流米通身莫忘安”,不知其是否为来自《水晶图诀》的文字。

3. 始于钱乙

清代医家陈复正说:“指纹之法起于钱仲阳,以食指分为三关,寅曰风关,卯曰气关,辰曰命关。其诀谓:风轻,气重,命危。虽未必其言悉验,而其义可取。盖位则自下而上,邪则自浅而深,证则自轻而重,人皆可信。”

4. 起于民间

宋代医家许叔微(1079~1154年)认为本法来自民间,宋时俗医早有流传。他在《普济本事方·小儿病》中说:“凡婴儿未可辨脉者,俗医多看虎口中纹颜色与四肢冷热,验之亦可取。予亦以二歌记之。虎口色歌曰:紫风红伤寒,青惊白色疳,黑时因中恶,黄即脾困端。冷热歌曰:鼻冷定知是疮疹,耳冷应知风热证,通身皆热是伤寒,上热下冷伤食病。若以色脉考佐验之,所得亦过半矣。”可见,许氏查虎口脉纹是要求色脉合参的。《普济本事方》有“癸亥中(1143年)作曲术丸数剂自服,饮食倍进”的记载,此是我国现存记载食指络脉诊法最早的文献。

（二）宋元时期的食指络脉诊法

南宋刘昉所编《幼幼新书》(1150年)对食指络脉诊法的记载最详,在卷二“三关锦文第十二”中,集录了南宋以前大量的有关文献,如《水鑑)》、《杨大邺》、《宝童》、《庄氏》、《水晶》、《茅先生》、《飞仙》、《保生》、《长沙毛彬》等,并有多幅纹图。由于该书引用的书名不全,无法准确知道书名与作者。查《宋志》、《艺文略》、《崇文总目》有:杨大邺《婴儿论》、《小儿水鑑论》、《仙人水晶图诀》、《小儿保生要方》、周挺《保童方》等,可能引自这些书。《幼幼新书》的功绩就在于保存了古代宋及宋以前的有关文献,它本身则甚少议论。其三关顺序为风、气、命,其看法并不过分强调男左女右。

南宋无名氏所撰《小儿卫生总微论方》(1156年),提倡观察络脉,包括耳后、鱼际、虎口及食指三关。谓:“最下一节,名为气关,有纹过者,病才觉重,诸病既生,则气不调顺,故名气关也。第二节名曰风关,有纹过者,须发惊风,渐加困重,故名风关也。第三节,名为命关,有纹过者,则病极而命危殆,故名命关也。”其纹形主病,以鱼刺形主惊、垂针形主瘈、水字形主肺惊、乙字形主食惊、去蛇形主内外俱虚、来蛇形主外实内虚、弓形及环形主疳、珠形死候等与《幼幼新书》略同,只是风关与气关颠倒。陈文中《小儿病源方论》(1254年)指出“小儿三岁以前,血气未定,呼吸至数太过,难以准候。

若有疾,必须看虎口纹脉,辨验形色,可察其病之的要”。又说:“食指初节为气关,中节为风关,末节为命关”,“气关易治,风关病深,命关黑死”。陈氏的气、风、命三关划分与《小儿卫生总微论方》是一致的。

元代的医籍,对小儿食指络脉诊法的论述多有论有图。如曾世荣《活幼口议》(1294年),有“脉指歌诀”、“三关指纹要诀”、“议指纹脉总要”、“详解纹脉”等文,又有15幅图。李仲南《永类钤方》(1331年)“看虎口脉纹”附图14幅,其三关顺序依然为气、风、命。危亦林《世医得效方·活幼论》专门论述了指纹,他强调小儿先当候脉,“次当看纹候,男左女右手辨之。从虎口至第一节是风关,第二节是气关,第三节是命关。第一节风关乃飞禽、内外、人惊;赤纹微乃火惊;黑则水惊兼打扑惊;青色乃天雷、四足惊。内隐青纹微屈则是急风候;纹弯乃停食候。第二节气关,紫色纹是惊疳;青色纹乃疳传肝经;白则疳传肺经;黑则难安。第三节命关,青黑纹现,三关通度,斜归指甲则不治”。

(三) 明清时期的食指络脉诊法

明清两代,小儿食指络脉诊法有所发展,儿科著作不论“指纹”者甚少。刘纯《玉机微义》(1396年)小儿篇有“虎口脉歌”,曰:“紫风红伤寒,青惊白色疳,黑时因中恶,黄即困脾端”,要约简单,强调风、气、命三关脉纹宜男左女右看之。寇平《全幼心鉴》(1468年)对虎口三关指纹有较细的描述,附图多幅,载纹13种。朱权《寿域神方》(1425年)附图18幅,载纹17种。虞抟《医学正传》(1515年)在“小儿科脉法总论”中指出“一岁至六岁曰婴孩,惟以男左女右手次指三关之脉,以为验病轻重死生之诀”。附图19幅,病纹17种,并有内外八段锦歌诀12首。鲁伯嗣《婴童百问》(1543年)在“小儿脉法”中引《水镜诀》说:“若凭寸口之浮沉,乃必横亡于孩子,须明虎口,辨别三关,消详用药,必无差误。”主张3岁以内小儿,当男左女右观察指纹,但形色主病趋向简要。对1~2岁小儿除虎口脉纹之外,更宜用一指定三关之法,强调与色脉合参。此外《幼科发挥》(16世纪中期)、《保婴撮要》(1555年)、《幼科准绳》(1602年)、《婴童类粹》(1622年)、《景岳全书》(1624年)都载有小儿虎口三关脉纹诊法,且多有附图。清代更有愈演愈繁的趋势,熊应雄《小儿推拿广义》(1676年)详论虎口三关看法,附图50余幅,病纹49种;《医宗金鉴·幼科心法要诀》(1742年)载病纹20种;沈金鳌《幼科释迷》(1774年)载病纹13种。

明清医家张介宾说:“至若紫为风,红为伤寒,青为惊,白为疳及青是四足惊,赤是水惊,黑是人惊,黄是雷惊之类,岂此一线之色,果能辨析如此,最属无稽,乌足凭也。”他肯定三关判断预后吉凶,而否定依纹色纹形诊断疾病。陈复正认为指纹为手太阴之旁支,“但当以浮沉分表里,红紫辨寒热,淡滞定虚实,则用之不尽矣。倘舍此不图,妄执伪说,临证不察病源,谬指人惊、畜惊、诳惑愚昧,予恐盲人瞎马,重坠深渊,莫能出之矣”。他们的认识颇具科学态度,为一些医家所接受。清末夏禹铸《幼科铁镜》(1877年)持否定态度,他说:“摹看手指筋纹乃医家异教。盖指面筋纹,生来已定,岂因咳嗽而变为反弓,惊积化为鱼刺,膈热而结为流珠,肝气粗而来蛇状之理。即曰能变能化,亦不过反弓知咳嗽,鱼刺知惊积,流珠知膈热,蛇来知气粗而已,外有何知?况二指一面,仅大小二肠所属,非五脏诸经并见之地。即曰并见,一指长不过寸许,阔不过分余,设也膈热而兼气粗,气粗而兼咳嗽,则流珠与反弓、来蛇并相厮混,请从何辨?又诀曰:初关乍入宣支退,筋透三关命必亡。常见筋透三关,竟无病者;亦有病时透三关,而必不亡者。此种道理,殊不知解。余两代经过不验,不忍隐而不言,见之者幸勿执迷不悟。”

(四) 近代的食指络脉诊法研究

近年来从正常值的调查、解剖学、病理生理学、生化学等基础学科进行研究,结合临床已取得了一定进展,在此不再赘述。

五、胸腹切诊

胸腹切诊是切诊的一个组成部分，与现代医学的胸腹触诊有相同之处，亦有不同之处。其特色是把患者的症状、体征结合起来，赋以特有的证名，且往往与治法方药相结合。

此法始于《内经》，发展于《伤寒杂病论》、《诸病源候论》，宋以后由于礼教的束缚，停滞萎缩，清末民初始有学者重新系统整理。

（一）《内经》、《难经》的胸腹切诊

我国医籍，多言胸腹切诊的结果，而不言胸腹切诊的方法，因而作为一种诊法，影响了它的系统化和推广提高。

《内经》在论述腹部病证时，如痛、疝、痹、内痈、满、胀、水、癥、瘕、积、聚，曾提到若干腹证与检查方法，并强调鉴别诊断。《难经》则又有所补充。

1. 痛

《灵枢·厥病》对心痛的鉴别有所论述，涉及许多心腹疾病。如“真心痛”，则“手足清至节，心痛甚，旦发夕死，夕发旦死”；“肾心痛”，则“与背相控，善瘛，如从后触其心”；“胃心痛”，则“腹胀胸满，心尤痛甚”；“脾心痛”，则“痛如锥刺其心，心痛甚”；“肝心痛”，则“色苍苍如死状，终日不得太息”；“肺心痛”，则“卧若徒居，心痛间动，作痛益甚，色不变”。真心痛似是今日之心绞痛；而胃、脾等心痛，似主要指心下部的疼痛。

疝痛主要在少腹部。《素问·长刺节论》说：“病在少腹，腹痛不得大小便，名曰疝，得之寒。”

蛔虫症的腹痛，《灵枢·厥病》有典型的描述，“心肠痛，憹作痛，肿聚，往来上下，痛有休止，腹热喜渴，涎出者是蛟蛕也”，这可能是我国关于肠道蛔虫纠缠成团，发作性地出现疼痛、肠型的最早记载。《灵枢·上膈》载有虫痈一病，“其痈在管内者，即而痛深；其痈在外者，则痈外而痛浮，痈上皮热”，似是已涉及胆道蛔虫症或蛔虫引起肠管穿孔，继发腹腔脓肿之类的病变了。

《素问·调经论》对腹痛的虚实辨证，强调了用切诊之法。如说：“实者外坚充满，不可按之，按之则痛；虚者聂辟气不足，按之则足以温之，故快然而不痛。”

2. 胀满

胀是满之重，满是胀之轻。一般胀以六腑为明显。《灵枢·胀论》说：胃胀则“胀满，胃脘痛”；小肠胀则“少腹䐜胀，引腰而痛”；大肠胀则“肠鸣，而痛濯濯”；胆胀则“胁下痛胀，口中苦，善太息”；膀胱胀则“少腹满而气癃”；三焦胀则“气满于皮肤中，轻轻然而不坚”。《灵枢·杂病》说：足太阴腹满则“腹满，食不化，腹响响然，不能大便”；足少阴腹满则“腹满，大小便不利，亦上走胸嗌，喘息喝喝然”；足厥阴腹满则“小腹满大，上走胃，至心，渐渐然身时寒热”。

3. 积

《灵枢·邪气藏府病形》所载五脏之积，是我国最早的腹部肿块的论述，为后世所宗，包括心之积“伏梁”，肝之积“肥气”，肺之积“息贲”，脾之积“隔中”，肾之积“奔豚”。但症状、体征的描述比较简单。《难经·五十六难》补充得比较具体。如“肝之积，名曰肥气，在左胁下，如覆杯，有头足；久不愈，令人发咳逆瘖疟，连岁不已”，“心之积，名曰伏梁，起脐上，大如臂，上至心下”，“脾之积，名曰痞气，覆大如盘；久不愈，令人四肢不收，发黄疸，饮食不为肌肤”，“肺之积，名曰息贲，在右胁下，覆大如杯；久不已，令人洒淅寒热喘咳，发肺壅”，“肾之积，名曰奔豚，发于少腹，上至心下，若豚状，或上

下无时;久不已,令人喘逆,骨痿少气”。可见,当时对腹部切诊所得已能描绘出肿块的部位、形状、大小、硬度、可动性等。

《灵枢·百病始生》还根据积所著的部位,描述了它们的体征与症状。如著于孙络的积,则“往来移行肠胃之间,水凑渗注灌,濯濯有音,有寒则䐜,䐜满雷引,故时切痛”;著于阳明之经的积,则见“挟脐而居,饱食则益大,饥则益小”;著于缓筋的积,则“饱食则痛,饥则安”;著于胃肠募原的积,则“痛而外连于缓筋,饱食则痛,饥则安”;著于伏冲之脉的积,“揣之应手而动,发手则气下于两股,如沃汤之状”;著于膂筋、在肠后的积,则“饥则积见,饱则积不见,按之不得”;著于输之脉的积,则“闭塞不通,津液不下,孔窍干壅”。这里讲的是著于孙络、经络、输脉、伏冲之脉、缓筋、募原、膂筋的积,切诊的方法有按、揣、揣后发手等法。其伏冲之脉的积的诊法,似是先“手按压腹主动脉,可触及搏动,放手后则两腿突然血流增多而又有热感”,实有独特之处。

4. 腹水、少腹肿块

《灵枢·水胀》对水、肤胀、臌胀、肠覃、石瘕五病作了鉴别诊断,其中也有腹部切诊之法。它说:“水,始起也,目窠上微肿,如新卧起之状,其颈脉动,时咳,阴股间寒,足胫肿,腹乃大,其水成矣。以手按其腹,随手而起,如裹水之状”,“肤胀者,寒气客于皮肤之间,鼟然不坚,腹大,身尽肿,皮厚,其腹窅(yǎo 舀,深陷不起状)而不起,腹色不变”,臌胀“腹胀,身皆大,大与肤胀等也,色苍黄,腹筋起”,肠覃“其始生也,大如鸡卵,稍以益大,至其成,如怀子状。久者离岁,按之则坚,推之则移,月事以时下”,石瘕“生于胞中,寒气客于子门,子门闭塞,气不得通,恶血当泻不泻,衃以留止,日以益大,状如怀子,月事不以时下,皆生于女子”。根据诸家分析,多认为这里的“水”是心性水肿、“肤胀”是肾性水肿、“臌胀”是肝硬化腹水、“肠覃”似是卵巢的肿瘤、“石瘕”似是子宫的肿瘤。腹部切诊已应用有按、推、扣或弹等法。

5. 切按虚里

切按虚里是触摸心尖搏动的诊法。《素问·平人气象论》说:“胃之大络,名曰虚里,贯膈络肺,出于左乳下,其动应衣,宗脉气也。盛喘数绝者,则病在中;结而横,有积矣。绝而不至,曰死。乳之下,其动应衣,宗气泄也。”这里的虚里,指的是心尖搏动处,正常在左乳下,其动应手;如有喘,虚里动数而兼断绝,是病在里;如虚里脉结而横是有积;虚里绝而不复跳动,为死亡之征;虚里悸动,是宗气泄的表现。汉初淳于意亦甚重视虚里之诊,他称之为“乳下阳明”,即胃之大络。

(二)《伤寒杂病论》的胸腹切诊

仲景继承了《内经》以来胸腹切诊的理论和经验,并在伤寒的六经辨证与杂病辨证中创造性地予以发展,根据患者的自觉症状与他觉体征冠以各种不同的腹证名称,用于指导临床诊断和治疗。其影响不仅对我国医学是深远的,亦是东邻日本汉方医和韩国韩医学腹诊之学的源头。

1. 胸胁切诊

胸胁切诊主要诊胁下部。

(1) 胸胁苦满、胁下痞鞕(yìng,同硬):前者为胸胁胀满的主观感觉;后者指切诊胸胁部胀满发硬有抵抗的体征,两者都是少阳病的主证之一,示邪在半表半里,蓄于胸胁的现象。此外还有“胸胁满而呕”、“胸满烦惊”、“胸胁满微结”、“胁下满”、“胁下鞕满”、“胸胁满”等证候,均为邪在少阳而兼有其他情况的见症。

(2) 结胸、脏结:伤寒误下可发生结胸与脏结,前者因表热内陷,胸中水饮结聚,按之硬满,心下有痛,属热证、实证、阳证;后者是邪结在脏,属寒证、虚证、阴证。另有“胁下素有痞,连在脐旁,痛引少腹,入阴筋”,也是脏结的一种。

(3) 疟母:疟疾久不瘥,癥瘕结于胁下,切诊有坚硬的痞块,实际指的是肿大的脾脏。

(4) 檠(gǔ,音同谷)气:为食滞引起的胁痛,“食积胁下痛,按之则止,不按复痛”。

2. 心下切诊

心下指心窝部,当胃脘部。

(1) 心下痞、心下痞鞕、心下痞满:心下痞主因太阳病误下而致胃脘部闭塞满闷,按之不痛的证候,有“腹中雷鸣,心下痞鞕而满,干呕心烦不得安”的甘草泻心汤证;有“胃中不和,心下痞鞕,干噫食臭,胁下有水气,肠中雷鸣下利”的生姜泻心汤证;有“心满而不痛”的半夏泻心汤证;有“按之自濡,但气痞”的大黄泻心汤证;有“心下痞而复恶寒汗出”的附子泻心汤证。

(2) 心下坚:“心下坚,大如盘,边如旋盘,水饮所作”,指的是胃气弱,水气内结的里水。切诊有清楚的边缘,激荡有水声,可能是胃的振水音。

(3) 心下坚筑:为水气凌心的证候,“水在心,心下坚筑,气短,恶水不欲饮”,似指心下悸动,当是腹主动脉的搏动。

(4) 心下悸、心动悸、脐下悸:心下悸为留饮的证候,“食少饮多,水停心下,甚则动悸,微有短气”。心动悸见于伤寒脉结、代。脐下悸指脐下悸动,为水在肾的证候。三者似均有腹主动脉的搏动感。

3. 大腹切诊

大腹指整个腹部。

(1) 腹满:太阴病、阳明病,都把腹满作为主症之一。在程度上有腹满、腹微满、腹大满的区别,阳明病腑实,腹微满,初鞕后溏,不可攻之,腹大满可用大承气汤攻之。腹满患者必自觉有胀满感,切诊腹部必有膨满,按之痛止为虚,按之痛不止为实。

《金匮要略》论腹痛、腹泻、黄疸常与观察腹满相结合,有时观察到腹部的肠形出现。如“心胸中大寒痛”,见“呕不能饮食,腹中寒,上冲皮起,出现有头足,上下痛不可触近”;“蛔厥”,则见腹中痛,发作有时,吐蛔,时静时烦,得食而呕又烦。两者在腹部均可见肠形,而且触按时疼痛。

(2) 腹水:肝水“其腹大,不能自转侧,胁下腹痛,时时津液微生,小便续通”;脾水“其腹大,四肢苦重,津液不生,但若少气,小便难”;肾水“腹大脐肿,腰痛不得溺”。腹水的检查似是用转侧的方法,同时观察有无脐突和小便难。

(3) 积聚:指的是腹部的包块,分为两类:“积者,脏病也,终不移”,意是实体,推之不动;“聚者,腑病也,发作有时,辗转痛移”,意是软性的肿块,时现时消,痛处不定。

4. 少腹切诊

少腹亦称小腹,即下腹部。

(1) 少腹里急:指小腹的急迫感,并伴疼痛,与排尿常有关联。如太阳蓄水证、伤寒阴阳易、半产瘀血、血痹虚劳等证,均可见少腹里急。

(2) 少腹满、少腹鞕、少腹鞕满:少腹满指少腹胀满的自觉症状与少腹膨满的他觉体征;少腹鞕指少腹切诊的坚硬感;少腹鞕满则两者兼而有之。主要见于太阳病,瘀热在里,轻者为少腹满,重者为少腹硬满。亦见于妇女瘀血结于血室。

(3) 小腹弦急:指发生于下腹部的放射性或牵引性疼痛与局部的紧张感。如石淋“小便如粟状,小腹弦急,痛引脐中”;失精“少腹弦急,阴头寒”。

(4) 少腹拘急:指少腹紧张拘急的感觉。如虚劳腰痛“少腹拘急,小便不利”。

(5) 少腹肿痞,腹皮急:少腹肿痞指少腹轻度肿胀、肌肉紧张、触按有痛的体征;腹皮急指腹壁肌肉紧张,切之有抵抗、疼痛的体征。主要见于肠痈。

(6) 奔豚:"从少腹起,上冲咽喉,发作欲死,还复止","气从少腹上至心"。主要指患者的感觉,今认为是癔病球。

(三)《诸病源候论》的胸腹切诊

《诸病源候论》继承了隋以前四诊与辨病辨证的成就,对胸腹切诊有很大的发展。其特点是:既有独特的切诊方法,又注意与他种诊法相结合,更靠近现代医学的胸腹部触诊。

1. 切诊手法

(1) 抑按:是医者用手掌平按腹部的方法,抑轻而按重。如"抑之痛"、"抑之即痛"都指轻按时疼痛。"按之自软",指重按时"气块自软"的感觉。"按肿上,凹而不能起","肿处按之,随手而起"则是指重按浮肿处,观察是否为凹陷性水肿的方法。

(2) 起按:是用手叩击腹壁或按而提手检查有无水声的方法。如癖病,"结聚成形段,而起按之则水鸣";癖饮,"在胁下弦亘,起按之则作水声","水气聚心下……结聚成形段,在于心腹之间,抑按作水声"等,似是检查胃内振水音的触诊方法。

(3) 摸揣:是触摸腹部肿块的方法。如瘕病,"其病在腹,摸之亦有蛇状","揣之有形,状如鱼也"。

(4) 推移:是检查肿块有根无根、可动不可动的方法,推之不移为"癥",推之可移为"癥",推移易动为"疝瘕"。

(5) 切按:是检查胁下、大腹、少腹深处肿块的方法,如"横骨下有积气,牢如石","左胁下,如覆杯"的肥气;"在右胁下,大如杯"的息贲;"连月发不解、胁下有痞"的久疟脾大,都要用切按的方法。

(6) 动摇:是动摇身体,检查腹水的检诊方法。如水蛊,"水毒气结聚于内,令腹渐大,动摇有声"。

(7) 转侧:是用辗转反侧身体的方法,来检查有无腹水,有无肠管气过水声的检诊方法。如肠痈,"甚者,腹胀大,转侧有水声"。

(8) 持之:是用手抓持腹内肿物的一种方法,如"鳖瘕之聚,大如小盘,令人小腹切痛,恶气走上下,腹中苦痛,若存若亡,持之跃手",显然这种切诊方法似是以手轻抓肿物,或双手轻托肿物的手法。

2. 观察病证多是要求四诊合参

(1) 腹部包块:对癥瘕积聚描述得更为清楚。"癥"是"染渐生长"、"盘牢不移"的腹内肿块,"若积引岁久,人即柴瘦,腹转大,遂致死"。另有一种"暴癥",则是"卒然而起,其生无渐"的腹内肿块,"本由脏弱,其癥暴生,至于成病,死人则速"。"瘕"是"积在腹内结块,瘕痛随气移动","虚假不牢的肿块"。妇女的癥瘕,有异于丈夫,多伴月经失调、停经、崩中和不育。如"黄瘕"在"左胁下,有血气结牢,不可得而抑,若腰背相引痛,月水不利,令人不产,小腹下、阴中如刀刺,不得小便,时苦寒热,下赤黄,病令人无子";"青瘕"则"瘕聚积右胁下,藏于背膂上,与髀髀、腰下挛;两足肿,面目黄,大小便难,其后月水为之不利或不复禁,状如崩中";"血瘕"则"令人腰痛不可挽仰,横骨下有积气,牢如石,小腹里急苦痛,背膂痛,深达腰腹,下挛","月水不时,乍来乍不来","令人无子",描述的是一组女性生殖系统的肿块。

(2) 痰饮癖病:主要靠胸胁部的切诊来判断。如"痰饮","胸胁胀满,水谷不消,结在腹内两肋,水入胃肠,动作有声,体重多唾,短气好眠,胸背痛,甚则上气咳逆,倚息短气,不能卧,其形如肿"。"癖饮","水气停于两胁之间,遇寒气相搏,则结聚而成块","在胁下弦亘,起按之则作水声"。"久癖”,“癖在两胁下,经久不瘥,乃结聚成形段,而起按之乃水鸣,积有岁年”。“饮癖”,是水积胁下,“胁下弦急”,时有水声。“寒癖”是“水饮停积胁下,弦强”。“悬癖”是“癖气在胁肋之间,弦亘而起,咳唾引胁下悬痛”。

(3) 五脏之积:与《难经》的描述相同,包括胸腹切诊的所见。

(4) 腹水:“大腹水肿”,是“水气不散,流溢肠外,三焦闭塞,小便不通,水气聚结于内,乃腹大而肿,故四肢小,阴下湿”。“水蛊”是“水气结聚于内,令腹渐大,动摇有声,常欲饮水,皮肤黧黑”。这时似已将一般的大腹水肿与水蛊分开。另外还载有因水而致癥瘕,如“水癥”是“腹内结块鞕强,两胁间膨膨胀满”;“水瘕”是“水气停聚心下”,“结聚成形段,在于心腹之间”。黄病合并腹水,“小便涩,而身面尽黄,腹满如水状,因名疸水也”。这些记载提示,在检查腹水时已用抑按、起按、动摇、转侧等检查方法,并注意到腹部有无包块、包块的性状及其他伴随症状,从而做出鉴别诊断。

(5) 急腹症:“肠痈”,是“小腹重而微强,抑之即痛,小便数似淋,时时汗出似恶寒,其身皮皆甲错,腹皮急如肿状”,“甚者,腹胀大,转侧有水声,或绕脐生疮,穿而脓出,或脓自脐中出,或大便去脓血”。这可能包括了急性阑尾炎的典型腹部症状与体征,或穿孔后合并了局限性腹膜炎、局限性腹腔脓肿,乃至其向腹壁与直肠内穿破等合并症。

“内痈”是“或在胁下,或在脐左近,结成块而壮热,必成痈脓”,描述的是腹腔内的局限性脓肿。

蛔虫症的腹部肿块的描述是“腹中痛,发作肿聚,上下去来,痛有休息,亦攻心痛,口喜吐涎及吐清水”。

“石淋”的描述是“小便则茎里痛,尿不能卒去,痛引少腹,膀胱里急,甚则塞痛令闷绝”,“石出乃歇”。“转胞”的描述是“脐下急痛,小便不通”,似为今之急性尿潴留。

腹痛、腹胀、否鬲、噎的描述,也包括了若干切诊方法,诊断亦较细致。如“否”,是由忧恚气积或堕坠内损所引起,“腹内气结胀满,闭塞不通,有时壮热”;“鬲”是气结于胸鬲之间,或“胸中气结烦闷,津液不通,饮食不下,羸瘦不为气力”,或“心下苦实满噫,辄酢心,食不消,心下牢结在胃中”,或“心腹胀满,咳逆,腹上苦冷,雷鸣绕脐痛,食不消”;“噎”则“饮食入,噎塞不通,胸内痛,不得喘息,食不下”。这里的“否”,可能是功能性胃肠道的痞塞不通;“鬲”,可能是胃的器质性肿块引起的痞塞不通;“噎”,可能是食管肿物引起的痞塞不通。

(四)《重订通俗伤寒论》的胸腹切诊

《重订通俗伤寒论》是清代俞根初于1776年所作,后经何秀山加按语,复经何廉臣增订,曹炳章补缺,徐荣斋重订而成,以1916年绍兴医药学报社铅印本为早。书中有腹诊法的论述,这是我国清末民初医家重整腹诊的努力。

1. 解剖分部

胸上属肺;胸膺之间属心;膈下属胃;大腹与脐属脾;脐四周属小肠;脐下两腰属肾;两肾之旁及脐下属大肠;脐下又属膀胱;少腹为血室之边际,属肝;季肋属胆。又按三焦分部:上焦在膈上,心肺包络居之;中焦为胃、小肠、大肠、肝胆、脾;下焦为脐以下,包括膀胱、冲任、直肠、男子外肾、女子子宫。

2. 切诊方法

切诊方法包括:①先按摩胸腹数次,或轻或重,或抑或击,以察胸腹之坚软、拒按与喜按、冷与热或灼手,辨别病证的寒热虚实;②轻手循抚胸腹,了解皮肤的润燥,以辨寒热;③中手寻扪,问其痛与不痛,以察邪气的有无;④重手推按,察其硬否,更问其痛否,以辨脏之虚实,沉积之如何;⑤诊虚里、脐间冲任脉。

3. 辨证

（1）先按胸膈胁肋：按之胸痞者为湿阻气机或肝气上逆；按之胸痛者为水结气分或肺气上壅；按其膈中气寒者，非胆火横窜包络即伏邪盘踞膜原；按其胸胁胀痛者，非痰热与气互结即蓄饮与气相搏。

胸前高起，按之气喘者为肺胀；膈间突起，按之实硬者为龟胸。

两胁实满有力者肝平；胁下痛引少腹者肝郁；男子积在左胁下者疝气；女子块在右胁下者瘀血。两胁空虚，按之无力者肝虚；两胁胀痛，手不可按者肝痈。病霍乱、痧胀每多夹水、夹食、夹血与邪互并，结于胸胁。水结胸，按之疼痛，推之漉漉；食结胸，按之满痛，摩之嗳腐；血结胸，痛不可按，时或昏厥。

（2）次按满腹：中脘痞硬为胃家实；痞硬，揉之漉漉有声为饮癖。指抚上中下脘平与涩滞为胃平与无宿滞。腹痛喜按为虚，拒按为实；喜暖手按抚者为寒，喜冷物按放者属热。按腹热灼手，愈按愈甚者为伏热；腹热烙手，按之痛不可忍者内痈。痛在心上脐下，硬痛拒按，按之痛益甚者为食积；痛在脐旁小腹，按之有块应手者为血瘀；腹痛牵引两胁，按之则软，吐水则痛减者为水气。

虫痛三候：①腹有凝结如筋而硬，以指久按可转移他处，大腹、脐旁、小腹无定处；②以右手轻轻按腹，为时稍久，潜心候之，有物如蚯蚓蠢动，隐然应手；③高低凸凹，熟按之起伏聚散，上下往来，浮沉出没。

（3）按虚里：按之微动而不应者宗气内虚；按之跃动应衣者宗气外泄；按之应手，动而不紧，缓而不急者为常；按之弹手，洪大而搏，或绝而应为心胃气绝；虚里无动脉者必死。

（4）脐间动气：密排左或右三指，以按脐之上下左右，以观察脐间动气的力量与至数。按之动而和缓有力，一息二至，绕脐充实者，肾气充也；一息五六至，冲任伏热；按之虚冷，动脉沉微为命门不足；按之热燥，其动细数，上至中脘者阴虚气冲；按之分散，一息一至者，元气虚散；按之不动，而指如入于灰中者，为冲任空竭之候。可见当时作者已认识到脐间动气是一生理存在，只有在至数、力量发生变化时才是病态。

近年来，医家对腹诊作了许多研究工作，我国腹诊之学正在振兴之中。

（五）与日本汉方医学腹诊的比较

1. 日本腹诊的源流

日本汉方医的腹诊源自我国的《伤寒杂病论》。最早兴起于天正、长庆年间（1573～1616年），竹田定加首倡按腹之法；其后萝分、御薗意斋也提出腹诊之说。北山道长（？～1701年）著《腹诊法》，竹田定快著《腹诊精要》。但是，广泛的应用研究，还是在古方派勃兴之后。後藤艮山（1659～1733年）重视腹诊，提出四诊之外，应“按腹、视背”。堀井元仙、浅田図南、高村良務都有腹诊著作，香川修庵（1682～1755年）在《一本堂行余医言》中详论望形、问证、闻声、切脉、按腹、视背六法。他说：“吾门以按腹为六诊之要务，何则？大概按腹部可以别人之强弱也。凡按之，腹皮厚，腹部廓大，柔而有力，上低下丰，脐凹人，任脉低，两旁高，无块物，无动气，此为无病之人，为强；在病人亦有此数项，为易治。凡按之，腹皮薄，腹部隘狭，无力，或坚硬，上高胀，下低松，脐浅露，任脉高，两旁低，多块物，有动气，筋挛急，灵里高动，此为弱，为病人之腹；在病中，如有此数项为难治。”

至吉益東洞（1702～1733年）更为重视腹诊，认为诊病当以腹候与外候为据，他说：“腹者有生之本，故百病根于此焉。是以诊病必候其腹，外证次之。盖有主腹状焉者，有主外证焉者，因其所主，各殊治法。”又说：“先证不先脉，先腹而不先证也。”吉益一门，对腹诊用力最多，终至形成腹诊一家。其门人濑丘长珪（1732～1781年）著《诊极图说》，他说：“方有极，证有极，诊有极，谓之三极。诸证千百皆起自一根，证见于表，根结于里，诊极者此一根结于里者故也。”又说：“诊腹有极”，“腹候与外证相表里，然外证多而易惑，腹候一而不爽，故候腹为先”。

江户时代流传最广的腹诊专著是鹤泰荣的门人稻葉礼所著的《腹证奇览》(1800年)。该书总论部分包括腹证诊察方法、《内经》诊尺图解、仲景腹证部位、肾间动气说、动悸辨证、腹中诸块辨证等；各论为《伤寒杂病论》中的有关汤证。有文有图，易于理解。门人久和田叔虎著《腹证奇览翼》；神户子辉著《诊腹图说》(1797年)；祖述濑丘长珪《诊极图说》，采摘奥田凤《腹诊考》、津田玄仙《治疗茶谈·腹诊篇》，自家发明不多。

多纪元坚著有《诊病奇侅》(1843年)、《腹诊要诀》两书，集32家腹诊之论，为集大成者。近现代日本汉方家也很重视腹诊，最为著名的是大塚敬節与矢数道明，他们著有《漢方诊療の实際》，对腹诊之学加以整理阐明，并多有自家经验与见解。

2. 日本腹诊的特点与方法

日本汉方医的腹诊和现代医学腹部触诊的目的、方法有所不同。现代医学的腹部触诊，主要是为了探查腹部内脏的病理变化，辅助了解疾病本质而进行的；汉方医的腹诊与中医的脉诊、舌诊类似，是了解腹部特别是腹壁的全部和局部状态，判断患者对疾病的整体反应即虚实、寒热，从而决定治疗方针，推断预后。它与脉诊的关系一般是：急性病当注重脉诊，而以腹诊为辅；慢性病当注重腹诊而以脉诊为辅。当然做出诊断均须诸诊合参。

(1)《腹证奇览》的腹诊方法

1) 患者仰卧，两腿伸直，两手置于股侧，安定心神。

2) 医者盘坐或立于患者一侧，以右掌覆按患者心下，调息定神，稍待须臾，即专心诊察。

3) 覆手按压法：医者于患者胸部左右徐徐揉动，以知虚里之动及胸中烦悸与否。若见心胸忐忑不安，气短，胸中不适，则属烦悸；心中突突跳动，如临深渊之感，谓之悸，又称怔忡；心下悸动应手，若有物阻于内，谓之心动悸；心下脐上动气甚者，则胸中忐忑不安，为腹胸之动。

4) 三指探按法：以右手食、中、无名指相并，上自缺盆，逐次诊切，以诊胸中虚实缓急。如下有碍指感，当留指按之，问其痛否？大凡邪气凝结上部者，于两乳上至缺盆间疼痛难堪，又当揉两肘至肩处，痛甚者皆属血脉瘀结之证。其次，沿胸骨而下至鸠尾按压，以诊心下之虚实。以指头沿左右季胁按压，直至章门处，且以指头从肋骨下缘深按，以诊胸胁之虚实。从上脘至脐当分左、中、右三行诊按(任脉为中行，左右直至胁下章门)。少腹亦当如前分行诊按，直至髀骨及气冲脉止。气冲脉诊妊娠或下焦湿热。左右脐旁亦当细诊，左天枢若触有小豆状物而痛甚者，乃瘀血也。凡按之即痛者，为血气凝滞。

5) 再次覆手按压：以掌用力从心下到脐，逐次按压，以诊腹中动气。其间当细审指下形状，凡垂直按而无痛，斜按反痛者，为芎归胶艾汤之腹候。轻按而应者，乃心下、脐下之悸也。深按方应者，乃腹内动悸坚块之类。

6) 上部兼诊面、目、唇、舌；中部兼诊胸胁腹之形状、乳头之萎活(乳头枯萎，无论男女，为大虚)；下部兼诊股、胫足。

患者股肉大脱者凶，小腿肌肉萎缩者下焦之虚；大腿内侧及小腿肌肉压痛者血瘀。至于水肿之有无，厥逆之间甚，亦当详查。

凡肌肤枯燥，肌肉软弱，胸满腹弱者，虽自觉无病，然概为大虚之候。又胸腹肌肉松软无力，爪甲苍白者，其人病痱。

7) 察颈项肩背，用三指探按法。凡病重者，大抵上实下虚，邪必凝结于上，故应察其颈项肩背之间。病邪甚者，必着于背，见脊骨或屈曲，或突出。若大虚者，必肛门内抽，尾骶灼烂，甚至肛门如竹筒。

综上所述,《腹证奇览》以腹部切诊为主,但也涉及其他部位切诊,包括经络切诊。

(2) 现代日本腹诊的方法:一般均遵大塚、矢数两氏《漢方诊療の実際》之法(图 2-1)。

1) 方法:令患者平卧床上,两腿自然伸直,两臂平放在两胁之侧,或两手轻握置于胸前。嘱患者切勿用力。若腹部用力则易被误诊为“胸胁苦满”或“腹直肌挛急”,而且心下部的振水音也难听到。为了便于进行腹部触诊,尔后可改为两腿屈膝,使腹肌松弛的姿势。

医者坐或站于患者左侧,以右手检查。如检查“小腹急结”症时,应坐于患者右侧。触诊忌用指尖强力按压腹部。开始宜用手掌由胸至腹轻轻按抚而下。此时应注意探查腹壁之厚薄,腹肌之紧张状态,有无抵抗和压痛,有无动悸,以及腹诊的其他方面,包括腹部器官与有无包块的触诊。

腹诊前还应询问患者的就餐情况,以区别其是在饱餐后还是空腹。如远道而来,应让患者休息片刻,再行检诊。

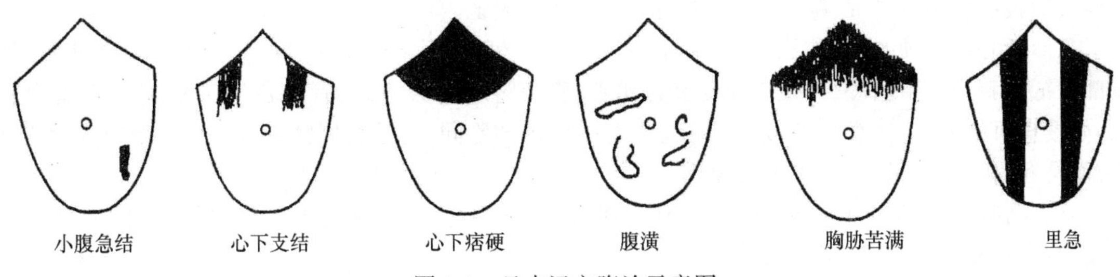

图 2-1　日本汉方腹诊示意图

引自《漢方診療の実際》

2) 腹诊的整体判定:①虚证。体瘦,腹壁薄而松弛,弹性弱者,为虚证;腹壁薄,硬,无弹性者,亦为虚证;体胖,腹壁厚而无力,非常绵软者,也为虚证。②实证。体胖,腹壁厚而紧张,富于弹性者,为实证;胖瘦中等,腹壁厚薄适中,或稍薄而有弹性者,多属实证。③寒证。整个腹部或下腹部,腹诊感到凉的,多属寒证。④热证。整个腹部或下腹部,腹诊感到热的,多属热证。

3. 常见腹证的临床意义

(1) 胸胁苦满:是指患者自己感觉到胸胁部阻塞而言,要客观检查此症,医者用拇指从季胁下向胸腔内压迫,如果是胸胁苦满,指尖可感到有阻力,患者感到窒息般痛苦。这样的阻力和痛苦,随胸胁苦满的程度而有强弱之别。

胸胁苦满左右两侧均可出现,也可只见于一侧,但以右侧为多见,且苦满之程度较重。胸胁苦满,为小柴胡汤证。和田東郭、有持桂里认为,左侧胸胁苦满柴胡汤类有效;而右侧胸胁苦满柴胡汤类往往无效。大塚敬節认为,右侧胸胁苦满为小柴胡汤证,但应注意“似是而非”的胸胁苦满多见于右侧,如误诊为胸胁苦满则柴胡汤类无效。胸胁苦满虽未必均指肝脾肿大而言,但常与肝脾肿大有关。一般认为,肠伤寒、肺炎、胆囊炎、钩端螺旋体病等出现的肝脾肿大,使用小柴胡汤或大柴胡汤常可见效;而肝癌、肝硬化、斑替综合征、充血肝等的肝脾肿大,柴胡汤类则多无效。因此,应将此类疾病剔除于胸胁苦满之外。

寺师陆济认为,胸胁苦满程度重,体实而有便秘倾向者,多为大柴胡汤的腹证;胸胁苦满程度轻,无便秘倾向者,多为小柴胡汤的腹证;介于两者之间者,多为四逆散的腹证。胸胁苦满重,脐上有动悸,体实而有便秘者为柴胡加龙骨牡蛎汤的腹证;胸胁苦满很轻,脐上有动悸,体虚者,多为柴胡桂枝干姜汤的腹证。胸胁苦满轻,腹直肌紧张者,多为柴胡桂枝汤的腹证。

(2) 胁下痞硬、胁下硬满:胁下部痞满不舒者,谓之胁下痞硬;胁下部硬而紧张者,谓之胁下硬满。临床上常见胁下痞硬、胁下硬满、胁下苦满同时存在,亦见有与心下痞硬相连者,胁下痞硬、胁下硬满的典型病例，常见于胆囊炎、胆石症，为柴胡汤证的腹证。

（3）心下痞、心下痞满：是指患者心下部有满闷的自觉症状，但局部检诊不能证明有抵抗和压痛者。有心下痞者常伴有心下部振水音。

心下痞以虚证为多见，多为四君子汤、人参汤的腹证；心下部充满气体，而诉心下痞满者，为苓桂术甘汤的腹证。

（4）心下痞硬：指心下部痞闷而有抵抗感者。心下部指以剑突为顶点与左右乳中线肋弓交点所连成的三角形部分。心下痞硬可单独出现，亦可与胸胁苦满同时存在。一般表示邪在半表半里，但也未必一定是少阳证，常是阴阳虚实错杂的腹证。心下痞硬为泻心汤类的腹证，多用半夏泻心汤、甘草泻心汤、生姜泻心汤等；伴胸胁苦满者为柴胡汤类腹证，多用大柴胡汤、小柴胡汤。这些方剂适用于阳证的心下痞硬；而阴证的心下痞硬，如太阴病误下所致的心下痞硬者，宜用人参汤类。所以对心下痞硬的腹证应结合脉症，综合判断，弄清是阳证还是阴证。

在诊断心下痞硬时，宜注意三点：一是中年以上妇女，皮下脂肪丰满，腹壁表面较软、无抵抗，而深部有抵抗者为心下痞硬；二是常见于初诊患者，腹壁过于用力，触之有如心下痞硬，应排除此种假象，如腹直肌板硬，应注意区别腹直肌挛急与心下痞硬的不同；三是脐周膨满有抵抗者不应诊为心下痞，而是邪由半表半里入里，当诊为腹满。

（5）结胸：指心下部膨满而坚，按之有压痛者。“正在心下，按之则痛”是小陷胸汤的腹证；“心下痛，按之石硬”是大陷胸汤的腹证。

（6）心下软：指心下软弱无力而无抵抗感者。心下软多为虚证，但有时亦见实证，宜参照其脉症来辨别。“心下痞，按之濡”，心下痞，以手按之，濡软散之无物，两旁无支结之感，但觉心下痞者，为大黄黄连泻心汤的腹证。“心下痞硬满，引胁下痛”则是十枣汤的腹证。

（7）心下支结：《伤寒论》146条“伤寒六七日，发热微恶寒，支节烦疼，微呕，心下支结，外证未去者，柴胡桂枝汤主之”。《漢方诊療实際》释为“有胸胁苦满，有时也能看到腹直肌紧张，这样的腹证，是运用柴胡桂枝汤的指征”，把“心下支结”理解为胸胁苦满并有腹直肌紧张。一般认为它是指腹直肌浅见于腹表如支于心下者。它与里急的区别是：心下支结为腹直肌上部的拘挛；里急是腹直肌全体的拘挛。心下支结多为柴胡桂枝汤、四逆散的腹证。

（8）腹满：有虚实之分。《金匮要略》以腹满按之痛者为实，按之不痛者为虚。但临床亦见有痛而虚、不痛而实的情况，所以不能单靠腹证来判断，当与脉症合参。腹满而硬，脉实，便秘者多为实证，常是承气汤、茵陈蒿汤的腹证；腹表硬而无底力，脉微弱，多为虚证，常是桂枝加芍药汤、小建中汤的腹证。

（9）心下急：《伤寒论》103条“太阳病，过经十余日，反二三下之，后四五日，柴胡证仍在者，先与小柴胡汤。呕不止，心下急，郁郁微烦者，为未解也，与大柴胡汤，下之则愈”。《腹证奇览》释“心下急”为胸胁苦满而略有拘挛。“拘挛”与“痞”不同，前者，稍用手指一按即有反应，且腹部微实；后者，心下痞软而不硬。《漢方诊療实際》进一步解释说：大柴胡汤的腹证胸胁苦满，抵抗程度强，范围大，所以体现内脏腹壁反射的胸胁苦满也非常明显。

（10）胸胁满微结：《伤寒论》147条“伤寒五六日，已发汗而复下之，胸胁满微结，小便不利，渴而不呕，但头汗出，往来寒热，心烦者，此为未解也，柴胡桂枝干姜汤主之”。《腹证奇览翼》释为“胸胁满，脐上、心下部强烈冲动、虚里处悸动，心烦冲逆，舌干口渴，不呕”是柴胡桂枝干姜汤的腹证。现代汉方家认为，本方的腹证较小柴胡汤的腹证要轻微。脐上有动悸，体虚者多见之，此点寺师氏前已论及。

（11）里急：指腹里即腹皮之下有拘挛紧张感者，腹直肌拘挛者也包括在内。无腹直肌拘挛，而腹部有紧张感的腹膜炎的腹证亦在里急之中。腹部软弱无力，腹直肌拘挛紧张触不到，肠管蠕动亢进者亦称里急，故里急不宜理解为单纯的腹直肌拘挛或紧张。

《金匮要略》“虚劳,里急,悸,衄,腹中痛”是小建中汤的腹证。吉益東洞释为“腹直肌紧张和暴痛”;稻葉文礼释为“腹直肌紧张,有如纵横数条拉紧的绳索,按之不柔,宛如弓弦”;《漢方診療実際》认为“腹皮拘急”指的是腹直肌紧张,而“里急”则“有的是指腹直肌紧张”,“腹直肌紧张的情况不一,或为左右两侧都紧张;或为一侧强,而另侧弱;有的则表现为上部弛缓而下部紧张”。一般认为“里急”是见于虚证的腹证,虽有便秘,不宜投以下剂,宜用建中汤类。

(12) 小腹急结:《伤寒论》106 条“太阳病不解,热结膀胱,其人如狂,血自下,下者愈。其外不解者,尚未可攻,当先解其外;外解已,但少腹急结者,乃可攻之,宜桃核承气汤”。这一桃核承气汤的腹证,《腹证奇览翼》释为“在脐左侧,距天枢二、三指处,以三指循按查有急结者,是邪之所在。按之痛甚,并有向上牵拉作痛之感”,“另外,脐上或脐下也有按之痛者;急结在脐旁者为其常候,其急结之甚者,则可波及于脐上或脐下”。《漢方診療実際》释为“小腹急结,是瘀血的腹证,出现在左髂窝处,以指尖加压划之,患者可感到急迫性疼痛”。

小腹急结主要见于左侧,右侧少见。检查时,用手指轻触腹壁,迅速由脐旁向左髂前上棘移动,可发现在左下腹部有一对擦过性触压感到急迫性疼痛的一个索条状物。有的患者可突然屈膝而诉疼痛;意识不清的患者,可见皱眉和推开医者之手的动作。此腹证以女性为多见。深压左下腹部而感疼痛,如乙状结肠炎性疼痛,不能叫做小腹急结。

(13) 小腹拘急:《金匮要略 · 血痹虚劳病脉证并治》“虚劳腰痛,少腹拘急,小便不利者,八味肾气丸主之”。此八味肾气丸的腹证,《漢方診療実際》释“小腹拘急”即下腹部腹直肌紧张,触之很硬。“小腹弦急”与“小腹拘急”无大差别,只是程度上更严重一些,常是桂枝加龙骨牡蛎汤的腹证。

(14) 小腹不仁:亦称脐下不仁,患者自觉丹田无力,下腹部触之有空虚乏力之感。此腹证多为下焦虚证,即肾气丸的腹证。常见于产后、手术后的尿潴留。亦有人将“小腹不仁”释为下腹部麻木。

(15) 小腹满、小腹硬满:小腹满指下腹部膨满;小腹硬满指下腹部膨满而有抵抗者。这一腹证有蓄水证与蓄血证之分。《伤寒论》125 条“……少腹鞕,小便不利者,为无血也。小便自利,其人如狂者,血证谛也”。一般可根据小便不利与自利来鉴别。下腹部有膨满感,而客观检查不能证实者,根据脉症亦可判有无蓄血腹证的情况。

(16) 心悸、心下悸、脐下悸:心悸指心脏搏动亢进;心下悸、脐下悸指腹主动脉搏动亢进。他觉通过望诊可以看到,以手也可触知。健康常人动悸并不自觉,腹主动脉搏动既难看到,又难摸到。“水分动悸”是指脐上 2~3 指处的动悸;“肾间动悸”是指脐部动悸。上证各部的动悸,均为虚证。

(17) 正中芯:在中日古典医籍中均无记载,为大塚敬節首先发现,在《漢方診療実際》上最早记载。所谓“正中芯”是指在腹皮下沿腹中线触按,可得到犹如铅笔芯样的触感。诊察时,可单用食指或食指、中指并拢,以垂直于腹中线的方向,在皮下寻按,这样就可触到患者不感疼痛的“正中芯”。有的正中芯,从脐以上贯穿到脐以下,这是真武汤、小建中汤、人参汤的腹证;有的正中芯,只见于脐以上,这是人参汤、四君子汤的腹证;有的正中芯,只见于脐以下,这是肾气丸的腹证。

总之,正中芯从解剖学而言,触到的是白线。它是虚证的一种表现,脐以上是脾虚的腹证,脐以下是肾虚的腹证。

(18) 脐痛点:指脐轮稍上方触及的一小压痛点。常见于颜面痤疮、上颌窦蓄脓症、睑腺炎、结合膜炎,压脐轮稍上方常有锐敏的疼痛,此证也是大塚敬節发现的。

(19) 振水音:胃下垂、胃无力症、胃扩张等患者,扣诊心下部常可听到振水音。有振水音是虚证的腹证。

4. 腹诊的注意事项

(1) 腹诊是四诊中切诊的一部分,在临床应用时应注意到四诊合参,综合判断,才不致发生错误。有人提出"腹证最优先主义",似欠偏颇,但在内伤杂病首宜重视腹证,是日本汉方医家的普遍看法。

(2) 一些医家倡导把汉方传统的腹诊与现代医学的腹诊结合起来,取其长处,把腹部脏器的情况和有无肿块的情况明确,对提高诊断的科学性有好处。《腹证奇览》有"腹中诸块辨证及治法"专章,可见古代医家对腹部肿块辨证的重视。

(3)汉方医的腹诊,是对《伤寒论》、《金匮要略》腹诊的发展,大塚敬節认为日本的传统腹诊,还远远未臻完善,有待今后继续研究、发展之处,还是很多的。

六、其他诊法

中医诊法在发展的历史长河中,除望、闻、问、切之外,还有许多特殊的诊断方法,它们有的被广泛应用,特择其意义较大者略加论述。

(一) 体质、气质诊法

体质是指人体在遗传性、获得性的基础上表现出来的功能与形态上相对固有的特性,包括个人先天特有的身体禀赋(解剖的、生理的)及精神特性的全体。它可在对疾病的易感性、抵抗性和气质中体现出来。体质可按人体的形态、功能、代谢特征进行分类。掌握体质的特点对了解疾病的发生发展具有重要意义。东西方的医学在发展过程中,对此问题都十分重视,曾产生过种种体质学说。气质,是个人典型的稳定的心理特点,有着某种类型气质的人,常在内容不同的活动中显示出相同性质的活动特点。从心理学角度论之,有人把它归于情绪的范围,实际气质不仅表现在情绪过程中,而且也表现在思维和意志过程中。气质也有种种分类,公元前 4 世纪希波·克拉底的四体液说在西方最为有名。我国气质的分类最早见于孔子(前 551 ~ 前 479 年),他把人的气质分为"中行"、"狂"、"狷"三类。狂,"志大言大",言行外向,对事物积极进取;狷,"有所谨畏不为",内向而行为审慎拘谨;中行,"依中庸而行",介乎两者之间。

我国医学论体质、气质往往把两者结合起来,很少单独论述。其分类常以先天禀赋、后天获得的个体的解剖、生理特点为基础,进而论述心理行为特点,特别是对因体质不同,对疾病的易感性、对气候的适应性、对治疗的反应性的研究较多,而以《内经》的论述为最多,历代医家都有所补充。

1.《灵枢》的体质分类

"通天"从人体阴阳多少把人区分为太阴、少阴、太阳、少阳、阴阳和平之人五种类型(表 2-1);"阴阳二十五人"按五行把人区分为木形、火形、土形、金形、水形之人五种类型,然后又按五音的太少等再把五行之人,复各分为五种类型,共二十五型(表 2-2);"逆顺肥瘦"、"卫气失常"按肥瘦把人区分为肥人、瘦人、常人、壮士四型,肥人又区分为膏者、脂者、肉者三型(表 2-3);"本藏"按脏腑的大小、高下、坚脆、端正、偏颇等形位状态,把每个脏、每个腑作为一大类来分型,最后又按五脏的共同特点区分五脏皆小、皆大、皆高、皆下、皆坚、皆脆、皆端正、皆偏颇八种类型(表 2-4);"论勇"又把人区分为勇士、怯士两型,对其解剖生理特点、见难与遇痛的心理行为特点作了描述(表 2-5)。

表 2-1　体质的阴阳分类

阴阳分类	解剖生理特点	心理行为特点	治疗(针灸)反应特点
太阴之人	多阴无阳，其阴血浊，其卫气涩，阴阳不和，缓筋而厚皮	贪而不仁，下齐湛湛，好内而恶出，心和而不发，不务于时，动而后之	不之疾泻，不能移之
少阴之人	其状黮黮然黑色，念然下意，临临然长大，腘然未偻，多阴少阳，小胃而大肠，六腑不调，其阳明脉小而太阳脉大 其状清然窃然，固以阴贼，立而躁崄，行而似伏	小贪而贼心，见人有亡，常若有得，好伤好害，见人有荣，乃反愠怒，心疾而无恩	必审调之，其血易脱，其气易败
太阳之人	多阳而少阴 其状轩轩储储，反身折腘	居处于于，好言大事，无能而虚说，志发于四野，举措不顾是非，为事如常自用，事虽败而常无悔	必谨调之，阳重脱者易狂，阴阳皆脱者，暴死不知人
少阳之人	多阳少阴，经小而络大，血在中而气外，实阴而虚阳，其状立则好仰，行则好摇，其两臂两肘，则常出于背	諟谛，好自贵，有小小官，则高自宜，好为外交，而不内附	独泻其络脉，则强气脱而疾，中气不足，病不起
阴阳和平之人	其阴阳之气和，血脉调，其状委委然，随随然，颙颙然，愉愉然，暶暶然，豆豆然	居处安静，无为惧惧，无为欣欣，婉然从物，或与不争，与时变化，尊则谦谦，谭而不治，是为至治	谨诊阴阳，虚补实泻

注：据《灵枢·通天》整理。

表 2-2　体质的五行分类

五行分类	解剖生理特点	心理行为特点	疾病特点
木形之人	苍色，小头，长面，大肩，背直，身小，手足好	有才，劳心，少力，多忧，劳于事	能春夏不能秋冬，感而病生足厥阴
火形之人	赤色，广朋，脱面，小头，好肩背髀腹，小手足，行安地，疾心，行摇，肩背肉满	有气，轻财，少信，多虑，见事明，好颜，急心	不寿暴死，能春夏不能秋冬，感而病生手少阴
土形之人	黄色，圆面，大头，美肩背，大腹，美股胫，小手足，多肉，上下相称，行安地，举足浮安	心好利人，不喜权势，善附人	能秋冬不能春夏，感而病生足太阴
金形之人	方面，白色，小头，小肩背，小腹，小手足，如骨发踵外，骨轻	身清廉，急性，静悍，善为吏	能秋冬不能春夏，感而病生手太阴
水形之人	黑色，面不平，大头，廉颐，小肩，大腹，动手足，发行摇身，下尻，长背	不敬畏，善欺绐人戮死	能秋冬不能春夏，感而病生足少阴

注：据《灵枢·阴阳二十五人》整理，木、火、土、金、水五形之人，又按角、徵、宫、商、羽五音太少等再各分五类。

表 2-3　体质的肥瘦常壮分类

肥瘦分类	解剖生理特点	心理行为特点	疾病针刺特点
肥人	年质壮大,血气充盈,肤革坚固,广肩,腋项肉薄,厚皮而黑色,唇临临然,其血黑以浊,其气涩以迟	贪于取与	深而留之,多益其数
膏者	多气,而气纵缓,纵腹垂腴;腴内不坚,皮缓		其肉淖而粗理者身热;细理者身寒
脂者	其身收小,血清气滑少,䐃内坚,皮满		其肉坚细理者热;粗理者寒
肉者	身体容大,多血,皮肉不相离		
瘦人	皮薄,色少,肉廉廉然,血清气滑	薄唇轻言	易脱于气,易损于血,刺此者浅而疾之
常人	血气和调	端正敦厚	刺此者,无失常数
壮人	真骨、坚肉、缓节,重则气涩血浊,轻则气滑血清		刺此者,深而留之,多益其数,刺此者,浅而疾之

注:据《灵枢·逆顺肥瘦》、《灵枢·卫气失常》整理。

表 2-4　体质的脏腑形态分类

五脏类型	解剖生理特点	心理行为特点	疾病特点
皆小型	五脏皆小	苦焦心,大愁忧	少病
皆大型	五脏皆大	缓于事,难使以忧	
皆高型	五脏皆高	好高举措	
皆下型	五脏皆下	好出人下	
皆坚型	五脏皆坚		无病
皆脆型	五脏皆脆		不离于病
皆端正型	五脏皆端正	和利得人心	
皆偏颇型	五脏皆偏颇	邪心而善盗,不可以为人,平反覆言语	

注:据《灵枢·本藏》整理,每个脏腑形态变化类型略。

表 2-5　体质的勇怯分类

类型	解剖生理特点	见难、遇痛反应
勇士	目深以固,长衡直扬,三焦理横,其心端直,其肝大以坚,其胆满以傍 怒则气盛而胸张,肝举而胆横,眦裂而目扬,毛起而面苍	忍痛者,见难不恐,遇痛不动 不忍痛者,见难则前,遇痛则止
怯士	目大而不减,阴阳相失,其焦理纵,髑骬短而小,肝系缓,其胆不满而纵,肠胃挺,胁下空;虽方大怒,气不能满其胸,肝肺虽举;气衰复下,故不能久怒	忍痛者,闻难则恐,遇痛不动 不忍痛者,见难与痛,目转面盼,恐不能言,言失气惊,颜色变化,乍死乍生

注:据《灵枢·论勇》整理。

上述这些分类,体现了《内经》时代,医家对人的体质、气质的重视,同时又为后世研究开了先河。不足之处是类型较为繁复,不便掌握。

《素问》也有许多篇章论及体质、气质,特别是对外环境给人的影响十分重视。如在“异法方宜论”中指出地理环境、气候条件、饮食习惯不同,多发疾病不同,治法各异;在“血气形志”篇中强调社会环境、心理状态不同,多发疾病不同,治法亦应有所区别。如说:“形乐志苦,病生于脉,治之以灸刺;形乐志乐,病生于肉,治之以针石;形苦志乐,病生于筋,治之以熨引;形苦志苦,病生于咽嗌,治之以百药;形数惊恐,经络不通,病生于不仁,治之以按摩醪药。”

2. 汉以后对体质的认识

汉以后对体质的认识多着重于指导临床，所以对体质与疾病的易感性、发病类型、传变规律、治疗反应、预后转归、治疗用药原则的关系探讨得较多。

仲景对体质十分重视，在著作中经常强调风家、湿家、衄家、失精家、淋家、汗家、酒客等的治法应不同于常人。这些“家”指的易患此病、常患此病、久患此病的患者，体质上与常人有所差异。如《伤寒论》10条“风家，表解不了了者，十二日愈”。有人解释这里的“风家”是指具有易伤于风的体质，而患风病的人，这种人解表后，恢复得较常人为慢。又如7条“病有发热恶寒者，发于阳也；无热恶寒者，发于阴也”。许多注家解释是指邪气侵入人体，根据个人体质即阴阳盛衰可引起不同的病证。素体阳盛，则邪从阳化，形成表热；素体阴盛，则邪从阴化，形成表寒。

晋唐医家对体质观察得比较具体。如《诸病源候论》，对漆疮责之于禀赋，在“漆疮候”中说：“漆有毒，人有禀性畏漆，见漆便中其毒……亦有性自耐者，终日烧煮，竟不为害也。”这是我国最早对漆过敏的正确认识。

宋代特别重视“胎中滋养”与“胎中受病”，强调先天禀赋是后天健壮的基础，而“生本怯”则易罹多种疾病。另外，对先天畸形列举了大量的疾病，如聋、哑、盲、附赘、垂疣、骈指、侏儒、跛躄、兔唇、身软、膝软、钓肾、虾背、龟胸、独肾、疝气、舌短、挛拳、鼻齆、手足短小、透鼻、缺耳、解颅、天阉、石女、无粪门等。

元代朱丹溪重视人的体质，他在《格致余论》（1347年）中说：“凡人之形，长不及短，大不及小，肥不及瘦；人之色白不及黑，嫩不及苍，薄不及厚；而况肥人湿多，瘦人火多，白者肺气虚，黑者肾气足，形色既殊，脏腑亦异，外证虽同，治法迥别也。”

明代吴又可对体质也有深刻的认识。他认为“邪气着人，如饮酒然”，“凡人醉酒，脉必洪而数，气高身热，面目皆赤，乃其常也”，“及言其变，各有不同”，有的人“醉后应面赤而反刮白者”。在《温疫论》中多处言及体质不同，认为“气血虚实之不同，脏腑禀赋之各异，更兼感重感轻之别”，“传变不常，皆因人而施”。

清代叶天士在《临证医案指南·呕吐》（1766）中说：“凡论病，先论体质，形色脉象，以病乃外加于身也。夫肌肤柔白属气虚；外似丰溢，里真大怯，盖阳虚之体，为多湿多痰。”在“肝风”中指出“色苍形瘦，木火体质，身心过动、皆主火化”。这两种体质即阳虚体质与木火体质，治疗原则各自不同。章楠在《医门棒喝》中也有同样的观点，他说：“温著之邪，必用凉解。若其人体盛色白、或白而肌松者，本质阳虚，凡感热邪，往往凉药不效，以其阳虚，中气先馁，不能运药驱邪故也。”

3. 近年来对体质的研究

匡调元提出“体质病理六分法”，把人的体质区分为正常质、晦涩质、腻滞质、燥红质、迟冷质、倦㿠质；王琦、盛增秀等提出“七分法”，把人的体质区分为正常质、阴虚质、阳虚质、痰湿质、湿热质、气虚质、瘀血质，颇切临床应用；王大鹏提出“阴阳五脏分类法”，把人的体质区别为阳性、阴性、阳虚、阴虚体质与心虚、肝旺、脾虚、肺虚、肾虚体质；郑元让按《伤寒论》六经证治规律，把人的体质区分为太阳人、阳明人、少阳人、太阴人、少阴人、厥阴人体质。这些分类方法虽略感繁复，但较前人又前进了一步。

（二）实验检查法

我国医家曾创造了一些实验方法来观察诊断疾病，惜未能很好地发展起来。

1. 以尿染帛或纸观察黄病进退法

晋代葛洪在《肘后备急方》中载有“比岁有虏黄，初觉沉沉不快，须臾更见眼中黄、渐至面黄及举身皆黄。急令溺白纸，纸即如蘖染者，此热毒已入内，急治之。”“虏黄”经学者们考证乃是一种黄疸型肝炎，由晋迄唐宋，流行过几百年，葛洪的方法是以尿染纸，观察其黄染程度，如达到如黄柏所染的黄色，那就证明黄病热毒深入脏腑，病情很重。唐代王焘《外台秘要》载有孟诜《必效方》治瘥黄方，文曰：“必效疗瘥黄，眼睛黄、汗染衣涕唾黄方……每夜小便里裹浸少许帛，各书记日，色退白则差”。瘥黄按《诸病源候论》的解释是“阳气伏，阴气盛，热毒加之，故但身面黄色，头痛而不发热，名曰瘥黄”，实际似是黄疸型肝炎的一个类型，在观察其病情进退时，孟诜是用帛记上日期，每天染尿比较，变深为病进，变浅为病退，变白为病瘥。此法较葛洪染纸法有很大的进步。

2. 验痰法

古代中医观痰主要观其性状，如仲景对肺痿、肺痈之痰的鉴别，谓前者为“浊唾涎沫”，后者为“脓血”、“吐如米粥”。明代陈文治《外科选粹》提出一种简易的鉴别方法，“咳吐脓血，其气腥臭，入水则沉者为肺痈，唾出是涎沫而无脓血者为肺痿”。清代祁坤《外科大成》谓：“将病人两手扶提过头，忽然胁下吊痛过心者也”，“再吐痰于水中沉者为脓，肺痈也”。

3. 验胎法

中医对早孕的诊断早有重视，《素问》主要依靠脉诊，如“阴阳别论”说：“阴搏阳别，谓之有子”；“平人气象论”说：“妇人，手少阴脉动甚者，妊子也”。《金匮要略》说：“妇人得平脉，阴脉小弱，其人渴不能食，无寒热，名妊娠。”王叔和《脉诀》有“尺中不绝，胎脉方真”。唐代孙思邈说：“此是血气和调，阳施阴化也，诊其手少阴脉动甚者妊子也。少阴心脉也；又肾名胞门子户，尺中肾脉也。尺中之肾，按之不绝，法妊娠也。三部脉沉浮正等，按之无绝者有娠也。”其后论者皆以妊脉必滑。

孙思邈对早孕采取综合判断，在《备急千金要方》中说：“所谓欲有胎者，其人月水尚来，颜色肌肤如常，但若沉重困闷，不欲饮食，又不知其患所在，脉理顺时和平，则是欲有娠也。如此经二月日后，便觉不通，则结胎也。”

到了宋代，医家创造了用内服川芎法检查早孕。最早见于陈言《三因极一病证方论》(1174 年)、陈自明《妇人大全良方》(1237 年)，记载甚详，“妇人经脉不行，已经三月。欲验有胎，川芎生为末，空心，浓煎艾汤调下二钱，腹中微动，则有胎也”。明代张景岳谓之“探胎饮”，服下后腹中动为有胎，脐下动为血瘕，不动为血凝，今人药理实验已证明，川芎浸膏对妊娠家兔子宫有选择性兴奋作用，小量可使其张力增高，收缩力增强，终至痉挛，大量反而抑制麻痹子宫使收缩停止。艾叶亦有收缩子宫的作用。

4. 印堂敷药观察疾病预后法

《外科正宗》载有“吕祖一枝梅”药方，谓“治大人男妇、小儿新久诸病生死难定之间，用药芡实大一饼贴印堂之中，点官香一支，香尽去药。已一时许，药处有红斑晕色，肿气飞散，谓红霞捧日，病虽危笃，其人不死。如贴药处一时后无肿无红，皮肉照旧不变，谓白雪漫野，病虽轻浅，终归冥路。一切急慢惊风、一切老幼病疾，俱贴之，红肿即愈。此方用之，可预知生死也。朱砂三钱，银朱一钱五分，五灵脂三钱，麝香二分，蓖麻仁五分，雄黄、巴豆各五钱不去油。上各研细……共研加油胭脂为膏，磁盒收藏……临用时豆大一圆捏饼，贴印堂中，其功立见”。此法，实际是发泡的灸法，药料中巴豆、蓖麻均有皮肤发泡的作用，印堂又是奇穴中之重要腧穴。贴后，如正气未衰，局部则应引赤，发生反应，即所谓“红霞捧日”；如果正气衰败，局部则不起反应，即所谓“白雪漫野”。这可能是我国最早的观察机体免疫功能的简易方法。

5. 腹水观察法

《内经》时代，臌胀在诊断上强调腹胀、大腹水肿、皮肤“色苍黄”、腹筋起(腹壁静脉曲张)为其条件。宋代以后,把臌胀与血蛊区分开来,前者为肝硬化,而后者可能是血虫吸病晚期的肝硬化。许多医家观察到患者满身皮肤出现“血丝缕”,又称“蟹爪纹”,“面色淡黄之中而有红点、红纹”。实际讲的是蜘蛛痣。

检查腹水的方法,《内经》是用叩击和切按之法;《诸病源候论》又有动摇之法,“水蛊候”载:“水毒气结聚于内,令腹渐大,动摇有水声”。清代夏禹铸《幼科铁镜》载有一种弹、按结合的方法,他说:“弹之如鼓声,按之绵软,此脾虚也”,“若腹肿,弹之不响,按之如石,此单腹胀也,不治之症”。清代汪宏《望诊遵经》也用弹诊的方法,他说:“弹之而声空者是气,弹之而声实者是水。”

至于腹水的消长,在明代已有测量腹围的方法。万全《幼科发挥》载有一病案,他说:“一儿病肿,腹大,彼有庸医妄谈五日消一分,乃取绳子围其腹量之,投以牵牛、葶苈服之。利下数行,肿减十分之三,父母甚喜。约至五日再消三分。未三日,又大肿,较大于前。”似是逐日或数日以绳测腹围一次,以知腹水的消长情况。

我国在《内经》时代已经开始腹腔穿刺放水,《灵枢·四时气》载有在脐下 3 寸的环谷穴即关元穴穿刺束腹带放水,先用铍针刺之,而后用筒管插入腹腔,一面放水,一面紧束腹带。葛洪《肘后备急方》穿刺部位是在脐下 2 寸。孙思邈《备急千金要方》反对腹腔穿刺放水,主张用大豆、牛羊兔鹿肉等高蛋白食物治疗。明代杨继洲《针灸大成》在水分穴(脐上 1 寸)放水,先用小针,次用大针,最后用鸡翎管透之。他描述了腹水的性状,认为“浊者死,清者生”,即混浊的腹水预后不良,清澈的腹水预后良好。清代俞震《古今医案按》(1778 年)载:“今有专门治腹胀者,用铜管子从脐下刺入,初入如射,顷刻满缸,腹胀乃清。以此水露夜,明晨视之,浮面者是清水,中央者是淡血,沉底者是脂膏。盖病者清浊不分,气血皆复为水,决而去之,去水即去其气血也。虽一时暂快,或半月,或一月,腹胀仍作,再针之亦死,不针之亦死也。”俞震详细地描述了腹水的性状,放置一夜它应是澄清而不凝固的液体,中层可能带少许血,底层可能有点沉渣。

6. 背痈溃穿内膜诊断法

背部化脓性感染,穿透胸膜形成脓胸,唐代孙思邈创造了一种纸封观察的方法,他说:“只背痈大溃欲穿透内膜(胸膜)者,不可用皂角散嚏法。但以纸封患处,令深呼吸,如纸不动者,未透穿也。倘用取嚏法,鼓动内膜反致穿透,慎之慎之。”其后《卫济宝书》改用竹膜,“静观其动,似气之拽,拽则已穿透矣,非风非扇,而与呼吸相应”。明代汪机的观察方法更进一步,不用贴膜之法,观“疮口微脓如蟹唾吐,此内溃透膜也”。而且不少医家指出,透膜多见于重症发背与乳痈。

7. 阴道排出物的观察法

《内经》以降,医家对妇女月经、带下物质与量的变化均有细致的描述,并作为诊断的根据,因此勿用赘述,值得提出的是用药后观察排出物以测诊断与预后的方法。

本法最早见于《金匮要略》,在治产后腹痛,腹中有干血着脐下,用下瘀血汤有“顿服之,下如豚肝”。南北朝《耆婆方》有“合生姜、蒲黄,散寒活血,治产后恶露,得恶血即差”。《备急千金要方》载此类诊法最多,如“桃人煎”,治带下经闭不通,服后“下大豆汁,鸡肝凝血,蛤蟆子,或如膏,此是病下也”。有人认为这可能是葡萄胎的最早记录。“朴硝荡胞汤”、“治妇人立身以来不产即断绪久不产三十年者方”,服后“必下积血,及冷赤脓如赤小豆汁”;“治全不产及断绪服前朴硝汤后著坐导药方”(阴道栓剂),“一日一度,必下青黄冷汁,冷汁尽即可幸御,自有子”。

“杜蘅圆”治产后十二癥病,带下无子,“结在小腹,牢痛为之积聚,小如鸡子,大者如拳,按之跳手隐隐然,或如虫啮,或如针刺……月经不通,或下如腐肉,青黄赤白黑等如豆汁”,服杜蘅圆后,“下赤白青黄物如鱼子者,病根出矣”。虎杖、土瓜根、牛膝煎汤服之,治“经闭不通结癥”、“宿血当下”者愈。

宋代《太平圣惠方》也有类似的记载,如治产后积聚血癥诸方中的琥珀散,服后"当下恶滞物,以差为度";红蓝花散,"必下恶物"等。

总之,对药后阴道排出物的观察较详,且多作为诊断、是否有效、预后如何的判断依据,属于一种客观的检验方法。

(三) 小儿囟门诊法

中医学很早就把小儿囟门的望诊和切诊作为诊断的重要手段。巢元方在《诸病源候论·小儿杂病诸候》中说:"中古有巫方,立小儿颅囟经,以占夭寿,判疾病死生,世所相传,有小儿方焉。"我国最早的小儿科专著《颅囟经》,是以颅囟这一特点来命名的。我国的医家早就认识到通过观察小儿的囟门和颅缝,不但可以衡量发育状态,而且可以用于诊断疾病。这一方面最早、最全面的描述见于《诸病源候论》,其后《备急千金要方》、《外台秘要》、《太平圣惠方》、《小儿药证直诀》、《幼幼新书》等许多医籍,均有论述,但悉以《诸病源候论》为准。

1. 解颅

《诸病源候论·小儿杂病诸候》中专立"解颅"一候,它说:"其状,小儿年大,囟应合而不合,头缝开解是也……肾主骨髓,而脑为髓海,肾气不成则髓脑不足,不能结成,故头颅解开也。"《外台秘要》引晋代范汪方,其体征描述是"少小,脑长头大,囟开不合,臂胫小不能胜头"。《备急千金要方》说:"儿,脑长,解颅,羸瘦,色黄,四五岁不能行。"《太平圣惠方》载:"小儿解颅,囟大,身有痼热,头汗出,腹胀,咳嗽,上气,息肩,胫蹇,足交,三岁不能行。"《小儿药证直诀》载:"年大而囟不合。肾气不成也。长必少笑,更有目白睛多,㿠白色瘦者,多恐少喜也。"今之医家多以解颅与囟不合为一证,包括脑积水和佝偻病等病证。我们分析前述诸家的论点,以为"解颅"可能主要指的是脑积水。首先他们指出了小儿已届囟门闭合年龄,该闭未闭,颅骨骨缝分离。所谓"囟"是指三块颅骨相互交接形成的间隙,前囟、后囟、左囟、右囟,当然主要讲的是前囟,所谓"头缝"是指两块颅骨相互交接形成的缝隙。二是他们指出了患儿头颅增长速度快,相形之下身体显得很小,由于头颅重量很大,颈部不易支持,而有"身不胜头"的感觉。三是他们指出了"目有白睛多",这与现代描述的眼眶骨由于受到颅内高压,眼珠常向下转,而上面巩膜外露即所谓黑眼珠呈"落日征"是一致的。这一典型体征的描述在祖国医学中可能是脑积水最早、最精确的描述。四是他们指出了一些病例的四肢,特别是下肢常呈痉挛状态,"胫蹇,足交,三岁不能行"。五是他们指出了此类小儿常有营养不良、羸瘦和发育迟缓等。明代万全在他所著的《幼科发挥》中载有一解颅病案"一儿头缝四破,皮光而急,两眼甚小"。予曰:"脑者髓之海也,肾主骨髓,中有伏火,故髓热而头破,额颅大而眼楞小也。宜服地黄丸,父母不信,至十四岁而死。"这则病例对脑积水"头颅大,颜面小"的特征,作了典型描述。关于此类患者的预后,古代中医已经认识到是不佳的。《备急千金要方·少小婴孺方》指出"头四破,不成人"。万全报告的1例,活了14年,可见是非常不易了。

2. 囟不合

《太平圣惠方》卷八十二专立"治小儿囟不合诸方"一门。论中说:"小儿囟不合者,此乃血气少弱,骨本不荣故也。皆由肾气未成,肝肺有热,壅热之气上冲于脑,遂令头发干枯,骨髓不足,故令囟不合也。"这里讲的可能是佝偻病所致的囟不合,强调气血少弱、骨本不荣及全身营养不良。

3. 囟填

《诸病源候论·小儿杂病诸候》"囟填候"载:"小儿囟填,由哺乳不时,饥饱不节,或热或寒,乘于脾胃,致脏腑不调,其气上冲所为也。其状囟张,如物填其上,汗出,毛发黄而短者是也。若寒气上冲则牢鞕,热气上冲即柔软。又小儿胁下有积,又气满而体热,热气乘于脏,脏气上冲于脑囟,亦致囟填。又咳且啼,而气乘脏上冲亦病之。啼甚久,其气未定,因而乳之,亦令囟填,所以然者,方啼之时,阴阳气逆上冲故也。”宋代刘昉《幼幼新书》卷六“囟填”第三中载有“石壁经”36种积热囟虚肿候歌“积聚脾中热不通,致令面赤口唇红,胸高夜嗽多膜胀,休使流传肺有风,喉里作声涎上壅,囟门肿起热来冲,但教凉膈安灵府,能使三朝速有功”。《小儿形证》对此候概括为“肺热生风,涎鸣囟肿”八个字。从诊法来分析,“囟填”是概括前囟紧张饱满的体征描述,它既有待于望诊,又有待于切诊,非切诊不能查知紧张程度是柔软还是牢鞕。其原因有两种情况:一是由于饮食不调,营养不良;二是由于外邪的侵袭,特别是肺热生风一类感染性疾病为多。另外,《诸病源候论》还指出了小儿啼哭,可以引起“囟张”,这是应当与疾病相鉴别的。这些论证说明了我国古代医家已经认识到某些疾病可以引起颅内压增高,此时则出现“囟填”的体征。

4. 囟陷

《诸病源候论·小儿杂病诸候》载有“囟陷候”曰:“此谓囟陷下不平也。由腑内有热,热气熏脏,脏热即渴引饮而小便泻利者,即脏腑血气虚弱,不能上充髓脑故囟陷也。”《太平圣惠方》则主要概括为“脏腑壅热,气血虚弱,不能上充”。《幼幼新书》则强调脏热渴饮泻利。看来古之医家认为“囟陷”的原因主要是来自急性热病腹泻引起的严重脱水,与今之认识是一致的。清代夏禹铸《内科铁镜》指出“囟陷如坑者,由病久气血虚弱,不能上充”,强调有些慢性痼疾,也可见“囟陷”。

总之,我国在隋以前已知囟门的变化可以反映小儿的疾病情况,提出解颅、囟填、囟不合、囟陷诸候,唐以后又有所发展,成为中医小儿诊法的一个重要手段。

(四)创伤出血诊法

我国古代对创伤引起的出血诊断比较重视,采用方法是四诊合参,对预后判断很是认真。

《五十二病方》有“诸伤”一章,它把伤分为金伤、刃伤、久伤三类。《内经》载有毁伤、堕坠、针刺损伤的症状与体征,而以针刺损伤描写得最为具体,包括了内脏损伤、大出血、休克、血肿等。如《素问·刺禁论》说:“刺中心,一日死,其动为噫;刺中肝,五日死,其动为语;刺入肺,三日死,其动为咳;刺中脾,十日死,其动为吞;刺中胆,一日半死,其动为呕。”刺中血管造成严重后果的则“刺跗上,中大脉,出血不止死”,跗上大脉可能是足背动脉;“刺舌下,中脉太过,出血不止为喑”,舌下脉可能是舌深动脉;“刺足下布络中脉,血不出,为肿”,足下布络可能指的是踝部浅静脉,刺伤可致局部的皮下血肿;“刺郄中大脉,令人仆,脱色”,郄中大脉可能指的是腘动脉;“刺气街,中脉,血不出,为肿鼠,仆”,气街大脉指的是气冲部位的动脉,损伤的可能是旋髂浅动脉或腹壁下动脉;“刺手鱼际,内陷,为肿”,损伤的可能是分布于大鱼际的动、静脉;“刺阴股,中大脉,血出不止,死”,损伤的可能是股动脉。《灵枢·血络》载有针刺出血的种种情况,如刺而仆倒、血出而射、血少而黑浊、血出而清、发针而肿、血出而面苍等。

《诸病源候论》对创伤出血的诊断达到了相当高的水平。对金疮失血描述的体征与症状有:脉急疾、浮大、脉大而止都是危兆,同时伴有渴、烦痛不安、惊悸等;对金疮内漏(腹腔内出血),则见“腹胀满,两胁胀,不能食,脉沉细”是危候;从高处坠落或被重物压榨,吐、下血,“此伤五内故也”,其见症可见顿仆、腹胀满、吐血、下血,为内脏损伤。

对创伤的继发性出血,也有准确的描述,如金疮金刃中骨,骨破碎,出血已止,“若更犯触损伤,便惊血沸渍”,这可能是由于搬动或本人动作不慎,引起伤口破裂,致动脉继发性出血。“沸渍”是指喷射性出血。另外,还记载了创伤性假性动脉瘤,“盗血”、“加血”的“沸糜跳手”体征,都是我国有关血管损伤继发性出血的最早描述。

(五) 试验治疗诊断法

古今中外,对疑难疾病,均用试验治疗之法,以助鉴别诊断。中医学称为探病之法。在我国最早提出探病之法的是仲景《伤寒论》。如209条"阳明病,潮热,大便微鞕者,可与大承气汤,不鞕者不可与之。若不大便六七日,恐有燥屎,欲知之法,少与小承气汤,汤入腹中,转失气者,此有燥屎也,乃可攻之。若不转失气者,此但初头鞕,后必溏,不可攻之……"这是用少量小承气汤内服做试验治疗,观察阳明病有无燥屎,可否用大承气汤攻下的方法。服药后,转矢气为有燥屎,可攻;不转矢气,则无燥屎,慎不可攻,误攻可致胀满不能食和邪复成实大便复硬。

明代医家用探病之法较多,楼英《医学纲目》载有"王氏验斑法",其法是"若三日未觉形迹,当以生酒涂身,时时看之,状如蚤痕者是也",又说:"或曰,伤寒潮热与斑疹不能辨,宜以辛凉之剂调之,五日里发出即汗,五日以外无者非斑也。"这里讲的是伤寒与发斑的鉴别方法,发斑皮疹见形晚,一时无法区别,可以用酒来涂擦皮肤,如为发斑擦后可见疹形。另一种方法是内服辛凉解表剂,以五日为期,服后五日以里见形者为斑,五日以外未见形者不是发斑。明代万全对麻疹见形晚的患者"用苎麻煎汤,就以苎麻边遍身刮之",如见形即为麻疹。

明代张介宾在《景岳全书》中对探病之法从理论上作了系统的论述。他说:"探病之法,不可不知。如当局临证,或虚实有难明,寒热有难辨,病在疑似之间,补泻之意未定者,即当先用此法。若疑其虚,意欲用补而未决,则以轻浅消导之剂,纯用数味,先以探之,消而不投,即知为真虚矣。疑其为实,意欲用攻而未决,则以甘温纯补之剂,轻用数味,先以探之,补而觉滞,即知有实邪也。假寒者,略温之必见躁烦;假热者,略寒之必加呕恶。探得其情,意自定矣。经曰:有者求之,无者求之。又曰:假者反之。此之谓也。但用探之法,极宜精简,不可杂乱,精简则真伪立辨,杂乱则是非难凭。此疑似中之治法,必不得已而用之可也。"张氏扩大了探法的范围,但是他指出此法不可轻用,主要用于真假疑似难辨之证,其次要求用药要精,治疗反应要明确,不然就达不到目的。毋庸赘言,这种鉴别方法不仅要依靠逻辑推理,而且要靠实践证明来进行鉴别诊断。

第三节　辨证的形成与发展

辨证是中医诊断的一大特色,能反映机体对病邪的整体反应态势,对疾病的病因、性质、部位、正邪关系做出判断,它与辨病互相交叉、渗透,共同促进了中医诊断学的发展。

一、经络辨证

经络辨证,是中医最古老的辨证方法之一,它主要是运用经络学说,根据患者的症状、体征,做出属于何经病变,以指导治疗特别是针灸治疗。经脉辨证始载于先秦的《足臂十一脉灸经》、《阴阳十一脉灸经》和《内经》,特别是《灵枢·经脉》篇。

《足臂十一脉灸经》最为古老原始,它载有十一条经脉(十二经中缺手厥阴脉)的循行路线与主病。"其病"所列的病候似有一定的规律,基本上始于四肢末梢,而及于躯干头面,与经脉走行一致。最少1候,最多16候,共78候。例如,臂太阴脉病候为心痛、心烦、噫;臂少阴脉病候为胁痛,主要在脏腑躯干。其后的《阴阳十一脉灸经》十一脉的病候分类则有所演变,"其病"部分则分化为"是动病"与"所产病"两组,且病候数量增加,两组间也略有重复,最少一脉5候,最多一脉22候,共147候,病候描述较《足臂十一脉灸经》更为具体。更后的《灵枢·经脉》,增加了手厥阴脉,形成了十二经脉,每经两组病候分别称为"是动病"、"所生病",而且手太阴、手阳明、足阳明等脉的"所生病"又复分为"气有余"与"气不足"两小类病候。十二脉中最少11候,最多26候,总计达217候。可以看出到了《灵枢·经脉》,经脉辨证遂臻完善稳定,后世的变化主要表现在对它的解释不同。

(一) 气血先后说

《难经·二十二难》对"是动病"与"所生病"首先作了解释,谓:"经言,是动者气也;所生病者血也。邪在气,气为是动;邪在血,血为所生病。气主煦之,血主濡之。气留而不行者,为气先病也;血壅而不濡者,为血后病也,故先为是动,后为所生病也。"

宋以前多宗《难经》的气血先后说。如宋代虞庶认为"是动"指的是"脉动反常",邪在气,"气受邪传之于血,故血为所生病"。丁德用认为"人一身之经脉,通行气血,或居一经脉中,气留不行,故血壅不濡,其气先病,名曰是动;血壅不濡后病,名曰所生,此是一脉辄变为两病也"。杨康华用阴阳、气血、内外、虚实进一步作解释说:"凡人所以得主命者,气与血也,气为阳,阳为卫;血为阴,阴为荣,二气常流,所以无病也。邪中于阳,阳为气,故气先病,阳气在外故也。若在阳不治则入于阴中,阴为血,故为血后病,血在内故也。气实则热,气虚则寒,血实则为寒,血虚则为热,阴阳之道,理其然也。凡一脏之病有虚有实,有寒有热,有内有外,皆须知脏腑之所在,识经络之流行,随其本原,以求其疾,则形可辨,而针药无失矣。"元代滑寿认为"此脉字,非尺寸之脉,乃十二经隧之脉也","每脉中辄有二病者,盖以有在气、在血之分也"。

(二) 各有所主说

明代张介宾认为"凡在五脏,则各言脏所生病;凡在六腑,则或言气,或言血,或脉,或骨,或津液,其所生病本各有所主。非以气血二字,统言十二经者也。《难经》之言,似非经旨"。

(三) 因于内外说

清代张志聪说:"是动者,病因于外;所生病者病因于内。凡病有因于外者,有因于内者,有因于外而及于内者,有因于内而及于外者。有外内之兼病者。本篇统论脏腑经气……治病者,当随其所见之证,以别外内之因,又不必先为是动,后及所生,而病证之毕具也。"

(四) 本经他经说

清代徐大椿认为"是动诸病,乃本经之病;所生之病,则以类推,而旁及他经者。经文并无气血分属之说"。

近现代的认识也不完全一致。一般多认为"是动病"包括两个方面:一是经脉循行路线上的病证;二是经脉变动引起所络属脏腑的病证。"所生病"也包括两个方面:一是经络所络属脏腑本身的病证;二是脏腑病延及所属经脉,反映在经脉循行路线上的病证。就是说"是动病"强调始自经脉,为本经经脉受邪发生的病变;而"所生病"强调始自脏腑,为本经所属脏腑发生的病变。实际上临证时鉴别较难,故经脉辨证多按病候综合判断为某经病变,而不是更细分为"是动"、"所生"了。

有人认为"是动之脉"为相应动脉搏动(三部九候各脉脉口)处,非指经脉。而"是动病"则指动脉失常时所主的病证;"所生病"则指动脉搏动虽属正常仍可出现的病证。

(五) 经脉脏腑说

近人认为"是动病"包括两种情况:经脉循行路线上的病证,如大肠经"是动则病齿痛,颈肿"。经脉经气变动引起的络属脏腑的病证,如肺经"是动则病肺胀满,膨膨而喘咳";肾经自肾上贯肝、膈,入肺中,"是动则病……咳唾则有血,喝喝而喘"。"所生病"包括两种情况:经脉络属脏腑的病证,如肺经"所生病"为发自肺脏"咳,上气,喘喝,烦心,胸满";脏腑病延及所属经脉,在经脉循行路线上所生的病证,如肺经"所生病"有"臑臂内前廉痛厥,掌中热"。前者多由经络传来;后者多由脏腑所生。

经脉辨证在古代相当受重视。《灵枢·经脉》说:“经脉者,所以能决生死,处百病,调虚实,不可不通”;《灵枢·官能》要求“察其所痛,左右上下,知其寒温,何经所在”;明代张三锡有“不读十二经络,开口动手便错”之戒,所以对本法也不可轻忽视之。

二、六经辨证

六经辨证,是主要应用于伤寒的一种辨证方法,它肇始于《内经》,至张机《伤寒杂病论》始形成一完整的独特辨证体系,对六经赋予了具体的概念与内容,成为外感热病的重要辨证方法。其后经历代医家的研究,使之得到了不断的丰富与发展。

(一)《内经》的早期学说

《素问·热论》对伤寒的六经辨证有较为经典的论述。它认为当时的热病均属伤寒之类,一般病程为10余日,死亡多在第6、7病日,而且多为两感于寒的患者。典型病例六经辨证的情况是“伤寒一日,巨阳受之,故头项痛,腰脊强。二日,阳明受之,阳明主肉,其脉侠鼻络于目,故身热目痛而鼻干,不得卧也。三日,少阳受之,少阳主胆,其脉循胁络于耳,故胸胁痛而耳聋。三阳经络皆受病,而未入于藏者,故可汗而已。四日,太阴受之,太阴脉布胃中、络于嗌,故腹满而嗌干;五日,少阴受之,少阴脉贯肾、络于肺,系舌本,故口燥舌干而渴。六日,厥阴受之,厥阴脉循阴器而络于肝,故烦满而囊缩。三阴三阳、五藏六府皆受病,荣卫不行,五藏不通,则死矣。其不两感于寒者,七日巨阳病衰,头痛少愈。八日,阳明病衰,身热少愈。九日,少阳病衰,耳聋微闻。十日,太阴病衰,腹减如故则思饮食。十一日,少阴病衰,渴止、不满、舌干已而嚏。十二日,厥阴病衰,囊纵、少腹微下,大气皆去,病日已矣”。如果两感于寒,“病一日,则巨阳与少阳俱病,则头痛口干而烦满。二日则巨阳与太阴俱病,则腹满身热,不欲食、谵言。三日,则少阳与厥阴俱病,则耳聋囊缩而厥、水浆不入、不知人,六日死”。这是由于“五藏已伤,六府不通,荣卫不行”的缘故。

从上述的论述可以看出,“热论”所言的六经似是六条足经,其传变是太阳、阳明、少阳而后太阴、少阴、厥阴。其见症似与《灵枢·经脉》某些论述吻合。又所言三阳当是表证,三阴当是里证,均为阳证、实证,而无仲景六经辨证中三阴病的虚证、寒证。尽管《内经》与仲景的六经辨证不尽相同,但由于《内经》对伤寒概念的界定、传经规律及两感的立说、治疗原则的总括,都对仲景学说有深刻的影响。

另外,值得一提的还有华佗的伤寒(广义)辨证,其文字部分,保存在《诸病源候论》、《备急千金要方》、《外台秘要》之中。华佗认为,一日在皮,二日在肤,三日在肌,皆属在表,可汗;四日在胸,可吐;五日在腹,六日在胃,病邪入胃方可下之。他这种“日传一部”的学说与《素问·热论》相似,而传变过程则有别于六经,可以称之为“六部传变”,病邪由表入里,由浅入深,由上而下又近似后世之温病三焦辨证。它在宋以前曾有流传,弥补了仲景六经辨证之不足,而自成辨证体系,就是说伤寒辨证与仲景“六经辨证”的同时,又有华佗的“六部辨证”。

(二)张机的六经辨证体系

东汉末年张机(约150~219年)认真总结了历来诊治外感热病和杂病,特别是汉末流行的伤寒病的经验,“勤求古训,博采众方”,著成《伤寒杂病论》,开创了用六经辨证治疗外感热病的新篇章。

《伤寒论》首先将外感热病的病程作了分析综合,根据人体正气的强弱、邪气的盛衰、病位的深浅、病势的进退即患者对疾病的整体反应状态归纳为六种证候类型。三阳病表现为机体抗病能力强盛,病势亢奋的热证、实证;三阴病表现为机体抗病能力低下,病势虚衰的寒证、虚证。太阳病、阳明病、少阳病分别为病邪在表、在里、在半表半里的阳证；太阴病、少阴病、厥阴病分别为病邪在里出现虚寒、阳衰阴盛、阴阳胜复和寒热错杂的阴证。在六经病之下，又根据经络脏腑气血津液病变之不同复分为若干证，施以不同的治疗。其二是总结了疾病传变的规律。一般病程变化都是由表入里，由实而虚；正复邪衰则是由里出表，由虚转实。阳证大都由太阳而少阳而阳明，正气不足则传及三阴，阴证大都由太阴而少阴而厥阴，但亦有直中少阴者。传变的形式虽有多样，但主要取决于正邪的盛衰、治疗的当与否。其三是六经辨证中贯穿着阴阳、表里、寒热、虚实辨证，就是说以六经辨证为经，以八纲辨证为纬，并涉及经络、脏腑、气血津液等辨证，从而形成一个外感热病诊断的独特理论体系。它充满了逻辑思维。迄今研究应用六经辨证于外感热病者仍多，且有用于内科杂病者。

《伤寒杂病论》约成书于210年，不久散失于战乱，经后人搜集，复经晋代王叔和整理编次，才将本书保存流传下来。

（三）晋隋唐的六经辨证

由于《伤寒杂病论》原书的散失，“江南诸师秘仲景要方不传”，以及当时疾病谱的变化，六经辨证在晋隋唐时期未能得到应有的重视与发展。

王叔和《脉经》卷七第一至第十七均引自《平脉辨证》，但论例未用六经分证，而是以不可与可汗、吐、下、温、灸、刺、水、火分证，应该说它是以治法类证的起始，是用归纳法整理《伤寒论》的第一人。其传变则依据华佗一日在皮、二日在肤、三日在肌、四日在胸、五日在腹、六日在胃的“六部”学说，提出“伤寒病者，起自风寒，入于腠理，精气分争，荣卫否隔，周行不通，病一日至二日气在孔窍皮肤之间，故病者头痛恶寒，腰背强重，此邪气在表，发汗则愈；三日以上气浮在上部，填塞胸心，故头痛胸中满，当吐之则愈；五日以上气沉结在藏，故腹胀身重、骨节烦疼，当下则愈”。

晋代皇甫谧《针灸甲乙经》卷七有“六经受病发伤寒热病”上、中、下三论，虽宗六经辨证，但以《内经》热论为主。陈延之《小品方》论伤寒，强调伤寒与时行温疫之鉴别，指出“古今相传，称伤寒为难疗之病，时行温疫是毒病之气，而论疗者不别伤寒与天行温疫为异气耳。云伤寒是雅士之辞，天行温疫是田舍间号耳，不说病之异同也，考之众经，其实殊矣”。

隋代巢元方《诸病源候论》卷七、八共77候论伤寒，其辨证以病日为候，宗《素问·热论》，其余则突出主要症状与体征，有的为并发症，有仲景学说之内容而无六经传变之体系。

唐代孙思邈《备急千金要方》论伤寒简略，“伤寒例”采摘了《小品方》、华佗、王叔和、陈廪丘等的论述，可能当时尚未见到《伤寒论》；《千金翼方》则多为仲景六经分证之论。特点是重视太阳病，他说：“寻方大意，不过三种：一则桂枝、二则麻黄、三则青龙，此之三方，凡疗伤寒不出之也。其柴胡等诸方皆是吐下发汗后不解之事，非正对之法。”他把太阳病按桂枝、麻黄、青龙、柴胡、承气、陷胸分为六种汤法，加以杂疗法共157证51方；又以阳明、少阳、太阴、少阴、厥阴病状分篇列193证，36篇，开“三纲鼎立”之先河，树“以方类证”之雏形。从《千金翼方》伤寒部分内容可以窥知孙氏当时已得《伤寒论》的一种版本，并纠正了《备急千金要方》中的某些错论，但研究的深度尚浅。王焘《外台秘要》虽然将伤寒列于卷首，引证亦属弘博，但采取证方直结形式，对六经辨证无所发挥。

（四）宋元明清的六经辨证

以宋校正医书局校订出版的《伤寒论》（1065年）为契机，宋元明清研究《伤寒论》者不下数百余家，由于学者见地不一，专著众多，争鸣的风气甚为浓厚，先后持续了几百年之久。

1. 六经本质之争

（1）经脉说：宋代朱肱倡导“伤寒传足不传手”，在《南阳活人书》（1108年）中说：“治伤寒先须识经络，不识经络，触途冥行，不知邪气之所在。”认为伤寒的六经为足之六经。许叔微、钱闻礼均宗是说。金代刘完素则认为伤寒六经为手足六经,在《宣明论方》(1172年)中说:"《素问·热论》之三阴三阳证后,尚有三阴三阳五脏六腑皆受病,荣卫不行等语,未尝只传足经,不传手经";在《伤寒直格》(1186年)中也说:"或以此直云伤寒不传手经者,亦误也。岂不详'热论'云五脏六腑皆受病。又'刺热篇'皆言五脏热病,但热病多于足经,而其病甚少于手经,而其病微,且于足经微有兼证,汗下之治,但分表里,故不单言手经,而但寄于足经而已。"清代汪琥在《伤寒论产注》中也说:"伤寒之病,必传经络,仲景分六经,不出《灵枢·经脉》,仲景书止分六经,不言手足,其实则合手经而皆病。"

(2) 经气说:清代张志聪认为六经指人体经气,他在《伤寒论集注》(1683年)中说:"世医不明经气,言太阳便曰膀胱,言阳明便曰胃……迹其有行,亡乎无形","太阳、阳明……乃人身之经气,而各有分部","三阴三阳谓之六气,人亦有此六气。外感六气则以邪伤正,始则气与气相感,继则从气而入于经"。

(3) 脏腑说:明代李时珍除重视经络外,还侧重从脏腑理解。如在《本草纲目》麻黄条中说:"然风寒之邪,皆由皮毛而入,皮毛者,肺之合也,肺主卫气,包罗一身,天之象也。是证虽属太阳,而肺实受乎邪气。其证时兼面赤怫郁,咳嗽有痰,喘而胸满诸证者,非肺病乎。"可见他把太阳病,更本质地看作是肺脏受邪。方有执《伤寒论条辨》(1593年)则从脏腑与体表论六经,认为太阳是膀胱与表肤之表;阳明是胃与肌肉;少阳是胆腑与躯壳之内,脏腑之外,为半表半里;太阴是脾,少阴是肾,厥阴是肝,为里。

(4) 分野说:清代柯琴在《伤寒论翼·六经正义》中说:"叔和不知仲景六经是经略之经,非经络之经","夫仲景之六经,是分六区地面,所该者广,虽以脉为经纪,而不专在经络上立说","所以六经提纲各立一局,不为经络所拘,并为伤寒划定也"。程郊倩谓:"名曰六经,实是表里脏腑四字各与之地方界限。"周学海在《伤寒补例》中也说:"经也者,分野之谓也……三阴三阳分经,只是人身分野之定名,非如筋脉之有专物也。"

2. 六经辨证方法之不同

(1) 八纲辨证:宋代医家重在六经辨证之下的八纲辨证,并以之为核心。许叔微强调从阴阳、表里、寒热、虚实来辨证,认为表证指太阳病;里证在阳为阳明病,在阴为三阴病。而太阳病又应分表虚、表实;里证也应分里虚、里实。他以"风伤卫,寒伤营,风寒两伤营卫"的逻辑解释《伤寒论》并编歌诀,举出大量病例,普及伤寒之学,很有成就。钱闻礼《伤寒百问歌》(1182年)也有表里、寒热、阴阳、虚盛之辨。

(2) 分经审证:陈修园《伤寒论浅注》(1803年)采用分经审证之法,他首先将太阳病分为经、腑、变三大证;经证分虚、实,腑证分蓄水、蓄血,变证分从阴、从阳。阳明病分经、腑两证,经证又分已罢太阳、未罢太阳;腑证又分太阳、正阳、少阳三种阳明。少阳病分经、腑两证,经证又分虚火、实火;腑证又分痛、痞、利、呕。太阴病分阳化、阴化;少阴病分水化、火化;厥阴病分热化、寒化。章太炎批评其缺点是"假借运气,附会岁露,以实效之书,变为玄谈"。

(3) 以方类证:有些医家从临床治疗学角度研究伤寒病之六经辨证,主要便于临床应用。柯琴倡导分经类证,以方名证。他在《伤寒论注》(1669年)凡例中说:"是编以证为主,汇集六经诸证,各以类从。"如"太阳篇"汇集了桂枝汤、麻黄汤、葛根汤、大青龙汤、五苓散、十枣汤、陷胸汤、泻心汤、抵当汤、火逆、痉暑湿十一证类。而桂枝汤证类又辑有关脉证16条,桂枝坏证18条,桂枝疑似证1条,有关桂枝证18方。徐大椿《伤寒论类方》(1759年),采取以方类证的方法,把伤寒113方分为桂枝汤、麻黄汤、葛根汤、柴胡汤、栀子汤、承气汤、泻心汤、白虎汤、五苓散、四逆汤、理中汤及杂方12类。每类先列主方证治条文,并将同类方证治附后。其主旨如在序言中所论"不类证而类方,盖方之治病有定,而病的变迁无定,知其一定之治,随其病之千变万化而应用不爽,此从流溯源之法,病无遁形矣"。他的不足之处是,未能从正面研究《伤寒论》的理论体系,只是从方剂的角度概括了某些规律。

(4) 以法类证：钱潢《伤寒溯源集》(1707年)，其辨证之法是在伤寒六经之下，以治法分类病证。以太阳病为例，"太阳上篇"论中风证治，包括中风正治、太阳坏病、中风失治、中风火劫、中风误治、中风误汗、汗下颠倒、中风误下、中风蓄血九证。"太阳中篇"论伤寒证治，包括伤寒正治、伤寒失治、伤寒禁汗、伤寒误汗、伤寒误下、伤寒蓄血六证；"太阳下篇"论伤寒两伤营卫证治，包括风寒并感、风寒火劫、心下水气、征象阳旦、邪传阳明五证。

(五) 近代的六经辨证

近代医家因师传不同治伤寒之学各有所尚。南多维护旧论，北多重订错简。浙江尚柯琴之学，重视《伤寒论注》、《伤寒论翼》、《伤寒论附翼》等著作；江苏尚尤怡、张石顽、徐大椿之学，重视《伤寒贯珠集》、《伤寒缵论》、《伤寒绪论》、《伤寒论类方》等著作；安徽尚方有执、程郊倩之学，重视《伤寒论条辨》、《伤寒论后条辨》等著作；江西尚喻昌之学，重视伤寒《尚论篇》；闽粤川尚陈修园之学，重视《伤寒论浅注》；山东尚成无己之学，重视《注解伤寒论》。民国时期，中西汇通派医家提出六经无物的见解，如恽铁樵《伤寒论研究》说："病然后有六经可言，不病直无其物"，章太炎也说，仲景未用"经"字，不烦改义，提出"六经六部"之说。他们的论点，似与日本喜多村《伤寒疏义》的看法相似，喜多村说："本经无六经字面，所谓三阴三阳，不过假以标表里、寒热、虚实之义，非因脏腑经络相配之义也。"

综观六经辨证发展之趋势，是取各家之长，去其偏颇，向综合方向发展。关于六经的实质既承认其物质基础是经络脏腑，又承认它具有特定的系统概念。不少学者主张六经辨证应与卫气营血辨证、三焦辨证统一起来，形成一个外感热病辨证方法，但迄今持慎重态度者亦不乏其人，认为两者并行不悖，宜分别进行研究与应用。

三、脏 腑 辨 证

脏腑辨证是主要用于杂病的一种辨证方法，源出《内经》，至仲景始形成对杂病辨证的系统方法，其后历代又有所发明，今已成各种辨证的基础。

(一)《内经》的早期脏腑辨证

张家山汉墓出土的《病候》，虽有一些脏腑病，但非常简单，并未形成理论。《内经》以大量的篇章论述脏腑学说，它虽然以解剖为基础，但主要是通过对脏腑的生理功能与病理现象即脏象而论证的。因此，脏腑实质上是与之相联系的经脉、官窍、体肢、百骸的一个个功能系统。而人体则是这些系统构成的有机整体。基于这种理论的《内经》，其脏腑辨证独具特色，并成为后世脏腑辨证的基础。

1. 以脏腑分证诸多疾病

风、热、痹、疟等多种疾病，《内经》都用脏腑辨证的方法作进一步的分证，使诊断更为具体。如《素问・咳论》说："五藏六府皆令人咳，非独肺也"，把咳辨证为肺咳、心咳、肝咳、脾咳、肾咳；又根据久咳脏移于腑的理论，再区分为胃咳、大肠咳、小肠咳、三焦咳。在某种意义上，他们都是同病异证。

2. 以脏腑概括病机

《素问・至真要大论》所说的"诸风掉眩，皆属于肝。诸寒收引，皆属于肾。诸气膹郁，皆属于肺。诸湿肿满，皆属于脾。诸热瞀瘛，皆属于火。诸痛疮痒，皆属于心"，虽然着重于论述病机，但它又根据病因、病候、疾病进行脏腑辨证。在某种意义上，它们都是不同疾病属于脾的相同证型和不同证型。

3. 以脏腑辨证论官、体病证

《内经》根据五官、五体分属五脏的理论，从脏腑辨证的角度论证官、体病证。如《素问·痿论》，把痿病分为脉痿、筋痿、肉痿、骨痿、痿躄五证，其辨证又与五脏相联系，分别由心、肝、脾、肺、肾五脏气热所形成。

（二）汉晋隋唐的脏腑辨证

《汉书·艺文志》所载以脏腑分别列方的方书有《五脏六腑痹十二方》、《五脏六腑疝十二方》、《五脏六腑瘅十二方》、《五脏伤中十一病方》、《客疾五脏癫狂病方》等，说明汉代所存方书对脏腑辨证的重视。《难经》从"四十八难"至"六十一难"是专门论述病因、病机、病证的篇章，强调结合脏腑功能运用阴阳、表里、寒热、虚实进行辨证，并以五行生克关系说明疾病的传变和预后的判断。

东汉张仲景《伤寒杂病论》中的杂病部分，是辨病与辨证相结合，重用脏腑辨证的经典著作。书中所载疾病40余种，多为脏腑内伤疾病，他运用脏腑病机进行辨证，把疾病复分为多种证型。如风寒按五脏又区分为肺、心、肝、脾、肾的中风、中寒、死脏等多证。肺痿又区分为肺胃津亏、虚火上炎及肺气虚冷、阳气不化的肺中冷两证。仲景十分重视脏腑间的生克关系，要求临证要注意相关脏腑的变化，早期发现，预为治疗，即所谓"见肝之病，知肝传脾，当先实脾"是也。

六朝托名华佗所著的《中藏经》以脏腑寒热虚实论证。如"论肝脏虚实寒热生死逆顺脉证之法"说："肝者与胆相表里，足厥阴、少阳是其经也……脉虚而弦，则为太过，实而微，则为不及；病在内，则令人胸胁胀满。大凡肝实，引两胁下痛，喜怒；虚则如人将捕之。其气逆则头痛、耳聋、颊赤。其脉甚急，恶言；微急，气在胁下；缓甚，呕逆；微缓、大急，内痈吐血；太甚，筋痹；小甚，多饮；微小，消瘅；滑甚，则㿉疝；微滑，遗溺……"大体对每一脏腑均作了类似的分析。其内容本自《内经》，但对脏腑的寒热虚实辨证加以系统化是有贡献的。

唐代孙思邈重视脏腑辨证，内科所有疾病均按脏腑分列，脏腑多有虚实寒热之辨。如肝脏有肝虚、实，肝劳，筋极、坚癥积聚之辨；胆腑有胆虚、实、咽门、髓虚实、吐血之辨。不足之处是有些疾病归于脏腑系列不够确当，如把吐血包括肺胃出血和内衄列于胆腑、九虫列于大肠腑、霍乱列于膀胱腑辨证等。

（三）宋元明清的脏腑辨证

《太平圣惠方》（992年）为宋初方书，脏腑辨证初具规模。书中3~7卷专论脏腑病证，计肝胆14证，心与小肠14证，脾胃18证，肺与大肠15证，肾与膀胱17证。每对脏腑，先以"脏论"综述本脏生理病理、脉、证、治，然后列证。每证有短小的概说，证名概括精练，见症叙述条理较为清晰，最后列出方药，似已具今日脏腑辨证之雏形。

《小儿药证直诀》（1119年）根据儿科特点，对病进行脏腑虚实寒热辨证。如"五脏病"载："肝病，哭叫，目直，呵欠，顿闷，项急；心病，多叫哭，惊悸，手足动摇，发热饮水；脾病，困睡泄泻，不思饮食；肺病，闷乱，哽气，长出气，气短，喘息；肾病，无精光，畏明，体骨重。"四诊亦多从五脏辨析，如"面上证"，以"左腮为肝，右腮为肺，额上为心，鼻为脾，颏为肾，赤者热也"；"目内证"，以"赤者心热，淡红者心虚热，青者肝热，黄者脾热，无精光者肾虚"。对诸种疾病取脏腑分证，如疳病，虽皆脾胃病，又据主要见症不同区分为肝心脾肺肾诸疳。疮疹病则根据疹形以脏腑分证，"五脏各有一证，肝脏水疱，肺脏脓疱，心脏斑，脾脏疹，归肾变黑"，从而把水痘、天花、麻疹三者区分开来。钱乙的脏腑辨证学说与方法，对后世颇有影响。

金代张元素《医学启源》（12世纪下半叶）有"五脏六腑除心包络十一经脉证法"、"五脏补泻法”、“脏腑标本寒热虚实用药式”,都以脏腑辨证为基础用药,对金元医家多有影响。

明代脏腑辨证有所发展。方书病证分类多按脏腑系统罗列。楼英《医学纲目》共分十部:一为阴阳脏腑部,为总论;二为肝胆部,载中风、癫痫、痉厥等证;三为心小肠部,载心病、胸痛、烦躁、谵妄等证;四为脾胃部,载内伤饮食、诸痰、诸痞等证;五为肺大肠部,载咳嗽、喘急、喜悲等证;六为肾膀胱部,载耳鸣、耳聋、骨病、牙痛等证。其他几部则为伤寒、妇、儿、运气。他将症状相类的证集中在一起论述,有利于鉴别诊断。如心痛为正门,卒心痛、胎前心痛、产后心痛为支门。楼氏认为,诊病者必先别气血、表里、上下、脏腑之分野,以知受病之所在;次察所病虚实寒热之邪,以治之。务在阴阳不偏颇,脏腑不胜复,补泻随宜,适其所病。薛己《内科摘要》主张疾病分别脏腑辨证论治,如眩晕有肾虚、肝旺、心血不足、痰湿中阻等证型。张介宾《景岳全书·杂证谟》,重点讨论内科杂病,共分71门。每论一病,首列经义,次言辨证,后述治法。其辨证侧重八纲与脏腑。如呕吐先按虚实辨证分为虚呕、实呕;虚呕又区分为胃寒、阴虚水泛、久病胃虚、胃虚兼痰;实呕又区分为寒邪犯胃、饮食伤胃、火在中焦、寒饮留中、气逆作呕、病疟作呕等,其脏腑辨证日趋精细。薛氏弟子周慎斋进一步发展了脏腑辨证,著有《周慎斋医书》、《慎斋遗书》等。清代杨时泰在《本草述钩元》(1842年)曾评论说:“江南以脏腑五行论病,始于薛氏之徒周慎斋,而用方证者为张路玉。”

至清代脏腑辨证已经普遍,江笔花《笔花医镜》(1824年)采取脏腑辨证分部用药。王清任《医林改错》(1830年),强调“业医诊病,当先明脏腑”,“著书不明脏腑,岂不是痴人说梦,治病不明脏腑,何异于盲子夜行”。但他重视的是脏腑的形态学方面,通过观察尸体弄清结构,在辨证上重视气血。唐容川《血证论》(1884年)专设有“脏腑病机”一章,从脏腑主气、经络、分部、主病、见症的不同,阐述每一脏腑常见病证的病机与治则,丰富了脏腑辨证的内容。他治疗血证卓有经验,亦强调“脏腑之性情部位,各有不同,而主病亦异。治杂病者宜知之,治血证者亦宜知之”。

近年来脏腑辨证之学有长足的发展,主要通过全国教材、杂志、学术会议,集前人脏腑辨证之精华,汰除其糟粕,逐步形成统一的适用于各种病证的脏腑辨证体系。通过科学研究对脏腑辨证各个证型的实质也在深入探索之中。

四、温病辨证

温病是多种外感急性热病的总称,起病较急,发热较盛,传变较快,易伤阴化燥为其临床特征,包括传染性热病、感染性热病及其他原因所致的急性热病。其辨证虽古已有之,但建立独立的辨证体系则是清代以后的事。

(一)清以前的温病辨证

1.《内经》把温病与伤寒作为同一病原的疾病

《素问·热论》说:“今夫热病者,伤寒之类也”,“人之伤于寒也,则为热病”,“凡病伤寒而成温者,先夏至日者为病温,后夏至日者为病暑”。《素问·生气通天论》说:“冬伤于寒,春必病温。”可以看出,《内经》是把伤寒作为广义的疾病,温病则概括于其中,只是冬日伤寒,感而不发,夏至前发病为温,后夏至日发病为暑。实际上这就是最早的“伏气说”。其辨证方法是采用病日、六经辨证。对症状、体征、脉象、预后判断都积累了不少经验。

2.《难经》以温病为广义伤寒之一种

“五十八难”说:“伤寒有五:有中风,有伤寒,有温热,有热病,有温病。”前一个伤寒是广义的,后一个伤寒是狭义的。

张仲景《伤寒论》与《内经》所论相同，将温病概括于伤寒之中，但书以寒为主，论述详于寒而略于温。古代医家遵仲景之法，即以伤寒法治疗温病。所以学者认为《伤寒论》既为温病学说奠定了若干理论基础，又为温病学说留下了广阔的余地。

3. 晋唐多以温病、伤寒、时气、疫疠病因各不相同

医家多认为它们是一大类疾病，但病原不同，其治疗有的采用辨病之法，有的采用病日、六经辨证论治。《诸病源候论》提出"温病一日，太阳受病，诸阳主表，表谓皮肤也，病在皮肤之间，故头项、腰脊痛。温病二日，阳明受病，病在肌肉，故肉热鼻干，不得眠。温病三日，少阳受病，故胸胁热而耳聋，三阳始传病讫。温病四日，太阴受病，太阴者三阴之首也。三阳受病讫，传入于阴，故毒气入胸膈之内，其病咽干腹满。温病五日，少阴受病，毒气入腹，其病口热，舌干而引饮。温病六日，厥阴受病，毒气入腹胃，其病烦满而阴缩"。它在重视病日、六经辨证的同时，也重视脏腑病机。

4. 宋金元医家已注意到温病辨证论治不能因袭伤寒之法

朱肱《南阳活人书》(1108年)已将伤寒方化裁使用于温病。

金代刘河间提出"人之伤于寒也，则为热病，古今亦通谓之热病"，"六经传受，由浅至深，皆是热证，非有阴寒之病"，他不遵仲景六经辨证之法，以"热病"的表里实热作为辨证纲领，以"怫热郁结"为病机，主张随病之所在，或辛凉解表，或苦寒折火，或攻下泄热，或表里双解。

元代王安道《医经溯洄集》(1363年)提出"温病不得混称伤寒"，把外感热病区分为伤寒、温病两类辨证论治，强调温病之热自内达外，主张治疗温病当以清里热为主。

5. 明代创立温疫新说

首先汪机(1463~1539年)提出了新感温病说。汪机说："有不因冬月伤寒而病温者，此特春温之气，可名曰春温……此新感之温病也。"

吴又可亲历明末传染病大流行，积累了大量传染病辨证治疗的经验，著《温疫论》(1642年)，提出杂气、戾气致病说，认为一病一气，并非六淫所致，在病因学上实是认识的一次飞跃，他还运用卫气营血的概念阐发温疫的病机，提出"顺传"、"逆传"等传变理论。对感染途径认为是戾气从口鼻进入人体，伏于膜原。其热淫之气，浮越于三阳而呈三阳经证候；邪入于里则由膜原传胃。邪气虽有九种传变之多，但不出表里之间。他认为温疫无寒证，谓："夫温疫热病也，从无感寒，阴自何来？"重视对舌诊、热型、大便等主要证候变化的观察，创新方20余首。如达原饮，今用于SARS，取得了较好的疗效。清代不少医家致力于温疫的研究，逐步形成了温疫学体系。如杨栗山《寒温条辨》(1784年)、余师愚《疫诊一得》(1785年)等都发展了这一学说。

(二) 清代温病学说的创立

1. 叶桂(1667~1746年)

叶桂在继承前人诸家学说结合自己积累的治疗大量温病经验的基础上，创立了温病学说。其主要贡献是：首先从病因、病机、传变特点上将温病与伤寒区分开来，他说："温邪上受，首先犯肺，逆传心包"，"盖伤寒之邪，留恋在表，然后化热入里；温邪则变热最速"，"伤寒多变证，温热虽久，在一经不移，以此为变"。其次是明确提出卫气营血的辨证论治体系，如说："肺主气，属卫；心主血，属营。辨营卫气血，虽与伤寒同，若论治法则与伤寒大异也。"又说："大凡看法，卫之后，方言气；营之后，方言血。在卫，汗之可也；到气，才可清气；入营犹可透热转气；入血就恐耗血动血，直须凉血散血。"再次是积累了一套观察温病的特殊诊法，如辨舌、验齿、辨斑疹、辨白痦等方法。后人评价叶氏"辨舌之法，既精且详；验齿之法，尤为独到”。

2. 薛雪（1681~1770年）

薛雪对湿热病有深入的研究，著有《湿热病篇》。他说：“湿热之病，不独与伤寒不同，且与温病大异。温病乃太阴、太阳同病；湿热乃阳明、太阴同病”，指出湿热病变的中心是脾胃。在论述湿热病的辨证与传变规律时说：“湿热以阳明、太阴为多，中气实则在阳明；中气虚则在太阴，病在二经之表者，多兼少阳三焦；病在二经之里者，多兼厥阴风木。故本证易耳聋、干呕、发痉厥。”薛氏的临床经验丰富，在湿热病辨证上有许多独到的发挥。

3. 吴瑭（1788~1836年）

吴瑭著有《温病条辨》，体例仿《伤寒论》。他在病因上认为温病，在常为伏气、为时气；在变为非时之气、为戾气。在发病上强调“藏精”，即人体正气的作用。在辨证上采用三焦为纲领，沿用《内经》“三焦”之名，而未尽用其实，只取《灵枢·营卫生会》三焦分部之义，用以区分温病整个发展过程中的三个阶段。符合叶桂所论“河间温热须究三焦”的意旨。他说：“温病由口鼻而入，鼻气通于肺，口气通于胃。肺病逆传，则为心包；上焦病，不治，则传中焦，胃与脾也。中焦病，不治，即传下焦，肝与肾也。始上焦，终下焦。”他还说：“伤寒论六经，由表入里，由浅入深，须横看；本论论三焦，由上及下，亦由浅入深，须竖看。”他把温病分为九种，即风温、温热、温疫、温毒、暑温、湿温、秋燥、温疟等，以上焦肺卫的病变为温病的初期阶段，以中焦脾胃等的病变为温病的中期阶段，以下焦肝肾等的病变为温病的后期阶段。由上焦肺卫，而中焦，而下焦为顺传；由肺而传心包为逆传。三焦辨证虽也采用六经辨证的某些方法，但与仲景六经辨证形成一纵一横，与叶氏卫气营血辨证互相配合，相得益彰，从而丰富了温病辨证的内容。

4. 王孟英（1808~1867年）

王孟英著有《温热经纬》（1852年），他网罗温病各家学说，详博明晰，以“轩岐仲景之文为经，叶薛诸家之辩为纬”，分外感温病与伏气温病两大类，以剪裁诸家之论。卷一、二选录《内经》、《伤寒论》有关温热病的论述，并引前人注文，阐述病原证候治法；卷三、四辑叶桂《外感温热篇》、《三时伏气外感篇》，陈平伯《外感温病篇》，薛雪《湿热病篇》，余师愚《疫病篇》；卷五为方论。王氏博览群书，临床经验丰富，在按语中个人心得颇多。《温热经纬》实际是温病学的一次总结。

5. 晚清医家治温病学的成就

如凌德之《温热类编》（1866年）、石寿堂之《温病全编》（1867年）、曹华峰之《治温提要》（1878年）、雷丰之《时病论》（1882年）、许汝辑之《温病斑疹辨证》（1888年）、柳宝诒之《温热逢原》（1900年）等，均有较深的体会。

柳宝诒（1842~1901年），长于温病，所著《温热逢原》，虽篇幅不大，但涉温病各家学说，辨析甚明。上卷对《内经》、《难经》、《伤寒论》有关温病的论述加以阐释，对历代注家的注释有所辨析；中卷对周禹载《温热暑疫全书》（1679年）、蒋同斋《医略·伏邪篇》（1840年）、张石顽《伤寒绪论》（1667年）、吴又可《温疫论》等书有关温热各条进行辨证；卷下讨论伏气温病。全书颇多个人见解，所附医案极为精辟。对温病的学说理解和辨证论治有所裨益。

近年来温病学取得了长足的进步。主要表现在：首先认真整理了历代的温病文献，编就了温病统一教材。其次是温病辨证论治广泛应用于临床，积累了许多经验。特别是温病的卫气营血辨证、三焦辨证与现代的急性传染病、感染性热病的分期、分型有许多吻合之处，不仅中医、中西医结合的医家，甚至有些西医亦乐于研究应用。特别在乙型脑炎、流行性脑脊髓膜炎、流行性出血热、钩端螺旋体病、疟疾、败血病等多种疾病,甚至新发现的SARS的辨证论治中,取得了显著的成效。再次运用现代科学和技术对温病的传变规律、辨舌等诊法进行了研究,使温病辨证上了一个新台阶。温病辨证在更广阔的领域中应用,并取得了划时代的发展。

五、八纲辨证

八纲辨证在诸辨证中,既是高层位的辨证,又是各种辨证的基础,它的着眼点是人体对病邪的整体反应态势,即证的阴阳、表里、寒热、虚实的判定。

(一) 八纲辨证源于《内经》

《内经》虽未提出"八纲"一词,但在具体辨证中却充满了八纲的内容。如"察色按脉,先别阴阳","阳病治阴,阴病治阳",都是强调明别阴阳是辨病的总纲。"沉浊在内,浮泽在外"这是从面色辨别表里;"皮毛者,肺之合也","其在皮者汗而发之",提示了皮毛为表,脏腑为里。"阳胜则热","阴胜则寒","寒者热之,热者寒之",强调了寒热辨证的重要性。"邪气盛则实,精气夺则虚"揭示了虚实辨证的本质。《内经》还提出阴阳、表里、寒热、虚实在一定条件下可以互相转化,这些理论为后世的八纲辨证奠定了基础。

(二) 汉晋隋唐的八纲辨证寓于六经辨证与脏腑辨证之中

东汉张仲景《伤寒杂病论》是把八纲辨证与六经辨证、脏腑辨证结合起来的典范。如在杂病部分提出"病人脉浮在前,其病在表;浮者在后,其病在里","吸而微数(呼吸较快),其病在中焦,实也,当下之即愈,虚者不治","腹满时减,复如故,此为寒","下利清谷,里寒外热……"等。隋唐医家的著作中,也经常可以见到阴阳、虚实、寒热、表里之辨,但并未形成系统。

(三) 宋以后八纲辨证的形成

宋代寇宗奭《本草衍义》中,首先提出治病先明"八要",即虚、实,冷、热,邪、正,内、外,与后世八纲相类似。王执中《东垣先生伤寒正脉》(1477年)指出"治病八字,虚、实,阴、阳,表、里,寒、热,八字不分,杀人反掌",与八纲内容已完全一致。孙一奎《赤水玄珠》(1584年)强调明证,"凡证不拘大小轻重,俱有寒、热,虚、实,表、里,气、血八个字,苟能于此八个字中认得真确,岂必无古方可循。"方隅《医林绳墨》(1584年)说:"虽后世千方万论,终难违越矩度,然究其大要,无出乎表、里,虚、实,阴、阳,寒、热八者而已。"张三锡《医家六要》(1609年)说:"锡家世业医,致志三十余年,仅得古人治病大法有八:曰阴,曰阳;曰表,曰里;曰寒,曰热;曰虚,曰实,而气血痰火尽该其中。"方、张二人的论述,可能是八纲最早的明确概括。张介宾《景岳全书·传忠录》(1624年)"阴阳篇"指出"阴阳为医道之纲领","凡诊病施治,必须先审阴阳";在"六变辨"中说:"六变者,表、里、寒、热、虚、实也,是即医中之关键,明此六者,万病皆指诸掌矣。"张氏的贡献在于将阴阳两纲置于其他六纲之上,并对表里、寒热、虚实诸纲进行了系统分析。

到了清代,八个纲领更为明确,得到医家的普遍应用。程钟龄《医学心悟》(1732年)有"寒热虚实表里阴阳辨",阐发颇为精要。他说:"病有总要,寒、热、虚、实、表、里、阴、阳八字而已,病情既不外此,则辨证之法亦不外此。"他对寒热、虚实、表里六证辨之极细,对阴阳两证更有深刻的阐发,他说:"至于病之阴阳,统上六字而言,所包者广。热者为阳,实者为阳,在表者为阳;寒者为阴,虚者为阴,在里者为阴。寒邪客表阳中之阴,热邪入里阴中之阳。寒邪入里,阴中之阴;热邪达表,阳中之阳。"

"八纲"一词的提出,认为始于近代医家祝味菊。他在《伤寒质难》(1949年)中说:"所谓八纲者，阴阳表里寒热虚实是也"，"夫病变万端，大致不出八纲范围。明八纲，则施治有所遵循，此亦执简驭繁之道也"。近年来的中医教科书，均以八纲作为辨证的总纲，从而得到了学界的认可、统一和规范。而且在八纲实质方面，开展了现代研究，取得了重大进展。

把纷纭复杂的辨证，用高度概括的思维方法，归纳为四对矛盾、八字纲领，使之简单而易于掌握，应该说这是对中医诊断学的一大贡献。

第四节　病案的创始与发展

病案亦称医案，是医者诊疗患者的记录和经验的总结，能启迪后人，实为祖国医学宝库的重要组成部分，清代俞震说："医之有案，如奕者之谱，可按而复也。"章太炎说："中医之成绩，医案最著；欲求前人之经验心得，医案最有线索可寻，循此钻研，事半功倍。"

一、病案的创始

（一）淳于意创立诊籍

前述诸端只能视为病案的雏形，真正的病案应始于西汉淳于意的"诊籍"，它载于司马迁的《史记·扁鹊仓公列传》之中，共有25则。淳于意生活于秦汉之际，医术精湛，富有实事求是的科学态度，为后世病案的写作树立了规范，其特点概括有如下几点。

1. 正式将医者诊病的记录命名为"诊籍"

"诊"者诊治之意，"籍"者登记之簿籍。

2. 明确提出书写诊籍的目的

淳于意说："意所诊者皆有诊籍，所以别之者，臣意所受师方适成，师死。以故表籍所诊，期决死生。观所失所得者，合脉法，以故至今知之。"其每一病例均建立诊籍，意在总结经验教训，找出得失，以求提高，在25则病案中有15则是治愈病例，10则是死亡病案，就是这一思想的具体体现。

3. 诊籍的内容丰富，记录项目较全

其中包括姓名、居里、职业、性别、病名、脉象、症状、体征、病因病机、预后分析、治疗经过、结果转归等。有些病例还详细记载了病史。

4. 在诊断方法上体现了四诊合参的原则

望诊注意形色，如"伤脾气"，"望之杀然黄，如死青之兹"，又有大小便情况的观察。切诊以脉诊为主，记载了20余种脉象；有的病例进行了腹部切诊，如"蛲瘕为病，腹大，上肤黄粗，循之戚戚然"，"意诊脉以为痹，根在右胁下，大如覆杯"。问诊则以了解当前所苦为主，但也有涉及病史者，如病"迥风"的病例，"饮食下嗌辄后之"，了解到"我之王家，食马肝，食饱甚，见酒来即走去，疾趋至舍，即泄数十出"的病史；另一"热病气"的病例，了解到有马惊堕身入水几死，"身寒，已热如火，至今不可以见寒"的病史等。

5. 病案中有分析意见

病案夹叙夹议，以脉诊为主，时又引经据典如《脉法》、《奇咳》及师传经验来分析。

(二)《内经》的病案分析

《内经》虽未正式言及病案如何书写。但它讨论到疾病的诊断治疗时经常用病案分析的方式，对后世病案的形成发展和诊断的思维方法有很深的影响。如《素问·奇病论》黄帝与岐伯就九种疾病，如息积、伏梁、厥逆、脾瘅等，举出典型的病例来分析其症状、体征、病因病机、治法等。

(1)“帝曰：人有病头痛，以数岁不已，此安得之，名为何病？岐伯曰：当有所犯大寒，内至骨髓，髓者以脑为主，脑逆故令头痛，齿亦痛，病名厥逆。”

这里所列举的典型头痛齿亦痛的病例可能是我国最早的三叉神经痛病例。

(2)“帝曰：有病口甘者，病名为何？何以得之？岐伯曰：此五气之溢也，名曰脾瘅。夫五味入口藏于胃，脾为之行其精气。津液在脾，故令人口甘也，此肥美之所发也，此人必数食甘美而多肥也。肥者令人内热，甘者令人中满，故其气上溢，转为消渴。治之以兰，除陈气也。”

这里所列举的病例，是一个典型的消渴病例，分析他得病的原因，主要在于过食肥甘。

(3)“雷公曰：于此有人，头痛筋挛骨重，怯然少气，哕噫满腹，时惊，不嗜卧，此何藏之发也；脉浮而弦，切之石坚，不知其解。复问所以三藏者，以知其比类也。帝曰：……今子所言皆失。五藏消烁，传邪相受，夫浮而弦者，是肾不足也；沉而实者，是肾气内著也；怯然少气者，是水道不行，形气消索也；咳嗽烦冤者是肾气之逆也。一人之气，病在一藏也，若言三藏俱行不在法也。”

本例，雷公用肺脾肾三脏俱病来解释；黄帝认为是错误的，应该用别异比类的思维方法来分析，当是病在一脏，即肾。

二、病案的发展

汉晋隋唐，病案之学有所发展，主要表现在一些医学典籍中附有若干病案，内容有繁、有简，有的为本人所写，有的为弟子所录，其目的在于阐明自己的论点，传播临床经验。

(一)《小品方》中的病案

东晋陈延之所著《小品方》，约撰于4世纪初，载有两则误吞异物的病案，颇具代表性。

(1)某“小儿误吞铁珠子如狸豆大者，经年不已为害。后病瘦瘠，食不生肌肤，时下痢，或寒热，服诸药自疗反剧不效。有师诊之云：是吞物不消，作法服众药，所吞物不去，终不差。令其家人察之云：儿近岁常弄十六贝铁珠。觉失一颗，虑是吞之。从来积岁，不以为疑之。师六诊乃信是故令病矣，为处汤药，所患即差，复与将疗其儿，肌肤充悦。而忘说其方，且记之”。

(2)“又有一家女子，六七岁许，患腹痛，其母与按摩之，觉手下有一横物在儿肉里正平横尔。问儿曰：那得针在肉中？大惊怪，脱衣看之，肉完净无有刺处，按之儿亦不患针痛，惟觉腹里痛耳。其母即以爪甲重重介之；乃横物折爪下两段，亦不偏痛，迎师诊之。共察，若吞针刺物者，其婴儿时不经鲠碍，惟恐养儿时母常带针裸抱横儿体，针入儿肌肤中。儿纵觉痛啼呼，与乳卧息便止，遂成不觉。今因腹痛摩之知耳。铁得土木湿，皆生屑易朽。针在人肉中经数岁。肉得血气皆朽也，故介之即折。今患腹痛不安，但疗腹痛，服温中汤下，心腹病差。后长大，嫁。因产乳，不闻道针处为患。”

两则病案均系陈延之从师学习时所录。可以看出他们如何重视调查研究，如何分析鉴别，如何追踪观察。古人这种严谨的科学态度，令人叹服。

(二)《备急千金要方》中的病案

孙思邈博学多闻，常在书中医论部分举例病案说明自己的论点，作诊治示范。如“凡人久患脚气，不自知别。于后因他病发动，治之得差后，直患呕吐而复脚弱。余为诊之，乃告为脚气。病者曰：

某生平不患脚肿,何因名为脚气? 不肯服汤。余医以为石发,狐疑之间。不过一旬而死。故脚气不得一向以肿为候,亦有肿者,有不肿者。其以小腹顽痹不仁,脚气不肿,小腹顽后五日,即令人呕吐者名脚气入心,如此者死在旦夕。凡患脚气到心难治,以其肾水克心火故也。"

本案是孙思邈所诊脚气入心的一则病例,他强调指出脚气有肿、不肿、脚气入心三型,不得单纯以肿为候,而小腹顽麻和呕吐是脚气入心的征兆,实为经验之谈。

(三) 医人传记中的病案

医人传记中的病案多见于史书。其目的在于说明医家的医德医风和精湛的医术。优点是继承了《史记》的优良传统,多翔实而朴素。然亦有故神其术而略加夸张者,与医家自撰医案不尽相同。如"(建德)四年(575 年),高祖亲戎东讨,至河阴遇疾,口不能言,睑垂覆目,不复瞻视,一足短缩,又不得行,僧垣以为诸脏俱病,不可并治,军中之要,莫先于语。及处方进药,帝遂得言。次之又治目,目疾便愈。末乃治足,足疾亦瘳"(《周书・姚僧垣传》)。

本案似是中风。北周名医姚僧垣随帝亲征,在军旅中治愈高祖病的纪实,详于病证而疏于具体方药,不便于医家学习。

三、专科病案著作的出现

随着我国医学向专科方向发展,到了宋代出现有大量专科病案的著作,代表作如钱乙《小儿药证直诀》(1114 年),其卷上为脉证治法,卷中为记尝所治证二十三证,卷下为诸方。书中 23 则病案,记载甚详,足兹医者研读学习,为我国以医案为医书的正式重要组成部分的第一家。其后又有许叔微《伤寒九十论》(1133 年),载有伤寒病案 90 则,实为伤寒病案的专集,病案之后又有对《伤寒论》原文的讨论分析。许氏晚年又著《普济本事方》,方后多举有病案,计 70 余则。宋金元医家的著作附有病案者亦多,内容丰富,足兹借鉴。

(一)《小儿药证直诀》慢惊案例

"东都王氏子吐泻,诸医药下之,至虚变慢惊。其候露睛,手足瘈疭而身冷。钱曰:此慢惊也,与栝蒌汤。其子胃气实。即开目而身温。王疑其子不大小便,令诸医以药利之。医留八正散等,数服不利而身复冷,令钱氏利小便,钱曰:不当利小便,利之必身冷。王曰:已身冷矣。因抱出。钱曰:不能食而胃中虚,若利大小便即死。久则脾胃俱虚,当身冷而闭目,幸胎气实而难衰也。钱用益黄散、使君子圆,四服令微饮食,至日午果能饮食。所以然者,谓利大小便,脾胃虚寒当补脾不可别攻也。后又不语,诸医作失音治之。钱曰:既失音,开目而能饮食,又牙不紧而口不紧也。诸医不能晓。钱以地黄圆补肾,所以然者,用清药利小便致脾肾虚,今脾已实肾虚。故补肾必安。治之半月而能言。"

本案记述了一例慢惊风患儿诊治的全过程,确诊所需的病史、症状、体征齐全;病程中病情变化、治疗反应描述清晰;对病因、病机的分析较透彻;辨病辨证准确;钱氏鉴前医之误下误利,始终把握温运脾阳,后期补肾的治则而收功。特别是与众医的辨析,实带有会诊记录的性质,甚为难得。

(二)《普济本事方》伤寒案例

"有一士家病者二人。皆旬日矣。一则身热发汗,大便不通,小便如经。神昏多睡,诊其脉长大而虚。予用承气汤下之而愈。一则阳明自汗,大便不通,小便利,津液少,口干燥,其脉大而虚,予用蜜兑三易之,下燥屎,得溏利而解,其家问曰:皆阳明大便不通,何治之异? 予曰:二症虽相似,然自汗小便利者,不可荡涤五脏,为无津液也。然则伤寒大证相似,余证稍有不同。要在变通仔细斟酌,不可不谨。"

本案是将两个病例集中在一起描述分析,意在对比异同,具有创意。“蜜兑三易”系指用炼蜜特制的肛门栓剂,塞入谷道内连续溶化3粒始达缓泻的目的,实即蜜煎导。

(三)《脾胃论》痰厥头痛案例

“范天竦之内,素有脾胃之证,时显烦躁,胸中不利,大便不通。初冬出外而晚归,为寒气怫郁,闷乱大作,火不得伸故也。医疑有热,治以疏风丸,大便行而病不减。又疑药力小,复加七、八十丸,下两行,前证仍不减,复添吐逆,食不能停,痰唾黏稠,涌吐不止,眼黑头眩,恶心烦闷,气短促上喘,无力不欲言。心神颠倒,兀兀不止,目不敢开,如在风云中,头苦痛如裂,身重如山,四肢厥冷,不得安卧。余谓前证乃胃气已损,复下两次,则重虚其胃,而痰厥头痛作矣,制半夏天麻汤主之而愈。”

本例素有脾胃虚弱,又偶感风寒,引动内火,医者只重闷乱表现,忽视脾虚的本质,一再错投疏利之剂,致胃气重虚,引致痰厥。东垣治以半夏天麻汤,调理脾胃,升清降浊,探本求源得以治愈。本案的特点是现在症描述得特别细致。

四、病案的日趋完善

明清两代,医案之学有重大发展,日趋完善,主要表现在以下几个方面。

(一) 提出病案书写的规范

许多有识医家,强调在诊病时建立病案,而且提出法式,要求学医者遵循。

1. 韩丞的“六法兼施式”

《韩氏医通》(1522年)最先对病案书写提出规范的要求。凡治一病,用此式一纸为案。首填某处有某人某年月日填医案一宗。其次按六法即望、闻、问、切、论、治六个方面填写。

“望形色”包括肥、胖、瘦、瘠、中、长、短、魁、躲(形);黑、白、黄、赤、青、丰、润、枯、槁(色)。

“闻声音”包括清、高、浊、下、平、长、短、洪、细、散、暗。

“问情状”包括何处苦楚?何因而致?何日为始?昼夜孰甚?寒热孰多?喜恶何物,曾服何药?曾经何地?

“切脉理”包括左右浮中沉取的脉象。

“论病原”包括某人素禀孰盛?其病今在何类?标本孰居?毕竟如何(论吉凶、顺逆、易治、难治)?服药宜如何将息?病疾沉疴痼今在何际?

“治方术”包括主治用何法?先后用何方?

他认为“首填某地某时,审风土与时令也;次以明聪望之、闻之;不惜详问之,察其外也;然后切脉、论断、处方,得其真也。各各填注,庶几病者持循待续,不为临敌易将之失,而医之心思既竭,百发百中矣”。可见韩氏的“六法兼施式”已包括今之主诉、现在症、既往症、四诊、诊断、分析、预后、治法、处方,而且要求连续记载,强调病情观察和治疗的继承性。

2. 吴昆的“脉案格式”

吴昆《脉语》(1584年)书后附有“脉案格式”,其要求是“一书某年、某地、某人。二书其人年之高下,形之肥瘦长短,色之黑白枯润,声之清浊长短。三书其苦乐病由,始于何日。四书何时何病症服某药,次服某药,再服某药,某药少效,某药不效。五书时下昼夜孰甚?寒热孰多?喜恶何物?脉之三部九候如何?六引经旨以定病名;某证为标,某证为本;某证为急,当先治,某证为缓,当后治;某脏当补,某脏当泄。七书当用某药,加减某药,某药补某脏,某药泄某脏,君臣佐使之理,汗吐下和之意,一一详尽,末书,某郡医生,某撰"。

3. 喻昌的"病式"

喻昌《寓意草》(1643年)有"与门人定议病式"一则,对病案书写做出规定"某年某月,某地某人,年纪若干,形之肥瘦长短若何?色之黑白枯润若何?声之清浊长短若何?人之形志苦乐若何?病始何日?初服何药?次后再服何药?某药稍效,某药不效。时下昼夜孰重?寒热孰多?饮食喜恶多寡,二便滑涩有无。脉之三部九候,何候独异,二十四脉中何脉独见。何脉兼见,其症或内伤或外感,或兼内外,或不内外。依经断为何病?其标本先后何在?汗吐下和寒温补泻何施,其药宜用七方中何方,十剂中何剂,五气中何气,五味中何味,以何汤名为加减和合。其效验定于何时,一一详明,务令纤毫不爽,起众信从,允为医门矜式"。

喻昌"病式"是给本门弟子规定的医门矜式,是用以训练门人临证基本功的常规。书末所附64则病案就是他临证带教分析个案的记录。他在病案中强调问饮食二便,问既往的"形志苦乐"即生活变迁,情志所伤;在诊断上病、证并重,而且重视临床思维的训练。他说:"医者意也,一病当前,先以意为运量,后乃经之以法,纬之以方","意"指的就是临床思维,就是对已有的四诊资料的分析判断。他还说:"先议病后用药,如射者引弓,预定中的之高下,其后不失",实际是强调诊断的重要性。

(二)各种类型医案著作的涌现

1. 独家医案

在医案中以医家自撰或由门人整理的独家医案为最多。有的以医家姓氏名之,有的以斋名名之。如明代有汪机《石山医案》、孙一奎《孙文垣医案》、薛己《薛氏医案》、卢复《芷园臆草存案》等。清代个人医案更多,早期如高鼓峰《四明医案》、吕留良《东庄医案》、马元仪《印机草》、尤在泾《静香楼医案》。郑重光《素圃医案》宗补法、王三尊《医权初编》医案尚攻法、沈鲁珍《沈氏医案》尚豁痰清火,而各具特色。中期如叶桂《临证指南医案》、薛雪《扫叶山庄医案》、缪遵义《松心堂医案》。吴鞠通《吴鞠通医案》长于温病、徐大椿《洄溪医案》治疗不拘成法、陈念祖《南雅堂医案》善用经方。晚清时期,江浙一带名医辈出,医案佳作更多。如王孟英、曹仁伯、黄堂、柳宝诒、邵兰荪、张千里、姚龙光等医案学宗叶、吴,擅长温病;费伯雄、马培之等孟河一派的医案长于化裁,治疗稳正,不求奇异,尤精于时疫;陈连舫、何长治累代为医,门下众多,其医案用药稳健,平正清灵。清末民初恽铁樵、张锡纯、陆渊雷等的医案,衷中参西;余奉仙、曹颖甫、赵守贞、范文虎等的医案,善用经方等。

在独家医案中,也有祖孙三代的著作,可以看出师传家承,如明代陆岳、陆肖愚、陆祖愚的《陆氏三世医验》,清代陆舒燧《重古三何医案》(何元长、何书田、何鸿舫),费伯雄、费绳甫的《孟河费氏医案》等。

2. 诸家医案合编

或以一派,或以一地,将有关医家的医案编在一起出版流传。最早的如清代杨乘六集赵献可一门高鼓峰《四明医案》,吕留良《东庄医案》,董废翁《西塘感症》,于一阕的《医宗已任编》,吴金寿集叶桂、薛雪、缪遵义医案于一书的《三家医案合刻》,柳宝诒选自尤在泾《静香楼医案》,曹仁伯《继志堂医案》,王旭高《环溪草堂医案》,张仲华《爱庐医案》的《柳选四家医案》,姜成之集江苏龙砂名医医案的《龙砂八家医案》等。

3. 类案

类案是广泛搜集古今病案,按病证、年代、作者分门别类加以编纂,实为医案之类书,可为医家研读医学之工具,影响较一般医案为大。如明代江瑾父了《名医类案》(1552年)开本类医案著作之先河。它集明以前各代名医医案,旁及经史子集,按病证分为205门,包括各科疾病案例近3000则,历时20年始成。清代魏之琇《续名医类案》(1770年)集史记至清上下1800年的医案,分证350门,案例5000则,所载多为明以后江瓘所未收。俞震《古今医案按》(1778年)分证106门,案例1500余则,每类案后有按语,发表评论颇有见地。王士雄摘要为《古今医案按选》(1853年),更为精要。民国有徐衡之、姚若琴《宋元明清名医类案》、何廉臣《全国名医验案类编》、秦伯未《清代名医医案精华》等。

4. 专科专病医案

有些医案著作,集中某些特殊病证的案例,以供研究此类病证之参考。如沈源《奇证汇》(1786年)集医籍、笔记、小说中之疑难怪疾400余则,加有按语,以奇为旨。陈景岐《奇病治法三百种》(1935年)集古今书籍中奇病诊治案例300余种,多附有验方。余听鸿《外证医案汇编》(1894年)集清代医家陈学生、薛雪、缪宜亭、叶桂、徐大椿外证医案700余则,并附自己验案,分为13部,73门,总结病因、病程演变及内外治法方药,是一部内容丰富的外科专著,同时加以分析,旨在倡导外证内治和综合治疗。高思敬《外科逆证验案汇编》(1902年),主要介绍外科逆证治疗经验。黄寿南《七家诊治伏邪方案》、张山雷《湿温病古今医案评议》则着眼于伏邪与湿温。

5. 医籍中的附案

由于医案的示范作用,许多医籍常以医案来阐发医理,申明己见,医药、针灸著作均屡见不鲜。如《医学正传》、《本草纲目》、《针灸大成》、《外科正宗》、《景岳全书》、《医宗必读》、《慎柔五书》、《慎斋遗书》、《瘟疫论》等。

6. 类书、丛书中的医案著作

由于医案的重要,不少类书、丛书收有医案专著。如清代王琦《医林指月》收医案3种、《黄寿南抄辑医书二十种》收医案8种、周学海《周氏医学丛书》收医案3种、陆晋笙《鲟溪医述十五种》收医案3种,民国裘吉生《医学丛书》收医案4种、《三三医书》收医案10种、曹炳章《中国医学大成》收医案9种。

五、病案质量的提高

1949年以来,我国中医事业有极大的发展。一方面,重视名老中医的经验继承,撰著整理了大量的医案著作,如《蒲辅周医案》、《赵炳南临床经验集》、《黄文东医案》、《中国现代名医医案精华》、《老中医医案医话选》、《邓铁涛医案与研究》等;另一方面,诊疗工作均在医院、门诊部进行,检诊、治疗、观察条件大为改善。因此,医案之学有很大的提高,主要表现在以下几方面。

(一) 病案的科学化、规范化、常规化

1. 科学化

许多病案均来自原始病历,且有病程记录与随访,诊断依据增加有实验室检查与辨病辨证的结合。大量的病例常设有对照观察对比与统计学处理。因之诊断的准确性、及时性大为提高,疗效评价较科学客观。

2. 规范化

早期的中医病案书写多遵照大学诊断学教本与本院的规章制度，近年来国家致力于规范统一。1991年国家中医药管理局医政司颁布《中医病案书写规范》，使全国中医有所遵循。2002年卫生部和国家中医药管理局印发了《中医、中西医结合病历书写基本规范（试行）》（以下简称《规范》）。在总结各地《规范》执行情况的基础上，结合当前医疗机构管理和医疗质量管理面临的新形势和新特点，2010年卫生部和国家中医药管理局对《规范》进行了修订，制定了《中医病历书写基本规范》。

3. 常规化

病案书写是医院基础医疗的重要组成部分，是质量控制的重要内容。因此，医学生的在校教育、实习教育、毕业后的继续教育都把病案书写作为重点，在医院管理中作为保证医疗质量的常规工作来要求，定期进行检查评价。

病案就其本质而言，属于事例分析。它是研究问题、解决问题的有效方法，不仅限于医疗，而且广泛应用于各行各业。由于它源于实践，事例实在，具体生动，所以能发人深省，举一反三，是教育医人、积累经验、提高医术的有效途径。周学海说："宋以后医书，惟医案最好看，不似注释古书之穿凿也，每部案中，必有一生最得力处，潜心研究，最能汲取众医之所长。"信是斯语。

（二）我国病案的优良传统

纵观我国病案发展之历史，其优秀传统主要概括如下几点，是我们应当继承和发扬的。

1. 前瞻性病案与回顾性病案的结合

早期的医案主要是回顾性总结。明清以降要求据临证时记录整理，现代更强调事先周密的设计观察，医案著作应为前瞻与回顾相结合的作品，始能臻于上乘。

2. 有病立案与无病立案相结合

早在明末喻昌在《寓意草》中就有倡导。绝大多数病案均为有病立案，无病立案实为今日之健康检查，意在治未病，早期发现，早期治疗。

3. 叙述病情与讨论诊治相结合

病案要求既有翔实的病史，病情经过的记录，还要有辨证论治、理法方药的扼要分析，有的先叙后议，有的夹叙夹议，对于提高医家认识实所必需。今已有统一规定，住院病历中专设有"辨证分析"一栏。

4. 科学性与文采的结合

病案是科学文献，内容要求客观真实，具体准确，系统完整，总结的既有成功经验又有失败教训，这是其科学性的一面。文字既要简明精练，层次清楚，术语准确，又要用词严谨，语言明快，流畅易读。一些好的医案著作既有很高的科学性，又有很好的文字工夫；既是一篇优秀的科学论文，又是富有文采的佳作。

第五节　中医诊断学对世界医学的贡献举例

中华民族是文明开化最早的民族之一，其所创之中医学又有悠久的历史，不论理论体系、辨证论治方法均独具特色，在全球传统医学中有举足轻重的地位，对世界医学又有诸多贡献。今就中医诊断学中居世界前列者，略举数例以供参考。

一、沙虱毒

沙虱毒今已证实即恙虫病，又称日本红河热、洪水热、丛林斑疹伤寒，此病及其媒介昆虫沙虱（沙螨或恙螨）均为我国医家所最先认识及记载。

1. 关于沙虱的认识

晋代葛洪对沙虱的形态和生活习性、疾病传播途径作了比较详细的描述，他在《肘后备急方》中说："山水间多有沙虱，甚细略不可见。人入水浴及以水澡浴，此虫在水中著人身；及阴天雨行草中，亦着人，便钻入皮里"，其形状"正如疥虫，着爪上、映光，方见行动也。"他在《抱朴子·登涉》中还说："沙虱水陆皆有，其新雨后晨暮践涉必著人，惟日烈草燥时差稀耳。其大如毛发之端，初著人便入其皮里，其所在如有芒刺之状，小犯大痛，可以针挑取之，正赤如丹，著爪上行动也。"在葛洪之前，晋初郭义恭在《广志》中虽有所描述，如"沙虱，色赤，大不过虮"，"此虫在水中，入人皮中，杀人"，但不如葛氏所述具体入微。唐宣宗宰相李德裕被贬崖州，著《谪岭南道中》诗中有"愁冲毒露逢蛇草，畏落沙虫避燕泥"之句，说明当时已认识到岭南燕子所衔泥中常有沙虱，如着人肌肤可以发病。

从上述资料可以看出，葛洪对沙螨的描述基本是正确的。其形态细小，体长仅200μm，吸血后可达500~1000μm，沙螨红色，腹背有毛。说它形似疥虫切合实际，沙螨与疥螨同属蛛形纲，真螨目，大小相似。其生境多分布在潮湿的河流、峡谷、草丛之中，多在早晚出现，叮咬人而传播疾病亦很确切。由于成虫在泥土中产卵、孵化而成幼虫，燕子衔泥着人染病之说亦可理解。

2. 关于沙虱毒临床特征的认识

《肘后备急方》提到本病的诊法，谓："初得之，皮上正赤，如小豆、黍米、粟粒，以手摩赤上痛如刺，三日之后令百节强痛，寒热，赤上发疮，此虫渐入至骨则杀人。"首先指出恙螨叮咬处出现一红色丘疹，小如粟粒，大如小豆，今测为0.3~1.0cm；"赤上发疮"实际指的是丘疹发生水泡、坏死、出血，形成焦痂和脱落后变为溃疡的过程；"三日之后"似指潜伏期过后的两三日则出现发热、全身疼痛等症状。在恙虫病的三大体征中，葛洪描述了两个，而缺少淋巴结肿大的记载，这是历史条件所限的缘故。另外，这种病，当时的死亡率很高，后续病程经过少有记叙，也有欠缺。

3. 对世界医学的影响

我国对沙虱与沙虱毒的认识，至晚在唐代已传入日本。江户时期，幕府医学馆的多纪元坚（1795~1857年）所著的《时还读我书》中说："越后新泻一带，有一种病。土人在近海河边割茅草时，身中有时忽被虫螫，其虫至细如毛发，螫后发寒热，状如伤寒，土俗呼之为恙。"轩村世缉说："此沙虱之类也，闻泻其螫处可愈。"桥本伯寿说："本邦筑摩水边有射工，俗名恙，土人云：旱岁多，水岁元，盖此虫为洪水流失也。"他命其名为恙热。1879年川上等报告"河热"，实是同一疾病。后来日本学者在此基础上证实红恙螨为此病的传播媒介，病原体确定为东方立克次体。

二、狐惑病

张仲景《金匮要略》中记载了一种特殊的疾病，即狐惑病。他在描述症状时主要抓住了四个特点：口腔、肛门、外阴部溃疡和鸠眼，说："狐惑之为病，状如伤寒，默默欲眠，目不得闭，卧起不安，蚀于喉为惑,蚀于阴为狐,不欲饮食,恶闻食臭,其面目乍赤、乍黑、乍白。蚀于上部则声嗄,甘草泻心汤主之。蚀于下部则咽干,苦参汤洗之。蚀于肛者,雄黄熏之。”又说:“病者脉数,无热,微烦,默默但欲卧,汗出,初得之三四日,目赤如鸠眼;七八日,目四眦黑。若能食者,脓已成也,赤豆当归散主之。”

对狐惑病历代医家多所注释,但均未能阐明究属何病。王叔和《脉经》说:“或从呼吸上蚀其咽,或从下焦蚀其肛阴。蚀上为惑,蚀下为狐”,作了进一步概括。清代尤在泾《金匮要略心典》认为本病即巢氏病源的䘌病。陈修园《金匮要略浅注》认为狐惑与阴阳毒同源而异流,意谓一种疾病的两种表现。民初谢观认为“牙疳为惑,下疳为狐”,本病是“由大病后胃肠空虚,三虫求食,在上则为蚀咽腐龈脱牙穿腮破龈等证,其声哑,上唇必有疮,宜三黄泻心汤;在下则蚀烂肛阴,其咽干,下唇必有疮……”指出本病有口腔溃疡的存在。综合前人见解,多以狐惑是由感染虫毒、湿热浸淫所致。

现代医家在临床上对本病的观察机会增多,一般认为它就是现代医学的白塞病或译为贝赫切特病(Behcet's disease)。它是土耳其医者 Behcet 于 1937 年报告的,故名。有的根据其主征也称口-眼-外生殖器综合征,或黏膜-皮肤-口腔综合征。不少学者指出仲景在 1800 年前论述狐惑病的主症,与今之白塞病完全吻合是难能可贵的,因此有人提出此病应称为“张仲景综合征”。

白塞病是一种多脏器损害、原因不明的炎症性疾患,其病程多呈恶化、缓解交替的慢性经过,有类似胶原病的免疫功能异常,病理组织学显示病变中心部分微小血管有类纤维蛋白坏死。1990 年 International Study Group 制定了白塞病国际诊断标准。它以口腔复发性溃疡、皮肤症状、眼症状、外阴部溃疡为主症状;以无变形无僵直关节炎、附睾丸炎、消化道溃疡、血管病变、中枢神经病变为副症状;诊断分为完全型(4 个主症状具备)、不完全型(2 个主症状与 2 个副症状)、特殊型(肠管型、血管型、神经型)。

仲景所述“蚀于上部”、“蚀于喉”是指发生于口腔咽喉部的溃疡;“蚀于下部”、“蚀于阴”是指发生于外阴部的溃疡;“赤如鸠眼”、“目四眦黑”是指眼的症状,可能包括结膜炎、角膜炎、虹膜睫状体炎、视网膜脉络膜炎等;“蚀于肛”、“脓已成”是指发生于肠管(由食管迄直肠肛门,整个消化道所有部位均可发生溃疡)的溃疡;“不欲饮食,恶闻食臭”是消化系统损害的症状;“状如伤寒,默默欲眠,目不得闭,卧起不安”是神经系统受损的症状。《中国大百科全书·中国传统医学》指出狐惑病与西医白塞病类似,并译为口-眼-生殖器溃疡综合征(oral-anal-genital ulcer syndrome)不是没有道理的,仲景在本病诊断上的贡献也是不可磨灭的。

三、狂　犬　病

我国对狂犬病的认识至少有 2000 余年的历史。《左传》(鲁)襄公十七年(前 555 年)条说:“十一月甲午,国人逐瘈狗,瘈狗入华臣氏,国人从之。”可以看出在春秋战国之际,已有驱捕狂犬的活动。在医籍中现存最早的《五十二病方》已载有狂犬齧人和犬噬人两病。其后历代医家有关本病的著述不少,积累了不少诊断经验。

(一) 关于媒介动物与传播途径

自《五十二病方》以降,历代方书均将狂犬咬伤与犬咬伤加以区别,并列为两病,主要要求人们对两者要同等重视,即非狂犬亦有发狂犬病之可能。晋代葛洪,最先报告家犬发狂的征兆,提起注意,他说:“及寻常,忽鼻头燥、眼赤、不食、避人、藏身,皆欲发狂”,较正确地描述了最初期的狂犬性情变化。唐代孙思邈指出犬发狂的季节以春末夏初为最多。《琐碎录》载有“猫儿咬,涎入疮,令人闷”,提示猫咬伤亦可传播狂犬病。

关于传播途径,古之医家已经认识到是通过狂犬咬伤后,“涎入疮”而染毒邪。因此,对咬伤伤口的及时处理特别重视。《五十二病方》要求用酒冲洗伤口。在《犬所齧智令毋痛及易瘳方》说:“令醫者卧,而令人以酒财沃其伤,已沃而×越之,尝试勿禁”,明确提出要反复冲洗,冲洗后不要拭干,要酒液自己挥发。《肘后备急方》的办法是“急嗍去恶血,乃须灸疮中十壮,明日以去,日灸一壮,满百日乃止”。《琐碎录》的办法是用清水冲洗。《医宗金鉴》是用酒壶拨吸,“先以一壶上火,令滚无声,倾去酒,即按在破伤疮口,拔出污黑血水,满则自落。再以次壶仍按疮口,轮流提拔,以尽为度”。

(二) 对潜伏期的认识

《肘后备急方》说:“凡狂犬咋人,七日辄应一发,过三七日不发则免也。过百日乃为大免耳。”《小品方》、《备急千金要方》都有同样的记载。元代罗天益在《卫生宝鉴》中说:“凡恶犬伤人,咬破多,或一年,二年,三年,四五年,七八年,被犬伤咬破处或发疼痛,或发热、憎寒,或甚至发风、遍身抽搐,数日不食而死,十死八九,余亲见死者数人。”

现代研究证实,本病的潜伏期为10日至1年以上,最长可达19年,一般为20~100日,有10%超过100日,1%超过1年以上。葛洪等医家的描述与现代的认识完全吻合。

(三) 关于临床症状的认识

由于本病经过迅速,死亡率甚高,症状体征的变化复杂,古代医家描述得较为简单。《备急千金要方》说:“凡狂犬咬人着讫,即令人狂,精神已别”;《小品方》说:“发狂如猘犬”,“目赤,口噤”,“烦乱”;《梅师方》谓:“诸犬咬伤不瘥,吐白沫者为毒入心,叫唤如犬声”;《太平圣惠方》谓:“猘犬咬人,毒气入腹,心头闷乱,腹内疠痛”,“毒入心,闷绝不识人”;《医宗金鉴》谓:“犬毒入心,烦乱腹胀,口吐白沫……若治迟,发狂叫唤,人声似犬声,眼神露白者逆”,主要描述的是神经精神症状。典型的恐水症状虽缺乏记载,但《淮南子·氾论训》中却有“猘犬不投河”的论述。畏风的症状,清代顾澄《疡医大全》和葛氏啸园刊本的《洗冤录详义拾遗补》所附“经验方”中,载有用蒲扇向患者搧风以鉴别狂犬患者是否畏风的诊断方法。

(四) 关于预后的认识

孙思邈以自己的亲身经历告诫世人和医者,“此病至重,世皆轻之,不必为意,坐之死者,每年皆有。吾初学医,未以为业,有人遭此,将以问吾,吾了不知报答,以是经吾手死者不一”。又说:“若初见疮差痛定,即言平复者,此最可畏,大祸及至,死在旦夕。”《必用全书》说:“此病非为小可,乃九死一生之病。”现代医学认为本病一旦出现症状,极难挽救,患者一般在3~5日内死亡,我国古代医家九死一生之论切合实际。

四、梅 核 气

梅核气是我国报告最早的疾病之一,是中医学在情志病中对世界医学的一个贡献。

本病在《内经》中,被称为“喉吤”,《灵枢·邪气藏府病形》有“心脉……太甚为喉吤”,下文尚有“嗌中吤吤然”的描述。《素问·咳论》有“心咳之状……喉中吤吤如梗状”。这里的吤通芥,实为芥蒂之意,指喉中似有异物,梗阻上下,有妨碍之谓。

仲景《金匮要略》“妇人杂病”中有“妇人咽中,如有炙脔”,陈修园解释说:“吐之不出,吞之不下,俗谓梅核气,病多得于七情郁气,痰凝气阻。”仲景当时已把本病与脏躁、奔豚气相区别。

宋以后本病有增多的趋势,观察较细,早期的《太平圣惠方》、《圣济总录》均载有“治咽喉中如有物妨闷方”,其病因除“藏府不和,肺脾壅滞,风邪热气,搏于经络,蕴蓄不散,上攻于咽喉”外,“亦有愁忧思虑,五藏气逆,胸膈痰结,则喉中如梗”。其病候则为“咽喉中如有物,噎塞不通,吞不能入,吐不能出”。

梅核气病名的出现最早见于朱肱《南阳活人书》(1108年)。其后杨士瀛《仁斋直指方》(1264年)对梅核气有较详细的论述,他说:"七情气郁,结成痰涎,随之积聚,坚大如块,在心腹间,或塞咽喉如梅核粉絮样,咯不出,咽不下,每发欲绝,逆害饮食","男女或胸喉间有梅核之恙者,触事勿怒,饮食勿冷"。明代龚信《古今医鉴》载:"梅核气者,窒碍于咽喉之间,咯不出,咽不下,如梅核之状是也。因喜怒太过,积热蕴酿,乃成痰涎郁结,致斯疾耳。"《万病回春》说:"梅核之病,大抵因七情之气郁结而成;或因饮食之时,触犯恼怒遂成此症。惟妇人女子患此最多。"

综上所述,中医在2000多年前就认识了本病:①它多发于妇女;②症状特点是咽喉部的异物感,如有物梗阻于咽喉心胸之间,咯之不出,吞之不下,时轻时重,严重者影响饮食;③病因上主要是七情郁结,痰凝气滞,或愁忧思虑,或喜怒太过,总之与情志有关。因此,在治疗上特别重视心理开导,告诫患者触事勿怒。辅以辨证论治,常可收到较好的疗效。近年来中西医家,均认为本病即现代医学之咽神经症,临床上十分常见。

五、脚　　气

晋以前无"脚气"之名,《内经》中的痹、痿、躄等病,汉代的"缓中"、三国时的"流肿",可能有一部分为脚气,但至晋代始有"脚气"这一专用病名。由于我国自晋迄宋,脚气的发病率甚高,医家积累了丰富的经验。所以在本病的病因和诊断上的贡献良多。

(一) 关于流行病学

晋代葛洪,最先记载"脚气",他说:"脚气之病,先起岭南,稍来江东。"与我国当时的食米区完全一致。其后唐代孙思邈对我国脚气病的流行情况有精辟的论述,他说:"考诸经方,往往有脚弱之论,而古人少有此疾。自永嘉南度,衣缨士人,多有遭者。岭表江东,有支法存、仰道人等,并留意经方,偏善斯术,晋朝仕望,多获全济,莫不由此二公。又宋齐之间,有释门深师,师道人、述法存等诸家旧方为三十卷,其脚弱一方近百余首。魏、周之代,盖无此病,所以姚公《集验》殊不殷勤,徐王撰录未以为意","是以关西河北不识此疾。自圣唐开辟六合,无外南极之地,襟带是重,爪牙之寄,坐镇于彼,不习水土,往者皆遭。近来中国士大夫虽不涉江表,亦有居然而患之者。良由今代天下风气混同,物类齐等所致耳"。孙氏认为我国的脚气是在永嘉南渡后大量出现的,就是说永嘉五年(311年)汉刘曜陷洛阳,中原士族大批南迁,后晋元帝在南京建立东晋政权(317~420年)。南迁到江东的士族患脚气者甚多。而北方的北魏(395~534年)、北周(557~581年)则甚少发病;但是南方的刘宋(420~470年)、南齐(479~520年)则发病甚多。唐朝开国以后,不仅经略江南的官员多遭脚气,而不涉江表的士大夫,也有不少患此病的。实际是因食米区扩大所造成的,隋唐之际随着大运河的打通,南方的稻米进入中原,长安上层社会食米而患脚气者日增。

7世纪的苏敬,是脚气病专家,他说:"近入京以来,见在室女及妇人或少年学士,得此病者皆以不在江岭,庸医不识,以为他病,错疗之多有死者,风气毒行,天下遍有,非独江岭间也。既妇人亦病,又非由肾虚而得,卑湿之土,斯病尤众,不为此疗,冤死极多,深用哀悼,无如之何。"苏敬所言脚气的流行情况大致为7世纪末、8世纪初,不但江南流行甚众、死亡率高,且首都长安也已殃及妇女、少年。贞元十九年(803年),韩愈作《祭十二郎文》中提到十二郎所患软脚病,往往而剧,指出"江南之人,常常有之",说明脚气病在9世纪仍很猖獗。

宋代脚气病也较多,《圣济总录》亦说江东岭南,大率有此。《严氏济生方》(1253年)说:"今妇人病此者甚众。"因而宋代研究脚气的方书众多。

（二）关于病因的认识

1. 风毒说

《诸病源候论》说："凡脚气病，皆由感风毒所致"；《备急千金要方》说："风毒之气，皆起于地，地之寒暑风湿，皆作蒸气，足常履之，所以风毒之中人也，必先中脚也"；唐侍中云："凡脚气病者，盖由暑湿之气，郁积于内，毒厉之风吹薄其外所致也"。

2. 酒风说

《备急千金要方》有"酒醉汗出，当风取凉，皆成脚气"。金元之后，医家观察到酒风脚气比较多，因此提出北方主要因嗜酒所致，南方主要因外湿所引起。李东垣说："南方之疾自外而感者也；北方之疾自内而致者也。何以言之，北方之人常食潼乳，又饮酒无节，过伤而不厌……则脾胃之气有伤，其水湿之性，流下而致之。"又说："南方脚气为外感清湿作寒治；北方脚气内伤酒乳作湿热治。"明清学者多不同意此说，王肯堂、张景岳曾著文反驳，张氏说："然北方亦有寒湿，南方岂少酒湿，此固不必分南北，其或内或外凡受邪气，有病始于是渐致他证者，即脚气之谓也。"清代何梦瑶《医碥》说："岭南人嗜酒者每多病此，名酒风脚。由酒之湿热伤脾，不能运化，因而下坠，结为痰涎，不能解散所致。其痛不可忍，虽蚊蝇着脚若石压，治此鲜有效者。"

3. 食米说

唐朝有不少本草家，作了大量的观察与实验，提出长期吃稻米可致脚气。孟诜《食疗本草》说："糯米寒，使人多睡，发风动气，不可多食。"陈藏器在《本草拾遗》(739年)中说："糯米性微寒，妊身与杂肉食之不利子；作粥糜食一斗主消渴；久食之，令人身软。黍米及糯饲小猫犬，令脚屈不能行，缓人筋故也。"《本草纲目》引用时，还有"马食之足重"。陈士良《食性本草》(9世纪)有"积久食，发心悸"。萧炳(10世纪)说："糯米壅诸经络气，使四肢不收，发风昏昏。"唐代大诗人元稹有"短脚缘知旧施春"句，指出旧陈之米可致脚气。远在晋代，《博物志》已有"马食谷，足重不行"的记载。古称稻米为糯，久食稻米，人畜均可见缓筋、足重、脚屈不能行；甚至发风动气、心悸、脚气攻心。而且古人还提到妊妇久食米可以影响胎婴。这一正确见解惜未能进一步发展提高。

4. 体质说

苏敬论云："夫脚气之为病，本因肾虚，多中肥溢、肌肤虚者，无问男女；若瘦而劳苦，肌肤薄实，皮肤厚紧者，纵患亦无死忧。"

5. 妊产相关说

《备急千金要方》说："妇人产后，春夏取凉多中此毒。"

（三）关于辨病与辨证

唐以前的医家，多将脚气作为一病分型论治；唐以后的医家，多在脚气病的诊断下辨证论治。

1. 脚气分型

《肘后备急方》最先描述了三种类型，即"得之无渐，或微觉痛痹，或两胫小满，或行起忽弱，或小腹不仁，或时冷时热"的干型；"胫已满，捏之没指"的湿型；"转上入腹，发气便杀人"的脚气冲心型。其后孙思邈明确提出肿、不肿、脚气入心三型，"脚气不得一向以肿为候，有肿者亦有不肿者，其以小腹顽痹不仁者，脚多不肿；小腹顽后不过三五日即令人呕吐者名脚气入心，如此者死在旦夕”。《拯要方》云：“脚气皆令人脚胫大肿，跗肿重闷，甚者上冲心，肿满闷，气短。中间有干、湿两种脚气，湿者脚肿；干者脚不肿，渐觉枯燥，皮肤甲错，须细察之。”徐思恭将脚气分为阴阳、阴、阳脚气三型，与干、湿、入心大同小异。他说：“凡脚气，皆有阴阳。若两脚及髀已来肿满，按之应骨，骨疼又痛者，此名阴阳脚气。阴阳俱患，不宜攻心，攻心则死者十有七八；若两脚惟缓弱，行起不得，不肿，按之应骨，骨疼亦痛者，此名阴脚气，阴上则死者十有四五；若直皮肤上肿，不废行，按之不疼痛者，此名阳脚气，纵上至面及手指，亦无死忧。”

2. 脚气形候

历代医家多宗《诸病源候论》与《备急千金要方》的描述。

（1）初起症状：“此病之初甚微，饮食嬉戏如故”，“初起此病，多不即觉，或先无他疾而忽得之，或因众病后得之”。

（2）痹痛不仁：“其状自膝至脚有不仁，或若痹，或淫淫如虫行，或脚趾及膝胫洒洒尔”，“搔之如隔衣物不觉知”，“脚或屈弱不能行，或微肿，或酷冷，或疼痛，或纵缓不随，或有挛急”，“或举体转筋”，“干者脚不肿，渐觉枯燥，皮肤甲错”。

（3）水肿：“水肿脚满，小便不利”，“胫已满，捏之没指”，“水肿不能行动”，“遍身肿满成水病”，《诸病源候论》认为“肾气不能宣通水液……水气壅液脏腑，浸渍皮肤，故肿满也”。

（4）情志症状：“寐处不欲见明”，“语言错乱，喜忘误”，“或眼浊精神昏愦”。

（5）脾胃症状：“或有至困能饮食者，或有不能饮食者，或见饮食而呕吐，恶闻食臭”，“腹内苦痛而兼下”。

（6）入腹冲心症状：“有物如指，发于腨腹，迳上撞心，气上”，“心胸冲悸”，“脚气攻心，诸脉并绝”，“或肿或不肿，胸胁逆满，气上息肩，急者死不旋踵，宽者数日必死”，“脚气冲心，烦闷乱不识人”。

（7）特殊症状：“脚气屈弱或不能语”，“四肢不仁，失音不能言”，“壮热头痛”。

3. 辨证分型

宋以后的医家主张辨证论治。《三因极一病证方论》提出“千金节文，但备叙诸证，不说阴阳经络所受去处，亦不分风湿寒热四气及内脏虚实所因，后学者从何为治”，主张分六经辨证，并多为三阴并合、三阳并合，强调脚气“不专主一气，亦不专在一经”。《严氏济生方》指出“大抵寒中三阳，所患必冷，暑中三阴，所患必热”。《证治准绳》按六经逐经列出不同的证候。

4. 脉象

按《小品方》、《集验》，脚气脉有三种：以缓脉为轻，沉紧为次，洪数者为下。苏敬说：“自三十年，凡见得此病者数百，脉沉紧者多死，洪数者并生，缓者不疗自差，大况如此。”实际上宋以后的医家特别重视脚气入心的病脉，如《太平圣惠方》说：“但见心下急，气喘不停，或自汗数出，或乍寒乍热，其脉短促而数，呕不止者死。”《证治准绳》说：“人心，则恍惚、谵妄、呕吐不入眠、不安、脉左寸乍大乍小乍无者不治；入肾则腰脚皆肿，小便不通，呻吟，口额黑，冲胸而喘，左尺绝者不治。”

（四）关于复发问题

苏敬认为“凡脚气病人，不能永差，要至春夏，还复发动”，“凡脚气病，多以春末夏初发动，春发如轻，夏发更重，人秋少轻，至冬自歇”。又说：“一瘗以后，又恶久立湿地，多饮酒食面，心情忧愦，亦使发动。”苏敬本人就是脚气患者，三十年中曾“六七度发，每发几死”，实有深刻体会。

综上所述,我国医家对脚气一病的诊断,在千余年前已达到世界先进水平,表现在:①正确地描述了流行情况,记录了永嘉南渡东晋初期和唐开国后半个世纪的两个发病高峰;②在病因学方面提出了食米说、酒精中毒、妊产、大病后等先进学说;③在证候学方面提出了与现代大致相同的神经损害、消化道损害、心血管损害等细致入微的症状体征描述;④在辨病与辨证的结合上,早期将脚气区分为干、湿、冲心三型,完全符合现代的分类,宋以后又进一步辨证,使本病在诊断上更深化一步,体现中医诊断学的发展轨迹。另外对妊产妇与乳儿脚气也有独到的特殊类型记载。人类对脚气病的认识走过不少弯路,1884 年日本人高木兼宽通过改变传统给养,降低了海军脚气的患病率和死亡率;其后爪哇荷兰医者 Eijkman(1897 年)和 Grijins(1901 年)肯定了本病与食精白米有关;Funk(1917 年)从米糠和酵母中分离出治疗本病的有效物质"生命胺";美国化学家 Williams(1936 年)提纯、弄清化学结构并合成了盐酸硫胺,正式命名为维生素 B_1,进一步明确脚气是由于缺乏维生素 B_1 所引起的。我国医家早期已经跨入正确病因的门槛,惜未能进一步探究,说明其内在规律,实是历史的局限。

六、葡萄疫与青腿牙疳

(一) 葡萄疫

明代陈实功所著《外科正宗》(1617 年)载有葡萄疫一病,他说:"葡萄疫多生小儿,感受四时不正之气,郁于皮肤不散,结成大小青紫斑点,色若葡萄,发在遍体头面乃为腑证,自无表里,邪毒传胃,牙根出血,久则虚人,斑渐方退。"此病其他医籍少有记载,清代何梦瑶《医碥·皮毛须发肌肉筋骨四肢二阴》中也载有葡萄疫的治法。

分析葡萄疫的流行病学与临床特征描述,与现代医学的急性原发性血小板减少性紫癜完全符合。首先,易感人群谓"多生小儿";据今之流行病学统计,本病 90% 发生于儿童,2~9 岁为高发年龄,成人罕见。其次,诱因指出为"感受四时不正之邪";现已知 80% 的患儿在发病前 2~21 日有病毒样上呼吸道感染。再次,体征描述为"大小青紫斑点,色若葡萄,发在遍体头面",有的侵及内脏,"邪毒传胃"则见"牙根出血";现代的观察,表现为突然出现的点状或大小不等的斑点、斑片状瘀点瘀斑,可以在皮内、皮下、黏膜下,甚至为血肿。如果侵及牙龈则见牙龈出血;如侵犯内脏,常见的为消化道、泌尿道出血。最后,是经过特点,"斑渐方退",即经时可以斑退自愈;与今天认为的经一两个月可自行缓解完全相同。

在 17 世纪初,明代著名外科医家陈实功对本病有如此准确细致的观察实难可贵,它也是我国急性原发性血小板减少性紫癜的最早记载。民国时期,谢观等编的《中国医学大辞典》所载的葡萄疫实源自《外科正宗》,概括得更加简练明确,他说:"此证因婴儿感受疠疫之气,郁于皮肤而成,斑点大小青紫,状如葡萄,遍身散发,腿胫尤多,甚则邪毒攻胃,牙龈腐烂,血出气臭,形类牙疳,而青紫斑点,其色反淡,久则令人虚羸。"谢观又补充了一个慢性型。

(二) 青腿牙疳

《医宗金鉴·外科心法要诀》(1742 年)载有青腿牙疳一病,歌诀描述说:"青腿牙疳何故生,只缘上下不交通,阳火炎炽阴寒闭,凝结为毒此病成。青腿如云茄黑色,皮顽肿硬履难行,牙疳龈肿出臭血,穿破腮唇腐黑凶"。注解进一步阐述了此病发生的背景,说:"此病自古方书罕载其名。仅传雍正年间(1723~1735 年),北路随营医官陶起麟,颇得其详。略云:军中凡病褪色青者,其上必发牙疳;凡牙疳腐血者,其下必发青腿,二者相因而至……此证也,相近内地间亦有之,边外虽亦有不甚多。惟内地人初居边外,得此证者竟十居八九。盖中国之人,本不耐边外严寒,更不免坐卧湿地,故寒湿之痰生于下,致腿青肿,其病形如云片,色似茄黑,肉体顽硬,所以步履艰难也。又边外缺少五谷,多食牛羊等肉,其热与湿合,蒸瘀于胃,毒火上熏,致生牙疳。若穿腮破唇,腐烂色黑,即为危候。”

根据陶起麟所论,青腿牙疳的主要特点有四:一是本病主要发生于边外的戍边部队,特别是家居中土的士卒,百姓则内地初居边外者多见,边外土住居民发生者少,边外及邻近边外的内地时见散发。二是饮食,缺乏五谷杂粮,主食牛羊肉,蔬菜匮乏。三是临床症状与体征主要是牙龈出血,甚至肿烂;下肢出现紫黑色大小不等的瘀斑、血肿,致肉体顽硬,行动困难。两者虽有先后,但必同时俱有。凶险不治之证的见症是“形气衰败,饮食不思者不治,牙齿俱落,紫黑流血,腐烂秽臭者不治;腿大肿腐烂或细干枯者不治”。四是治疗反应,陶以大量饮新鲜马乳,食马脑,服活络流气饮(苍术、木瓜、羌活、附子、山楂肉、独活、怀牛膝、麻黄、黄柏、乌药、干姜、槟榔、枳壳、甘草、黑豆、生姜)、加味二妙汤(黄柏、苍术、牛膝、槟榔、泽泻、木瓜、乌药、归尾、黑豆)等,取得了较好的疗效。

从上述本病的流行病学特点和临床所见完全符合今之维生素C缺乏病(坏血病),这可能是我国雍正年间流行于边外军旅中的仅有记录。维生素C,人类自身既不能在体内合成,又不能在体内储存,需要不断地由食物供应。而其来源又主要为蔬菜与水果。在边外戍边的部队,特别是天寒地冻的冬天,必乏蔬菜水果的供应。久之,每日供应维生素C低于6.5mg,就会发生维生素C缺乏病。其症状与体征,早期出现倦怠乏力、食思不振、贫血、易感染;继之毛细血管脆性增加而见牙龈、黏膜、皮肤、皮下、肌肉、关节、内脏出血等。牙疳是本病的重要见症,始为牙龈肿胀出血,继之发生牙龈、齿槽坏死而致牙齿松动脱落。严重者当可“牙齿俱落,紫黑流血,腐烂秽臭”,“穿腮破唇”。至于肢体大小不等的紫黑色片状瘀斑,为本病必见的体征,如果发生在肌肉、关节、骨膜下,患者自必“肉体顽硬”、“步履维艰”了。严重者可以感染溃烂。全身症状主要是精神委靡,衰弱乏力,食欲丧失,严重者当可“形气衰败,饮食不思”,进入凶险境地。在治疗上,陶氏所用似是综合疗法,在饮食上饮用大量的新鲜马乳,或食马脑,但供应的维生素C量不多;内服汤剂中则含较丰富的维生素C,如山楂、木瓜、生姜等。

在西方,维生素C缺乏病的大量发生亦主要在军队,13世纪十字军东征之际就有发生。其后主要困扰远洋航海的船员。英国海军外科军医林德(James Lind,1716~1794年),于1747年随沙利斯布瑞(H. M. S. Salisbury)号出航,发现350名海员有80人因维生素C缺乏病病倒。据当时记录,一次远航船员的死亡率高达75%。至1753年林德发表了《论坏血病》,1757年又发表了《保护海员健康最有效的方法》,建议把新鲜柑橘和柠檬汁包括在海员饮食中,以防治维生素C缺乏病。并附有对照组报告了他取得的效果,可惜未被公认与采纳,直到他死的那一年即1794年,英国一支去马德拉斯的舰队,按照他的建议供应柠檬,航行23周,竟无1例维生素C缺乏病发生。

维生素C缺乏病是人类认识较早的营养缺乏病。我国军医陶起麟,认识此病(青腿牙疳)并著录于《医宗金鉴》,要早于林德至少10余年,实难能可贵,但对其病因与防治远未达到究明的水平。

七、疕病与瘾疹

(一)古人对疕病的释义

疕,春秋时有人用为名,如昆疕王;作为疾病,古人析为三义:一为头疡。《周礼·医师章》曰:“凡邦之有疾病者,有疕疡者造焉,使医分而治之。”郑玄注:“疕,头疡,亦谓秃也;身伤曰疡。”《说文解字》曰:“疕,头疡也。”孙贻让谓:“疕为头疮专名,他病不得通称疕。”贾公彦疏:“疕,头疮,谓头上有疮,有脓血者。又云亦谓秃也者,秃含脓血者入疕中;秃而不含脓血者,疕中可以兼之,故云亦谓秃也。”总之,疕指头疮,脓血可有可无,可秃。二为头痛。《集韵·旨韵》曰:“疕,头痛也。”三为一种皮肤损害。《急救篇》有“痂、疕、疥、疠……”等字,颜师古释:“痂,疮上甲也;疕,谓薄者也。”《广雅·

释言》曰:“疕,痂也。”《字汇补》释其为“疮上甲”。这里疕指一种有痂皮或有脱屑的皮肤疾病。

(二)《五十二病方》与《病候》中“疕”有多义

马王堆汉墓出土的《五十二病方》与张家山汉墓出土的《病候》,均为公元前2世纪中期的墓葬品,它们反映着先秦时期人们对疾病认识的水平。两书多次有“疕”出现,随文分析,可以看出它指的是多种皮肤疾病,有时则为某一疾病皮损的通用代词。

(1)《病候》(2)“(头病)。疕,为秃”。显然疕指秃病,与郑玄注同。

(2)《病候》(8)“(鼻病),其疕,痛,为蟦蚀”。与《五十二病方·虫蚀》中的“蟦蚀口鼻”实为一病,虫蚀有蚀于喉的,有蚀于口鼻的。这种病似是仲景所谓的狐惑病或后世的慝病。《五十二病方·虫蚀》原文249条,在治方后,有“疕瘳而止”句,这里疕则指发生于喉部与口鼻部的溃疡。

(3)《病候》(25)“(病)在身,疕如葴,痒,为痂”。《五十二病方》中也专列有“痂”病。古今学者多释“痂”为疥疮。这里疕是指痂病的皮损,形如葴粒大小凸起,有明显的痒感。

(4)《病候》(54)“(病)在胻,疕,赤鋈(古字,不详其义),为膫”。马继兴认为与《五十二病方》的“胻燎”,实为一病,膫与燎通假。这里的疕是指小腿烧伤、烫伤的皮损,发赤、发泡或更重的病变。

(5)《五十二病方》中的髼,学者释为因漆过敏引起的漆疮。其中载一祝由治法,“髼,唾曰‘喷,漆’三,即曰:天帝下若以漆弓矢,今若为下民疕,涂若以豕矢……”,意为“上帝要你漆弓矢,而你却使人患漆疮,应给你涂猪屎……”这里的疕指的是漆疮。

总之,从《病候》、《五十二病方》来看,“疕”泛指皮肤损害,古人对“疕”的释义限定于头疡是不准确的。“疕疡”应是皮肤病与疮疡之意。

(三)《五十二病方》“久疕”为一种特定的皮肤病

“久疕”学者多认为指的是银屑病,其理由是:疕是一种多皮屑的皮肤病,而疕字原有本义,它既有特殊的皮损,又有不同程度的瘙痒。《外科大成》(1665年)所描述的白疕“肤如瘆疥,色白而痒”,与本病相似。我们与皮肤病专家反复研读原文,认为它可能指的是荨麻疹。理由如下。

(1)“疕,毋名而痒”,首先指出本病的特点是皮肤瘙痒。“毋名”可释为没有明确的原因或无可名状的瘙痒。银屑病则不若荨麻疹严重。

(2)“行山中而疕出其身,如牛目”,释为人行于山野,突然全身瘙痒,皮肤出现如牛眼大小凸起的风团块。这可能是荨麻疹典型的皮损描述。昆虫叮咬、接触荨麻等植物和动物羽毛、吸入花粉引起变态反应的机会入山必多。《病候》(65)“四节疕,如牛目,眉堕,为疠”。疕指的是出现于四肢的结核型或瘤型麻风皮损,如有眉毛稀落,当可诊断为麻风病。虽然两者的皮损均用“牛目”形容,但前者突如其来,后者是逐渐形成的,银屑病则很少有突然发生大量皮损的情况。

(3)“久疕不已”,有的学者释为慢性溃疡与灸疮。我们认为,这里指的似是慢性荨麻疹。

(4)“露疕”,注家释为人体暴露部位的疮疡,我们认为可能指的是荨麻疹的一种特殊类型,即日光型荨麻疹,只发生于暴露于日光下的皮肤,或荨麻疹起有小水泡的一型。

(5)《五十二病方》治疕共八方,除一方为祝由外,均为外治。所用药物有蒌芰,犬胆,葵,藜芦,乾夸灶(伏龙肝),饭焦,礜,槐根及枝、叶等,率皆能治疕疡,宜于皮肤瘙痒、瘾疹疥癞者有槐根枝叶、藜芦、葵等。在剂型用法上主为水渍或煮,取汁敷,有二方和脂膏敷,全不用掺药法,说明非溃烂之疕疡,又从“疕,齑葵,渍以水,夏日勿渍,以傅之,百疕尽已”来看,这里的疕并非独头或少数皮损的疕疡,而是数量很多的皮肤损害,这一点也符合荨麻疹。再从“身疕”,“用蒌芰熬,治之,以犬胆和,以傅之,傅之久者,辄停三日,三,疕已。尝试。令”来分析,疕有急性与慢性两类,一类敷药后即愈;一类则需久敷,而且要通过三个疗程才能治愈。敷药后“百疕尽已”疗效,以荨麻疹的可能性为大。

(四) 瘾疹为荨麻疹

《五十二病方》与《病候》之后的医籍,以"疕"命名的疾病罕见,但与"疕"证候类同的为瘾疹。

(1)《素问·四时刺逆从论》有"少阴有余,病皮痹、隐轸",王冰解释说:"足少阴脉从肾上贯肝膈入肺中,故有余病皮痹与隐轸"。仲景在《金匮要略·水气病脉证并治》说:"风气相搏,风强则为隐疹,身体为痒,痒为泄风,久为痂癞;气强则为水,难以俛仰。"说明汉以前的医家,在病机上把瘾疹与痂癞等皮肤病都看作是风气相搏,而急性多为瘾疹,久病多为痂癞。这里的瘾疹,实际指的是荨麻疹。

(2)《诸病源候论》在"疮病诸候"中,将瘾疹区分为两个类型。"查疸候"说:"查疸之状,瘾疹赤起,如今之查树子形是也。亦是风邪客于皮肤,血气之所变生也,其疮内有虫,亦痒痛,时焮肿,汁出。"这种形如山楂隆起的红色风团样皮损,与荨麻疹的红色皮疹相吻合,亦与《五十二病方》疕的皮损如"牛目"描述相类似。"顽疽候"说:"此由风湿客于皮肤,隐疹生疮,痒而不痛,故日顽疽。"这种痒而不痛的瘾疹,描述的似是慢性荨麻疹。

(3)《备急千金要方》把瘾疹分为红、白两型。它说:"赤轸者,忽起如蚊蚋啄,烦痒,剧者重沓垄起,搔之逐手起","又有白轸者,亦如此。此赤轸者,热时即发,冷时止;白轸天阴冷即发"。孙思邈描述的证候较前人有明显的进步,他已观察到荨麻疹的疹色主要有红色、白色两种。明代王肯堂《证治准绳·杂病》说:"夫风隐疹,由邪气客于皮肤,遇风寒相搏,则为隐疹。若赤疹者,由冷湿结于肌中,风热结成赤疹也;遇热则极,遇冷则瘥也。白疹者,由风气搏于肌中,风冷结成白疹也,遇冷则极,若热则瘥也。"在病因上强调风邪为患,且以冷、热刺激的反应区分赤疹、白疹。

明朝以降,荨麻疹虽有种种病名,但均概括于瘾疹之中。《中国大百科全书·中国传统医学》认为瘾疹即荨麻疹。

综合上述,我国对荨麻疹的认识历史久远,至少可以上溯到《五十二病方》、《素问》。

八、煤矿毒气与煤气中毒

(一) 煤矿毒气的认识

我国是认识煤炭、使用煤炭最早的国家,春秋战国时称石涅或涅石,魏晋唐宋称石炭、石墨,明以后称煤、煤炭。《天工开物》称:"凡煤炭,普天皆生,以供锻炼金石之用。"它把煤分为三类,即明煤(块煤)、碎煤、末煤,供冶炼与生活应用。它首先指出矿井中有"毒气灼人","有将巨竹凿去中节,尖锐其末,插入炭中,其毒烟从竹中透上,人从其下施钁拾取者"。即在该书首版1637年以前,我国已经认识到煤矿中产生的毒气(今已知为以甲烷为主和可燃混合气体,并有一氧化碳、二氧化碳和硫化氢等,无色,无味,对人体有毒害作用,在矿井内,如占空气的5%~16%,则有强烈的爆炸性),对人体有害,并可爆炸灼人。同时它介绍了一种用长竹排除毒气的方法。

(二) 煤气中毒的认识

煤气中毒,最早记载于《水经》,(旧属名汉桑欽撰,多认为三国时人所写),谓:"石炭可书,燃之难尽,烟气中人。"其后晋代文学家陆云(262~303年),在给兄陆机的信中写到"一日止三台,曹公藏石墨数十万斤,云燃此……然中人",指出燃烧所产生的气体可以中毒伤人。在医籍中的记载,如明代《本草纲目》指出"人有中煤气毒者,昏瞀致死"。张介宾《景岳全书·京师水火说》所论甚详,谓:"惟京师用煤必不可易,虽用煤之处颇多,而惟京师之煤气性尤烈,故每熏人至死,岁岁有之。而人不能避者无他,亦以用之不得法耳。夫京地寒,房室用纸密糊,人睡火坑,煤多燕于室内,惟其房之最小而最密者最善害人。其故何也……火性炎上,上而不泄,则自满而下。故凡煤毒中人者多在夜半之后,其气下及人鼻则闭绝呼吸,昧然长逝,良可慨悯。凡欲避其毒者,惟看房室最密之所,极为可虑,但于顶槅留一窍,或于窗纸揭开数楞,则其气自透去不能下满,乃可无虑矣。然,总之窗隙不如顶桶为其透气之速也。设有人中其毒者,必气闭声挣,不能自醒,速当呼之……”煤气中毒,今已知为一氧化碳中毒。张介宾对其原因、症状(主要是意识障碍、呼吸困难),容易发生的时机,如何通风排气预防,论述得甚为明白,而且知道煤气(一氧化碳比重 0.967)比空气(比重 1.293)轻。

西方认识煤是在 13 世纪,当然对矿井中的毒气与煤燃烧不全所产生的煤气的认识都晚于中国。

九、疥　　疮

(一) 疥虫的观察

周代即有疥疮的描述。如《周礼・天官・疾医》有“夏时有痒疥疾”,《礼记・月令》有“仲冬行春令民多疥疠”,说明疥的多发。《山海经》中有“疥”病。《管子・地员》有“五沃之地,其人坚劲,寡有疥瘙”,意为富庶的地方,人体健壮,很少有疥疮。张家山古医书《病候》有“身病痒,脓出,为搔”,可能指的是疥;马王堆《五十二病方》有“干瘙”释为干疥,并已用雄黄、水银合头脂涂摩治疗。“痂”亦释为疥疮,治方亦以外治为主,其中原文 217 条载“擣蜣螂末,饍以醯,封而炙之,虫还出”,明显指的是疥虫。就是说先秦时代不但有疥疮流行的记载,而且观察到了疥虫。东汉王充《论衡・商虫》谓:“人之病疥亦希非常,何故不为灾”,明确提出疥虫与疥疮的关系。隋代《诸病源候论》对疥虫(疥螨)描述得最为清楚,“疥者……常有汁出,并皆有虫,人往往以针头挑得,状如水内瘑虫”,并指出“疮里有细虫甚难见,小儿多因乳养之人病疥而染着小儿也”,即是通过密切接触由疥虫传染的。唐代颜师古(581~645 年)在注《急就篇》“疥”字时,谓“疥小虫攻啮皮肤,灌错如鳞介也”,似疥虫侵犯皮肤已成共识。而阿拉伯医学在 13 世纪才认识疥螨。

(二) 临床病候的观察

临床对疥疮病候的描述以《诸病源候论》最为详尽。它把疥疮分为四型,“大疥者作疮有脓汁,焮赤痒痛是也;马疥者,隐嶙起,作根摭,搔之不知痛,此二者则痛。水疥者,瘖瘟如小瘭浆,摘破有水出,此一种小轻;干疥者,但痒搔之皮起作干痂;湿疥者,小疮皮薄,常有汁出”,基本描写了疥疮皮损的多形性,有丘疹、水疱、脓疱、细线纹样的隧道,剧烈瘙痒,继发感染。至于其好发部位,指出“多生手足,乃至遍体”,亦非常准确。唐以后的医家多宗此说。应当说 1500 年前我国医家对疥疮的认识已较全面。

十、睑生风粟——沙眼及其合并证的诊断

我国对眼病认识甚早,殷代卜辞中已有“疾目”的记载,《内经》则记述了倒睫、见风泣下、目眦盲、视歧等眼病,其中可能已包括有沙眼及其合并症。迨至隋唐,始将耳目口齿列为一科,对眼病的记载开始臻于细致。《诸病源候论・眼病诸候》凡三十八论,根据其见症描述,有些疾病如“目风赤候”、“目赤烂眦候”、“风泪出候”、“目泪出不止候”、“目肤翳覆瞳子候”类似与沙眼及其后遗症或合并症有关。《备急千金要方・七窍病方》中载有目赤及翳、目风泪出、目烂赤、目中白翳、白幕覆珠子等病,其中部分似是由沙眼所引起的。但是将沙眼作为一个独立的疾病描述,可能始自《龙木论》。

《龙木论》,又名《眼科龙木论》,撰人佚名,学者多认为是隋唐时人托名龙树菩萨所作。原书已佚,其佚文主要保存在《秘传眼科龙木论》卷一至六“七十二证方论”中。每证后的歌诀则为“眼论审

的歌”的文字。

书中专有一章叙述“睑生风粟外障”。它说:“此眼初患之时,皆肺热壅毒,大肠积热,肝家有风,致令眼睑皮肉上下有肉如粟粒相似。惟多泪出涩痛,如米隐一般。积久年深,翳膜昏暗,渐渐加重。此眼切宜三五度镰洗出血,去根本即差,然后服除风汤,退热饮子。”可以看出这里描述的是今之“沙眼”。其早期症状是“泪出涩痛”,即摩擦感、疼痛、流泪;翻开上下眼睑可见肉色的粟粒,指的可能是灰黄色或粉红色大小不等的增生滤泡;如果年深日久就会发生翳膜,即沙眼性血管翳而影响视力。

对于沙眼性血管翳,书中有非常确切的描述,在“眼赤膜下垂外障”中说:“此眼初患之时,忽然赤涩,泪下痛痒,摩隐瞳人。黑睛渐生翳障,赤膜下垂,直覆眼睛。有此障闭,如云霞之色。”这种从上而下,直覆眼睛的下垂赤膜与今日所说的自上方向下延伸,其末端形成比较整齐的水平线的垂帘状血管翳是完全一致的。

对于重症沙眼也有所描述,如“混睛外障”说:“此眼初患之时,先疼后痒,碜涩泪出,怕日羞明,白睛先赤,发歇无定,渐渐眼内赤脉横立遮睛。如隔纱看物,难以辨明。”这是严重的角膜血管翳遗留的角膜混浊。“倒睫拳毛外障”说:“此眼初患之时,皆因肝家受热,膈内风虚,眼多泪出,或痒或疼,乍好乍恶,以手揩摩,致令睫毛倒拳,刺隐瞳人,碜涩睛上,白膜遮满。”这可能是睑内翻倒睫损伤角膜发生角膜翳的描述。“两睛粘睛外障”说:“此眼初患之时,或痒或痛,年多风赤,睑中有疮,因热在肺膈,脾胃风壅,致令两睑相粘。”这可能是睑球后粘连的描述。

总之,中医学对沙眼认识较早,至少在隋唐之际在诊断上已有了准确的描述,而且还记述了多种严重的沙眼合并症。如沙眼性血管翳的描述可能在世界上是位居前列的。

十一、细络诊法

本法系通过观察细络的气血运行情况,判断病情、预后吉凶的诊断方法。实际是对微循环功能的观测,为中医的重大发明和贡献。过去诊断学专著甚少集中论述,几被湮没。

(一) 细络诊法的理论形成与发展

1.《内经》的孙脉学说

《内经》的孙脉学说为本法的源头。《灵枢》与《素问》有许多篇章讨论经络,认为孙络(孙脉)是经络的第三个层级,它连接经脉、络脉,执行着通荣卫、营阴阳、濡筋骨、利关节、为组织器官渗灌气血的作用。它无所不在,数目不知其计。另外一个重要的功能就是抗御外邪和病邪传变的作用。

如《灵枢·邪气藏府病形》说:“十二经脉、三百六十五络,其血气皆上于面而走空窍。”另外,《素问·五藏生成论》又说:“心之合脉也,其荣色也,其主肾也;肺之合皮也,其荣毛也,其主心也;肝之合筋也,其荣爪也,其主肺也;脾之合肉也,其荣唇也,其主肝也;肾之合骨也,其荣发也,其主脾也”,“五色微诊,可以目察,能合色脉,可以万全”。这些都是强调在临床诊断中重视气血运行,重视观察颜面气色、唇色、甲爪、毛发的论述。

2. 刘完素的玄府学说

《素问·玄机原病式》说:“玄府者,无物不有,人之脏腑皮毛、肌肉筋膜、骨髓爪牙……乃气升降之道路门户也”,“人之眼、耳、舌、身、意、神识能为用者,皆由升降之通利也,有所闭塞者不能为用也”。刘氏所说的“玄府”实是气血流通的微小孔道,它的瘀塞不通可变生诸多疾病。

3. 曾世荣的脉气学说

《活幼口议》对小儿的气血运行状态即“脉气”,强调应从五个方面观察,包括囟下冷热、食指络脉纹缕、寸口脉、太冲脉和面色。面色主要观察颧、颊、耳花、准头、唇口、眼目的五色。实际上囟下冷热及有关面部气色则是观察微循环的变化。

4. 唐宗海的细络学说

《形色外诊简摩》说:“刘河间极论玄府之功用,谓眼、耳、鼻、舌、身、意皆赖玄府以成其功用者也”,指出“细络即玄府也”。他临诊主要观察舌质,认为“舌体隐蓝为浊血满布于细络”,“是血液之流通于舌之玄府者,皆夹污浊之气也”。唐宗海已经比较清楚地阐明了细络是人身最微小的血管。

(二) 细络诊法具体观察方法的发明与丰富

1. 摩颊法

摩颊法首载于《幼科准绳》,又载于《景岳全书》,原为观察痘疹预后吉凶之去。具体为“以手揩摩面颊,如红色随手转白,随白转红,谓之血活,生意在矣;如揩之不白举之不红,是为血枯,纵疏不治”。这种观察方法与今之微血管血液再充盈时间观测法完全相同,1s 以内由白转红谓正常;休克等微循环障碍时,有时可>5s 以上;严重发绀的皮肤花斑就会出现压不变色的情况。400 年前中医已发明此法,实难可贵。

2. 按甲法

周学海《形色外诊简摩》所载方法是:用指甲按压患者指甲,观察甲下肉色的变化。如指压抬指后,甲下肉色由红转白,但久久不能变红,或压之不白、举之不红,甲下肉色发绀,为气血运行不畅之征,预后多凶。此法与今之压甲观察甲床微循环的方法完全相同。

3. 观舌法

周氏在同书中要求注意观察舌质,如果隐隐发蓝,常是痰浊阻脉,或因寒而瘀,以至于浊血满布于细络所致。此时他强调详细鉴别舌质的柢里(舌体原本的色泽),“隐隐犹见红活,此不过血气之阻滞,非脏气之败坏也。死者,柢里全变,干晦枯萎,毫无生气,是脏气不至,所谓真脏之气也”。实际观察的也是微循环状态。

4. 观面气色法

此法《内经》早有论述,历代多有发明。大抵论部位,主要着眼于“五阳之部”,即肝胆鼻茎、心小肠山根连目眦下、脾胃鼻准、膀胱肾环口、肺大肠阙中。论气血主要强调光与泽,光者无形,为阳主气;泽者有象,为阴主血,气血充盛,明亮润泽;气血俱亡,其色沉晦。可见中医所观察的部位如颧颊、印堂、山根、鼻尖、唇及口周、耳尖等部位都是皮肤菲薄、色素较少、微血管极为丰富之处,便于观察细络气血运行的情况。晚清汪宏有观察颜面气色“十法”之论,颇为中肯。他要求先分部位,后观气色,还要注意排除天气寒热、运动有无、情绪变化、饱饥饮酒等的影响。这“十法”实际是五对相反的表现:①浮沉分表里,浮是显于皮肤间者,沉是隐于皮肤内者。浮主病在表,沉主病在里。先沉后浮是病由里出表,先浮后沉是病由表入里。②清浊分阴阳,清是清明、色舒,浊是浊暗、色惨。清主病在阳,浊主病在阴,自清而浊是病由阳转阴,自浊而清是病由阴转阳。③微甚分虚实,微是正虚,实是邪实。自微而甚或是病先虚后实,自甚而微是先实后虚。④散抟分久近,散是疏离色开,抟是壅滞色闭(抟繁体作摶,结聚之意,读 tuǎn)。散主病近将解,抟主病久渐聚。⑤泽夭分成败,泽是气色滋润,夭是气色枯槁。泽主生,夭主死,将夭而渐泽,精神复盛,先泽而渐夭,血气益衰。

5. 观肢体冷暖色泽

观肢体冷暖色泽向为历代医家所重视，后世儿科更为重视，不仅肢端，常及额头、鼻尖、唇尖、耳尖、尻尾等躯干凸出部位，以厥冷不温为重证。

在古代，尚不能测量血压，通过上述细络气血运行情况的观察，参合脉象与络脉变化，判断疾病的病情深浅和预后吉凶，显然既重要又可靠，具有很高的临床实用价值。另外，古之医家利用非彩色视觉与彩色视觉不自觉地通过观察外露于表皮、颜面、唇红、甲下肉色等部位，动态的比较判定病证的进展、吉凶，是十分难能可贵的。

中篇
诊法与辨证

第三章　诊　　法

诊法，就是通过询问、观察、检查患者的症状和体征，了解疾病的表现，借以判断病情的方法。广义的诊法包括诊断学的全部内容，狭义的诊法主要指四诊——望、闻、问、切。

望——视、看。医者运用视觉去认识疾病。诊病一般习惯上叫做“看病”，说明望诊是诊断的首要步骤。望诊包括望全身情况、望局部情况，以及望舌与望排出物等。

闻——听、嗅。医者运用耳、鼻去观察病情。从听声音、语言等，以及嗅气味来了解病情。

问——查询、询问。医者向患者或其亲友询问病情，对发生疾病的整个过程，以及疾病必然引起患者产生的某些异常感觉（即自觉症状），必须通过询问才能使医者明瞭。问诊内容包括病情的发生、发展、症状表现、诊断治疗经过，以及与疾病有关的各种因素。

切——按、触、摸。主要指切脉，一般常以按寸口的脉象来了解病情。脉诊体现了中医诊法的特点，历来为医家所重视。切诊还包括按胸腹，触摸皮肤、肢体等。

四诊是互相联系的四个方面，通过四诊可了解疾病发生的全过程及其各种表现。《丹溪心法》说：“欲知其内者，当以观乎外，诊于外者，斯以知其内。盖有诸内者，必形诸外……”说明四诊在中医诊断中的重要意义。所谓“上工欲令其全，非备四诊不可”，则强调了四诊在临床运用中必须互相参合才能做出正确的辨证。

第一节　问　　诊

问诊是医者通过向患者或其家属、亲友有步骤、有目的地询问病情，以求较全面地了解疾病的有关情况，为辨证论治提供依据。

问诊是诊病的重要步骤，历来为医家所重视。早在《灵枢·师传》就提出“临病人问所便……”经过历代医家的经验积累，使问诊的内容更充实，成为四诊的重要组成部分。《景岳全书》认为问诊是“诊治之要领，临证之首务”。《医门法律》也说：“凡治病不问病人所便，不得其情，草草诊过，用药无据，多所伤残，医之过也。”这些都说明了问诊的重要性。

患者的某些痛苦（自觉症状——主观感觉）和发病经过等情况，只有依靠其自述才能使医者了解。医者在问诊时必须态度和蔼，耐心细心，启发诱导患者如实申述病状和反映病情。要用通俗易懂的语言，有目的、有重点、有次序地提问，切忌杂乱无章地用一些医学名词术语提问，要避免使患者惶惑不解而厌烦。

小儿、昏迷患者、精神失常或聋哑患者，不能自己申述病情时，即应向其陪伴亲属询问病史，以求较详尽、较可靠地掌握病情。

对危重患者，医者应沉着机敏，掌握时机，抓住重点扼要询问，切勿慌张或因问诊而耽误救治。同时，要把询问所得的病情及时整理，记录于病案。

问诊的内容包括一般情况、现病史、过去病史（既往史）、个人生活情况、家族史。记录病案时亦应按以上顺序书写。

一、一 般 情 况

一般情况包括患者的姓名、年龄、性别、婚姻、民族、职业、籍贯与住址。在病历首页上要首先准确填写这些项目。

(1) 姓名:询问并准确记录患者的姓名,防止发生医疗差错。

(2) 年龄:正确记录年龄有助于诊断和用药。例如,小儿为稚阴稚阳之体,抗病力较差,易患传染病;老人脏腑气血衰弱,易患虚证,且小儿、青壮年与老年在诊疗上也常有差别,用药剂量上各有不同。

(3) 性别:男女生理有别、患病有异,妇女常有经、带、胎、产等疾患。

(4) 婚姻:婚姻状况可作为诊病参考,因常与七情致病有关,且与胎产疾患尤有直接关系,故问婚姻情况特别对妇女的疾病,关系更为密切。

(5) 民族、职业、籍贯、住址:个体的生活习惯和环境与疾病的发生有密切的关系,问民族、职业、籍贯、住址等,可以了解患者的生活习惯和工作环境,有助于诊断一些与工种、地区、民族风习有关系的职业病或地方病、传染病。住址还可作为追踪观察病情的依据。

二、现 病 史

首先要弄清"主诉",即确定促使患者前来就医的主要痛苦及其持续时间。例如,外感患者"头痛、发热已 2 日";泄泻患者"腹痛、泄泻 1 日"等。接着,围绕主诉进一步询问各种有关情况。要询问发病时间与病程经过,了解发病的急缓久暂、起病的诱因、病情的演变,以及是否已经诊疗、接受了哪些治疗、效果如何等。即从如何起病至来就医时的全过程,均应询问清楚。

更要详细地询问伴随主诉而来的各种症状表现,即问现在症,这是问诊重点。明代张景岳写的"十问歌",用"十问歌"简明扼要地概括了问现在症的内容。经过后世医家补充修改,目前仍沿用其作为问现在症的纲要。经过修改的"十问歌"内容如下。

一问寒热二问汗,三问头身四问便,五问饮食六问胸,七聋八渴俱当辨,九问旧病十问因,再兼服药参机变。妇女尤应问经期,迟速闭崩皆可见。更添片语告儿科,麻痘惊疳须占验。

以下分述十问的内容与辨证要点。

(一) 问寒热

病邪侵犯人体,邪正相争则发寒热。一般从邪之寒热来分,则寒邪多有恶寒、热邪多有发热;从机体阴阳盛衰来分,阳盛则热、阴盛则寒;又阳虚则寒、阴虚则热。故问寒热有助于辨别外感内伤,区分表里阴阳。

1. 问寒热的要点

(1) 问寒热有无及轻重

1) 寒:有恶风、畏寒、恶寒、寒战之分。如患者怕风,遇风便感皮毛耸起,但加衣被或避风便无所恶者,称为"恶风";若患者形寒肢冷,喜加衣被或向火取暖,为"畏寒";若自感寒冷,甚至厚衣重被烤火仍感难以御寒者,称为"恶寒";寒之较重者,全身踡缩战栗,称为"寒战"。

2) 热:有微热、发热、壮热之别。如热度低微,患者自觉或不自觉发热,经检查体温正常或有时稍高于正常者,称为"微热";若患者自觉发热,且医者以手接触患者肌肤也感其热较明显高于正常人,或以体温计测其热度高于正常者,称为"发热";患者自觉热甚,烦渴喜饮,喜弃衣被,触其肌肤灼手,测其体温高热者(超过39℃),称"壮热"。

(2)问寒热出现的形式及久暂:寒热同时发作(寒热并见);或寒热分别单独出现(但热不寒或但寒不热)。寒热持续时间及昼夜轻重如何?若寒热交替,时寒时热,反复发作,称"往来寒热";热如潮水,按时而至,常于午后发热,迁延日久,称"潮热"。

(3)问伴随症状:与寒热先后发生或同时存在其他症状,应配合来辨别证候。

2. 问寒热的辨证意义

(1)辨外感内伤

1)外感:病多骤起,且病程多短暂。常先有恶风恶寒,继而发热,发热常伴有恶寒。发热时一般手背热高于手心,背部热甚于胸腹部,且兼见外感表证症状。

2)内伤:病多渐起,病程常迁延,寒热时发时止,常为微热或潮热。一般手心热高于手背,胸腹部热高于背部,并兼见内伤症状而无表证。

(2)辨表里证

1)表证:寒热并见是表证的特点。乃因外感六淫而发寒热。如恶寒重、发热轻是风寒表证;恶寒轻、发热重是风热表证。

2)里证:一般是寒热分别单独出现。如见发热、不恶寒(但热不寒),是里热证;如恶寒、畏寒而不发热(但寒不热),是里寒证。

3)半表半里证:特点是寒热往来。

(3)辨阴阳虚实

1)虚热:不恶寒而有微热,或午后潮热,五心烦热。病程多迁延日久,缠绵不已,并兼见阴虚症状。

2)虚寒:不发热,而有畏寒,身寒肢凉,自汗,并兼见阳虚症状。

3)实热:初起寒热较重,继而壮热不恶寒(但热不寒),可伴有多汗、汗出热不解、烦渴喜饮、便秘尿黄等里热症状。湿温病的发热,可因湿遏热伏而表现为潮热,常于午后发热,身热不扬;阳明里实证则可因燥热内结而表现为日晡潮热。

4)实寒:不发热或发热轻微、恶寒甚,或但寒不热,可伴有口淡不渴、腹痛泄泻等里寒症状。

(4)辨病在阴阳

1)病在阳:若发热日重夜轻(昼热夜凉),一般病邪在气分。

2)病在阴:若发热夜重日轻(昼凉夜热),一般病邪入营血。

(5)疫疠:起病急骤,病情沉重,寒战壮热,兼见疫疠各种证候。

(二)问汗

汗液是阳气蒸化阴液而成,从腠理而出于体表。出汗依赖人体营卫,特别是卫气的调节。卫阳司腠理开合,腠理开合适宜则汗出有度。若阳气过亢或不足则腠理开合失常而汗出无度,或因外邪闭塞腠理而不汗出;或因卫阳不能固表而汗出过度。若营血虚,阴不摄阳,也致汗出异常。故问汗可辨邪正盛衰和腠理疏密。又肺主气,输布津液,外合皮毛;心主血,津血同源,且汗液由津液转化而来,汗为心之液。故问汗又可知气血盈亏。

1. 问汗的要点

问有否汗出,出汗部位、时间、性质、多少。

正常的出汗往往还与气候炎热、情绪激动、行走活动等有关,故问汗还应注意劳逸动静情况,才能辨别常态或病态。

2. 问汗的辨证意义

(1) 辨外感表虚表实

1) 表虚:因邪犯卫表,卫气虚弱,腠理疏松,故有汗。其出汗多见于头面部及躯体。

2) 表实:因风寒袭表,寒主收引,腠理闭塞,故无汗。

(2) 辨邪正盛衰:一般可从出汗部位及多少辨之。

1) 全身汗出:全身大汗出,高热烦渴,喜饮,便结尿黄,为里有实热。全身大汗淋漓,脉微肢冷,是阳气外脱,阴阳离决的亡阳证。

2) 头面汗出:头面汗出兼见肢冷、气短、苔白滑、脉沉,为气虚阳虚,常见于老年体弱或久病阳气虚者。头面汗出,兼烦渴、苔黄、脉浮数者,是上焦热盛;兼见身重、倦怠、苔黄腻、小便不利的是中焦湿热。如重病久病者突见额头汗大出,为虚阳上越、阴阳离决的危候。婴幼儿于入睡时可见头额、颈项汗出,若少量汗出属正常,因小儿为稚阴稚阳之体,腠理较疏松,故易汗出,但若汗出量多则多属虚证。

3) 半身汗出:偏侧肢体汗出,为半身气血偏虚,或风痰阻滞脉络,气血不调,将发偏枯之兆。

4) 手足心汗出:有人经常手足心极少量淅淅汗出,此为个体生理情况,不属病态。但若病时手足心汗出较多,兼有口干、咽燥、尿黄、便秘、脉细,则为阴经郁热。

5) 战汗:先战栗后汗出的称战汗,是邪正相争的表现。若汗出热退症减,脉静,是正能胜邪,热随汗解,邪去正安。若战汗后热不退,症不减,脉躁者,是正不胜邪,病可能转重。

6) 黄汗:汗出色黄而沾衣,乃湿困皮毛腠理,热邪郁蒸于内,发为黄汗。

(3) 辨阴阳虚实

1) 自汗:白昼非因运动、日晒、厚衣等原因而常自汗出,且身无寒热而极易汗出颇多者,称自汗,乃表卫不固,属气虚、阳虚,往往动则汗出更甚,常兼见气虚、阳虚等各种症状。

2) 盗汗:入睡后出汗,醒则汗止,称盗汗,属阴虚,阴不摄阳,常兼见阴虚的其他症状。

3) 绝汗(又称脱汗):全身大汗淋漓,尤以头面前额为甚,汗出如珠如油,此为阳气外脱,津随气泄,阴阳离决之危候,多伴见亡阴亡阳证候。

此外,问汗还应注意冷汗热汗,一般冷汗为阳虚证;热汗为外感邪气或热邪内蒸。

(三) 问头身

头为诸阳之会,藏脑髓,十二经脉与奇经八脉大都与头有联络。脏腑的精气也都上注于头;耳、鼻、目、口诸清窍位于头面,五脏开窍于此;外邪侵袭亦常由口鼻而入。故问头可辨脏腑经络虚实,或外感内伤病变。

腰为肾之府,全身筋骨肌肉为肝肾脾所主,脏腑气血健旺,则身体矫健,腰脊四肢灵活,故问身可辨脏腑气血盛衰。若外邪入侵,阻碍脏腑气血运行,则腰脊四肢痹痛,运动不够灵活,故问腰脊四肢可知邪正情况。

1. 问头身的要点

问头身主要是问头与腰脊四肢的情况。

(1) 问有无眩晕及其症状特点、发作久暂等。

(2) 问头身有无疼痛,疼痛部位、性质、发作时间,是否伴有寒热,疼痛与气候变化和身体活动的关系等。

(3) 问头身有无沉重麻木感,身体腰脊四肢活动是否灵便。

2. 问头身的辨证意义

（1）眩晕辨虚实：一般久眩属虚；暴眩多属实。

1）虚证：病多渐起，病程较久，往往反复发作。眩晕时感天旋地转、眼目昏暗，常兼见其他虚象。多因肾精亏虚、气血不足而致。但也有因痰湿停留、清阳不升、邪扰清窍而眩晕者，须参照脉舌与其他症状而辨别之。

2）实证：病多骤发，病程短暂。如坐舟车，头晕目眩。常见于风热、风痰、肝火、肝风上扰。即古医书云："无痰不作眩"，"诸风掉眩，皆属于肝"。

（2）头痛辨虚实

1）虚证：若头痛绵绵，病程较久，时痛时止。此乃因气血亏虚，不能上荣髓海所致。若偏阳虚则头冷痛，兼见畏冷喜暖、心悸、困倦、脉沉细等症状；若偏阴虚则头痛隐隐，伴耳鸣、目眩、腰痛等症状。

2）实证：起病较突然，持续较短暂，疼痛明显。常因外感六淫邪气，或痰浊瘀血阻滞，或肝风肝火上扰清阳而头痛。若因外感而起，头痛常于两侧太阳穴较甚，痛连项背，且兼有表证。若因痰湿内困则头痛且重（痛而头重如裹）。若因血瘀而起则头刺痛，痛有定处。若肝阳上亢、肝火上炎则头胀痛兼有面红目赤等症状。

头痛且眩晕，甚至卒然昏倒，面红目赤，此为肝风内动中风之兆；头痛昏厥、呕吐痰涎者为痰厥。两者均为实证、重证。

（3）头痛的六经分证

1）太阳经头痛：头痛连项背。

2）阳明经头痛：痛在前额或连眉棱等处。

3）少阳经头痛：痛在两颞或太阳穴附近。

4）太阴经头痛：头痛而重，腹满自汗。

5）少阴经头痛：头痛连脑齿，指甲微青。

6）厥阴经头痛：痛在巅顶，牵引头角，自觉有气上逆，甚则作呕。

（4）问周身的辨证意义

1）表证：头痛，身痛，痛无定处，或痛连项背，兼有畏冷发热等外感表证。

2）里证：腰脊和肢体沉重麻木，是痰湿阻滞经络之实证；若肢体麻木且较痿软乏力者多属气血虚弱、脉络失养之虚证。若腰腿酸痛无力、绵绵不已，遇劳更甚，则为肾虚，且兼见肾虚脉症。妇人产后身痛而无表证者，多因血虚或因瘀血阻滞经络而致。

3）血瘀：身痛如锥刺，疼痛有定处，局部肿而拒按，此为瘀血阻滞。

4）痹证：一身疼痛，尤以腰脊或四肢骨节疼痛为常见，时发时止，每因气候变化而发。此多因风、寒、湿、热之邪为病。若疼痛游走不定，骨节相继疼痛，称行痹（风邪为患）；若痛处不移，兼有身重困倦，称着痹（湿邪为患）；若疼痛剧烈，刺痛不已，得暖稍减，称痛痹（寒邪为患）；若疼痛兼发热，痛处红肿，得冷稍减，称热痹（风热为患）。

（四）问二便

二便即大小便。脾胃主受纳水谷，运化水谷精微，升清降浊。清者由脾上奉心肺转输全身；浊者由小肠传入大肠。大肠主传化物，使浊物成粪便由后阴（肛门）排出。故问大便可知脾胃、大肠的寒热虚实。

水液赖脾运化转输，通过肺宣降通调、三焦气化而输布全身。部分下注于膀胱的水液，经肾与膀胱气化作用由前阴排泄于体外而为尿。故问小便可知肺、脾、肾及膀胱病变。

肾司二便，开窍于二阴，主开合，肾气固摄则开合有度，二便正常。故问二便更可知肾气盛衰。

1. 问二便的要点

问大小便的次数与便量多少，性状与颜色气味如何，便时有无疼痛、出血，有否伴腰酸痛或腹痛等症状。

2. 问小便的辨证意义

通常可从小便的色、量辨寒热虚实。小便色黄赤、短少者，多属热证；尿色白、清长者，多属寒证。

（1）小便过多：小便量多，尿清长，夜尿多者，多为虚证寒证，乃因阳气不足，气虚不能固摄，故多尿。若多饮、多尿（饮一溲一）则为消渴证。

（2）小便频数：小便次数多，称为尿频。若尿频，尿量多，色白是下焦虚寒；若尿频，尿少，色赤，甚至尿血、尿痛，则是膀胱湿热；尿频而涩少，常为阴虚内热。

（3）小便自遗：小儿睡中遗尿（尿床）多因肾气未充，不能制约膀胱，一般不属病态。但若遗尿太过或年长仍常遗尿则多为肾虚，或因不良习惯造成的。成人夜间遗尿或尿失禁，一般为下焦虚寒，或大病后元气虚损而致。若病中神昏遗尿，是阳气外脱，精气衰败之兆。

（4）小便不利与癃闭：排尿不畅称小便不利。排尿艰涩，点滴而出为癃；点滴不出为闭（尿闭）。若小便短赤，解出不畅，尿时感灼热刺痛，为膀胱湿热。若尿频数但解出不畅或尿流中断，并伴有腰痛，多为砂淋；伴尿血则为血淋。老人膀胱作胀而小便不利或癃闭乃因肾气虚（也可兼有血瘀、湿热等）。孕妇小便不利或尿闭，多因中气不足，胞胎下坠压迫膀胱下口致尿难出。产妇尿闭，常因血瘀，或胞宫肿大而压迫膀胱与尿道所致。病中癃闭无尿，乃肾气衰败之凶兆。

3. 问大便的辨证意义

（1）便秘：一般大便燥结多见于实证、热证。如大便次数减少，数日一次，质硬便难，称便秘。有寒热虚实之分。

1）实热证：便秘，腹胀满，痛而拒按，发热口渴，苔黄厚，为热邪炽盛，腑气不通所致。

2）实寒证：便秘，腹痛拒按，兼恶寒肢冷等寒证，为寒邪阻遏阳气，腑气不通所致。

3）虚证：便秘或大便燥结，甚者如羊粪，排便较难，多属血少津亏、气阴两虚证。常见于久病者、老人、孕妇或产后妇女，乃因气虚不足，阴血亏少，“无水行舟”所致。

（2）泄泻：大便次数增加，一日数次或10多次，便质溏软或呈稀水状。

1）湿热泄泻：突然发作，次数较多（暴泻），大便臭秽，腹痛肠鸣，肛门灼热。

2）热结旁流：泻下稀粪黄水，量少，臭秽异常，腹痛持续不减，腹部胀满，乃因肠道实热阻塞，燥热迫津液从旁而下（结者自结、下者自下）。

3）寒湿泄泻：泻下如稀水状，粪质少，便色淡黄，气味腥臭，舌白，口淡。

4）食滞泄泻：上吐下泻，吐物酸臭，泻下臭秽，腹痛发热，因食物不洁或饮食不节所致。

5）霍乱证：发病急骤，吐泻甚剧，转筋抽搐，瞬即目陷肉削，病情危重。

6）脾阳虚泄泻：大便稀软溏薄，或完谷不化，每日排便次数稍多，迁延日久（久泻）。

7）肾阳虚泄泻：每日黎明泄泻（五更泻）。

（3）大便脓血：大便脓、血并见，下利赤白，腹痛，里急后重，多属痢疾。

（4）便血：先便后血，血色暗紫稀薄，便溏，脘腹疼痛，为远血，一般见于胃肠道出血，或内有瘀血；先血后便，血色鲜红者，为近血，一般见于热伤脉络，其大便常臭秽燥结，常见于痔疮、肛裂。

（5）大便失禁：大便自出，不能自制，为脾肾阳虚。久病重病者如神昏、大便失禁，为脾土衰败之凶兆。

(五) 问饮食口味

饮食水谷由脾胃受纳运化。脾胃是后天之本,精血生化之源。五脏六腑赖水谷精微濡养,“人以胃气为本”,故问饮食口味可辨胃气有无及脏腑虚实寒热。

1. 问饮食口味的要点

问食欲(胃纳)好坏,食量多少,口味偏嗜,冷热喜恶,饮食下咽情况,有否反胃呕吐等。

2. 问饮食的辨证意义

(1) 饮食知味,食量正常(胃纳佳),说明脾胃功能健运,为有胃气。病程中如食欲渐好,食量渐增,表示胃气渐复。

(2) 不思饮食,进食乏味,食量减少(胃纳欠佳),多为内伤减食;反酸,喜热食或食后常感饱胀,多是脾胃虚寒。

(3) 多食善饥,喜冷食,乃胃火亢盛,胃阴必伤,可见于消渴。

(4) 知饥但食少(饥不欲食),伴口干,是胃阴不足,可见于热性病后期。

(5) 食已即吐,多属胃实火逆;朝食暮吐,暮食朝吐,多因脾胃虚寒,名“反胃”(《金匮要略》称“胃反”)。

(6) 吞咽艰涩、进食感哽噎不顺、胸膈阻塞,且食后不久又欲吐出,多为噎膈。

(7) 小儿嗜食生米、泥土等异物,多为虫积、疳积。孕妇偏嗜某种食物,一般不属病态。

(8) 久病重病,长期厌食或不能食,若突然思食、索食、多食,是脾胃之气将绝之“除中”,属“回光返照”之一种表现。

(9) 腹胀口中酸腐欲呕,不欲食,多是宿食停滞。

3. 问口味的辨证意义

(1) 口苦多见于热证。胃热、肝胆湿热,或外感发热均可有口苦。

(2) 口淡多见于寒证。脾胃虚寒、水湿停阻或外感风寒未化热可有口淡。

(3) 口甜多见于脾胃湿热。

(4) 口酸多见于肝胃不和。

(5) 口咸多见于肾虚内热。

(6) 口腻多见于脾胃湿困。

(7) 口辣多见于阴虚内热。

(8) 口臭多见于胃火盛、肠胃积滞。

(9) 口腥多见于肺络、胃络受伤而咯血、呕血者。

(10) 口有尿味,见于尿毒攻心(尿毒证)。

(六) 问胸胁脘腹

胸胁脘腹是脏腑居留之处。心肺位于胸中,心主血,肺主气,为气血运行之枢纽。胸之下方为腹。脐以上为大腹,大腹正中为脘;脐以下为小腹,小腹两侧为少腹。肝、胆、脾胃、大小肠位于腹中。肝胆经脉循两胁,大腹当脐为足太阴脾经之所属,少腹为足厥阴肝经循行所过部位。胃位脘部、肠绕腹中、膀胱胞宫位于小腹。故问胸胁脘腹可辨脏腑寒热虚实。

1. 问胸胁脘腹的要点

(1) 问有无痞闷、胀满。问有无疼痛及其部位、性质与久暂。

(2) 问其他有关症状,如呼吸、咳嗽、心悸等情况。

2. 问胸胁的辨证意义

(1) 胸闷:胸闷气短,咳嗽无力,多是肺气虚;胸膈胀满,喘息气粗,咳唾痰液,多是肺气上逆;胸闷而痛,发热,咳嗽咳痰,兼有外感表证者为风热犯肺;胸闷痛,胸中冷,咳唾涎沫者为寒邪犯肺。

(2) 胸痛:阳气不足、外邪侵袭、痰热阻遏、瘀血停滞、火热伤络等均可致胸部气机不畅而胸痛。若胸闷痛、痞满、发热咳喘、咳唾痰涎者,多为痰饮。若胸前闷痛,连及肩背内臂,时作时止,伴心悸气短,多为心阳不振,痰血瘀阻。胸前憋闷,气短心慌,胸痛如针刺刀绞,发作急骤,甚则面灰、肢冷、汗出,多为真心痛。

(3) 胁痛:胸胁胀满痞闷,喜太息,且疼痛走窜不定,多因肝气郁结。胸胁刺痛,痛有定处,时时发作,多是血瘀。胁痛发热或寒热往来,胸闷,口苦等,多为肝胆湿热。

3. 问脘腹的辨证意义

脘腹为脾胃、肝胆、大小肠、膀胱、女子胞所在,问脘腹疼痛可因部位不同而辨脏腑病变。一般脘部疼痛多为脾胃证候;大腹两侧疼痛多为肝胆证候;小腹疼痛多为肠、膀胱证候;少腹疼痛多为睾丸、女子胞证候。又可从疼痛的性质辨病变性质:痛处喜按为虚证,痛处拒按为实证;痛得热减为寒证,痛得冷减为热证;痛有定处,痛如针刺刀割,或兼见痛处肿胀成块为有瘀血,于一定部位走窜、胀痛则为气痛。

(1) 实证、热证:疼痛的特点是脘腹刺痛或烧灼痛,痛较剧,拒按,身热喜凉,得冷痛减。常见于以下病证。

1) 胃肠积滞:胃脘部痛较甚,口干苦,吞酸嗳气,大便臭秽,腹胀。

2) 瘀血凝聚:痛如针刺刀割,痛有定处,或兼见痛处有肿块,按之痛加剧。

3) 肠痈:腹痛如绞,痛以右腹为甚,腹坚实拒按,伴发热、呕恶。

4) 虫积:阵发窜痛,痛无定处,多为绕脐痛,痛时腹拒按,止时腹软如常。

5) 包块:腹部常有癥瘕积聚发生,应注意问询部位、疼痛有无、发展速度,结合切按及多方检查,注意及时发现。

(2) 虚证、寒证:疼痛的特点是脘腹胀痛,隐痛,痛绵绵不已,喜按,畏冷喜暖,得热痛减。常见于以下病证。

1) 脾胃虚寒:脘部疼痛绵绵,喜按,得食、得暖痛减,口淡,吐清水,便溏。

2) 寒客腹中:当脐作痛或绕脐拘挛疼痛,按则痛减,得温则舒。

(七) 问耳目

耳司听觉,为肾之窍,听力正常赖肾的精气充养,即"肾气通于耳,肾和则耳能闻五音"。耳又是宗脉所聚处,且为少阳经脉所经过。目司视觉,为肝之窍,五脏六腑之精气皆上注于目。脏腑气血和调则耳聪目明,故问耳目可辨脏腑(尤其是肝肾)的虚实。

1. 问耳目的要点

(1) 问有无耳鸣,是一侧或两侧,程度和性质,是持续或阵发。

(2) 问有无重听或耳聋。听力减退,听声音不清楚叫重听;若听觉失灵,听而不闻,为耳聋。

(3) 问目有无疼痛,视物是否清楚,有无目眩、畏光、流泪,有无发赤肿胀或分泌物等。

2. 问耳的辨证意义

(1) 耳鸣辨虚实

1) 虚证:耳鸣渐起,声细如蝉鸣,以手按耳鸣声减轻或停止,多因肾阴不足。

2) 实证:耳鸣暴起,声大,阵发,用手按耳鸣声更大,常因肝火亢盛。

(2) 重听或耳聋辨虚实

1) 虚证:久病渐致重听甚至耳聋,多因肾虚,其耳聋程度常随病情轻重而增减;老人耳聋乃因气虚精衰。

2) 实证:突然听力减退或失听,常伴口苦、胁痛,多因邪盛气闭,肝胆之火上逆蒙蔽清窍。

3. 问目的辨证意义

(1) 目赤目痛多为实热证:目痛如针刺,眦赤,伴头痛目眩,多为心经热毒;目赤,热而胀痛,羞明恶光,视物昏蒙,多为肝经风火;目赤不痛,多是肝阳偏亢或肝肾阴虚。

(2) 目昏多属虚证:目昏花,视物不清,常因肝肾虚。日暮目盲,视物模糊,无肿痛者,多为雀盲,即“夜盲证”,系因肝血不足所致。病中神志不清,目迷睛暗,为精气已夺(失神)之危候。目昏、头痛、呕吐常须警惕青盲内障。

(八) 问渴饮

口渴与否,常反映人体津液的盈亏和输布情况。热邪易劫津耗液,津液不足则常口渴喜饮。故问渴饮可辨寒热。

1. 问渴的要点

问口渴有无,喜饮或不喜饮水,喜热饮或喜冷饮,饮水多少。

2. 问渴的辨证意义

(1) 口不渴:口中和,不欲饮,属寒证。

(2) 口渴不欲饮:虽渴但不欲饮水,一般为湿遏热伏。口干索水,但欲漱水不欲咽下,是血热有瘀。

(3) 口渴喜饮:渴而多饮,喜冷饮,多为热证。外感病渴而欲饮是邪已化热传里。大渴喜冷饮,谵语,便结,为里实热。大渴引饮,饮不解渴,为热邪伤津,胃阴亏耗。渴而喜热饮,饮水不多或水入即吐,为阳虚津液不布;或是湿邪内阻,或是真寒假热证。渴而多饮多尿(饮一溲一)为消渴。

(4) 渴饮伴呕吐:先渴饮而后作呕,或水入即呕出的多是水停胃中;先有呕吐而后渴饮是胃津已耗伤而饮水自济。

(九) 问睡眠

睡眠是人体正常的生理需要。除因工作关系或某些特殊情况外,一般正常情况应是昼醒夜寐,且有相当的入睡时间。《灵枢·口问》说:“阳气尽,阴气盛,则目瞑;阴气尽而阳气盛,则寤矣。”若阴阳和调则睡眠正常,病态时阴阳失调,睡眠失常。问睡眠则可知人体阴阳盛衰,邪正虚实。

1. 问睡眠的要点

(1) 问睡眠时间多少:如虽卧而难入眠,似睡非睡,入睡时间太少,甚至彻夜不眠,称失眠(不寐、不得眠)。如睡眠时间太多,精神昏沉,坐卧则闭目而眠,称嗜睡(多寐)。

（2）问能否熟睡酣睡，或多梦易惊醒，有无烦躁、惊悸，或其他症状。

2. 问睡眠的辨证意义

（1）失眠辨虚实

1）虚证：多为阴虚、血虚引起阴不滋阳，阳不入阴而不寐。若因忧思伤心脾，心脾血虚致失眠者，症见精神恍惚，惊悸健忘，不能熟睡，多梦易醒。若心肾不交，心火偏亢，水火不济而失眠者，则见虚烦内热，久难入睡，甚至彻夜不眠，咽干盗汗耳鸣。老人气血虚而失眠则常见入夜迟迟不能入睡，黎明前常早醒。

2）实证：多因痰火、心火、肝火、食滞等阳热干扰心神致失眠。常见辗转难入睡，心下满，口苦心烦。此即"痰火扰心"或"肝胃不和"，或"胃不和则卧不安"之证。

（2）嗜睡：一般阳虚阴盛多嗜睡。若湿邪内困，清阳不升，可有身重嗜睡、头昏肢倦、脉缓等症状。如系心肾阳虚，则见神疲脉弱，倦怠多卧，坐卧即眠，呼之可醒，但朦胧迷糊。病后身热好眠是余热未清；病后身无热，但喜卧好眠，是正气未复。急性热性病见高热嗜睡，或昏睡，多因热入心包，痰热蒙蔽心神。

（十）问妇女

冲为血海，任主胞胎，成年妇女任脉通，太冲脉盛，月事以时下（月经来潮），并有胞宫以孕育胎儿。根据妇女这一生理特点，问诊除上述项目外，还应问经、带、胎、产等情况。

1. 妇女问诊的要点

（1）问月经周期如何，经色深浅，经量多少，有无痛经。

（2）问白带多少、颜色及气味如何。

（3）问受孕与分娩次数，孕产经过情况，有无流产、小产等。

2. 问经、带、胎、产的辨证意义

（1）月经：正常月经周期一般为28日左右，持续3~7日净。经量中等（可因个体不同而稍有差异），经色正红，不稀不稠，不夹杂血块。

1）月经周期异常：月经先期则周期缩短，提前1周以上，一般属热证、实证，多因邪热迫血妄行。但也可有因气虚不能摄血的虚证。月经后期则周期错后1周以上，一般属虚证、寒证，常见于血虚、肾虚者。月经周期错乱则经行无定期，或前或后，常因肝气郁结或脾肾虚亏。

2）痛经：行经期间小腹疼痛称痛经。经前或经期疼痛，经色深红杂有血块，一般为气滞血瘀。经期或行经后疼痛，伴腰酸痛、喜按喜暖，多因气血亏虚。小腹冷痛，得热痛减，属寒证。

3）闭经：已婚体健的育龄妇女若见停经多为有孕。老年妇女停经多属正常绝经。青壮年妇女未受孕而停经则为闭经，多因血枯、虚劳证，或因肝气郁结所致。

4）崩漏：月经大下不止，经量甚多，称崩；迁延日久，淋沥不断称漏。崩漏者若经色紫红或有血块，伴腹痛，多属实热；若经色稍淡无血块，伴腰酸体倦，脉弱，多属虚寒，乃冲任脉虚或脾虚不能统血。

（2）白带：妇女前阴淋沥流出白色液体，称白带。白带多而清稀如涕，味腥者多偏虚寒（脾肾阳虚）；带下色黄而稠黏，味臭秽，为黄带，多偏实热（湿热）。

（3）孕产：妊娠伴呕吐频剧，进食即吐，为妊娠恶阻。妊娠伴两足浮肿，眩晕，甚而抽搐、昏迷，则为子痫。妊娠而少腹有紧迫感且腰酸，前阴流血，多是坠胎（流产）先兆。产后恶露不尽，腹痛拒按，多因瘀血未净。产后高热，恶露多而臭，为产褥热。

（十一）问小儿

小儿为稚阴稚阳之体，脏腑娇嫩，易受外邪侵犯，易为饮食所伤。患病易虚易实，易寒易热。小儿生机旺盛、生长发育迅速，疾病易变易愈。故问诊应注意其特点。

1. 小儿问诊的要点

婴幼儿要询问是否足月顺产，哺养情况，母体是否健康，儿童须问传染病接触史，接受过何种预防接种，是否患过麻疹、水痘等病。

2. 小儿问诊的辨证意义

（1）先天禀赋与体质：若孕期母体有病或不足月生产，一般儿体易有先天禀赋不足，体质较弱。小儿发育正常则体质较佳；若发育失常（五迟、五软等）则体质虚弱。

（2）饮食失调与感受外邪：哺养失当、饥饱无度、饮食不洁均可伤脾胃而致饮食积滞。抚育失宜、冷暖不调，则常患外感六淫而发热咳喘。

（3）麻痘惊疳与其他传染病：麻疹、水痘、风疹、痄腮、百日咳、惊风及疳积是儿科常见病证。须查询并辨别其是否患过此等病证。如为传染病还应询问有无接种疫苗，有无接触同类儿童的机会。

三、既　往　史

既往病史往往与当前病证有因果关系，如“中风”患者，既往可有“肝阳上亢”或“肝肾阴虚”病史；“便血”患者，可有“胃脘痛”或“痔疮”病史；“疟疾”患者，可有多次类似的发作病史；经常反复患病者，体质偏虚弱。故问既往病史可帮助诊断当前疾病。

四、个人生活情况

个人生活情况包括饮食嗜好、劳逸起居、生活环境等情况。这些情况对人体健康有极大的影响。饮食五味有偏嗜者，往往与脏腑阴阳偏盛偏虚有关。若平日喜热恶凉，多为阴偏盛；喜凉恶热，多为阳偏盛。饮食饥饱无度者，多患胃肠病。嗜烟好酒者多病痰湿。起居无常、劳逸不调、色欲失节、忧思过度等，均可致脏腑气血失调。

小儿则须问其出生、哺养、生长发育情况。妇女还须问月经、胎产情况（参照上述“十问”）。

五、家　族　史

问家族史一般指直系亲属的病史，有时也可包括生活上有密切接触者的病史。家族史可帮助诊断某些有遗传性与传染性的疾病，如癫狂、消渴、劳瘵、疫疠等。特别是对双亲的健康情况或死因均应问清。已婚者还须问其配偶及子女的健康情况。

六、问诊小结

问诊是医者了解病情的重要步骤，从患者（或其家属）申述病情的过程中，医者可初步掌握辨证要点。问现病史是问诊的重点，对疾病的发生、发展、症状表现、诊疗经过等方面须详细询问，特别要把“十问”内容询问清楚，从而为辨证提供重要依据。同时，通过问诊，也向医者提示了在望诊、闻诊、切诊等方面所应着重诊察的要点。问既往史、个人史、家族史等方面，则可进一步深入了解与疾病有关的种种因素，有利于更准确地、有效地诊疗疾病。

问诊的方法较易掌握，但关键在于要用关心、同情患者的态度，细心、耐心而有目的、有条理地提问，才能解除患者的顾虑，引导患者如实反映病情，达到问诊的预期效果。

第二节　望　　诊

望诊，即医者运用视觉去观察病情的一种方法。包括：望全身情况（神、色、形态）、分部望诊、舌诊等内容。人体外部和五脏六腑有密切的关系，若脏腑气血阴阳失调，必然反映到体表。故通过望诊，观察病体外部的表现，可推断疾病的实质。

望诊应在光线充足的地方进行，若在夜间，可在灯光下诊察，有疑问时对住院患者应于次日再在自然光线下复查。诊视患者应敏捷，所谓一望得之，以免使患者厌烦。但应注意有步骤、有重点地细心观察，才能准确无误。一般先诊视全身神色形态，再进行分部望诊。舌象尤其要重点观察。

一、望全身情况

（一）神色

神色，即精神与气色，概括了一个人总的健康情况。神色是五脏气血盛衰的具体表现，健康者五脏阴阳无偏盛偏衰（阴阳相对平衡），气血调和，则精神充沛、气色明润。即《灵枢·平人绝谷》所说"五藏安定，血脉和利，精神乃居"。一旦机体发生病变则五脏阴阳偏盛偏衰（阴盛则阳病，阳盛则阴病），故气血不和，神色失常。因此，望神色可洞察疾病的发生，衡量病情的轻重，以及判断病证的发展和预后。

1. 望神

（1）神的含义：神，即精神、意识、神志。神产生于精，精是后天水谷所化生之藏于五脏的精气，与先天的肾精相结合的统称。故神成于先天之精气，且得后天水谷精微之滋养。如《灵枢·平人绝谷》说："神者，水谷之精气也"，精与神，两者不可分割、互为依存，即所谓"有形可见者曰精，无形可见者曰神"。精能生神，神能御精，精神健旺是健康的标志。因而，从广义来说，神是人体生命活动总的外在表现；狭义而言，神指神志、意识、思维活动。

"神"，藏于形体之中，有形才能有神，形健则神旺，形羸则神衰。《素问·上古天真论》说："形与神俱"，说明从形体的健羸可观察神的盛衰，进而诊察机体的脏腑气血功能正常或失调。总之，精、神、形三者紧密联系，可分不可离，精与神寓于形体中，精足则形健神旺，而神是生命活动的体现。

（2）望神的要点：基于心主血，其华在面，五脏六腑之精气皆上注于目，神、精、形密切相关的理论，要求望神要注意观察以下几方面：面部的气色和眼神表现、形体的动静状态、精神意识、言语气息及对外界环境的反应等。其中尤以眼神最易表现神的得失。

（3）望神的辨证意义：望神可知正气存亡，脏腑功能盛衰，病情轻重，预后良恶。一般可从得神、失神、假神、神疲、神昏等判断病情。

1）得神与失神：《素问·移精变气论》说："得神者昌，失神者亡。"昌，即昌盛、良好之意；亡，则衰败、消亡之意。所谓"得神"即有神、神旺、神好，表示正气尚足，脏腑功能未衰，即使有病亦较轻，预后较好；"失神"即神差、无神，表示正气不足，脏腑功能衰败，病较重，预后较差。故望神有重要的临床意义，且首先应辨其得神或失神（表3-1）。如《景岳全书》说："善乎神之为义，此生死之本，不可不察也……"

表 3-1　得神与失神的临床表现

望神要点	得神(有神)表现	失神(无神)表现
形体面色	形体壮健,肌肉结实丰满,精神充足,面色明润含蓄	形体羸弱,大肉瘦削(或全身浮肿),精神委靡,面色晦暗或鲜明暴露
眼神	目睛炯炯有神,转动灵敏自如	目睛呆滞无神,转动迟钝或目蹬直视
呼吸气息	呼吸平顺,气息调匀	呼吸低弱,或气粗喘促鼻煽
神志	神清气爽,对外界反应合理	神昏或烦躁,对外界反应异常
临床意义	正气未伤,脏腑功能未衰。病较轻,预后较好	正气已伤,脏腑功能衰败。病较重,预后较差

得神的表现为形体壮实,肌肉丰满,精神充沛,面色明润含蓄,目光有神,言语正常,呼吸平顺,神志清楚,对外界反应灵活。失神的表现为形体羸弱,大肉瘦削(或面目四肢浮肿,腹胀如鼓),精神委靡,面色暗淡无华,目光呆滞,言语反常,呼吸喘促或微弱,神志失常,对外界反应异常。

失神还有另一种表现形式即假神。见于重病久病患者,病情未见好转,本应精神疲倦,面色晦暗,声低气弱,懒言少食,却突然精神转佳,两颊色红如妆,思食索食,喋喋多言,这是患者体内脏腑精气将绝的征象,称为"回光返照",或"残灯复明"。《内经》说:"阴阳离决,精气乃绝。"阴竭时则阴不敛阳,阳无所依附而散越于外,故见假神。所以假神是阴阳格拒,将要离决的危候。

2) 神疲与神昏:神的异常还可表现为神疲或神昏。神疲即精神倦怠、呆滞、无神采,表示正气不足。神昏即意识模糊,甚至丧失、不省人事,往往因邪犯心包,痰热扰心而致,也可见于正气耗伤。

此外,望神还包括各种神志异常的表现,例如癫狂痫证,可有神情呆滞、哭笑无常、应答错乱等癫证表现,也可有叫骂不避亲疏、行动狂乱等狂证表现,或昏倒抽搐,口吐涎沫,醒后如常的痫病等。应四诊合参予以辨证。

2. 望色

望色即色诊,以望面部气色为主,兼望肤色、目睛、爪甲等。望色包括色、泽两个方面,色有青、赤(红)、黄、白、黑五色,称为五色诊;泽指皮肤等是否荣润有华色。

(1) 望色的意义:《素问·脉要精微论》说:"夫精明五色者,气之华也。"《灵枢·邪气藏府病形》说:"……十二经脉,三百六十五络,其血气皆上于面而走空窍。"心主血脉,其华在面。故面部的色泽是脏腑气血之外荣,望面部色泽则可知气血盛衰与病情变化。《望诊遵经》说:"……气色以润泽为本……光明润泽者,气也,青赤黄白黑,色也……气色之见不可离……"故色泽也即气色。

1) 色泽(气色)正常:表示无病,或虽有病,其病易治。即说明其脏腑未伤,气血未衰,正气未挫,预后较好。

2) 色泽(气色)失常:表示有病,且其病较难疗。即说明其脏腑已伤,气血已耗,正气已虚,预后较差。

脏腑气血调顺才能气色正常,气色正常是"有神"的表现,望神与望色应密切联系。

(2) 常色:即正常的面色与肤色。人类因种族不同而面色、肤色各有差异,中国人以黄种人的正常色泽为标准,应为微黄红润而有光泽,即黄红隐隐,明润含蓄。

常色有主色、客色之分。

1) 主色:个体一生基本不变的色泽,称为主色。《医宗金鉴·四诊心法要诀》说:"五脏之色,随五形之人而见,百岁不变,故为主色",说明了因个体不同,各人色泽可略有差异。

2) 客色:人生活于自然界,故常常因气候、环境、工种、情绪、运动等各种原因影响致面色(肤色)

有短暂性的改变,称为客色。例如,露天工作多受风吹日晒时,其肤色可较红黑;室内工作者其肤色常较青白;运动之后或情绪激动时常面色通红等。如反复地、较长时间地受某种因素的影响(如职业),其客色也可相应地较长期出现。

四季气候的变化,也可影响面色。按五行的理论:春稍青,夏稍红,长夏稍黄,秋稍白,冬稍黑,但均不离黄红隐隐,明润含蓄的本色。

(3) 病色:包括色与泽的变化。色的变化主要有五色,反映不同的病变性质。五色相应五脏,配以五行,又可以说明病位。泽的变化则主要反映气血的盛衰,即五色有善恶,可以说明病情的轻重与预后的良恶。

五色相应五脏,配以五行,说明病位与病情顺逆。五色诊法是根据五行学说,按五脏,配五行相应五色而来的。《望诊遵经》说:"五色形于外,五脏应于内,犹根本之与枝叶也。"即从面部的五色变化可推知五脏病变。《灵枢·五色》说:"以五色命藏,青为肝、赤为心、白为肺、黄为脾、黑为肾。"《素问·痿论》说:"肺热者,色白而毛败;心热者,色赤而络脉溢;肝热者,色苍而爪枯;脾热者,色黄而肉蠕动;肾热者,色黑而齿槁。"由此可见,青色往往与肝的病变有关、赤色与心的病变有关、白色与肺的病变有关、黄色与脾的病变有关、黑色与肾的病变有关。例如,面色、目睛、皮肤发黄,常见于脾胃湿热证,面色发青常见于肝风内动。五色配五行,也可用生克关系说明病情顺逆,即相生为顺、相克为逆。例如,肝病出现青色为顺,出现白色为逆。因青是肝木之本色,为顺;而白为肺(金)之色,金克木,故为逆。心病出现赤色为顺(本色),出现黑色(水克火)为逆……余此类推。此生克顺逆关系可供诊病参考,不可生搬硬套。

五色反映病邪性质,说明病性。《灵枢·五色》说:"青黑为痛,黄赤为热,白为寒";又说:"黄赤为风,青黑为痛,白为寒,黄而膏润为脓,赤甚者为血痛";说明五色可以反映不同性质的病变。

五色善恶,说明病情轻重、预后吉凶。《内经知要》说:"五色之欲者,皆取其润泽,五色之不欲者,皆恶其枯槁也。"若色泽明润含蓄,有华色,称为善色,是吉兆,表示病较轻,预后较佳。如色泽晦暗枯槁,无华色,称为恶色、夭色,是凶兆,表示病较重,预后欠佳。《素问·五藏生成》说:"五藏之气,故色见青如草兹者死,黄如枳实者死,黑如炱者死,赤如衃血者死,白如枯骨者死,此五色之见死也。青如翠羽者生,赤如鸡冠者生,黄如蟹腹者生,白如豕膏者生,黑如乌羽者生,此五色之见生也。生于心,如以缟裹朱;生于肺,如以缟裹红;生于肝,如以缟裹绀;生于脾,如以缟裹栝楼实;生于肾,如以缟裹紫。此五藏所生之外荣也。"所谓"死"者,说明病情重,预后差;所谓"生"者,说明病情较轻,预后较好。所以说,五色以其润泽为吉,以其枯槁为凶。五色变化反映五脏病变,五色的色泽荣枯则判断病情的吉凶。故如善色转恶色,病情加重,恶色转善色,病情好转(表3-2)。

表3-2 五色诊的善恶吉凶

五色	善(明润含蓄)——吉		恶(枯槁晦暗)——凶	
青	青欲如苍璧之泽	青如翠羽者生	不欲如蓝	如草兹者死
赤	赤欲如白裹朱	赤如鸡冠者生	不欲如赭	如衃血者死
黄	黄欲如罗裹雄黄	黄如蟹腹者生	不欲如黄土	如枳实者死
白	白欲如鹅羽	白如豕膏者生	不欲如盐	如枯骨者死
黑	黑欲如重漆色	黑如乌羽者生	不欲如地苍	如炱者死
出处	《素问·脉要精微论》	《素问·五藏生成》	《素问·脉要精微论》	《素问·五藏生成》

(4) 五色主病

1) 青色:主惊风、寒、痛、瘀。

青为气滞,经脉瘀阻的气色。常表现于面部、口唇、爪甲、皮肤。其色常为青灰色或青紫色(发绀)。在惊恐或受寒时,也可出现面色和唇色青,一般不属病态,但极度时也可损伤脏腑。

青主惊风,小儿惊风或欲作惊风时,常于眉间、鼻梁、口唇四周呈青灰色,《望诊遵经》说:“目下色青者,肝风也。”

青主寒,青白为寒,青黑晦暗为阳气虚(虚寒)。

青主痛,鼻头色青者,腹中痛,腹痛时作时止,时吐清水,且面色乍青乍赤乍白,多是虫痛;腹痛,面色青,喜热饮,尿清长或腹满下利,多为寒痛。

青主瘀,如心阳不振,心血瘀阻,常见口唇青紫,面色青灰。

重证患者,面色青黑,痰涎壅盛,腹胀呃逆,为脾胃气绝。面色青灰白,眼闭不开,急躁扰乱,阴囊缩,为肝绝;或面青但欲伏眠,汗出如水不止,也为肝绝。

病机　青色属木、主春令,其气为风,是足厥阴肝经本色,故主病多是肝和厥阴经脉的病候。青为痛,痛证多因邪阻经脉,气血瘀阻运行不畅,故面色青,如青黑多为寒痛证。青属肝,肝主筋,肝风动则惊风抽搐。面、唇、爪甲青紫为阳气衰败。脾病若见青色,木克土,则其证难治。

2)赤色:主热。

赤色是火热较盛,鼓动气血充盈脉络的气色。常表现于面部和口唇。其色常是鲜红色或深红色。在日晒、饮酒、运动和情绪激动等情况下,出现一时性的面色红赤,一般不属病态。

赤为热,实热常满面通红。小儿麻疹,可见发热、面赤气粗、眼泪交流等症状;外感风热,可见发热、恶寒、面红目赤等症状;里实热证可见高热、口渴喜饮、便秘、面赤等症状;虚热则常见面苍白、两颧深赤或潮红;如虚损劳瘵,午后潮热、盗汗、面白颧红、五心烦热;戴阳证,其面色嫩红带白,游移不定,或面红如妆,可见于久病重病患者,赤色应心,面赤见于危重证者如《望诊遵经》所说“神气脱而昏沉不醒,面赤黑者,心绝也,面赤如脂者,心绝也,面赤黑,汗缀如珠者,心绝也……”。肺病面见赤色难治(火刑金)。

病机　赤色属火、主夏令,其气为暑,是手少阴心经本色,主病多为热证。血得热则行,热证使脉络充盈,故见赤色。有实热、虚热之分。实热证乃因热邪盛而致,故见满面通红,面红目赤,或口唇舌质也呈红色;虚热证则因阴虚火旺、虚火上炎故出现午后两颧赤。若戴阳证,乃阳气因下焦虚寒而浮越于上,出现下真寒而上假热的证候。

3)黄色:主湿、虚、黄疸。

黄色是中国人之肤色主色,古人以黄为正色,面色带有黄色为顺,面色无黄色为凶,但若黄而鲜明如橘子色,或黄而晦暗如烟熏,或萎黄或苍黄均为病色。此等病色常表现于面部、皮肤及白睛。《四诊抉微》说:“黄为湿为热为虚,而有明暗之分,夹热则色鲜明,夹湿则色昏滞……”身黄、面目黄为湿,若身痛,面色微黄,齿垢黄,爪甲上黄者为黄疸。发热身黄,黄而鲜明如橘子色是湿热证(阳黄);黄而晦暗如烟熏,是寒湿证(阴黄)。黄而肥盛多是胃中有痰湿;黄而枯燥多是胃中有火,热伤津液。

黄白无泽、萎黄不华是脾肺气虚。面色、肤色淡黄而夹有少许红点、红纹,多是脾虚肝血郁滞。小儿生后遍体面目皆黄,其色如金者是胎黄。小儿面色青黄或乍黄乍白,肌肉消瘦,皮毛憔悴,腹大青筋显露,是小儿疳积。妇人面色萎黄,常是经脉不调。若面目虚浮而色淡黄,是肺虚湿邪内阻之黄胖证。

患者准头、印堂、年寿有黄色,如其色明润者,是胃气渐复,病退之征;如其色枯夭是胃气衰败难治之候(准头指鼻尖部;印堂指两眉之间鼻根部;年寿指准头之上方鼻梁)。如面色全无黄色是无胃气的重证,因人以胃气为本,无胃气者死(危);如黄疸病面黑黄,作渴、腹胀,腹壁青筋暴露,皮肤有红丝赤缕(蜘蛛痣)者,亦为难治之候。

病机　黄色属土、主长夏,其气为湿,是足太阴脾经本色。脾主健运,如脾失健运则水湿不化,故黄色主湿。脾为气血生化之源,脾虚则气血生化不足,其色亦黄(萎黄不华),故黄色又主虚。

4）白色：主虚、寒、失血。

白色是气血不荣，脉络空虚的气色。一般表现为颜面、口唇、舌和皮肤苍白或呈淡白、㿠白色。有时也可见爪甲、眼眦血络均淡白无华。在久居室内少见阳光时，往往面色肤色较白皙，一般不属病态。

脱血，夺气则色白。《灵枢·决气》说："血脱者，色白，夭然不泽。"即失血血虚者，其脉空虚，其色苍白无华；气虚者面色淡白；气血虚、脾虚面色萎黄；脾肺虚寒亦可见面色淡白。白为寒，面色青白、鼻尖冷，口气不热为寒。阳虚者面色㿠白，浮肿；阴虚常面白颧红。妇人产后面色黄白如鸡皮者，多因产后夺血。卒然大出血，气随血脱，出现阳气暴脱之肢冷、冷汗淋漓、脉微欲绝等危候者，则面色突然苍白无华（灰白不泽）。面色灰白、气急气喘，失声者，为肺胃绝。面白目黑者，为肺肾绝。若印堂、准头有白色，明润者是善色；枯灰的是恶色。面色白而兼黄为吉（相生）；白而兼赤为凶（相克）。肝病见白色多难治（金克木）。

病机　白色属金，主秋令，其气为燥，是手太阴肺经本色。肺主气而朝百脉，故白色主气、血的病候，脱血夺气则色白。若阳气虚衰，寒凝经脉，气血运行不畅或血虚脉络不充则色白，故白色主虚、寒、失血。

5）黑色：主寒（肾阳虚）、热（肾阴虚）、瘀痛、水饮。

黑色是阳虚寒盛，气血凝滞，或火热内伤，阴津耗损的气色。其色可见黧黑、紫黑，或青黑。一般黑色可出现于面部或口唇。黑色常见于病情较重者。但经常在户外生活，受风吹日晒者面色、肤色呈红黑色，此为常态。

肾病面黑，颧与颜黑者，多为肾病。肾阳虚则面色黧黑晦暗，肌肤肿胀或兼见口唇紫暗；火热内伤肾阴，久病肾阴亏耗则面色和唇色黑而干焦且有齿槁，是重病之候，如黑而有光泽，准头、年寿亮而滋润的为有生机，色黑枯槁不荣者，则为危候。鼻出冷气，滑而黑者为阴毒冷极；鼻孔干燥，黑如烟煤者，为阳毒热深。

黑色主病为寒为痛，寒痛证其色青黑。如面色黧黑，口唇紫暗，肌肤甲错，多属瘀血，常为心血瘀阻。妇人眼眶灰黑者，多为崩中漏下。

黑色浅淡者，为肾病水寒。鼻头色微黑，面色黑，目窠下微肿多是水饮。若唇舌面色皆紫暗青肿，可见于中毒。

如患者虽有面色黑滞，服药后渐有光泽，说明病邪渐退疾病将愈。黑色多见于危重证，如准头、年寿、印堂之处黑而枯夭，为危；心病额见黑色，是水克火多为逆证；真心痛，面黑，四肢厥冷者危；黄疸病面色黧黑，口鼻冷黑，冷汗出，目暗，唇青者亦危。人中口围黑绕者为脾肾绝，面如马肝，望之似青，近视如黑者为肝肾绝，形体如烟熏，直视摇头者为心绝；鼻如烟煤，鼻孔黑燥无涕者，为肺绝；环口黧黑，耳轮焦黑者为肾绝。

病机　黑色属水，主冬令，其气为寒，是足少阴肾经本色，主病多为肾脏和足少阴经脉的病候。若肾阳虚衰，不能温煦脏腑则气血凝滞，经脉瘀阻，故为寒为瘀为痛；肾主水，阳虚水泛，故黑色又主水病（表3-3）。

（5）望面部气色十法：《灵枢·五色》说："察其浮沉，以知浅深，察其泽夭，以观成败，察其散抟，以知远近；视色上下，以知病处。"病色出现于面，除颜色上有鉴别之外，还有浮沉、泽夭等变化，均应辨识。《望诊遵经》提出望色十法，即浮、沉、清、浊、微、甚、散、抟（聚）、泽、夭。简述如下。

1）浮沉：色泽显露于皮肤的叫浮；隐约藏于皮肤之内的叫沉。浮表示病在表、在腑；沉表示病在里、在脏。初浮后沉的，病由表及里；初沉后浮的，病自里出表。浮沉可分表里。

2）清浊：清是色泽清晰；浊是色泽暗浊。色清病在阳；色浊病在阴。从清而浊，病由阳入阴；从浊而清，病由阴转阳。清浊可分阴阳。

3）微甚：微是色泽浅淡；甚是色泽深浓。微表示正气虚；甚表示邪气实。自微而甚，则先虚后实；由甚而微，则先实而后虚。微甚可分虚实。

表 3-3 五色主病

五色	五脏	观察部位	主病	病机	望诊特点
青	肝(木)	面	惊风	热极生风,肝风内动,筋脉抽搐	鼻梁、眉间、唇周青灰
		唇	寒	寒凝气滞,筋脉拘急	面色青白或青黑晦暗
		皮肤	痛	邪阻经脉,不通则痛	面色青白或青黑,鼻头色青
		爪甲	瘀	气滞血瘀,瘀阻脉络	面色青灰,口唇青紫;重症爪甲、皮肤均青紫
赤	心(火)	面	热:实热	血得热则行,脉络充盈	满面通红,目赤,唇舌红赤
		唇	热:虚热	阴虚火旺	面白,午后颧红
		舌			
		皮肤			
		目睛	戴阳证	下焦虚寒,虚阳上浮	面红如妆,嫩红带白
黄	脾(土)	面	湿:外	湿邪蕴郁	面目黄垢
		皮肤	湿:内		黄肿或黄而肥盛
		白睛	虚:脾虚	脾不健运,痰湿内停,水湿不化	萎黄,黄白无华
			虚:血虚	血不足以上荣	面黄、目黄、身黄、齿垢黄
			黄疸:阳黄 湿热	肝胆受邪,胆汁不循常道	黄而鲜明如橘子色为阳黄
			黄疸:阴黄 寒热		黄而晦暗如烟熏为阴黄
白	肺(金)	面	寒	寒凝络脉	白而暗淡或青白
		唇	虚:阳虚		㿠白浮肿
		爪甲	虚:气虚	推动无力,气血不能上荣	淡白
		目眦	虚:阴虚	阴虚则内热	面白颧红
			虚:血虚		苍白无华,或萎黄
			失血	血脉空虚,失于充盈	苍白,灰白不泽
			亡阳	阳气暴脱	
黑	肾(水)	面	肾虚:阴虚内热	热灼阴津	面色黑而干焦,唇暗,齿槁
		唇	肾虚:阳虚内寒	脏腑脉络失于温煦	面目黧黑,晦暗无华
		眼眶	水饮	气不化水,水停气阻	目眶色黑、浅淡浮肿
			瘀痛	气血凝阻	面色紫黑、青黑,唇舌紫暗

4) 散抟:散是散开、疏离;抟是积聚、壅滞。色散多为新病,轻病,或病将解;色抟多为久病、重病。先抟后散的,是病好转;先散后抟的,病转重。散抟可分新病久病。

5) 泽夭:泽是气色滋润;夭是气色枯槁。色泽主生;色夭主死。色从夭转泽,精神复盛,病有生机;从泽转夭为血气益衰,病趋危重。泽夭可分成败。

《望诊遵经》还说:"盖十法者,辨其色之气也,五色者,辨其气之色也,气者色之变,色者气之常,气因色而其理始明,色因气而其义乃著……"说明察气色是色诊的纲要。

(6) 色脉症相参:一般患者色脉与症的表现是一致的、相应的,称为顺(宜);反之色、脉、症表现不一致、不相应的,则为逆(忌)。故诊病时应注意四诊合参,综合判断。

(二) 形态

形态,即形体与动态。形体指人的外形、体质;动态指人的动静姿态。望形态即观察人的整个体质发育情况和身体活动功能。

1. 望形体

人是个有机的整体,内有五脏六腑,外有皮毛筋肉,紧密相连。肺合(主)皮毛,脾合(主)肌肉,心合

(主)血脉,肝合(主)筋,肾合(主)骨。五脏功能健全则形体壮实,五脏有病则形体羸弱(表3-4)。

表3-4 形体合脏腑之正常与病态

	形体				
	骨骼	胸廓	肌肉	皮肤	筋、爪甲
与脏腑关系	肾气强弱	心肺气血盛衰	脾胃健运或虚弱	肺津液润枯	肝血盈亏
正常表现	粗大、壮实	宽厚	丰满结实	润泽	活动自如;坚实荣润
病态表现	细小脆弱	狭窄或畸形	瘦削或浮肿	枯燥无泽	活动障碍;脆薄枯白

(1) 胖瘦:可体现体质的阴阳气血偏盛偏衰。《望诊遵经》说:"刚强者,形气有余,柔弱者,形气不足。肥者常多血少气,瘦者常多气少血。"一般若形体肥胖,皮肤细白,肌肉嫩弱,少气乏力,为形盛气虚,常多痰湿,即所谓肥人多痰。《四诊抉微》说:"肥人多中风,以形厚气虚,难以周流,而多郁滞生痰、痰壅成火而多暴厥也。"若形体干瘦、皮肤苍黄、肌肉瘦削、易躁易怒,为阴血不足,常易虚火扰动,即所谓瘦人多火。《四诊抉微》说:"瘦人阴虚,血液衰少,相火易亢,故多劳嗽。"

(2) 浮肿:如面浮肢肿腹胀,为水肿证。单腹胀大如裹水状、脐突、腹部有青筋者,是臌胀。

(3) 瘦瘪:如大肉瘦削、骨瘦如柴、肌肤干瘪、形肉已脱,为病情危笃;小儿发育迟缓,面黄肌瘦,或兼见胸廓畸形(鸡胸或呈串珠状),前囟迟闭等,常为先天肾精不足或后天哺养失当所致,可见于疳积证。头大囟开,身不胜头,可见于解颅。

2. 望动态

人体的动静姿态和疾病有一定的关系。可以从观察患者的行、坐、卧、立等动态,结合其他诊法辨证。

(1) 动静:阳主动、阴主静。阳证、热证、实证一般患者卧时面向外,身轻自能转侧,喜仰卧伸足,揭衣弃被,不欲近火,或有坐卧不适、烦躁不安等症状。阴证、寒证、虚证,则患者卧时面向内,蜷缩成团,身重不欲转侧,喜加衣被,欲向火取暖。或有喜卧少坐立,坐立则昏眩。《望诊遵经》提出诊体态八法,即动静、强弱、俯仰、屈伸。按八纲辨证,通常是动、强、仰、伸属表、属阳、属实;静、弱、俯、屈属里、属阴、属虚。在表属阳者多热,在里属阴者多寒。

(2) 咳喘:呼吸气粗,咳嗽喘促,难于平卧,坐而仰首喘咳,是肺有痰热、肺气上逆之实证。如喘促气短,坐而俯首,动则喘甚,是肺虚或肾不纳气。身肿,心悸气短,咳喘痰鸣,面色㿠白,是肾虚水泛,水气凌心射肺。

(3) 抽搐:唇抖眼颤,手足拘挛,面颊牵动,在热性病多是发痉先兆;在虚损病多是血虚风动,筋脉失养。若小儿四肢抽搐,身体振动,两眼上翻,眉间唇周青灰,时发惊叫,是惊风证。若新生儿或有外伤者,四肢抽搐,口噤(牙关紧闭),头脚向后屈曲如弓(角弓反张),应注意破伤风。伸手或两手活动时,手掌及手指震颤者为肝肾阴虚。

(4) 偏瘫:若突然昏仆不省人事,偏侧瘫痪或一侧手足麻木不仁,举动不灵,口眼㖞斜,为中风偏枯证。

(5) 痿痹:关节肿痛,屈伸不利,多是痹证。四肢痿软无力,行动困难,多是痿证。

(6) 颤振:《证治准绳》说:"颤摇也,振动也,筋脉约束不住而莫能任持,风之象也","壮年必有,中年之后始有,老年尤多",如伴肌肉僵直,运动障碍,则为颤证或颤振。

(7) 胸腹痛证:屈腰踡缩,辗转呻吟,愁眉苦脸,多为胸腹痛证。

(8) 谵妄:两手撮空理线,循衣摸床,两眼直视或上视,为病情危重。

(9) 脏腑衰败动态表现:《素问·脉要精微论》说:"头者,精明之府,头倾视深,精神将夺矣。背者，胸中之府，背曲肩随，府将坏矣。腰者，肾之府，转摇不能，肾将惫矣。膝者，筋之府，屈伸不能，行则偻附，筋将惫矣。骨者，髓之府，不能久立，行则振掉，骨将惫矣。"这里讲的是从人体形态的变化，可以推察脏腑的病变，就是说五脏虚损，体态上必有相应的病态表现。

二、望局部情况(分部望诊)

望体表某些局部的情况，包括望头与发、审苗窍、观皮肤及肢体、察小儿指纹、查前后二阴与排出物等。

(一) 头与发

1. 望头

头为诸阳之会，精神之府，中藏脑髓，为肾所主。望头可知正邪虚实，肾阳肾精盛衰。

(1) 望头的形状：如小儿头形与发育不相应，过大、过小均为病态，小儿头尖小，前囟早闭，智能不全，是肾精不足；小儿头大如斗，前囟不闭，是肾阳虚衰(前囟初生约 2.5cm，至 12～18 个月闭合)。

(2) 望前囟：小儿前囟下陷，为正虚(气血虚)，多见于剧烈吐泻、津液耗伤、气血不足；前囟高凸，为邪盛(实热证)，可见于温热邪盛，火热上攻(如望诊不易辨明，可用手掌平放其上轻触之)。

(3) 望头颈：头颈摇晃不能自主，或头仰颈强，多为风证。

2. 望发

发为血之荣，肾之华在发。望发可知气血盈亏、肾气盛衰。望发应注意色泽、分布及有无脱落。中国人的头发正常是黑色柔软而有光泽，分布均匀。但因禀赋与体质不同，黑色可稍有深浅差异，分布可稍有疏密差别。个别发育正常无其他病象之青少年可偶有白发，不宜作为病态。

(1) 头发茂密，分布均匀，色黑润泽，是肾气充盛之常态。若头发稀疏，部分脱落，甚至全部脱落，色枯无泽，是肾气亏虚或血虚，常见于久病或大病之后，也可见于产后或某些营养不良者。偶可因火热血燥脱发，或因应用药物而致脱发者。一般认为病久而头发脱落为精血虚；病风而发脱为血燥。如发不规则片状脱落(斑秃)，常因血虚，或可兼有血瘀。

(2) 白发多因肝肾亏损，气血不足以上荣头发。

(3) 小儿头发黏结如穗，干枯不荣，多为疳积。初生少发、无发或头发稀疏黄褐，多为先天不足，或因体质差异。

(二) 颜面与苗窍

苗窍，通常指五官的七窍，即眼、鼻、耳、口及咽喉，又可包括前后二阴共九窍。五官七窍为上窍(又称清窍)，前后二阴为下窍。此处仅述望颜面及审上窍。

《灵枢·邪气藏府病形》说："十二经脉，三百六十五络，其气血皆上于面，而走空窍。"面部的神色形态变化可反映整体的病变，而五官为五脏之开窍(肺开窍于鼻、肝开窍于目、脾开窍于口、心开窍于舌、肾开窍于耳)。故望颜面与审苗窍，可知脏腑气血病变(图 3-1、图 3-2)。

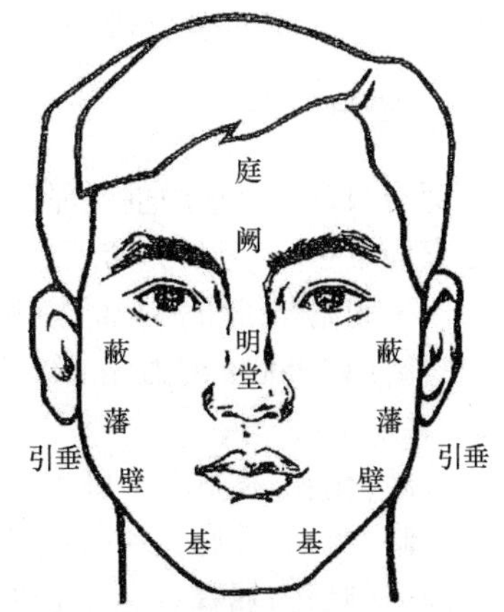

图 3-1 明堂藩蔽图

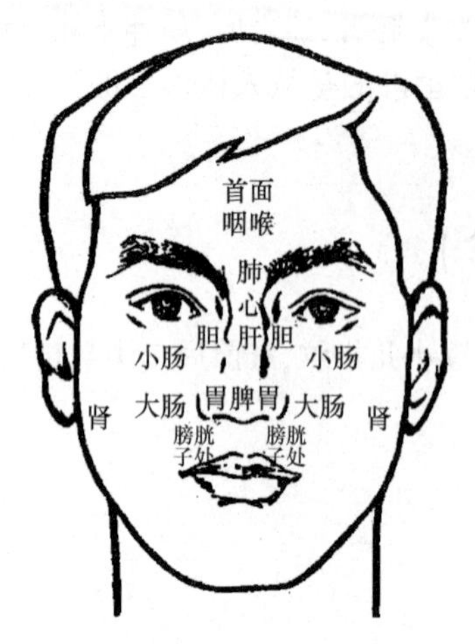

图 3-2　颜面分部与脏腑相关图

1. 望颜面

(1) 面部的脏腑相关部位:《灵枢·五色》把整个颜面分为以下部位,并说明其与脏腑的关系。

1) 分部:鼻——明堂;眉间——阙;额——庭(颜);颊侧——藩;耳门——蔽。

2) 与脏腑相关

庭——首面

阙
- 阙上——咽喉
- 阙中——(印堂)肺
- 阙下(山根、下极)——心

肝之左右——胆

肝之下(准头)——脾

方上(脾两旁)——胃

中央(颧下)——大肠

挟大肠——肾

面王(鼻端)以上——小肠

面王以下——膀胱子处

以上为《灵枢·五色》之脏腑与面部相关分部。而《素问·刺热》把五脏与面部相关部位划分为:左颊——肝;右颊——肺;额——心;颏——肾;鼻——脾。但一般均以前一种分法为依据。

(2) 面部五色之病:参照望色的五色主病。一般在面部脏腑相关部位如出现相生之色为吉兆,出现相克之色为凶兆。

(3)面部外形变化:如颜面丰满、气色明润,是健康长寿之貌。若面部瘦削或浮肿,气色不华,是病态。

1) 面部浮肿:常见于水肿患者,乃因水湿上泛之故。有阳水、阴水之分,阳水起病较速,头面上肢比腰腹、下肢先肿;阴水起病较慢,下肢、腰腹较上肢头面先肿。面肿而色白是脾肾阳虚。肿而热痛,或麻或痒,是风邪热毒。久病重病突见面肿,是土败脾绝之候。

2) 腮肿:面腮突然肿起,发热,面赤,咽喉肿痛,或喉不痛但腮肿或兼耳聋,此为“痄腮”,是温毒证。

3) 面目口角㖞斜:口眼㖞斜或一侧面颊麻木不仁,或兼见半身不遂,是中风证。

2. 望眼

面与目都是望诊的重要部位。《灵枢·大惑论》说:“五藏六府之精气,皆上注于目而为之精。精之窠为眼……”且肝开窍于目。因此,眼睛望诊可知脏腑变化。望眼时应注意其神、色、形、态。

(1) 眼睛与脏腑相关部位(图 3-3)

目眦(内外眦)的血络(结膜)属心——心主血,血之精为络。

黑睛(角膜)属肝——肝主筋,筋之精为黑睛。

白睛(巩膜)属肺——肺主气,窠气之精为白睛。

瞳子(瞳孔)属肾——肾主骨,骨之精为瞳子。

眼胞(上下睑)属脾——脾主肌肉,肌肉之精为约束(眼胞)(或上睑属脾,下睑属胃)。

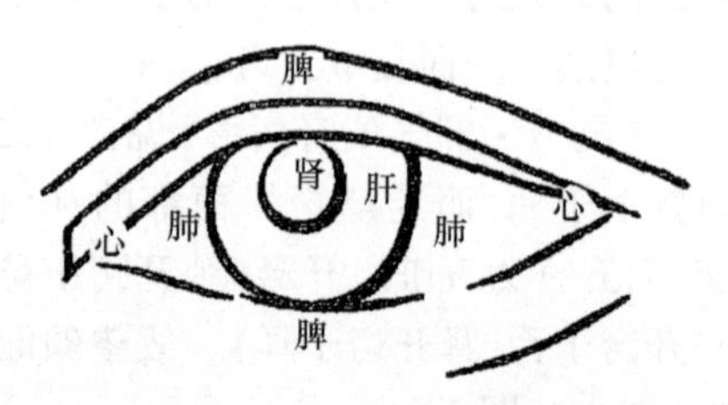

图 3-3　目与脏腑相关图

（2）望眼神

1）有神：目光炯炯有神彩，视物清楚正确，转动灵活，是眼有神。有神说明无病，或有病也较轻易治。

2）无神：白睛暗浊，黑睛晦滞，目光呆钝，视物模糊，转动不灵，或两眼上视、直视，是眼无神。无神说明病较重、难治。望眼神是判断得神、失神的要点。

（3）眼睛色诊：按五色主病结合眼睛之脏腑相关部位而判断病情。

1）赤色主热：目眦赤为心火，白睛赤为肺火，全目肿赤为肝火、肝经风热，眼胞红肿湿烂是脾胃湿热。

2）黄色主湿：白睛色黄为湿热或寒湿。

3）青色主风：白睛青蓝是肝风或虫积。

4）白色主虚：目眦血络色淡白主气血虚。

5）黑色主水：目眶黑为脾肾虚，水湿为患。

（4）眼睛形态主病：目无眵泪而干涩多因温病热灼津液，目胀痛而常泪下多因肝经郁热。

目窠浮肿，眼皮光亮有水气主湿（水肿）。如眼胞肿起，急起而色红是脾热，慢起、不红而宽软是脾虚。眼睑下垂也多因脾虚。

眼睛突出，伴喘息多是肺胀；伴颈前肿物多是瘿肿。目窠内陷，两眼深凹，渐陷多是正气虚衰，突陷多因津液耗伤。若两眼内陷较深，视不见物，真脏脉现，为阴阳竭绝之凶兆。

睡时露睛为脾胃虚弱，气血不足，多见于小儿疳积。瞋目难以入眠属阳证；瞑目嗜卧属阴证。

横目斜视，口眼牵动，多为肝风内动。目睛微定不转，常因痰热内闭或元神将脱。瞳仁散大，视物不清，多是肾精不足、肾水枯竭之凶兆。

针眼指生在睑边的小疖，即眼睑起核如麦粒，肿处发红，微痒痛，称针眼（睑腺炎）；如眼睑比生针眼稍漫肿而痛，红肿稍剧，为眼丹（睑板腺囊肿），均因风热或脾胃蕴热所致。

胬肉攀睛，指赤脉胬肉，从眦角横布白睛，渐侵黑睛，多因风热或湿热壅盛，脉络瘀滞而成。

眼生翳膜，是斑翳生于黑睛，视物障碍，多因热毒、湿热、痰火所致；也有因眼外伤而发生者；偶有因先天肝肾不足，后天喂养不良，疳积上眼而成。

3. 望耳

肾开窍于耳，耳属少阳经，为宗脉的聚处。近代耳针的应用，对耳郭各部位与脏腑相关有进一步的认识。在望诊方面主要从其形色变化辨病。

（1）色泽：耳轮（耳郭）厚而色红润表示先天肾精充足；耳轮肉薄而干枯表示先天肾精不足。患者耳轮红润为吉兆；耳轮枯槁焦黑为凶（肾水亏耗）。耳轮色淡白属寒；耳轮色青黑属痛。

（2）形态：耳肿痛为邪气实。耳旁红肿疼痛多因风热外乘或肝胆有火。耳中肿痛，耳聋或耳流脓液是少阳经有热或肝胆湿热。小儿麻疹初起耳轮冷，耳背隐约有红点。久病血瘀则耳轮甲错。

4. 望鼻

鼻是呼吸的通道，肺气通于鼻，鼻为肺窍，胃经之所过。《灵枢·五色》说："五色决于明堂，明堂者，鼻也。"望鼻主要观察其色泽形状。

（1）色泽：鼻头色青为虚寒或腹中痛，色黄为里有湿热，色白是气虚或亡血，色赤为脾肺两经有热，生点状鼓刺为酒皶鼻，色黑为有水气。

鼻色明润属常态，或病将愈之兆。鼻干燥而色黑如烟是热毒炽盛。鼻冷滑而色黑是阴寒内甚。

（2）形状：鼻肿是邪气盛；陷下是正气虚。鼻塞多嚏、流涕，常因外感，如流清涕为风寒，流浊涕为风热。久流浊涕，色黄稠黏，嗅觉不灵，香臭难分，是鼻渊证。鼻翼煽动，起病急者为风热痰火壅肺

(实热),起病久缓且喘促汗出者为肺绝之兆。

鼻梁溃陷见于梅毒病。鼻柱崩坏,眉毛脱落,见于麻风病。

5. 望口与唇

口为脾之窍,唇为脾之华。望诊观察其色泽、形状。

(1) 色泽:正常唇色红而明润。患者唇色明润而有血色是吉兆,枯晦无血色为不良。

口唇红紫者为热。唇赤而干,为热极伤津。唇深红伴呕吐者常因胃有实热。唇鲜红为阴虚火旺。唇色淡红为虚为寒,伴口腻者为寒湿。唇淡白为脾虚血少,淡白带黑者为寒甚。唇白而肿者为脾绝,唇白如枯骨者其证凶险。

唇青而色深者为痛,青而色淡为寒,青黑而润者寒极,小儿环口发青为惊风先兆。

唇黑者脾胃将绝,水病唇黑预后不佳。

(2) 形状:口、舌、唇糜烂者多因热邪(胃火或食积生热)所致。口眼㖞斜而唇动者为中风。口噤不语为痉病。撮口唇青而抽搐是肝风乘脾。婴幼儿口腔内有点状或片状发白如雪花者,是鹅口疮,多为脾经郁热。若患者环口黧黑,口张如鱼嘴,气出不返,是脾绝之危候。唇肿齿焦黑者,脾肾绝。人中满而唇翻为脾阳绝;人中短缩为脾阴绝。

《望诊遵经》说:"……口以开合为用……声音从口出,饮食从口入,四通五达,为脏腑之要冲也。察之之法,盖有十焉。曰张、曰噤、曰撮、曰僻、曰振、曰动、曰颏落、曰口齧,由是分其燥湿,辨其寒热,其为病也可见矣……"此十法简述如下。

1) 张:口开而不闭,主虚。

2) 噤:口闭而难开,主实。

3) 撮:口的上下有蹙聚之形,为邪正交争,正衰邪胜。

4) 僻:左右有缓急之状,经筋相引,急为正、缓为邪。

5) 振:寒栗鼓颔,急急摇振,乃阳明之虚。

6) 动:开阖其口,频频运动,为胃气绝。

7) 颏落:口似张而颏不能阖,颊车不收,病在阳明之脉。

8) 口齧:似动而齧不频开,肾脏将败,病达胃府之经。

9) 燥:津液干燥,属热。

10) 湿:唾涎滑湿,属寒。

6. 望齿与龈

叶天士说:"温热之病,看舌之后,亦须验齿。齿为骨之余,龈为胃之络,热邪不燥胃津,必耗肾液。"故观察齿与龈的润燥荣枯,可知肾阴、胃津的情况。尤以温热病邪在阳明气分,或热伤肾阴时,可从望齿与龈助诊。

1) 望齿:正常牙齿润泽光洁,说明肾阴、胃津充盈,若干燥不泽,为阴液已伤。牙齿黄垢,是胃浊熏蒸。牙干焦有垢是胃肾俱热;干焦无垢是胃肾阴竭。牙齿光燥如石是胃热炽盛。齿如枯骨是肾阴涸竭。齿衄兼痛者是胃火,不兼痛者是肾火。咬牙齘齿为肝风内动,惊厥之征。小儿夜间睡眠中咬牙多因胃有积滞或虫积。若咬牙却兼见虚证、虚脉者属虚候。

2) 望龈:正常齿龈色红而明润,若色淡白为血虚,色深红或紫为热,牙龈肿痛是胃火上炎。牙龈腐烂、牙齿脱落为牙疳。牙龈腐烂出血伴有肢体、皮下、筋肉瘀斑者,为青腿牙疳。

7. 望咽喉

咽喉为肺胃之通路,又肾之经脉络咽喉。故望咽喉可知肺胃与肾之病变。

咽部红赤肿痛为肺胃有热，若兼见黄白脓点即肺胃热盛，痰火上扰。咽干而痛是热伤肺津。若咽部嫩红，痛不甚剧，是肾水亏乏，虚火上炎。若咽两侧乳蛾红肿痛是风热痰火。新生儿、婴儿的口腔舌上布满白色糜点，为鹅口疮，多因脾经郁热。

咽喉部有灰白点膜，迅速扩大，不易脱落，若剥落则出血，旋即复生，应考虑白喉。

(三) 察食指络脉

小儿需察食指络脉，即指纹。食指内侧的络脉，由手太阴肺经分支而来。一般3岁以下小儿指纹较明显，可助诊断。

1. 诊察手法

医者用左手握住小儿手腕，再以右手拇指轻推其食指内侧络脉，一般以指端向掌侧（即由命关向气关、风关）连推数次，边推边诊察。

2. 三关

食指由掌侧向指端推算，首节为风关，次节为气关，末节为命关（图3-4）。

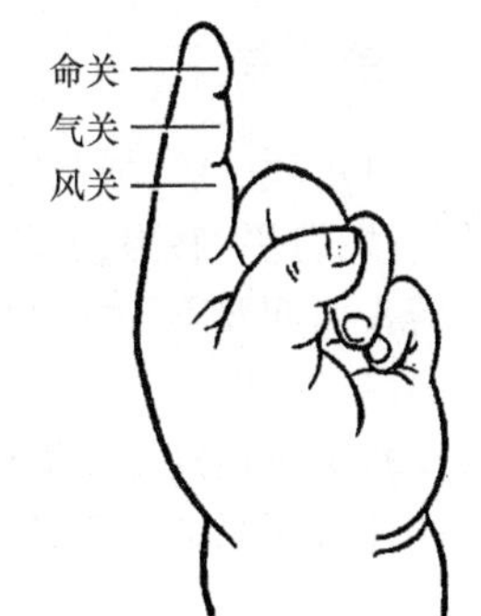

图3-4　小儿食指络脉三关

3. 食指络脉辨病

正常的小儿食指络脉（指纹）色泽红黄相兼，隐隐于风关之内。若其形色有变化则与疾病有关。

(1) 三关测轻重：络脉显于风关之内，表示病轻；延伸至气关表示病较重；若延伸至命关则病更重；络脉伸延至指甲旁、甲下，称“透关射甲”，是重病危候之征象。

(2) 浮沉分表里：络脉形浮现而色浅者一般病较浅，属表证；络脉沉而色深，一般病较深，属里证。

(3) 纹色辨寒热：纹色鲜红是外感风寒，络脉色紫红为热证；色青主惊风或痛证或伤食；青兼紫黑为病重，多因痰食与热邪阻闭血络。

(4) 淡滞定虚实：络脉色浅淡，形细为正虚；色浓沉滞为实证，多因肠胃积滞。

(四) 肢体

1. 望手足

手足臃肿者多属实证，枯细者多属虚证。胫肿足肿，按之凹陷即为水肿病。四肢关节红肿热痛或游走疼痛为痹证。独膝肿大为鹤膝风。手足萎软无力，行走不便，多是痿证。全身倦怠，手足无力，多为脾虚。手足振摇不定多为气血俱虚。手足屈而不能伸者多病在筋。伸而不能屈者多病在骨。手足转筋为寒凝经脉。扬手掷足是内热烦躁。半身麻木不仁，一侧肢体活动不灵是偏瘫证。手足抽搐，角弓反张是痉病、惊风。手足部分皮肉紫暗，冰冷疼痛，甚至指趾坏死脱落是脱疽证。

2. 望掌腕

掌腕苍白无华是血虚。手掌鱼际潮红是朱砂掌，一般常因肝气郁结或血瘀而致。

(五) 皮肤

望皮肤要观察肤色、外形变化、斑疹、痘疮、白痦及痈疽疔疖等。

1. 望肤色

一般常见之肤色变化为黄疸病,其面目、皮肤、爪甲俱黄。可分阳黄与阴黄:阳黄者其黄如橘子色,兼见阳证脉症;阴黄者其黄色晦暗如烟熏色,兼见阴证脉症。

另有黄胖病亦称桑黄病,乃钩虫寄生,其肤色萎黄带白,面浮,白睛不黄,目眦血络色白,唇舌淡白。

突然大出血时,即见面色、肤色苍白无华。若高热时则皮肤灼热潮红。气血虚者面色淡白无华。皮肤青紫常见于中毒(参阅“望色”部分)。

2. 望外形

全身皮肤肿胀,或只有眼皮、足胫肿胀,按之有凹痕,此为水肿。水肿证若见缺盆平,足心平,腹青筋暴露,背平,唇黑,属危候。

若头面四肢不浮肿,只是腹部鼓起的称臌胀(单腹臌)。或可兼见皮肤有血痣,状如蟹纹,称红缕赤痕(蜘蛛痣)。

皮肤干瘪枯槁是津液耗伤。

小儿骨瘦肌羸,皮肤松弛干皱,多见于疳积证。皮肤甲错(粗糙如鳞),常见于血瘀。

3. 斑疹

斑疹多由血热而发,常见于温热病,乃因邪热郁于肺胃不得外泄,内迫营血而致。

斑与疹稍有不同。发斑多由于热郁阳明,胃热炽盛,内迫营血,从肌肉外发而成。其形如锦纹,色红,点大成云片,平摊于皮肤之下,抚之无碍手感。出疹则因风热郁肺,内窜营分,从血络而出。其色红,形小如粟粒,稍高于皮肤,有碍手感。故说斑为阳明热毒,疹为太阴风热。一般来说斑较疹为重,邪较深。

(1) 斑疹之顺逆:凡发斑疹者,色赤身暖,自胸腹散布至四肢,且精神清爽者吉;若色黑身凉,自四肢入至胸腹,且神志昏蒙者凶。顺证,其色红活润泽,分布均匀,疏密适中,松浮于皮面,为病较轻;逆证,其色紫红稠密而紧束有根(有根即压之不易褪色)。若其色深红如鸡冠,说明热毒炽盛,色紫暗者为热毒伤阴,色淡红或淡紫是气血虚,色黑晦焦枯是死候。逆证,其斑疹分布不匀,疏密不一。因此,观察斑疹的色泽、形态及分布情况,可了解病邪之深浅轻重、气血之盛衰及病情之吉凶。

(2) 阳斑与阴斑:阳斑即上述热毒阳证发斑。阴斑多由内伤夹外感而发。素来阳虚阴盛者,如重感寒邪,迫其无根之火浮游肌表,常发阴斑,或由气血亏极而发。阴斑斑点大小不一,大者如钱如环,小者如蚊迹,隐隐稀少,色多淡或暗紫,发无定处,出没无常,但头面及背脊则无。患者神志多清醒,同时兼见脉细、肢凉、便溏等虚象。

(3) 麻疹、风疹与隐疹:麻疹之疹乃由麻毒透发而来。常先有发热,咳嗽,流涕,喷嚏,眼泪汪汪,耳冷,3日后耳后出现疹点,继而头面、四肢先后出疹,疹形如麻粒,色红。疹透至手心足心后渐融合成片,脱屑,色稍退,随后按出疹先后收没。若疹点突然隐没,神昏喘息,是麻毒内陷。

1) 风疹:由于风热时邪与气血相搏,郁于肌表而发疹。疹形大小不一,分布稀疏,其色淡红,疹发出和隐没较快,时隐时现。常伴有瘙痒,发疹局部受风吹或温热时发痒。出疹时或可伴有轻度发热。

2) 隐疹:常因血虚而风邪中于经络,血受风动,发于皮肤而为隐疹。其疹时隐时现,发痒,搔之则成连片大丘疹,或如云片,或如风团,高起于皮肤,其色淡红带白。

4. 望丹痧

由于感受疫疠之毒,引致咽喉肿烂,皮肤同时出现较明显的病征,称烂喉丹痧。症见恶寒壮热,胸闷口渴，咽喉肿痛溃烂，皮肤出现片状红晕锦纹（称为丹），其上有稠密的小红点（称为痧），舌绛起刺，舌面上可见如杨梅状小红刺，故称杨梅舌。

凡发丹痧，其色红润为佳，深红为重，鲜红如胭脂为恶，若隐陷不透，壮热神昏，尿短赤，是重证。

5. 望白痦

白痦是高出于皮肤的小疱疹，大小如粟，形圆色白，透明晶莹如露珠，其根部皮肤不变，擦破则有少许水液流出。此乃因感受温热夹湿，湿郁卫分，汗出不彻而致。但也是湿温之邪透泄之途径（即邪有出路）。白痦常出现于胸腹部及颈项，偶见于四肢。

白痦的形色可判断病情吉凶。若分布稀疏，痦粒细而分明，色泽晶莹明亮，为佳。即颗粒晶莹饱满，称晶痦，表示湿热外透，为顺证。若痦粒水疱混浊如浆，称浆痦，如浆痦密集，是湿毒炽盛。若颗粒不饱满，色无光泽，是热伤津液。若其色枯白，空窍无液称枯痦，表示津液已枯竭，是病情危重之逆证。若汗多而出白痦很多，甚至遍及上臂，称为汗痦。有时白痦反复出没，热高即出现，热退渐隐没，此为正气虚，病邪不能透尽。

6. 望痘疹

痘有天花、水痘之别。天花是烈性传染病，病死率很高，目前已被消灭。水痘则仍常有发病，预后良好，出痘过程中主要观察其形色和分布情况，顺证者初起其形顶尖根圆，色如桃花滋润，继而渐绽充肥，顶渐放白，根红光润，痘壳完固，色白而渐黄，苍而淳厚，最后结痂时形如螺壳，色褐如栗壳。反之，若其形色异常则为逆证。大凡形软色白为气血亏虚，紫黑暗滞为邪毒壅盛。水痘的分布稀疏为顺，密集为逆。

7. 望丹毒

赤色显现于皮肤表面，如涂丹朱，边缘清楚，热痛并作，此为热毒蕴结而成。若其色红如朱，形如云片，上有粟粒小疹，发热作痒，且逐渐扩展至其余部位，是火毒炽盛。若红片似有黄白色细粒，大小不等，或流水浸淫，皮肤表面溃破，是兼湿热之故。若丹毒发于腰肋部位，多因肝经火热。

8. 望湿毒

热毒与水湿相合，皮肤发出瘙痒小疹，夹杂脓疱，称为湿毒。疹色深红而紫为热盛，发疹处有黄水淋漓为湿重。局部瘙痒则是湿热重而兼风邪。痒而兼痛为有火。

9. 望痈疽疔疖

肌肤局部红肿热痛，是气血壅滞将生痈疽之征。如红肿高凸而热痛，根部紧束的称痈；若漫肿平塌无头，坚硬而皮色不红的称疽。初起如粟如米，根部坚硬，麻木或发痒、顶白而痛较剧的称疔。形如豆粒或杨梅核大小，红热作痛，起于浅表，继而顶端有脓头的称疖。

（六）望甲

甲，亦称爪甲，包括指甲与趾甲两个部分。由于指甲较趾甲检查方便，故临床主要观察指甲。望甲主要观察两个方面：一是甲板本身；二是甲下肉即今之甲床。所察常为形色变化，判断人体的气血盈亏、经脉瘀畅，从而判断主病与预后。望甲始于《内经》，历代医家多有应用。

1. 爪甲与经络脏腑气血的关系

（1）爪甲与经络的关系：十二经脉皆起于指端，与爪甲相邻甚近，其皱襞多为井穴所在。因此与经络的关系密切。

(2) 爪甲与脏腑的关系:爪甲通过十二经脉络属关系与脏腑相连系,其中以肝胆为重要,《内经》谓爪为肝胆之外候,肝之华在爪,爪为筋之余。

(3) 爪甲与气血的关系:爪甲与毛发无时无刻不在生长,而甲下肉的细络也无时无刻不受气血的濡养渗灌,它们的荣枯无不反映气血的盈亏与瘀畅,因此从甲板与甲下肉色可以判断气血运行状态和有无气血本身的亏损。

2. 望甲方法

最好在自然光线下,嘱被检查者放松肢体,自然伸展,俯掌使指甲向上,手指自然微屈,戒用力伸展上翘,以免影响甲下肉细络的气血运行。主要观察下述几个方面(图 3-5)。

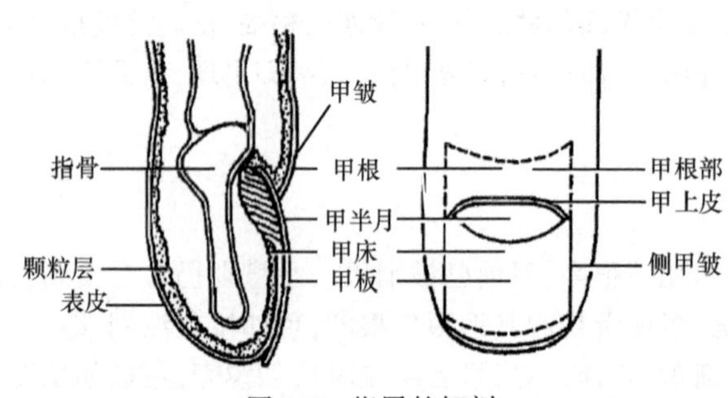

图 3-5 指甲的解剖

(1) 甲板:亦称甲体。观察时应注意:①色泽,包括是否半透明,有无变色,有无白斑、混浊、带色纹线等;②质地,包括厚薄、坚脆、致密、粗糙等;③形状,包括甲板柱面的弯曲度,有无变形如扁平、凹凸、龟裂、层剥、嵴棱、钩卷、沟纹、点状凹窝、咬损、脱落等;④生长状态,有无迟滞、快慢等。

(2) 甲床:即甲下肉,为众多细络分布之所。观察时要注意细络的气血运行状态,色泽是否红活,有无苍白、发黄、青紫、瘀斑。如作气血运行良否的观察,还可用指压法检查。

(3) 月痕:亦称甲半月、甲弧影,为靠近甲床沟皱襞,在甲体近端呈白色新月形不透明的甲板部分,为爪甲之生发部分。观察时宜注意各指有无、大小、色泽等。

(4) 甲皱:为甲体与皮肤衔接组织形成的皮肤皱襞。它虽属皮肤但与指甲密切相关,通过细络向甲肉输送气血。观察时应注意形态、色泽,与爪甲结合的是否牢固规整、角度等。

3. 正常甲象

(1) 正常甲板:形态纵横皆呈弧形向外方微曲,如弧度很小的球面,厚薄适中,坚韧致密不脆不裂不分层,光滑、润泽、有生气,呈半透明状。甲上无明显嵴棱、纵横沟纹、凹窝小点;无混浊变色、污秽、紫色条纹、白色斑片。甲板生长速度正常,不快不慢。

(2) 甲下肉色:通过甲板可以透见甲床,其色泽当为粉红而有活气,无瘀点、瘀斑、疣赘、苍白、变黄、变青、变紫。指压甲板边缘甲下肉色可迅速由红变白,放松后迅速由白转红。

(3) 月痕:多半清晰可见,前四指多较明显,小指多被甲皱掩盖,老人甲半月较小或不见。

(4) 甲皱:柔润而富弹性,色泽红活,边缘规整而少逆胪,与爪甲结合紧密牢固。

正常甲象表示经络通畅,气血津液充盈良好,脏腑调和。

4. 甲板形色主病

(1) 爪枯:指、趾甲板干枯无光泽、无活气,多因气血亏损,津液暗耗,或感受寒湿,或肝脏受损所致。《灵枢》谓:"手太阴气绝,气不荣则皮毛焦,津液去,爪枯,毛枯,毛折","感于寒湿则善痹,骨痛,爪枯也"。另外,《素问》还指出"多食辛,则筋急而爪枯"。

(2) 爪萎:或称萎缩甲,或称薄软甲,薄如虫翅,软而缺乏韧性,失去保护功能,多因气血严重亏损,血行障碍,爪失所养,常见于厉风、久痹。

(3) 癣甲:古称鹅爪风,今称灰指甲。一型起自甲缘、病从甲前缘或甲侧缘侵入,沿甲板下向近端发展，使甲松脆、碎裂、增厚、粗糙、翘起，甲板与甲床分离，甲下出现碎屑，前缘如虫蚀状，久之甲板全部破坏；一型病邪从甲表面侵袭，甲板出现混浊不整，范围日渐扩大，甲面变软变形、增厚、变脆、剥离。受损指甲多少不一，有为甲板局部，有为甲板大部或全部，进展缓慢。多伴有足丫、手丫湿气，常因气虚血燥，或因甲外伤后，癣菌侵入所致。

（4）钩甲：甲板肥厚、过长、远端弯曲如钩状，故又称鹰爪甲，多污秽不透明。或属先天禀赋，或因外伤，或因年老体衰，气血亏虚。

（5）脆甲：甲板不坚，失去韧性，易于脆裂，多因血行障碍，或血虚风燥，不能荣甲，常见于牛皮癣、外伤或甲癣。

（6）剥离甲：甲板与甲床分离，状如剥笋，故又称竹笋甲。开始自甲缘，一般不超过前半段，常因先天禀赋异常，或见于牛皮癣、癣病。

（7）匙形甲：又称反甲，甲板变薄，周边翘起，中央凹陷，多因气血亏虚，肝失濡养，脾失健运，营养不良，常见于血虚、久病羸弱、癥瘕、高原缺氧，偶见于梅毒。

（8）扁平与啃咬甲：婴幼儿或更大儿童有啃吮手指的不良习惯，致指甲与指骨啃咬变形，多见于拇指，整个末节变宽，指甲扁平，表面不平而有交叉纹理，似网球拍状；如啃咬甲缘则见甲缘变形缺损。

（9）纵沟与嵴棱甲：由甲根向远端起纵行的细沟嵴棱，两者相间排列，粗细、高低因人而异，多因肾气亏虚、肝阳上亢、气血不足所致，亦见于老年人。严重者亦见于甲根部外伤。

（10）横沟与横嵴甲：甲板出现横行凹陷的横沟，多因邪热肺燥，气津不布，肝气郁结，或气虚血瘀，致爪甲失养，常见于癌瘤，亦见于老年人。横嵴单条，常因甲板生长受阻所干扰，多为暂时性，不规则的横嵴见于皮肤科病证。

（11）扭曲与筒状甲：指甲扭曲变形变厚，失去光泽，多因肝血不荣爪甲所致，亦见于禀赋异常；甲板外凸如球面，呈筒状，亦称葱管甲，多因气虚血弱或久病痼疾，亦见于禀赋异常。

（12）杵状甲：亦称球形甲、蒜头甲，为杵状指之甲的变化，指端增大如蒜头、如鼓槌，甲板与甲皱的角度较常人为小，甲板增宽，甲缘下弯，整体呈球形。常因气滞血瘀，或气虚血阻，多见于喘咳、痰饮、肺痿、劳瘵、胸痹、癥瘕积聚、臌胀。

（13）小凹点甲：甲板表面出现多数小凹窝，又称顶针甲，多见于牛皮癣。

（14）甲色变：白甲，通体皆白如磨玻璃状，可见于先天禀赋异常，亦见于疠风、臌胀、血蛊；部分白甲，常见劳瘵、肾病、疠风；线状白甲多见于禀赋异常；点状白斑常见于蛔虫寄生或蛔虫症；少数小白点亦见于正常人。黄甲，见于黄疸，亦见于癌瘤，梅毒，食胡萝卜、南瓜时间过长、过多者。绿甲，多为先天禀赋异常，或见从事洗涤工作者，因接触肥皂、洗涤剂所致，亦见于老年人。紫色条纹线，甲板如出现紫色纵行条纹线，或呈紫色污秽状，多见于癌瘤患者应用化学药多者。

5. 甲下肉形色主病

（1）白色：甲下肉皖白，压之白而无华，多为元气亏损，肝血不荣。一般认为色老白为虚寒，色淡白无神为血少或气血两亏。

（2）黄色：甲下肉黄多为黄疸，湿热熏蒸之故。黄而鲜明为阳黄，黄而晦暗为阴黄。

（3）赤色：甲下肉赤者多热，一般认为红而色淡属气分有热；红而色深，或绛红、红紫多为血分有热，风热毒盛。

（4）青紫：多见于气血瘀滞、心阴亏损、久痹。挤压指甲可见青紫瘀血，渐变黄色而吸收。

（5）青黑：青色多为寒证，或为厥脱，病情多凶险；黑色多为血死，肾气绝，预后不佳。

（6）透关射甲：小儿指纹为细小络脉，若血行不畅，心气亏虚，血瘀血滞则显现明显，食指甲下肉中有青紫纹出现，常为厥脱重证。

（七）前后二阴

1. 望前阴

前阴即阴器，是宗筋所聚，有精窍与溺窍，精窍通于肾，溺窍通于膀胱。

阴囊属肾，为肝经所络。阴囊紧实是气胜形足；阴囊松弛下坠是气虚体弱，外感热病见囊缩是热入厥阴。囊缩伴脉微自利则为阳气将绝；伴脉数、谵语则是阴液欲竭。阴囊肿大而透明是水疝；肿大而不透明，时大时小，一般是小肠下坠阴囊之狐疝证。阴囊肿痛破溃流黄水而黏者是湿热下注。阴茎缩入多是寒凝经络，阳强易举多是肝肾阴虚有火。阴茎痿软不举是肾阳虚；阴茎纵而不收是热伤筋。

妇人阴中突出如梨状，名阴挺（子宫脱垂），多因中气不足、劳役过度，或产后过早劳作用力过度而致。

2. 望后阴

后阴即肛门，以脱肛和痔瘘为常见。脱肛即肛门脱出，轻者于大便时脱出，便后可以缩回；重者脱出后不易缩回。此多属中气下陷所致，妇人产后、小儿、老人及体弱者，可见脱肛；久痢、久泄泻亦可见脱肛。

痔疮包括痔核和瘘管等，乃因肠热血滞所致。长在肛门口的叫外痔，在肛门内的叫内痔，内、外痔可分别单独存在或并见，有时伴出血或局部红肿痛。瘘是管状，有小管从肛门周围皮肤通直肠，长短不一，也有的未完全通入直肠。瘘管有时可有脓液流出，反复难愈。

（八）排泄物

排泄物包括痰液、呕吐物、大小便。

1. 望痰涎

咳唾稠而浊的是痰，稀而清的是饮。外感病中，痰清有泡沫的是风痰；色白而较清稀的是寒痰；痰多而白，咳之易出的是湿痰；痰稠黏色黄的是热痰；痰少而黄且难咳出，或痰中带血丝的是燥火。咳唾腥臭脓痰或脓血的是肺痈。多涎喜唾乃由于胃寒。劳瘵久咳，虚火伤肺者可能咳血痰，其血色鲜红。

2. 望呕吐物

呕吐物来自胃，胃热则吐物稠浊有酸臭味，胃寒则呕物较清稀无臭味，食滞则呕出有腐臭味的食物残渣（宿食）。朝食暮吐，暮食朝吐，吐出宿食，多为胃反。胃络伤则呕血，血量可多可少，其色稍暗红或红赭色，可杂有食物残渣。呕吐黄绿苦水，多为肝胆湿热。

3. 望大便

正常的大便成条状，色黄，干湿适中。虚寒之证大便多溏薄，实热之证大便多燥硬。便色老黄者为热；便如鸭溏者为寒。便如羊粪者是肠胃津液不足。大便黄如糜状、溏黏且恶臭者是肠胃湿热。婴儿绿便有泡是消化不良。大便脓血赤白相杂是下痢。便血，血色鲜红者是血热，黑如胶漆者是瘀积。先便后血，其色褐黑者，血从胃中来（远血），病多在脾胃；先血后便，其色鲜红或深红，血从肠中来（近血），病多在大肠与肛门。

4. 望小便

小便清澈而长为寒，小便短少赤涩为热，小便如黄柏汁是湿热证。小儿尿如米泔，多是食滞、肠胃湿热，偶有因脾虚而致。尿黄赤混浊或偶混有砂粒，是石淋。小便混浊如米泔且淋沥而痛，是膏淋。尿血一般是热在下焦，若尿色红紫伴尿时热涩刺痛，是血淋证。

附 小儿蛔虫感染的望诊

小儿蛔虫感染，应以检出虫卵为确诊之根据，临床望诊常见以下征象，供筛选参考。

1. 斑舌

舌面上，特别是舌尖和两边出现散在红色斑点，稍凸出舌面，形圆顶尖，如大头针帽大。斑点与舌苔红白相间，故又称红花舌。

2. 唇粟疹

在下唇系带周围，靠近穹隆部的黏膜上出现粟疹点，呈圆形，顶端略尖，大小如大头针帽大，色透明或半透明，茎底稍红，微凸出于黏膜面，也有隐于黏膜内者。一般有10~12颗。

3. 巩膜蓝斑

巩膜上出现一个或数个不规则的云片状的蓝色或紫褐色斑点，常分布于络脉末端，如针头大或绿豆大，斑的境界多清晰，不凸出巩膜表面。

4. 面部白斑

面部皮肤浮现淡白色，如小指头至拇指头大的圆斑，可呈单发或多发。用放大镜观察白斑处皮肤粗糙，无痛痒感。

5. 耳翼糜烂

在耳郭内侧面与乳突附着处呈糜样破损，有黄白色分泌物或有结痂，可在单侧或双侧耳部出现，俗称“月食疮”。

6. 指甲云斑

在某个指甲的中心部，呈现条状或细块状，边缘不整齐的白色云斑，在放大镜下观察，该斑寄于甲板中，由小白点聚集而成。

三、望舌(舌诊)

舌诊是通过观察舌象，以了解机体生理功能和病理变化的诊察方法，是中医特色诊法之一，历来为医者所重视，内容丰富，观舌对洞察疾病本质，进行辨证论治有重要意义，故作重点论述。

(一) 舌与脏腑关系

1. 舌的构成

舌包括舌体与舌苔。

(1) 舌体：舌是位于口腔内的肌性器官，主要由舌肌和黏膜组成。通常整个舌的肌肉组织统称为舌体，舌体可灵活伸缩、卷曲，在咀嚼、吞咽及语言中起重要作用。舌体的上面称舌面(又称舌背)，下面称舌底(又称舌腹)。舌黏膜覆盖舌肌表面，舌背上的黏膜有舌乳头，丝状乳头数目最多，分布于舌尖、舌体和舌边；菌状乳头数目较少，多见于舌尖、舌边缘，散在于丝状乳头间；轮廓乳头形体较大，排列呈人字形；轮廓乳头、菌状乳头、叶状乳头的味蕾分布在舌乳头的上皮中，故舌能感受味觉。运动则受舌神经、舌咽神经、迷走神经、舌下神经所支配。

舌诊要求观察舌质与舌苔的变化。舌质是指舌体的色泽、形态和水液敷布情况。舌有丰富的血管神经分布,在疾病过程中较易发生变化而反映出疾病的本质。中医认为"舌为心之苗"、"心开窍于舌"、"舌为脾之外候"。而心主血,脾为后天之本、气血生化之源,所以舌质在疾病过程中的变化可反映脏腑气血的病变情况。

(2) 舌苔:是附着于舌面上的一层苔垢,主要由丝状乳头表面鳞状角化上皮、脱落上皮、食物残渣、唾液、细菌及渗出物的白细胞等混合而成,舌苔的变化主要是丝状乳头的变化。中医认为,正常舌苔由胃气上蒸而成。如《辨舌指南》说:"……舌之苔,胃蒸脾湿上潮而生。"又说:"苔乃胃气之所熏蒸,五脏皆禀气于胃。"故正常人舌面上都有一层薄苔,一旦发生疾病,舌苔则起变化,故说"邪入里则生苔",即病苔因邪气而致。

2. 舌的经络联系

《灵枢·经脉》说:"……脾足太阴之脉……连舌本,散舌下……肾足少阴之脉……挟舌本……厥阴者肝脉也……而脉络于舌本也……手少阴之别……循经入于心中,系舌本……"说明脏腑经络与舌有密切的联系,即脏腑的精气上荣于舌,其病变则可从舌质与舌苔的变化反映出来。

3. 舌的脏腑分部门

把舌面分为几个部位以候脏腑,一般根据"上以候上,中以候中,下以候下"的原则来分。常用分法有二:一是以脏腑划分,二是以胃经划分。

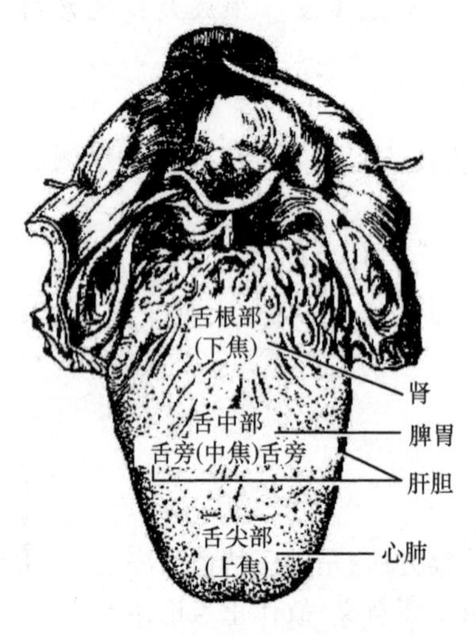

图 3-6 舌面分布与脏腑相关图

(1) 按脏腑划分:《医镜》说:"凡病俱见于舌……舌尖主心,舌中主脾胃,舌边主肝胆,舌根主肾……"这是以脏腑来划分,即舌尖部属心肺,舌中部属脾胃,舌根属肾,舌两旁属肝胆。也可以说是舌尖应上焦,舌中应中焦,舌根应下焦(图 3-6)。

(2) 以胃经划分:舌尖属上脘,舌中属中脘,舌根属下脘。胃经的划分一般适用于肠胃患者。

舌面分部位候脏腑,可供诊断参考,但不能机械地看待,主要应看舌质与舌苔的变化。

(二) 望舌的方法与注意事项

望舌的关键在于力求准确看清舌质与舌苔的变化,故必须掌握基本方法与注意事项。

(1) 光线充足:诊舌时光线应充足,才能看清色泽变化。最好在自然光线下观察,如在灯光下应注意排除错觉。诊察时应细心敏捷,以免患者厌烦。一般沿舌尖、舌中、舌根及两旁顺序察看,先看舌苔,次看舌质。

(2) 伸舌自然:让患者自然地把舌伸出口外,不可太用力,以免变色变形。

(3) 辨别染苔,排除假象:常见的染苔多由饮食和药物引起,例如,刚饮水可使舌苔变湿润;饮牛奶则可附有白苔;吃乌梅、橄榄等可使舌苔变黑;吃枇杷果或服用复方维生素 B 则可使舌苔变黄等,应注意辨别,以免误诊。还有人晨起有刮苔的习惯,如发现舌净无苔与病情不符,应查询之。

(4) 辨别去苔后的舌质情况,以及舌苔复生情况,可应用以下方法。

1) 刮苔:当舌苔覆盖全舌,不易看清舌质时,则需刮去苔垢然后诊察舌质。如舌苔较厚和坚实时,可用压舌板由舌根向舌尖推刮,连续 2~3 次,用力要适中,注意勿损伤舌体。

2) 揩苔:如舌苔较浮薄而松,则可用镊子夹着棉球,或用食指卷着纱布,蘸生理盐水(或薄荷水或凉开水),从舌根到舌尖连续揩抹3~4次,把苔揩掉。

刮苔或揩苔后,舌苔渐复生,可诊察复生舌苔以了解病情。

(三) 舌诊的临床意义

舌诊包括望舌质和舌苔两方面,即舌象。《形色外诊简摩》说:“……治病必察舌苔;而察病之凶吉,则关乎舌质。”《辨舌指南》说:“辨舌质可辨五脏之虚实;察舌苔可观六淫之深浅。”故一般说来,舌质反映正气情况、脏腑虚实、气血盈亏,在温病舌质又候营血分病证。而舌苔反映邪气情况、病邪深浅及胃气存亡,胃实(邪实)则舌苔厚,胃虚(伤胃气)则舌苔无。

诊察舌象的临床意义,有以下几方面。

1. 判断正气的盛衰

舌质的色泽变化、形态异常,可反映脏腑气血情况,即正气的盛衰可由舌质表现出来。例如,舌质淡白是血虚的表现;舌苔的有无则可反映胃气有无,苔薄白而润是有胃气,舌光无苔是胃气虚衰。

2. 分辨病位的深浅

外感热病舌质色泽的变化可说明病邪深浅。如温病,舌色红绛是邪入营血分的表现。舌苔的厚薄也表示病邪的深浅,如病在里,邪较深,舌苔较厚;病在表,邪较浅时,舌苔薄。

3. 区别病邪的性质

病邪的性质主要从舌苔的苔色辨别,如苔色白为寒,苔色黄为热。

4. 推断病势的进退

舌质由正常到发生各种形色变化,说明病情进展;若由病态转变为正常说明病情减退、好转。舌苔由正常薄白苔而变为黄厚苔或灰黑苔,说明病情进展、恶化;反之,由病苔变为正常苔则病邪渐解,病情向愈。

(四) 正常舌象

舌象即舌质与舌苔所表现的征象。正常舌象是淡红舌,薄白苔。即舌质淡红明润,胖瘦适中,柔软灵活;舌苔薄白均匀,干湿适中。个别人(特别是嗜烟酒者),其舌质可能较红,舌苔可能是薄而微黄,若无其他病态表现,则也属于正常舌象。

(五) 舌质

望舌质应观察其神、色、形、态几个方面。舌神从舌质的荣枯辨识;舌色有淡白、淡红、红、绛、紫、青之分;舌形有老嫩、芒刺、裂纹、胀瘪等变化;舌态有软、硬、战、歪、卷缩、吐弄等异常。

1. 辨舌神

从舌的荣枯即有神无神可辨吉凶。荣是荣润,舌红活明润有华色,为有神,说明津液充足,气血充盈,是正常的现象。如患者舌荣润表示病较轻浅,正气未伤。枯是干枯,舌干瘪晦暗无华色,为无神,说明津液亏乏,气血虚衰,是正气已伤,病较危重的表现。

《辨舌指南》说:“荣者,有光彩也,凡病皆吉。枯者,无精神也,凡病皆凶。荣润则津足,干枯则津乏。荣者谓有神,神也者,灵动精爽,红活鲜明,得之则生,失之则死,明润而有血色者生,枯暗而无血色者死。”《形色外诊简摩》说:“……舌质既变,既当察色之死活,活者,细察底里,隐隐犹见红活,此不过血气之有阻滞，非脏气之败坏也。死者，底里全变，干晦枯萎毫无生气，是脏气不至矣……”说明望舌神是判断预后的关键。

2. 望舌色

正常舌色淡红。病态舌色有淡白、红、绛、紫与青色。望舌色可辨寒热虚实。

(1) 淡红舌：舌色的淡红明润属正常现象，见于健康者，通常其苔也正常。淡红舌是脏腑气血功能正常的表现，乃因舌的黏膜和舌肌的血管丰富，血色透过白色半透明的舌黏膜而呈现淡红明润的色泽。如患者舌色淡红，说明病较轻浅，未影响脏腑气血，故舌质未发生变化，例如，外感表证初起，其舌质是淡红色，此时可从舌苔变化辨寒热。

(2) 淡白舌：舌色红少白多，血色比淡红更浅淡者，称淡白舌。主要因气血不荣于舌。重者甚至全无血色，呈淡白而失荣润，则为枯白舌，见于危重证，其唇、龈、面色也苍白无华。

主病：主虚、主寒。

虚证多因气血不足。如气虚则其舌淡白而嫩，有苔，舌体可稍胖于正常；如血虚则舌淡而稍干，苔少，舌体大小正常或稍瘦薄。寒有虚实之分，如感受寒邪为实寒，其舌淡白，舌体胖嫩，湿润多津，舌边有齿印。

淡白舌主要见于营养不良与急慢性失血之贫血者，也可见于久病体虚者。《辨舌指南》说：“……淡白透明，是虚寒也，如纯白舌，光滑无苔，乃脏腑气血皆虚寒也……舌白、唇白、或流血过多、或脾有虚病也……”说明淡白舌主虚、主寒。

(3) 红舌：舌色深于正常，呈鲜红色、正红色，称红舌。

主病：主热。有实热、虚热之分。

实热：全舌老红，质粗有苔，是实热证。多见于急性热病的发热阶段。如舌红而起芒刺，苔厚，则热甚。若舌红，舌心干为热灼胃津，若舌边红为肝胆有热，舌尖红为上焦温病，舌尖红而起刺是心火上炎，舌红而有紫色斑点是病将发斑。

虚热：舌嫩红、少苔或无苔，多为阴虚发热。

《舌胎统志 · 正红舌》说：“舌本之正红者，为脏腑已受温热之气而致也。”《辨舌指南》说：“舌色深赤邪气实。”又说：“全舌无苔，色赤红者，脏腑俱热也。”血得热则行，血行脉络充盈，故热证其舌红。热邪愈盛，红舌色愈深。然实热者因有热邪，故舌红而有苔。虚热者因阴虚，而无实邪，故少苔或无苔。

(4) 绛舌：舌色比红舌更深红者，称绛舌。

主病：主热盛(邪热炽盛)、主瘀。

实热：绛舌见于外感热病时为实热，乃热邪入营血之征，热入营血则舌绛而起刺。绛而中心干者是胃火热炽劫津。绛而干燥起裂是热邪灼阴。绛而苔黑者是实热盛极。舌绛而舌面上有黏腻，似苔非苔，是中焦夹有秽浊之征。

虚热：绛舌见于内伤杂病多，属阴虚火旺。常是舌绛而少苔或无苔；如绛而无苔，光亮无津(干而光莹)称镜面舌，是内热伤阴、阴津亏耗。舌绛而不鲜、干枯而萎如猪腰，是肾阴枯竭。

瘀(热瘀)：舌绛而色暗或有瘀斑、瘀点，是血瘀夹热；如舌面散在红色小斑点为热入血分，欲发斑疹。

《舌鉴辨证》说：“色深红者，气血热也；色赤红者，脏腑俱热也。”《辨舌指南》说：“凡邪热传营，舌色必绛。”故温病高热时则见舌绛。于某些慢性消耗性疾病，或温热病之后期阴津亏虚，也见舌绛。某些急性耗伤阴津的病证如失水或外科手术后也可见绛舌。

(5) 青紫舌：舌色淡紫而全无红意者为青舌；舌深绛而暗是紫舌。青紫舌常参差并见。

主病：青舌主阴寒、瘀血。紫舌主热盛而气血壅滞、瘀血。

因寒邪直中肝肾阴经、阴寒内盛，则舌色淡紫带青而嫩滑湿润，如舌色深青，或舌边青，口燥，漱水不欲咽，或舌面兼见有瘀点、瘀斑，则是气血凝滞、瘀血内积。

热毒炽盛则舌色紫而带绛，且干燥苔黄，乃因瘀热闭阻经络。全舌深紫是热入血分，脏腑皆热。如舌色紫而晦暗，湿润，是痰湿或瘀血，有时舌边、舌尖兼见有瘀点或瘀斑。全舌青紫则血瘀较重，局部青紫是瘀血较轻，或只是局部有瘀血。舌紫而肿大多是酒毒攻心。

《辨舌指南》说："舌苔青滑乃阴寒之象。"《通俗伤寒论》说："舌色见紫，总属肝脏络瘀，因热而瘀者，舌必深紫而赤，或干或焦。因寒而瘀者，舌多淡紫带青，或暗或滑。"青紫舌虽可参差并见，但其主病偏寒偏热，须仔细辨识。

3. 望舌形

正常舌形是胖瘦大小适中。察舌形可辨别正邪虚实。

(1) 老嫩：舌质老嫩是辨虚实的关键。

老：舌质粗糙、坚敛苍老，主实证、热证。不论舌苔如何，其病都属实证。多见于热病极期与机体抗邪力强。

嫩：舌质细腻，浮胖娇嫩，舌边有齿印，主虚证、寒证。不论舌苔如何，其病都属虚证。多见于疾病后期、机体抵抗力差，体弱正气不足者。

《辨舌指南》说："凡舌质坚敛而苍老，不论苔色白黄灰黑，病多属实。舌质浮胖兼娇嫩，不拘苔色灰黑黄白，病多属虚……"即舌老为邪实，舌嫩为正虚。

(2) 胖肿与瘦瘪：舌体较正常肥大肿胀，充满口腔，称胖肿舌；舌体瘦小薄瘪，称瘦瘪舌。

胖：如舌色淡白胖嫩而润，且见其苔白滑，多为脾肾阳虚，水湿停留。若舌淡红或红绛而胖大，苔黄腻，多是脾胃湿热，痰浊停滞。舌赤而肿胀满口为实热，多见苔黄，乃热毒壅盛、心脾两经有热。若舌胖嫩而色紫暗多为中毒证；舌紫暗而肿胀多因酒毒冲逆。

瘦：舌瘦瘪主虚，一般多为阴血亏虚。若瘦薄淡红而嫩为心脾两虚、气血不足，常见于贫血者。瘦薄而舌绛干为阴虚热盛（血虚内热）。瘦薄无津，色晦暗，为重病。

《辨舌指南》说："胀者浮而肿大也，或水浸或痰溢或湿热上蕴。瘪者薄而瘦也，或心虚或血微或内热消肉。"

(3) 芒刺：舌乳头高起凸出舌面，形成小红刺，状如草莓者，称芒刺舌。

舌有芒刺而红干为热入营血，见于热病极期，芒刺越大越多则热邪越重，舌绛有芒刺而干则热甚阴伤。舌边芒刺为肝胆火盛，舌中有芒刺为胃肠热盛，舌尖赤起刺为心火上炎。

若舌面上出现大小不等、形状不一的青紫色或紫黑色斑点，不凸出舌面者，称瘀点舌或瘀斑舌。

《辨舌指南》说："舌常有刺也……刺大刺多者邪气实……叶天士云：舌上生芒刺者，皆上焦热极也……章虚谷云：凡舌生芒刺者，苔必焦黄或黑……若纯红鲜红起刺，此胆火炽营分热……"说明舌有芒刺主热盛。

(4) 裂纹：舌面上有裂沟，深浅不一，浅者如划痕，深者宛如刀割，称裂纹。常见于舌面的前半部及舌尖两侧缘。

如素有裂纹，身体健康者，可不作病态论。故有裂纹须参考舌质和舌苔及疾病各种症状表现加以辨识。一般舌有裂纹多为阴亏。如舌质红绛少苔燥裂为热盛伤阴，可见于热病及失水患者，舌质淡红而嫩有裂纹者则为肾阴不足或血虚阴亏。如舌生裂纹如冰片纹者，为老人阴虚常见舌象。《辨舌指南》说："……舌红赤苔腻厚而裂纹者，脏腑实热也……如无苔无点而裂纹者，阴虚火炎也……凡舌绛光燥裂纹为阴液大伤……"可见裂纹的发生主要因于阴液耗伤，临床要注意实热伤阴与阴虚火旺之鉴别。

(5) 齿印：舌体两边有牙齿印痕，又称牙痕、齿痕。常与胖大舌并见。

舌有齿印主虚,多属气虚脾虚。如舌色淡红,舌胖嫩有齿印,为脾虚水湿不运。如舌质淡白,苔白湿润,有齿印,则是寒湿困脾。

(6) 舌疮:可发生于舌的任何部位,一般以舌边、舌尖为多。形如粟粒,上结成黄靥,久蚀成溃疡,局部红痛,饮食不便,多因心经热毒壅盛而致。如疮不凸出舌面,红痛较轻,则是下焦阴虚,虚火上炎所致。

(7) 舌下络脉:将舌尖向上卷曲,则可望见舌底两侧络脉,呈青紫色。正常者络脉粗细适中。如络脉粗大迂曲,或兼见舌有瘀斑、瘀点,则多因瘀血所致。

4. 望舌态

望舌态主要是观察舌体的伸缩活动变化,包括软、硬、震颤、歪斜、卷缩、吐弄等。舌态的异常多因阴血亏虚不能濡养舌体而致,或因风、热而起。常见于病情较危重者。

(1) 痿软:舌体柔软无力,不能自由转动,伸卷不灵,称痿软舌,多见于重病者。舌痿软有因虚、热之别,如久病舌痿软,舌色淡白属气血两虚,筋脉失养,如痿而光绛无苔为肝肾阴液枯涸,如暴起舌痿软而干红则为热灼阴液。如舌萎缩,人中满,唇反者是脾经气绝。

(2) 强硬(舌强):舌体板硬强直,活动不灵,伸卷不便,言语不清,称强硬舌,亦称舌强。舌强硬是无胃气之重证,多因风、热或因痰浊而起。如舌强而干,舌色红绛多因实热,常见于外感热病热入心包,热盛伤津。如舌色淡红,舌强且歪,多见于中风证,可同时并见口眼㖞斜、半身不遂。如舌灰胖而硬,多因痰浊阻滞。《辨舌指南》说:"……板硬之舌,不论何色,不治者多。"故舌强一般是胃气将绝之重证。

(3) 震颤(舌战):舌体伸缩时,不由自主地颤抖不已,称颤动舌,亦称舌战。若舌色红绛,震颤明显,习习颤动,常因热极生风。如舌淡白,嚅嚅而动是气虚或血虚风动。舌色红而颤抖难言,是心脾两虚或汗出亡阳。

(4) 㖞斜:舌头伸出口外时舌尖向左或向右偏斜者,称㖞斜舌。舌㖞斜多见于中风证。因风邪中经络,风痰阻滞脉络而致。可兼见中风脉症。

(5) 卷缩:凡舌卷缩,不能伸出口外(舌伸不过齿),称卷缩舌。舌卷缩为危重证。偶见有个别人因先天性畸形,舌系带短而伸舌困难者。若舌卷缩而赤干,属热极伤阴,脉络失养,舌卷缩而淡白湿润,是阳气暴脱,寒凝经脉。如舌胖黏腻而短缩是痰阻舌根,多见于中风证。

(6) 吐弄:舌伸长出口外,久不回缩,称吐舌。舌反复伸出舐唇,旋即缩回,称弄舌。舌质红而吐弄是心脾有热。舌紫绛而吐弄是疫毒攻心重证;小儿弄舌常是惊风先兆或久病危候。部分小儿因先天不足,智能低下,也可见弄舌。

(7) 重舌:舌下血脉肿起,宛如另生一小舌,称重舌。往往于下颌下方可见浮肿,按之内有硬核,此常因外邪引动心经火热上冲而致。

(8) 舌麻痹:舌麻木转动不灵,称舌麻痹。乃因气血不上荣而致,见于血虚肝风内动或内风夹痰等证。

(9) 舌纵:舌伸出口外,难回收入口内,称舌纵。如舌纵且麻木,是气血亏虚;如舌纵舌色深红,口角流涎,口眼㖞斜,为风痰或痰火扰心。凡舌纵不能回缩,舌干枯无苔,语言謇涩,多属危重证。

(六) 舌苔

望舌苔要注意舌苔的生成,望苔质和苔色。

1. 舌苔的生成

《辨舌指南》说:"舌之苔,胃蒸脾湿上潮而生……"《伤寒论本旨·辨舌苔》说:"舌苔由胃中生气所现,而胃气由心脾发生,故无病之人常有薄苔……”正常舌苔是薄白均匀,干湿适中,乃由胃气所生,即脾胃阳气蒸化湿浊上潮而成。

异常舌苔是邪气所生,邪实苔厚。章虚谷说:“……舌本通心脾之气血……脾胃为中上,邪入胃则生苔……”外邪入里或饮食积滞夹脾胃浊气上升而苔厚,故热盛则苔黄厚。

2. 苔质主病

(1) 厚薄:舌苔能见底者,称薄苔;不能见底者,称厚苔。所谓“见底”,即透过舌苔能隐约见到舌质。苔质的厚薄,说明病邪之浅深轻重。《辨舌指南》说:“苔垢薄者,形气不足,苔垢厚者病气有余,苔薄者,表邪初见,苔厚者,里滞已深……”

薄苔:本为正常苔形,见于患者表示病初起,邪在表,病轻邪浅,常见于外感表证初起。故薄苔主外感表证。

厚苔:苔厚为病在里,邪入脏腑,病较重,邪较深。例如,肠胃积滞,痰湿内阻,可见厚苔。

舌苔由薄渐变厚,说明病势渐增;由厚变薄,说明正气渐复,邪渐外达。

(2) 润燥:苔质滋润有津为湿润苔;苔面干而无津,用手触之有涩感,为舌苔干燥。舌苔之润或燥,说明津液之存亡。

湿润:正常舌苔干湿适中,因有津液润泽。患者如苔润表示津液未伤,病较轻。但若太过湿润,舌面的反光增强,或见伸舌似有水分成滴,即润而多津,称“滑”,苔滑主湿主寒,一般为阳虚水液滞留。

干燥:苔干燥表示津液耗伤,在热性病主燥热伤津,在杂病主阴血津液亏乏。但也有因阳气虚不能化津液上润而苔干者,其舌质多呈淡白,口虽干而不渴,或渴而不欲饮,并可兼见其他阳虚症状。

《辨舌指南》说:“滋润者其常,燥涩者其变,润泽为津液未伤,燥涩为津液已耗。湿症舌润,热症舌燥……然亦有湿邪传入血分,气不化津而反燥者,如热症传入血分而舌反润……”即一般以润燥辨津液耗伤或未伤,但也应细辨某些情况下的假象。

(3) 腐腻:舌苔颗粒较粗大,状如豆腐渣堆铺,苔较厚较松,易刮脱,称为腐苔;舌苔颗粒较细小,致密而黏,苔中厚边薄,刮或揩之不脱,称腻苔。舌苔腐腻说明湿浊情况。

松腐:舌苔松腐乃因实热蒸化脾胃湿浊。可见于严重感染或食积、痰浊化热者。厚腐之苔多属邪热有余。

松腐苔包括霉腐与脓腐苔。如霉腐苔则满舌生白衣如发霉状,或生糜点如饭子样(米饭碎渣状),称为口糜,是因胃体腐败,津液化为浊腐而致,如脓腐苔则白带淡红,腐而黏厚如疮脓,乃因内痈而致,如肺痈则白腐,胃痈则黄腐。

黏腻:舌苔黏腻乃因脾阳被抑,水湿不化,故主痰湿,可见于痰饮或湿热、寒湿患者。若苔厚腻而色黄,是湿热或痰热,若苔滑腻而色白则为寒湿。

《辨舌指南》说:“腐者无迹,揩之即去,为正气将欲化邪。腻者有形,揩之不去为秽浊盘踞中宫……”指出松腐苔与黏腻苔的不同。

简而言之,苔质主病以厚薄辨病邪之浅深轻重,邪轻浅苔薄,邪深重苔厚;以润燥辨津液存亡,不论苔色如何,以润为津液未伤,以燥为津液已伤;以苔腐腻说明肠胃湿浊情况,松腐苔为邪热有余,黏腻苔为水湿不化。

3. 苔色主病

舌苔颜色的变化,可知寒热虚实及病势发展,苔色主要有白、黄、灰、黑及兼色等,分述如下。

(1) 白苔:主表证,又主寒、湿证。

《重订通俗伤寒论·六经舌胎》,何廉臣勘:“……白苔主表……但看舌苔带一分白,病亦带一分表”;《伤寒论本旨》说:“凡苔垢色白者为寒”;说明了白苔的主病。

薄白苔:本是正常舌苔,当病邪在表,病轻时,舌苔往往变化少而仍见薄白,并常伴有表证证候。若舌质如常,舌苔薄白滑,主外感风寒;如舌质红,苔薄白润,则为外感风热或外感风寒化热,薄白干苔则主外感化热伤津。

厚白苔:厚白滑苔主湿浊内盛,寒湿痰饮,常兼见舌质淡白。厚白干苔主湿浊化热伤津。

白滑黏腻苔:主痰湿。

在某些情况下,白苔也主热证。如苔布满舌,白如积粉,舌赤,主湿热内蕴、湿遏热伏或瘟疫初起。又如白而燥裂苔,则常因温病里热炽盛,暴伤津液,见于温病误服温补药后。

(2) 黄苔:为外邪入里化热,热邪熏灼所致,故主里、热证,有淡黄、嫩黄、深黄、焦黄等不同。黄色越深,热邪越重。有时黄苔可与白、灰、黑苔并见,并常见舌色红或绛。

薄黄苔:苔薄,色淡黄,多由白苔渐转化而来。薄黄苔常为风热在表,或风寒在表化热。若薄黄而润,则为外邪化热入里但未伤津,薄黄而干苔为热邪伤津。如苔黄滑而舌质淡胖嫩,则是阳虚水湿不化。

厚黄苔:苔较厚而呈正黄色。厚黄滑苔表示脾胃有湿热积滞。若兼见舌质淡白胖嫩,则应考虑脾阳虚、水湿不化。厚黄干苔为热邪伤津。

黄腻苔:苔黄而黏腻为脾胃湿热或痰湿食滞。老黄焦裂或有芒刺,表示热极,热耗气阴。

白黄相兼苔:有表证时为表里同病,无表证为内有湿热。

(3) 灰苔:舌苔浅黑带淡青色为灰苔。多由白苔转化而来,有时与黄苔并见。主痰湿、里寒证,或里热证。

舌苔灰而润滑:为寒湿内阻或痰饮内停之寒湿证,舌苔灰而干燥,常兼见舌质红,是热炽津伤或阴虚火旺。

《辨舌指南》说:“凡舌见灰色者,病皆非轻,均里证、无表证,有实热症,无虚寒症,有邪热传里证……”

(4) 黑苔:舌苔呈棕黑或焦黑色,多由灰苔或焦黄苔转化而来。于寒、热、虚、实等证均可见。黑苔主里证,多见于病情较重者。近年来因抗生素的使用,黑毛舌增多,常在人字沟轮廓乳头前方,长出黑毛,实系丝状乳头过长,角化而不脱落,色素则来自产色细菌、药物、食物,并不表示病情危重,应予鉴别。

实热:寒邪传里化火或实热燔里则苔黑干焦,舌质红,若苔黑而燥裂,舌质绛,生芒刺,是热极津枯,此黑苔往往由白变黄、变黑,则热邪由轻浅至深重。

虚寒:舌苔薄黑而润滑,舌质淡白或淡紫嫩为阳虚、寒盛。

若苔黑生刺,望之虽燥,但渴不多饮,舌边或有白苔,舌质淡白而嫩,则为假热真寒。

舌中心有黑燥苔或舌苔黑刺,大便秘结腹胀满而痛,为肠中有燥屎。

舌根黑苔燥,为热在下焦。若黑而坚敛焦刺如荔枝形者,乃阳亢阴竭,胃肾液涸。

舌尖黑苔干为心火内焚。

如舌苔黑而腐烂者是心肾俱绝,苔黑而舌卷缩为肝绝危候。

小儿消化不良,食积化热,或成人热病初起,痰热困扰,偶有黑苔,因热甚故可偶见黑苔,又夏日中暑者也可见黑苔。

(5) 霉酱苔:苔色黄赤兼黑,宛似霉酱色,主湿热、内热久蕴、夹食中暑。如苔酱色而滑,似涂酱油于舌,主痰浊内停。

(6) 浊苔:苔黄白相混,似黄非黄,似白非白,色垢浊,主痰浊。

(7) 兼色舌苔:在疾病过程中舌苔随病情而变化,其色往往可有相兼。常见有以下几种。

白兼黄:白苔主表,黄苔主里,外感入里,则苔由白转黄,但看舌苔带一分白,即有一分表,带一分黄,有一分里,必待舌苔无白纯黄,邪方离表入里,故如白兼微黄即邪初入阳明,表证未解,如舌尖苔薄白,中部及后半部苔黄而较厚,为表邪已化热入里,表邪少而里邪多。若舌中及根部均为薄白色苔,但舌尖色黄,为热在上焦。

白兼灰苔而滑属寒湿。舌苔白,半边苔灰而滑者,为伤寒半表半里证。

白兼黑苔:白苔带黑点,或白苔见黑纹而黏腻,则为脾困湿邪。

白兼黄黑:白苔由白变黄,由黄变黑,刮之不脱,湿之不滑,为寒邪传里化火,热极伤阴,甚则兼有芒刺,干焦燥裂。

苔黄黑白杂见,或中燥边滑,或尖干根润,为并病、合病、寒热不和。

白兼灰黑而黏腻浮滑者是脾湿。

黄兼灰苔:舌苔黄燥带灰色,大便硬结,是里湿化热,热盛伤阴。

黄兼黑苔:舌苔黄中带黑且滑腻是湿热内结。苔边黄中心焦黑起刺为阳明里实证。若苔焦黑老黄有芒刺是里热已极。

黑兼灰苔:里有宿食未消。

4. 舌苔的分布

正常情况下舌面上有薄白苔均匀分布,中部和根部稍厚,这是有胃气的表现。病变情况下舌苔分布有各种变化,分布如下。

(1) 全苔、剥苔与偏苔:舌苔布满全舌叫全苔;苔仅布于舌的某个局部叫偏苔;舌苔呈部分剥脱称为剥苔。全苔与偏苔一般说明邪正消长情况。

全苔:主中焦痰湿阻滞。《辨舌指南》说:"全者,苔铺满地也,为湿痰滞中。"

偏苔:有偏内、偏外、偏左或右之分。苔偏外者,外有苔而内无苔,邪虽入里却未深,但胃气先损。偏内者,内有苔而外无苔,里邪虽减,胃滞依然,或素有痰湿者也可有苔偏内。偏左或右者多属肝胆或半表半里的病证。

剥苔:舌心剥苔表示气阴虚。舌苔呈多块不规则剥落称花剥苔,为胃阴不足。舌苔剥蚀,其边缘凸起而部位时时转移者称地图舌,多见于小儿虫积病。舌苔光剥,舌质绛如镜面,为正不胜邪、肝肾阴虚而热邪内陷。

(2) 有苔与无苔:在病程中舌苔的生成与消退表示胃气有无。苔的消长以逐渐转变为宜,如有苔突然消退至无苔,表示胃气虚,如已无苔而渐生薄苔,表示胃气渐复。

(3) 有根与无根:舌苔紧贴舌面,较难刮去,即舌苔有根,又叫真苔。如苔宛似浮涂于舌面,刮之即去,即无根舌苔,又叫假苔。苔的有根、无根与病情轻重、胃气有无有密切的关系。

有根:说明有胃气,也主实热证。如有根的薄苔均匀铺于舌面,即有胃气,有根的厚苔一方面表示邪气盛,另一方面说明胃气未竭。

无根:一般说明正气虚衰。无根的苔,不论其厚薄如何,只要刮去后舌面洁净光滑,没有再生苔的迹象,便足以说明脾胃之气不能上潮成苔,属正气虚衰,但如刮后舌面能复生薄苔,则说明尚有胃气。

《辨舌指南》说:"至于苔之有根者,其薄苔必均匀铺开紧贴舌面之上,其厚苔必四围有薄苔辅之亦紧贴舌上,似从舌里生出方为有根。若厚苔一片四围洁净如截,颇似别以一物涂在舌上,不是舌上所有生者是无根也",明确说明了苔有根、无根之区别。

(七) 舌象主病

舌质与舌苔所表现的征象就是舌象,望舌时应把舌质的神色形态和舌苔的形色紧密结合观察。一般来说,舌苔和舌质的表里、寒热、虚实征象,往往是一致的。但当病情较复杂,寒热错综、虚实夹杂时,舌质和舌苔的表现也较复杂,必须结合四诊,细心诊察,认真分析。

(1) 舌质与舌苔所表现的征象一致:其主病则为两者主病的总和,例如,舌质绛——主热;舌苔黄干有芒刺——为里热伤津,故此舌象主里热炽盛证。又如舌质淡白嫩——主虚寒;舌苔厚白润——为里寒证,故此舌象为里虚寒证。余类推。

临床常见舌质、舌苔主病如下(表3-5)。

表3-5　临床常见舌象主病

舌象		主病
舌质	舌苔	
淡红	薄白	风寒表证,一般为正常舌象
淡白	薄白滑	阳虚,气血两虚,阳虚水泛
	干	气虚津少
	薄白中剥	气血两虚,胃阴不足
	厚白	寒湿痰饮
	黄腻	脾胃虚弱,湿热停聚
	灰黑水滑	阳虚内寒,痰湿内停
	无苔	久病阳虚,气血两虚
淡红或尖边红	舌尖红苔白	风热表证,心火亢盛
	白兼黄	有表证时,表里同病;无表证时,内有湿热
	白腻	痰饮湿浊,食滞
	白腐	痰食内停,胃浊蕴热
	白厚(堆积如粉)	温疫初起,后有内痈,邪毒内盛
	黄干	久病津枯血燥,胃肠干结失运
	黄腻	里有湿热,痰浊内停化热
红	白苔	温病由卫分渐入营分
	薄黄或淡黄	气分热蕴,风热或风寒化热入里
	黄腻	气分湿热
	黄厚滑	脾胃湿热积滞
	黄厚干	邪热深入,里实已成
	灰黑干	里热炽盛伤津,或阴虚火旺
	无苔	气阴两亏
绛	焦黄	胃肠结热,里实之证
	黑干,或燥裂,或有芒刺	热极伤阴,热极津枯
	无苔	热入血分,阴虚火旺
青紫	黄燥	阴血枯涸,虚火内燔
	白润	内寒极重,气血凝滞

(2) 当病情较复杂,可有舌质和舌苔表现不一致:其主病可能是寒热错综、虚实夹杂。例如,舌质淡白嫩(主虚),苔黄干(主里热伤津),此舌象为虚实夹杂(正虚邪实)。又如舌质老红(主实热),苔薄白而润(表有风寒),此舌象寒热错综,表寒里热,前者可见于脾气虚,痰湿内蕴,化热伤津;后者可见于肺有痰热,复感风寒等证。

(3) 危重舌象

舌光绛而干如镜面者,或舌面无苔,暗红似去膜猪腰者,均是阴液耗竭,胃气将绝重证。

舌粗有刺,似鲨鱼皮,且干枯燥裂,是津液枯竭危象。

舌敛缩如荔枝干肉,干而无津,是热极津枯重证。

舌质晦暗,青紫而干,如猪肝色,或舌红如火柿色,为气血败坏危候。

舌卷短而阴囊缩,为肝气将绝。

舌色紫绛带黑,为肾将绝。

舌起白苔如雪花片,为脾阳将绝危候。

舌与满口生白衣如霉苔,或生糜点,为胃败。

舌底干燥,苔或白或黄,状如豆腐渣,或如碎饭粒(饭花苔),多危重。

舌本强直转动不灵活,语言謇涩,多危重。

舌干晦枯萎而无神者危。

危重舌象为诊病、判断预后的依据之一,提示病情危笃,古人所谓“绝证”、“死证”,并非必然,需要四诊合参,全面分析。

(八)病情与舌象变化

舌象往往随病情变化而异。舌质的变化反映脏腑气血情况,舌苔的消长反映邪正相争过程,故舌象变化可判断病情进退,预后吉凶。

1. 舌象随病情进展而变化

舌质:舌色由正常淡红色→红色→绛→紫,说明热邪由轻浅变深重。舌色由淡红→淡白,说明气血渐虚。

舌苔:苔色由白→黄→灰黑,说明病由表入里,热邪渐盛。苔形(苔质)由薄→厚,说明病由轻变重,由浅变深。苔由湿润→干燥,说明津液未伤转变为津液耗伤。

2. 疾病向愈,舌象渐趋正常

在疾病好转向愈时,苔质逐渐转为常态而舌苔先化后退,然后再渐生薄白新苔,终至正常。《辨舌指南》说:“……无论何症,若用药当,皆由白而黄,由黄而退,由退而复生新薄白苔,此为痊愈,顺象也……”。

3. 舌苔的消长

舌苔随病情加重而增长,又随病情向愈而消退。其增长与消退都应以逐渐转变为良,若舌苔骤增骤退,均为病情突变征象。例如,薄苔突然增厚,则表示正不胜邪,病邪急速入里。又如厚苔突然消退,为胃气衰之候。

舌苔的消退,还有真退与假退之分。《察舌辨证新法》说:“苔之真退真化,真退必先由化而后退,假如苔由厚而退薄,由板而生孔,由密而渐疏,由有而渐无,由舌根外达至舌尖,由尖而渐变疏薄,乃里滞减少,是为真退。由退而后生薄白新苔,乃胃气渐复,谷气渐进之吉兆”,说明真苔的真退必先由化而后退,若苔由厚而退薄,由板而生孔,由密而渐疏,由有而渐无,由舌根外达至舌尖,由尖而渐变疏薄,则是苔的真退,表示病邪已减,病情好转。且退而后再生薄白新苔则说明胃气渐复,病情向愈。若不是真退,而是假退,则苔骤然消退,不再生新苔,致舌面光洁如镜,这是胃气虚衰,胃阴耗伤的表现。若舌苔呈多块剥落,而苔仍斑斑残留如铺豆腐屑于舌面上,则往往是因误用攻伐消导药或表散太过致胃气阴两伤。若舌苔不规则地部分消退,1~2日后再生厚苔,此为病邪未减。

附

1. 舌诊歌诀

舌苔薄白表证轻，苔色全黄是里证，半表半里黄兼白，有苔无苔转机明；舌红属热淡属寒，舌绛鲜明邪入营，全舌光莹阴液竭，青紫瘀点血瘀征，干润胖瘦当细辨，老嫩虚实宜分清，形色神态参机变，进退变化审病情。

2. 看舌八法（摘自《察舌辨证新法》）

（1）看苔色。

（2）看舌质：质亦有色。又有大小湿热之证，舌质胀大，满口边有齿印。血热之证质色紫。

（3）看舌尖：白苔满舌，尖有红刺，勿用温燥之药。

（4）看舌心：四边有苔、中无，或中有直裂，或有直槽或横裂。

（5）看燥润：以手摸之，或滑润或燥刺棘手，有看似润而摸之燥者，有看似燥而摸之滑者。

（6）看舌边：苔色与边齐否。

（7）看舌根：根后有无苔色接续，有无大的肉瘤。

（8）看变换：观其变与不变。

3. 舌诊条文

《舌鉴辨证》曰："淡白、透明舌，无论男女老幼，见此舌即是虚象。"

《敖氏伤寒金镜录》曰："舌见红色，热蓄于内也"，"舌边红赤者，肝热也。"

《外感温热篇》曰："舌绛而光亮，胃阴亡也。紫舌干裂纹者，热极不治。"

《辨舌指南》曰："淡紫而带青滑者，寒证也。"

《通俗伤寒论》曰："因寒而瘀者，舌多淡紫带青，或滑或暗。"

《辨舌指南》曰："舌边色青者，有瘀血郁阻也。"

《望诊遵经》曰："青为寒、青之浅者，虚寒也，青之深者，实寒也。"

《辨舌指南》曰："凡舌质敛而苍老，无论苔色白黄灰黑，病多属实；舌质浮胖兼娇嫩，不拘苔色灰黑黄白，病多属虚。"

《辨舌指南》曰："湿热有痰之征，舌质胀大满口，亦有齿印。"

《望诊遵经》曰："舌强难言，神气者，中风之征也。"

《四诊抉微》曰："舌红而吐弄者，此热在心脾也。"

《望诊遵经》曰："舌偏语涩，口眼歪斜，手足不遂者，偏风也。舌偏斜者，左瘫舌向左，右瘫舌向右也。"

《外感温热病篇》曰："舌上生刺，皆是上焦热极。"

《辨舌指南》曰："如舌尖独赤起刺，心火上炎之故。"

《望诊遵经》曰："舌常无纹也，有纹者，血衰也；纹少纹浅者，衰之微；纹多纹深者，衰之甚。"

四、舌下络脉诊法

舌下络脉诊法为舌诊的重要组成部分，亦称舌下望诊法，简称舌脉诊法。它主要观察舌腹面的变化，特别是舌下络脉与细络形色的变化，用以判断人身的气血盈亏、瘀畅，与传统舌诊主要观察舌背的舌苔、舌质、舌态等变化相辅相成，为辨证辨病提供更为丰富的诊断信息。

(一) 舌下络脉诊法的原理

1. 舌腹面的结构与分区

中医的舌下指舌腹面，它表面覆盖一层复层扁平上皮，为保护性黏膜，黏膜固有层乳头短而多数；有少量弹性纤维与胶原纤维，黏膜下层多不明显。肌层结缔组织纤维与黏膜下层相延续。舌腹面黏膜在舌腹面正中线转折移行于口腔底，经下颌骨体及牙槽突的内面，连接牙龈。它在正中线将舌体连于口腔底的黏膜皱襞，称舌系带，即中医所称的“舌系”或“舌筋”。舌系带长短有个体差异，过短影响舌的运动，有碍发声。舌系带外侧，左右各有一条小皱襞，边缘不整，有锯齿状小凸起，大体平行走行于舌系带外方，称为伞襞。舌系带与伞襞之间，可透见黏膜下的舌下神经伴行静脉及其属支，中医称为“舌脉”、“舌下两脉”、“舌下络脉”。两脉的中央各有一穴，左称“金津”，右称“玉液”。舌系带下端两侧有一对小的黏膜隆起，称舌下肉阜，其顶部有下颌下腺与舌下腺大管的开口，中医称作“廉泉”、“玉英”（《灵枢》），认为是津液的道路。口腔底黏膜自舌下肉阜向两侧外后方延伸成为一对隆起，称舌下襞，舌下腺位于其下，其小管多个开口于其上。《本草纲目》对这些小管开口有所描述，谓：“人舌下有四窍，两窍通心气，两窍通肾液。心气流入舌下为神水，肾液流入舌下为灵液”（图 3-7、图 3-8）。

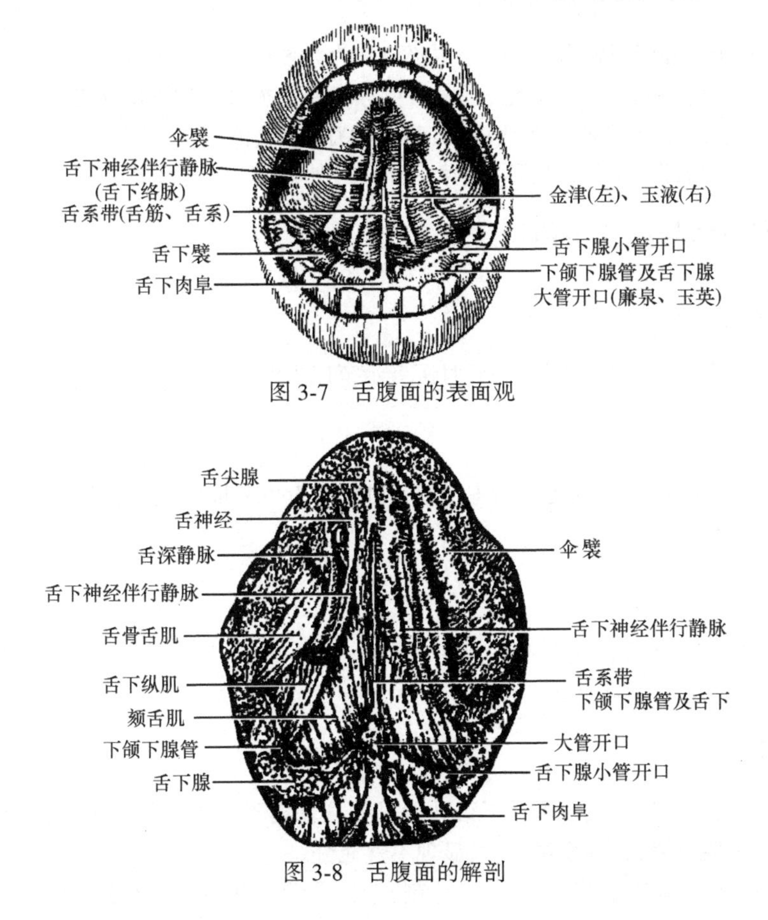

图 3-7 舌腹面的表面观

图 3-8 舌腹面的解剖

舌腹面的分区，有学者提出与舌背相应，以舌尖部候心肺，以伞襞外两旁候肝胆，以伞襞内系带外中央部分候脾胃，以舌根部候肾。

2. 舌下络脉与经络脏腑的关系

《内经》论述，脾、肾、肝、心四条经脉均络于舌。脾足太阴之脉，“属脾络胃，上膈挟咽，连舌本，散舌下”。肾足少阴之脉，“其直者，从肾上贯膈，入肺中，循喉咙，挟舌本”。“厥阴者，肝脉也。肝者，筋之合也。筋者聚于阴器，而络于舌本也”。“手少阴心之别，名曰通里，去腕一寸半，别而上行，循经入于心中，系舌本”。其中脾肾两脉明确提出络于舌下，而挟、系舌本指的是络于舌根或舌体，当然可以理解包括舌下。根据经络脏腑的络属关系，舌下络脉的形色变化可以反映相应脏腑经络的病情。如《诸病源候论》认为“五色黄”病程中，“舌下大脉起，青黑色，此脾移热于肾”，是病情加重的表现。

3. 舌脉与细络变化反映人身气血盈亏瘀畅

网络周身、沟通表里的经络系统可分为三个层次：十二经脉、奇经八脉是运行气血的主干；十五络脉与浮络是流通气血的支干；不计其数的孙络即细络是向脏腑体窍组织渗灌气血的细小分支。如肝郁气滞、痰浊内阻，气血不畅乃至瘀血痰浊阻滞脉络，则见舌下络脉与细络的扩张瘀血。

4. 舌脉“盛”是某些病证的刺血指征

舌下络脉浮露于舌黏膜下部分的中点，《内经》称为“廉泉”穴，归属肾经，是肾经要穴，为“结”、为“标”。刺血可以治疗疟疾、心痛、狂证、忧恚失声等气滞血瘀、痰浊内阻、五志过极等所致的病证。刺血指征是舌脉“盛”即充盈饱满。唐代以后，刺血治疗黄疸、消渴、口疮、舌肿、喉痹、失语等证，也均以舌脉充盈饱满为指征。明代以后称“金津、玉液（经外穴）”，亦用该部位刺血，治疗多种病证。

（二）观察方法与注意事项

1. 准备工作

向患者解释观察部位及卷舌要领，必要时医者示范以求配合。

2. 患者体位

正位，面向阳光，微仰头，以利光线射入口腔。卧床患者可采取半坐位、仰卧位或侧卧位，必要时辅以灯光，或使用压舌板观察。

3. 伸舌要求

先让患者张口伸舌，从舌背观察舌苔、舌质、舌态，以便对照，然后让患者轻轻将舌卷起约45°，要求轻抵上颚中央前方，观察舌腹面。

4. 注意事项

嘱患者切勿用力，轻轻舒舌，以求舌下络脉得以充分暴露不变形。如用力伸舌卷舌，上翘过度，可使舌色变深，因舌肌束紧，舌脉变细变短，显现不够充分。

在观察中，患者感到疲劳，可让患者休息片刻，卷舌再看。有的患者不会卷舌，可借助压舌板反复观察。

（三）观察的具体内容

传统的舌下络脉诊法只观察舌下络脉的形色变化，包括整个舌腹面即舌下，我们将其概括为以下六个方面。

1. 舌腹面黏膜

观察舌下的通体色泽，透明混浊，有无溃疡，有无色素沉着，有无蟹爪纹（蜘蛛痣）、痣等。

2. 舌质

观察色泽、荣枯、有无混浊。由于舌腹面易于透见舌质，其色泽较从舌面观察更为明显。

3. 舌腹面细络

观察细络的显现程度、分布情况、有无瘀血扩张等。

4. 瘀点瘀斑

直径<5mm者为瘀点；≥5mm者为瘀斑。观察瘀点瘀斑的有无、分布、数量等。如瘀血吸收则逐渐变黄而恢复正常。

5. 瘀血颗粒

瘀血颗粒为见于黏膜下的紫色圆形小颗粒，微凸起于黏膜上，与瘀点不同，现代有称为"鱼子酱"舌者。观察瘀血颗粒的有无、部位、数量、大小等。

6. 舌下络脉

观察其显现部位色泽、充盈程度、长度、宽径，有无粗张迂曲、囊泡、葡萄串样改变，其属支的充盈程度等。

（四）舌下络脉变化主病

传统舌下络脉诊治强调观察舌脉、舌质的形色变化；其他四项内容属现代研究的发展，下面主要论述传统理论，其他观察项目则在研究进展中叙述。

1. 正常舌脉、舌质

正常舌脉色淡青，呈线状，细短，而不充盈粗张，细络显现甚少；正常舌质色泽红活而润。

2. 异常舌脉

舌脉色泽青紫，甚则青黑；脉形粗长怒张，多为肝郁失疏，气滞血郁，瘀血或痰浊内阻，脉道不利，常见于癥瘕积聚、臌胀、黄病、厥心痛、血证、瘀证、难产，以及因瘀而致的妇科病证、痰核瘰疬及狂病等。如伴舌质青紫，常见于厥脱险证。

舌脉淡紫或蓝色，脉形粗张或细短紧束，主寒凝或阳虚不运，气虚血滞，常见于胸痹心痛、中风偏瘫、水肿、闭经等证。

舌脉色浅而淡，外形虚张，伴舌质色泽浅淡，晄白无神，常见于气血亏虚或血少、失血、血枯、血癌等证。

3. 异常舌质

红色主里证、主热证；嫩红主阴虚内热；绛主温病热入营血，邪陷心包；紫主血瘀；青主痛、主风、主寒；白主血少虚损。

五、望诊小结

望诊包括三方面内容:一是望全身情况,二是望局部情况(分部望诊),三是望舌。这三方面互相结合,则可以望诊观察疾病所表现的各种征象来判断病变情况。

望全身情况包括望神色、形态。以望神色为重点。望神须掌握得神、失神的表现及其临床意义。通过观察患者的眼神、面色、形体、呼吸气息、神志意识等各方面的变化,可辨别得神或失神,其中尤以眼神最能反映"神"的变化。得神为吉,失神为凶。假神则是阴阳格拒将欲离决的垂危表现。

望色须掌握面部色泽变化、五色主病。面部气色以荣润为善色,以枯槁晦暗为恶色。五色应五脏病变,则肝病面色多青;肺病面色多白;心病多红赤;脾病多色黄;肾病多色黑。病色往往仅出现于面部的某一部分,有时较易辨认,有时较难觉察,须细心诊视。望色时应注意个体肤色差异并排除各种因素的影响,以免误诊。望形体一般健者多壮实,病者多羸弱。望姿态以阳主动,阴主静为辨证要点。

望局部情况可根据病情而重点观察某一局部,因有些局部病变征象并非必然出现,例如,皮肤斑疹仅见于某些病证;察指纹也仅限于3岁以下小儿;望前后二阴或望排泄物等也是根据病情需要才进行的。

舌诊的内容较多,首先必须熟悉望舌的方法与意义,更必须掌握正常舌象及病态舌象的各种表现。扼要概括如下。

1. 正常舌象

淡红舌、薄白苔。某些健康人有时舌苔可薄而微黄。

2. 舌质

舌的荣枯表示有神无神,舌荣润有神为吉,舌干枯无神为凶。舌色淡白主虚、主寒,舌红绛主热,舌青紫主热毒炽盛或阴寒内盛,也主瘀。舌形以老嫩辨虚实,一般浮胖娇嫩为虚,坚敛苍老为实。舌胖大主热、主湿,舌瘦薄一般主虚,舌有裂纹见于患者多为阴津不足,舌有齿印主虚,舌有芒刺为痰热炽盛。舌态的变化较少见,往往于风证、热证或其他病的重证时才出现舌态的变化。

3. 舌苔

舌苔有色与形质的变化。苔色主要有白、黄、灰、黑色。白苔主表证、寒证、湿证,黄苔主里生热,灰黑苔主里证,其病情往往较深重、复杂。苔色若相兼出现,须仔细辨识。舌苔的形质变化方面:苔的厚薄表明病的深浅和轻重;苔的腐腻说明湿浊情况,如苔松腐是邪热痰浊蕴积脾胃,凡腻苔则表示水湿不化,主湿证,白腻为寒湿,黄腻则为湿热;苔的润燥辨津液存亡,无论苔色如何,以润为津液未伤,燥为津液耗伤。

舌质与舌苔组成舌象,舌象可作为诊病的重要根据,因舌象的变化往往是病情变化的反映。

望诊是四诊的主要环节,"望而知之谓之神",说明了望诊的重要性。但望诊仅是四诊的一部分,诊病时必须四诊合参才能避免片面性。

第三节　闻　　诊

闻诊是指通过听声音、嗅气味来诊察病情的方法。《内经》首先提出五声五音应五脏的理论,而《难经》也指出"闻而知之者,闻其五音以别其病"。故古代的闻诊多以"五声五音"与五脏的相应来辨别病变。即肝在音为角,在声为呼;心在音为徵,在声为笑;脾在音为宫,在声为歌;肺在音为商,在声为哭;肾在音为羽,在声为呻。这是根据五行学说而来的,即以五音五声等以应相应五脏,从而辨其病变,尤其是情志方面的病变,往往可从五声五音的变化推断其相应脏腑的病证。《内经》又有以声音、语言来辨病的论述,如《素问·脉要精微论》说:"……声如从室中言,是中气之湿也;言而微,终日乃复言者,此夺气也;衣被不敛,言语善恶,不避亲疏者,此神明之乱也。"张仲景则以患者的语言、呼吸、喘息、咳嗽、呕吐、呃逆、肠鸣、呻吟等作为闻诊内容。后世又把口气、鼻气、痰气,以及各种分泌物、排泄物等异常气味也列入闻诊范围,内容逐步充实且具体。

闻诊是四诊中不可缺少的一部分,医者须耐心、细心诊察患者,在问诊、望诊的同时进行闻诊,注意听取患者的声音、语言、呼吸、咳嗽等情况,并闻嗅其口气、身体或排泄物的气味。闻诊时要注意排除周围环境的嘈杂干扰。

一、听　声　音

(一) 听语声

声音由口腔发出,发音是由唇、齿、舌、咽喉、气管、肺及鼻腔等器官共同起协调作用而产生的。声音是表达人思想感情的重要形式,故正常声音可因个体不同或感情变化而有大小、高低、急缓的差异。通常男性声音较低沉重浊,女性声音较高调清亮,儿童声音较急促轻脆,老人声音较徐缓浑厚。愤怒时声音高亢严厉,悲伤时声音低沉断续。但一般来说,正常时应发声自然、音调和谐流畅。病态的声音则与全身病变有关,且与上述发音器官病变的关系尤为密切。以下分述常见病态声音与辨证要点。

1. 听声音辨寒热虚实

实证、热证:声音重浊而粗,高亢洪亮,烦躁多言。例如,实热证患者,可有高热、神昏谵语,其声粗浊洪亮。

虚证、寒证:声音轻清,细小低弱,静默懒言。例如,久病重病者,可有声低气弱懒言。

2. 听声音辨外感内伤

声音重浊:或其声响如从瓮中出,伴鼻塞流涕咳嗽,一般多是外感,乃因邪气由口鼻而入,使鼻气壅塞不利。

声音嘶哑:若见于新病骤起是肺气不宣,乃因外感风寒束肺或风热犯肺。若久病形瘦体弱而声嘶哑,为肺肾阴亏,可见于虚劳、劳瘵等证。

3. 失声辨新病久病

新病:病骤起,病程较短,一般先有声音嘶哑而后突然发音不出(暴喑),常见于外感风寒、风热,或感邪后又伤于饮食等证,即所谓"金实不鸣"。新病失声多属实证。

久病:病渐起,病程较长,声音逐渐难出至失声,常见于内伤,因肺肾阴虚,津液不能上承而致,或虚火灼伤肺金,津枯肺燥而成,即所谓"金破不鸣"。久病失声多属虚证。若妊娠末期失声,则常因胞胎影响肾的精气不足荣润之故。

4. 听小儿哭叫

小儿阵发性惊呼,声尖而高,面容恐惧,唇周发青,或有手足抽搦,多为惊风证。小儿阵哭拒食,辗转不安,多因腹痛。小儿夜啼,可因惊恐、虫积、饥饱不调而致,间也有因不良习惯形成的。

5. 听呻吟

患者呻吟不已或哀号啼叫,多因身有难忍苦楚或有较剧烈的疼痛。

(二) 听语言

言为心声,语言反常多与心的病证有关。

静默懒言,多属虚证、寒证;烦躁多言,多属热证、实证。还有以下各种语言反常病证。

1. 谵语

妄言乱语,语无伦次,语意数变,声音粗壮,称谵语,为热邪扰乱心神之实证。常伴有发热、神志昏蒙、烦躁。多见于温病邪入心包病证,或伤寒阳明腑实证。

2. 郑声

神志不清,声音细微,语多重复,时断时续,为心气大伤的虚证。

3. 独语

喃喃自言自语,逢人则止,称独语,是心气不足之虚证。

4. 狂言乱语

若精神恍惚,语言错乱,为阴证癫病;若狂言滥语,不避亲疏,为阳证狂病。

5. 言謇

舌强硬,语言謇涩,多见于中风病。

(三) 听呼吸

听呼吸包括听呼吸的异常、气喘、哮、上气、短气、少气及太息。这些都与气息有关。

1. 呼吸

呼吸关乎肺、肾。肺主气、肾纳气,肺为气之主、肾为气之根。呼吸正常是形病气未病,呼吸异常是形气俱病,尤与肺、肾病变有关。听呼吸可辨虚实。

(1) 实证、热证:呼吸声高气粗而促,发病较急,多见于外感邪气有余,痰热犯肺。

(2) 虚证、寒证:呼吸声低气微而慢,发病较缓,多见于内伤正气不足,肺肾气虚。如呼吸急促而气息微弱,往往是元气大伤的危重证候。如久病肺肾之气欲绝,虽气粗而呼吸不匀或断绝,也为重证。

2. 气喘

呼吸急促,甚则鼻翼煽动,气的出入不爽,张口抬肩,难以平卧,称气喘,有虚实之分。

(1) 实喘:发作较急,呼吸喘促,胸满声高气粗,出气不爽,以呼出为快,是病邪壅塞肺气。

(2) 虚喘:来势较缓,呼吸喘促,气怯声低,吸少呼多,以吸入为快,气不得续,动则喘更甚。因肾虚不能纳气或肺虚不能主气。

3. 哮

喘气时喉中有哮鸣音(呀呷如水鸡声),称为哮。哮证往往时发时止,反复难愈。有冷哮热哮之分,冷哮兼有寒证的脉证;热哮兼有热证的脉证。

4. 上气

气息急促、咳嗽、气逆于喉间,称为上气。可因痰饮、阴虚火旺、外邪束肺致气道壅塞而上气。

5. 短气

呼吸急而短,数而不能接续,似喘而不抬肩,似呻吟而无痛楚,气急而无痰声,称为短气,多见于实证,也可见于虚证。须参照其他症状辨之。

6. 少气

呼吸微弱,声低气短(但不喘促),气不足以息,称为少气,多见于虚证,常是体质虚弱的表现。少气又称气微。

7. 太息

时而发生长吁短叹的声音或以呼气为主的深呼吸,称为"叹息"(古称太息)。多因情志抑郁、肝不疏泄、胸胁不适所致。若时常发出以吸气为主的深呼吸,亦可称为太息,这种太息,多属气虚证。

8. 听鼾声

常人气血调和,虽寤寐不妨呼吸宣畅,故无鼾声或声息较小。如气有不和,则睡眠时气冲击咽喉作声,称为鼾眠。肥人气血沉厚,迫隘咽喉间,呼吸涩而不利或大或小,或中有一止,常须防止意外。若患者神昏目瞪、鼾声作响、手撒尿遗,多为中风危候。

(四) 听咳嗽

咳嗽是因肺失宣降,肺气上逆,痰气冲击气道所致。有声无痰为咳,有痰无声为嗽,有痰有声为咳嗽。

辨咳嗽的寒热,一般以痰的性状、痰的多少为辨证要点。听咳嗽声也有助于辨证。

从咳嗽声辨虚实,一般暴咳声嘶为肺实;咳而少气,咳声低,无力作咳,多为虚证。如久咳音暗为肺虚;干咳、咳声清脆多是燥热;咳声沉闷多是寒湿。若外感病咳声多重浊,且常感到咽痒则发作咳嗽。

从咳嗽声还可辨百日咳和白喉等证。如咳嗽阵发,咳时气急,连声不绝,终止时作鹭鸶叫声(即有倒吸气声),且咳时兼有面红耳赤,涕泪皆出,呕唾痰涎,则叫做"顿咳"、"鸡咳",即百日咳,属实证,多见于小儿。若咳声嘶哑如犬吠,应注意是否患白喉,需诊察患者咽喉有无白膜,因有时喉痹证也有咳声嘶哑,要仔细鉴别。

(五) 听呕吐声

凡足以使胃气上逆的病变均可发生呕吐。呕吐,即有声有物自口中而出,如有声无物是干呕,有物无声的是吐。听呕吐声有助于辨别寒热虚实。

(1) 虚证、寒证:呕吐来势徐缓,呕声较低微无力。

(2) 实证、热证:呕吐来势较猛,呕声响亮有力。

呕吐的辨证，常须四诊合参。

（六）听呃逆

呃逆，古代曾称为“哕”（音 yuě），至丹溪以后“哕”则指干呕。今呃逆指有气上逆从咽喉出，发出一种不由自主的冲击声，其声呃呃，俗称“打呃”。乃因胃气上逆所致。呃逆应辨寒热虚实。

（1）虚寒：呃声低沉而长，气弱无力。

（2）实热：呃声频发，高亢而短，响而有力。

新病出现呃逆、声响有力，多因邪客于胃，胃气上逆。久病出现呃逆，声低无力气怯，则属重证，是胃气衰败的征兆。若偶然因匆促进食，吞咽较急，也可突发呃逆，常可自停。

（七）听嗳气

嗳气，古称“噫气”，是因气自胃中向上出于喉间而发声。可由寒气犯胃、肝胃不和、宿食不化或胃虚气逆等引起。须综合四诊辨证。

（八）听喷嚏

喷嚏是肺气上冲于鼻而有声出，常见于外感病初起，兼有流涕。有时，偶因闻异常气味也可发作喷嚏，并非病态。

二、闻　气　味

闻诊还包括嗅气味，正常人气血流畅，不应有异常气味。若因脏腑、气血、津液受病，则可有异常气味发出。嗅气味包括以下几方面。

（一）口气

口气酸馊多是胃有宿食。口气臭秽是脾胃有热或消化不良，亦见于龋齿、口腔不洁等。口气腐臭是牙疳或内痈。

（二）汗气

患者汗出稍多一般可由望诊而知，微汗出则可由闻有汗气及用手触摸皮肤湿润而知。一般如汗有腥膻味是湿热蕴蒸而致。某些人两腋常有汗臭味，称狐臭。

（三）痰涕气味

咳唾浊痰脓血、味腥臭者为肺痈。鼻流浊涕、黄稠有腥臭者为肺热鼻渊；较清稀无腥臭者一般为风寒外感。

（四）二便气味

大便酸臭为肠有积热；大便溏而腥为肠寒；矢气奇臭为宿食停滞胃肠。小便臭浊黄赤多为湿热；小便清长而白、不臭为虚寒。

（五）经带气味

一般由问诊得知。若经带气味臭秽，多为湿热。带下清稀味腥臊多为虚寒。

（六）病室气味

病室气味往往由患者身体或分泌物、排泄物散发而来，闻诊如上述。但若有腐臭或尸臭气味，或尿臊臭味的是脏腑衰败。有血腥臭气的是血证。有烂水果味的是消渴重证。

三、闻诊小结

“闻而知之谓之圣”，指出善于应用闻诊诊察病情是医者临证的一个重要方面。近代由于广泛采用各种现代辅助诊断方法，以致闻诊常被忽视。实际上，要全面掌握四诊技术，闻诊也是必不可少的一环。

“听语声”要掌握辨别寒热虚实的要点，理解声音的变化有外感内伤、新病久病的区别。“听语言”要理解谵语、郑声、独语等的含义，分别其属虚属实。“听呼吸”要掌握辨别虚实的要点，理解上气、短气、少气、太息等的含义。“听咳嗽”主要理解有寒热虚实之分，但一般应结合咳痰的性状来辨别则更明确。还有顿咳、咳声如犬吠等特殊咳嗽声，均需辨别。呕吐、呃逆等声音也可供辨证参考。简而言之，听诊方面一般均以其声音高亢洪亮而气壮为实证；声音低弱而气怯为虚证。

嗅气味包括患者的身体及其分泌物、排泄物所发出的异常气味，从而辨别寒热虚实及痈疽、癥瘕等证。一般气味腐烂臭秽，多属实热证；气味腥污则多属虚寒证。若其味臭如败卵，或如腐尸恶味，常是脏腑衰败的凶险证。

第四节 切诊（上）——脉诊

脉诊是切诊的重要组成部分，它是医者运用手指触摸切按患者动脉脉搏以探查脉象、了解病情的诊断方法，是中医特有的诊法之一。

一、脉诊的意义

脉与心、血的关系至为密切，《内经》说：“心主血脉。”血靠心气的推动沿脉道循环周身，内至脏腑经络，外达四肢百骸；脏腑之气也通过血脉而输布全身。因此，脉象能反映机体阴阳、气血、脏腑、经络的生理病理变化。《四言举要》说：“脉乃血脉，气血之先，血之隧道，气息应焉。其象法地，血之府也，心之合也，皮之部也。资始于肾，资生于胃，阳中之阴，本乎营卫。营者阴血，卫者阳气，营行脉中，卫行脉外，脉不自行，随气而至，气动脉应，阴阳之义。气如橐籥，血如波澜，血脉气息，上下循环。十二经中，皆有动脉，惟手太阴，寸口取决。此经属肺，上系吭嗌，脉之大会……”说明脉为血之府，为心所主，以气为帅，气动脉应，产生脉息。《素问·平人气象论》载：“心藏血脉之气”，说明血液的运行依靠心气的推动。心气旺盛，血行正常，脉搏和缓有力；心气虚，则推动无力，脉来迟缓无力。脉搏的有力无力，可以反映心气的强弱、气血的盛衰。如《灵枢·逆顺》载：“脉之盛衰者，所以候血气之虚实有余不足”，说明脉载运气血周流全身，运行不息，供养全身组织器官，以维持生命活动。可见气血的生成、运行及其功能的发挥，依靠脏腑功能活动，而脏腑功能活动，又需要气血的供养，两者在生理上相互依存，在病理上相互影响。总之，任何致病因素导致机体阴阳、气血、脏腑、经络发生病理变化，均能反映于血脉，而引起脉象变化。因此，根据脉的位、数、形、势、律的变化，可以作为了解疾病的病位、病性、邪正盛衰、病情轻重及其预后的客观依据之一。

（一）迟数辨寒热

脉跳的快慢，受心脏内外因素的影响。正常人在安静时，一次呼吸，脉跳4～5次，每分钟60～80次。劳动、运动、精神紧张、发热等均可使脉搏增加。《素问·经脉别论》说："惊恐恚劳动静，皆为变也。"

脉跳的快慢，可以辨别疾病的性质。快即数为太过，属阳热。阳主动，热则行，身有热则气血运行快，脉跳加快，即古人所说"数则为热"。《素问·平人气象论》载："人一呼脉三动，一吸脉三动而躁，尺热曰病温"，说明数脉多见于温热病。脉跳迟慢，则多主虚证、寒证。如《金匮要略·中风历节病脉证并治》载："寸口脉迟而缓，迟则为寒，缓则为虚……"。

（二）浮沉辨病位

脉浮病在表，脉沉病在里，浮沉示表里。如《金匮要略·肺痿肺痈咳嗽上气病脉证并治》记载："咳而脉浮者，厚朴麻黄汤主之。脉沉者，泽漆汤主之。"咳而脉浮，为表邪夹内饮，以脉浮表示病邪在表，用厚朴麻黄汤宣散表邪；咳而脉沉，以示病邪在中在里，用泽漆汤降逐饮邪。病证相同，脉有浮沉，病位不同，治疗悬殊。

（三）强弱辨新久

新病邪气盛，正气未损，阳气有余，气血未伤，脉多现浮滑数；久病邪气衰，正气亦已伤，脉多现沉细弱。如《素问·平人气象论》载："脉小弱以涩，谓之久病；脉滑浮而疾者，谓之新病。"

（四）脉症顺逆测预后

一般来说，新病脉实，久病脉虚，是脉症相应为顺，易治，预后多良好；新病现阴脉，久病现阳脉，是脉症不符，为逆证，难治，预后多不良。如《金匮要略·痰饮咳嗽病脉证并治》说："久咳数岁，其脉弱者可治；实大数者死。"久咳多年，正虚邪衰，脉弱与症相应为顺，故可治；其证本虚，出现实大数脉，是正虚邪盛，阴证现阳脉为逆，难治；补虚则碍驱邪，祛邪则又伤正，病势危重，攻补不能，故预后不良。

二、脉诊的部位

诊脉的部位有遍诊法、三部诊法和寸口诊法三种。

（一）遍诊法

以《素问·三部九候论》为依据，采用九个部位候脉。上部天两额动脉，在太阳穴，候头角之气；上部人切耳前动脉，在耳门穴，候耳目之气；上部地切两颊动脉，在巨髎穴，候口齿之气。中部天切气口动脉，在寸口部，小候肺气；中部人切掌后高骨动脉，在神门穴，候心气；中部地切岐骨间动脉，在合谷穴，候胸中之气。下部天切股动脉，在五里穴，或切足大趾、次趾间动脉，在太冲穴，候肝气；下部人切膝上八寸动脉，在箕门穴，或切足背动脉，在冲阳穴，候脾胃之气；下部地切内踝后动脉，在太溪穴，候肾气。由于遍诊法查遍人身头、手、足九个部位十分繁琐，加上封建礼教的束缚，未曾为后世广为应用。但其遍诊动脉的方法，至今对某些疾病仍有意义（图3-9、表3-6）。

（二）三部诊法

除遍诊法外《内经》还很重视人迎与寸口诊法，认为人迎主外，候阳；寸口主内，候阴。一为人迎是指颈外动脉即喉结外旁之人迎穴，寸口是指桡动脉即寸口部。但也有人认为左寸口为人迎穴，右寸口部为寸口。张仲景在人迎寸口的诊法上又前进一步，提出三部诊法，其诊脉部位为人迎、寸口、趺阳三部，而以人迎、趺阳候胃气，以寸口候十二经的变化。一般情况应用寸口脉法，病情危重则诊人迎、趺阳互相参照（表3-7）。

表3-6　遍诊法候脉部位

分部名称		具体诊脉位置	所候之气
上部（头）	天	两额之动脉，约太阳穴处	头角之气
	人	耳前之动脉，约耳门穴处	耳目之气
	地	两颊之动脉，约巨髎穴处	口齿之气
中部（手）	天	手太阴，约寸口部	肺
	人	手少阴，约神门穴处	心
	地	手阳明，约合谷穴处	胸中之气
下部（足）	天	足厥阴，约五里穴或太冲穴处	肝
	人	足太阴，约箕门穴或冲阳穴处	脾胃
	地	足少阴，约太溪穴处	肾

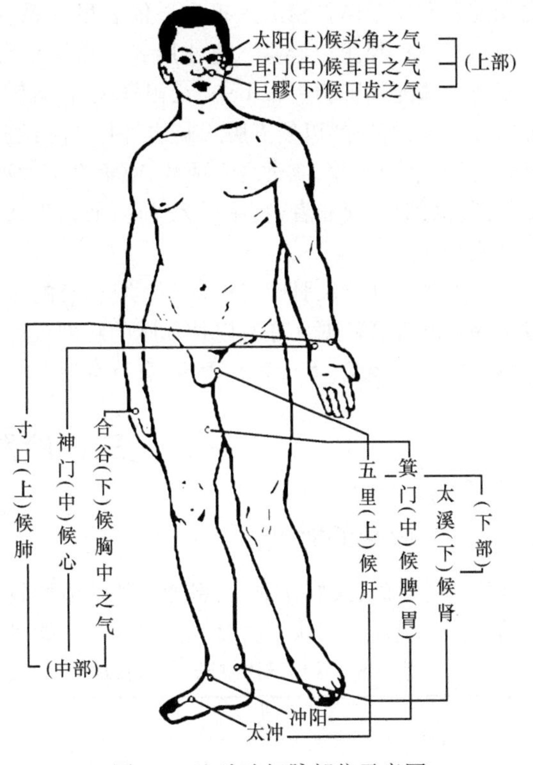

图3-9　遍诊法切脉部位示意图

表3-7　三部诊法候脉部位

分部名称		具体脉诊部位	所候之气
上部	人迎	颈侧动脉搏动处即人迎穴	胃气
中部	寸口	桡动脉在桡骨茎突前搏动处	十二经脉及其属络脏腑之气
下部	趺阳	足背动脉搏动处即冲阳穴	胃气

（三）寸口诊法

寸口诊法源出《内经》，《素问·阴阳应象大论》说："按尺寸，观浮、沉、滑、涩而知病所生而治。"这里提出了按尺寸，但未见关部。至《难经》始倡"独取寸口"之说，提出尺寸共一寸九分之地，其交界处为关。《脉经》确定了浮中沉三种取法。现行的脉诊部位，以桡骨茎突为掌后高骨稍内侧定关；关前一指为寸，关后一指为尺，每手三部，共为六部。这与《脉经》所说"从鱼际止高骨却行一寸，其中名曰寸口；从寸止尺，名曰尺泽，故曰尺寸。寸后尺前，名曰关"是一致的（图3-10）。

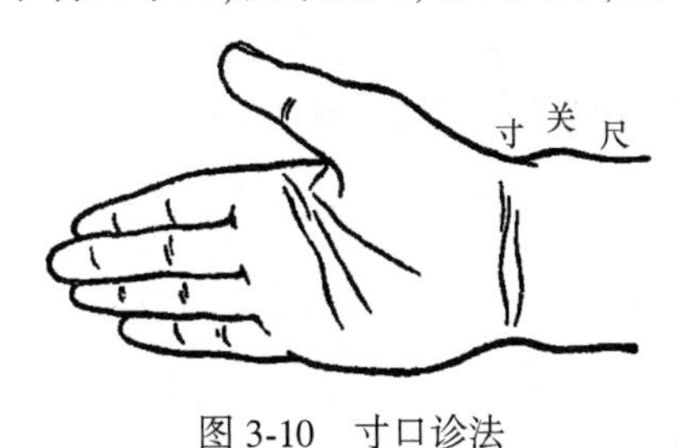

图3-10　寸口诊法

中医学认为，六部脉分属相应的脏腑，能反映其生理病理变化。六脉与脏腑的配属，历代医家说法不一。《难经》以左寸配心、小肠，以右寸配肺、大肠；以左关配肝胆，以右关配脾、胃；以左尺配肾、膀胱，以右尺配肾、命门。《脉经》基本同于《难经》，只是右尺配肾与三焦。其后一些医家根据阴阳气血、脏腑表里理论提出了不同配属关系，代表如高阳生、张介宾、吴谦等。如右为阳，左为阴，肺主气属阳，与大肠相表里，同配右寸；左为阴，心主血属阴，与小肠相表里同配左寸；脾居中州，气化于右，与胃相表里，同配右关；肝藏血，居于右，气化于左，与胆相表里，同配左关；肾居下，配两尺。以上配属各家意见基本一致，但与之相配及右尺配属脏腑出入很大。依表里关系，把大、小肠排在寸部；依《素问·脉要精微论》载："尺外以候肾，尺里以候腹"，把小肠和三焦排在尺中。一般多采用张景岳和《医宗金鉴》的配属法。由于对六脉配属脏腑主张不一，互相争执，各有解释。李时珍则采取否定态度，他说："两手六部，皆肺之经脉也，特取此以候五脏六腑之气耳，非五脏六腑之所居也。"清代张登亦说："古人以三部分别脏腑，而大小肠之脉，或隶之于两寸，或隶之于两尺，未审孰是孰非，愿示一定之理，以解学人之惑，答曰：皆是也，似是而非者也，缘经无显论，所以拟认无凭，要知两手三部，咸非脏腑定位，不过假道以行诸经之气耳。"

近人对于寸关尺脏腑定位，亦有争论，有的否定，有的肯定。否定者认为感性认识靠不住；肯定者也提不出客观依据。亦有以桡动脉的解剖观点非难六脉分候脏腑。我们认为，六脉分候脏腑是中医多年的传统经验，不应轻易否定，有待今后进一步深入研究。

三、诊脉的方法

（一）诊脉的时间

诊脉的时间，最好在清晨，患者内外环境均较平静，容易反映过与不及的脉。医者要心平气和，聚精会神，贯注指下，认真体会，善于分析，才能发现病脉症结所在。

一次切脉的时间，以至数计，最少五十动。古人认为，五十动无不应，说明五脏功能健全，精气充足。若五十动有不应者，是五脏功能失于常态；若四十动中有一次歇止，表明一个内脏功能不正常。故《灵枢·根结》载："五十动不一代者，五藏皆受气。四十动一代者，一藏无气。"张仲景批评当时医者按脉草率，他说："动数发息，不满五十，短期未知决诊，九候曾无仿佛……夫欲视死别生，实为难矣"（表3-8）。

表 3-8　寸口脉法脏腑分配各家学说比较

著作名称	左			右		
	寸	关	尺	寸	关	尺
《难经》	心	肝	肾	肺	脾	肾
	小肠	胆	膀胱	大肠	胃	命门
《脉经》	心	肝	肾	肺	脾	肾
	小肠	胆	膀胱	大肠	胃	膀胱
《脉诀》	心	肝	肾	肺	脾	命门
	小肠	胆		大肠	胃	
《濒湖脉学》	心	肝	肾	肺	脾	肾
	膻中	胆	小肠	胸中	胃	大肠
《景岳全书》	心	肝	肾	肺	脾	肾、命门
	心包	胆	膀胱、大肠	膻中	胃	三焦、小肠
《医宗金鉴》	心	肝	肾	肺	脾	命门、心包
	小肠	胆	膀胱	大肠	胃	三焦

综上所述，一次按脉必须满五十动，始得清楚。依时计，最少1min以上，3min为宜。只有这样才能发现有过与不及的病脉，达到"视死别生"的目的。

（二）患者的体位

诊脉时患者宜正坐或仰卧，手臂与心脏应近于同一水平，掌心向上，前臂平放，腕下放一松软的枕袋，阻碍血流的物件要去掉，如手表等。这样血流通畅无阻，脉象就能如实反映身体情况。

（三）指法

医者的下指方法，有布指、调指、指力、单按、总按等几种。

1. 布指

让患者正坐或仰卧，仰掌平臂后，医者正坐或侧坐，用左手诊患者右手，用右手诊患者左手。对成人三指定位，先用中指在高骨（即桡骨茎突）内侧，定关部，然后用食指在关前定寸部，无名指在关后定尺部。患者前臂长短不一，三指疏密，应依据患者情况，加以调整。如《诊家枢要》指出“人臂长则疏下指，臂短则密下指”。

2. 调指

指位定好后，医者中指必须弯曲，呈弓形，使三指端齐平，按在同一水平上。以指腹触按脉体，两者成35°最好，因指腹较敏感。

3. 指力

运用指腹的感觉，用不同程度的指力触按脉体，进行寻按以探查脉象变化，了解疾病的深浅、性质与虚实。方法有举、寻、按、推四者。举是轻下指，在皮肤上取；按是重下指取之；寻是下指不轻不重，委曲求之；推是推移指位，寻找脉体，检查脉象。如《诊家枢要》载：“轻手循之曰举，重手取之曰按，不轻不重，委曲求之曰寻。”举、寻、按亦即浮、中、沉三候，每次按脉最少要按三部，测九候。

4. 单按与总按

三指定位后，一指单独加压切按脉象或三指分别先后切按，称单按；三指同时加压切按，称总按。单按以分候寸口三部，以视病在何经何脏；总按以审五脏六腑全身情况。先总按后单按，以缓为平，以独为病。如总按发现关脉为独沉滑，则多病食滞。

四、诊脉注意事项

脉象与人体内外环境息息相关，由于年龄、性别、体质及精神状况各不相同，脉象亦随之发生相应的变化，临证时必须注重下面几点。

(一) 保持内外环境安静

进行诊脉时要注意室内外的安静。住院患者最好在清晨按脉；门诊患者远路赶来，则需经休息后才进行。医者要心平气静，集中精力，全神贯注指下，细心审查。一次按脉需候三部、九候、五十动，即最少1分钟。

(二) 注意生理异常脉位

生理异常脉位常见有如下两种情况。

(1) 反关脉：指寸口部无脉，在腕关节部背侧面，可有脉动，应指明显，称为反关脉。可有一手反关，亦有两手反关者。

(2) 斜飞脉：指脉从尺部斜飞向虎口腕侧，称为斜飞脉。亦有一手斜飞，或有两手斜飞者。

以上两者均属生理性的血管异位。如《三指禅》载：“寸口为脉之大会，诊家于此候吉凶死生，间有脉不行而上食指者，名曰反关。”

(三) 强调脉证合参

初学者可以先切后问，避免依证套脉，而应依脉议证。切诊时，精神集中，全神贯注指下，细心审辨。下指最好先总按后单按，继后合参色证即可下诊。熟练掌握后，应按常规进行，先问后切。

(四) 重视个体差异

人体禀赋不同，形有高矮肥瘦之分，体有强弱之别，脉亦随之而异，诊脉时，不可不注意其中的差异。

张景岳说:“持脉之道,须明常变,凡众人之脉,有素大、素小、素阴、素阳者,此其赋自先天,各成一局也。”一般体质强壮,气血旺盛,脉来充盛有力;体质虚弱,气血虚衰,脉来虚弱无力,此为顺应,反之则较难治。身高者脉位长,身矮者脉位短;身瘦者肌薄脉稍浮,身肥者脂厚脉稍沉,不可以常为病脉。

此外还应注意性别、年龄的差异,一般脉搏男多偏大;女较濡弱而偏细稍快。老年人气血虚弱,脉虚无力;青壮年气血旺盛,脉来实而有力。运动员脉多迟缓。小儿年龄越小脉搏越快,初生儿每分钟脉跳120~140次,5~6岁每分钟脉跳90~110次。正如王叔和所说“小儿脉呼吸八至者平,九至者伤,十至者困”。

(五)排除情志干扰

情志变化可使脉搏跳动发生相应的变化,不可不加以排除。如《医学入门》所说“喜伤心脉虚,甚则心脉反沉;思伤脾脉结,甚则脾脉反弦;忧伤肺脉涩,甚则肺脉反洪;怒伤肝脉濡,甚则肝脉反涩;恐伤肾脉沉,甚则肾脉反濡”。此外劳逸、饮食等因素亦可影响脉搏的变化,一般是速行脉急,剧烈运动脉多洪,酒后脉数,食后脉亦洪,久饥脉弱无力等。

(六)结合四时平脉

脉象的变化受人体内外环境的影响。人生活在自然界中,与自然界息息相关,人体有适应环境变化的本能,以保持和自然环境的统一。暑天腠理开而多汗,以汗出来散热;冬天腠理闭而少汗,来保护体温。这是机体适应气候的生理现象。时有春暖、夏暑、秋燥、冬寒之变;自然界的生物有春生、夏长、秋收、冬藏之应。人应之,脉随之,便有春弦、夏洪、秋毛、冬石四时平脉的变化。这是生理现象,属正常脉象,其原因如下。

春时:气候暖和,万物生长茂盛,人应生发之气,阳气向外,故脉来如鱼之游在波,轻虚而滑,端直以长,弦而和缓,为春时平脉。

夏时:气候炎热,万物生长繁盛,阳气盛极,血气涌盛,脉道充盈,脉来如钩,来盛去衰,为夏时平脉。

秋时:凉气渐深,阳气渐衰,草木枯黄,虫类收藏,人应收敛之气,故脉来在肤,轻虚以浮,来急去缓,为秋时平脉。

冬时:气候严寒,地冻冰封,万物潜藏,人应闭藏之气;阳气内潜,故脉来在骨,沉而和缓有方,为冬时平脉。

脉应四时相宜为平脉,脉与四时不相宜为病脉,即所谓“顺四时则生,逆四时则死”。

五、正常脉象

脉象是医者按脉时,脉搏跳动应指的形象。它综合反映了脉位的深浅、至数的快慢、节律的均匀、形状的大小、力量的强弱,以及脉搏的来势是否流利等方面。脉诊的任务就是通过诊察脉搏的位、数、形、势、律与其性质的变化,以期达到辨别病证的部位、性质和机体正邪盛衰的情况。

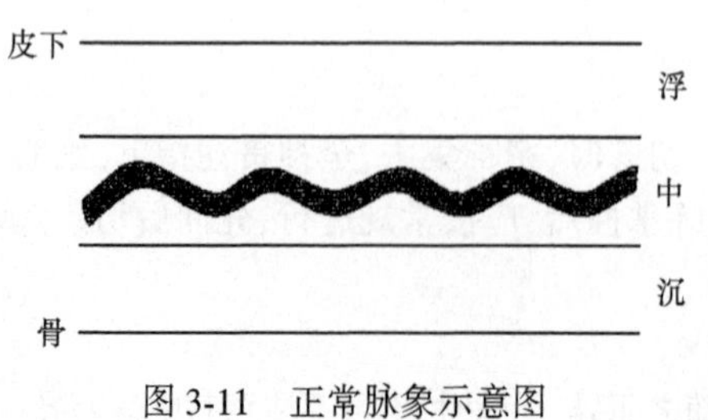

图3-11 正常脉象示意图

正常脉象,又称平脉或常脉。平脉的基本形象是:不浮不沉,不迟不数,一息四至五至(每分钟70~80次),不大不小,不长不短,从容和缓,节律均匀。平脉的特点:有胃气,即脉象从容均匀;有神,即脉象和缓有力;有根,即尺脉沉取应指和缓有力(图3-11)。

中医认为,脉象的胃、神、根是判断疾病邪正盛衰与预后吉凶的依据。病脉有胃气为顺,预后良好;无胃气为逆,预后不良。即所谓"有胃则生,无胃则死"。《诊宗三昧》载:"切脉之要,逆顺为宝,若逆顺不明,阴阳虚实死生不别也。"这里所说的顺逆的辨别,实际就是观察脉象胃、神、根的有无。

(一) 胃

脉以胃气为本,胃气即元气。有胃气的脉从容和缓,节律一致,一呼一吸四至。凡病脉来去从容均匀,其势和缓,便是有胃气。

胃气的多少有无,是辨别邪正进退的依据。如张景岳说:"胃气,正气也,病气者,邪气也,邪正不两立,一胜则一负,凡邪气胜,则正气败,正气胜则邪气退矣。"若病脉由和缓均匀转为弦急,是邪进,病情加重;若由弦急转为和缓,是邪退,病情向愈之征。

胃气的多少有无,亦是辨别四时五脏平脉、病脉、死脉的标志。古人认为,春季,胃脉微弦为平,若弦多于和缓为肝病,若弦而无胃气,为死脉;夏季,胃脉微洪为平,若洪多于和缓为心病,若洪而全无胃气,为死脉;长夏,脉微濡为平,若濡多于和缓为脾病,若濡而无胃气,为死脉;冬脉,胃脉微沉为平,若沉多于和缓为肾病,但沉无胃气为死脉。

脉无胃气即为真脏脉。真脏脉为无胃、无神、无根。其脉象不论何种,均为坚硬而全无和缓之势,节律零乱不整,是阴阳偏盛偏衰,将至离决之势,为难治。

(二) 神

脉贵有神。李东垣认为"脉中有力,即有神也"。《四诊抉微》认为有神的脉象除应指有力外,还应形体圆润活泼。有神的脉象,不论浮沉迟数滑涩大小,按之指下有条理,秩然不乱,从容和缓,为有神。若按之散乱,或有或无,或来有力而去无力,或轻按有,而重按绝无,或时续时断,或欲续而不能,或欲接而不得,或沉细之中倏现依稀之状,或洪大之内忽有飘渺之形,均为无神之脉。

(三) 根

根,指人体正气的根基。肾为先天之本,生命之源,是十二经脉循环和三焦气化出纳的动力。只要肾气不绝,便有生机,故肾脉为根脉。根脉的有无,为辨别正气存亡的依据。根脉的判定,一是尺以候肾,尺部应指沉而和缓;二是沉亦候肾,六脉重按应指和缓。病情虽危重,若尺部应指便有生机,如《四诊抉微》载:"人之有尺,譬如草之有根,枝叶虽枯槁,根本将自生。木有根本,人有元气,故知不死。"若尺部无脉,肾气将绝,为生命危重的表现。如《难经・八难》载:"寸口脉平而死者,生气独绝于内也。"又曰:"气者,人之根本也,根绝则茎叶枯矣。"

尺部无脉,亦有因下焦邪气壅阻所致者。如张琪在《脉学刍议》中说:"如下焦邪实壅阻之证,多尺脉不见,不能骤然认为无根,祛邪气则脉自出,在妇科中亦有因寒气闭结胞宫,而尺部无脉者,寒邪得温化则脉自出。如曾经治疗不孕症,凡脉沉而尺部不见者,予温经汤温化寒湿,多能怀孕,而尺脉亦随之而出。"

脉来浮大散乱,重按全无,即所谓"脉瞥瞥如羹上肥"、"脉萦萦如蜘蛛丝"、"脉绵绵如泻漆之绝"等,均为根源枯绝,无根脉象。切按根脉应以寸关尺和浮中沉合参,根据脉证归纳分析。

综上所述,胃、神、根是三位一体的,有胃必有神、有根。凡病脉有不同程度的胃气为顺脉,无胃气为逆脉。此外尚有十怪脉,均为无胃、无神、无根的真脏脉象。

六、异常脉象

历代医家为了掌握异常复杂的脉象,曾经作过许多执简驭繁的尝试,把诸种异常脉象分纲别类,以期便于临床应用。《内经》把各种脉象分为阴阳两类,以缓急小大滑涩,或大小滑涩浮沉为纲。《难经》亦分阴阳两类,以浮沉长短滑涩为纲。《伤寒论》亦分阴阳两类,以浮大数动滑为阳,沉弱弦微为阴。《脉经》以相类脉同述鉴别。《脉诀》分七表(浮芤滑实紧弦洪)、八里(微沉缓弱散涩迟伏)、九道(细濡数动虚促结代牢),此种分类法有错误,已受批驳。陈修园以浮沉迟数大细长短为纲。他说:“浮沉两脉,以手之轻重得之;迟数两脉,以息之至数辨之;细大两脉,以形象之阔窄分之;长短两脉,以部位之过与不及验之。以此八脉为纲、余脉即以八脉中。”《洄溪脉学》以浮沉迟数虚实为纲,与八纲辨证互相呼应,较为合适。《中医脉象研究》亦以此为纲进行研究。亦有医家认为,病有表里、寒热、虚实之分,脉有浮沉、迟数、虚实之别,互相呼应,有利于辨证,故采用此种分纲方法。又脉位的深浅,脉率的快慢,节律的均匀,形体的大小、长短,脉势的强弱分类。每一脉象则按指下形状、比较鉴别、临床主病、脉理分析、运用举例五项内容叙述(表3-9~表3-11)。

表3-9 各家医书收载脉象种类比较

著作名称	脉象名称																															
	浮	沉	迟	数	滑	涩	虚	实	弦	缓	洪	微	紧	弱	长	短	大	小	芤	濡	动	伏	细	疾	牢	革	促	结	代	散	清	浊
《伤寒杂病论》	+	+	+	+	+	+	+	+	+	+		+	+	+	±	+	+	+	±		+	+	+	±	+	+	+	+	±	+		
《脉经》	+	+	+	+	+	+	+	+	+	+	+	+	+	+					+	+	+	+	+			+	+	+	+	+		
《脉诀》	+	+	+	+	+	+	+	+	+	+	+	+	+	+					+	+	+	+	+		+		+	+	+			
《诊家枢要》	+	+	+	+	+	+	+	+	+	+	+	+	+	+	+	+	+	+	+	+	+	+	+	+	+	+	+	+	+	+		
《诊家正眼》	+	+	+	+	+	+	+	+	+	+	+	+	+	+	+	+			+	+	+	+	+	+		+	+	+	+	+		
《濒湖脉学》	+	+	+	+	+	+	+	+	+	+	+	+	+	+	+	+			+	+	+	+	+			+	+	+	+	+		
《景岳全书》	+	+	+	+	+	+	+	+	+	+	+	+	+						+			+						+				
《诊宗三昧》	+	+	+	+	+	+	+	+	+	+	+	+	+	+	+	+	+	+	+	+	+	+	+	+	+	+	+	+	+	+	+	+
《三指禅》	+	+	+	+	+	+	+	+	+	+	+	+	+	+	+	+			+	+	+	+	+		+	+	+	+	+	+		
《四诊抉微》	+	+	+	+	+	+	+	+	+	+	+	+	+	+	+	+			+	+	+	+	+	+	+	+	+	+	+	+		

注:+是独立出现,±是兼脉出现。

表3-10 各家脉象分纲别类比较

著作名称	具体分纲别类方法	著作名称	具体分纲别类方法
《素问》	阴、阳	《濒湖脉学》	浮沉迟数
《灵枢》	缓急大小滑涩	《景岳全书》	浮沉迟数
《难经》	浮滑长为阳,沉涩短为阴	《医宗金鉴》	浮沉迟数滑涩
《伤寒论》	浮大数动滑为阳,沉涩弱弦微为阴	《洄溪脉学》	浮沉迟数虚实
《脉经》	浮滑长为阳,沉涩短为阴	《四诊抉微》	浮沉迟数滑涩
《脉诀》	七表、八里、九道	《中医脉学研究》	浮沉迟数虚实
《诊家枢要》	浮沉滑涩	《心血管流动力学》	浮沉迟数虚实弦滑

表 3-11　二十八脉分类比较

类	纲	特点	脉名	指下形状	主病
脉位异常	浮	轻按即得	浮	轻按应指清楚,重按稍弱	表证
			芤	浮大中空,如捻葱管	失血、伤阴
			濡	浮细而软	主虚、主湿
			散	浮散无根,按之则无	元气离散、脏腑之气将绝
			革	浮而搏指,中空外坚	精血虚寒
	沉	重按始得	沉	轻按不显,重按清楚	里证、郁证、水肿
			伏	重按清楚,着骨乃得	邪闭、厥证、痛极、阳衰
			牢	重按实大弦长	积寒内盛、疝气癥瘕
数率异常	迟	脉来迟缓	迟	一息脉来不足四至	寒证
			缓	一息四至,脉来怠缓	脾虚、湿证
			涩	往来艰涩迟滞,如轻刀刮竹	精伤血少、气滞血瘀
	数	脉来快数	数	一息六至(疾脉一息七至以上)	热证(疾脉主热极、阴竭阳浮)
			动	脉动如豆,滑数有力	痛证、惊证
			滑	往来流利,应指圆滑	痰食、实热
脉势异常	虚	脉来无力	虚	举之无力,按之空虚	气血两虚
			微	极细极软,似有似无	阳气衰微重证
			弱	沉细无力	气血不足
	实	脉来有力	实	举按均有力	实证、热证
			紧	脉来绷紧有力,状如转索	寒、痛、宿食
			洪	脉来如波涛汹涌,来盛去衰	热盛
节律不整		跳中有止	促	脉来急促,时一止,止无定数	阳盛实热、痰盛、宿食停滞
			结	脉来缓慢,时一止,止无定数	阴盛气结
			代	动而中止,良久复动,止有定数	脏气衰微、风证、痛证、惊恐跌仆
形体异常			大	脉大满指,倍于寻常	有力主病进、无力为虚阳外越
			细	脉细如线,应指明显	诸虚劳损、以阴虚为主,亦主湿
			长	首尾端直,超过本位	阳气有余、实证
			短	首尾俱俯,不及本位	有力主气郁、无力主气损
			弦	端直以长,如按琴弦	肝胆病、痛证、痰饮

(一) 以脉位深浅变化为主的病脉

浮　脉　类

1. 浮脉

指下形状　脉位表浅,近在皮毛之下,轻轻地触按脉位上皮肤,即能触及明显的脉搏跳动。若稍重按,脉搏应指反皮下而不明显。即《脉经》所谓"举之有余,按之不足"(图 3-12)。

比较鉴别　浮脉与沉脉相反。轻按即得是浮脉,其位表浅属于阳;重按始得是沉脉,其位深沉属

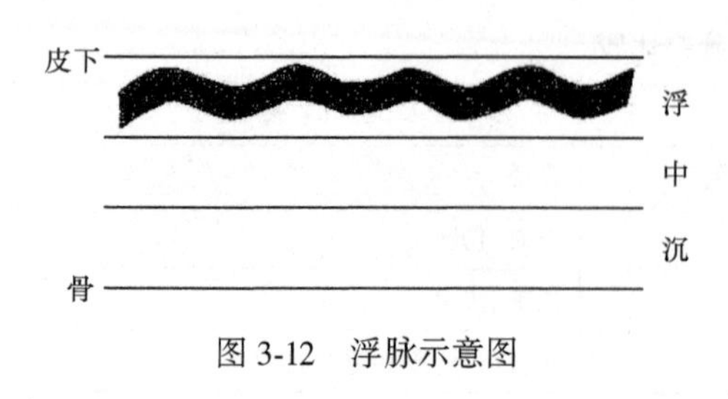

图 3-12　浮脉示意图

于阴。

浮与芤、散、濡、洪、革以脉位浮由沉表浅而相类，但各有特点。浮脉不大亦不小，其势举之有余，按之不足；芤脉浮大中空，有边无中；散脉浮而无根，洪脉盛大满指；革脉芤弦相合。李中梓说："浮而盛大为洪，浮而软大为虚，浮而柔细为濡，浮而无根为散，浮而弦芤为革，浮而中空为芤。"

临床主病　浮脉，古人又称毛脉，属阳脉，应秋属肺。秋天脉浮为平，因秋天万物收成，阳气渐降而轻虚以浮的时候，人体相应起变化，脉应之而平静轻虚以浮。如《素问·平人气象论》载："平肺脉来，厌厌聂聂如落榆荚，曰肺平。"又《素问·玉机真藏论》载："秋脉者，肺也……故其气来，轻虚以浮，来急去散，故曰浮。"瘦人肌肉瘦薄，脉亦浮，属常。

浮脉主表，有力无力辨虚实。有力而浮为表实，无力而浮是表虚。常见于外感表证及热性传染病初期。

一般情况下，表证见浮脉，正气衰弱的患者，气血不足，抗邪无力，机体反应不强，不显浮象，在临床时须注意。若发现脉症不符，则需决选从舍，或舍脉从症，或舍症从脉，进行施治。

浮脉亦主里虚。脉为血之府，血虚脉虚，久病体弱之人，见脉浮而无力，为气血虚损之征。

兼脉主病：浮脉多与兼脉同时出现，以浮定病位，以兼脉辨别疾病的性质。常见的有：浮缓为风湿，浮迟为中风，浮紧为风寒，浮虚为伤暑，浮滑为风痰，亦主宿食，浮数为风热，浮芤为失血，浮散为劳极，浮短为气病，浮涩为伤血。

脉理分析　表证脉浮，为外邪侵袭肌表，卫阳与邪抗争，气血集结于表，脉气鼓于外，致脉浮。一般在发热、发汗时，毛细血管扩张，小动脉血管亦扩张，故脉现浮象。虚证脉浮，多为阴竭阳越，脉气不能内潜，浮散于外，按之浮大无力，是病情严重之证，如古人说："三秋得令知无恙，久病逢之却可惊。"

运用举例

（1）表证脉浮：浮脉主表，以兼脉定疾病性质。兼紧为风寒，伴见恶寒、发热、无汗、肢体疼痛等表证，治宜辛温解表，用麻黄汤。如《伤寒论·辨太阳病脉证并治中》曰："脉浮者，病在表可发汗，宜麻黄汤。"兼数为风热，症见恶寒轻、发热重、咽喉肿痛的表热证，治宜辛凉解表，用银翘散加减。兼缓为伤风，症见恶风、身热、自汗，治宜调和营卫，用桂枝汤取效。表证脉浮，邪在肌表，正气驱邪外出，应因势利导，治以解表，则邪出病愈，若治以寒凉，则阻遏邪气外出，致病不愈。如《伤寒论·辨太阳病脉证并治下》曰："伤寒脉浮，发热无汗，其表不解，不可与白虎汤。"

（2）虚证脉浮：多为阴不敛阳，阳气浮越所致，《景岳全书·脉神章》说："若浮而无力空豁者，为阴不足。阴不足，则为水去之候，或血不营心，或精不化气，中虚可知也。"《金匮要略·血痹虚劳病脉证并治》亦说："男子面色薄者，主渴及亡血，卒喘悸，脉浮者，里虚也。"慢性病虚证出现脉浮，多为阴血不足，治宜滋补与养阴。

（3）里证脉浮是脉证相逆，预后多不良。《素问·通评虚实论》说："肠澼下白沫何如？岐伯曰：脉沉则生，脉浮则死。"

临床上虚证脉浮，可见于贫血、肺源性心脏病、肝硬化腹水、癌肿等证。

2. 芤脉

指下形状　芤为草名，又指草茎中空。《本草纲目》释："芤者，草中有孔也。"脉象取芤为名，是类比慈葱，脉形浮而大，脉的来势柔软，按之中央空，两边实，有如按葱的感觉。《四言脉诀》说："芤为草名，绝类慈葱，浮沉俱有，中候独空"（图 3-13）。

比较鉴别　芤与革以中空相类,不同的是:芤脉中候独空,轻取重按均有,脉管柔软不硬;革脉浮取弦大如按鼓皮之绷紧状,脉管较硬,按之中央空。

芤与虚脉以浮大而中空相类,但芤脉相对有力,虚脉则绝对无力;芤与弦相合便成革脉,虚脉则无法与其他有力脉相合构成另一种脉象。

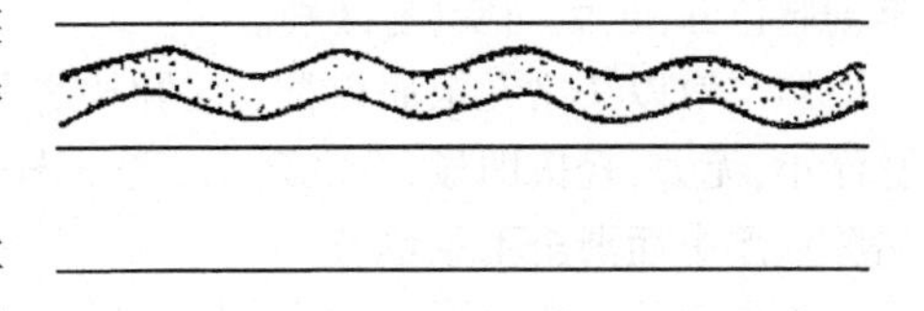

图 3-13　芤脉示意图

临床主病　脉为血之府,芤脉中空,为脱血之象。凡吐血、衄血、咯血、便血、尿血、崩中漏下等失血过多,均可出现芤脉;失精、暑病、伤津亡液,亦可见芤脉。一般是暴失血者脉多芤,而《脉经》所载"三部脉芤,长病得之生,卒病得之死",与临床所见有出入。《脉诀》谓:"寸芤积血在胸中,关内逢芤肠里痈。"积血、肠痈脉多实,亦不符合临证。《脉诀汇辨》说:"营行脉中,脉以血为形,芤脉中空,脱血之象",此符合临证所见。

兼脉主病:芤而数为虚热,芤而迟为失血虚寒,芤而兼促或结,均是有瘀血内结。

脉理分析　芤主失血,脉为血之府。气血充足,脉管充盈,脉动应指圆润和缓从容均匀。血去则脉空,气无所归,阳无所附而浮散在外,致脉来浮大中空,软而无力。如《景岳全书·脉神章》载:"芤脉为孤阳脱阴之候,为失血脱血,为气无所归,为阳无所附。"

运用举例

(1) 主失血:脉为血府,血去脉空,急病失血脉多芤;慢病失血,脉宜沉细和缓,不宜浮大数。若芤而数为逆,主死。《难经·十七难》载:"病若吐血,复鼽衄血者,脉当沉细,而反浮大而牢者,死也。"

(2) 主血虚:气血虚衰,症见面色㿠白、头晕、心跳、气短、乏力、唇舌淡白,其亦可出现芤脉。戴启宗在《脉诀刊误》中说:"荣行脉中,是血在脉中行,脉以血为形,故芤脉中空者,血之脱也。"临床所见急性出血脉多芤,血虚严重者,亦可出现芤脉。

(3) 主失精:肾阴亏虚,肾气不固,失精遗泄,症见腰酸腿软、头目眩晕、脱发、脉芤。如《金匮要略·血痹虚劳病脉证并治》载:"夫失精家,少腹弦急,阴头寒,目眩,发落,脉极虚芤迟,为消谷,亡血,失精。"

(4) 主热病伤津:高热、大汗、耗伤津液,亦可见芤脉。如《温病条辨》载:"太阴病,脉浮大而芤,汗大出,微喘,甚至鼻翼煽动者,白虎加人参汤主之。"

芤以兼脉出现的记载,始见于《金匮要略》与《伤寒论》。继之《脉经》对芤脉有所描述,"芤脉浮大而软,按之中央空,两边实"。宋代刘三点说:"芤脉何似,绝类慈葱,指下成窟,有边无中。"两家所言,芤脉之象,已显而无遗了。脉为血之府,脱血之象虽中空,阴血去,阳气散越,其脉大而软,中空边实。《脉诀》所谓:"两头有,中间无",两头一般是指上下,上下有中间无,是阴绝阳绝之征。《诊家枢要》载:"……关芤主胁间血气痛,或腹中瘀血……右寸芤胸中积血……关芤肠痈,瘀血……"李士材说:"《脉诀》谓:寸芤积血在胸中,关内逢芤肠里痈。是以芤为蓄血积聚之实脉,非失血虚象之空脉矣。"此值得参考。王叔和《脉经》载:"三部脉芤,长病得之生,卒病得之死",似与临床所见不符。

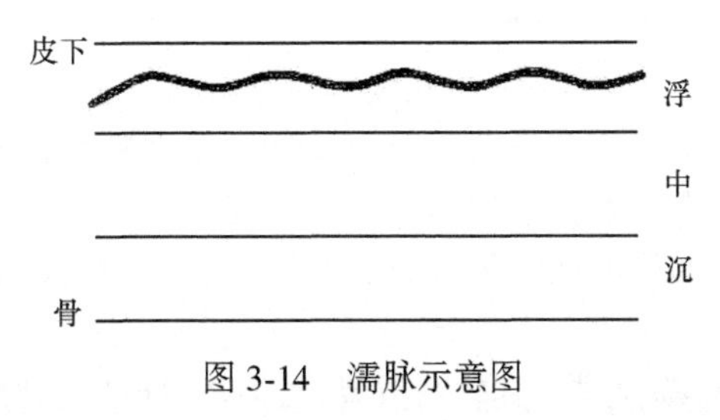

图 3-14　濡脉示意图

3. 濡脉

指下形状　濡脉的脉位很表浅,轻按即得,极软而浮细,举之有余,按之渐无。《脉经》谓:"软脉极软而浮细,一曰按之无有……一曰极小软,软作濡,濡者如白衣在水中,轻手相得"(图 3-14)。

比较鉴别　濡与牢脉相反,濡脉脉位表浅,细而软;

牢则脉位深沉,大而实,易区别。

濡与散以按之无根而相类。濡脉按之无有,属无根脉,与散脉相类。但散脉浮大,按之绝无;濡脉浮小,无力,轻按即显,按之渐无。李中梓说:"濡脉之无根,与散脉相类,但散脉从浮大而渐沉绝,濡脉从浮小而渐至不见也。"

临床主病　濡属阴脉,主诸虚劳损。见于亡血、阴虚,如崩中、漏下、产后、失血等;见于损精血伤,如骨蒸盗汗、自汗、久病伤精、脾胃虚寒等;亦可见于外湿证。滑伯仁说:"濡为气血不足之候,为少血、为劳损、为自汗、为下冷、为痹。"

脉理分析　濡脉的出现,原因有二:①气血亏虚,气虚不敛,脉气松弛而软,阴虚不敛虚阳上泛,致脉浮。阴血虚损,脉道不充,则脉细。②湿邪侵袭,机体抗邪,气血奔集于表,致脉浮。湿邪压抑脉道,致脉细而软。

运用举例

(1)主诸虚劳损:劳损日久,耗伤阴血,则气短乏力,骨蒸盗汗,纳少便溏,可见濡脉。如张登说:"内伤虚劳,泄泻少食,自汗喘乏,精伤痿弱之人,脉濡软乏力。"

(2)主脾胃虚寒:脾阳虚衰,运化失职,则腹胀、便溏纳少、少气懒言,多见濡脉。如张登说:"濡为胃气不充之象。"

(3)主湿温病:湿邪阻遏卫气,症见发热不扬、午后热甚、头痛、恶寒、身痛、胸脘痞不饥、苔白腻、脉濡缓。

濡脉,古称软脉。《内经》中以兼脉出现,如《素问·脉要精微论》载有五脏病脉"软而散"及其主病。《脉经》始对软脉的脉象有所描述,"软脉,极软而浮细。按之无有,浮细而软。软曰濡者,如帛丝品在水中,轻手相得"。李时珍比之"水上浮沤"(沤即水泡)。滑伯仁比之"如棉絮之浮水",并说明按时轻手即显,重按即去。李中梓说:"浮候细软,若中候沉候不可得而见也。"总的来说,濡脉的脉象是浮细而软,按时指力轻,脉动即显,中候重按,则暂不见,或不够明显。《中医脉学研究》认为"濡脉是脉搏张力的改变,张力低的脉软"。脉搏的张力是脉搏搏动时血管之充盈度,即脉搏搏动所需的压力。

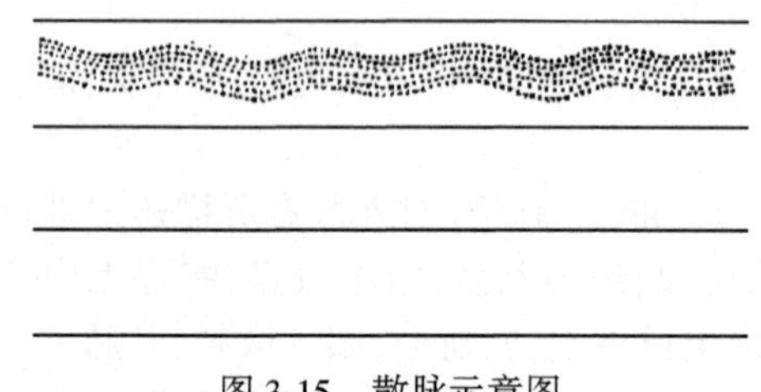

图 3-15　散脉示意图

4. 散脉

指下形状　脉浮大而散,轻按即得,中候渐空,按之绝无,即所谓"有表无里",并有节律不整,散乱的感觉。《脉经》谓:"散脉大而散……有表无里。"《诊家正眼》说:"散有二义,自有渐无之象,亦有散乱不整之象也。"(图 3-15)。

比较鉴别　散与紧相反,与濡、虚、芤相类,鉴别详见紧脉、虚脉。

临床主病　散脉为阳气浮散,气血虚衰,脏气衰败之候,主心悸、怔忡、咳逆上气、眩晕振颤等。孕妇见散脉为堕胎之先兆,产妇见散脉为娩出之征兆。久病见散脉为病情危重。

脉理分析　散为元气离散,由脏气衰微,气血亏耗所致。阴血不足,不能敛服,虚阳浮散,致脉来浮散无根,至数不齐而乱。甚则阴不维阳,阴竭阳脱,阴阳离决,生命垂危。

运用举例

(1)主肾气衰败:慢病,致气血亏耗,肾气衰败,元气离散,疾病缠身不愈,《素问·脉要精微论》载:"肾脉软而散者,当病少血至今不复也。"即古人所谓"散为肾败之应"。

(2)主温病:高热,大汗伤津,则微喘,甚则呼吸困难,亦可出现散脉,《温病条辨》载:"太阴温病脉……若散大者,白虎加人参汤倍人参急用之。"

散脉在《内经》是以兼脉出现的,《素问·脉要精微论》载:心脉"其软而散者,当消环自已";肺脉

“其软而散者，当病灌汗”；肝脉“其软而散，其色泽者，当病溢饮”；脾脉“其软而散，色不泽者，当病足骭肿”；肾脉“其软而散者，当病少血”。《难经·四难》载：“色赤浮大而散。”又“十三难”载：“浮而大散者心也”，是平脉。《脉经》载：“散脉大而散，散者气实血虚，有表无里。”

《濒湖脉学》说：“散脉，大而散，有表无里，涣散不收，无统纪，无拘束，至数不齐，或来多去少，或去多来少，涣散不收，如扬花散漫之象。”《诊家枢要》载：“散，不聚也，有阳无阴，按之满指，散而不聚，来去不明，漫无根底，为气血耗散，腑脏气绝……”李中梓说：“散有二义，自有渐无之象，亦有散乱不整之象。”

综上所述，散脉的脉象是：浮大而散，轻按即显，按之则无，至数不齐，多少不一，大小不等，属无根脉。根属肾，肾脉本沉，现浮大而散，是元气衰败之征，临床需严密观察病情变化。

5. 革脉

指下形状　革脉浮弦大，外紧中央空，轻按即显形，应指坚硬直，重按有空乏感，如按鼓皮样，外紧中空。《诊家正眼》说：“革大弦急，浮取即得，按之乃空，浑如鼓革”（图 3-16）。

比较鉴别　详见芤脉、弦脉。

临床主病　革为阳中之阴脉，主亡血、失精、半产、漏下。气浮于外，血虚于内，为外急内虚之象。虚劳亡血、半产漏下、精血亏虚均可出现革脉。《金匮要略》载：“女子则半产漏下，男子则亡血失精。”若革脉定息寻按、久按均毫无和缓之意，三部如此，则为无胃气的真脏脉，主危重。《三因极一病证方论》说：“革者革也，固结不移之状，主部应之皆危脉也。”

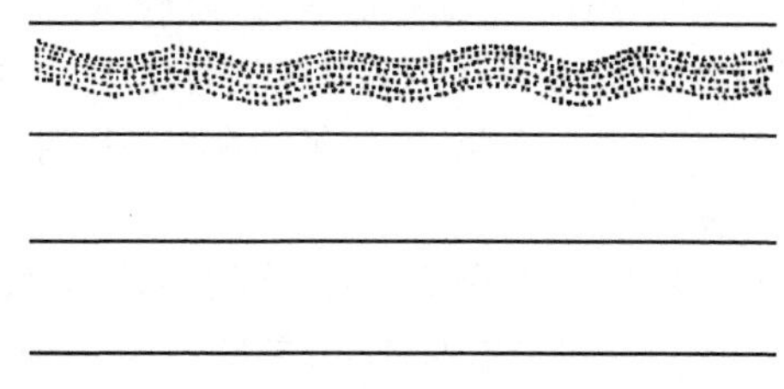

图 3-16　革脉示意图

脉理分析　革为皮革之象，如鼓皮样外绷急，内空虚。脉为血之府，血为气之母，气为血之帅，两者互存、互根。阴血衰竭，则血虚。脉虚阴不敛阳，则阳气浮越。血虚于内，气浮于外，致脉形外急内虚，状如鼓皮。

运用举例

（1）主亡血失精：虚劳失血，精血亏虚，可见革脉。《脉学刍议》说：“再生障碍性贫血常见此类脉象，脉形阔大，按之中空，为高度贫血。”

（2）主肾阳不足：腰腹冷痛，多梦遗泄精，亦可见革脉。如《金匮要略》载：“男子则亡血失精，女子半产并崩漏，男子营虚或梦遗。”

古人对革脉的描述不一。《脉经》有革无牢，《备急千金要方》以革为牢，《脉诀》有革无牢，故李时珍说：“诸家脉另皆以为革即牢脉也，故或有革无牢，或有牢无革，混淆莫辨，不知革浮牢沉，革虚牢实，形与证皆异也。”对革脉的形证，根据《金匮要略》记载：“脉弦而大，弦则为减，大则为芤，减则为寒，芤则为虚，虚寒相搏，此名为革。”明朝后，脉书加入“如按鼓皮”，主证仍依张仲景所述。临床所见半产漏下，亡血失精的患者，多为芤脉，很少有如按鼓皮的革脉。

沉　脉　类

1. 沉脉

指下形状　沉与浮两脉的居位相反，沉脉位居肌肉深部，近于筋骨之处，轻按不应指，重按脉跳豁然清楚。《濒湖脉学》说：“如石投水，必极其底，按之有余，举之不足。”脉搏的形体与脉势等，可随病证的不同，出现相应的兼脉（图 3-17）。

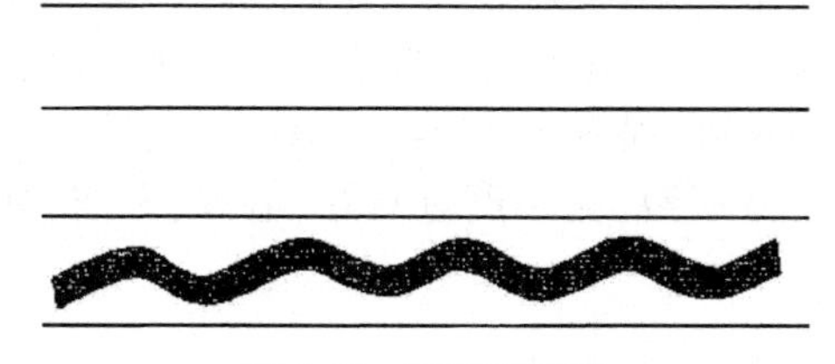

图 3-17　沉脉示意图

比较鉴别　沉与伏脉相类，两者的脉位均在肌肉深部，仅在程度上有差别。沉脉近筋骨，重按应指即清楚；伏则较沉脉位更为深在，位于筋骨之间，重按不应指，须推筋着骨始得应指清楚。又沉脉可以分部出现，伏脉则六部全伏。

临床主病　沉脉属阴，应冬属肾，冬季出现沉脉正常。因冬季气候肃杀，万物潜藏，气候寒冷冰冻，使机体浅表血管收缩，导致脉沉；又肥胖之体，皮下脂厚肉丰，其脉亦沉；镇静沉潜性格的人，阳气潜藏，脉亦沉。如此脉象皆为正常。《三指禅》说："有病而沉兼别脉，无病而沉世人多。"何梦瑶说："镇静沉潜之士脉多沉，肥人多沉。"

沉脉主病属里证，有力无力辨虚实。脉沉无力为里虚，沉而有力为里实。沉主阳气衰，或气郁所致，如久痢、浮肿、痰食、积滞等证，多见沉脉。《景岳全书·脉神章》载："沉虽属里，然必察其有力无力，以辨虚实，沉而实者多滞多气，故曰下手脉沉，便知是气滞停积者宜消宜攻……沉而虚者因阳气不达……阳虚气陷者，宜温宜补。"

兼脉主病：沉迟为里寒，沉数是里热，沉缓有水湿；沉牢为冷积，沉弦肿是块痛，沉紧为冷痛，沉伏为霍乱，沉滑多痰食，沉涩是气郁。

脉理分析　气动脉应，气行血行，阳气衰微，推动无力，不能统运营血于外表，致脉行沉位，是沉而无力，如张登说："沉为脏腑筋骨之应，盖缘阳气衰微，不能统运营气于表，脉显阴象而沉。"若邪气侵里，正邪相争于里，气血集结在内，脉气向内鼓搏致脉沉，必沉而有力。

运用举例

（1）主虚寒：阳虚阴盛，下利清谷，四肢厥冷，肢体疼痛，脉显沉象，治宜温宜补。如《伤寒论》305条载："少阴病，身体痛，手足寒，骨节痛，脉沉者，附子汤主之。"少阴病以"脉微细，但欲寐"为主症，兼有吐利、四肢厥逆等阳虚证候。此外，脉沉者兼有细微，是阳气衰微所致，不能温煦肢体，致四肢厥冷，阴寒内盛，滞留经脉，致体痛、骨节痛，用附子汤温经逐寒。

（2）主水肿：水肿由脾、肺、肾三脏功能失常，致水液停聚，泛溢肌肤而成。因水停肌肤之间，脉络被压，脉气内伏致脉沉，如《金匮要略·水气病脉证并治》载："里水者，一身面目黄肿，其脉沉。"又曰："脉得诸沉，当责有水，身体肿重。"临床根据其兼脉及证候，应用发汗，或利小便，或逐水攻下的方法治疗。

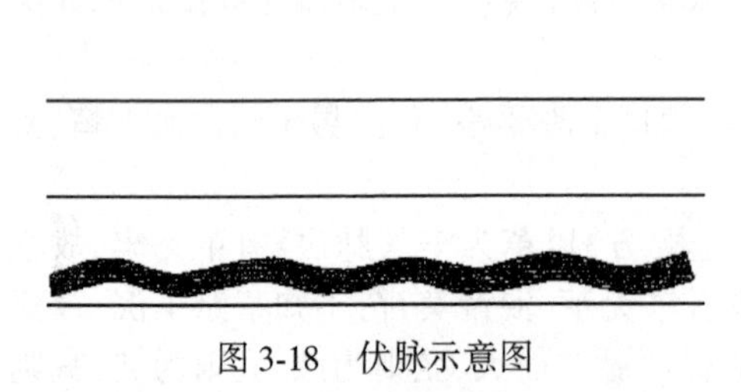
图3-18　伏脉示意图

2. 伏脉

指下形状　伏是隐伏之意，脉位在肌肉深部，脉行于筋骨之间，须重按推筋着骨，始得应指清楚。《脉经》载："伏脉，极重指按之，着骨乃得。"李中梓更明确地说："伏为隐伏，更下于沉，推筋着骨，始得其形"（图3-18）。

比较鉴别　见牢脉、沉脉。

临床主病　伏而有力，多因实邪内伏，气血阻滞所致。如呕吐、泄泻、惊骇、暴痛、热厥、寒厥及痰食阻滞等证多见伏脉。如《诊宗三昧》载："凡气郁血结之痛，及疝瘕留饮，水气宿食，霍乱吐秘等，脉每多沉伏，皆经脉阻滞，荣卫不通之故。"又《金匮要略·五脏风寒积聚病脉证并治》载："诸积大法，脉来细而附骨者，乃积也。"体内坚积肿块，病在脏，痛有定处，推之不移，积病脉象是沉伏而细。伏而无力，多为久病体虚，气血亏耗，阳气衰微所致，见于严重呕吐、泄泻、寒疝、厥逆等。

兼脉主病：阴盛寒厥伏兼迟，火邪内郁伏兼数。

脉理分析　伏脉的形成，一是阴血虚损，阳气衰微欲绝，无力鼓搏脉气向外，致脉伏而无力；二是实邪在内，结聚阻闭，气机郁滞，阳气沉潜，致脉伏而有力，多见于暴病、惊骇。

运用举例

（1）主水肿：水湿内停，气血壅遏，症见心下硬满、小便不利、浮肿、脉伏。《金匮要略·水气病脉证并治》："夫水病人，目下有卧蚕，面目鲜泽，脉伏，其人消渴，病水腹大，小便不利，其脉沉绝者，有水，可下之。"

（2）主邪郁：伏为沉极，因寒热邪气内结，经脉壅遏，阳气沉潜致脉伏。一般寒多热少，但不能因此忽略火热证候。李时珍说："伤寒，一手脉伏曰单伏，两手脉伏曰双伏，不可以阳证见阴脉为诊，乃火邪内郁，不得发越，阳极似阴，故脉伏。"火热邪郁致脉伏，亦为常见，并多有误诊。《温疫论》载："温疫得里证，别无怪证，忽六脉如丝，微细而软，甚至无或两手俱无，或一手先伏，察其人不应有此脉者，缘应下失下，内部壅闭，营气逆于内，不能达于四肢，此脉厥也。致邪愈结，脉愈不行，医者见脉微欲绝，以为阳证得阴脉，为不治，因而弃之，以此误人甚众，若更用人参生脉辈，祸不旋踵，宜承气缓缓下之，六脉自复。"

（3）主吐泻：剧烈吐泻，耗伤阴液，致使阴竭阳脱而脉伏。如《脉经》载："伏者霍乱。"李时珍亦说："伏为霍乱吐频频。"

（4）主卒中：阴虚阳亢，猝然昏倒，不省人事，目闭口开手撒遗尿，可见伏脉。临床可见于脑出血所致的卒中。

（5）主剧痛：各种剧烈疼痛，筋脉痉急，致气血阻滞，阳气沉潜，则脉来沉伏，张三锡曰："痛极脉必伏，凡心腹胃脘暴痛皆然。"

伏脉主病，多在沉阴隐深之处。若是火邪内郁，阳极似阴，致脉伏而数，则必有汗而解；若是阴气壅盛，阳气衰微，四肢逆冷，六脉沉伏，则须投姜附及灸关元，阳气回复，脉即复出。

3. 牢脉

指下形状　牢是坚牢不移，而又有深居在内之意。脉行于肌肉深部，轻取中候均不应，重按始得清楚，脉跳应指实大弦长，坚牢不移。《脉经》谓："革脉，有似沉伏，实大而长，微弦。"《诊家枢要》谓："牢，坚牢也，沉而有力，动而不移。"《诊家正眼》谓："牢有二义，坚固牢实之义，又深居在内之义也。"

综上所述，牢脉的脉象：一是脉居沉位，二是脉体实大弦长，三是坚牢不移(图 3-19)。

比较鉴别　见实脉。

临床主病　牢脉实大弦长，主实证，多为顽固性难以治愈的疾病，病气牢固，病程较长。因病邪深伏在内，结聚阻滞所致，如疝气、喘逆、拘急及痛证等出现牢脉。许叔微说："牢则病气牢固，在虚证绝无此脉，惟湿痉拘急，寒疝暴逆，坚积内伏，乃有是脉。"

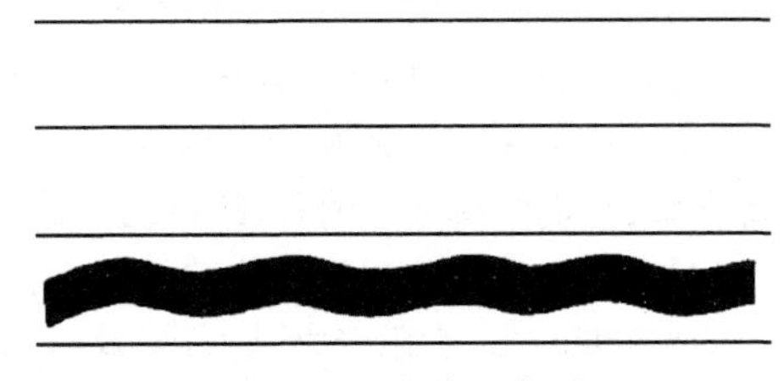

图 3-19　牢脉示意图

兼脉主病：牢迟为痼冷，牢数是积热。

脉理分析　形成牢脉的原因，是由于阴寒内盛，凝聚阻滞，积结内伏，致阳气沉潜在下，阴阳搏击于内，致脉气沉潜，脉体实大弦长，坚牢不移。

运用举例

（1）主腹痛：阴寒内盛，寒性收引，致筋脉收引，气机闭阻，不通则痛，致突然剧痛，出现牢脉。如李时珍说："寒则牢坚里有余，腹心寒痛木乘脾。"

（2）主实证：牢脉是阴中之阳，实证脉牢为顺，可治；虚证脉牢为逆，难治。

临证时不能见牢脉即行攻伐，这样易于造成虚者更虚，实者更实，即所谓实实虚虚无危险。《诊宗三昧》说："若以牢为内实，不问所以，而妄行速扫，能无实实虚虚之咎哉！大抵牢为坚积内著，胃气竭绝，故诸家以为危殆之象云。"

《濒湖脉学》载的牢脉，是《脉经》中的革脉。王叔和误以革为牢，此后医家，有的有牢无革；有的有革无牢,如《景岳全书》有革无牢,《脉诀》有牢无革,《濒湖脉学》革牢并列。在临床上两脉均可见,我们认为两脉并存是必要的。

(二) 以脉至多少变化为主的病脉

数 脉 类

1. 数脉

指下形状　数,指快。数脉,脉搏跳动的次数快于正常,一息五至以上,往来快。滑伯仁说:“数,太快也,一息六至,超过平脉两至也”(图 3-20)。

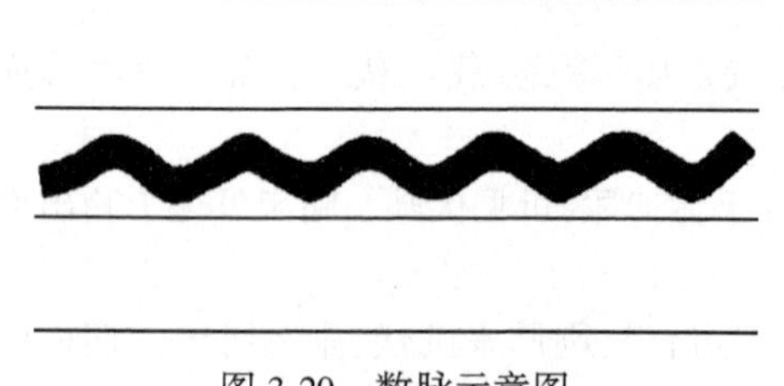
图 3-20　数脉示意图

比较鉴别　数与疾相类。疾为数之极,一息七至以上,相当于(120~140)次/分,疾脉多为阳热极盛、阴气将竭、元气欲脱之征。此外在孕妇临产时亦可见到疾脉。数脉与紧、滑、促、动等脉以数相类,应注意鉴别。李中梓说:“数而弦急,则为紧脉,数而流利,则为滑脉;数而有止,则为促脉;数而过极,则为疾脉,数如豆粒,则为动脉。”

临床主病　数为阳热,属热属火,主热证。有力无力辨虚实,以兼脉辨表里。李时珍说:“有力为实火,无力为虚火,浮数为表热;沉数为里热。”

兼脉主病:洪数阳盛实热多,若生疮痈数而洪,阴虚内热数而细,痰火实热数而弦,肺痿脉象数而虚,阴血耗竭数而涩。

脉理分析　数脉为阳,有所谓属阴者,为阴中之阳也。数脉主证,有虚实之分:实者必有力,其因多为热邪鼓动,导致气盛血涌,气血运行加速,脉跳加快;若数而无力,则因精血亏虚,虚阳亢越,致血行加速,故脉数无力。

运用举例

(1) 主胃热:热邪在胃,耗伤津液,以致液干便结、小便短赤,热消谷以致易饥饿。如《金匮要略·消渴小便不利淋病脉证并治》载:“趺阳脉数,胃中有热,即消谷引食,大便必坚,小便即数。”又《伤寒论·辨太阳病脉证并治中》载:“病人脉数,数为热,当消谷引食。”趺阳脉候胃气,数主热,说明热邪在胃,热能伤津又能消谷,故善饥、大便硬、小便数。

(2) 主传经(病进):数为火热主阳盛,患者脉数急,说明病势在进展。如《伤寒论·太阳病脉并治》曰:“伤寒一日,太阳受之,脉若静者,为不传;颇欲吐,若躁烦,脉数急者,为传也。”

(3) 主阴亏:阳盛则伤阴,新病脉数,多为阳盛伤阴,为外邪所致的实热证多;久病虚损,多为内生虚热。如张介宾说:“暴数者,多外邪,久数者,必虚损。”

李中梓认为“肺部见之,为金家贼脉,秋月逢之,为克令凶征也”,说明肺病患者,在秋月逢之,为病情进展的现象。

亦有病愈后,脉仍数者,其原因:一是余热未清,致脉数而有力;二是热病伤阴,致阴虚内热,脉数无力,如白喉、风湿热、猩红热等热性病。恢复期见脉仍数者,则应考虑心脏损害,如心肌炎等。

若湿热相兼侵犯机体,则湿遏热伏致发热不扬,肌肤初按不热,久按灼手,早凉昼热,热受湿遏,脉行速但湿邪阻滞脉道,脉气均受阻压,脉来次数与体温升高不相协调,即现代医学的伤寒病出现的相对缓脉。反之,体温突然下降、冷汗出、脉数疾,是发生虚脱的现象。此外,数脉可见于窦性心动过速、阵发性心动过速、甲状腺功能亢进、热性疾病等。

数脉主热,是指热性病的数脉,数与热相应,热甚则数亦甚。李中梓说:“脉形愈数,则受症愈热矣。"

注意与生理性脉搏加快相区别,如儿童、体力劳动后、进餐后、情绪激动时,均可出现脉数,属正常现象。

附 疾脉

王叔和《脉经》无疾脉,关于疾脉的脉象与主病的记述,始于元代《诊家枢要》,详于明代《诊家正眼》。

指下形状 脉来急疾,是数之快极,一息七至、八至以上,每分钟脉搏跳动 120~140 次。《诊家正眼》说:"疾为急疾,数之至极,七至八至,脉流薄疾"(图 3-21)。

脉理与主病 一为阳热盛极,阴气将竭,亢阳无制,脉来急疾,按之有力,可见于伤寒、温病在热极之时;一为真阴竭于下,孤阳亢于上,阴竭阳浮,脉来急疾,按之若无,是元气将绝之征,见于劳瘵虚惫之人,危在旦夕。

阴阳易病者(古时病证名),指患伤寒病未完全康复,因犯房事而复发者,脉常七八至,称为离经,预后不良,主死证。

孕妇将产亦得离经之脉,则非七至八至而得名,是离于平素经常之脉,即昨浮今沉、昨大今小、昨迟今数、昨滑今涩的变异,是临产的征象,亦称离经。

2. 动脉

指下形状 动脉应指跳动如豆,厥厥动摇,滑数有力,关部较为明显。《伤寒论·辨脉法》载:"若脉数见于关上,上下无头尾,如豆大厥厥动摇者,名曰动也"(图 3-22)。

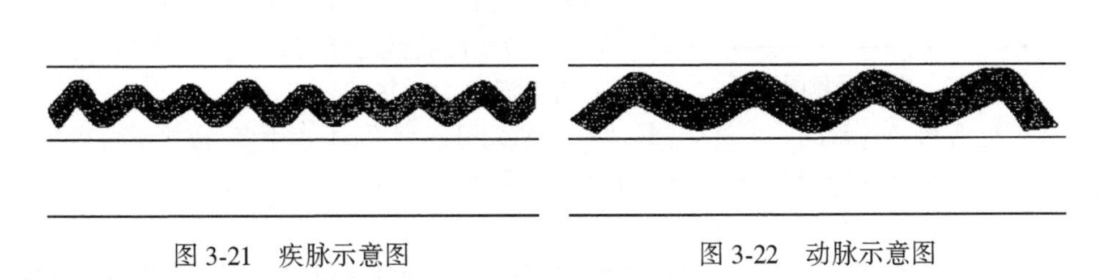

图 3-21 疾脉示意图　　图 3-22 动脉示意图

比较鉴别 动与伏相反。伏脉是沉伏筋骨间,须重按推筋着骨,始得其形,浮中二候,均不可得;动脉是急数有力,应指明显,三候皆然。

动与短相类,两者的区别在于:动脉应指圆滑如豆,厥厥动摇,急数有力;短则两头低下中间突起,不圆不滑不数。李中梓说:"动之为义以厥厥动摇,急数有力得名也,短则两头俯下,中间突起,极与短脉相类,但短脉为阴,不数不硬不滑也。"

临床主病 动为阴阳相搏之候,主妊娠、惊恐、疼痛,亦主发热、自汗。《素问·平人气象论》载:"妇人手少阴脉动甚者,妊子也。"肾主藏精,心主血,故二处脉动为有子,李中梓说:"动脉主痛,阳动则汗出,阴动则发热。"

兼脉主病:动滑多痰湿,动数热证多,动实为痹,动弱多惊悸,动而浮为表证。

脉理分析 动脉是由气机升降相逆,阴阳相搏,气血冲动所形成。如《四诊抉微》载:"王宇泰曰:惟夫阳欲降而阴逆之,阴欲升而阳逆之,不得上下,鼓击之势,陇然高起,而动脉之形著矣";《脉诀汇辨》亦载:"阴阳不和,气搏击则痛,气撺迸则惊",均说明阴阳乖违,气血相搏,形成动脉,故主惊、主痛多。

运用举例

(1) 主惊恐、心悸:突然受惊恐刺激,心神躁扰不安,症见心悸不宁,其脉为动。如《脉学辑要》载:"何梦瑶曰:数而跳突,名动,乃动之意,大惊多见此脉。盖惊则心胸跳突,故脉亦应之而跳突也。"

(2) 主痛:气滞血瘀,血行不畅,不通则痛,发作有时,痛有定处,可见动脉。

(3) 主喘:喘促气逆,不能平卧亦可见动脉。

(4) 主血证:因冲任损伤,瘀血阻滞,流血不止,可见动脉。

关于动脉出现的部位问题,后世医书多说仅见于关上。古人所说则非如此。如《内经》载:"妇人手少阴动甚者,为妊子也。"手少阴脉是指寸部脉。又《伤寒论·辨脉法》载:"阴阳相搏名曰动,阳动则汗出,阴动则发热。"关前为阳,关后为阴,阳指左寸居心,汗为心液,右寸属肺,肺主皮毛而司腠理,所以说阳动则汗出;阴指尺部,左尺见动为肾水不足,右尺见动为相火虚炎,所以发热。上述说明动脉可出现于两手六部。李中梓根据此说认为"旧说言动脉只见于关上者,非也"。临床上,寸、关、尺三部均可见到动脉,或单见于某部亦有之。

3. 滑脉

指下形状　滑脉跳动,往来流利,应指圆滑,如珠走盘,旋转流利,即李中梓说:"滑脉替替往来流利,盘珠之形,荷露之义"(图 3-23)。

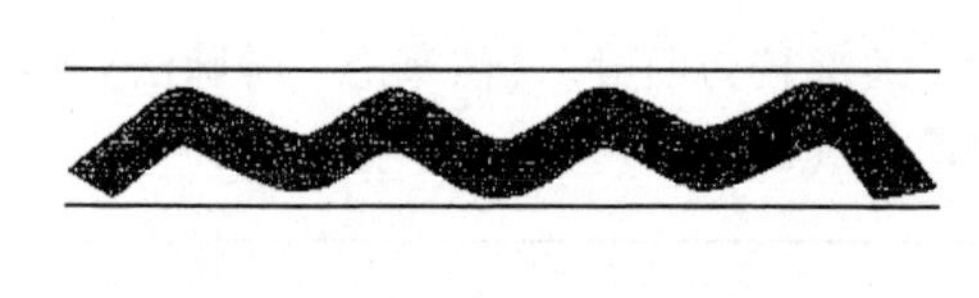

图 3-23　滑脉示意图

比较鉴别　滑与涩相反,滑脉为气血充盛,血流通畅之候,脉来应指流利圆滑;涩则气血衰少,推之无力,血行艰涩,脉来应指涩滞,迟细而短。

临床主病　滑脉为气血涌盛之候,主热盛、痰湿、食滞等证。《脉经》载:"滑者痰食,滑燥者有热。"张景岳说:"滑乃气血涌盛之候,为痰逆,为食滞,为呕吐,为满闷,滑大滑数为内热。"

虚证亦可见滑脉,如《素问·大奇论》载:"脉至如丸滑不直手,不直手者,按之不可得也,是大肠气予不足也……"说明滑脉流利,按之无根,是大肠气不足的征象。张登亦说:"凡病虚损者,多有弦滑之脉,此阴虚然也。"

平人脉滑而和缓者,是荣卫气血充盛,身体健康的征兆,如张景岳说:"妇人脉滑而经断者为孕,若平人脉滑而和缓,此荣卫充实之佳兆。"

兼脉主病:浮滑风痰,沉滑痰饮喘咳,或食滞,滑数湿热多,痰火伤食亦有之,迟滑下得利。

脉理分析　滑脉是气血充盛的征象,血盛则血流量大,气足则推动血行有力,血流速度较快,血管扩张,管壁较薄,柔度较大,而形成滑象。血行通畅,则往来流利,应指圆滑,平人气血旺盛,脉来和滑。若病中脉滑,是邪气盛,正亦盛,抗邪有力,气血涌盛,血行加快,则脉来滑数。发热、湿热、宿食和痰饮喘咳等证候,常见滑数脉。

滑者阴气有余也。痰湿为阴液,阴逢阴旺,阴血相应,致阴有余。血盛气足,故痰湿证候显滑脉。如张志聪说:"邪入于阴,则经血沸腾,故脉滑。"孕妇脉滑,是血盛养胎之兆,如滑伯仁说:"脉者血之府也,血盛则脉滑,故妊脉宜之。"

运用举例

(1) 主妊娠:凡已婚妇人停经后,出现滑脉,可考虑早妊。近年有人观察 130 例早期妊妇,见到妊娠脉(包括滑数、滑、三部脉浮、沉而均等),三部滑脉、关尺滑、寸关滑者占 79.23%,非妊脉(有沉缓、沉细)占 20.77%。年龄以 20~30 岁,胎次以第 1~3 胎早妊脉准确率较高。

(2) 主湿热:湿邪与热邪相结合,侵犯机体而发生疾病,病位不同,其证随之而异,若湿热下注,其脉多现滑数，如《金匮要略·妇人杂病脉证并治》载："少阴脉滑而数者，阴中即生疮，阴中蚀疮烂者，狼牙汤洗之。"

(3) 主热证：热邪内蕴，阳气不能外达，致厥者，其脉滑。《伤寒论》曰："伤寒脉滑而厥者，里有热，白虎汤主之。"

(4) 主宿食：腹部胀满，其脉滑数，为实证，宜攻下。如《金匮要略·腹满寒疝宿食病脉证并治》载："脉数而滑者，实也，此有宿食，下之愈，宜大承气汤。"

(5) 主痰喘：痰浊壅肺，气机不利，肺气不得宣降，症见喘咳，痰而黏腻，难于咳出，腹中满闷，其脉多滑。如《金匮要略·痰饮咳嗽病脉证并治》载："脉浮而细滑，伤饮。"

(6) 对预后的判断：《素问·通评虚实论》载："寒气暴上，脉满而实，何如？岐伯曰：实而滑则生，实而逆则死。"又曰："肠澼下脓血何如？岐伯曰：脉悬涩则死，滑大则生。"又曰："癫疾何如？岐伯曰：脉搏大滑久自己，脉小坚急，死不治。"张登亦说："伤寒、湿热、时行病等，总以浮滑濡者可治。"临床常见急慢性疾病中，脉见或滑脉或兼滑者，预后多为良好。

临床所见肝胆湿热、胃肠湿热、湿热痢、下焦湿热，多为滑数脉象。痰喘咳则以弦滑为多见。

迟　脉　类

1. 迟脉

指下形状　迟以至数而言。即脉搏跳动次数少于正常，正常是一息四至，迟则一息三至，少于正常人一至，约每分钟脉搏跳动 60 次以下，来去较慢。《脉经》谓："迟脉，呼吸三至，去来极迟"（图 3-24）。

比较鉴别　迟与数相反。迟脉慢，一息三至；数脉快，一息六至。数则为热，迟则为寒。

迟与缓以慢相类，两者不同的是：迟以至数而言，一息三至；缓以形态而言，稍快于迟，从容和缓，一息四至。

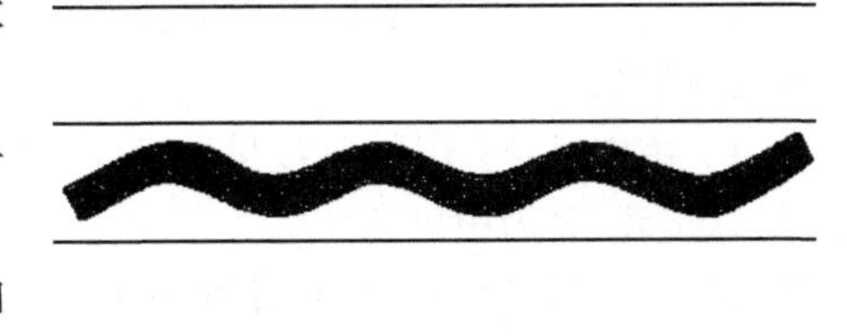
图 3-24　迟脉示意图

临床主病　迟脉主寒证，以兼脉定表里虚实。如《诊宗三昧》曰："浮迟为表寒，沉迟为里寒。"又《濒湖脉学》载："有力而迟为冷痛，迟而无力定虚寒。"亦可见于黄疸、癥瘕、结胸等证。

兼脉主病：兼浮为表寒，兼沉为里寒，兼滑为痰食，兼细为阳衰，兼弦为积痛，兼缓为寒湿。

脉理分析　脉迟无力多因阳气衰微，无力推动血行，脉来迟缓。若脉搏跳动有力而来去迟慢，多因寒湿阻滞或实邪内结，致气血壅塞，运行迟缓而致脉迟。

运用举例

(1) 主黄疸：身见寒热、纳呆、眩晕、心胸不适、全身黄染、脉迟。如《伤寒论》曰："阳明病，脉迟，食难用饱，饱则微烦头眩，必小便难，此欲作谷瘅。虽下之，腹满如故，所以然者，脉迟故也。"此为寒湿凝聚，阻碍气机，所以下之亦腹满如故。

(2) 主阳明腑实：症见潮热、身重、短气、腹满而喘、脉迟，可攻下。如《伤寒论》曰："阳明病，脉迟，虽汗出不恶寒者，其身必重，短气腹满而喘，有潮热者，此外欲解，可攻里也，手足濈然汗出者，此大便已鞕也，大承气汤主之"，说明阳明腑实，腑气不行，脉道壅塞而致脉迟，此迟必有力。

(3) 主下利脉迟：腹痛下利，脉迟滑有力，为里实证，可攻之。如《金匮要略·呕吐哕下利病脉证治》载："下利脉迟而滑者，实也，利未欲止，急下之，宜大承气汤。"

迟脉主寒证属里，寒证可出现迟脉，但亦可见于热证。如《伤寒论》曰："阳明病，脉迟，虽汗出不恶寒者，其身必重，短气腹满而喘，有潮热者，此外欲解，可攻里也。"阳明病，湿热炽盛，郁结于里，腑气不通,脉道阻滞不通畅,致脉迟而有力。此外,运动员、体力劳动者,其脉亦迟缓有力;窦性心动过缓的患者,脉亦迟缓。

2. 缓脉

指下形状　缓脉不快不慢,一息四至,和缓柔匀,不浮不沉,恰在中部。《三指禅》载:“不浮不沉,恰在中部,不迟不数,正如四至,欣欣然,悠悠然,洋洋然,从容柔顺”(图3-25)。

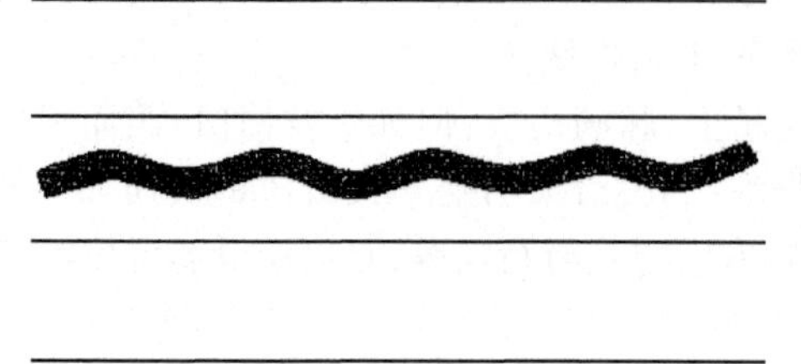

图3-25　缓脉示意图

比较鉴别　见紧脉、迟脉。

临床主病　缓为脾胃本脉,和缓有神,为脾气健旺,身体健康之征,故缓脉不主病。如在病中见脉转和缓,是疾病向愈之征兆。如《伤寒论》曰:“太阳病,得之八九日,如疟状,发热恶寒,热多寒少,其人不呕,清便欲自可,一日二三度发。脉微缓者,为欲愈也。”太阳病八九日,发热恶寒,热多寒少,不呕则无少阳证,清便自可,无阳明证。脉微缓是邪气已衰,正气将复,虽一日二三度发,亦将自愈。

兼脉主病:缓脉必兼他脉才主病。如缓甚而弱为脾虚,缓而滑为实热,缓而迟细为脾胃虚寒,缓而浮为卫伤;缓而沉为寒湿,缓而细为湿痹,缓脉多见于湿证,即古人所谓“湿脉自缓”。

脉理分析　缓是胃气脉。《内经》云:“有胃气者生,无胃气者死。”胃气脉即正常脉。如《三指禅》载:“四至调和百脉通,浑涵元气此身中。”又曰:“四时之脉,和缓为宗,缓即为胃气也。”元气充沛,则百脉调畅,缓脉来去从容和缓,柔匀居中,大小适中,为健康之兆。湿性黏滞重着,阻遏气机,气血流通不畅,致脉来怠慢成缓,故湿证多见缓脉。

运用举例

(1)主中风:感受风邪,症见发热、汗出、恶风,其脉多缓。如《伤寒论》载:“太阳病,发热,汗出,恶风,脉缓者,名为中风。”

(2)主湿温:湿与温合邪,侵犯机体,湿遏热蒸,恶寒,发热不扬,午后为甚,身痛,胸脘痞满,脉濡缓,为湿温病证。

(3)主噎膈反胃:邪气入侵,损伤脾胃,阻碍气机,胃失和降,反胃呕吐,脉多缓滑。《三指禅》载:“凡遇噎膈反胃,脉未有不缓。”又《杂病广要》载:“呕吐脉宜浮缓而滑,最忌涩脉。”又说:“得虚缓易治,紧涩难治。”

(4)主泄泻:脾胃虚寒,失于健运,大便时溏时泻,水谷不化,脘闷纳少,脉多缓弱,如《景岳全书》载:“……若虚寒者,必缓而迟细,为阳虚,为畏寒……为饮食不化,为鹜溏飧泄……”

3. 涩脉

指下形状　涩脉与滑脉相反。脉来艰涩,往来不流利,应指迟钝不匀,细小短涩,如轻刀刮竹,细短而难。如李中梓说:“涩脉蹇滞,如刀刮竹,迟细而短,三象俱足”(图3-26)。

比较鉴别　涩与结以脉来迟缓而相类。涩脉迟而细短,似有节律不均,结脉迟缓,脉来时而中止,止无定数,属不整脉。如李中梓说:“涩脉往来迟难,有类乎止,而实非止也;又浮分多,而沉分少,有类乎散,而实非散也。”

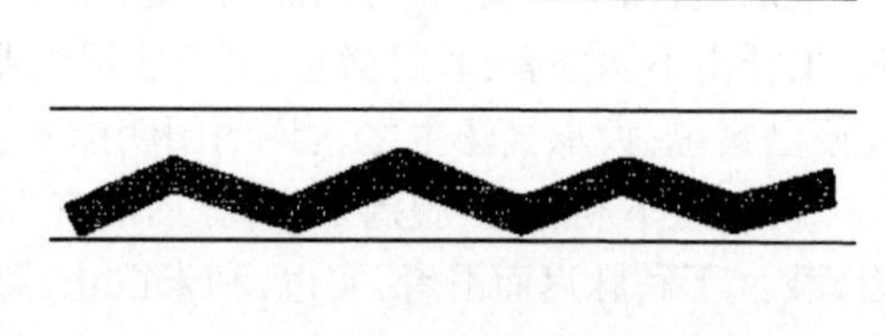

图3-26　涩脉示意图

临床主病　涩脉主病,以有力无力辨虚实。脉涩有力多为邪气阻滞脉道,气血运行不畅,见于心痛、痰食积滞,亦可见于癥瘕积聚。脉涩无力,多为津血少不能充其脉,见于精亏、伤津、亡血等证。

兼脉主病:兼弦为气滞血瘀,兼沉为里虚阴衰,兼浮细为表虚汗多伤津,兼浮为表虚,兼弱为气虚。

脉理分析　涩为阴液衰少之征。阴液旺盛则血脉和利,阴液衰少则血脉涩滞。若血少不能养心,心脉失于濡养,气血运行不畅,不通则痛,可导致心痛阵作;失血、亡津、伤精等均导致阴血亏虚,血为气母,血少则气衰,气衰则血瘀,致血行艰涩往来不畅。

运用举例

(1) 主失血亡津:津血损耗,血容量减少,血液浓缩,均可出现涩脉。刘完素说:"汗泄吐利或血溢,或热甚耗液而成燥,则虽热,而反涩也。"

(2) 主亡精:遗精或性欲过度之人,虚损日久,命门火衰,精血衰少,脉来涩滞。《金匮要略》说:"男子脉浮弱而涩,为无子,精气清冷。"

(3) 主心痛:临床见于冠心病,多因寒邪、气郁、痰结等,滞阻气机,致胸阳不振,温运无力,血行瘀阻,呈现涩脉。症见心痛彻背,手足不温,脉来涩而有力。如《素问·脉要精微论》载:"涩则心痛。"《四诊抉微》载:"左寸涩,心神虚耗不安,及冷气心痛,关涩,肝虚血散,胁满肋胀心痛。"王叔和说:"涩则血少。"血少则瘀阻,或为寒凝阻滞,心失所养而致痛。

(4) 主积滞:各种原因损伤脾胃阳气,失于健运,滞阻于中,而致脉涩。如《金匮要略》载:"寸口脉浮而大,按之反涩,尺中亦微而涩,素有宿食。"又曰:"趺阳脉浮而涩,浮则为虚,涩则伤脾。脾伤则不磨,朝食暮吐,暮食朝吐,宿谷不化,名曰胃反,脉紧而涩,其病难治。"

(5) 主积聚:腹中积块、癥瘕,日久血络瘀阻,病情加重。如慢性附件炎所致的包块、肿瘤,结核性炎症所致的肿块等,均可见涩脉。

(三) 以脉势异常变化为主的病脉

虚　脉　类

1. 虚脉

指下形状　虚为不足,脉来迟慢,形大无力,轻按即得,重按空虚。《四诊抉微》载:"虚合四形,浮大迟软,举之迟大按之松"(图 3-27)。

比较鉴别　虚与实相反,一为不足,一为有余。虚为虚大无力,轻按即得,重按空虚;实则大而充实,浮、中、沉三候均有力。

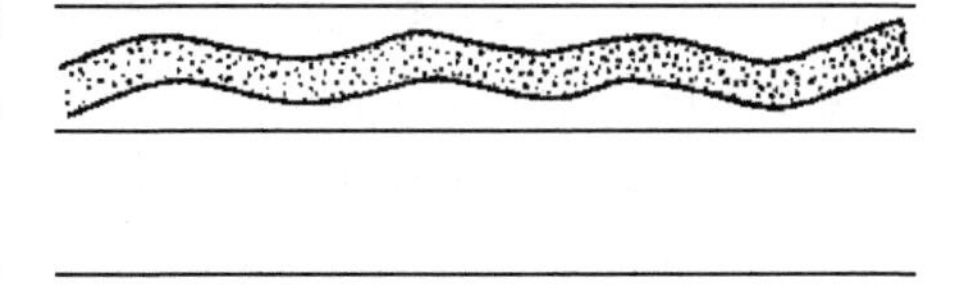

图 3-27　虚脉示意图

虚与芤、散、濡三脉,以脉位浅表,脉来无力而相似,不同的是:虚为浮大无力,重按空虚;濡则浮细无力,重按若无;散为浮散无根,稍按即无;芤则浮大中空边实,按久渐出。

临床主病　虚为气血不足之象,主虚证。以兼脉出现辨别证型,常见于血虚及虚劳等疾,亦见于伤暑。如《金匮要略》载:"夫男子平人,脉大为劳,极虚亦为劳。"

兼脉主病:虚而浮主气虚,虚而涩主血虚,虚而数主阴虚内热,虚而迟主阳虚。

脉理分析　虚为气血不足之象。气虚不敛则脉管弛缓而松大,气虚则无力推动血行,致脉来迟慢;血虚不能充盈脉管,则脉体空虚而轻浮,故虚脉的脉象浮大迟软,重按空虚。

运用举例

(1) 主血虚:脉以血为形,形与内应,血虚则脉虚,为相应变化。如《伤寒论·辨厥阴病脉证并治》载:“伤寒五六日,不结胸,腹濡,脉虚复厥者,不可下,此亡血,下之死。”

(2) 主伤暑:暑热伤津,症见壮热、口渴喜冷饮、头痛、脉虚。

《灵枢·终始》载:“虚者,脉大如其故而不坚也。”《素问·通评虚实论》载:“脉虚者,不象阴也。”前者说明虚脉大而软,后者之意是浮为阳,沉为阴,脉虚无力浮泛于表,不同于沉石的阴脉。上述明确指出,虚脉浮大而软。《脉经》未言浮,但从所载:“虚脉迟大而软,按之不足,隐指豁豁然空”,此含义明确,脉大多居浮位。又言“按之空”。即《内经》所言“浮大软”。并进一步说明,兼有迟象,即虚合四形,浮大迟软。此后医家亦无异议,但对于“隐指豁豁然空”,则有议论,如《三指禅》曰:“以虚脉而言空,能别乎革,难别乎芤。”王叔和说:“芤脉中央空两边实。”已说明虚与芤不同,虚脉软而无力,芤则中空边实,相对有力。如李中梓说:“虚之异于芤者,虚则愈按愈软,芤则重按而仍见也。”滑伯仁说:“虚不实也,散大而软。”此为散脉,不是虚脉,虚脉虽软无力,但仍露脉形,散则按之绝无。

虚脉其个性虽是浮大迟软,临床所见则以兼脉出现主证候,即无力脉的总称。

2. 微脉

指下形状 微脉极细极软,轻按应指,若有若无,按之欲绝非绝。《脉经》载:“极细而软,或欲绝,若有若无”(图3-28)。

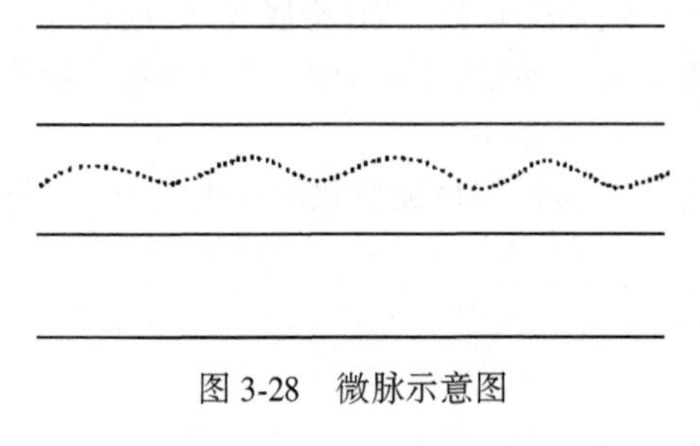

图3-28 微脉示意图

比较鉴别 见洪脉、细脉。

临床主病 微主失血、呕吐、泄泻、大汗、亡阳、厥逆拘急等重证。凡气血亏虚,阳气衰微等证候,均可出现微脉。《景岳全书·脉神章》曰:“微脉……为气血俱虚之候,为畏寒、为恐惧、为怯弱、为少气、为中寒、为胀满、为呕吐、为泄泻、为虚汗、为食不化、为腰腹疼痛、为伤精失血、为眩晕厥逆,此虽气血俱虚,而尤为元阳亏损,最是虚寒之候。”

兼脉主病:微而涩亡血,微而迟寒伤,微而数营气不足。

脉理分析 微脉为阳气衰微,或气血衰少。脉为血之府,气为血之帅,气血衰微,致脉气软散无力,不任重按,按之如欲绝;血衰则无以充盈脉道,致脉来细微,若有若无,如《脉经》载:“脉者气血之候,气血既微,则脉亦微矣。”临床可见于末梢循环衰竭,或心力衰竭、休克等证。

运用举例

(1) 主阳虚:病虽发热恶寒,甚或热多寒少,脉微弱者,阳气衰微之征,不可发汗。《伤寒论·辨太阳病脉证并治上》曰:“太阳病,发热恶寒,热多寒少。脉微弱者,此无阳也,不可发汗……”

(2) 主亡阳:剧烈的汗、吐、下所致的伤津亡液,甚则阴竭阳脱,脉微。如《伤寒论·辨太阳病脉证并治下》曰:“伤寒吐下后,发汗,虚烦,脉甚微。”《伤寒论·辨少阴病脉证并治》曰:“吐已下断,汗出而厥,四肢拘急不解,脉微欲绝者,通脉四逆加猪胆汤主之。”常见于严重的急性胃肠炎或严重吐泻后出现的脱证。

(3) 主下利:阴寒大盛,阳气衰微,下利,脉微。《伤寒论·辨少阴病脉证并治》载:“少阴病,下利脉微者,与白通汤……”下利,为阳衰,故用白通汤通阳复脉。

微脉亦可见于重阳转阴,热极生寒,如中毒性休克,热毒极重,大量耗伤机体正气,在持续性高热的情况下,突然体温下降、面色苍白、四肢冰冷、脉微欲绝等一派阴寒危象。《伤寒论·辨厥阴病脉证并治》曰:“伤寒六七日,脉微,手足厥冷,烦躁,灸厥阴,厥不还者,死。”阴邪肆逆,阳气一蹶不振,致脉微肢厥,虚阳上扰致烦躁,灸厥阴挽救脱越之阳,厥还则阳回,厥不还则阳绝,故死。

(4) 主诸虚劳损:症见体质衰弱、面色淡白、少气乏力、形寒肢冷、便溏纳少、脉微细。《三指禅》曰:“微脉有如无,难容一呼吸,阳微将欲绝,峻补莫踟蹰,轻诊独见,重按全无,黄芪白术,益气归元,附片干姜,回阳反本。”

微脉的出现,多为阳气衰微,气血俱虚的证候。阳气衰微,可见于休克、虚脱、失水等急性疾病,如心脏病心衰期或心肌炎等。急病脉微,治疗及时,恢复较快;慢病、久病脉微,恢复较难。李中梓说:“长病得之,多不可救者,谓正气将次灭绝也;卒病得之,犹或可生者,谓邪气不至深重也。”

3. 弱脉

指下形状 弱脉形体细小,脉位深在,轻取不应,重按应指,细软无力。如李中梓《诊家正眼》说:“弱脉细小,见于沉分,举之则无,按之乃得”(图 3-29)。

比较鉴别 见弦脉、细脉。

临床主病 弱脉是气血亏虚,元气耗损所致,主虚证。若为阴虚阳衰,精血亏虚,其病多为久嗽、失血、虚劳等证,出现弱脉;若脾胃虚寒,不能运化,症见腹胀、纳少、便溏、体倦乏力,则脉来弱。此外,久病体质虚弱者,以及产妇和老人,亦多见弱脉。如《诊家枢要》载:“弱……由精气不足,故脉萎弱而不振也,为元气虚耗,为萎弱不前,为痼冷,为内热,为泄精,为虚汗。”

兼脉主病:弱而涩是血虚,弱而数主遗精,亦主崩漏;弱而缓多自汗,弱而涩为精冷无子。

脉理分析 弱脉形成的机制与微脉相同,弱脉亦是气血衰微,但较微脉轻。阳衰气虚,温运无力,不能鼓搏脉气于外,则脉沉而无力;阴血亏虚,无以充盈脉道,则脉细。因此,弱脉不离阴血亏虚,阳气衰微所致。

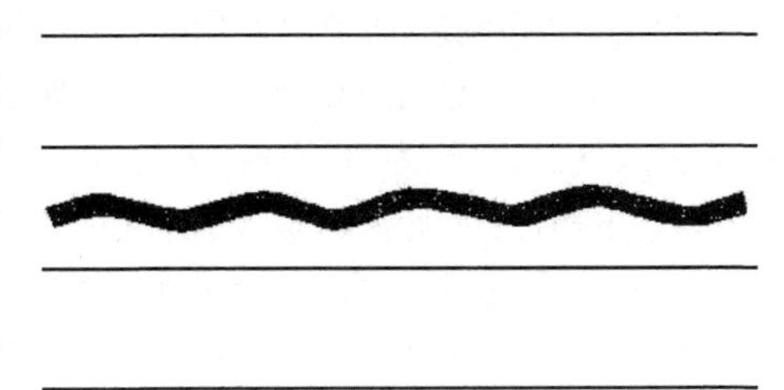

图 3-29 弱脉示意图

运用举例

(1) 主虚劳:真阳虚衰,精气清冷而无子,或是虚劳久嗽,脉弱。《金匮要略·血痹虚劳病脉证并治》载:“男子脉浮弱而涩,为无子,精气清冷。”又曰:“男子平人,脉虚弱细微者,喜盗汗也。”

(2) 主脾胃虚寒:中气虚衰,失于健运,症见腹胀腹痛、纳呆、便溏、胸闷、呕逆,其脉多弱。《伤寒论·辨太阴病脉证并治》载:“太阴为病,脉弱,其人续自利。”太阴病即脾虚失于健运,脾为气血生化之源,生化之源不足,致气血虚衰,而出现弱脉。治宜健脾祛湿,脾胃健运,症自消除,脉亦可复。

(3) 主失血:主虚证,见于各种慢性出血,其脉以弱为顺。《杂病广要》曰:“脉得诸涩濡弱,为亡血。”张登在《诊宗三昧》中亦说:“惟血痹虚劳,久嗽失血,新产及老火,久病者,脉宜微弱。”病中脉弱而滑,是有胃气,为易治。如《素问·玉机真藏论》载:“脉弱以滑,是有胃气,命曰易治。”久病年老宜弱脉;新病年少脉弱为逆。张仲景说:“久病及衰年见之,犹可维援,新病及少壮得之,不死安待。”

实 脉 类

1. 实脉

指下形状 实脉来势坚实有力,形大而长,举之有余,按之有力,来去俱盛,三候皆然。《脉经》载:“实脉大而长,微弦,按之隐指幅幅然”(图 3-30)。

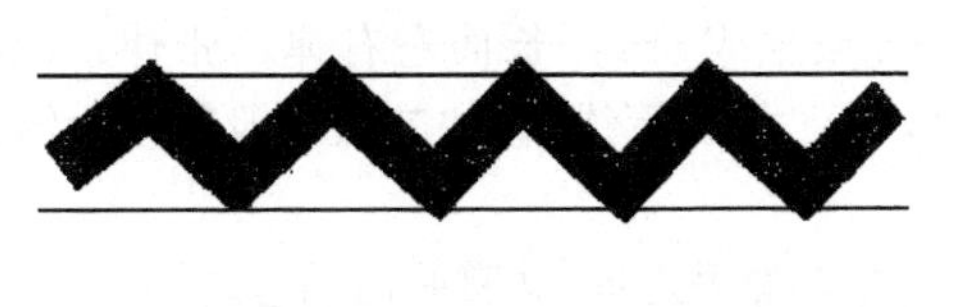

图 3-30 实脉示意图

比较鉴别 实脉与洪脉,在脉势上相同,均充实有力。两者的区别在于脉形不同:洪脉浮数,状如洪水,盛大满指,来盛去衰;实脉长大坚实,三候皆然,来去皆盛。李时珍说:“洪脉来时拍拍然,去衰来盛似波澜,欲知实脉参差处,举按弦长愊愊坚。”

实脉与紧脉,在来势上亦相似,但两者脉形相同,易区别。李中梓说:“紧脉弦急如切绳,左右弹手;实则已大且长,三候皆有力;紧脉是热被寒束,故脉来绷急而不宽舒;实脉者邪被火迫,故其来势坚满而不和柔。”

临床主病　实为邪气亢盛,火热有余之象。新病邪盛,机体抗病有力,其脉显实。凡热毒火邪所致壮热谵语、疮痈肿痛、食滞胁痛、腑实便结,均出现实脉。如证实脉实为相应;若久病虚证见实证,为脉证不符,真阳外越的险象,即所谓“邪气盛则实,非正气本充之谓”。平人见实脉,为正气充盛,脏腑功能良好的象征。

兼脉主病:实而沉主里实,实而浮主表实,实而滑主痰食,实而紧为寒伤,实而数为腑热。

脉理分析　血实脉实,气血旺盛,脉道充盈。《素问·通评虚实论》载:“邪气盛则实。”正邪相争,邪气亢盛,正亦不衰,抗邪有力,斗争激烈,气血涌盛,脉道坚满,致脉搏坚实有力。

实脉又为有力脉的总称。

运用举例

(1)主实证:病寒热往来,以午后为甚,心烦,脉实,可攻下。《伤寒论》曰:“病人烦热,汗出则解,又如疟状,日晡所发热者,属阳明也。脉实者,宜下之。”烦热有恶寒脉浮,属表证,发汗则愈。又如疟状寒热往来,日晡(即午后)定时而发,脉实属阳明实热内结,宜用大承气汤泻其实热。

(2)主食积呕逆:伤于饮食积滞,气机不利,运化失常,症见腹部胀痛、呕逆,其脉实。如《脉经·卷六》曰:“诊得寻脉病形如何?曰:胃实则胀,虚则泄。”又《诊家枢要》载:“实……动而有力,不疾不迟,为三焦气满之候,为呕、为痛、为气寒、为气聚、为食积、为利。”

(3)主病危:证实脉实是顺证,若证虚脉实,是真气外越的险象。《伤寒论·辨太阴病脉证并治》曰:“伤寒下利,日十余行,脉反实者死”,说明腹泻患者,一日泻下十几次,出现实脉,是病情危重的表现,须注意病情变化。一般腹泻日十几次,其脉沉细虚弱为顺,实脉为逆故主死。在《脉经·卷四》亦载:“三部脉实而大,长病得之死;实而滑,长病得之生,卒病得之死。”《金匮要略·痰饮咳嗽病脉证并治》说:“久咳数岁,其脉弱者,可治;实大数者,死。”痰饮咳嗽属阳虚,弱脉属虚,正虚邪虚,脉证相应为可治。若久病见实大数脉,阴分耗伤,邪热亢盛,痰热互结,以温药化饮则助邪,凉药祛邪又伤正,此邪盛下虚为难治。

2. 紧脉

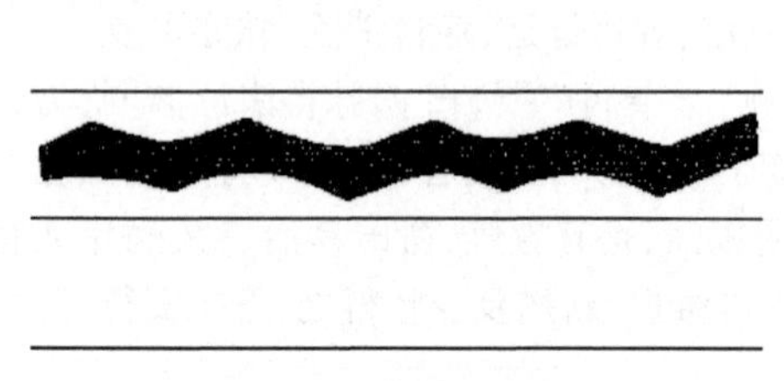

图3-31　紧脉示意图

指下形状　紧脉往来绷紧有力,状如绞转紧张的绳索,屈曲不平,左右弹指。李中梓说:“紧脉有力,左右弹指,如绞转索,如切紧绳”(图3-31)。

比较鉴别　紧脉与散脉相反。紧脉是紧束,指下挺然有力;散脉是浮散无根,按之则无。

紧脉与滑、数三脉不同的是:紧是绷紧弹指,状如切绳;滑是往来流利,如珠走盘;数是往来急促,一息六至。《脉诀汇辨》曰:“数而流利则为滑脉,数而有力则为实脉,数而绞索则为紧脉。”《诊家直诀》曰:“紧有形细而坚,亦有势艰而撼者,左右弹也。”紧为寒致,寒性收引,寒邪致病,经脉收引紧缩,脉管变细而坚,撼是振动而左右弹手,状如绞绳转索,按之滚动,屈曲不平,不呈平直。临床可见于老年人动脉硬化等。

紧脉劲急与弦脉相类,且较弦脉更加急劲。《素问·五藏生成》曰:“长而左右弹。”张仲景说:“脉紧如转索无常。”王叔和说:“紧脉数如切绳状。”朱丹溪说:“如纫箪线,譬如二股三股纠合为绳,必旋绞而转,始得紧而绳。”

综合所说,紧脉的特征是:已有如绞转索样,屈曲不平,左右弹手之形,又有弦而劲急之势。

紧脉的脉率是否数疾,古人未有讨论。王叔和所说的“数”是指脉势。李时珍说:“紧乃热为寒束之脉,故急数如此。”李中梓说:“热郁于内,而寒束于外,故紧急绞转之象。”两者所说均是脉势。

《脉诀汇辨》曰:"数而绞转则为紧。"对紧脉的脉率,一般均认为与常脉相同,只有在兼证时,才出现兼脉。

临床主病　紧脉主寒证,亦主诸痛、喘咳、惊风、感冒、咽痛、下利、宿食、寒痰、疝瘕等证。《脉诀汇辨》载:"紧为收敛之象,犹天地之有秋冬,故主寒邪,阳困阴凝,故主诸痛。"

兼脉主病:浮紧太阳伤寒,沉紧寒积腹痛,弦紧疝瘕腹痛多。

脉理分析　紧为收引之象,寒证、痛证、拘急、痉挛等,均可使经脉收引而出现紧脉,张登说:"为诸寒收引之象;亦有热因寒束,而烦热疼痛者,如太阳寒伤营证是也。然必人迎浮紧,乃为表证之确候,若气口紧坚,又为内伤饮食之兆。《金匮要略》所谓:脉紧头痛,风寒腹中有宿食也。"

血管硬化,血管壁厚,弹性差,脉搏跳动幅度较大,与周围软组织离开,应指滑动,屈曲不平,属古代医家所说"状如转索,左右弹手"。

运用举例

(1) 主风寒感冒:寒邪外束,卫阳被郁,经脉收引,见恶寒、发热、头痛、身痛、脉紧等症状。如《伤寒论·辨太阳病脉证并治上》载:"太阳病,或已发热,或未发热,必恶寒,体痛呕逆,脉阴阳俱紧者,名为伤寒。"

(2) 主咽痛:咽痛症有两种,一为寒邪外束,肺气不宣。《伤寒论·辨太阳病脉证并治中》曰:"太阳病,下之……脉紧者,必咽痛。"一为少阴咽痛。《伤寒论·辨少阴病脉证并治中》曰:"病人脉阴阳俱紧,反汗出者,亡阳也,此属少阴,法当咽痛而复吐利。"

(3) 主宿食:宿食停滞,腹满胀痛,或有头痛,脉紧,如《金匮要略》载:"脉紧,头痛风寒,腹中有宿食不化也。"

(4) 主痰食:由于痰食邪气郁结于里,阳气壅遏,不得外达,致手足逆冷,脉紧,如《伤寒论·辨太阳病脉证并治中》曰:"病人手足厥冷,脉乍紧者,邪结在胸中,心下满而烦,饥不能食者,病在胸中,当须吐之,宜瓜蒂散。"

(5) 主风痛:肝风内动,症见肢麻、抽搐,或小儿惊风等证,均可出现紧脉。如《金匮要略·痉湿暍病脉证治》曰:"夫痉脉,按之紧如弦,直上下行。"又曰:"趺阳脉当伏,今反紧,本自有寒,疝瘕、腹中痛。"后者为寒邪凝结,阳气被遏,致疝瘕、腹痛、脉紧。

3. 洪脉

指下形状　洪脉的脉形宽而极大,按之浮盛满指,如洪水之状,来盛去衰,来大去长,涌指有力。《濒湖脉学》说:"洪脉指下极大,来盛去衰,来大去长"(图3-32)。

比较鉴别　洪与微脉相反。洪脉的形体阔大,而无力,以若有若无为特征,来盛去衰而有力;微则形体极细。

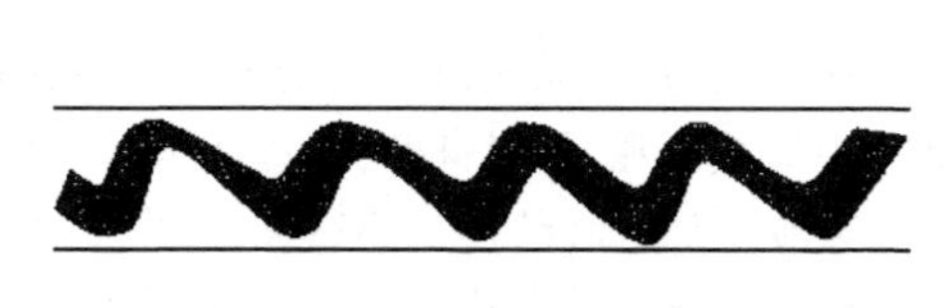

图3-32　洪脉示意图

临床主病　洪为阳脉,应夏属心。"夏日天地之气酣满畅遂,脉为气之先声,故应之以洪"。健康人在夏天出现洪脉,属正常现象。患者脉来洪大有力,主实证。临床常见于阳明病,为气分邪热炽盛,气血燔灼之象。症见高热,烦渴引饮,口舌干燥,或舌有芒刺、苔黄,大汗,狂躁,二便不利等。

洪脉往来无力,主虚证,多因阴虚不敛阳,孤阳浮越,气不归原所致,如久咳、失血、泻下、虚劳等证。虚证洪脉,是脉症相逆的反常现象,主病重,须注意病情发生突然变化。

洪大而无力,必须区别似洪非洪的散脉。若阴虚假热,阳虚暴脱,脉现洪大滑盛,按之无力,是真气尽脱于外,阴气衰竭,从阳散而绝的患者,须及时抢救。

兼脉主病:洪大为热盛,浮洪为表热,沉洪为里热,洪紧为胀满,洪滑为热痰。

脉理分析　洪是洪大，以水比喻称洪；以夏木比喻，为枝叶繁滋敷布，重而下垂，又称钩；钩为夏日木应，万物盛长，人体气血，应夏月气候，气血充盛，脉来洪大，是时令所致之平脉。

病脉洪盛，是邪热炽盛，正气抗邪有力，斗争激烈，致热盛。热盛则气血壅盛而行速，心气足推动有力，血管弹性良好，脉管内压力升降迅速，大起大落，形成脉来阔大，涌指有力，去则衰减，应指来盛去衰，来大去长。洪而无力，是阴血虚衰，阳气浮越，致脉气外张而阔大，是形大似洪，实则非洪脉，临床须注意辨别。

运用举例

(1) 主阳明热盛：热邪炽盛于阳明，出现高热、烦渴、大汗、脉洪大。如《伤寒论·辨太阳病脉证并治》曰："服桂枝汤，大汗出后，大烦渴不解，脉洪大者，白虎加人参汤主之。"

(2) 主虫积腹痛：蛔虫寄生，时有腹痛，吐涎甚或吐蛔虫，其脉亦可见洪大。如《金匮要略》曰："腹中痛，其脉当沉，若弦，反洪大，故有蚘虫。"

(3) 主痈脓：肠痈溃败，邪毒蕴结，气血壅聚，化肉为脓，脉见洪大。如《金匮要略》载："肠痈……脉洪数者，脓已成，不可下也。"

(4) 主洪脉阳盛：其证属实为顺，病虽重亦易治，《脉经》曰："人病甚而脉洪者易瘥。"

(四) 以节律不整变化为主的病脉

1. 促脉

指下形状　促脉往来急促，时有停止跳动，歇止时间较短，停止无一定的规律，即止无定数。如李时珍说："促脉来去数，时一止复来。"临床可见于心悸、气短、怔忡之类的心脏疾患（图3-33）。

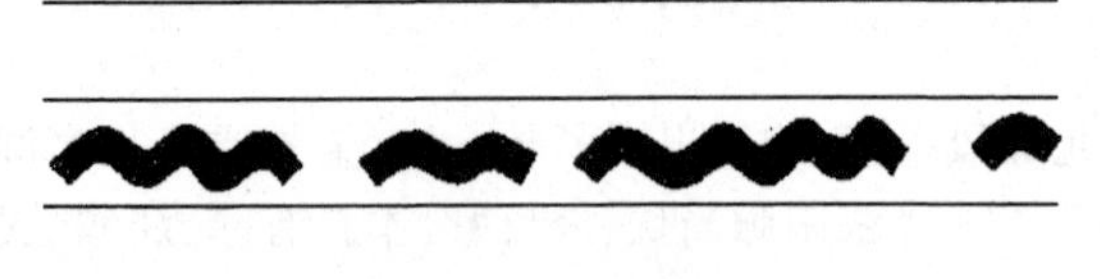

图3-33　促脉示意图

比较鉴别　促与结脉相反。促在数中止，结在缓中停，别在快慢中，相同两者均有止。《伤寒论·辨脉法》曰："脉按之来缓，时一止复来者，名曰结。脉来数，时一止复来者，名曰促。"

促与数以快相类，两者以有无歇止来区别。促是脉跳急数中间有歇止，属不整脉；数则以快为名，一息五至、六至，节律整齐。

临床主病　促而有力，主实证、阳盛。为实邪阻遏脉气所致，见于胸满、气逆、瘀血发狂、肿痛实热等证。滑伯仁说："促为阳独盛而阴不能相和也，或为怒气逆上，亦令脉促，为气促、为气粗、为胸闷、为瘀血发狂。"

促而无力，主虚证、心悸、喘咳等。促脉止数渐稀，为病向愈之征；止数渐增，为病情加剧。若是暴病中偶然出现，可以自愈；若重病久病见之，则为不利。

兼脉主病：促浮有力，热盛在表，促而洪热盛于阳明，促而滑痰饮食积，促而细微脏气衰。

脉理分析　数生热，促脉在数中有停跳，为热盛邪实之象。促而有力，是邪气阻滞；促而无力，是脏气虚衰。两者均能导致脉气不相接续而出现停跳。临床以邪气阻滞致促脉多见。如李中梓说："促脉之故，得于脏气乖违者，十之六七；得于真气衰惫者，十之二三。或因气滞，或因血凝，或因痰停，或因食滞，或外因六淫，或因七情，皆能阻其运行之机而为促也。"

运用举例

(1) 主表里兼证：外有恶风寒发热，里有利下不止，其脉促，如《伤寒论》曰："太阳病，桂枝证，医反下之，利遂不止，脉促者，表未解也；喘而汗出者，葛根黄芩黄连汤主之。"

(2) 主胸满：治疗不当，损伤阳气，心阳不振，而致胸满不适，其脉见促。如《伤寒论》载："太阳病，下之后，脉促胸满者，桂枝去芍药汤主之。"

(3) 主阳盛实热:病发热,气粗,大便燥结,可见促脉。中风患者,如脉弦滑数而时有歇止,舌苔黄燥,大便几日未解,给大承气汤,可使症消脉复。

(4) 主痰积喘逆:痰积滞阻,肺气不能宣降,脉气不能相接,症见咳喘,气逆,脉促。

(5) 主真元虚衰:真元衰惫,症见心悸,气短,胸闷不适,脉来急数,时一止复来而无力,这是真元虚衰的表现。如李中梓说:"若真元衰惫,则阳弛阴固,失其揆度之常,因而歇止者,其症为重。"临床见于心脏病、心房纤维性颤动等。一般是"止数渐稀,则为病瘥,止数渐增,则为病剧"。新病患者,偶然出现,预后良好;久病重病见此脉,预后不良。

对促脉的歇止有不同的看法。《素问·平人气象论》曰:"寸口脉中手促上击者,曰肩背痛。"意即脉来应指搏击,热盛于经,太过于外,未有歇止之义。《伤寒论》曰:"脉来数,时一止复来者,名曰促。"有人认为此篇非张仲景原著。张璐认为,《伤寒论》中的促脉与《内经》相同,"无停止之意"。王叔和说:"促脉来去数,时一止复来,如蹶之趣,徐疾不常",指出快慢不定的特点。

综上所述,促有两类:一是脉率快而急促,无歇止,主阳盛实热;二是脉数而中间有歇止,一止即来,快慢不定,主真元衰惫,或气滞,或血凝,或停痰,或宿食壅滞等证。

2. 结脉

指下形状　结脉往来怠缓,时有歇止,歇止时间无一定,即无规律性的停跳,停止的时间较短,多见停跳一次即复常,举按皆然。《伤寒论》载:"脉按之来缓,时一止复来者,名曰结"(图 3-34)。

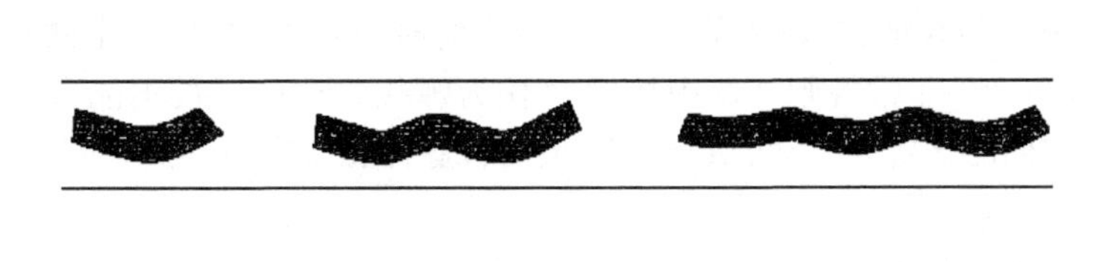

图 3-34　结脉示意图

比较鉴别　结与迟脉有相类之处。结脉是在迟慢中有歇止;迟脉是以息数计,一息三至,没有歇止。

临床主病　结脉主病,有力无力辨虚实。结而有力,主实证,见于气血凝滞、痰结、食积、癥积、疝痛、七情郁结等证。如滑伯仁说:"结,脉独盛而阳有能人脉也,为癥结,为七情所郁。"结而无力,主虚证,见于瘀血、疝痛、泻痢、心悸等证。

兼脉主病:结而浮寒邪滞经,结而沉或涩瘀积,结而滑痰邪积滞,结而弦七情郁结。

脉理分析　结脉有力,其因有二:一为邪气壅滞,阻碍脉气不相接续而成,如阳明腑实的蓄血证;一为阴盛结聚,寒凝阻遏,脉气不相接续所致。滑伯仁说:"阴独盛而阳不能入也。"

结而无力,多由正气虚衰,阴邪偏盛,阳气虚弱,气血虚衰,运行不畅,致脉气不相接续。张景岳说:"结脉多由气血渐衰,精力不继,所以断而复续,续而复断,常见于久病者多有之,虚劳者多有之。"

若结脉偶然停止一次,多与病无关,与素体有关。张景岳说:"又有无病而一生脉结者,此其素禀无异常,无足怪也。"

运用举例

(1) 主阳明腑实:发热,谵语,燥屎内结,可出现脉结。

(2) 主蓄血:症见身黄,少腹硬满,小便不利,硬则脉沉结,如《伤寒论·太阳病脉证并治上》载:"太阳病身黄,脉沉结,少腹鞕,小便不利者,为无血也。小便自利,其人如狂者,血证谛也,抵当汤主之。”

(3) 主阳虚:心血不足,心阳不振,推动无力,脉气不相接续,致脉来缓而时一止。症见心悸动,气短,神疲乏力等。如《伤寒论·辨太阳病脉证并治下》曰:“伤寒脉结代,心动悸,炙甘草汤主之。”用炙甘草汤通阳益阴,补气补血以复脉。

结为阴寒,阳衰阴盛,阴盛则寒,寒邪凝结,脉来缓时一止,止而复来,李中梓比喻“如隆冬天气严肃,流水冰坚也……结而无力,是真气衰弱,违其运化之常,惟一味温补为正治”。临床所见,心动悸、脉结代,多为心脏器质性病变,如风湿性心脏病、动脉硬化性心脏病等,常用炙甘草汤取效。

关于结脉主病,有力无力辨虚实。李中梓所说“结而有力者,方为积聚;结而无力者,是真气衰弱,违其运化之常”切合实际。结脉的指下形状应以《脉经》所载“结脉往来缓,时一止复来”为准。历代医家均宗此说,唯张登认为“频见歇止,而少顷复来”,明确指出歇止的次数多,时间短。李中梓根据《脉经》“如麻子动摇,旋引旋收,聚散不常”的描述,认为是“止数频多,参伍不调,为不治之症”。止数频多,与张登所说相同,参伍不调,为其独说。历代医家很少论述歇止次数的多少与参伍不调的有无。

临床所见,结脉的跳动是有规律的,在每分钟内结脉屡见,多说明心脏有器质性病变。结脉如偶然停止一至,尚属正常。也有属于生理性的,身体及心脏完全健康的人,也可出现结脉。另外,药物的影响也可发生结脉。

3. 代脉

指下形状　代脉应指缓弱,脉跳中间有停止,停止的时间较长,并有一定的规律,如跳三次停一次,续后均是三跳一停,非常规则。李中梓说:“代为蝉代,止有常数,不能自还,良久复动”,又说:“蝉代之义也,如四时之蝉代,不愆其期也”,说明代脉停止有定时,停时较长,脉来力少而缓弱(图 3-35)。

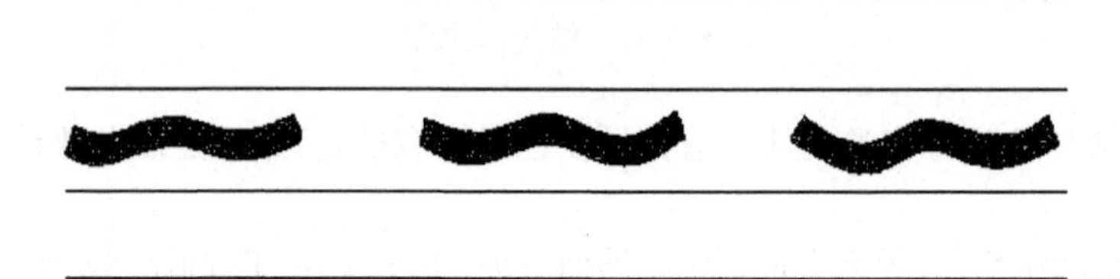

图 3-35　代脉示意图

比较鉴别　代脉与结、促两脉,以脉跳中间有停而相类。不同者为:结、促两脉,停止没有规律,停止时间较短,一止即来;代脉停跳,是二动或三动一止,续后就二动或三动一停,非常规则,停止时间较长。结、促跳动应指相对有力,代则缓弱而少力。

临床主病　代脉主脏气衰微,亦可见于剧痛、惊恐、跌仆等证。若见于妇人怀胎百日,不作病论。如李中梓说:“代主脏衰,危恶之候,脾土败坏,吐利为咎……惟伤寒心悸,怀胎三月,或七情太过,或跌打重伤,及风家痛症,俱不忌代脉。”

脉理分析　形成代脉的原因有二:一为脏衰,气血虚衰,运行无力,致脉气不相接续,脉来缓慢,中间歇止,出现脉代无力;一为惊恐、跌仆、损伤,瘀阻气机,致脉气不能衔接,出现停跳,呈现脉代而有力。李时珍说:“代主脏衰,五十不止身无病,数内有止皆知定,四十一止一脏绝……两动一止三四日,三四动一止应六七……”古人认为脉跳五十次无一止,是五脏功能良好。代脉出现,表示脏气衰微。脉跳两次一停,或三四次一止,相当于现代医学所说的二联律、三联律。

运用举例

(1) 主脏衰:古人以脉搏跳动之数,以诊五脏无气之候,如《灵枢·根结》曰:“五十动不一代者,五藏皆受气，四十动一代者，一藏无气，三十动一代者，二藏无气……不满十动一代者，五藏无气"，李中梓亦说："代主脏衰，危恶之候，脾土败坏，吐利为咎，中寒不食，腹痛难救"，说明出现代脉，为脾土衰败之征。

(2) 主气血衰惫：气血极度虚衰，脉气不能接续，致脉来歇止，良久始复动，治疗不易取效。如《伤寒论·辨太阳病脉证并治下》曰："脉来动而中止，不能自还，因而复动者，名曰代，阴也。得此脉者必难治。"久病、重病形体羸瘦，其脉代者，是危亡的征兆。

关于代脉的脉象与主病，《内经》所载是脉跳有停止之意，以五十动不一止，表示脏腑功能良好。认为不满五十动一代，可以预计其死期，停止次数愈频，五脏气衰愈重。《脉经》曰："来数中止，不能自还，因而复动。"李时珍说："代脉之止，有常数，必依数而止……良久方来。"此后医家均一致认为"代脉之止，有常数，良久复动"。

代脉主病，《素问·宣明五气》曰："脾脉代。"又"平人气象论"曰："长夏胃脉微软弱曰平，但代无胃曰死。"此说代者，为长夏脾胃时脉，脉的形势微软弱，不属歇止脉。古人说："代主脏衰"，《脉经》曰："脉结则生，代者死"，李时珍说："结生代死自殊途"，说明代脉主死，然亦非定死候。

（五）以形体变化为主的病脉

1. 大脉

指下形状　脉的体形粗大，大于常脉一倍，应指满溢。如张登在《诊宗三昧》中说："大脉者，应指满溢，倍于寻常"（图 3-36）。

比较鉴别　大与小相反。大则应指满大，倍于常脉；小则应指细小如线，小于常脉。

大与洪、实两脉以大相类，但各有特点：大脉以形大为名，有力与无力辨虚实；洪是洪盛而大，涌指有力，来盛去衰，多兼数脉，从脉的形状与来势定名，主实证、热证多；实脉既大且长，坚实有力，主要以脉的来势定名，主实证。

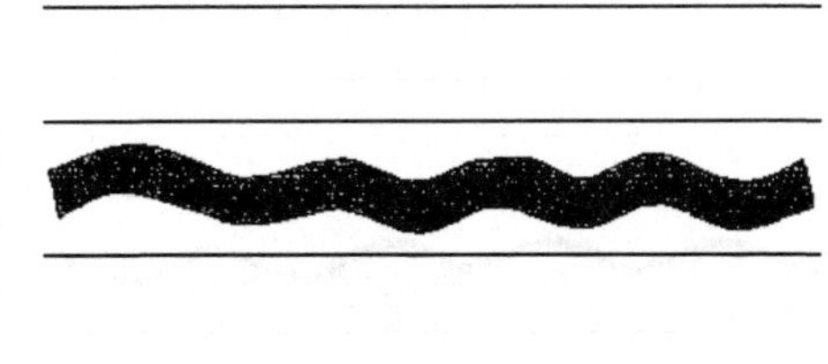

图 3-36　大脉示意图

临床主病　平人亦有大脉者，但见脉来去自如，不快不慢，三部皆大为是；患者脉大，以有力与无力辨虚实。临床常见如下。

(1) 主实热：大脉有力，是邪热亢盛，正气亦不衰，抗邪有力的表现。如《伤寒论》曰："伤寒三日，阳明脉大。"邪热亢盛，由表入里，致脉大，是大而有力。

(2) 主虚热：大而无力，是阴血虚衰，阴虚阳盛生虚热，阴虚内热。《素问·脉要精微论》曰："脉粗大者，阴不足，阳有余，为热中。"

兼脉主病：大而弦主寒热，大而缓主湿热，大而数主实热，洪大为阳明病之胃家实，大而实主积气，大而无力为阳气衰竭。

脉理分析　邪气阳热炽盛，气血涌盛，脉道充盈，致脉来大而有力。若非洪脉之势盛，久病阴血亏虚或失血，是阴不敛阳，阳气浮越于外，致脉浮大无力，或空豁，为阴阳离决之危候。

运用举例

(1) 主发热：脉大有力为实热，见于阳明病，热盛、谵语、便秘、胃家实。如张登说："……凡大而数盛，皆为实热。"脉大而无力或大而濡，可见于虚热。如《杂病广要·恶寒发热》曰："劳倦发热者，积劳成倦，阳气下陷，则虚热内生也。其症身热心烦，头痛恶寒，懒言恶食，脉洪大而空，状类伤寒，切戒汗下，但服补中益气汤一二服，得微汗则已。"

(2) 主湿热痢：湿热积滞，蕴结肠间，症见腹痛，里急后重，暴注下迫，肛门灼热，其脉大而兼滑。

如《金匮要略·呕吐哕下痢病脉证治第十七》曰:"下利……脉大者为未止。"

(3) 主表湿:湿邪侵犯肌表,症见头痛而重,鼻塞声重,身重发热,其脉多大而兼缓。《金匮要略》曰:"湿家病,身疼发热,面黄而喘,头痛,鼻塞而烦,其脉大,自能饮食……"

(4) 主虚劳:久病年老,体质虚弱,气血虚衰,见眩晕、背脊四肢麻木,其脉大而弦,多为肝肾不足,血不荣筋,为内风之证。《金匮要略·血痹虚劳病脉证并治》曰:"人年五六十,其病脉大者,痹挟背行,若肠鸣,马刀侠瘿者,皆为劳得之。"

大脉与洪脉分开论述,最早见于《素问·玉机真藏论》曰:"夏脉者心也,南方火也,万物之所以盛长也。故其气来盛去衰,故曰钩。来盛去衰,状如洪水,名洪。"《素问·五藏生成》曰:"夫脉之小、大、滑、涩、浮、沉可以指别。"此处大脉以纲脉出现。《脉要精微论》载:"大则病进",指其主病。张仲景宗《内经》把两脉分别应用于临床。至《脉经》所载24脉,无大脉,有洪大、实大、散大,大以兼脉出现。此后医家,有的认为洪脉即大脉。如《诊家正眼》与《濒湖脉学》均载有洪脉,无大脉,并指出洪脉即大脉。《诊宗三昧》与《诊家枢要》所载洪脉,大脉分别并载。清代陈修园亦把洪脉与大脉分成两脉,他说:"大脉如洪不是洪,洪兼形阔不雷同,绝无舞絮随风态,有似移兵赴敌雄。"有人批评他是"不知作何梦话"。由此可见,洪脉与大脉是一个脉,还是两个脉?存在不同的看法。近代脉学专书,亦同前人一样,载述洪脉,而无大脉,认为洪脉即大脉者,如《中医脉学研究》有洪无大;《脉诊》则分别载述两脉。实则两者以大相类,各有特点,主病亦异,因此让两者共存,以供学者进一步研究。

2. 细脉

指下形状　细即小也,细脉细小,应指明显,细直如线。脉位居中,举按皆然。如李中梓说:"细直而软,累累萦萦,状如丝线,较大于微"(图3-37)。

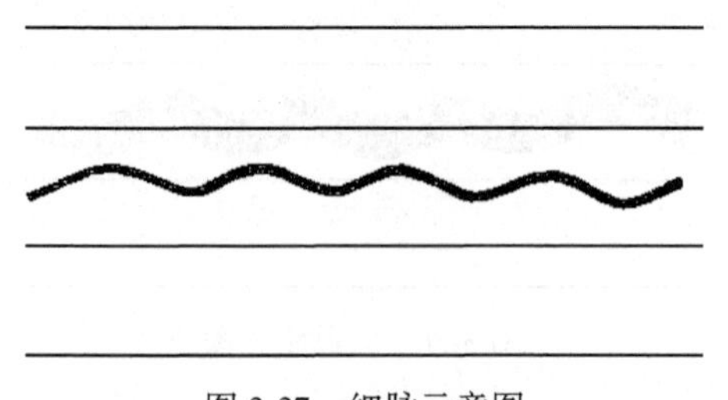

图3-37　细脉示意图

比较鉴别　细、微、濡、弱以细相类,不同的是:细脉细直如线,应指明显,脉位居中,举按皆然;微脉极细而软,若有若无,按之欲绝;濡脉浮细而软,轻取即得;弱脉沉而细软,重按始得。

临床主病　细脉主气血不足,诸虚劳损,又主湿证。临床多见于阴虚证候,如吐血、衄血、呕吐、腹泻等。若久病亏损,抵抗力弱,变为它证,则常以兼脉出现。

兼脉主病:细而沉湿痹,细而微阳虚,细而数虚热,细而紧伤寒,细弦肝阴虚,细而涩血虚气滞。

脉理分析　细为气血虚衰之象,气为血帅,血为气母,两者相互依存。血少则气衰,气血不足,不能充盈脉道,故脉来细直如线。如滑伯仁说:"往来如线,盖血冷气虚,不足以充故也。"又湿邪阻压脉道,亦可出现细脉。

运用举例

(1) 主虚寒:阳虚阴盛,温运无力,其症有形寒肢冷、嗜睡、倦怠蜷卧、小便清长、脉来细微。如《伤寒论·辨少阴病证并治》载:"少阴病,脉微细,但欲寐。"

(2) 主虚劳盗汗:阴血亏虚,症见潮热,盗汗,神疲,吐血,脉来细弱无力。如《金匮要略·血痹虚劳病脉证并治》载:"男子平人,脉虚弱细微者,喜盗汗也。"张登说:"……平人,脉来细弱,皆忧思过度,内戕真元所致。"

(3) 主泄泻:命门火衰,脾阳不振,五更泄泻,或饮食生冷,寒邪直中脾胃,损伤阳气,均可出现沉细脉。《杂病广要》载:"伤于冷,洞泄寒中,又为霍乱吐泻,其脉细弱而紧,宜理中丸、平胃散、调中汤以温补之。"

《脉经》曰:"细为血少气衰,有此证则顺,无此证则逆。"在吐、泻、失血或忧劳过度,耗伤气血,或虚劳失精，出现细脉，此为证与脉相应，为顺。又见于秋冬、老人、体弱者，亦为相应，是顺证。若在春夏时令，青壮年者见细脉，时令与形体均不相合，则有病亦难愈。

虚劳脉细，低热久不愈，为阴虚内热，脉来细而略数，治疗用药要慎重，忌用寒凉药攻邪。如李中梓说："尝见虚损之人，脉已细而身常热，医者不究其元，而以凉剂投之，何异于恶醉而强酒？"

3. 长脉

指下形状　长脉不大不小，脉体长直，超过本位，首尾端直，直上直下，如循长竿之长直；如揭长竿末梢一样，软而有力，三部举按皆然，过于本位者，即超过寸、关、尺三部（图 3-38）。

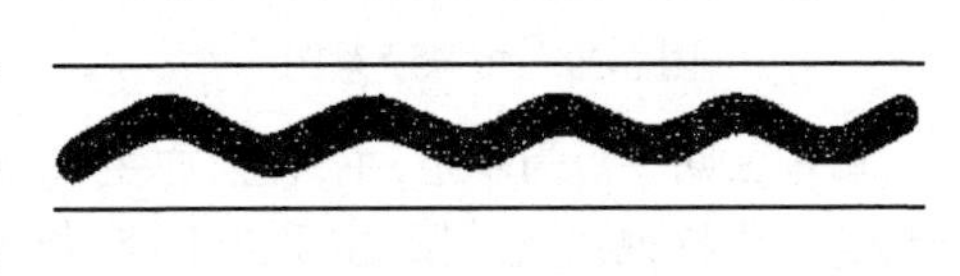

图 3-38　长脉示意图

比较鉴别　长脉与短脉相反。长脉形如长竿端直，超过三部位置；短脉则形体短缩，不及本位。

长与弦、紧以长相类，但各有特点，容易区别，见于弦脉。

临床主病　长脉应肝属木，长而和缓，是春生之气，春季见长脉是正常现象。五脏健旺，气血冲盛，百脉调和，脉来和缓柔匀，超过本位，是身体健旺之征。如《素问·平人气象论》曰："平肝脉来，软弱招招，如揭长竿末梢，曰肝平。"

病中出现长脉，是向愈之征。如《伤寒论》载："太阴中风，四肢烦疼，阳微阴涩而长者，为欲愈。"太阴中风，是脾胃虚寒者感受风邪，其脉本应浮，现阳微阴涩之中见脉长，为邪不胜正不衰之征，故知欲愈。

长主有余，亦主不足。长而硬满，状如长竿属太过，为有余，主实证，见于肝火、热盛、痰浊、癫狂痫等；长脉软而散，为不足，主虚证，见于肝病、喘逆、咯血、劳病、脾胃虚寒等。《素问·脉要精微论》载："肝脉搏坚而长，色不青，当病坠若搏，因血在胁下，令人喘逆。"李中梓亦说："长而硬满，即属火亢。"

兼脉主病：邪盛于外，长而浮，长兼滑脉痰热盛，长而兼弦肝病多，洪大而长阳明热，长兼牢脉积瘕聚。

脉理分析　长为有余过盛的脉象。身体健旺，气血充盛，血行通畅，血脉和利，脉来和缓而长，如循长竿末梢，是阴阳调和的平脉。若邪气盛，致阴阳失调，气逆血壅，脉道充盈以长，过于本位，状如长竿，来势硬满，为病脉之长。

运用举例

（1）主肝病：弦属肝脉，是春天主脉，肝病多见脉弦长。如《脉经》载："脉长而弦病在肝。"《杂病广要》曰："湿热相郁而疸即成，脉洪而大，不弦却带软而长，宜利其小府。"

（2）主癫狂：由于痰涎壅盛，痰火逆扰所致癫痫、狂乱，症见狂躁、苔黄、便结等实症，其脉多见长而有力。《杂病广要》曰："癫痫之脉，浮洪大长，浮洪者是为阳脉。阳狂得之，与证相宜。阴狂得之，亦从阴转阳，自里达表之象，均为吉兆。"

（3）主骨蒸：劳病虚火内郁而致实证，其脉多兼长。《杂病广要》曰："骨蒸劳热如其脉之不可补者，弦长坚实，滑数有力，此皆火郁内实。"

（4）主肺热咯血：肺部热邪炽盛，灼伤肺络；或咳甚伤络，而导致咯血者，多见长脉兼数而有力。《素问·脉要精微论》曰："肺脉搏坚而长，当病唾血。"

（5）主脾胃虚寒：阳气虚失于健运，症见腹胀，呕吐，泄泻，肠鸣，肢冷而肿，其脉浮大而长。《杂病广要》曰："脾积，脉浮大而长，饥则减，饱则见隆起与各争减，心下累累如桃李。起见于外，腹满呕泄肠鸣，四肢重，足胫肿，厥，不能卧，主肌肉损，其色黄。"

长主虚证见兼脉，长主有余实证多。李中梓说："凡实牢弦紧，皆兼长脉，故长主有余之疾。"

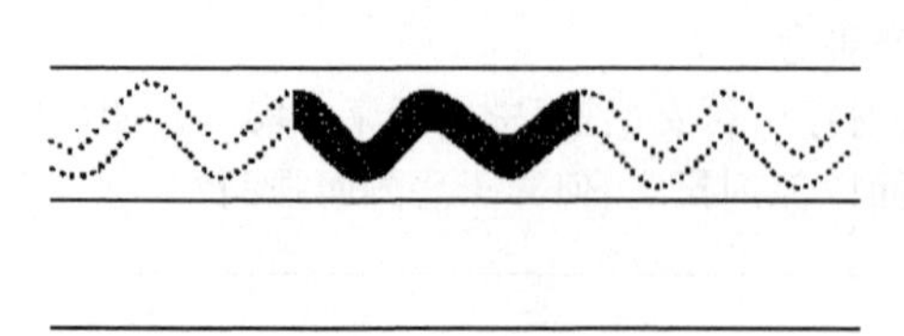

图 3-39 短脉示意图

4. 短脉

指下形状　短脉与长脉相反。脉搏跳动应指,不满三部。关部明显,寸尺低沉,不易触及为短脉。如李中梓说:"短脉涩小,首尾俱俯,中间突起,不能满部"(图 3-39)。

比较鉴别　见长脉、动脉。

临床主病　短为不足,主气虚,亦主气滞。有力气滞,无力虚。《素问・脉要精微论》曰:"短则气病。"李中梓说:"气属阳,主乎充于沛,若短脉独见……则短中自有和缓之象,气乃治也。"非其时出现短脉,即为病脉。

兼脉主病:浮短肺气虚,短涩心气虚,短沉痞气,短而滑数是伤神,短而促或结主痰食。

脉理分析　短为气病,其因有二:一是气虚,无力推动血行;二是脉道涩滞,由痰气或食积邪气,阻碍气道,血行不畅,致脉来短而有力。

运用举例

(1) 主亡阳:阳气虚衰,温运无力,血行缓慢,症见四肢逆冷、脉来短而无力。若重发其汗,则病危,预后不良。如《伤寒论・辨阳明病脉证并治》曰:"发汗多,若重发汗者,亡其阳,谵语,脉短者死。"短脉为气血虚,津液枯,故主死。

(2) 主痰食阻滞:由于痰饮食积,阻碍气道,血行不畅,其证亦可出现短涩或促或结。如张登说:"良由胃气阨塞,不能调畅百脉,或因痰气食积,阻碍气道,所以脉见短涩促结之状。"

(3) 主心悸:痛短为不足,主气虚。气为血帅,血为气母,在生理上相互依存,在病理上相互影响。气虚则无力推动血行,血不荣心致心悸、气短;气虚则血行不畅致瘀阻,不通则痛而致心痛;脉道涩滞,致脉来短涩无力。临床可见于实邪内阻,脏腑气机不利而痞塞,如心包炎等。

长、短两脉是相反的。长脉属肝应于春,短脉属肺应于秋,春、秋季节,寸关脉自见长短,为正常脉象。若是非春、秋季节,又不是在肺、肝脉位出现短脉,其人必有气血虚损病证。

5. 弦脉

指下形状　弦脉形长而直,指下挺然,状如按琴弦,细直以长,有劲有弹力。李中梓说:"弦如琴弦,轻虚而滑,端直以长,指下挺然"(图 3-40)。

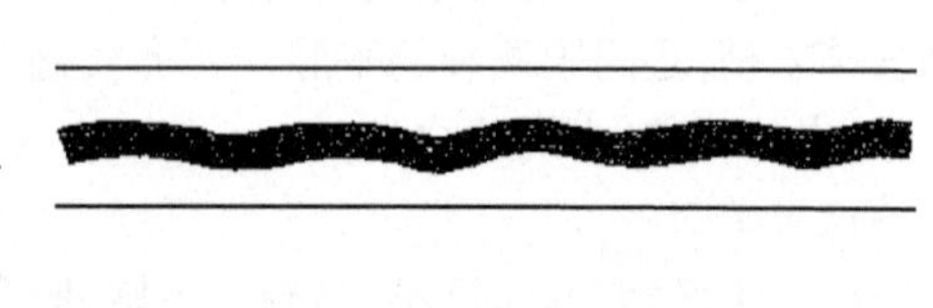

图 3-40 弦脉示意图

比较鉴别　弦脉与弱脉相反。弦脉以端直以长,如按琴弦,有劲有力,挺然指下为其特征;弱脉以沉细而软弱无力,重按始得为特征。

弦与紧均兼长脉,三者以长相类。弦脉端直以长,如按琴弦,有劲有弹力,脉幅较窄;紧脉形状屈曲,如按绳状,左右弹手,来势有力;长脉形长过于本位,如循长竿末梢,软而有弹性,脉幅较弦脉宽。

临床主病　弦为肝脉。肝气郁结、肝胆气逆、肝风内动、肝火上炎等,均可出现弦脉,亦主痰饮、食滞、疟疾、癥瘕积聚、痛证、寒疝等。

弦脉应春属肝,健康人在春季亦见弦脉,其弦为微弦,不失柔和之状,为常脉。

弦脉往来实而强,多见于高血压患者。如《素问・玉机真藏论》载:"……其气来实而弦,此为太过……太过则令人善忘,忽忽眩冒而巅疾。"古人所述符合高血压症状。

弦脉主病范围广,临床所见亦是弦脉多,如张石顽说:"历诊诸病之脉,属邪盛而见弦者,十常二三,属正虚而弦者,十常六七,如腹痛、臌胀、胃反、胸痹、癥瘕、蓄血、伤风、霍乱、带下、肝气郁结、寒热痞满等病,皆由中气无权,土败木贼所致。弦实弦虚,以证邪气之虚实。浮弦沉弦,以证表里之阴阳,无论所患何证，兼何脉，但以和缓有神，不乏胃气，成为可治。”

兼脉主病：弦数肝经有热多，弦迟脾胃多虚寒，浮弦支饮，沉弦悬饮疼痛多，弦大无力证多虚，痉挛拘急脉弦细，弦脉兼滑多痰饮，积聚癥瘕脉弦紧。

脉理分析 形成弦脉之理有二：一是弦属肝胆脉象。肝气郁结，肝阳亢盛，阴阳不和，气逆不顺，使经脉拘束，气血收敛或气血壅迫，脉来急直以长。如李东垣说：“弦脉总是阴阳不和，肝邪上逆。”肝气盛则气血壅迫致脉弦，病在少阳，少阳乙木，其脉自弦。如疟疾病在少阳，脉弦，即古人所说“疟脉自弦”。二是弦为寒凝气结，导致经脉拘急，气血收敛，而致脉弦。如滑伯仁说：“……气血收敛，为阳中伏阴，或为经络间为寒所滞。”

运用举例

(1) 主肝阳亢盛：临证见于肝风内动、肝火上炎，症见眩晕、跌仆、手足拘急、面红目赤、头痛，其脉多弦实，多为高血压患者。

(2) 主肝郁：情志不舒，肝气郁结，症见胸胁闷痛、胀痛、胃脘满闷、纳少、倦怠乏力，其脉多为弦象，肝炎患者较多见。

(3) 主疟疾：往来寒热，发作有时，是病在少阳，少阳病脉弦。如《金匮要略·疟病脉证并治》曰：“疟脉自弦，弦数者多热，弦迟者多寒，弦紧者下之差，弦迟者可温之。”疟疾病证有寒热之分，其脉则有迟数之应。

(4) 主痰饮证：患饮证寒痰，症见咳喘、胁痛、短气、心悸者，其脉多弦。临证常见于肺气肿、慢性支气管炎、哮喘、胸腔积液、腹水等。其脉弦兼滑为顺，兼数难治。《金匮要略·痰饮咳嗽病脉证并治》曰：“咳家其脉弦，为有水，十枣汤主之。”又曰：“脉弦数，有寒饮，冬夏难治。”

(5) 主虚证：常见于脾胃虚寒，肝木乘脾土之证。如《金匮要略·呕吐哕下利病脉证治》曰：“……脉弦者虚也。胃气无余，朝食暮吐，变为胃反。寒在于上，医反下之，今脉反弦，故名曰虚。”寒邪在上，又用寒凉药攻下，损伤脾胃阳气，致胃失和降，脾失健运，为土败木贼之证。

(6) 主痛证：诸痛证均可见弦脉，如头痛、胁痛、身痛、腹痛、肢体痛等。如《伤寒论》曰：“太阳与少阳并病，头项强痛，或眩冒……发汗则谵语，脉弦。”发汗则伤阴，肝阴耗损，木火升腾，出现谵语脉弦，治宜平肝息风清热之剂，可获疗效。

弦脉所居部位，有不同说法。《脉经》载：“弦脉举之无有”。李东垣说：“盖弦脉，总见于浮，其沉弦者牢也。”《诊家正眼》引巢氏云：“按之不移，察察如按琴瑟弦”未定脉位。《脉诊》描述曰：“举之应手，按之不移”，说明浮分见，沉分显，未述其位是否居中。总之，弦脉以状如琴弦而得名，其部位问题，未有定论。从临床实践说明，弦脉可出现于浮中沉三部中的任何一部，临床上较多见。

(六) 怪脉

怪脉，古人叫真脏脉、死脏脉，继后亦叫败脉、死脉、怪脉。最早见于《内经》，至元代危亦林《世医得效方》整理，分为十怪脉，均为无胃、无神、无根的脉象。可见于危重患者，为死的先兆。

死脏脉见于《素问·平人气象论》“死心脉来，前曲后居，如操带钩，曰心死”，“死肝脉来，急益劲，如新张弓弦，曰肝死”，“死脾脉来，锐坚如乌之喙，如鸟之距，如屋之漏，如水之流，曰脾死”，“死肺脉来，如物之浮，如风吹毛，曰肺死”，“死肾脉来，发如夺索，辟辟如弹石，曰肾死”。

所谓死心脉象，轻按坚实而不动，重按牢实而不动，如按带钩一样无胃气；死肝脉象，细小急劲，毫无胃气；死脾脉象，坚锐不柔，如乌之喙与鸟之距，细小而锐坚无胃气；死肺脉象，浮散无根；死肾脉象，坚实如指弹石。

真脏脉见于《素问·平人气象论》“真肝脉至，中外急，如循刀刃责责然，如按琴瑟弦……真心脉至，坚而搏，如循薏苡子，累累然……真肺脉至，大而虚，如以毛羽中人肤……真肾脉至，搏而绝，如指弹石，辟辟然……真脾脉至，弱而乍数乍疏……诸真脏脉见者，皆死不治也”。

所谓真肝脉象,细小弦劲,如按琴弦,全无和缓之气;真心脉象,坚实而搏击,如按薏苡子一样,短小硬实,不柔和,指下如连珠一样累累而来;真脾脉象,软弱,快慢不定,节律紊乱;真肺脉象,浮大无根;真肾脉象,如转索若断,如指弹石一样硬实。真脏脉见主死。

十怪脉的脉象与主病:

1. 釜沸

脉来浮散数极,息数全无,亦无根脚,如釜中水沸,有出无入,无以计数,主三阳热极,无阴之候,见之多死。

2. 鱼翔

脉位浮浅,来势微弱,似有似无,至数不清,如鱼之翔,脉搏表浅,似有似无,主三阴寒极,亡阳之候,见之则危。

3. 弹石

脉在筋肉之下,从筋骨之间,劈劈而至,如指弹石一样硬实,毫无和缓之气,且有促象,是真肾脉至。

4. 解索

脉来散乱,乍疏乍数,快慢不一,节律紊乱,如解乱绳之状,散乱无序,主肾与命门之气绝。

5. 屋漏

脉来极慢而无力,很久才一跳,间歇次数不均匀,状如屋漏雨,良久一滴,溅起无力,主脾胃气绝。

6. 雀喙

脉来急数,锐坚,节律不整,止而复跳,全无胃气,如雀啄食之状,连连搏指,锐而坚,三五不调,止而复来,主脾气绝。

7. 偃刀

脉来弦细坚急,浮取坚小劲急,按之坚大而急,毫无胃气,是真肝脉主死。

8. 转豆

脉搏跳动,硬而搏指,劲急无根,至数不清,如循薏苡子转动之状,累累如连珠,急促硬实,毫无胃气,主心气绝。

9. 麻促

脉来极细而微,急促零乱,如麻子一样,细小纷乱,主营卫枯涩,危急之候。

10. 虾游

脉位表浅,脉搏跳动微弱,至数不清,时而一跳而消失,如虾游冉冉,少焉而去,良久一跃,主死候。

以上所述十怪脉,大约可分为两类:一类是脉跳极快,急促散乱,节律不整,快慢不一,如弹石、解索、釜沸、雀啄、麻促、转豆等,可见于危重患者,有严重的心律紊乱之时;一类是脉跳极慢,节律不齐,似有似无,隐隐约约,很久才跳一次,如屋漏、鱼翔、虾游等。

十怪脉可见于各种严重的器质性病变,如各种心脏病、心力衰竭、心律紊乱、中毒性感染等,病情危重,病死率高。因此,古人称“绝脉”、“死脉”。随着现代医疗技术的发展与提高,大大降低了危重患者的病死率,所以“怪脉”不一定必死,仍应积极抢救。

(七) 相兼脉与主病

脉象是脉搏跳动时的形象,其表现有位、数、律、形、势等方面。正常脉象是:脉位居中;脉数不快不慢,一息四至;脉形不大不小,不长不短,与体形相应;脉的来势和缓有力;脉律均匀有节。病脉是脉跳时,表现较为突出的一方面为名。如脉位表浅为浮、深在为沉;脉数快于常为数、慢于常为迟;脉来有力为实、无力为虚;脉体大于常为大、小于常为细;过于本位为长、不及本位为短等,说明病脉仅代表脉跳的一方面,其他方面未及。另一方面是疾病的发生,致病因素有不同的性质,以及其数量毒力不同,又可有两种以上邪气相互兼夹,其病位有表里之别,病的性质有寒热之分,邪正盛衰有虚实之辨,脉象随之而起变化。所以临床所见的病脉,往往是两种或两种以上的病脉同时出现,如浮数相兼,沉细数互现,这种脉象,叫做“相兼脉”,又称“复合脉”。在 20 多种脉中,有的本身就是复合脉,如浮细软是濡脉,沉细软是弱脉,洪脉大而数,动脉短滑数有力等。但相兼脉有一定的原则,即本脉不与相反的脉相兼,如沉与浮、迟与数、虚与实、滑与涩、大与小、长与短等,彼此绝不相兼。

兼脉主病:浮动数脉,主伤风表证,头痛较重。浮虚涩脉,主风寒表证,卫阳虚,营卫滞涩。浮微涩脉,主亡血。浮弱涩脉,主阳虚,精衰血少。沉迟小紧数脉,“寸口脉沉迟,关上小紧数”,此迟数是指脉跳的动态,不是指快慢。寸口主上,上焦阳微故寸脉沉迟,疲弱不前。痰涎壅遏,阳气不舒,关脉躁动致稍紧数。弦浮大脉,主三阳合病。弦细芤迟脉,主阴阳两虚。微大迟脉,微者不是兼脉,是微有大象,主停瘀。微细沉,主少阴病,脉微细沉,但欲卧。微弱数,主病下利,邪衰正复的佳兆。虚沉弦,主虚劳,阴阳俱虚。虚芤弦,主阴阳气血衰极。沉滑数,主里有痰热。沉细数,主阴虚,或血虚有内热。

(八) 脉症的顺逆与从舍

1. 脉证的顺逆

脉与症的关系非常密切,是机体疾病过程中的病理变化,反映于外的现象。在一般情况下,脉与症是一致的,即有此脉就有此症,两者相应出现,是脉与症相符,为顺证,易治。若此脉与此症不符,或者相反,则说明病理变化复杂,为逆证,难治。《诊宗三昧》说:“切脉之要,逆顺为宝。若逆顺不明,阴阳虚实生死不别也。故南阳先师,首言伤寒阴病见阳脉者生,阳病见阴脉者死。”伤寒病的传变规律,一般是自表入里,由阳传阴。若正复邪衰的情况下,则能由里达表,由阴出阳,如《伤寒论》说:“厥阴中风,脉微浮为欲愈,不浮为未愈。”

在一般情况下,病属有余之证,脉见洪、浮、数、实,是脉症相符,为顺证,表示邪胜正旺,抗邪有力;若反见沉、细、微、弱,是脉症相反,为逆证,表示邪胜正衰,抗病无力,易致邪陷。《景岳全书·脉神章》说:“此内出不足之证,忌见阳脉,如浮、洪、紧、数之类是也,外人有余之证,忌见阴脉,如沉、细、微、弱之类是也。如此之脉,最不易治。”

凡新病、暴病脉来浮、洪、数、实为顺;久病脉来微、弱、涩为顺。如《素问·平人气象论》载:“脉小弱以涩,谓之久病;脉滑浮而疾者,谓之新病。”证有余脉不足,或脉有余证不足,均为逆证。轻者延绵难愈,重者为危重征兆。如《金匮要略·痰饮咳嗽病脉证并治》中说:“久咳数岁,其脉弱者,可治,实大数者,死。”咳嗽数年,正气虚弱,脉弱是与症相符,易治,脉反见实大数,是邪盛正虚,病情严重发展,攻邪则伤正,扶正又留邪,攻补不能,故主死。

2. 脉症的从舍

诊断疾病，必须探求疾病的本源，仔细审察病情，认真分辨，做到既不为证误，又不为脉惑，亦不墨守成规。脉症在一般情况下是相应出现的，但亦有反常现象，如实证见虚脉、虚证见实脉，证有格阴格阳、寒热真假，临证必须详细审辨，认清脉症主次真假，决选下诊，才能药到病除，如《脉诀汇辨》说："脉之指趣，吉凶先定，更有圆机，活泼自审。从证舍脉，从脉舍证，两者皆然药无不应。"

脉与症相合，是正常生理反应与病理变化的正常规律，但亦有反常现象，即出现脉症不符，两者中有真有假，必须辨别清楚，去假存真，进行"从"或"舍"。

(1) 舍脉从证：证真脉假，可舍脉从证。一般是浮脉主表证，治宜发汗解表，但亦有反常者，如《伤寒论 · 平脉法》说："若脉浮大，心下硬，有热，属脏者，攻之不令发汗是也。"脏者是腑之误，因脏是贮藏精气之器，不以攻法治。心下硬又有热，是邪热结聚于内，腑气不通，若发汗，则邪热结聚愈深，攻下则邪去腑气通，症状消除，此为舍脉从证论治。又脉沉主里，里实证候，治宜清宜泻。但亦有用汗法，如《伤寒论 · 辨少阴病脉证》曰："少阴病，始得之，反发热，脉沉者，麻黄细辛附子汤主之。"少阴病不发热，现发热是外感寒邪所致，少阴病患者素体虚热，抗病无力，机体反应不强，不显浮象，应舍脉从证，用麻黄发汗解表，细辛散寒，附子温经，阳气一振，寒邪自散而病愈。

迟脉主寒证，是一般脉证相应变化的规律。但亦有迟脉见于实热证。如《伤寒论 · 辨阳明病脉证并治》曰："阳明病，脉迟，虽汗出不恶寒者，其身必重，短气腹满而喘，有潮热者，此外欲解，可攻里也。手足濈然汗出者，此大便已鞕也，大承气汤主之。"阳明病是外感病过程中，邪热炽盛的极期阶段，病属里实热；阳明腑证以痞、满、燥、实为特点，脉迟不相符，证是真脉是假，应舍脉从证论治，用攻法，取大承气汤下之。

以上病例，证是符合病理变化，反映于外的表现。脉乃因患者体质因素，或受邪气影响不按常规，随证变异，形成假象，其证是真，所以从证论治。

(2) 舍证从脉：脉真证假，可舍证从脉。一般是表证显表脉，但亦有表证显里脉者，如《伤寒论》说："病发热头痛，脉反沉，若不差，身体疼痛，当救其里，四逆汤方。"此发热头痛乃表证见里脉，予发汗解表无效，乃里虚寒重，应当先温里，候里阳振起，卫气充盈，表证自然可解。此为从脉不从证。

又《伤寒论》曰："阳明病，脉浮无汗而喘者，发汗则愈，宜麻黄汤"，是脉证不符的又一证例。阳明病是里热证，但浮为表脉，症见无汗而喘，是由于表邪闭束皮毛所致，皮毛为肺所主，邪从表犯肺，致肺气不宣而喘，应舍证从脉治疗，用麻黄汤发汗解表而愈。

以上病例，脉证不符，表病现里脉，里病显表脉，但脉表现符合内在病理反应，证不甚明显，所以从脉不从证。

脉证不符，原因很多。有的患者体质异常，反应特异，如阳亢阴虚患者，虽病寒而脉常浮洪，阴盛阳虚患者，虽病热而脉常沉细；有的是因外伤或邪气阻压脉搏一时隐伏不见，症状解除，脉即显露；有的是新病，病位病势轻浅，气血尚未变乱，脉亦无变异；有的邪气急剧，症状出现明显，而脉未应变；有的久病气血变乱，脉有显著改变，但症状不显著，如此患者即"脉病形不病"，常有突然变化；亦有原有宿疾，复感新邪，新旧交错的情况，脉象难辨，应以证论治。

脉证受各种原因影响，变异复杂，如何辨清？何梦瑶《医碥》曰："凡脉证不相舍，必有一真一假，须细辨之。如外虽烦热，而脉见微弱者，必虚火也，腹虽胀满，而脉见微弱者，必胃虚也。虚火，虚胀，甚堪攻乎？此宜从脉之真虚，不从证之假据也。其有本无烦热，而脉见洪数者，非火邪也，本无胀滞，而脉见弦强者，非内实也。无热无胀，其堪泻乎？此宜从证之真虚，不从脉之假实也。如寒邪内伤，或食停气滞，而心腹急痛，以致脉道沉伏，或促、或结，此以邪闭经络而然。既有胀等实证可据，则脉之虚乃假虚，当从证不从脉。又若伤寒四肢厥逆、寒战，而脉见数滑，此由内热格阴。何以知之？以病由传经渐致，并非直中阴经，从无热证转寒之理，既有数滑之脉可据，则外证之虚为假虚，亦从脉不从证也。"这段论述,值得参考。

脉有"从"、有"舍",说明脉诊只是患者临床表现的一个方面,而不是病证的唯一表现。脉诊虽是四诊的重要组成部分,但不能代替其他诊法。因此,对脉诊的临床意义,不宜过分夸大,临床要四诊合参,全面审查,才能准确诊断。

七、妇儿脉诊

(一) 诊妇人脉

妇人有经、带、胎、产等生理病理特点,脉象亦相应地起变化。一般说妇人的脉象较男人濡弱。在正常情况下,以左右分阴阳,左属阳,右属阴,男左女右,男以左大为顺,女以右大为顺。

以常衡变,反常者病。下手按脉,男患者先按左手,女患者先按右手,在病中,男患者则以右脉充盛于左脉为有胃气,因男以气为主,肺主气居于右,右脉为本,故以右脉测胃气,同样女以血为主,心主血,居于左,故以左脉为胃气脉。如《四诊抉微》说:"诊男者先左;诊女者先右。男以气成胎则气为之主,女夹血成胎则血为主。男子病右脉充盛于左者,为有胃气也,病虽重可治,女子病左脉充盛于右者,为有胃气也,病虽重可治,反始者虚之甚也。"

《难经·十九难》载:"男子尺脉恒弱,女子尺脉恒盛,是其常也。"滑伯仁亦说:"妇人女子,尺脉常盛而右脉常大者,皆其常也",说明妇女脉象有右大、尺盛者,是正常现象。

1. 月经脉

妇女在近月经周期前,见心烦、脸上暗疮出,其脉来滑数,或弦滑,以左手脉较明显,为月经将至之征;经血来潮,脉象转缓,但见尺脉较弱。其脉来寸关调和,而尺脉沉弱,甚或不至者则多为月经不调;若脉来洪大,或滑数,则为冲任有热,多为月经先期,经血过多,若脉来沉细而弱,则为阳虚内寒,血海不足,月经后期,经血过少。闭经,脉来细涩,或细弱,或尺脉微,是精血虚弱,冲任血少,血海空虚;若脉来沉弦,或沉涩,或沉滑而尺部明显者,是邪气阻滞冲任不利。血崩不止,脉多芤;漏下不止,脉多细弱,反此者多示病重,宜注意。

2. 带下脉

妇人病带下,脉来缓弱,是脾阳虚衰失于健运,水湿下注,伤及任脉所致,其带下色白量多而黏,无臭气。伴随脾虚证候,若两尺脉见于沉迟微弱,则是肾阳虚衰,阴寒内盛,带脉失约,任脉不固,而病带下量多,清稀面冷,淋漓不断,兼见肾阳虚衰证候;若脉来滑数,是湿热内蕴,损伤冲任,湿热下注,带下色黄,或如脓样,或浑浊如米泔,有臭气,并兼见湿热证。

3. 妊脉

妊娠脉象,早在《素问·腹中论》有:"身有病而无邪脉",说明身体虽有停经、口味异常等症状,而脉象正常,是身有孕的象征。如《素问·平人气象论》说:"手少阴脉动甚者,妊子也。"手少阴心主,血脉旺盛以养胎,故左寸脉动甚。《素问·阴阳别论》说:"阴搏阳别,谓之有子。"两尺脉属肾属阴,肾主胞胎,故两尺脉滑数搏指,异于寸部阳脉,是胎气鼓动的象征。《脉经·九卷》说:"三部脉浮沉正等,按之无绝者,有妊也。"《诊家枢要》补充说:"三部脉浮沉正等,无他病而不月者,妊也。"

综上所说,已婚妇女停经,无他病或饮食口味异常,三部脉浮沉正等,滑数有力;或左寸脉滑数有力,或尺脉滑数有力,均明显者,可诊为妊娠。

已婚妇人,停经3个月,似孕非孕,最须辨认的是闭经还是有孕。闭经有虚证、实证之分,虚证,脉来必无力，而孕脉必滑数有力；实证，多先痰湿阻滞经络，气血运行不畅，冲任不利所致，其脉来亦滑，但多兼弦象，或是滑而软，并有痰湿伴随征候；孕脉滑必兼数而有力，动而活泼。

早妊识别男女胎，古代脉书多有论述。如《脉经·卷九》载："妇人，妊娠四月，欲知男女法，左疾为男，右疾为女，俱疾为生二子。"又曰："左手沉实为男，右手浮大为女。"又曰："尺脉左偏大为男，右偏大为女。"《四诊抉微》中引王子亨说："妊娠其脉三部俱滑大而疾，在左侧男，在右侧女。"综上所述，判别胎儿性别不离男左女右原则。妊是滑数有力，左脉盛于右为男，右脉盛于左为女。此说只能供临床参考。

4. 产脉

孕妇临产，脉象离经，如王叔和《脉经·卷九》曰："妇人怀娠离经，其脉浮。设腹痛引腰脊，为今欲生也，但离经者，不病也。"又曰："妇人欲生，其脉离经，夜半觉，日中则生也。"所谓离经者，是指离于平素经常之脉象，《诸病源候论》认为"孕妇诊其脉，转急如切绳转珠者，即产也"，《医学入门》认为"临产六至脉曰离经"，都强调了脉象至数和指下形状的变化。

5. 死胎脉

按脉象有助于辨别胎儿的死活。《脉经·卷九》载："寸口脉洪而涩，洪则为气，涩则为血，气动丹田，其形即温，涩在于下，胎冷若冰。阳气胎活，阴气必终，欲别阴阳，其下必僵，假令阳终，畜然若怀。"其意是脐下三寸为丹田，是胞宫所在之处，胞宫营育胎儿，营血充盛养胎，胎气动，阳气盛，胎体温，孕脉来洪盛，胎死不动，阳气终，阴气盛，胎体冷如冰，滞阻营血，致脉来沉涩。故脉由洪滑转为沉涩有阴道出血者，应警惕胎死腹中，宜结合现代医学的检查方法综合判断。

（二）诊小儿脉

小儿临诊时，往往惊哭，惊则气乱，气乱脉亦乱，脉乱则难下诊。医者须待小儿平静后诊脉才准确。其次小儿寸口脉狭小，难分三部，3岁以下，以一指总按三部，用左手握小儿手，以右手拇指按小儿高骨脉位上，不分三部定息数，同时辅以望指纹、形色、苗窍下诊。4岁以上小儿，以高骨中线为关，并以一指向左右侧滚转寻三部。至7~8岁可以挪动诊指按三部，9~15岁可以按成人分三部进行诊脉。

小儿肾气未充盛，脉气在中部，只宜中候，不宜重按，重按则多不见。如果重按仍见，便与成人的牢、实脉同论。

脉象主病：正常情况是5~6岁的小儿，以一息六至为平脉，八九至为数，四五至为迟，3岁以下，八至为平。《幼幼新书·卷二》载："婴童宝鉴，儿三岁至七岁，其脉以一息八至为平，八至十至太过，病为阳盛；不及五六至为不足，病为阴盛。微为寒。"病脉只诊浮沉、迟数、强弱、缓急以辨阴阳寒热，邪正盛衰，不详诊二十脉。其主病以浮数为阳，沉迟为阴，强弱分虚实，缓急测邪正。数为热，多属腑；迟为寒，多属脏。沉滑为宿食不化，浮滑为风痰。紧主寒，缓主湿，大小不齐多为滞。浮弦为痰饮，弦紧为风寒，虚涩为慢惊，沉弦为腹痛。

第五节　切诊（下）——按诊

切诊包括按诊，按诊就是医者用手直接触摸或按压患者的某些部位，以了解局部变化，从而推断病情的一种诊病方法。

医者对患者的肌肤、手足、胸腹及病变部位进行触摸按压，以测知病变部位的冷热、滑涩、软硬、压痛、痞块或其他异常变化，从而推断疾病的部位和性质。按诊与脉诊、舌诊同等重要，为临床各科提供诊断依据。其内容有：按额部、按手足、按胸腹、按腧穴等。

一、按 额 部

按诊时医者的手要温暖如常，手力要适当，注意力要集中。根据《素问·刺热》所载“肺热病者，左颊先赤；心热病者，颜（额）先赤；脾热病者，鼻先赤；肺热病者，右颊先赤；肾热病者，颐（颧下）先赤”，此即说，赤色主热病，五脏病热显赤色，分别显露于面部相关区域。如额部属心，按额部的冷暖，可以探测心阳的盛衰。阳气主温煦，各种原因可导致阳气失去正常温煦作用，而见额冷，阳盛则热，阳虚则寒。检查患者时，医者用自己的手心按患者的额部，探测患者有无发热，低热还是高热。同时以患者的手心作对照，若患者手心热甚于额部，是虚热；若额部热于手心，是外感表热证。这种方法多用于小儿。

二、按头颈部

按婴儿囟门，注意有无高而凸起或是低陷的变化。高凸者，是肝风内动，即将发痉的征兆；若是囟门低陷者，则为津液亏损，阴液衰竭或气血不足之象。

按颈部须注意有无肿块，若摸到肿块，则必须进一步检查，肿块有无压痛、大小、软硬、数目，以及肿块与周围组织有无粘连，并注意鉴别痰核瘰疬、癌瘤转移、炎性淋巴结肿大等。

三、按 肌 肤

（一）尺肤

《脉要精微论》曰：“尺内两傍，则季胁也，尺外以候肾，尺里以候腹。中附上，左外以候肝，内以候鬲；右外以候胃，内以候脾。上附上，右外以候肺，内以候胸中；左外以候心，内以候膻中。前以候前，后以候后。上竟上者，胸喉中事也；下竟下者，少腹腰股膝胫足中事也。”这段经文，注家多以寸关尺切脉及其分部所候注释。王冰则认为“尺内谓尺泽之内也”较合经意，也即“尺肤诊法”。其分部是尺泽以内至腕关节横纹处，分尺里、中附上、上附上三部，并以上以候上，下以候下的原则，分别三部主候（图3-41）。

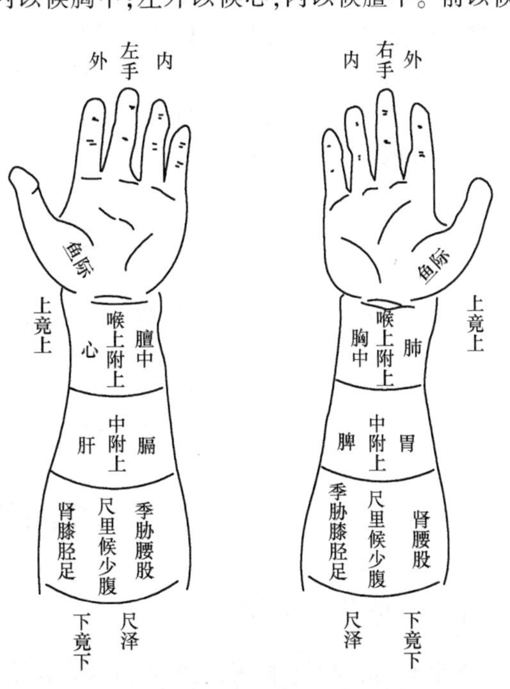

图3-41 尺肤诊法示意图

古人重视诊尺肤，切寸口与诊尺肤，互相合参，综合分析，推断病位的深浅，病情的发展，证候的寒热、虚实等。认为疾病引起脉象变化，尺肤亦起相应的变更，如《难经·十三难》载：“脉数，尺之皮肤亦数；脉急，尺之皮肤亦急；脉缓，尺之皮肤亦缓；脉涩，尺之皮肤亦涩；脉滑，尺之皮肤亦滑。”

尺肤的部位：以腕关节内侧横纹处至肘关节内侧横纹处的肌肤为诊尺肤的部位。其部又分上、中、里三部，近寸口部位为上，近尺泽部位为尺里，两部之间为中；沿鱼际前缘上肘部尺泽穴处为外，沿尺侧后缘上肘部为内。

主病：上以候上，下以候下，前以候前，后以候后。上部主胸以上疾患；中部主脾胃及肝胆部疾患；下部主腰腹以下的疾患。

一般尺肤滑而柔润，主病轻，多见于外感风邪；干涩粗糙，多为津血亏虚；胀满而滑，多为溢饮；冰冷而脉细者，是泄泻或气虚；热甚而脉洪大者，为热病。若初按高热灼手，按久渐转寒冷，或初按觉冷，按久渐转热的，均是寒热错杂病证。肘后缘尺肤热多为肠中有虫的征象。

(二) 肌肤

察肌肤的寒热、润燥、肿胀，可以辨别邪正的盛衰、病位的深浅、津液的存亡。阳盛则身热；阳气虚衰则身寒凉。凡身热，初按灼手，久按则减，是热在表；若初按热甚，久按更甚，是邪热炽盛在里，向外蒸发的表现；若初按不觉热，按久灼手，是湿遏热伏于内的表现。

按皮肤的滑涩、有汗无汗可以辨别津液是否受伤。如皮肤滑而柔润，是津液未伤；若枯涩或甲错，是阴血已伤，或有瘀血。肌肤肿胀，按之凹陷不起的为水肿；若皮肤肿胀绷紧，按之即起无痕的属气肿。

四、按 手 足

手足的温凉可显示阳气的盛衰。手足的温度正常，说明阳气功能正常，若手足尽热，是阳热亢盛；身寒肢冷是阳气虚衰；四肢厥冷多为阳气衰竭。所以按手足的温冷，可以辨别疾病的性质、邪正的盛衰、预后的善恶等。

按患者的掌心与掌背，若手背较热盛，患者诉说身热不适，同时按其额部亦热，则多为外感风寒，邪气盛；若手心热而身无发热，多是阴虚内热。小儿手心热，多为伤食或食积；手足俱冷为阳气衰微之征。泄泻，手足温暖为阳气未衰，病情较轻；手足俱冷为脾胃阳虚，病情较重。小儿高热指冷，要预防抽搐；若中指独冷，则多为麻疸将发之征；若掌心冷而手撒或握紧，多为病重难治。

病虚寒泻下，按患者手足温凉，可以辨别病情发展的趋势及预后。《灵枢・论疾诊尺》曰："大便赤瓣飧泄，脉小者，手足寒难已，飧泄，脉小手足温，泄易已"，说明大便泻下成条成片的血秽。见脉小手足凉的，是阳气虚衰，病难治；泄泻病，脉小手足温，是阳气复，容易治。《伤寒论・辨少阴病脉证并治》亦有类似记载，"少阴病，恶寒身踡而利，手足逆冷者，不治"。又曰："少阴病，下利，若利自止，恶寒而踡卧，手足温者，可治。"

五、按 疮 疡

触摸疮疡局部，审查其寒热、软硬、疼痛情况，可以辨别其属阴、属阳及有脓、无脓等。《金匮要略・疮痈肠痈浸淫病脉证并治》说："诸痈肿，欲知有脓无脓，以手掩肿上，热者为有脓，不热者为无脓。"若触之肿势高突，发热灼手，剧痛而拒按为阳证；肿势平塌，不热，痛轻，是为阴证。按之坚硬而痛甚者，为未成脓；按之有波动感的，为已成脓。

六、按 胸 腹

(一) 体位与方法

患者仰卧，两下肢伸展开，随着按诊的需要，下肢由伸展变为屈曲。医者站在患者的侧边，如果天气寒冷，医者的手应先温暖，以免引起患者挛缩而影响诊断的准确性，而后从胸到腹轻轻地进行触按。如患者诉说某处疼痛，则先检查无痛之处，然后查疼痛部位，避免患者恐惧而致防备性腹壁僵硬所造成的触按困难。

(二) 部位与反应

1. 胸胁

胸胁指胸之两侧及季肋部，即腋下至第十二肋骨部分的总称(胸胁与腹部区域划分，如图 3-42)，是足厥阴肝经与足少阳胆经所分布之处。胸胁部位，按之有抵抗，患者感到不适或有疼痛，自觉胸胁满闷充塞压迫，甚或疼痛，如以绳带扎胸胁，伴有口苦、咽干、纳呆等症状，是小柴胡汤证。若患者自觉两胁胀痛不适并伴有心烦不安等症状，是逍遥散证。

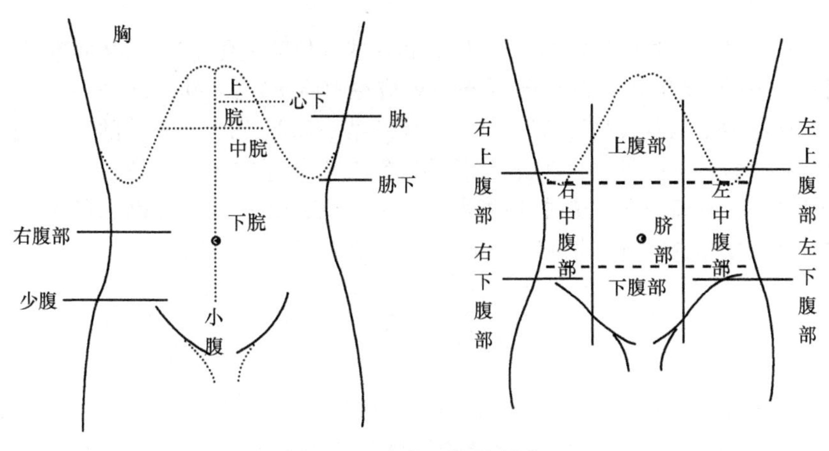

图 3-42 腹部区域的划分

2. 虚里

按胸部主要是按虚里，即按左乳下，心尖搏动处的位置。如此处搏动应手太强，或范围广泛，或节律不均匀等多为心脏病。

3. 心下

心下广义指胃脘部，即剑突下至脐部。胃脘部又分上脘、中脘、下脘。狭义主要是指上脘。此处按之有抵抗感，患者感到疼痛和不快，为心下痞硬。痞是气机阻塞，患者自觉心下满闷不适的症状。

若心下按之坚实，痛剧而拒按，伴有腹满便秘者，是胃肠有燥结，属阳明腑实证。若喜按，按之濡软或表面按之有抵抗感，但深层虚软者，是胃气虚寒。若按之濡软，出现振水音，按其背部，胃俞附近，有相应的压痛点，伴有心动悸、头目眩晕、气上冲胸、心神不安、小便不利，是心肾阳虚，水湿停聚之征。

4. 腹部

腹部区域的划分：两季胁下称胁下；脐两侧称左、右腹；脐下两侧称少腹；脐下称小腹。按腹部审察有无肿物、疼痛、胀满等。如患者腹满痛，按诊可以辨别证候的虚实。《金匮要略·腹满寒疝宿食病脉证治》说：“病者腹满，按之不痛为虚，痛者为实，可下之；舌黄未下者，下之黄自去。”

腹部按之有肿块，则须进一步审察其软硬、形状及其所在部位是否固定等。若肿物按之软，甚则能散，其部位又不定者，称为“瘕”或“聚”，多属气滞所致；若肿物按之坚硬，部位固定不移者，称“癥”

或“积”,多属瘀血、痰水等实邪结聚之证。如肿块在胁下,连至心下,边缘锐利,部位固定不移者,属肝脾肿大。如《金匮要略·水气病脉证并治》载:“心下坚,大如盘,边如旋杯。”若在少腹部按到索状物,轻轻按触,患者即觉疼痛,并向上下放射,多属瘀血,为少腹急结证。

腹痛,按之痛减,属虚寒证;按之痛剧而拒按者,属实证。张石顽说:“凡痛,按之痛剧者,血实也;按之痛治者,气虚血燥也。”

腹满,按之灼热,腹部硬满而拒按,或在左下腹有硬块;伴有腹痛便秘,脉沉而有力,是实满;若按之虚软不实,无痛者为虚满。《金匮要略·腹满寒疝宿食病脉证治》载:“腹满,按之不痛者为虚,痛者为实可下之。”若按之胀实,如囊裹水,动按有水声和波动感,并有小便不利者为膨胀。

七、按 腧 穴

按腧穴,是按压身体上某些特定的穴位,以了解这些穴位的变化与反应,从而推断内在脏腑的某些疾病。《灵枢·背腧》指出:“欲得而验之,按其处应在中而痛解,乃其腧也。”

中医认为,机体内组织器官是互有联系的,身体的某一局部,可以是整体的反映。由于五脏六腑的精气也能转输于脑穴,所以脏腑有病,往往其腧穴反映有压痛,或有异物感。

经络为脏腑所属,有诸内必形诸外,脏腑所属经络穴位有压痛,可以诊断脏腑疾病。如胃病按胃俞、脾俞等穴常见有压痛;肠痈(急性阑尾炎)常见在阑尾穴有明显压痛等。

八、按 耳 穴

按压耳穴,不但可以了解疾病的所在,而且还可以指示治疗部位。一般采用探棒、火柴棒、耳穴探测仪来进行。耳穴阳性提示病变部位,压痛程度提示病变轻重缓急。一般压痛点压痛轻则病也轻而缓,压痛剧则病也重而急。如在胃区、交感、神门、脾等穴位探测呈阳性反应,剧痛多为急性胃炎;缓痛多为慢性胃炎。如在大肠、小肠、交感、神门、脾等穴位探测呈强阳性反应,多为消化不良,急性肠炎;压痛轻则多为慢性肠炎。

按压耳穴进行诊断时要注意与其他诊法相结合,以免误诊。如疑阑尾炎患者在阑尾穴压痛并不十分明显,而在输尿管前区有压痛,经拍片证实为输尿管结石等,需要综合判断。

第四章　辨　证

“辨证施治”是中医诊疗疾病的主要特点。“辨证”，即根据四诊所收集的病情资料，应用八纲等各种辨证方法来判断、辨别疾病的证候；“施治”则是根据辨证的结果，确立相应的治疗方法。故诊疗疾病的原则必须准确诊察该病所表现的各种征象并进行细致的综合分析以探求其本质，为治疗提供可靠的依据。

为便于理解，有必要说明“症”、“证”与“病”的概念。“症”与“证”二字一般本可通用，但在应用于诊疗过程中加以区分，有助于使叙述的内容更明确。“症”指疾病所表现的各种征象，主要指症状，如发热、咳嗽、气促、腹痛、泄泻等。“证”则指“证候”，是机体在疾病某一阶段中所表现的各种“症”的概括，包括致病因素、患病部位、疾病性质及邪正消长变化情况等，较全面地反映了疾病的本质。故“症”是辨别“证候”的基础，“证候”是各个“症”的综合。“诊断”就是从审察各种“症”的内在联系，来辨识“证候”的过程，也即是应用“四诊”、“八纲”及各种辨证方法的过程。“病”，是疾病的名称，即病名，如痢疾、臌胀、中风、疳积、麻疹等，是对疾病的一种概括。在疾病发展过程中，可因不同的患者、不同的病程阶段（即因机体抗邪能力的强弱、病邪入侵的深浅）等差异而表现为不同的证候类型，故辨证施治的原则包括“同病异治”、“异病同治”。从而说明了诊疗疾病的复杂性与“辨证”的重要性。因此，熟练掌握四诊的方法，灵活运用各种辨证规律，是正确诊断疾病的基本原则。

各种辨证方法以八纲为总纲，还包括：病因辨证、六经辨证、卫气营血辨证、三焦辨证、气血津液辨证、脏腑辨证及十二经辨证。分述如下。

第一节　八纲辨证

八纲，即指阴、阳、表、里、寒、热、虚、实八类证候。它是中医辨证的基本方法和纲领。明代张三锡著《医学六要》序曰：“……仅得古人治病大法有八，曰阴、曰阳、曰表、曰里、曰寒、曰热、曰实、曰虚，而气、血、痰、火尽该于中。”因此，八纲可归纳说明病变的部位、性质，以及病变过程中正邪双方力量的对比情况来指导临床实践。

八纲对病理、证候、诊断、治疗等都有重要作用。八纲的内容，在《内经》中早有论及，张仲景更具体地运用于伤寒与杂病的诊疗。《景岳全书》中有“阴阳”、“六变辨”等篇，对八纲有更进一步的阐发。清代程钟龄又加以提倡。于是，八纲便成为诊断学的重要组成部分。明代王执中著《东垣先生伤寒正脉·卷一》曰：“治病八字，虚、实、阴、阳、表、里、寒、热，八字不分，杀人反掌。”所以，一定要掌握好八纲辨证，才能在复杂的疾病面前，执简驭繁地做出诊断。

任何一个病证，都可以用八纲辨证来分析归纳。如论疾病的类别，不属于阴，便属于阳；论病位的浅深，不在表，就在里；论疾病的性质，不属于寒，便属于热；论邪正的盛衰，不是正虚，便是邪实。所以，八纲辨证可以作为一切辨证的总纲。而阴阳两纲又为八纲的总纲，即表、热、实属阳；里、寒、虚属阴。这样，就可以紧紧地把握阴阳两纲，由浅入深，层层深入，从而认识疾病的本质。正如张景岳所说“凡诊脉施治，必须先审阴阳，乃为医道之纲领，阴阳无谬，治焉有差”。

八纲反映了病变过程中各种矛盾的几个主要方面，但在临床应用上，它们之间又是相互联系且不可分割的。如辨别表里必须与寒热虚实联系，辨别虚实又必须与表里寒热联系。因为疾病的变化,往往不是单纯的,而是经常出现表里、寒热、虚实交织在一起的错综复杂情况。此外,还有表证入里、里证出表、寒证化热、热证转寒、虚实互变及寒热真假等。运用八纲辨证时,不仅要熟练掌握八类证候的各自特点,而且还要注意它们之间的相互联系,灵活运用,才能正确全面地认识疾病。八纲是辨证施治的概括性纲领,适用于临床各科。

一、表　里

概念　表里是辨别疾病的病位和病势轻重的两个纲领,同时,它还标志着病邪侵袭的途径和疾病的类别。一般来说,病在皮毛肌表的属表证,病在脏腑的属里证。病在表的病邪浅,病势轻;病在里的病邪已深入,病势较重。因为外感病的病邪是从体表或口鼻入侵,逐步向里发展的缘故。正如《素问·皮部论》说:"是故百病之始生也,必先于皮毛,邪中之则腠理开,开则入客于络脉,留而不去,传入于经,留而不去,传入于府,禀于肠胃。"

(一) 表证

六淫之邪从皮毛及口鼻侵犯人体肌表、经络而发生的病证为表证,多见于外感发热病的初期。《景岳全书》说:"表证者,邪气之自外而入者也。"

临床表现　发热、恶风寒、舌苔薄白、脉浮。常伴有头痛身疼、鼻塞流涕、作咳、咽喉痒痛等。

分析　六淫之邪,侵犯皮毛肌腠,正邪相争则发热。其"温分肉、肥腠理"的功能受到阻碍,肌表不能得到正常的温煦,所以出现恶风寒的症状。肺主皮毛,鼻为肺窍,咽喉为肺气的通道,皮毛受邪,伤及肺系,引起肺失宣降,出现鼻塞、咳嗽或咽喉痒痛等症状。邪气闭阻,营卫不得宣通,不通则痛故见头身疼痛。正邪相争于表,故脉浮。病属轻浅,故舌质无明显变化而仅呈薄白苔。

本证一般起病急、病程短、病势轻浅,治疗较易。

治法　辛散解表。《内经》曰:"其在表者,汗而发之。"

(二) 里证

里证,是病位深在于内(脏腑、气血、骨髓等)的一类证候。它是与表证相对而言的,概括地说,凡非表证的一切证候皆属里证。《景岳全书》说:"里证者,病在内在脏也。"

临床表现　高热,不恶寒,但发热,汗出,口渴,小便黄赤,大便干结,舌苔黄,脉数而有力。这是最常见的外感发热,病已入里的证候。但里证多已病及脏腑,表现复杂,如心脏病的心悸、失眠;肝脏病的眩晕、胁痛;脾胃病的食欲不振、呕吐腹泻;肺脏病的咳嗽气喘;肾与膀胱病的遗精遗尿、小便热涩刺痛或癃闭等。另在脏腑辨证中详述。

分析　里证的证候范围很广,其发病原因可有如下三种情况。

(1) 表邪不解,内传入里,侵犯脏腑或经脉而成。如六经辨证中太阳转阳明实热证;卫气营血辨证中,卫分转气分、营分、血分证,都属里证。

(2) 外邪直接侵犯脏腑而发病,一般叫做"直中",即外邪直接侵犯内脏之意。如腹部受凉,或过食生冷以致寒湿邪气内伤脾胃,发生腹痛、吐泻等,形成里寒证。

(3) 情志、饮食、疲劳、房事等内伤因素,直接影响脏腑气血,使其功能紊乱,阴阳失调所发生的内伤病,开始即见里证。如脾气虚弱,运化失常,出现食少、腹胀、便溏的里虚证。

治法　由于里证的内容很广泛,治法也多种多样。但总的原则是"和里",采取"寒者热之"、"热者寒之"、"虚则补之"、"实则泻之"的治疗原则。

(三) 表里证的鉴别

表里证的鉴别,主要关键在于发热是否伴有恶风寒,舌苔是白是黄,脉象是浮是沉(表4-1)。

表 4-1　表里证候鉴别表

证候	寒热	脉象	舌象(苔)
表证	恶寒、发热同时并见	浮	一般薄白
里证	但寒不热、但热不寒或无寒热	不浮	因具体证候而不同

(四) 表证与里证的关系

由于正邪的不断斗争,病情也就不断在变化,从表、里证的关系来说,也不是固定不变的,常是相互转化或表里同病的。常见的有下面三种情况。

1. 表里转化

就是表证入里,里证出表。

表里证候的转化,在于正邪双方斗争的趋势。如果邪气过盛,人体抵抗能力降低,或因护理不当,或失治、误治等原因,减低了正气的抵抗力,都可能使病邪入里转化为里证。

所以表里证候的转化,是疾病病位的发展变化。一般来说,表证入里,是正邪斗争,邪盛正退的表现,标志着病情的进展;里证出表则是邪退正复的表现,标志着病情的向愈。因此,掌握证候表里出入的变化,对于预测疾病的发展转归,有着重要的意义。

现举例说明:表证入里,凡病表证,本有发热恶寒,若恶寒自罢,不恶寒而反恶热,并见烦渴多饮、舌红苔黄、尿赤等症状,即表示病向里发展,由表入里转为里热证;里证出表,如里证内热烦躁,咳逆胸闷,继而发热汗出、烦躁减轻,或见疹痞透露,则是病邪由里达表的证候。

2. 表里同病

在发病过程中,表证和里证同时出现,称为表里同病。除初病即见表证又见里证外,多因表证未罢,又及于里;或本病未愈,又兼标病。如本有内伤,又加外感;或先有外感,又伤饮食之类。

3. 半表半里

外邪由表内传,尚未达于里;或里证出表,尚未至于表,邪正相搏于表里之间的一种证候,称为半表半里证(在六经辨证中称为少阳病)。其证候表现为寒热往来,胸胁苦满,口苦咽干,目眩,心烦喜呕,不欲饮食,脉弦等。在这阶段解表治里皆非所宜,必须应用和解法以和解表里治之。

按语　表里:表,系指位于体表及外因作用于机体早期邪正抗争反应的部位。表证是体表受损,体内大部分组织未受严重损害的全身性反应证候。里,系指位于体内、外因作用于机体后期或体内发生病变的邪正抗争反应部位。里证是体内组织已受损的全身性反应证候。

(五) 表里证的寒热虚实

表证有寒热虚实的表现,主要从寒热轻重、有无出汗、脉象表现来区别。

表寒与表热:恶寒较重,发热较轻,脉浮紧为表寒证,多因感受风寒外邪致病;恶寒轻或仅有恶风而发热较重,脉浮数,则为表热,多因感受风热致病。

表虚与表实:表虚证恶风明显,有汗,脉浮缓,多因抗病力较弱,腠理开泄,则为表虚;表实证恶寒明显,无汗,脉浮紧,多因抗病力较强,寒邪束表,腠理闭塞,则为表实。

二、寒　热

概念　寒热是辨别疾病性质的两个纲领。寒证与热证反映了机体阴阳偏盛偏衰的实质，即阴盛或阳虚的表现为寒证；阳盛或阴虚的表现为热证。《素问·阴阳应象大论》说：“阳盛则热，阴盛则寒”，《素问·调经论》说：“阳虚则外寒，阴虚则内热”即是此意。明代张景岳认为“寒热者，阴阳之化也”。

（一）寒证

寒证，是感受寒邪，或阳虚阴盛，机体的功能活动衰减所表现的证候。

临床表现　常见恶寒喜暖，口淡不渴，面色苍白，肢冷蜷卧，小便清长，大便稀溏，舌淡苔白而润滑，脉迟或紧等。

分析　阳气不足或为外寒所伤，不能发挥其温煦周身的作用，故见恶寒喜暖，肢冷蜷卧；阴寒内盛，津液不伤，所以口淡不渴。阳虚不能温化水液，以致尿及痰、涕、涎等排泄物皆为澄澈清冷；阳虚不化，寒湿内生，则舌淡苔白而润滑。阳气虚弱，鼓动血脉之力不足，故脉来多见迟象。

治法　总的原则为温以祛寒。

（二）热证

热证，是感受热邪，或阳盛或阴虚，表现为机体的功能活动亢进的证候。

临床表现　多见发热喜凉，口渴饮冷，面红目赤，烦躁不宁，小便短赤，大便燥结，舌红苔黄而干燥，脉数等症状。

分析　热证多由外感热邪引起，或因七情过激，郁而化火；或饮食不节，积滞为热；或房室劳倦，劫夺阴精，阴虚阳亢所致。

阳热偏盛，则身热喜凉；火热伤阴，津液被耗，故小便短赤；津伤则须引水自救，所以渴喜冷饮；火性炎上，故见面红目赤；热扰心神，则烦躁不宁；肠热液亏，势必大便干燥；舌质红苔黄为热象，苔干少津是阴伤，阳热亢盛，使血流加速，故见数脉。

治法　总的治法以清热为主。

（三）寒热证鉴别

辨别寒证与热证，不能孤立地根据某一症状作判断，应对疾病的全部表现综合观察，才能得出正确的结论。程钟龄在《医学心悟》中说：“一病之寒热，全在口渴与不渴，渴而消水与不消水，饮食喜热与喜冷，烦躁与厥冷，溺之长短，赤白，便之溏结，脉之迟数以分之。假如口渴而能消水，喜冷饮食、烦躁、溺短赤、便结、脉数，此热也；手足厥冷、溺清长、便溏、脉迟，此寒也。”

（四）寒证与热证的关系

寒证与热证虽有阴阳盛衰的本质不同，但在疾病过程中，既可以错杂同时出现，也可以相互转化。

1. 寒热错杂

（1）上热下寒证：如口臭、渴而喜饮、牙龈肿痛的胃热于上；同时又见腹痛喜暖、大便溏泄的肠寒于下。《伤寒论》说：“伤寒胸中有热，胃中有邪气，腹中痛，欲呕吐者，黄连汤主之。”条文中论及的胸中烦热、呕吐为上热；胃中有邪气、腹中痛喜暖、大便稀薄为下寒（肠），用黄连汤寒热平调。

(2) 上寒下热证：胃寒于上，上见胃脘冷痛、呕吐清涎；同时又见下焦湿热的尿频、尿痛、小便短赤等症状。如《金匮要略·呕吐哕下利病脉证治》曰："干呕而利者，黄芩加半夏生姜汤主之。"此因胃寒而干呕，肠湿热而下痢，故用黄芩加半夏生姜汤。

(3) 表寒里热证：如素有内热，又感风寒，外见发热、恶寒、身痛；内见烦躁、口渴。如小儿先有食积内热，又外感风寒之邪，临床上既能见到由内热食积引起的腹痛、烦躁、口渴、苔黄，又可见到体温升高、恶寒、身痛等症状，属表寒里热证。

(4) 表热里寒证：也是表里寒热错杂的一种表现，如平素脾胃虚寒、纳呆、腹胀便溏；又感风热，见有发热、恶寒、口渴、有汗等表热证，均属此类证候。

2. 寒热转化

寒热转化和表里转化一样，在疾病发展过程中，由于治疗不当，或人体本身正气的盛衰等内在因素，寒热证候在一定条件下，也可以相互转化。

寒证转热证，如上述表寒证转里热证，既是表里转化，也是寒热转化。

热证转寒证，如高热患者，由于大汗不止，阳从汗泄；或吐泻过度，阳随津耗，出现体温骤然下降、四肢厥冷、面色苍白、脉象沉细或脉微欲绝，这就是由原来的热证，转为阳虚将脱的寒证例子。

寒证与热证的相互转化是有条件的，关键在于邪正双方力量的对比，一般由寒化热，是人体正气充实，阳气亢盛，邪气才能从阳化热；若虽为热证，正邪斗争，结果正不胜邪，阳气耗伤，则热证也可转化为寒证。

3. 寒热真假

在疾病发展的过程中，特别是在病情危重的阶段，还会出现真热假寒或真寒假热的证候。

真热假寒即热证极重而出现假寒象，真寒假热即寒证极重而出现假热，这种现象多见于病较危重时，分述如下。

(1) 真热假寒(热极似寒)：即内真热外假寒。《顾氏医镜》曰："阳盛之极，往往发厥，手足厥冷，自汗发呃，身卧如塑，六脉细微，悉似阴证。但审其内证，必气喷如火，咽干，口臭，舌质芒刺，渴欲冷饮，谵语太息，喜凉恶热，心烦胀满，按之痛甚，小便必黄赤短少，大便臭秽异常，若误温之，是以火济火也。"本证的临床表现：四肢厥冷、脉沉等好似寒证；但手足冷而身热、不恶寒而反恶热、脉虽沉而数有力，并见口渴、烦躁、喜冷饮、舌红苔黄、小便短赤、大便干燥等一派热象。这种手足冷而脉沉为假寒象，因内热过盛，阳气闭郁，不能外达于表所致，所以热为疾病的本质，而所见的寒象为疾病的假象，即阳盛于内，拒阴于外，又称"阳盛格阴"、"阳极似阴"。

(2) 真寒假热(寒极似热)：即内真寒外假热。《顾氏医镜》谓："阴盛之极，往往格阳，身热面红，口渴喜冷，手足躁扰，而神则静，语言虽谵妄，而声则微，脉洪大而按之无力，若误清之，是以水济水也。"其临床表现：身热、口渴、面红、脉大好像是热证；但细心观察则身热反欲近衣、口渴而喜热饮、脉大而按之无力，同时还有肢冷、尿清、便溏、舌淡苔白等一派寒象。此为阴盛于内，格阳于外，寒热格拒而致，正如《伤寒论》说："病人身大热，反欲得近衣者，热在皮肤，寒在骨髓也。"

(3) 寒热真假的鉴别：假象是疾病的现象，真象是疾病的本质，在辨证时必须透过现象看本质，不要被假象所迷惑，故辨别寒热真假在辨证中有其重要意义，可从下面两方面去注意。

一是假象的出现，多在四肢、皮毛，或面色等方面；而脏腑、气血、津液方面的表现，才是疾病的本质，故脉、舌象等为诊断鉴别的关键。

二是假象终究和真象不同，如面红：假热的面红仅在颧颊上，颜色浅红娇嫩，如浮在皮表，时隐时现；真热的面红是满面通红。肢冷：假象者胸腹部大热，或周身寒冷而反不欲近衣被；真寒者身蜷卧，欲得衣被。

按语 真寒假热,真热假寒:如《景岳全书·传忠录》说:“假热……口虽干渴,必不喜冷,即喜冷者饮亦不多,或大便不爽,或先便后溏……”《伤寒论》说:“病人身大热,反欲近衣者,热在皮肤,寒在骨髓也,身大寒反不欲近衣者,寒在皮肤,热在骨髓也”中的“身热欲近衣”与“身寒不欲近衣”也是真寒假热与真热假寒的现象。

三、虚　　实

概念 虚实是辨别人体正气强弱和病邪盛衰的两个纲领。虚,指正气虚,主要指人体的正气(包括精、气、血、津液等)不足。实,指邪气亢盛有余。凡正气虚所产生的证候属虚证;凡邪气亢盛有余所产生的证候属实证。

一般来说,虚证时邪气也不亢盛;实证时正气尚未虚弱。但在临床上也常见虚实错杂,必须注意识别。

(一) 虚证

由于人体正气虚弱不足,导致机体抗邪能力减退,生理功能不足所表现的证候,称为虚证。慢性病及消耗性疾病,因人体正气已虚,脏腑功能多处于减退的状态,故多表现为虚证。

临床表现 精神委靡,面色苍白或午后颧红,身倦乏力,形体瘦弱,心悸气短,形寒肢冷或五心烦热,自汗盗汗,大便溏泄或滑脱,小便频数或失禁,舌质淡嫩或舌红少苔或无苔,脉虚无力或细数无力等。

分析 如阳气虚,则温运固摄无力,故出现面色苍白、形寒肢冷、神疲乏力、气短自汗等症状。如阴虚不能制阳,阳热内生即阴虚生内热,故见手足心热、心烦心悸、午后颧红、盗汗等症状。如气血两虚,经脉不能充盈,血运无力,故脉虚。阳虚不能蒸化水津,阴津亏虚无以上承,所以舌红少苔甚至无苔。

精气不足则导致虚证的产生。精气,泛指人体的正气。正气过度耗损,导致机体抗邪能力减退,因而产生虚证。而虚证的形成,有先天与后天不足两方面因素:一因先天不足,如因母体多病,或营养不足,或跌仆损伤等原因,致母体气血阴阳不足或耗伤,影响胎儿发育不良;或因早产等因素,致小儿出生后常体弱多病。二因后天不足,如饮食不节、劳逸失调、身体缺乏锻炼、七情所伤,或房劳过度、失血过多,或大病久病后等因素,引起机体气血阴阳耗损而产生虚证。临床上因后天失调产生的虚证较多见。

虚证大致可归纳为气、血、阴、阳四类。病程较短者,多伤及气血,可有气虚、血虚,或气血两虚;病程较长或病情较重者,常已伤及阴阳,可有阴虚、阳虚,或阴阳两虚,严重者可致阴阳气血俱虚。初病时,可病在一脏一腑,久病则多已累及他脏他腑(如心脾两虚、肝肾阴虚、脾胃气虚等)。

治法 补虚扶正(温阳益气、养血滋阴)。

(二) 实证

由于邪气亢盛有余,或机体内部有病理产物停留所表现的证候,称为实证。一般来说,实证虽属邪气过盛所致,但正气犹能抵抗,未至亏损的程度,故实证往往表示邪正斗争处于激烈的阶段。

临床表现 精神兴奋或烦躁,呼吸气粗,胸胁脘腹胀满,疼痛拒按,小便淋漓涩痛或不通,大便秘结,舌质苍老,脉实有力等。

分析 形成实证有两方面的原因:一是外邪侵入人体;一是由于内脏功能失调,以致痰饮、水湿、瘀血等病理产物停留在体内所致。

邪气过盛,正气与之抗争,阳热亢盛,故发热;实邪扰心,或蒙蔽心神,所以烦躁甚至神昏谵语。

邪阻于肺，则宣降失常而胸闷、喘息气粗，其痰盛者，可见痰声漉漉。实邪积于肠胃，腑气不通，故腹胀满疼痛拒按，大便秘结。水湿内停，气化不行，所以小便不利。邪正相争，搏击于血脉，故脉盛有力。湿浊蒸腾，故舌苔多见厚腻。

治法　泻实祛邪。

（三）虚实证的鉴别

虚证与实证的鉴别，主要抓住病程的长短、精神的委靡与兴奋、声音气息的强弱、痛处的喜按与拒按、舌质的胖嫩与苍老、脉象的无力与有力等几方面。如症见病程长、精神委靡不振、声低气短息微、痛处喜按、舌质胖嫩、脉细弱无力者，属虚证；症见病程短、精神尚佳，或兴奋烦躁、声高气壮息粗、痛处拒按、舌质苍老、脉实有力者，属实证。

（四）虚证与实证的关系

虚证与实证，虽有正气不足和邪气过盛的本质区别，但邪正虚实之间，又是相互联系，相互影响的，其临床表现，有以下几种情况。

1. 虚实错杂

凡虚证中夹有实证，或实证中夹有虚证，以及虚实齐见的，都是虚实错杂证。如表虚里实、表实里虚、上虚下实、上实下虚等。

虚实错杂的症状，由于虚和实错杂互见，所以在治疗上便有攻补兼施法。但在攻补兼施中，还应分别虚实的孰多孰少，因而用药就有轻重主次之分。例如，妇女干血痨证，症见形容憔悴、身体羸瘦、肌肤甲错、五心烦热、饮食少思，一片虚象显然，但舌质紫暗、边缘有瘀点、月经停久不来、脉象涩而有力，此乃虚中夹实，治当去瘀生新。又如臌胀患者，腹部膨隆、青筋暴露、二便不利，呈一派实象，但形体消瘦、饮食减少、气短乏力、脉象弦细，又伴有一派虚象，这也是虚实夹杂的证候。

此外，如心肾阳虚所形成的水肿、脾肺气虚所形成的痰浊阻肺等，都属虚实夹杂的证候。

2. 实证转虚

病本属实，因失治、误治等原因，致病程迁延，虽邪气渐去，而正气亦伤，逐渐成虚证。

例如，高热、汗出、口渴、脉大之实热证，因治疗不当，日久不愈，导致津气耗伤，而见肌肉消瘦、面色淡白、不欲饮食、虚羸少气、舌上少苔，或光净无苔、脉细无力等，为实证转虚证，治当以补为主。

3. 因虚致实

病本为虚证，由于正气不足，不能布化，以致产生实邪，治当以脾肺之气为主。如中风证，往往因痰因瘀而猝然发作，但究其起因，多由于内虚引致阴阳失调，气血失畅而致痰致瘀。

4. 虚实真假

虚证与实证，也有真假疑似之分，所谓“大实有羸状，至虚有盛候”。虚和实都有真假疑似之证，辨证时尤当细辨。

（1）真实假虚：病本实证，如热结肠胃，痰食壅滞，大积大聚，致使经络阻滞，气血不能畅达，因而出现精神默默、身寒肢冷、脉象沉迟或伏等虚证的现象。但仔细观察患者，语声高亢、气粗、脉虽沉迟而按之有力，说明其内在的痰食热结，是病变真正的本质，而其虚象却是假的，这就是真实假虚证。

（2）真虚假实：病本虚证，如内脏气血不足，运化无力，因而出现腹满、腹胀、腹痛、脉弦等类似实证的现象，但患者腹虽胀满，却有时缓解而不是持续不止；腹虽痛，却不拒按，反而按则痛减；脉虽弦，重按却无力。从这些情况来看,气血不足,运化无力,是病变的本质,满、痛等是假象,是为真虚假实证。

真假虚实的辨别,在于脉舌和症状的仔细审察,要善于透过现象,从中找出病变的本质。如脉搏的有神无神、有力无力、或浮或沉;舌质的老或嫩、是久病还是新病;体质强或弱等,均须详为分辨,才能从各种现象中找到病变的真情。

(五)虚实与寒热的关系

虚实与寒热往往交错而形成虚寒、实寒、虚热、实热证。虚寒证多因内伤久病,阳气耗伤而成,即"阳虚则寒";实寒证多因外感阴寒之邪而致,即寒邪为患,阴盛则寒;虚热证多因房室劳倦,劫夺阴精,或久病阴津耗伤致虚火内生,即"阴虚则热";实热证多因外感火热之邪或七情过极,郁而化火,或饮食不节,食滞化热等引起,即热邪为患,阳盛则热。各证主要脉症鉴别如下(表4-2)。

表4-2 虚实寒热证候表

证候	虚(精气夺则虚)		实(邪气盛则实)	
	虚寒	虚热	实寒	实热
病机	阳虚则寒	阴虚则热	寒邪壅盛 阴盛则寒	热邪炽盛 阳盛则热
主要症状	面色㿠白 形寒肢冷 气短自汗 口淡喜热饮 尿清白 便溏或完谷不化	面色颧红 五心烦热 消瘦盗汗 咽干口燥 尿黄短 大便干	面色青白 但寒不热,喜暖 少汗无汗 口淡不渴 尿清长 大便泄泻	面红目赤 但热不寒,壮热 多汗出 烦渴喜冷饮 尿短赤、涩痛 大便秘结
舌象	舌胖嫩,苔白润	舌红绛干,少苔或无苔	苔白厚或白润	舌苔老红绛,苔黄厚
脉象	沉迟无力	细数	迟或紧	洪数或滑数

按语 《素问·通评虚实论》说:"邪气盛则实,精气夺则虚。"

俞根初《通俗伤寒论·气血虚实章》说:"虚中夹实,虽通体皆现虚象,一二处独见实证,则实证反为吃紧;实中夹虚,虽通体皆现实象,一二处独见虚证,则虚证反为吃紧。"方药中编著的《辨证施治研究七讲》关于"虚"、"实"证的定性,值得参考。

1. 虚证

(1)从临床证候特点定性:"虚"字,根据中医学认识,主要是指人体的精气不足,《内经》谓:"精气夺则虚。"所谓"精",就是指维持人体正常生理活动所必需的各种精微物质;"气",就是人体正常的调节代偿功能。因此,凡属人体在病因作用下而出现维持正常生理活动的必需物质缺乏或不足,或正常的人体调节代偿防御等功能低下,都可以定性为"虚"证。其属于生理活动必需物质缺乏或不足者,叫"精虚"或"阴虚";其属于生理调节代偿功能低下或不足者,叫"气虚"。

(2)从发病与病程特点定性:"虚"证在发病与病程上的特点,根据中医学认识,主要是发病缓起,病程较长,或由于先天不足,或由于后天失调,或继发于"热证"、"实证"之后,或由于治疗上的错误或不及时,如误汗、误吐、误下、过用温燥苦寒药等。因此,凡属上述发病与病程特点之患者,在定性上均应首先考虑"虚"证。

2. 实证

(1)从临床证候特点定性:"实"字,根据中医学认识,主要是指人体的"邪气有余",《内经》谓:

“邪气盛则实。”所谓“邪”,就是指各种致病因素或人体本身在致病因素作用下所产生的对人体正常生理活动有害的各种物质。因此,凡属致病因素,毒力强大或人体内各种有害物质的堆积和潴留,例如,在致病因素作用下患者出现高热、神昏、谵语、腹满、便结、腹水、胸腔积液等,都可以定性为“实”证。

(2) 从发病与病程特点定性:“实”证在发病与病程上的特点,根据中医学认识是发病急、病势猛,或继发于“表”证之后,或由于治疗上的错误或不及时。因此,凡有上述发病与病程特点之患者,在定性上均应考虑为“实”证。

四、阴 阳

概念 阴阳是辨别疾病性质的总纲领。中医学运用阴阳学说来概括说明人体生理和病理过程中对立统一的关系。在八纲辨证中,也可用阴阳来归纳表里、寒热、虚实六纲,即表、热、实证归属于阳证范围;里、寒、虚证归属于阴证范围。所以《素问·阴阳应象大论》说:“善诊者,察色按脉,先别阴阳”,《类经·阴阳类》说:“人之疾病……必有所本,或本乎阴,或本乎阳,其本则一”,指出证候虽然复杂多变,但总不外阴阳两大类别,而诊病之要也必须首先辨明其属阴属阳,所以说,阴阳是八纲中的总纲。

阳证反映了人体功能亢进,能量代谢增高的反应状态;阴证反映了人体功能不足,能量代谢低下的反应状态。因此,在临床运用八纲辨证时,一般对阳证的概念主要是指实热证;阴证的概念主要是指虚寒证。此外,还有一些病证,根据它们的不同特点,也可分别归属于阴阳两类证候之中,如气病属阳,血病属阴;脏病属阴,腑病属阳等,这些都是就这些病变的特性和相对病变的关系而言的,并不是说这些病变都是由阴阳本身的变化所引起的,所以它们不属于阴阳本身病变的范围。

阴阳本身的病变,即阴阳的相对平衡遭到破坏所引起的病变,除前面介绍的寒证、热证之外,还有阴虚与阳虚,是机体阴阳亏损而导致的阴不制阳、阳不制阴的证候。

(一) 阴证

由于机体阳气虚衰,阴寒内盛所表现的证候,属于阴证,以虚寒为代表。

临床表现 身寒肢冷,面色苍白或晦暗,精神委靡,气短懒言,口淡不渴,或喜热饮,小便清长,大便溏泄,舌质淡,苔白润,脉沉迟无力等。

分析 阴证的病因有四:一是由于寒邪传里;二是过服生冷寒凉(食物、药物);三是虚损(劳损、房室、七情、久病);四是年老、体弱、先天不足。

由于阳虚,则相对地引起阴寒偏盛,脏腑功能衰减,而呈现一派虚寒的证候。

本证的特点表现在“阳虚则寒”,故阴证必见寒象与虚象,病位在里。

治法 温阳散寒。

(二) 阳证

由于机体阳气亢盛,脏腑功能亢进,导致阳热壅盛而表现的证候。本证以实热证多见。

临床表现 发热(壮热),不恶寒,反恶热,面红目赤,烦躁多动,气粗声高,口苦口渴,喜冷饮,溲赤,便结,舌质红,苔黄干(焦黑),脉洪数有力。

分析 本证的病因有三:一是外邪化热传里;二是过服辛辣燥热;三是脏腑阳气偏亢。

由于阳盛所致,因阳气亢盛,感受外邪后,正邪斗争处于亢奋阶段;或因脏腑阳气偏亢,导致功能亢进,均可引起阳热亢盛,而呈现一派实热的证候。

本证的特点表现为“阳盛则热”,故阳证必见热象及实象。

治法　清热祛邪。

（三）阴虚证

由于机体阴液（包括血、津、精）不足所表现的证候。

临床表现　形体消瘦，面色憔悴，目眩耳鸣，口燥咽干，舌质嫩红，少苔或无苔，脉细；如五心烦热，潮热盗汗，颧红，舌质红绛，脉细数者，为“阴虚内热”证，也称为“虚热证”。温热病后期，阴液耗伤，还可见心烦不寐，或昏沉欲睡，手足蠕动，时有抽搐。

分析　阴虚的病因有四：一是温病热盛，耗伤阴液；二是失血、大汗、吐泻过多等耗散阴液；三是虚损（久病、劳倦、房室、七情损伤阴液）；四是过服温燥劫阴的药物或食物。

上述病因，均可导致阴液耗损，造成阴虚不足以制阳，出现阴虚的证候。

阴虚不足，虚阳上浮，故见面颧唇红；虚热内生，故潮热盗汗、五心烦热；虚热扰心神，故心烦不寐，或昏沉欲睡；阴津不足，故身体消瘦；水不上潮，故口燥咽干，或唇干舌燥；阴津亏损，筋无所养，故手足蠕动，时有抽搐；舌绛无苔，脉细数，均是阴虚的舌、脉象。

治法　清热、滋阴。

本证的特点，因阴虚的病理基础是阴液不足，虽然其有“热”（虚热）的表现，但矛盾的主要方面不是热而是阴虚，因阴液不足，不足以制阳，致阳气偏亢而虚热内生。故治疗应重在滋阴；有阳亢者佐以潜阳，有虚热者佐以清热。

（四）阳虚证

由于阳气不足所表现的证候。

临床表现　面色晄白，疲乏无力，少气懒言，畏寒肢冷，蜷卧自汗，口淡乏味，小便清长，大便稀溏，舌质淡胖嫩，苔白润，脉迟无力等。

分析　本证因内伤于寒，迁延不愈，脏腑阳气被削伐或过服寒凉药物或生冷食物，损伤脾阳，或劳损过度，阳气耗伤；或年老体弱，阳气虚衰等，均可使阳气耗损，造成阳气不足而产生阳虚证。

治法　温阳、祛寒。

证候特点有二：一是阳虚的病理基础是阳气不足，相对地导致阴盛，故治疗应重在温阳，阳复则能达到抑阴的目的，并可酌加祛寒药；二是心、脾、胃、肾等脏腑均有阳虚证，其中以脾、肾阳虚多见。

（五）亡阴证与亡阳证

亡阴、亡阳是疾病的危险证候，辨证一差，或救治稍迟，死亡立见。亡阴与亡阳是疾病发展过程中，由于阴液与阳气衰竭所出现的危重证候。由于阴阳互根，阴液消耗，阳气往往失凭依而散越，故亡阴的阳气亦散，而亡阳的阴液亦必损，但主次不同，治法有别。

1. 亡阴证

由于阴液衰竭所表现的证候。

临床表现　大汗出，汗出热而黏，肌肤热，手足温，口渴喜冷饮，呼吸气粗，舌红干，脉细数无力（面色潮红）。本证多见于严重失水或大出血的患者。

分析　本证的病因有三：一是高热、大汗、大吐、大泻、大失血等致阴液迅速丧失；二是阴亏日久，渐至枯竭；三是阳虚日久，反致阴液耗竭。

上述原因，均可造成阴液衰竭而产生亡阴证。

本证特点：表现出一系列热象，即“阴虚则热”，但矛盾主要方面是阴竭，故当救阴。

治法　救逆补阴。生脉散加味或三甲复脉汤等。

2. 亡阳证

由于阳气衰竭所表现的证候。

临床表现 大汗淋漓,汗出冷而清稀,肌肤凉,手足厥冷,口淡不渴,或喜热饮,气微,舌淡暗,脉微欲绝。

分析 亡阳的病因有三:一是邪气极盛暴伤阳气;二是阳虚日久,渐至亡脱;三是亡阴导致亡阳(阴阳互根)。

本证特点:表现出一派寒象,但矛盾的主要方面是阳脱,治当救阳。

治法 救逆回阳。如四逆汤、参附汤、四逆加参汤等。

按语 亡阴证与亡阳证的意义:在疾病到了危重阶段时,辨别亡阴与亡阳可使医者对疾病做出初步的诊断,并做出处理措施。此外,辨别亡阴与亡阳是使用回阳救逆与补阴救逆的依据。

亡阴证与亡阳证的鉴别要点:亡阴证,因"阴虚则热",表现出一系列热象;但究属虚证,故脉虽数,必按之无力。亡阳证,因"阳虚则寒",表现出一系列寒象;但属虚证,故脉微欲绝。

阴阳,是指事物或现象的属性,临床上为了更好地进行辨证,常常根据患者的症状和体征特点,用阴阳对病情进行归纳,从而起到提纲挈领和对比鉴别的作用。凡是表现为兴奋、躁动、亢进、明亮的征象,都归属于阳;凡是表现为抑制、沉静、衰退、晦暗的征象,都归属于阴。《医学心悟》说:"至于病之阴阳,统上六字而言,所包者广。热者为阳,实者为阳,在表者为阳;寒者为阴,虚者为阴,在里者为阴。"这样,阴阳两纲可以统帅其他六纲,从这个意义上说阴阳是八纲辨证的总纲。

第二节 病因辨证

病因,是指能导致发生疾病的原因。病因有多种多样,如六淫、疫疠、七情、饮食劳倦、外伤、虫兽伤,以及病理产物痰饮、瘀血等,都可引起疾病的发生和发展。作为每一种病因来说,都具有各自的性质和特点。中医的病因辨证是通过分析疾病的症状及体征,以及发病的客观因素,来推求疾病证候的病因属性,从而确定治疗的方法,这一过程叫做"辨证求因"或"审证求因",亦即"病因辨证"。

一、六淫病辨证

六淫,是风、寒、暑、湿、燥、火六种病邪的合称。六淫源于六气,六气是六种正常气候变化的表现,人体对六气有一定的适应能力,一般不会使人致病。六气成为致病因素,多因体质虚弱,正气不足,卫外不固,外邪乘虚侵入;或因气候变化异常,六气太过或不及,或非其时而有其气,超过人体适应能力。导致人体发病的六气,便称为"六淫"或"六邪",它是各种外感病的致病因素。

六淫致病,多与季节气候,工作和居住环境等有关。如春季多风病,此时多见伤风、风温等;夏季多暑病,如中暑、暑温等;长夏多湿病;秋季多燥病;冬季多寒病等。由于疾病发生与感受时邪有关,故又有"时令病"之称。工作和居住环境,亦可促成发生六淫病,如高温作业多热病;居住湿地、雾露或水上作业,易患湿病等。

六淫侵犯人体多从皮肤或口鼻而入。因其从外侵入人体致病,故又称为"外感六淫"。六淫病邪,可以单独致病,亦可合邪致病。如伤风、风寒、风湿热痹等。由于六淫病邪的特性各不相同,又常合邪致病,而人体正气强弱亦各不相同,故疾病的发生、发展、变化与转归便各有差异。六淫侵犯人体后,在一定的条件下可以发生转化,如风寒入里可以化热,湿郁也可以化热,火热可以化燥伤阴,热极可以化火等。

(一) 风邪病证

风为春天的主气,但四季皆有。风为阳邪,其性开泄,善动不居,变化无定,有向上、向外及主动的特点。故风邪容易侵犯人体高位及肌表,发病急,传变快,病位不定。风邪致病,多见于春季,但四季皆可发病。风为百病之长,寒、暑、湿、燥、火(热)诸邪,多依附于风而侵入人体,所以风为外感六淫的先导,《素问·骨空论》说:“风者,百病之始也。”

临床表现　发热恶风,汗出,头晕头痛,鼻塞,流涕,喉痒,咳嗽,脉浮缓。或见游走性关节疼痛。或见漫无定处的皮肤瘙痒,丘疹时隐时现,此起彼落等。

分析　风邪侵袭肌表,卫气抗邪,邪正相搏,则见发热恶风;风性开泄,腠理疏松,卫外不固,营阴不能内守,则汗出;风邪上扰,则头晕头痛;肺开窍于鼻,喉是呼吸出入的门户,风邪侵袭皮毛,内应于肺,肺气不宣,故鼻塞流涕、喉痒、咳嗽;风邪在表,故脉浮缓。上述证候称伤风,《伤寒论》谓之“太阳中风”。风性善行而数变,关节疼痛有游走性的,称风痹;突然皮肤出现风团瘙痒,此起彼落,时隐时现,称风瘾疹,或瘾疹,即荨麻疹。疹色红赤,遇热则发,得冷则减,夏重冬轻,舌红苔薄黄,脉浮数者为风热;若疹色白,遇冷或吹风而发,得暖可缓解,冬重夏轻,舌苔薄白,脉浮紧者属风寒。

治法　伤风:疏风解表,调和营卫,主方桂枝杨。风痹:祛风通络,主方防风汤。风瘾疹属风热:疏风清热利湿,主方消风散;风瘾疹属风寒:疏风解表散寒,主方荆防败毒散或桂枝汤加味。

(二) 寒邪病证

寒为冬季主气,故冬季多寒病。寒为阴邪,易伤阳气。寒性凝滞,主收引,主痛。寒邪致病特点有三:其一,可出现全身或局部寒冷感;其二,排泄物澄澈清冷;其三,常有疼痛。寒邪所致的病证有寒邪客表与寒邪直中之分。寒邪客表,是寒邪侵袭肌表所引起的病证,称为“伤寒”;寒邪直中,是寒邪直中脏腑的病证,又称“中寒”。

临床表现　寒邪客表见恶寒发热,无汗,头身痛,骨节疼痛,苔薄白,脉浮紧;寒邪直中见脘腹冷痛,肠鸣,吐泻,舌淡苔白,脉沉紧或沉迟,常伴恶寒、身痛。

分析　寒邪束表,卫气受伤,汗孔紧闭,故恶寒、无汗,卫阳被郁则发热;寒性凝滞,主收引,感受寒邪,经络、血脉收引,气血凝滞不通,故头身痛、骨节疼痛;舌苔薄白,脉浮主表,紧主寒,故上述证候属表寒证,《伤寒论》称为“太阳伤寒”。寒邪直中脏腑,或过食生冷,损伤脾胃阳气,故见脘腹冷痛;脾失健运、胃失和降,则肠鸣、呕吐、腹泻清冷。舌淡苔白,脉沉迟或紧主里寒。

治法　寒邪客表:辛温解表,主方麻黄汤;寒邪直中:温中散寒,主方理中汤。

(三) 暑邪病证

暑为火热之气,是夏天的主气。《素问·五运行大论》说:“其在天为热,在地为火……其性为暑”,说明火、热、暑为同一性质。暑邪致病有明显的季节性,独见于夏天。《素问·热论》说:“先夏至日者为病温,后夏至日者为病暑。”故暑病一般泛指夏季的热性病,名称很多,有伤暑、阴暑、阳暑、暑温、暑热、暑湿、暑泻、暑痢、中暑、暑厥、暑痉、暑风、暑瘵等。这里着重叙述暑温、暑湿、暑湿兼寒和中暑四种。

暑为阳邪,炎热升散,易伤津耗气,并多夹湿。致病特点有:发于暑天,起病即常见热、汗、烦、渴等阳热亢盛症状,且常兼湿或气虚症状。

1. 暑温

暑温,是暑热病邪侵袭人体所引起的病证。夏季暑气当令,气候炎热,若正气素亏或因劳倦太过,耗伤津气,暑热之邪便可乘虚侵入而发病。在发病过程中,若见昏迷抽搐症状,称为“暑风”或

“暑痉”。

临床表现　高热，汗多，心烦，口渴，头痛，面赤气粗，小便短赤，舌红苔黄，脉洪数。或神疲肢倦，短气，脉虚无力，或四肢抽搐，牙关紧闭，甚或角弓反张，神昏，或喉间痰壅，脉弦数。

分析　暑为火热之气，传变迅速，叶天士说：“夏暑发自阳明。”暑性升散，耗伤津气，易入心营和引动肝风。暑热燔灼阳明，蒸腾于外则壮热；暑热内扰则心烦；上蒸头面则头痛、面红目赤；迫津外泄则多汗；热伤津液则口渴、小便短赤；舌红苔黄，脉洪数主阳明热盛。暑伤气，则神疲肢倦、气短、脉虚无力；暑热引动肝风，便出现四肢抽搐、牙关紧闭，甚或角弓反张、脉弦数；热扰神明则神昏；风痰上壅则喉间痰鸣。

治法　清暑泄热，主方白虎汤。兼气虚：清暑益气，主方白虎加人参汤。暑热亢盛引动肝风：清热凉肝息风，主方羚角钩藤汤或清营汤加钩藤等。

2. 暑湿

暑湿，是暑热夹湿邪侵犯人体所引起的病证。夏天气候炎热多雨，热蒸湿动，使人觉得闷热，常贪凉饮冷，故易感暑湿。临床常见的有暑湿困阻中焦、暑湿弥漫三焦与暑湿兼寒三种。

（1）暑湿困阻中焦：为暑热盛于阳明兼有太阴脾湿的证候。

临床表现　壮热，烦渴，汗多，尿少，脘闷，身重，舌红苔黄腻，脉洪大。

分析　中焦为脾胃，暑热盛于阳明，则壮热、烦渴、汗多、脉洪大；暑热伤津，则口渴、尿短赤；湿阻太阴，脾失健运，故见脘痞身重；舌红苔黄主热，兼腻属湿。

治法　清阳明胃热，兼化太阴脾湿，主方白虎加苍术汤。

（2）暑湿弥漫三焦：为暑热夹湿弥漫上、中、下三焦气分的病证。

临床表现　身热面赤，耳聋；胸闷脘痞，下利稀水，小便短赤，咳痰带血，舌红苔黄滑。

分析　暑热蒸腾于外则身热；上蒸头面则面赤耳聋；湿热弥漫上焦，热伤肺络，湿阻气机，则胸闷而咳痰带血；暑湿阻于中焦，则脘腹痞闷；湿热蕴结下焦，分清泌浊失职，则小便短赤、下利清水；舌红苔黄滑为暑热夹湿于气分之征。

治法　清热利湿，宣通三焦，主方三石汤。

按语　本证与暑湿困阻中焦的区别：后证仅有中焦脾胃的症状，而本证除脾胃症状外，尚有上焦肺部胸闷、咳痰带血和下焦分清泌浊失职的小便短赤和下利稀水的见症。本证耳聋与少阳耳聋也不同，少阳病兼往来寒热、口苦咽干；下利稀水亦与阳明腑证热结旁流不同，热结旁流必兼腹胀痛拒按。

（3）暑湿兼寒：是因夏天气候炎热而吹风纳凉，或饮冷无度所致的病证。由于夏天受寒，又称“阴暑”，有寒袭肌表及寒凉伤脏之区别。

临床表现　发热恶寒，头痛，无汗，肢体酸痛，脘闷心烦，苔薄白腻，或腹痛、吐泻等。

分析　本证为暑湿内蕴而兼寒邪外束，先受暑湿，后因乘凉饮冷而感受寒邪，以致暑湿为寒邪所遏。寒束于表，卫气不通，故发热恶寒、无汗；寒性主凝滞、收引，经脉收引，气血运行不畅，则头痛、肢体酸痛；暑湿内郁，则脘闷、心烦不安；苔白腻为有寒湿。若寒凉伤及脾胃，胃失和降，脾失健运，则腹痛、吐泻。

治法　解表散寒，清暑化湿，主方新加香薷饮。

按语　本证的辨证要点为发于夏季，既有暑湿内郁的脘闷、心烦，又有寒邪束表的恶寒、无汗、头痛。它与单纯暑湿和单纯外感风寒表实证不同：暑湿证无恶寒发热、头身痛、无汗的表寒证；而外感风寒表实证，无脘闷、心烦的症状。

3. 中暑

中暑，是暑气当令，感受暑邪而发生的急性病证。暑天在烈日下较长时间的劳动或其他活动，可突然发生中暑，在高温车间或闷热的公共场所，体内散热困难时也可发生。

临床表现 轻者突然头晕，头痛，胸闷恶心，呕吐，口干渴，倦怠乏力等。重者突然昏倒，不省人事，呼吸喘促，身热烦渴，大汗出或无汗，手足厥冷，脉洪大，或兼四肢抽搐，角弓反张，脉弦数。

分析 暑性炎热、升散，暑热上扰则头晕、头痛；热扰阳明，胃气上逆则胸闷恶心、呕吐；暑热耗伤津气则口干渴、倦怠乏力；若暑热闭塞清窍，则突然昏倒、不省人事；阳明暑热蒸迫，则身热面赤、呼吸喘促、烦渴、大汗出、脉洪大；若暑热内郁，营卫不通，则无汗；暑热内闭，阴阳气不相顺接，则出现手足厥冷；暑热动风，则四肢抽搐，甚或角弓反张，脉弦数。

治法 中暑患者应立即脱离中暑环境，移阴凉通风处。轻者擦清凉油或服几粒人丹便可恢复。重者可针人中、十宣、合谷等，或用紫雪丹、安宫牛黄丸之类凉开的药物，醒后续服清热解暑、益气生津之剂。主方同暑温。

(四) 湿邪病证

湿为长夏(农历六月)主气。一年中以长夏湿气最盛。气候潮湿、雾露涉水、居住湿地等，均可感受湿邪。湿为阴邪，重浊黏滞，易伤阳气，阻遏气机。致病特点：症状重滞，如头身重，关节重痛，固定不移，肢体困倦，排泄物滞涩不畅如下利黏滞，或有黏液、脓血；小便涩痛或混浊及带下等。脾恶湿，湿易困脾，出现纳呆、胸闷恶心、腹胀、便溏等症状。水湿滞留，可致痰饮、水肿。病程长，难于速愈。

临床表现 头重而痛，肢体倦怠，关节疼痛重着。脘闷纳少，口淡无味，脘腹胀满，大便溏泄，或兼见黏液、脓血。小便滞涩不畅，或小便混浊。或见浮肿，妇女可见带下，苔白腻。外湿常伴有恶风发热，汗出热不解现象。

分析 湿为阴邪，重浊黏滞，故湿邪侵袭肌表，除恶风发热外，还有湿阻经络的头重痛、肢体倦怠、关节疼痛重着，固定不移等症状；因湿性黏滞，发热不能一汗而解，故常有发热汗出而热不解的表现；湿邪伤脾，脾失健运，可见脘闷纳少、口淡无味、脘腹胀满、大便溏泄，或兼见黏液、脓血；湿浊下注，膀胱气化不利，则小便涩痛或混浊；带脉失约，则见带下；湿邪泛溢肌肤，可见浮肿；白腻苔主有湿邪。

治法 表湿：解表祛湿，主方藿香正气散。湿痹：利湿，佐以祛风散寒，主方薏苡仁汤。

按语 本证辨证要点，是湿邪的致病特点：有重滞症状、有湿困脾症状、有湿邪滞留症状、病邪缠绵难愈。伴有表证的为外湿；以关节重痛为主要症状的称湿痹；外湿可导致内湿。

(五) 燥邪病证

燥为秋季主气。秋季天气敛肃，气候干燥。感受燥邪的病证，有温燥、凉燥之分。初秋尚有夏火之余气，或久旱无雨，发病多见温燥；深秋转凉，燥与寒结合侵犯人体，多表现为凉燥。

古人对燥邪的认识，是根据自然气候干燥，物质表面起皱折，甚则裂开、枯涩的现象，来比拟解释燥证的病理症状。《素问·阴阳应象大论》说："燥胜则干。"故燥邪致病，易伤津液。肺为娇脏，主气司呼吸，与外界燥气相通，故燥易伤肺。

临床表现 凉燥初起见恶寒发热，无汗，头微痛，鼻塞，口鼻干燥，咳嗽少痰，苔薄白干。温燥见发热，微恶风寒，少汗，鼻咽干燥，咽痛，口渴心烦，干咳或有少许黏稠痰，痰常带血丝，咳引胸痛，气逆，小便短赤，大便干结，舌质红，苔微黄干。

分析 燥邪与寒邪结合侵袭肌表，寒邪束表则见恶寒发热、头微痛、无汗；燥邪伤津液，肺失宣降，则口鼻咽干、咳嗽少痰、苔薄白干；若燥邪与温邪结合侵袭人体，初起可见发热微恶风寒；温与燥合伤津，则口鼻咽干、口渴、咽痛、小便短赤、大便干结；津伤汗源不足，故少汗；燥热伤肺，肺失滋润，宣降失职，故干咳、咳引胸痛、气逆；痰少黏稠带血是燥痰的特征；舌红苔微黄干，主热及津液不足。

治法　凉燥：辛温解表，宣肺润燥，主方杏苏散。温燥：辛凉甘润，主方桑杏汤。

按语　凉燥与温燥的鉴别，应结合时令气候，再以证候为依据进行辨证分析。两者均有津液不足的燥症，但凉燥兼有寒邪束表，燥症较轻；温燥兼温热，可见热盛，燥伤津液的症状明显。

（六）火邪病证

火为热极，火的热象更明显，且有火性炎上的特点。火与热性质相同，故火热常混称。火证的发生，可因直接感受温热病邪所引起，或由风、寒、暑、湿、燥五气转化，即"五气化火"。也可由脏腑阴阳失调或情志过激，气郁化火，即"五志化火"产生。此处着重阐述外感火热证。

火热邪气致病的特点：①火为阳邪，其性炎上，故火热致病可见高热、汗出、脉洪数、头痛目赤等症状；②易耗气伤津，而见口渴喜饮、咽干、便秘等阴伤症状；③易生风动血，而见昏迷谵语、四肢抽搐、角弓反张等肝风内动的表现，以及吐血衄血等出血症状；④易扰心神，而见心烦失眠、狂躁不安、谵语昏迷等症状；⑤易生肿毒，而发为痈肿疮疡。

临床表现　高热，恶热，心烦口渴，汗出，面红目赤，小便短赤，大便干结，舌红绛，苔黄燥或起芒刺，脉数有力。或有咽喉肿痛，牙龈肿痛；或高热，神昏谵语，两目上视，四肢抽搐，角弓反张；或兼见各种出血，如吐血、衄血、便血、血尿、皮肤斑疹等；疮痈红肿高凸，红丝疔等。

分析　火为热极，故感受火邪，常见高热恶热；热扰心神，则心烦；火热迫津外泄，则见汗出；火灼津伤，则口渴喜冷饮、小便短赤、大便干结；火热上蒸，则见头面红赤；舌红绛，苔黄燥或起芒刺、脉数有力，主火热亢盛。肺胃火热上炎，则咽喉或牙龈肿痛。火邪蒙闭心窍，则神昏谵语。火盛风动，风火相煽，则四肢抽搐、两目上视、角弓反张。火热迫血妄行，可见各种出血或斑疹等。疮、痈红肿高凸，红丝疔为火邪兼毒。

治法　清热泄火，或兼解毒，主方白虎汤或黄连解毒汤。

按语　外感火邪，常见于温热病，初起见发热、微恶风寒、头痛，继则但热不寒、高热、恶热、烦渴、大汗出。热入营血则见高热、心烦不寐、神昏谵语，生风动血。内生火热证，多不发热，阳盛者属实火，可见心、肝、肺、胃火等证。除见一般热证外，心火盛，多有心烦失眠，或狂躁妄动，或口舌糜烂；肝火盛，多有急躁易怒、面红目赤、头痛；胃火盛，多烦渴引饮、牙龈肿痛；肺火盛，多有咽喉痛、咳嗽、咯吐黄稠痰或脓血痰。阴虚火旺属虚火，多有五心烦热、潮热、盗汗、颧红、舌绛无苔、脉细数。

二、疫 疠 辨 证

疫疠，又名温疫、天行病、时行病。是由感染疫疠病毒而引起的传染病。疫疠致病具有发病急骤、病情危笃、症状相似、传染性强、易于流行、多从口鼻而入等特点。正如《素问·刺法论》说："五疫之至，皆相染易，无问大小，病状相似。"

疫疠致病根据其临床表现不同又有温疫证候、疫疹证候、瘟黄证候等之分。鉴于现代医学对于某些疫疠的病原学、流行病学、诊断学等方面已较为明确，故其称谓亦可以现代医学病名为准，如传染性非典型肺炎、流行性出血热、流行性乙型脑炎（简称乙脑）等。

（一）温疫证候

温疫，是感受疫疠之气而发生的急性热病，具有发病急、病情重、传染性强、易于流行等特点。温疫包括多种烈性传染病。

临床表现　不同的温疫，临床表现亦有差异。多数温疫均有下列表现：初起憎寒壮热，继而但热不寒，昼夜发热，日晡益甚，头痛身疼，舌质红绛，苔白积粉，其脉不浮不沉而数。

分析　温疫证候的形成,主要是由湿热疫毒,由口鼻而入,舍于半表半里之膜原。若湿热疫毒病邪向外,则表现憎寒壮热、头痛身疼等类似表证之状;若病邪入里,则见但热不寒、昼夜发热、日晡尤甚等偏里热之象。舌质红绛乃热盛之象,而舌苔白如积粉,则是湿热疫毒稽留膜原之故。

(二) 疫疹证候

疫疹,又名疫痧,由于感受疫疠之邪,热毒内盛,外发于肌肤所致。传染性较强,除见一般温疫表现之外,尚有发疹发斑、咽喉肿痛溃烂症状。

临床表现　初起有恶寒发热、头痛如劈,继而发疹或发斑,轻者一病即发,毒愈重者透发愈迟,有迟至四五日仍不透者。疫疹透发以松浮、红活者为邪浅病轻;紧束有根、色紫或黑者为热甚毒重,多兼有烦躁、谵语、神昏,口唇干焦,舌起红刺,脉数等。如疫疹初起,而六脉细数沉伏,面色青惨,昏愦如迷,四肢逆冷,头汗如雨,头痛如劈,腹内搅肠,欲吐不吐,欲泄不泄,摇头鼓颔,此为"闷疹"。若发疹而咽喉溃烂者,名"烂喉疫痧"。

分析　疫疹乃热毒内盛而发。疫毒拂郁肌肤,则初起恶寒发热,头痛如劈。若正气不虚,初起即发疹,是邪向外透之象。若迟四五日而不透者,为正气虚或发表攻里过当所致。疫疹透发,松浮洒于皮肤,或红或赤、或紫,病情多较轻;若其疹紧束有根,如从皮里钻出,其色青紫,多见胸背,则病情较重。烦躁、谵语、神昏乃疫疹毒邪,深入营血,扰及心神所致。热毒耗伤津液则口干唇焦,热毒内盛,灼及营阴,则舌红起刺,脉数。闷疹为疫毒深伏于内,不能发泄于外,壅滞经络,经气闭阻,内干于脏所致。烂喉痧乃热毒郁结于肺,延及咽喉之象。

(三) 瘟黄证候

瘟黄即伴有黄疸的烈性传染病。多因感受天行疫疠之气,湿热时毒,燔灼营血所致。

临床表现　初起恶寒发热,随即猝然发黄,身目均见深黄色,常伴有高热、神昏,尿色黄如蘖汁,腹胀有水,胁痛,吐血,衄血,便血或发斑疹,舌红绛,苔黄燥,脉弦洪数。重者可见四肢逆冷,或两目直视,二便失禁,或舌卷囊缩,或循衣摸床,谵妄狂躁或心满气喘,危在旦夕。

分析　因外感天行疫疠之气,湿热时毒,燔灼营血,邪热交蒸,而猝然发黄,身目俱见黄色。疫毒与湿热交蒸,营血沸腾,营阴耗损,则见高热、神昏,甚则热伤血络、迫血妄行,而见吐血、衄血、便血,斑疹透露。血热灼及肝脾,则运化失司、疏泄失职,而见腹胀、胁痛,甚则水液停留而见腹中有水。舌红绛苔黄燥、脉洪弦数,乃热毒蒸炽、营阴灼伤之征。重者四肢厥冷乃疫毒闭郁于内,毒壅经络,热深厥深之故;热甚神昏,膀胱肛门失约,故见遗溺不禁。热毒流窜肝经,筋脉受其煎熬,故舌卷囊缩。热毒内窜肝经,风动筋搐,则见循衣摸床、撮空理线、谵妄等症。若疫毒燔灼营阴,直窜心包,扰及心神,发病急剧,来势凶猛,热毒上蒸,心满气喘,预后不良,则名曰急黄。

(四) 传染性非典型"肺炎"(SARS)

传染性非典型"肺炎",属中医瘟疫、热病的范畴,亦有称为春温病(伏湿证)、肺毒疫、风温、毒疫、温毒疫等。临床以发热、乏力、头痛、肌肉关节酸痛等全身症状和干咳、胸闷、呼吸困难等呼吸道症状为主要表现,部分病例可有腹泻等消化道症状;胸部 X 线检查可见肺部炎性浸润影;实验室检查外周血白细胞计数正常或降低;抗菌药物治疗无效是其重要特征。重症病例表现明显的呼吸困难,并可迅速发展成为急性呼吸窘迫综合征。

临床上,一般可分为早期、中期、极期和恢复期四期,其常见证型及临床表现如下。

1. 早期

多在发病后 1~5 天,病机以湿热遏阻,卫气同病为特点。

(1) 湿热遏阻肺卫证

临床表现 发热,微恶寒,身重疼痛乏力,口干饮水不多,或伴有胸闷脘痞,无汗或汗出不畅,或见呕恶纳呆,大便溏泄,舌淡红,苔薄白腻,脉浮略数。

分析 本证乃湿热蕴毒初袭肺卫,正邪相争于表,故见发热,微恶寒。湿热蕴蒸,气机阻滞,伤及气阴,故见身重疼痛乏力,口干饮水不多,或伴有胸闷脘痞,无汗或汗出不畅。湿困脾阳则见呕恶纳呆,大便溏泄。苔薄白腻,脉浮略数,为湿热遏阻肺卫表证之象。

治法 宣化湿热,透邪外达。主方三仁汤合升降散加减。

(2) 表寒里热夹湿证

临床表现 发热明显,恶寒,甚则寒战壮热,伴有头痛,关节痛,咽干或咽痛,口干饮水不多,干咳少痰,舌偏红,苔薄黄微腻,脉浮数。

分析 春温戾气伏湿之邪深入,出现表寒里热、卫气同病之证,表寒不解,故见恶寒,脉浮等表寒症状,发热明显、头痛、关节痛、咽干、干咳、舌偏红、苔黄腻、脉数等为里热炽盛,伤及津液。正邪相争剧烈,故见寒战壮热。口干而饮水不多为夹湿之征。

治法 辛凉解表,宣肺化湿。主方麻杏甘石汤合升降散加减。

2. 中期

多在发病后3~10天,病机以湿热蕴毒、邪伏膜原、邪阻少阳为特点。

(1) 湿热蕴毒证

临床表现 发热、午后尤甚,汗出不畅,胸闷脘痞,口干饮水不多,干咳或呛咳,或伴有咽痛,口苦或口中黏腻,苔黄腻,脉滑数。

分析 春温戾气伏湿之邪内蕴相蒸,故见发热而午后尤甚。汗出不畅、胸闷脘痞、口干饮水不多乃湿邪困阻气机之故。湿热蕴毒犯肺则见干咳或呛咳。口苦或口中黏腻,苔黄腻,脉滑数乃湿热蕴毒之象。

治法 清热化湿解毒。主方甘露消毒丹加减。

(2) 邪伏膜原证

临床表现 发热、恶寒,或有寒热往来,伴有身痛,呕逆,口干苦,纳差,或伴呛咳、气促,苔白浊腻或如积粉,脉弦滑数。

分析 邪伏膜原,非表非里,半表半里,故见发热、恶寒,或有寒热往来。戾气阻滞气机则见身痛;犯胃则呕逆,口干苦,纳差;犯肺则伴呛咳、气促。舌苔白浊腻或如积粉为戾气夹杂湿热秽浊所致。脉弦滑数为戾气夹杂湿热伏于膜原之象。

治法 疏利透达膜原湿浊。主方达原饮加减。

(3) 邪阻少阳证

临床表现 发热,呛咳,痰黏不出,汗出,胸闷,心烦,口干口苦不欲饮,呕恶,纳呆便溏,疲乏倦怠,舌苔白微黄或黄腻,脉滑数。

分析 春温伏湿之毒阻于少阳,邪热熏蒸则发热、汗出、心烦。胆热上腾则口苦,灼津则口干。内蕴湿毒故口干而不欲饮,呕恶,纳呆便溏,疲乏倦怠。舌苔白微黄或黄腻,脉滑数为湿热之象。

治法 清泄少阳,分消湿热。主方蒿芩清胆汤加减。

3. 极期

多在发病后7~14天,临床的突出表现为气促喘憋明显,或伴有紫绀,病机以湿热毒盛,耗气伤阴,瘀血内阻为主要特点,少数可表现为邪入营血,气竭喘脱。

(1) 热入营分,耗气伤阴证

临床表现　身热夜甚,喘促烦躁,甚则不能活动,呛咳或有咯血,口干,气短乏力,汗出,舌红绛,苔薄,脉细数。

分析　邪热入营,灼及营阴,营阴受损,真阴被劫,故身热夜甚、汗出、脉细数。心神被扰故见烦躁,温毒犯肺则见喘促,甚则不能活动,呛咳或有咯血。耗伤气阴,故见口干、气短乏力。营分有热,热势蒸腾故舌质红绛。

治法　清营解毒,益气养阴。主方清营汤合生脉散加减。

(2) 邪盛正虚,内闭外脱证

临床表现　发热不明显,喘促明显,蜷卧于床,不能活动,不能言语,脉细浅数,无力,面色紫绀;或汗出如雨,四肢厥逆,脉微欲绝。

分析　邪盛正虚,故见发热不明显,蜷卧于床,不能活动,不能言语,脉细浅数,无力。温毒伏湿闭肺,则见喘促明显,面色紫绀。甚则内闭外脱而见汗出如雨,四肢厥逆,脉微欲绝。

治法　益气固脱,或兼以辛凉开窍。主方参脉针或参附针。

4. 恢复期

多在发病后10~14天以后,病机以正虚邪恋,易夹湿夹瘀为主要特点。

(1) 气阴两伤证

临床表现　热退,心烦,口干,汗出,乏力,气短,纳差,舌淡红,质嫩,苔少或苔薄少津,脉细或细略数。

分析　温毒之邪耗气伤阴,故见一派气阴两伤之症,如口干,汗出,乏力,气短,纳差,舌淡红,质嫩,苔少或苔薄少津,脉细或细略数等。

治法　益气养阴。主方参麦散或沙参麦冬汤加减。

(2) 气虚夹湿夹瘀证

临床表现　气短,疲乏,活动后略有气促,纳差,舌淡略暗,苔薄腻,脉细。

分析　本证除温毒耗气之外,尚余湿夹瘀,故见气短、疲乏等气虚症状,苔腻等余湿症状,及舌淡略暗之夹瘀之征。

治法　益气化湿,活血通络。主方李氏清暑益气汤、参苓白术散、血府逐瘀汤等加减。

附

一、国家卫生部登革热(部分)诊断标准(WS 216-2008)

1. 临床表现

急性起病,发热(24~36小时内达39~40℃,少数为双峰热),较剧烈的头痛、眼眶痛、全身肌肉痛、骨关节痛及明显疲乏等症状。可伴面部、颈部、胸部潮红,结膜充血等。

皮疹:于病程第5~7天出现为多样性皮疹(麻疹样皮疹、猩红热样疹、针尖样出血性皮疹)或“皮岛”样表现等。皮疹分布于四肢躯干或头面部,多有痒感,不脱屑。持续3~5天。

有出血倾向(束臂试验阳性),一般在病程第5~8天皮肤出现瘀点、瘀斑、紫癜及注射部位出血,牙龈出血、鼻出血等黏膜出血,消化道出血、咯血、血尿、阴道出血等。

消化道大出血,或胸腹腔出血,或颅内出血。

肝肿大,胸腹腔积液。

皮肤湿冷、烦躁,脉搏细数,低血压和脉压小于20mmHg(2.7kPa)及血压测不到、尿量减少等休克表现。

2. 实验室检查

白细胞计数减少；血小板减少(低于 $100\times10^9/L$)；血液浓缩,如血细胞比容较正常水平增加20%以上；或经扩容治疗后血细胞比容较基线水平下降20%以上；低白蛋白血症等；单份血清特异性IgG抗体或IgM抗体阳性；从急性期患者血清、脑脊液、血细胞或组织等中分离到登革热病毒；恢复期血清特异性IgG抗体滴度比急性期有4倍及以上增长；应用RT-PCR或实时荧光定量PCR检出登革热病毒基因序列。

二、国家卫生计生委疾病预防控制局传染性疾病埃博拉(部分)诊断标准

1. 临床表现

突起发病,有发热、剧烈头痛、肌肉关节酸痛,时有腹痛,发病2~3天可出现恶心、呕吐、腹痛,腹泻黏液便或血便,腹泻可持续数天。病程4~5天进入极期,发热持续,出现意识变化,如谵妄、嗜睡。

此期出血常见,可有呕血、黑便、注射部位出血、鼻出血、咯血等,孕妇出现流产和产后大出血。病程6~7天可在躯干出现麻疹样斑丘疹并扩散至全身各部,数天后脱屑,以肩部、手心、脚掌多见。

重症患者常因出血,肝、肾衰竭或严重的并发症死于病程第8~9天。非重症患者,发病后2周逐渐恢复,大多数患者出现非对称性关节痛,可呈游走性,以累及大关节为主,部分患者出现肌痛、乏力、化脓性腮腺炎、听力丧失或耳鸣、眼结膜炎、单眼失明、葡萄膜炎等迟发损害。可因病毒持续存在于精液中,引起睾丸炎、睾丸萎缩等。急性期并发症有心肌炎、肺炎等。

2. 实验室检查

病毒抗原阳性；血清特异性IgM抗体阳性；恢复期血清特异性IgG抗体滴度比急性期有4倍以上增高；从患者标本中检出埃博拉病毒RNA；从患者标本中分离到埃博拉病毒。

三、七情病辨证

七情,即喜、怒、忧、思、悲、恐、惊七种情志变化。不同的情志变化,对内脏有不同的影响。在一般的情况下,七情是人体对客观事物的不同反应,是正常的情志活动,不会使人致病。七情成为致病因素主要有两种情况:一是突然强烈的精神刺激;二是长期持续或反复的精神刺激影响,都可以使人体脏腑气血阴阳失调,气机逆乱,导致疾病的发生。

七情与内脏的关系,《素问·阴阳应象大论》说:“人有五脏化五气,以生喜怒悲忧恐。”说明情志变化,以五脏精气为物质基础。七情致病的特点,《素问·阴阳应象大论》说:“怒伤肝”、“喜伤心”、“思伤脾”、“忧伤肺”、“恐伤肾”。《素问·举痛论》又说:“百病生于气也。怒则气上,喜则气缓,悲则气消,恐则气下……惊则气乱……思则气结。”说明不同的情志因素,对五脏有不同的影响,主要是影响脏腑气机,导致疾病的发生。

七情致病不同于六淫,六淫致病从皮肤或口鼻而入,而七情则是直接影响有关内脏而发病,故称“内伤七情”。七情所伤病证,以心、肝、脾三脏为多见,其他脏腑也可受到影响。

(一) 喜伤证

喜伤证,是指过喜损伤心神的病证。

临床表现 过喜后精神恍惚,语无伦次,举止失常,脉细弱。

分析 心主血藏神,正常之喜,能缓和紧张情绪,使血气调和,营卫通利,心情舒畅。但过喜又可使人心气涣散,神不内守,出现精神恍惚,语无伦次,举止失常。心气涣散,鼓动无力,血脉充盈不足,则脉细弱。

治法　养心安神。主方养心汤。

(二) 怒伤证

怒伤证,是指怒伤肝,肝失疏泄,气机郁滞的病证。

临床表现　盛怒见肝气上逆,面红目赤,头晕目眩,甚则突然昏厥,或呕血。怒后常出现情志抑郁,易怒,胸闷而善太息,胸胁或乳房、少腹胀痛,脉弦或弦数。

分析　肝藏血,主疏泄。怒则气上,故盛怒而见肝气上逆,血随气逆,出现面红目赤,头晕目眩。甚则血菀于上,闭塞清窍,而突然昏厥。《素问·生气通天论》说:"大怒则形气绝,而血菀于上,使人薄厥。"若肝气横逆,迫血妄行,则见呕血等出血之症。怒后肝失疏泄,肝气郁结,气机不畅,便出现情志抑郁,易怒,胸闷而善太息。肝经循少腹,布胁肋,贯膈入肺,故肝气郁结,肝经气血不畅,可见胸胁、乳房或少腹胀痛。盛怒或肝气郁结,肝气失柔,故脉劲急,而见脉弦或弦数。

治法　肝火盛者,清泻肝火,主方龙胆泻肝汤。肝气郁结者,疏肝解郁,主方逍遥散。

(三) 忧伤证

忧伤证,是指过度忧愁,伤及肺脏,进而影响及脾的病证。

临床表现　情志沉郁,咳嗽少气,痰多稀白,食少,腹胀,便溏,四肢乏力,脉虚无力或涩。

分析　肺主气,司呼吸。忧伤肺,忧则气沉,气机不畅,故情志沉郁。若子病及母,脾失健运,肺失宣降,湿聚成痰,贮塞于肺,则咳嗽,咳痰稀白。脾失健运,则见食少,腹胀,便溏。脾虚气弱,则少气,四肢乏力,脉虚无力。忧伤肺,忧则气沉,故脉涩。

治法　健脾燥湿化痰。主方陈夏六君汤。

(四) 思伤证

思伤证,是指思虑过度,伤及心脾的病证。

临床表现　倦怠无力,食少纳呆,食后腹胀,大便溏薄,心悸气短,失眠健忘,形体消瘦,面色无华或萎黄,脉沉细或结。

分析　思发于脾而成于心,故思虑过度可以损伤心脾。脾气损伤,运化失职,则食少纳呆,食后腹胀,大便溏薄。脾虚气血生化之源不足,加之思虑过度,心血暗耗,心失所养,故心悸气短,失眠健忘。脾虚不能运化水谷精气充养形体,故见形体消瘦,倦怠乏力。气血虚不能上荣于面,则见面色无华或萎黄。气血不足,气结于里,故脉沉细或结。

治法　补益心脾。主方归脾汤。

(五) 悲伤证

悲伤证,是指过度悲伤,伤及心肺的病证。

临床表现　少气乏力,懒言,自汗,意志消沉,悲伤易哭,面色惨淡,脉细弱。

分析　肺主气,心主血,藏神。《素问·举痛论》说:"悲则气消",《灵枢·口问》说:"悲哀愁忧则心动",《素问·举痛论》说:"悲则心系急,肺布叶举,而上焦不通,荣卫不散,热气在中,故气消矣。"《灵枢·本神》说:"心气虚则悲。"悲伤日久,肺气耗伤,则少气乏力,懒言,自汗。肺气虚宗气生成不足,可导致心气虚,出现意气消沉,悲伤易哭。悲伤与心肺气虚互为因果。气虚不能推动血液上荣,则面色惨白;鼓动血液运行乏力,则脉细弱。

治法　补益心肺。主方保元汤或生脉散。

(六) 恐伤证

恐伤证,是指过度恐惧、伤及心肾的病证。

临床表现　怵惕不安,常闭户独处,如人将捕,或二便失禁,脉沉。

分析　恐惧过度,则神气荡散不收,浑身虚怯。《灵枢·本神》说:"恐惧者,神荡惮而不收。"故恐伤者,常见恐惧惕惕不安,闭户独处,如人将捕。恐惧过度,又能使肾气下陷,出现肾不固摄的二便失禁现象,《素问·举痛论》说:"恐则气下。"气陷于下,故脉沉。

治法　养心安神固肾。主方养心汤加固肾药。

(七) 惊伤证

惊伤证,是指过度受惊,或耳闻恐惧的声或事,或目见可怕的事物,或遇险临危等,心神失守,肾失固摄的病证。

临床表现　心悸心慌,惊慌失措,目睛不转,口不能呼喊,神志错乱,语言举止失常,脉动。

分析　《素问·举痛论》说:"惊则气乱……惊则心无所倚,神无所归,虑无所定。"故受惊过度,可见心悸心慌,惊慌失措,目睛不转,神志错乱,语言举止失常。动脉主惊。

治法　镇惊安神。主方磁朱丸。

四、饮食劳倦病辨证

饮食和劳动是人类赖以生存和保持健康的必要条件,正常的饮食和适当强度的劳动,有利于人体的生长发育和健康。但是,饮食不适宜,或劳逸安排不恰当,也会使人致病。临床分为饮食伤和劳倦伤两类。

(一) 饮食伤病证

饮食伤病证是指饮食失宜,脾胃受伤的病证。《素问·痹论》说:"饮食自倍,肠胃乃伤。"临床上常见的饮食伤,有伤食、食积和食厥三种。另外,饮食不洁,可以发生痢疾、霍乱、肠伤寒和寄生虫病等;食入变质的肉类、河豚、毒蕈等有毒物质可引起中毒;饮食偏嗜、偏寒、偏热,过食肥甘厚味等可产生生痰、生湿、化热等种种病证,这里主要叙述常见的三种。

1. 伤食

泛指由饮食损伤脾胃所致的病证。"食呕"、"食积呕吐"、"食泄"、"食泻"、"食滞脘痛"等均属伤食范畴。

临床表现　呕吐酸腐,脘腹胀满,嗳气厌食,噫出腐臭如败卵,腹痛肠鸣,泄泻,泻后腹部胀痛减轻,常反复发作,泻下物有腐臭味,苔厚腻,脉滑实。

分析　饮食不节,暴饮暴食,或过食肥腻、生冷食物等损伤脾胃,食滞不化,停积肠胃,或因脾虚不运,食滞于中所致。饮食损伤脾胃,胃失和降,则呕吐酸腐、嗳气厌食;噫出腐臭如败卵。中焦气机阻滞,则脘腹胀痛,肠鸣,泄泻,泻后浊气下泄而痛减,但常反复发作。若过食肉食肥腻,泻下物多带腐臭味。苔厚腻,脉滑实主食滞。

治法　消食导滞。主方保和丸。

2. 食积

多由脾胃运化失常,食物积滞所致的病证。《中国医学大辞典》说:"食积,伤食成积也。"此证因饮食过度,不能消化,以致停滞于中。

临床表现　胸脘痞闷,或坚硬有痞块,腹痛拒按,大便秘结,纳食减少,嗳腐吞酸,苔厚腻,脉滑数。

分析　本证为伤食成积。食积停滞,气机不畅,则胸脘痞闷,或坚硬有痞块。食积停滞为实邪,故腹痛拒按。食积化热,则大便秘结。食积停滞,胃失和降,则纳食减少,嗳气吞酸。苔厚腻,脉滑数,主食积。

治法　消积导滞。主方枳实导滞丸。

附　疳积

疳积是指婴幼儿饮食失宜,或饮食不洁,或病后失调,导致脾胃虚损,营养吸收障碍的一种慢性疾病。

临床表现　形体消瘦,面色萎黄,毛发不荣,精神委靡,或烦躁啼哭,夜睡不宁,食欲不振,或嗜食异物,大便不调,腹部胀大,青筋显露,或腹凹如舟,发育迟缓,或有低热,舌苔微黄而干,或腻,脉细数或细弱。

分析　小儿脏腑娇嫩,形气未充,若饮食无度,或恣食肥甘生冷,或饮食不洁损伤脾胃,或病后失调;脾胃虚损,胃的受纳和腐熟,脾的运化功能减弱,则可见食欲不振,或嗜食异物,腹部胀大,大便不调;脾胃虚损,气血化源不足,脏腑形体失养,故形体消瘦,腹部凹陷如舟,生长发育迟缓;气血不能上荣于面,则面色萎黄;气虚血行阻滞,则腹部青筋显露;发为血之余,血不养发,则毛发不荣;气血不能养神,则精神委靡不振;阴血不足,阴虚生内热,肝火偏盛,则烦躁啼哭,夜睡不宁,或见低热。苔腻,脉细弱为脾虚有积滞;若舌红苔微黄而干,脉细数,为阴虚有热。

治法　消食导滞,健脾消积。主方肥儿丸。

按语　历代医家把疳积列为儿科四大证之一。疳积的范围很广,名目繁多,因其致病的原因和临床表现而异。《小儿药证直诀》分"五脏内外疳症",并指出本病主要是责诸于脾胃,它说:"疳皆脾胃病,亡津液之所作也。"《小儿卫生总微论方》则有肝疳、心疳、脾疳、肺疳及肾疳五疳论。《婴童百问》有疳积、疳伤两问,除论述五疳外,在疳伤篇分述了十三种疳症。《医宗金鉴》罗列了十九种。习惯应用是按五脏见症不同分为肝疳、心疳、脾疳、肺疳、肾疳。五疳之中又以脾疳为最常见,其次是肝疳。

3. 食厥

食厥又称"食中"或"中食",属厥证之一。多因醉饱过度,或感风寒,或遇气恼,以致食滞于中,胃气不行,气逆上壅,清窍闭塞。

临床表现　饱食后突然昏厥,气息窒塞,脘腹胀满,口不能言,肢不能举,舌苔厚腻,脉滑实。

分析　醉饱过度,感受风寒,或遇气恼,气逆夹食上壅,闭塞清窍,则厥逆昏迷,气息室塞,口不能言,肢不能举。食滞于中,则脘腹胀满。舌苔厚腻,脉滑实,主食滞。

治法　先用探吐法催吐,然后按不同诱因,分别给予解表和中或理气和中等法治疗。主方藿香正气丸或平胃散加减。

按语　食厥,是从因食而突然发生厥逆昏迷而命名;食中或中食,是从其证候似中风,但没有半身不遂,口眼㖞斜之症,故属类中风之一。因食所致故称为"食中"或"中食"。食厥和食中的病因病机和临床表现基本相同,发病与饮食有明显关系,多吐后即醒,醒后仅觉胸膈痞闷,或吐酸嗳腐。中风昏迷时间长,醒后仍见口眼㖞斜,半身不遂,语言不利。

(二)劳倦伤病证

劳倦,劳即劳损,倦即倦怠。劳倦泛指一些虚损证的致病因素。通常多指"五劳所伤"。《素问·调经论》说："有所劳倦，形气衰少，谷气不盛，上焦不行，下脘不通，胃气热，热气熏胸中，故内热。"《医学纲目》说："何谓五劳？心劳血耗，肝劳神损，脾劳食损，肺劳气损，肾劳精损。"《素问·宣明五气》说："久视伤血，久卧伤气，久坐伤肉，久立伤骨，久行伤筋，是谓五劳所伤。"所以劳倦伤，是指不适当的劳逸，或房劳过度，使脏腑气血阴阳损伤，致五脏诸虚不足的虚损劳伤证。下面摘录《中医名词术语选释》中的五劳症状：

心劳，由于劳损心血所致。主要症状有心烦失眠，心悸易惊。

肝劳，由于精神刺激，损伤肝气所致。主要症状有视物不明，两胁引胸而痛，筋脉弛缓，活动困难。

脾劳，由于饥饱失调，或忧思伤脾所致。主要症状有肌肉消瘦，四肢倦怠，食欲减少，食则胀满，大便溏泄等。

肺劳，一指由于肺气虚损所致，主要症状有咳嗽，胸满，背痛，怕冷，面容瘦削无华，皮毛枯槁等。二指肺痨。

肾劳，由于房室过度，损伤肾气所致。主要症状有遗精，盗汗，骨蒸潮热，甚则腰痛如折，下肢痿软不能久立等。

劳倦伤除了上述各脏主要症状外，还要结合脏腑气血阴阳进行辨证，通常表现为气虚、血虚、气血两虚，或阴虚和阳虚，请参考气血津液辨证和脏腑辨证有关部分。

五、外伤及虫兽伤辨证

外伤及虫兽伤，包括跌仆金刃伤、烧伤、冻伤和虫兽伤等。

（一）跌仆金刃伤

辨证要点

（1）跌仆金刃所致。

（2）局部有瘀肿疼痛，或伤口流血。

（3）功能障碍或畸形，如骨折、脱臼。

（4）如损伤重要内脏，或流血过多，或剧痛，可出现亡阳亡阴证。

治法 伤口出血，首先要止血。如伤口表浅，出血缓慢者可用止血散，如用云南白药，或田七末及桃花散等撒伤口止血，也可涂敷万花油，或红花油再行包扎。伤口较为深大出血较多，则宜及时清创缝合。暂时没有条件清创缝合，则首先加压包扎止血，然后再作治疗处理。

附 破伤风

破伤风，又名"金疮痉"。新生儿破伤风，又名"脐风"。产妇感染破伤风称产后风、产后痉、蓐风。因皮肤伤破处感受风邪（破伤风杆菌）而致抽风的一种病证。因由破伤所致，故名破伤风。潜伏期一般4~14天，亦可24小时或1~2个月，潜伏期越短，病情越重。

临床表现 早期见伤处肌肉及面部咀嚼肌紧张，痉挛，进而出现语言、吞咽不便，颈硬，排尿困难等。典型症状是肌肉痉挛和阵发性抽搐。先从头面咀嚼肌开始，进而扩散到全身，呈苦笑面容，牙关紧闭，颈硬，角弓反张，呼吸困难，面唇青紫，排尿困难，脉弦数等。

分析 本证先有破伤，而后风邪由创口侵入，发生抽风；出现肌肉痉挛和阵发性抽搐。

治法 祛风镇痉，清热解毒。主方玉真散、五虎追风散。

（二）烧伤

辨证要点

（1）由烧伤或烫伤所致。

（2）伤处红、肿、热、痛，或起水疱，或创面皮革样、蜡样、焦黄或炭化。重者损伤肌肉筋骨，且阴液大量耗伤。

（3）烧伤面积过大，超过体表总面积30%，或三度烧伤占11%以上，常致火热内攻，出现发热、烦躁不安，或神昏谵语、呼吸喘促、口干口渴、尿少、舌红绛等症，甚则阴竭阳脱而死亡。

治法　烧伤类似温热病邪为患，辨证治疗原则可按温热病诊疗规律进行，一般宜予清热解毒凉血等药物。可参阅卫气营血辨证。如局部小面积烧伤，可先涂以万花油，然后进一步治疗。

（三）冻伤

辨证要点

1）有冻伤病史：因严寒致肢体暴露部位冻伤，或逗留冰天雪地时间过长使身体冻伤。

2）冻伤部位较小称冻疮，局部麻木、肿胀、皮肤发紫、痒痛。或全身冻僵而活动不灵、皮肤冰冷、灰白或发紫。严重者则冻伤局部紫黑坏死。如抓破则表面糜烂、结痂。

3）全身冻伤称冻僵，可有体温下降、呼吸低微、面色灰白或青紫、唇舌青紫、四肢厥冷、脉沉细弱等气血凝滞症状。重证则阳气衰败而垂危。

治法　全身冻伤或冻僵患者，应迅速脱离寒冷环境，适当进行保温，轻者给热饮料如姜糖茶；重者宜温阳散寒、调和营卫。主方桂枝汤加当归，或当归四逆汤。局部冻伤可用行气活血药物煎煮浸洗患处。

（四）虫兽伤

虫兽伤，包括毒蛇、猛兽、狂犬咬伤和蝎蜂蜇伤等。轻者仅见局部肿痛或出血；重者可出现全身中毒症状，甚至危及生命，导致死亡。特别是毒蛇、狂犬咬伤，对人体生命威胁很大。

1. 毒蛇咬伤

蛇咬伤后，首先要辨别是否为毒蛇咬伤。

无毒蛇咬伤，局部微痛，无红肿，牙痕小而排列整齐呈锯齿状（图4-1）。附近淋巴结无肿痛。

毒蛇咬伤，伤口麻木或疼痛，肿胀发紫，坏死，有较大而深的毒牙痕。附近淋巴结肿痛。临床分为风毒、火毒和风火毒三种。

图4-1　蛇伤牙痕鉴别

1）风毒（神经毒）：见于银环蛇、金环蛇、海蛇等咬伤。

临床表现　有毒牙痕。伤口麻木，无痛或微痛，不红不肿。麻痹逐渐向上发展，附近淋巴结可肿大触痛。咬伤后1～3小时出现头晕头痛，呕吐，胸闷，眼睑下垂，视蒙，眼球转动不灵，瞳孔散大，张口困难,流涎,昏迷,呼吸微弱,最后停止呼吸而死亡。

2) 火毒(血循毒):见于蝰蛇(百步金钱)、竹叶青、蝮蛇、五步蛇等咬伤。

临床表现　有毒牙痕。伤口先渗血后出血,痛如刀割,红肿较甚或起水疱。附近淋巴结肿痛,皮下或内脏出血(可见吐血或衄血、便血、尿血等),黄疸等,伴有寒战发热。严重者可出现呼吸困难,心搏减弱,或水肿,唇甲青紫,脉促无力。常导致死亡。

3) 风火毒(混合毒):同时具有风毒和火毒特征。见于眼镜蛇、眼镜王蛇咬伤。

临床表现　有毒牙痕。伤口呈紫红色或紫黑色。伤口中心麻木,周围红肿热痛,起水疱或血泡,常迅速变黑坏死而形成溃疡。头晕头痛,寒战发热,恶心呕吐,全身肌肉酸痛,瞳孔缩小,黄疸等,严重者,常导致死亡。

治法　原则上即应采取急救措施,于被毒蛇咬伤伤口用烧灼法或扩创法或吮吸法排毒,可暂时于患肢的近心端进行缚扎以减少毒素吸收。并尽快应用治疗蛇伤的药物如蛇伤解毒片、蛇伤解毒注射液以及各地制造的各种蛇药。

2. 狂犬咬伤

狂犬是指带有狂犬病毒的狗。狂犬病,是被狂犬或带有狂犬病毒的其他动物,如狼、猫等咬伤,或创口接触含狂犬病毒的动物唾液而发生的疾病。潜伏期最短10天,文献报道最长的9年半,一般在3个月内发病。

狂犬形态:伸舌流涎,头低耳垂,眼红尾拖,急走无定等。

临床表现　开始发病时,精神委靡,疲乏,食欲不振,恶心,头痛失眠等。已愈合的伤口又感疼痛麻木,或有蚁行感。继则呈兴奋状态,恐惧不安,烦躁,有怕光、怕声、恐风、恐水等特点。特别是恐水,患者渴极欲饮,但接近水杯时,即出现咽喉痉挛,将水推开,甚至闻水声或见水,便出现咽喉痉挛和全身惊厥,面呈恐貌状。汗出、流涎比平时多,持续1~3天,最后转入瘫痪,呼吸、心搏逐渐减弱而死亡。

分析　狂犬咬伤,其毒从伤口侵入人体,潜伏于内,经过一段时间(10天甚或数月)后发病,被咬伤的伤口越深,越近头部则潜伏的时间愈短,发病愈快。其病发作,毒势弥漫,上犯元神之府,扰及清窍,则出现恐惧不安、烦躁、畏风、怕光、畏声、恐水等症状。后期元神失主,心气涣散,五脏皆衰。

治法　祛风解毒镇痉。主方扶危散或荆防败毒散加减。

六、诸　虫　证

诸虫证,是指寄生于人体胃肠道内的各种虫类所引起的病证。常见于蛔虫、蛲虫、寸白虫等。多因饮食不洁,食入沾染有虫卵(或囊虫)的食物所致。

(一) 蛔虫

蛔虫,古称蚘虫,是一种大的线虫,雌雄异体,寄生于小肠,雄虫较小(长15~31cm),尾端卷曲;雌虫较大(长20~35cm),尾端垂直。蛔虫病是小儿常见的一种传染病,亦可见于成年人。

临床表现　脐周腹痛,痛无定时,反复发作。食欲异常、厌食、嗜食,或异食。可有恶心呕吐,轻泻或便秘,或呕吐,或大便有排虫现象。面黄肌瘦,发育迟滞,智力欠佳。精神委靡或烦躁不安,易哭,易怒,或睡中磨牙。或见皮肤出现隐疹瘙痒,或见面部白斑,巩膜蓝斑,下唇黏膜小粟粒状隆起等。粪检可发现蛔虫卵。若突然腹中剧痛,按之有包块,或右上腹阵发性剧痛,呕吐,汗出,四肢厥冷,称为蛔厥。

分析　本证外因乃进食或感染蛔虫卵,内因为脾胃虚损,或有湿热,利于蛔虫的生长繁殖。《奇效良方》说："脏腑不实，脾胃俱虚，杂食生冷肥甘油腻等物，或食瓜果与畜兽内脏遗留诸虫子类而生。"

蛔虫内扰，则腹部不适而痛，或见胃脘嘈杂。虫动则痛，虫静痛止，故虫痛常痛无定时，反复发作。蛔虫内居小肠，影响脾胃之受纳、运化，则见厌食、嗜食或异食，或恶心呕吐、轻泻或便秘。若脏腑虚寒，蛔虫外窜，可吐出或大便排出蛔虫。由于蛔虫干扰，影响脾胃消化、吸收和运送水谷精微，加上蛔虫吮吸水谷精气，气血化源不足，则面黄肌瘦，发育迟滞，精神委靡。阴血不足，虚火内生，则烦躁不安，易怒，或睡中龂齿。心气虚则易悲易哭。蛔虫毒素外溢于肌肤，可出现皮肤瘙痒，或顽固性瘾疹（荨麻疹）。若虫多抱聚成团，堵塞肠道，可形成蛔虫性肠梗阻，而腹部剧痛，胀满，或按之有包块。蛔虫窜入胆道，便形成胆道蛔虫症，出现右上腹阵发性剧痛，伴有呕吐，汗出，四肢厥冷。

辨证要点：①脐周腹痛，痛无定时，反复发作；②食欲异常，或减退，或嗜食，或异食；③呕吐或大便排虫；④粪检发现蛔虫卵。

治法　驱虫为主。主方化虫丸。痛甚宜先安蛔，后驱虫。主方乌梅丸。

（二）蛲虫

蛲虫，寄生于大肠，虫体细小如线，雄虫长2~5mm，雌虫长8~13mm，多侵犯儿童，蛲虫病是儿童常见的寄生虫病。

临床表现　肛门及会阴部奇痒，夜间尤甚，肛门常有湿疹。睡后肛门可见白色小虫。可伴有食欲不振，腹痛，或呕吐。睡眠不安。粪检可发现蛲虫卵。

分析　本证外因为食入蛲虫卵，或肛门幼虫逆行感染。内因在于脾胃虚弱兼湿热，有利于蛲虫生存和繁殖。成虫夜间至肛门及会阴部产卵，虫体蠕动，故夜间肛门及会阴部奇痒，影响睡眠。蛲虫在肠道，影响脾胃纳运，可出现食欲不振，腹痛或呕吐等症状。

辨证要点：肛门及会阴部奇痒，睡后肛周有白色小虫，粪检发现蛲虫卵。

治法　驱虫为主。主方化虫丸。

（三）寸白虫

绦虫，古称寸白虫，主要寄生于人体小肠。我国绦虫寄生有10种之多，其中以猪肉绦虫、牛肉绦虫为最多见，肠内寄生1~30条。猪肉绦虫体长2~4m或更长，体节1000个以下；牛肉绦虫体长4~8m或更长，体节1000~2000个。人是绦虫的终末宿主，其卵与妊娠体节随粪便排出，被猪、牛吞食后，侵入其肌肉，形成囊尾蚴，人吃入未煮熟的含囊尾蚴的猪、牛肉，即可被感染。

临床表现　大便中发现绦虫节片，可有腹胀隐痛，或腹泻，肛门作痒等，由于绦虫吸收人体营养，分泌毒素，日久可见面黄肌瘦，体重减轻，脘腹不适，食欲减退，腹胀腹泻，倦怠，头晕。粪检发现绦虫卵或节片。

分析　本证的发生，外因为食入半生不熟的有牛囊尾蚴、猪囊尾蚴的猪肉、牛肉，尾蚴的头节附着于人体小肠肠壁，而成成虫，寄生体内寿命可达20~30年；内因是脾胃虚弱，湿热蕴结，适于绦虫的生存和发育。虫居小肠，影响脾胃的功能，则出现腹胀隐痛，或腹泻。虫体移至肛门，则肛门作痒。虫体节脱落随大便排出，则大便中可见绦虫体节。虫扰脾胃，影响消化、吸收和运送水谷精微，气血化源不足，故日久见面黄肌瘦，体倦头晕。囊虫病则根据发生部位而出现不同的压迫症状。

辨证要点：衣裤、寝具或大便中发现绦虫节片；偶有腹部隐痛或腹泻；粪检找到绦虫卵或体节。

治法　驱虫为主。主方驱绦汤。

附　虫积

由于肠道寄生虫的感染，长期消化功能障碍，一般临床表现为脾胃虚损，津液干枯，气血亏损，面黄肌瘦，腹大青筋暴露，发育迟滞等，称为虫积。婴幼儿则称为"疳积"。临床证候大体可分为脾胃虚弱和阴虚内热两型。

1. 脾胃虚弱型

临床表现 除上述症状外，并见食欲不振，腹胀，肠鸣泄泻，神疲体倦，四肢不温，或见浮肿，唇舌淡，苔花剥或白腻。

治法 健脾消积。主方肥儿丸。

2. 阴虚内热型

临床表现 除虫积一般临床表现外，并见烦躁不宁，易哭易怒，常伴低热，口干渴，皮肤干燥，小便短赤，或视矇夜盲，舌红苔薄黄，脉细数。

治法 养阴清热，平肝消积。主方六味地黄汤加平肝消积药。

（四）肝吸虫

肝吸虫，又称华支睾吸虫，成虫虫体狭长，半透明，大小为10～25mm×3～5mm，寄生于人体肝胆管内。

临床表现 食欲不振，倦怠乏力，脘闷不适，胁部胀满，腹胀便溏，消瘦，舌淡苔白，脉弦细。日久可见右肋下肿大。粪检或十二指肠液检查可见虫卵。

分析 本证因进食含活囊蚴的生鱼、虾而引起。虫邪侵袭人体，内舍于肝，肝失调达，肝郁乘脾，脾失健运，故见食欲不振，倦怠乏力，脘闷不适，胁部胀满，腹胀便溏，消瘦，舌淡苔白，脉弦细等肝脾不和的证候表现；肝郁脾虚日久，必致气血运行不畅，瘀积肋下，则可见右肋下肿大。

治法 健脾驱虫疏肝。主方肝吸虫一方、肝吸虫二方。

七、痰饮、瘀血辨证

痰饮和瘀血都是疾病过程中所形成的病理产物，但同时又能直接或间接作用于机体的某些脏腑及组织，引起各种疾病，故它又是致病因素之一。痰饮和瘀血有特殊的临床表现，通过分析、辨别临床症状，“辨证求因”、“审因论治”，有重要意义。

（一）痰饮

痰饮，是人体水液代谢障碍产生的病理产物。痰和饮虽然并称，但两者有所区别，一般稠浊的叫痰，清稀的叫饮，合称为痰饮。痰饮有广义和狭义之别，广义痰饮，不仅指咯吐之痰，还包括许多有痰饮特殊症状的病证在内。而狭义的痰饮，是指其中的一种。

（1）痰饮的特点：从发病的部位而言，饮多见胸腹四肢，与脾胃关系比较密切，而痰则随气流行，无处不到。张景岳说：“饮惟停积肠胃，而痰则无处不到。水谷不化而停为饮者，其病在脾胃；无处不到而化为痰者，凡五脏之伤，皆能致之。”痰饮所在的部位不同，临床表现亦有不同：

痰浊在肺，可见喘咳咳痰；痰迷于心，可见神昏癫狂；痰停积于胃，可见恶心呕吐，胃脘痞满；痰在经络筋骨，可致瘰疬痰核，肢体麻木，半身不遂，或阴疽流注；痰饮上犯于头，可致眩晕昏冒；痰气凝结于咽喉，可致咽中梗阻，称为“梅核气”；痰气积聚于颈，可出现瘿瘤。

饮在膈上，可见胸闷，喘咳，不能平卧；饮在胸胁，则胸胁胀痛，咳唾引痛；饮在肠间，则肠鸣沥沥有声；饮溢肌肤，可见肌肤水肿。

（2）常见的痰证与饮证：参阅“津液辨证”节。

（二）瘀血

瘀血，指血液停滞于体内。包括溢出脉外而积存于体内，或血运不畅阻滞于经脉及脏腑内的，均称为瘀血。瘀血本为病理产物，但也可反成为病因，例如，瘀积日久，可形成癥瘕积聚。证治参阅“气血辨证”与“脏腑辨证”节。

第三节　六经辨证

一、概　　述

（一）六经辨证的概念

六经是《伤寒论》辨证论治的六个分证纲领。《伤寒论》是一部阐述多种外感疾病的专书。因此，六经辨证是外感性疾病的一种辨证论治的方法和准则。

六经辨证就是根据人体抵抗力的强弱，病势的进退、缓急等，将外感疾病演变过程中出现的证候进行分析，综合为太阳、阳明、少阳、太阴、少阴、厥阴六经病证，以此来归纳证候特点、病变部位、寒热趋向与邪正盛衰，而作为诊断、治疗的依据。例如，风寒初客于肤表，表现为营卫不和的症状，便是太阳病；邪气由表入里，反映出胃肠燥热的症状，则是阳明病。应该指出，六经不只是简单的六个证候群，它联系着脏腑（主要），涉及部分经络（次要），同时与这些有关脏腑经络的气化作用分不开。也即是说，各经的病变，实际上概括了有关脏腑或经络功能失常所致的一系列证候。

六经的名称最早见于《灵枢·经脉》及《素问·热论》。《灵枢》六经论述人体十二经脉起止、循行部位及络属关系，用以指导针灸疗法。《素问》六经则论述人体经络受病及其治则，且只言热证实证，未及虚证寒证，治法只限于汗下两法，又无方药。可见《伤寒论》六经只是沿用了《内经》的名称，而涵义则不同。

（二）六经辨证的意义

1. 辨疾病的部位

六经辨证可辨别病变在表或在里，在腑或在脏。如太阳病属表证，少阳病属半表半里证，阳明病及三阴病均属里证。又如三阳经反映六腑病变，三阴经则反映五脏病变。

2. 辨疾病的性质

疾病是在外邪作用下，正邪斗争的临床反映。正邪斗争的消长盛衰，决定着疾病的发展及证候性质。六经辨证具体地运用于临床，能辨别疾病的性质。如三阳经病变多属阳证、热证、实证；三阴经病变多属阴证、寒证、虚证。而各经病证又可进一步分辨，如同为太阳表证，又有表虚与表实之分；同为少阴病，又有寒化证与热化证之别。

3. 辨疾病的发展趋势与传变

疾病过程是一个不断变化的过程。伤寒六经病变之间，是互相关联、互相演变的。如太阳病常发展为阳明病、少阳病或少阴病，而太阴病在阳气恢复过程中，亦有转出阳明的情况。病证之间的这种转变，取决于邪正斗争的状况，包括正气的强弱、感邪的轻重、治疗是否得当三个因素。如太阳病过程中，津液受伤，多传阳明或少阳；阳气受伤则多传三阴。一般来说，就疾病发展趋势而言，由表入里，为病进病重；由里出表，总是佳候。

4. 辨疾病的治疗法则

六经病证在三阳经阶段，多属实证热证，故治疗上以祛邪为主。太阳表证由风寒袭表所致，宜解表以散邪；腑证由膀胱气化不利，水气停蓄所致，宜化气利水。阳明病有经证、腑证之分，经证为无形邪热充斥于内外，宜用清法；腑证为有形邪热结于胃肠，宜用下法。邪入少阳，枢机不利，病在半表半里，治法以和解为主。三阴病多属虚证寒证，治法以扶正为主。太阴病属寒湿证，治宜温中燥湿祛寒。少阴病多属心肾虚衰，气血不足。寒化证宜扶阳抑阴，热化证宜育阴清热。厥阴病属寒热错杂证，治宜寒温并用。遇有两经证候同时出现时，又应根据情况，采取相应措施。如表里同病，有先表后里、先里后表或表里同治等不同方法。

二、六经辨证

(一) 太阳病证

太阳病是外感病过程中的初起阶段，病情尚浅。太阳统摄营卫，肤表是营卫循行之地，营行脉中，卫行脉外，其中主要是卫气，卫气在营气的支援下，起着温分肉、充皮肤、肥腠理、司开合的卫外作用。故太阳主一身之表，抗御外邪侵袭，为六经之藩篱。太阳既然主肤表而统营卫，所以外邪中于肤表之后引起营卫失调，就形成太阳病。卫气为了抗邪，奔集于体表，故脉浮发热；同时卫气又不能正常地卫外，温煦肌表，故必然恶寒。足太阳经脉起于目内眦，上额交巅，下项行人身之背，太阳经气受寒邪外束，故见头项强痛。这就是太阳表证所必见的脉证。因体质有强弱，感邪有轻重，故太阳表证又分为中风与伤寒两类。太阳中风证以汗出、脉浮缓为其辨证要点；太阳伤寒证以无汗、脉浮紧为辨证要点。上述太阳表证又称为太阳经证。

若太阳表证不愈，病邪可循经入里，影响膀胱气化而致水气内停，小便不利，这即是太阳腑证，又称太阳蓄水证。

由于患者脏气偏盛偏衰之不同，或因治疗失当，太阳病还可出现种种兼证、变证或传变他经。传变的一般规律是：阳盛多传入三阳之腑；阴盛多传入三阴之脏。

1. 太阳经证

(1) 太阳中风证

临床表现　恶风，发热，汗出，头项强痛，脉浮缓，苔薄白。

分析　本证常由腠理不固，风寒外袭所致，故称为表虚证。恶风、发热、头项强痛、脉浮是风寒束表，营卫失调的证候。汗出是卫气不固，营阴不能内守之故。脉缓则由汗出肌疏所致。

治法　解肌祛风，调和营卫。主方桂枝汤。

(2) 太阳伤寒证

临床表现　恶寒发热，无汗而喘，头项强痛，身疼腰痛，骨节疼痛，苔薄白，脉浮紧。

分析　本证常由腠理固密之人，风寒袭表所致。故又称为表实证。本证之恶寒与表虚证之恶风病机相同，两者仅有程度轻重的差别。恶寒、发热、头项强痛、脉浮的病理机转亦与表虚证相同。但表实之人，风寒束表，腠理闭塞，肺气不宣，故无汗而喘。营阴郁滞，经气流行不畅，故身疼腰痛，骨节疼痛。风寒外束，腠理紧闭，故脉紧。

治法　发汗解表，宣肺平喘。主方麻黄汤。

2. 太阳腑证

临床表现　发热，恶风，汗出，小便不利，少腹胀满，心烦口渴，甚则渴欲饮水，水入即吐，脉浮。

分析　本证多由太阳表证不解,病邪循经入腑,膀胱气化失职所致。发热恶寒,汗出,苔白,脉浮提示表证未罢。小便不利,少腹满是膀胱气化不利,水道失调,致水气停蓄于下焦所致。由于膀胱不能化气行水,津液不布,故口渴,心烦。当蓄水严重者,可因水气上逆,胃失和降,而有渴欲饮水,水入即吐的症状。

治法　化气行水,兼以解表。主方五苓散。

3. 太阳兼变证

(1) 表实兼内热证

临床表现　恶寒发热,身痛,无汗而烦躁,舌苔黄,脉浮紧。

分析　本证常由体质强壮,阳气偏盛之人,风寒郁闭于肌表所致。发热恶寒,身痛,无汗,脉浮紧,为太阳表实证。由于风寒束表,肌腠紧闭,阳郁化热,因无汗而热不得外越,扰于心神,故见烦躁。证属外感风寒,内有郁热,其辨证要点是不汗出而烦躁。烦躁虽是本证的关键,但非本证所独有,因为烦躁与不汗出,恶寒发热,身痛,脉浮等并见,方是表实兼内热之象。若烦躁与无热恶寒,脉沉微,四肢厥冷,下利清谷等并见,则是少阴病,属阳衰阴盛,应注意鉴别。

治法　外散风寒,内清郁热。主方大青龙汤。

(2) 表实兼里饮证

临床表现　恶寒发热,头痛,无汗,咳喘,呕逆,痰多稀白,舌苔白,脉浮或弦紧。

分析　本证常由素有水饮内停之人,风寒袭表所致。恶寒发热,头痛,无汗为风寒束表之征。由于素有停饮,又与风寒相搏,壅塞于肺,肺失清肃,则咳嗽喘息,痰多稀白。水饮聚于胃,中焦升降失职,胃气上逆故呕逆。

治法　外解风寒,内除水饮。主方小青龙汤。

(3) 肺热喘咳证

临床表现　发热,汗出,气喘咳嗽,口渴,苔黄,脉数。

分析　本证多由太阳病,邪不外解,入里化热,壅塞于肺所致。由于邪热壅肺,肺气不得宣降故见喘咳。邪热内盛,津液外出,故发热、汗出。热伤津液故口渴。苔黄脉数亦为内热之象。

治法　清热宣肺,降气定喘。主方麻黄杏仁甘草石膏汤。

(4) 协热下利证

临床表现　发热,下利,喘而汗出,肛门有灼热感,小便黄,苔黄腻,脉滑数。

分析　本证多由表证不解,表邪化热传入大肠,或因太阳病误用下法所致。由于热入大肠,逼迫津液下趋,故见下利,肛门有灼热感。发热,口渴,喘而汗出,小便黄,苔黄,脉滑数等证,均为里热之象。

治法　清热止利,兼以解表。主方葛根黄芩黄连汤。

(5) 脾虚水停证

临床表现　心下逆满,气上冲胸,呕吐清水痰涎,头目昏眩,短气或心悸,苔白滑,脉沉紧。

分析　本证多由太阳病误用吐下之法,损伤脾阳所致。因脾阳不运,以致水饮停聚于中,攻逆于上,故见心下逆满,气上冲胸。脾虚水停,胃失和降,故呕吐清水痰涎。水饮中阻,清阳不升,故头目昏眩。水气上凌于心则心悸,影响于肺则短气。苔白滑,脉沉紧为水气内停之象。

治法　健脾利水。主方茯苓桂枝白术甘草汤。

(6) 结胸证

1) 小结胸证

临床表现　心下满闷,按之则痛,苔黄,脉浮滑。

分析　本证多由外邪化热内陷与痰饮互结于心下所致。因痰热互结,故心下满闷,按之则痛。其脉浮滑,苔黄,亦为痰热所致。

治法 清热化痰开结。主方小陷胸汤。

2）大结胸证

临床表现 心下硬满，按之如石，胸胁疼痛，甚则从心下至少腹硬满而痛，拒按，大便秘结，或稍有潮热，短气或喘息不能平卧，心中懊憹，口渴，头汗出，苔黄厚，脉紧或沉迟有力。

分析 本证多由外邪入里，或表不解，误用下法，致邪热乘机内陷，与水饮互结于胸胁而成。水热互结于胸胁，气机阻滞不通，故胸胁疼痛，心下硬满，甚则从心下至少腹硬满而痛，拒按。胸中为实邪所阻，肺气因而不利，故短气，或喘息不能平卧。邪热上扰，故头汗出而心中懊憹。热盛伤津，则稍有潮热，口渴，便秘，苔黄。实邪壅滞于里，气血流行不利，故脉沉紧，或沉迟有力。

本证范围较大，程度亦较重，心下疼痛剧烈，甚则从心下至少腹硬满而痛，手不可近。而小结胸证则范围较小，病情较轻，仅见心下满闷，按之痛，不按则不痛。

治法 泻热逐水破结。主方大陷胸汤。

（7）痞证

1）热痞

临床表现 心下痞满，按之柔软不痛，或兼烦热，苔黄，脉数。

分析 本证多由太阳表证误用汗下，表邪乘虚内陷所致。无形邪热壅滞于心下，气机不畅，故心下痞满，按之柔软不痛。邪热内盛，故见烦渴，苔黄脉数。

本证见心下痞满，按之濡软不痛。结胸证则表现心下、胸胁硬满而痛，按之更痛。两者应予区别。

治法 泻热消痞。主方大黄黄连泻心汤。

2）寒热错杂痞

临床表现 心下痞满或硬满，按之不痛，恶心，呕吐，肠鸣下利。

分析 本证因表邪不解，邪热入里，或误下损伤脾胃，表邪内陷，寒热之邪错杂于中所致。因脾胃升降失职，气机不畅，故心下痞满。因非实邪阻结，故按之柔软不痛。因胃气上逆，故见呕吐。脾运失常故肠鸣下利。

治法 和中降逆消痞。主方半夏泻心汤。

（二）阳明病证

阳明病是外感病过程中，阳气亢盛，热邪炽盛，正邪相争最剧烈的时期。阳明包括手足阳明，大肠与胃两腑。这是继承《内经》小肠、大肠皆属于胃之说。胃、大小肠共同完成受纳、消化、吸收与排泄功能。饮食物入胃，在脾的统属下胃肠消化吸收产生水谷精微，进而化生津液与阳气，故阳明又称“津气之府”，是多气多血之经，外邪入侵阳明，化燥化热，热炽于里，蒸发于外，表现一派实证、热证。

阳明病因太阳、少阳病误治失治等致津液受伤，邪热内陷，化热化燥而成；亦有因体内素有蕴热，复感外邪，化热入里而成。

阳明病的证候特点是肠胃实热。根据肠中有否燥屎内结而分经证与腑证两大类型：经证为无形邪热，弥漫于躯体，不断迫津向外蒸发，以身热汗出，不恶寒，反恶热为主证；腑证为有形邪热结于胃肠（即邪热与留滞于胃肠的宿食、粪便相结），津伤邪热内伏，以腹满便秘为主证。经证为阳明病的初期阶段，宜用清法治疗，取“热者寒之”之意。腑证是阳明病终极阶段，宜用下法治疗，取“留者攻之”之意。

阳明与太阴相表里，阳明邪热不解，与太阴脾湿相合，湿热熏蒸，影响肝胆的疏泄功能，胆汁外溢，致身目发黄，小便不利，成为湿热发黄证。它是阳明病的主要兼证。

1. 阳明经证

临床表现 身大热，不恶寒，反恶热，大汗出，大渴引饮，心烦，或背微恶寒，舌苔黄燥，脉洪大或滑数。

分析　邪入阳明，燥热亢盛于内，充斥于外，迫津外出，故身热、汗自出；外无表邪，里热已盛，故不恶寒，反恶热；热盛津伤，故口大渴；热扰心神，故心烦；热盛汗多，不仅伤津，亦能耗气，故背微恶寒。舌苔黄燥，脉洪大或滑数为正盛邪实，燥热亢盛之象。

治法　辛寒清热，或兼益气生津。主方白虎汤，或白虎加人参汤。

2. 阳明腑证

1）燥实证

临床表现　蒸蒸发热，汗出，口渴心烦，腹满而痛，不大便，甚则谵语，舌苔黄燥，脉滑数。

分析　本证以燥实为主，不恶寒反恶热，蒸蒸发热汗出、口渴、苔黄、脉数，为阳明里热蒸腾的征象。热邪与肠道燥实内结，腑气不通，故腹满而痛，不大便。热邪上扰，心神不宁，故心烦，甚则神昏谵语。

治法　泻下燥实，调和胃气。主方调胃承气汤。

2）痞满证

临床表现　潮热汗出，腹胀满硬痛，不大便，或热结旁流，甚而神昏谵语，舌苔黄厚干燥，脉滑而疾。

分析　阳明里热炽盛，蒸腾于外，故潮热汗出。燥热与肠道糟粕搏结，阻滞不通，故不大便，腹胀满硬痛。亦有燥热迫津下趋下利粪水的，即所谓热结旁流。燥热之邪挟浊气上攻，心神被扰，故神昏谵语。热盛伤津，热实于里故苔黄而干燥，脉滑而疾。

治法　泻热通便，破滞除满。主方小承气汤。

3）痞满燥实证

临床表现　潮热、谵语、大便不通或热结旁流，腹部胀满硬痛或绕脐疼痛，拒按，手足濈然汗出，甚则喘冒不得卧，神昏谵语不止，舌苔老黄或焦燥起刺，脉沉实或沉迟有力。

分析　本证痞满燥实俱备，为腑实重证，其发病机制与前两证基本相同，不过腹满硬痛，不大便等，较痞满证为重，潮热谵语，苔起芒刺等较燥实证为显著。脉沉而实，是燥实内阻，邪实正盛的反映；脉迟有力，是腑气不通，气血流行不畅的缘故，当与虚寒证之脉迟无力鉴别。

治法　峻下热结。主方大承气汤。

3. 湿热发黄证

临床表现　身目俱黄，黄色鲜明，小便黄赤而短少，发热口渴，心烦，脘痞不适，不欲食或恶心呕吐，大便秘结，汗出不彻，舌苔黄腻，脉弦数或滑数。

分析　本证多为阳明热盛与湿邪相合，湿热交蒸于内，影响肝胆疏泄功能，胆液不循常道，泛滥于周身，故身目小便俱黄。湿热阻于中焦，升降失常，故见脘痞，不欲食，恶心欲呕。湿热郁蒸，三焦气化失职，故汗出不彻。因兼里实，故有口渴、心烦，便秘等证。舌苔黄腻，脉弦数或滑数均为湿热之象。

治法　清利湿热。主方茵陈蒿汤。

（三）少阳病证

少阳病是外感病过程中，邪气内侵，结于胆与三焦，邪正分争于表里之间的阶段。在生理情况下，三焦主决渎而通调水道，为营卫气机运行的通路。胆内藏精汁而主疏泄，胆腑清利则肝气条达，脾胃调和。外邪侵犯少阳，胆气郁结，郁则化火，火性炎上，上干空窍，故见口苦咽干目眩。三焦枢机不运，经气不利，进而影响脾胃，而见寒热往来，胸胁苦满，神情默默，不欲饮食，心烦喜呕、脉弦等症，这就是少阳病的主要临床表现。

在外感病传变过程中,往往可见病已入少阳而太阳证未罢,或少阳证未罢,阳明证又起,故证情常有兼夹,或兼太阳表证,或兼阳明里证,应细心辨证,方能随证变法。

1. 少阳病主证

临床表现 寒热往来,胸胁苦满,神情默默,不欲饮食,心烦喜呕,口苦,咽干,目眩,脉弦。

分析 本证多由太阳之邪不解,传入少阳所引起;亦可因腠理不固,邪气相乘,发自少阳;或厥阴转出少阳所致。邪犯少阳,枢机不利,正邪分争于半表半里,邪郁则恶寒,正胜则发热,故往来寒热。气机失枢,经气不利,故胸胁苦满。胆气犯胃,气机不畅,升降失常,故见神情默默,心烦喜呕,不欲饮食。胆火上炎故见口苦,咽干,目眩。气郁则见脉弦。

从上述分析中可看出,本证既不在太阳之表,亦不在阳明之里,故称半表半里证。

治法 和解表里。主方小柴胡汤。

2. 少阳病兼证

1）少阳兼太阳证

临床表现 发热,微恶风寒,头痛或头目昏眩,颈项强,四肢关节烦疼,微呕,心下支结或痞硬,苔白,脉浮或弦。

分析 本证可因太阳之邪不解,又波及少阳而成。亦可在发病之初二经同时受邪所致。病入少阳,故见头目昏眩,颈项强,微呕,心下支结或心下痞硬。太阳之邪未罢,故有发热,微恶风寒,头项强痛,四肢关节烦疼等症。太阳少阳两病相兼,故脉可浮可弦。

治法 发表和解兼施。主方柴胡桂枝汤。

2）少阳兼阳明证

临床表现 往来寒热,胸胁苦满,口苦,咽干,目眩,呕吐不止,上腹部拘急疼痛,或痞硬,郁郁而烦,大便秘结,或潮热,或下利,苔多黄燥或白厚而干,脉弦有力。

分析 本证因少阳病不解,邪热内传阳明,胃肠燥实,形成少阳与阳明同病的证候。少阳病仍在,则见寒热往来,胸胁苦满,口苦咽干目眩,脉弦等症。病邪兼入阳明,燥结阻滞于胃肠,致腑气不通,故见呕吐不止,郁闷而烦,上腹部拘急疼痛,或痞硬,大便秘结。亦有热迫阳明,而见下利。舌苔黄燥或白厚而干,脉搏有力,均为阳明腑实之证。

治法 和解少阳,通下里实。主方大柴胡汤。

(四) 太阴病证

太阴病是外感病后期,由阳转阴,正气开始衰退的初期阶段。从六经分证整个病情来看,三阳为六经的前期阶段,此期人体抵抗力较强,三阴则为六经的后期阶段,人体抵抗能力已趋下降。太阴病因是三阴病的开始,病势一般不甚危重,如治疗得当,则预后良好。

病入太阴,脾阳受伤,在生理情况下,脾主运化,升清阳,代胃行其津液,在水谷精微的化生、转运及水液代谢的正常进行方面起着关键性的作用。在外感病过程中,或由寒邪直犯中焦,或因三阳病失治误治,均可损及脾阳,以致运化失职,寒湿内盛,出现腹满而吐,食不下,下利,时腹自痛,舌苔白,脉缓弱等症,这即是太阴病的主要临床表现。

因脾阳不足,复感外邪;或因表证未解而误用下法,损伤脾阳,均可出现表里同病的太阴兼太阳证。此外,由于中阳虚弱,寒湿内阻,影响肝胆疏泄功能,以致胆汁不循常道而出现寒湿发黄,应与阳明病篇的湿热发黄鉴别。

1. 太阴虚寒证

临床表现　腹满而吐，食不下，时腹自痛，下利，口不渴，舌苔白腻，脉缓弱。

分析　本证即太阴病的主证。由中阳不足，脾失健运，升降失常，寒湿内阻所致。寒邪伤脾，湿阻气滞则腹满；寒湿下注，必自下利；寒湿内困，气机不畅则腹满；脾病及胃，不能受纳，故食不下，呕吐。至于口不渴，舌苔白腻，脉缓无力等均为寒湿阻滞之象。

治法　温中健脾。主方理中汤。

2. 太阴兼太阳证

临床表现　下利，脘腹胀闷，腹痛绵绵，发热、恶寒，头痛，苔白，脉浮而缓。

分析　本证多因外感病过程中，表邪未去而误用下法，损伤脾阳，或因素体脾虚之人，复感外邪，表里同病所致。邪犯太阳，故见恶寒，发热，头痛，脉浮。脾阳不运，气机阻滞，故见脘腹胀闷，腹痛绵绵。清阳不升，故见下利。至于苔白，脉缓为太阴寒湿内停之征。

治法　温中解表。主方桂枝人参汤。

3. 寒湿发黄证

临床表现　身目发黄，其色晦暗，小便黄，畏寒身倦，脘闷腹胀，食少便溏，舌质淡，苔白滑，脉沉迟。

分析　本证多因脾阳不振，寒湿内盛，进而影响肝胆疏泄功能所致。因胆汁不循常道，故身目俱黄，小便黄。因脾失健运，气机阻滞，故脘闷腹胀，食少便溏。至于畏寒身倦，黄色晦暗，舌淡、苔白，脉沉迟，均为寒湿困脾，中阳不足之象。

本证应与湿热发黄鉴别。湿热发黄见身目俱黄，黄而鲜明，小便黄而短少，发热口渴，大便秘结，汗出不彻，舌苔黄腻，脉多滑数，称为阳黄。寒湿发黄，其特点为黄色晦暗，并见一派寒湿之象，称为阴黄。两者迥然不同。

治法　温中祛寒、健脾除湿。主方茵陈术附汤。

（五）少阴病证

少阴病是外感病过程中的后期阶段，病情多属危重。病入少阴，损及心肾，阳气衰弱，阴血不足，全身抗病功能明显下降。心属火，主血脉，又主神明。肾属水，主藏精，真阴真阳寄寓其中。在生理情况下，心火下蛰于肾，肾水上奉于心，以使心火热而不亢，肾水行而不泛。在病理情况下，如病邪直犯少阴，或他经病变误治失治而使心肾受伤，形成心肾虚衰的病变，以脉微细，但欲寐为主要脉证。由于致病因素和体质的差异，而有不同的表现，分为若干种证型。若心肾阳气虚衰，即表现一派虚寒症状；若肾阴不足，心阳独亢，则出现阴虚阳亢的症状。前者谓从阴化寒的少阴寒化证，后者谓从阳化热的少阴热化证。因寒邪伤阳为主，肾又主一身阳气，故两者之中，以阳虚寒化证为少阴病的主要证型。阳虚寒化证又有多种表现，故可分为阳虚阴盛证，阴盛格阳证，阴盛戴阳证，阳虚水泛证，阳虚身痛证等不同类型。

1. 少阴寒化证

1）阳虚阴盛证

临床表现　恶寒蜷卧，精神委靡，四肢厥逆，下利清谷，呕吐，口不渴，或渴喜热饮，小便清，舌质淡，苔白滑，脉沉微。

分析　本证为少阴阳衰，阴寒内盛所致。阳衰不能温煦形体，故恶寒蜷卧，四肢厥逆。心肾虚衰,正气不足,又为邪困,故精神委靡,似睡非睡。肾为先天之本,肾阳不足,损及中阳,不能腐熟水谷与运化精微,故下利清谷。阴寒之气上逆,胃失和降,故呕吐。阳虚阴盛之证,多有不渴之象,但也有下焦阳衰,不能化气升津,以及下利较重,津液损伤过多,而见口渴,以喜热饮,或饮量不多为特点。小便清,舌质淡,苔白滑,脉沉细微均为阳衰阴盛之象。

治法 壮阳抑阴。主方四逆汤。

2) 阴盛格阳证

临床表现 四肢厥逆,下利清谷,反不恶寒,汗出,或见面赤,干呕,腹痛,或四肢拘急,舌苔白滑,脉微欲绝,或无脉。

分析 本证由少阴阳衰,阴寒内盛,虚阳外越所致。四肢厥冷,下利清谷为阳气大衰,内有真寒所致;其人汗出,反不恶寒为在里之阴寒逼迫虚阳外越,而见外假热之象,于此已形成阴阳格拒之势。若虚阳上浮,可见面赤;若寒盛于里,寒凝气滞,可见腹中痛;若由于阳衰不能温煦,下利致阴竭而不能濡养,则四肢拘急。苔白滑,脉微欲绝或无脉,均为阳衰阴盛之象。

治法 破阴回阳,通达内外。主方通脉四逆汤。

按语 少阴病还有一种阴盛戴阳证,与阴盛格阳证类同,均为少阴阳气虚衰的重证。病机俱属阴寒内盛,真阳不能内守而形成阴阳格拒。不过有格阳于外与格阳于上的差别。两者都有下利清谷,四肢厥冷,脉微等证。格阳于外的格阳证,以发热,反不恶寒为特征;格阳于上的戴阳证,则以面赤为特征。其主方是白通汤。

3) 阳虚身痛证

临床表现 背恶寒,手足不温,身体骨节痛,口不渴,舌淡苔润,脉沉。

分析 本证为少阴阳虚,阴寒凝滞,营血不利所致。因督脉循于背,总督诸阳,四肢为诸阳之末,今阳气虚衰,不能充达全身,故背恶寒,四肢不温。阴寒凝滞于经脉骨节之间,气血运行不畅,则身体骨节疼痛。口不渴,苔白润,脉沉皆为阳虚寒盛之象。

治法 温经扶阳。主方附子汤。

4) 阳虚水泛证

临床表现 心下悸,头眩,全身肌肉跳动;振颤欲倒,腹痛下利,四肢沉重疼痛,或肢体浮肿,舌淡苔白滑,脉沉。

分析 本证系下焦虚寒,水气不化所致。脾肾阳虚,水气泛滥,上逆凌心,故心下悸动。上犯清阳,故头目昏眩。脾主四肢肌肉,阳虚不能温养肌肉,加之水气浸渍,则四肢沉重疼痛,并觉全身筋肉跳动,振颤欲倒。脾肾阳虚,运化失常,水湿内停,浸渍肠间,故腹痛下利。因水气不化,故小便不利,肢体浮肿。由于水饮内停,随气机升降,变动不定,故或见咳、呕等证。

治法 温阳化气利水。主方真武汤。

2. 少阴热化证

临床表现 心烦不眠,口燥咽干,舌尖红赤,或舌红绛少苔,脉沉细数。

分析 本证系少阴。肾阴亏耗,心火上亢所致。阴虚之人,邪入少阴,易于从阳化热,热灼真阴,则肾水不能上济心火,于是心火亢于上,肾水亏于下,而见心烦不得安卧,口燥咽干,舌红或绛,脉沉细数。

治法 育阴清热。主方黄连阿胶汤。

3. 少阴兼表证

临床表现 发热,恶寒,头痛,无汗,足冷,舌质淡,苔薄白,脉沉。

分析 本证由素体阳虚之人,感受风寒之邪所致。恶寒,发热,头痛,无汗是太阳表证。足冷是少阴阳虚不能温养四肢所致。脉沉是阳虚无力抗邪,脉不能应之而浮。单纯的太阳表证不应有足冷、脉沉。单纯的少阴阳虚证则无发热恶寒,今起病即发热恶寒无汗与足冷脉沉同见,说明本证实为阳虚外感,也即是太阳与少阴两经同时受病,故又有"太少两感"之称。

治法 温里透表。主方麻黄附子细辛汤。

(六) 厥阴病证

厥阴病为外感性疾病后期阶段。厥阴包括肝与心包两脏(主要是肝),肝和心包都藏相火,属阴中有阳。这阴中之阳,贵在敷布,生生不息。在病理情况下,此阴中之阳亦可成邪火,出现热证,或只消不长,出现阴寒之证。因此厥阴病既不像太阴病单纯属于脾虚寒证,也不像少阴病寒化、热化证截然分开,而往往是寒热同时并见,形成寒热错杂证。

病邪侵犯厥阴,表现为正气衰弱,阴阳调节紊乱。当阴阳气不相贯通之时,便出现四肢厥逆的症状。故厥阴病多具有肢厥的特点。在厥阴病邪正交争、阴阳消长的过程中,尚可见厥与热交替出现的厥热胜复证。

1. 寒热错杂证

临床表现 消渴,气上撞心,心中疼热,饥而不欲食,食则吐蛔。

分析 本证为上焦有热,中焦有寒。因厥阴以肝脏病变为主,多影响脾胃的升降功能。肝病犯胃则胃气滞而失和降,胃热上逆,因而出现上热证候。肝病及脾则脾虚气陷,因而出现下寒证候。因上焦有热,津液消耗,故有渴饮不止,气上撞心,心中疼痛,嘈杂似饥等证。因下焦有寒,故不能进食,强食则吐。又因胃虚食滞,蛔虫得以寄生,蛔虫随胃气上逆而出,故见吐蛔。

治法 辛温祛寒,苦寒清热,安胃制蛔。主方乌梅丸。

2. 厥热胜复证

临床表现 四肢厥冷与发热交替出现为其特征。

分析 厥热胜复为厥阴病在发展过程中阴阳消长的外在表现。邪入厥阴,正邪交争,可以有如下几种情况:厥热相等,是阳气来复,病情向愈;热多厥少是正能胜邪,病趋好转;厥多热少为正不胜邪,其病为进;热而复厥为阳复不及,病又复作;但厥不热,表示阴盛阳衰,病情危重;厥退而热不止,表示阳复太过,病从热化。随邪热所伤部位不同,而有不同的证候,若热势向上,伤及咽部,则发生喉痹,若热势向下,伤及阴络,则有便脓血之证。

治法 热厥宜清泄里热。主方白虎汤。寒厥宜扶阳抑阴。主方四逆汤。如喉痹寒热错杂,宜温凉补散兼施。方用麻黄升麻汤。便脓血宜清热凉血解毒。方用白头翁汤。

第四节 卫气营血与三焦辨证

一、概 述

(一) 卫气营血辨证的概念

卫气营血辨证,是温病辨证的主要方法。温病是感受四时不同温热病邪所引起的多种急性热病的总称。

《内经》有关卫气营血的立论,是指生理功能及其在人体中分布的浅深层次。张仲景《伤寒论》有营卫之病机与辨证理论。叶天士引申《内经》和仲景表里之义,以阐明温病学的病机,并确立卫气营血之辨证方法。

(二) 卫气营血辨证的意义

1. 辨别病变部位

卫分证主表,病变部位在肺、皮毛。叶天士《温热论》云:“温邪上受,首先犯肺”,而吴鞠通也以“温病初起,始于上焦手太阴肺”立论。他们均指出温热病邪侵入人体,肺先受邪。因肺主气,属卫,其合皮毛,故为在表(卫分)。气分证主里,病变部位在肺、胸膈、脾、胃、肠、胆、三焦、膀胱等脏腑。营分证是邪热深入心营,病在心与心包。血分证则热邪已深入心、肝、肾,注意其耗血、动血。

2. 区分病程阶段

卫气营血既是对温热病四类证候的概括,又代表着温热病的发展过程中浅深轻重不同的四个阶段。叶氏云:“大凡看法,卫之后方言气,营之后方言血。”指出了病邪由卫入气,由气入营,由营入血,标志着病邪步步深入,病情逐渐加重。

3. 说明病邪传变规律

温邪侵入人体,一般自表入里,从卫分开始,渐次按顺序传至气分、营分、血分。又因温病多伏气,有病从里发,由里达表,病初起则有营分或血分证,而后转出气分的。由里达表,标志着病情由重转轻。在传变过程中,有卫分之邪未罢,又兼见气分或营分的,是为卫气同病或营卫同病。有气分之邪未解,而有营分或血分之见证,酿成气营同病或气血两燔。又有卫分之邪不经气分阶段,而逆传入营血,叶氏所谓“逆传心包”。所以温病的传变规律,不是一成不变的,传变与否,取决于病邪的类别、感邪的轻重、体质的强弱、治疗是否恰当等因素。

4. 确定立法治疗依据

叶氏:“在卫汗之可也,到气才可清气,入营犹可透热转气,……入血就恐耗血动血,直须凉血散血。”此乃温热病邪侵犯人体不同层次的治疗大法。邪在卫分,法当汗解,驱邪外出;邪在气分,法宜清热生津,既不能汗解,又忌用营血分药,不致引邪入阴;至于热入营分,用清营透热法,以转出气分为顺;若邪在血分,宜用凉血散血。叶氏所论述,为温病学诊疗上广泛应用,但后世也有不断的补充。

二、卫气营血辨证

(一) 卫分证

卫分证是温热病邪侵入肌表,卫气功能失常所表现的证候。常见于外感热病初期的表证阶段,因肺主气,属卫,其合皮毛,故卫分证常伴有肺经病变的证候。临床以发热,微恶风寒,苔薄白,脉浮数为特点,治以辛凉解表法。

由于季节关系,所受病邪性质不一,具体辨证有下列三种:

1. 风温表证

临床表现 发热,微恶风寒,咳嗽,头痛,口干微渴,无汗或少汗,或咽喉肿痛,或胸闷胸痛,舌尖边红,苔薄白,脉浮数。

分析 本证多因直接感受风热病邪,以致卫气失常,肺卫不利所致。多见于春冬两季,因春季风气当令，气候温暖多风，若人体正气不足，抗病能力减弱，每易感邪为病；冬季虽寒气当令，若气候反常，应寒反温，也可感受非时风温之邪而发病。故叶天士《三时伏气外感篇》云："风温者，春月受病，其气已温。"又吴坤安《伤寒指掌》也说："凡天气晴燥，温风过暖，感其气者即是风温之邪。"均指明了本病的好发季节。外感风温病邪，多以口鼻肌肤而入，故病变初起，即有肺卫见证。邪袭肌表，卫气被郁，不得泄越则发热；卫阳被遏，卫气壅闭，肌肤失其温养故恶寒；温为阳邪，所以发热重而恶寒轻；阳热上扰清空，故头痛；卫气被郁则肺气不利，故咳嗽、或胸闷胸痛；咽喉为肺之门户，温热袭肺，则咽喉肿痛。温热之邪易伤津液，故口渴、舌尖边红赤。苔薄白、脉浮数为风温之邪在表之征。

治法　辛凉解表，宣肺泄热。主方银翘散。

按语　本病的发热、恶寒、无汗或有汗，头痛、咳嗽、苔薄白等症，颇与太阳中风证、太阳伤寒证相似。其鉴别在于：太阳中风证是风邪伤于卫表，营卫不和所致；太阳伤寒证是寒邪袭表，卫阳被束，营阴郁滞所致。此二证皆是发热轻而恶风寒较重，且口不渴，脉浮缓或浮紧。而风温表证则发热重，恶风寒轻，口必微渴，舌尖边红，脉浮数。临诊之际，应予鉴别。

2. 暑湿表证

临床表现　恶寒，发热，无汗，头痛，身重倦怠，脘闷，心烦，舌苔薄腻。

分析　本证为暑湿内蕴而寒邪外束证候。暑虽为阳邪，但常夹湿为病，因夏令暑气既盛，湿气也重，故暑邪为病，常兼夹湿邪。若夏令先受暑湿，复因乘凉冷饮，而感受寒邪，以致暑湿为寒邪所遏而发病。

寒束于表，卫气不通，皮毛闭塞，故恶寒发热，无汗，头痛。湿滞经脉，阻塞气机，故身重倦怠。暑湿内郁则脘闷，心烦不安，苔腻。此为暑、湿、寒三气交感，与单纯风寒束表显然不同。

治法　疏表散寒，清暑化湿。主方新加香薷饮。

3. 秋燥表证(温燥)

临床表现　发热，微恶风寒，头痛，少汗，咳嗽痰少，痰黏难咯，鼻燥咽干，口渴，或咳甚则胸痛，舌红苔薄白而干，右脉数大。

分析　本证因秋令感受温燥之邪，邪犯肺卫，耗伤肺津所致。燥为秋令主气，其性干涸，致病最易耗伤人体津液。《素问·阴阳应象大论》云："燥胜则干。"燥邪伤人，多从口鼻而入，最易伤肺。况人体又在夏令汗多，津气耗泄之后，感受当令之邪，而成肺燥伤津。故叶氏《三时伏气外感篇》云："秋令感伤，恰值夏月发泄之后，其体质有虚实不同，但温之上受，燥之上伤，理也同等，均是肺气受病。"

燥邪初起，邪犯肺卫，则见发热，微恶风寒，少汗等燥热在表之症。燥邪犯肺，津液被伤，肺失其清肃之机，故咳嗽痰少，痰难咯出，鼻咽干燥，口渴。肺气不利则胸痛。舌红苔薄白而干，右脉数大，均是燥热在肺卫之明证。

治法　辛凉甘润，轻透肺卫。主方桑杏汤。

按语　本证论述温燥初起，邪在肺卫证候。但燥气有温燥凉燥之分，主要是由于秋天气候有偏热、偏寒的不同变化。俞根初云："深秋初凉，西风肃杀，感之者多为风燥，此属凉燥，较严冬风寒为轻；若久晴无雨，秋阳以曝，感之者多为温燥，此属燥热，较暮春风温为重。"由此可知，燥而偏热为温燥；燥而偏寒为凉燥。凉燥表证的证候为：发热，恶寒，无汗，鼻塞，咽干唇燥，咳嗽痰稠等。与温燥表证比较，显有不同，前证性质偏热，所以热象较重，凉燥性质偏寒，所以初起恶寒重而发热轻。

本证与风温表证颇为相似，均系邪在肺卫，但感邪和发病季节则不同，风温表证为风热之邪所致，多发生于春季；本证则为燥热之邪所致，多发生于秋季。在证候上，本证除具有与风温基本相同的卫表症状外，还具有燥热伤津的特点。

（二）气分证

气分证是温热病邪内传脏腑，正盛邪实，正邪剧争，阳热亢盛的里热证。多因卫分病不解，邪热内传，入于气分；或温热之邪直入气分所致。因其表证已罢，里热炽盛，故病已深入。此时热邪侵犯全身气机，引动在里阳气，拼力抗邪，形成邪气盛，正气亦足，内外俱热，体若燔炭，而出现壮热，不恶寒，反恶热。《灵枢·刺节真邪》云："阳气有余则外热，内热相搏，热于怀炭，外畏绵帛近。"此足以说明阳盛恶热之理，又舌苔由津气上蒸而成，热入气分，肺气不宣，胃津受灼，舌苔必起变化，苔黄正是气分受热，里热炽盛之象。由于热盛消耗胃津，饮水自救，则口渴。所以，气分证以壮热，不恶寒，反恶热，口渴，苔黄为主症。

邪在气分，虽有主症可凭，但因邪犯气分所在脏腑的部位有所不同，感邪性质及轻重不一，而有各种局部症状，故不一定完全具备气分病主症，则审其既无表证，又无营血症状时，皆可认为属气分病范围。如叶氏云："气病有不传血分，而邪留三焦，亦如伤寒中之少阳病也……再论三焦不得从外解，必致成里结。里结于何，在阳明胃与肠也。"三焦为气化行水之通道，主升降出入，游行上下，排决水道，总领五脏六腑，营卫经络，内外上下左右之气。按之六经，则属少阳，为半表半里气机，温邪留连于此，则寒热往来，若三焦之邪失于分消，内结胸膈，邪扰气逆，势欲上越则呕吐，邪热壅膈，气郁不达则懊憹。气热脾湿，湿热郁蒸，则身热不扬，头身重疼，若邪热稽留胃肠，煎熬津液而与糟粕搏结，腑气不通则便秘，或热结旁流。由此可知，气分病其症状广泛复杂，现将常见之证候分述于下。

1. 气分热盛

临床表现　高热多汗，口渴喜冷饮，面赤，心烦，舌红苔黄干，脉洪大而数。

分析　本证为阳明里热亢盛之证候。邪盛正旺，正邪剧争，里热蒸迫，故见高热，汗大出，面赤心烦。由于邪在气分而不在卫分，故不恶寒而反恶热。里热蒸腾，除见面赤心烦外，甚则目红赤。里热既盛，汗液又多，津液耗伤太甚，故口渴喜冷饮。舌红苔黄干，脉洪大而数，均为里热亢盛之象。

治法　清热生津。主方白虎汤。

按语　阳明气分热盛伤津，治宜清热生津，若因大热而津气耗损，除有上述见证外，又出现脉浮大而芤者，治宜清热益气生津，可用白虎加人参汤。吴鞠通云："浮大而芤，几于散矣，阴虚而阳不固也，补阴药有鞭长莫及之虞，惟白虎退阳热，人参固正气，使阳能生阴，乃救化源欲绝之妙法也。"

2. 邪热壅肺

临床表现　身热，汗出，烦渴，咳喘，痰黄黏不爽，或胸闷胸痛，舌红苔黄，脉数。

分析　本证多由邪在肺卫不解，热壅肺气所致。肺热郁蒸，则身热汗出；热伤津液，则烦渴引饮。邪热壅肺，肺气失宣，则见咳嗽，气喘，胸闷或胸痛；津液被阳热煎熬，炼津成痰，则痰黄黏不爽。苔黄，脉数均为里热之象。本证与风温表证之邪袭肺卫而有恶寒，苔薄白，脉浮数者有明显区别。

治法　清热宣肺。主方麻杏石甘汤。

3. 热灼胸膈

临床表现　身热不已，烦躁不安，胸膈灼热如焚，大便秘结，唇焦口燥，口干渴饮，舌中干边红，苔黄白，脉数。

分析　本证为风热壅于胸膈化燥伤津证候。风热俱为阳邪，两种阳邪相合为病，化燥最速。风热由表入里，里热亢盛，故身热不已。热灼胸膈，则心烦不安，胸膈灼热如焚。上焦风热化燥伤津，故口干渴饮，唇焦咽燥。上焦气分热盛，故舌中干边红，苔黄白，脉数。邪热下灼胃津，腑气不通，则大便秘结，腹部不硬满胀痛，脉不沉实，非阳明结热腑实之证。

治法　疏风泄热(上清下泄)。主方凉膈散。

4. 热结胃肠

临床表现　发热,日晡潮热,烦躁,时有谵语,甚或神志不清,或循衣摸床,惕而不安,大便秘结,或下利稀水,腹部胀满硬痛拒按,舌苔黄燥或焦黄起芒刺,脉沉实。

分析　本证多由肺经邪热不解,顺传胃肠,燥热内结而成阳明腑实之证候。里热炽盛,蒸腾于外则发热;日晡适于阳明经气旺时,阳明腑实,燥热内结,故日晡潮热。燥热之邪夹浊气上攻,心神被扰,则烦躁,时有谵语,甚或神志不清,或循衣摸床,惕而不安。热邪与肠中糟粕内结,腑气不通,故大便秘结,腹胀满硬痛拒按,或下利稀水,臭秽不堪者,谓之"热结旁流"。舌苔黄燥或焦黄起芒刺,脉沉实均为里实热结之证。

治法　软坚攻下泄热。主方调胃承气汤。

按语　温病气热不解,腑气不降,致成里结,积热已甚,也须用下法,其下法基本和伤寒论相同,但也有不同者,伤寒目的在下结粪,温病目的在下结热,且温病最易伤阴,故选方选药略有区别。如吴鞠通提示温病下法,用大承气汤,宜减轻厚朴、枳实分量,可避其性温偏燥,伤其津液,以照顾阴虚体质。

5. 阴虚燥结

临床表现　潮热,便秘,口干唇裂,舌红少苔,脉虚数。

分析　温病最易伤阴,或温病汗、吐、下后,阴液亏耗,或素体阴液不足,胃火炽盛而致肠燥便秘证候。阴液亏耗,虚热内生,则午后发热;肠燥传导失司,则便秘,其特点是大便秘结不通,而腹部无所痛苦,或仅腹微胀而已。阴液不足,津不上承,故口干唇裂。舌红少苔或无苔是阴虚内热之象。若兼见身热,腹满,则为腑实兼阴液亏损之证候。

治法　滋阴润燥。主方增液汤。

6. 湿温在气

湿温是湿与热两种不同邪气氤氲为病,多见于夏季雨湿较盛的季节。因湿为长夏之主气,以其正当夏令之交,阳热下迫,氤氲熏蒸,水气上腾,潮湿充斥,故为一年之中湿气最重的季节。初起以身热不扬,身重肢倦,胸痞脘闷苔腻脉缓为主要表现。又因湿为阴邪,其性重浊黏滞,与热相合,蕴蒸不化,胶着难解,故有发病缓慢,病势缠缓,易发白痦,有病程较长的特点,吴氏所谓"病难速已"。

本病发生的原因多因素蕴脾湿又复感外邪,或因感受湿热之邪所致。薛生白《湿热病篇》云:"太阴内伤,湿饮停聚,客邪再至,内外相引,故病湿热。"吴鞠通也云:"内不能运化水谷之湿,外复感时令之湿。"由此可见,湿温病的发生,多见内外合邪所致。其病变中心以中焦脾胃为主,因脾为湿土之脏,胃为水谷之海,章虚谷《注解温热论》所说:"湿土之气,同类相召,故湿热之邪,始虽外受,终归脾胃。"脾为阴土主湿,胃为阳土主燥,湿热之邪侵入中焦,其病机又因人体中气强弱而异:中气虚者,病多于脾,而为湿重于热;中气实者,病多于胃,而为热多于湿,故薛氏又云:"温热病属阳明太阴经者俱多,中气实则病在阳明,中气虚则病在太阴。"但不论湿与热孰多孰少,郁蒸日久,既可以热化,伤阴入营,又会耗气伤阳。

(1) 湿重于热

临床表现　头痛恶寒,身重疼痛,面色淡黄,胸闷不饥,身热不扬,午后潮热,口干不欲饮,舌苔白腻,脉濡缓或弦细而濡。

分析　本证为湿温初起,湿郁热蒸,湿重于热,呆滞气机的证候。盖肺主一身之气,肺受湿阻,气化失司,而见胸闷。湿遏阳气,卫外不固,故头痛恶寒;湿蕴经络,气机阻滞,则身重疼痛;湿热氤氲不化，则面色淡黄；湿中蕴热，热处湿中，则身热不扬。湿为阴邪，阴邪自旺于阴分，日中至黄昏，为阳中之阴，故午后潮热。湿为热蒸，上泛于口，则苔腻而不渴饮；脉濡缓或弦细而濡，均系湿热之象。

治法 芳香化湿，淡渗清利。主方三仁汤。

按语 本证应与伤寒及阴虚证鉴别。吴鞠通云："头痛、恶寒、身重疼痛，舌白不渴，脉弦细而濡，面色淡黄，胸闷不饥，午后身热。状若阴虚，病难速已，名曰湿温。"此言实为湿温初起和鉴别诊断之要诀。湿温有似伤寒之症状，如头痛，恶寒，身重疼痛，但脉弦细而濡则有别于伤寒；湿温又有似于阴虚症状，如午后身热，但身重疼痛，舌白不渴则有别于阴虚；此外，湿温病程较长。

(2) 热重于湿

临床表现 高热不退，面赤气粗，口渴，汗出，身重胸痞，苔黄微腻，脉洪大而长。

分析 本证为热盛阳明，兼湿蕴太阴，形成热重于湿之证候。薛生白云："热渴自汗，阳明之热者，胸痞身重，太阴之湿兼见矣！脉洪大而长，知湿热滞于阳明之经……然乃热多湿少之候。"阳明热盛，里热蒸腾，充斥于外，则见高热面赤气粗；热迫津液外泄，则汗出；汗出而津不能继，则口渴引饮。胸痞身重为太阴脾湿之征；苔黄微腻，脉洪大而长，是热重于湿之表现。

治法 清热化湿。主方白虎加苍术汤。

(3) 湿热重证

临床表现 发热蒸汗，口渴，头痛身重，倦怠肢酸，胸闷腹胀，或胁痛，小便短赤，或颐肿咽痛，身目发黄，苔黄而腻。

分析 本证为湿热交蒸，秽浊蔓延上下内外之重证候。湿蕴于内，阻闭清阳，中焦气机升降失司，则胸闷腹胀；湿热蒸腾，则发热，口渴，汗出；热蕴于下，则小便短赤；秽浊为热气蒸腾于上，则颐肿咽痛。湿热交蒸肝胆，疏泄失常，则胁痛，胆汁外溢则身目俱黄。苔黄而腻为湿热俱盛之象。

治法 清热毒，化湿浊。主方甘露消毒丹。

7. 风温时毒

临床表现 初起恶寒发热，头目焮肿，咽喉肿痛，耳前后肿、颊肿，面正赤，甚则耳聋，口渴，苔黄。

分析 本证为外感风温时毒所致。多发于冬春两季，起病急，头面红肿迅速异常，其病理变化初起邪在卫分，继则温毒充斥肺胃。

头为诸阳之会，温毒之邪循少阳经脉上壅头部，蕴结于上，则头面焮肿，咽喉肿痛，耳前后肿，颊肿。面正赤是毒火上炎之色；口渴，苔黄是温毒充斥肺胃之证候。若温毒过盛，也可出现耳聋，更易温毒升腾莫测，严重可见神昏谵语等危证。

治法 清热解毒，疏风透邪。主方普济消毒饮。

8. 卫气同病

临床表现 发热，微恶风寒，头痛无汗或少汗，口渴，小便黄，舌红苔黄，脉数。

分析 此为卫分邪热未解，传入气分而形成卫气同病之候。"有一分恶寒，便有一分表证"。邪热在卫，则见发热，微恶风寒，头痛，无汗或少汗。邪热在气分，则见口渴，小便黄，苔黄，脉数。

治法 解表清气。主方银翘散加石膏、知母。

（三）营分证

营分证是温热病邪内陷的深重阶段。多由于气分不解，内传入营；也有由卫分病逆传，即肺卫受邪，既不外解，又不下行，直逼心包，以心肺同居于上焦，部位相连，邪由肺卫径入心营，叶氏所谓"逆传心包"；或伏邪自营分发出；或暑邪直入营分所致。营为血之前身，内通于心，故营分病以营阴受损，心神被扰的病变为其特征，临床上以身热夜甚，心烦不寐，斑疹隐现，舌红绛无苔，脉细数为辨证要点。严重则内陷心包。营分介于气分和血分之间，若疾病由营转气，表示病情好转，若由营入血，则表示病情深重。

1. 热伤营阴

临床表现　发热夜甚，心烦不寐，时有谵语，斑疹隐现，口反不渴，舌绛而干，脉细数。

分析　本证为邪热内陷营分，营阴耗损，心神被扰之证候。邪热入营，燔灼营阴，营阴被耗，则发热夜甚，脉细数。营热蒸腾，则舌红绛而干；热窜血络，则斑疹隐现，此与热入血分斑疹透露显有不同。邪热蒸腾营气上升，故口不渴，吴氏云："渴乃温之本病，今反不渴，滋人疑惑，而舌绛且干，的系温病，盖邪热入营，蒸腾营气上升，故不渴，不可疑不渴非温病也。"营气通于心，营分有热，心神被扰，故心烦不寐，甚则时有谵语。此与阳明腑实热盛之神昏谵语，可从大便是否秘结，腹部有无硬痛，舌上有无苔垢等进行鉴别。

治法　清营透热。主方清营汤。

2. 热闭心包

临床表现　灼热，神昏谵语，或昏愦不语，舌謇，肢厥，舌质鲜绛，或绛干而淡晦无神。

分析　本证多由肺卫之邪不解，逆传心包，或营热内陷心包所致。邪热内陷，灼液为痰，痰热内闭包络，神志被蒙，则神昏谵语，或昏愦不语，邪热闭遏于内，则身灼热而手足厥冷，热闭较浅则肢厥也轻，热闭深则肢厥甚，此所谓"热深厥也深，热微厥也微"。舌为心之苗，痰热闭阻心窍，则舌謇而语言不利。叶氏辨舌经验，舌色鲜绛尚能抗邪，若绛干而淡晦无神，是正气内伤，直任邪热所为，预后多凶。

治法　清心开窍。主方清宫汤送服安宫牛黄丸、紫雪丹或至宝丹。

按语　本证与热伤营阴均有神昏谵语，但其病机有所不同，程度也有轻重之别。热伤营阴之神昏谵语，是因营分有热而心神被扰，尚无痰浊内闭，所以神昏谵语较轻，或有时尚清醒；本证为痰热闭阻心窍，所以神志昏愦，谵语较严重。且热伤营阴者，没有舌謇、肢厥症状出现，二证以此为鉴别。

3. 卫营同病

临床表现　发热微恶寒，头痛，少汗，口干不渴，心烦，舌绛无苔。

分析　本证为营分病初起，卫分之邪未解而成卫营同病之证候。邪热在卫，故见发热微恶风寒，头痛，少汗；邪热在营分，则口干不渴，心烦，舌绛无苔。

治法　解表清营。主方银翘散加生地、丹皮、赤芍、麦冬。

（四）血分证

是卫气营血病变的后期阶段，也是温热病发展过程中较为深重的阶段。血分证是由营热发展而来，也有邪热从血分发出的。心主血而肝藏血，故热邪侵入血分，势必影响心肝二脏。而热邪久羁，以致耗伤真阴，亡阴失水，病又多及于肾。临床表现除具有营分证候且较为重笃外，更以动血、耗血、伤阴、动风为其特征。因此，温病至血分，病深而复杂，有虚有实，临床上必须分清：以身热、躁扰、斑疹、失血、蓄血、昏狂等热盛势急者，为血热实证；以舌绛干晦、口燥、手足心热于手足背，神倦，甚则舌焦，齿黑，唇裂等邪少伤阴者，为虚证。

1. 血热实证

（1）失血

临床表现　发热或壮热，躁扰不安，斑疹显露，吐血，衄血，便血，溺血，汗血，甚至昏狂，谵妄，舌深绛，脉细数。

分析 此为血热迫血妄行的证候。多由营热不解,深入血分,或邪热自血分发出所致。热邪深入血分,蒸腾血液,迫血妄行,故见吐血,衄血,便血,溺血,汗血,斑疹透露等证。血热炽盛,故发热或壮热;心主血,主神明,热扰心神,则躁扰,甚则昏狂,谵妄;热盛耗血,不能充盈于脉,故脉细数;舌深绛是血热炽盛之特征。

治法 凉血解毒。主方犀角地黄汤(清热地黄汤)。

(2) 蓄血

临床表现 少腹坚满疼痛,小便自利,大便秘,神志如狂或清或乱,舌有瘀斑,脉沉实。

分析 本证为下焦蓄血之候。多因邪热深入血分,热与血结,瘀血蓄于下焦所致。少腹坚满疼痛,是因瘀热蓄结于下焦之故;热结下焦血分,不碍气化,故小便自利;盖小便自利,则大肠必干涩,故便秘不通。心主血,血分瘀热,扰乱心神,故有神志如狂,或清,或乱之见证。脉沉实为邪实在里,瘀血内阻,故舌有瘀斑,综上可知此为蓄血实证。

治法 攻下泄热,活血逐瘀。主方桃仁承气汤。

(3) 斑疹

临床表现 高热,烦躁,胸闷,胸腹四肢或全身斑疹显露,舌深绛,脉细数。

分析 温病发生斑疹,多因热邪郁于内,侵入营血所致。发斑是由热郁阳明,胃热炽盛,内迫营血,从肌肉外发而成;出疹则系风热郁肺,内窜营分,从血络而出。章虚谷云:"热闭营中,故易成斑疹,斑从肌肉而出于胃,疹从血络而出于肺。"热郁肺胃,则高热、烦躁、胸闷。热迫营血,则斑疹显露;舌深绛,脉细数是热入营血之见证。

斑与疹之辨证,除病机不同外,其形态也有区别:斑点大成片,一般不高出皮面,视之斑如锦纹,抚之不碍手,压之不褪色;疹点小如粟,高出于皮肤,摸之碍手。望斑疹,主要观察其形态,分布及色泽的变化;色泽以红活润泽,分布均匀,疏密适中,形态松浮,是热毒轻浅外透,预后良好,为顺证。若色泽深红如鸡冠色,或紫黑色,分布周密而融成一片,形态紧束有根,压之不褪色,是为热毒炽盛或热毒极甚,病多重险,为逆证。若色淡红或淡紫,分布疏密不均,或先后不齐,或见而即陷,多为正气不足或阳气衰微,是病邪内陷之候。

治法 清热解毒,凉血化斑透疹。主方:发斑用化斑汤,发疹用银翘散去淡豆豉加细生地、丹皮、大青叶,倍元参。

(4) 热动肝风

临床表现 壮热,头晕胀痛,手足躁扰,甚则瘛疭,狂乱痉厥,舌绛而干,脉弦细数。

分析 本证为血热炽盛,引动肝风之证候。肝为风木之脏,主筋,主藏血,血热燔灼肝经,筋脉失养而动风。

邪热内盛,故壮热,热极生风,上扰清空,则头晕胀痛;横窜经脉,则手足躁扰,甚则瘛疭。肢体强直、牙关紧闭、目睛上视、角弓反张是动风之象。热扰神明,则狂乱不宁。血热炽盛伤阴则舌绛而干,脉弦细数为热盛动风之征。

治法 凉血熄风。主方羚羊钩藤饮。

按语 本证与阳明热盛动风,均属实证。二证在临床上比较常见,因此二者必须鉴别:阳明热盛动风,其苔黄而燥,或焦黄焦黑,口必渴欲冷饮;血热动风,必有神乱,肢厥,舌绛而干,当以此为辨。

(5) 气血两燔

临床表现 身壮热,口渴,烦躁不安,或斑疹,甚或吐血,衄血,苔黄,舌绛,脉数。

分析 本证为气分热邪未解,而血分热邪已盛,以致形成气血两燔证候。身壮热,口渴,苔黄,为热在气分之象。舌绛,烦躁不安,斑疹,吐血,衄血,为热邪深入血分之征。

治法 清气凉血。主方玉女煎去牛膝、熟地加元参;发斑者用化斑汤。

(6) 卫气营血俱热

临床表现　恶寒发热,头痛如劈,两目昏瞀,或昏狂谵妄,口干咽痛,骨节烦痛,腰如被杖,或吐血,衄血,或斑疹紫黑,舌上芒刺,或苔如腻粉,脉浮大而数,或沉数,或六脉沉细而数。

分析　本方是感受暑燥淫热所引起,热毒充斥表里,蔓延脏腑内外,而呈现卫气营血俱热之重证候。热毒侵犯太阳,阳明二经,则恶寒发热,头痛如劈,两目昏瞀而有势若难支之状。热邪深入营血,心神被扰,则昏狂谵语;血热炽盛,迫血妄行,则吐血,衄血,发斑疹。热毒盘踞于胃,上扰咽喉,则口干咽痛。肾主骨,腰为肾之府,热淫之气窜于肾经,则骨节疼痛,腰如被杖。热毒严重耗阴,则舌上芒刺;热毒秽浊积结深重,则苔如腻粉。其脉浮大而数者,为热毒虽深,尚有向外趋势;脉沉数者,毒势更深,隐伏难透;六脉沉细而数者,则热毒隐伏尤深。

治法　清热降火,凉血解毒。主方清瘟败毒饮,急投频服。

2. 阴虚证

(1) 肝肾阴伤

临床表现　身热不甚,久留不退,手足心热于手足背,口燥咽干,或神倦,耳聋,舌绛干或紫晦而干,脉虚大或结代。

分析　本证为温病后期,热邪久羁,耗伤真阴,形成邪少虚多之候。温病易伤阴液,热邪久羁,深入下焦,劫灼肝肾之阴,邪少虚多则见身热不甚,久热不退,手足心热于手足背。口燥咽干,舌干绛或紫晦而干,为肝肾阴伤所致。阴精亏耗,正气虚衰则神倦。肾开窍于耳,阴精不能上承,则耳聋失聪。精血内夺,脏气衰弱,故脉虚大;脉气不均则结、代。

治法　滋阴养液。主方加减复脉汤。

(2) 虚风内动

临床表现　热深厥亦深,舌干齿黑,唇裂,脉沉细数,手足蠕动,心中憺憺大动,或痉厥神昏,舌短,烦躁,或神倦瘛疭,脉虚,舌绛少苔,或时时欲脱。

分析　本证为热灼肝肾之阴,虚风内动之证候。真阴亏耗,邪少虚多,阴阳之气不相顺接,则手足厥冷。阴虚内热,则舌干齿黑,唇裂,脉沉细数;真阴亏耗,肝失所养,虚风内动,则手足蠕动,心中憺憺大动;若阴精亏耗将竭,虚风更形鸱张,则见神倦,瘛疭,痉厥。舌短,烦躁者,是阴虚热闭之险证,阴竭而阳无所附,故时时欲脱。

治法　滋阴潜阳熄风。主方三甲复脉汤或大定风珠。

按语　本证与热动肝风虽均属肝风内动,但有虚实不同,病情也有区别。热动肝风多见于热盛的极期阶段,为热极生风,属实证,常见手足抽搐有力,病势甚为急剧,且伴有高热、肢厥、神昏等热盛证候。本证则多见于温病的后期阶段,为血虚生风,属虚,症状多见手足蠕动或瘛疭,且伴舌干齿黑、唇裂、神倦、脉虚,甚或时时欲脱等证。一实一虚须详细辨别。

三、三焦辨证

三焦辨证,也是温病的辨证方法之一。为清代吴瑭所提倡,他根据《内经》三焦部位划分的概念,在叶天士《温热论》卫气营血分证的基础上,结合温热病的传变规律总结出来的。吴氏以三焦为温热病的辨证纲领,将卫气营血贯穿其中,着重阐明三焦所属脏腑在温热病过程中的病理变化,作为辨证论治的概括。并以说明温热病的传变,提出温热病始于上焦,上焦病不解则传入中焦脾与胃,中焦病不解,则传下焦肝与肾的传变规律。由此可见,三焦辨证与卫气营血辨证,一纵一横,互为补充,相辅而行。

(一) 上焦病证

上焦病证主要包括手太阴肺和手厥阴心包的证候。

1. 上焦温病

临床表现　发热,微恶风寒,头痛,无汗或有汗,咳嗽,舌边尖红,苔薄白,脉浮数;或高热,口渴,汗出,喘咳气粗,苔黄,脉数;或身灼热,神昏谵语或昏愦不语,舌謇肢厥,舌质鲜绛。

分析　吴氏根据叶天士"温邪上受,首先犯肺,逆传心包"之说,提出:"凡病温者,始于上焦,在手太阴。"因温病初起,病邪从口、鼻而入,伤及手太阴肺经,肺主气,属卫,开窍于鼻,与皮毛相合,温邪袭肺卫,外则卫气受遏,内则肺气失宣,所以温病初起即有发热,微恶风寒,头痛,咳嗽,微渴,无汗或有汗,苔薄白,脉浮数等症。吴氏所说:"太阴之为病,脉不缓不紧而动数,或两寸独大,尺肤热,头痛,微恶风寒,身热无汗,口渴,或不渴而咳,午后热甚者,名曰温病。"概述了温病初起的主要脉症,又与太阳病的中风、伤寒二证做了鉴别。若肺卫之邪入里,邪热壅肺,肺失宣降,则见高热,口渴,汗出,喘咳,苔黄脉数等症。肺经之邪逆传心包,闭阻心神,而见身灼热,神昏谵语或昏愦不语,肢厥舌謇,舌鲜绛等症。

治法　邪袭肺卫,治宜辛凉解表宣肺。主方桑菊饮。热邪壅肺,治宜清热宣肺。主方麻杏石甘汤。热闭心包,治宜清心开窍。方如清宫汤,配合至宝丹、紫雪丹、安宫牛黄丸。

2. 上焦湿温

临床表现　恶寒发热,或午后发热,胸闷咳嗽,口腻不渴,头重如裹,肢体困重,腹胀便溏,苔白腻,脉濡缓。

分析　上焦湿温,是湿温的初期阶段,病位在肺与皮毛,由于湿与脾胃关系密切,故上焦湿温往往兼有脾胃蕴湿的见症。多由感受湿邪,湿郁肌表,邪遏上焦肺气,内困脾气,故出现恶寒重,发热轻微,或午后发热,胸闷咳嗽,口腻不渴,头重如裹,肢体困重,腹胀便溏,苔白腻,脉濡缓等症。

治法　温散表湿,主方藿香正气散。若热象明显者,治宜宣化湿热,方用藿朴夏苓汤。

(二) 中焦病证

中焦病证主要是足阳明胃和足太阴脾的证候。脾胃同居中焦,互为表里,胃为阳土主燥,上焦温病不解,其不夹湿者,传入阳明而从燥化,则为阳明温病;脾为阴土主湿,邪入太阴而从湿化,则为湿温病证。所以,就中焦来说,主要是温热和湿温二证。

1. 阳明温病

临床表现　壮热,不恶寒反恶热,口大渴,汗出,面目红赤,苔黄燥,脉洪数;或日晡潮热,腹胀满硬痛喜按,便秘,苔黄黑焦燥或舌起芒刺,脉沉实。

分析　阳明温病,或为气分热盛(阳明经证),或为热结胃肠(阳明腑证),吴氏所云:"面目俱热,语声重浊,呼吸俱粗,大便秘,小便涩,舌苔老黄,甚则黑而芒刺,但恶热,不恶寒,日晡益甚者,阳明温病也,脉浮洪躁甚者,白虎汤主之,脉沉数有力,甚则脉体反小而实者,大承气汤主之。"为阳明温病提纲。邪入阳明,里热炽盛,充斥于外,故壮热面赤。热迫津液外泄,则大汗出;汗出而津不能继,则口大渴;热盛津伤,故舌苔黄燥,阳热亢盛故脉洪数。若阳明里热与燥相结,腑气不通,故便秘,腹胀满痛拒按;日晡适当阳明经气旺时,经气与邪气相争,故见潮热;燥实内结,则苔黄黑焦燥或舌生芒刺,脉沉实。

治法　气分热盛,治宜清热保津。主方白虎汤。热结胃肠,治宜荡涤燥结。主方大承气汤。

2. 中焦湿温

临床表现　身热不扬，汗出热不解，胸脘痞闷，腹胀便溏，身重怠倦，泛恶欲吐，苔腻，脉濡缓。

分析　中焦湿温，为湿温病中期阶段，以湿热困脾为主要病变，可由上焦湿温传入，或由感受暑湿之邪，也可因饮食不节，化生湿热而成。热在湿中，湿热郁蒸，故身热不扬；湿热缠绵，不易分解，故汗出热不解。湿热困郁，气机不畅，升降失常，则胸脘痞闷，泛恶欲吐，饥不欲食；湿热蕴于中焦，脾失健运，则腹胀便溏。苔腻，脉濡缓均为湿热之征。

治法　芳香化湿，渗淡清利。主方三仁汤或王氏连朴饮。

（三）下焦病证

下焦病证主要是足少阴肾和足厥阴肝的证候。若为下焦湿热，则病位在大肠与膀胱。

1. 下焦温病

临床表现　心中烦，不得卧，舌红绛，苔黄，脉细数；或低热，手足心热于手足背，口燥咽干，甚则耳聋，齿黑，神倦，舌光绛，脉虚大或细数；或夜热早凉，热退无汗；或手足蠕动甚或瘛疭，肢厥，心中憺憺大动，神倦，舌绛少苔。

分析　温病传至下焦，已是温病末期。肾藏阴精，邪热久羁，灼伤真阴，而现少阴及厥阴阴虚阳亢动风之证，但有正虚邪留和正虚邪退之辨。正虚邪留者，有如少阴阴虚壮火尚炽，呈现心中烦，不得卧，舌绛苔黄脉细数等症；或厥阴阴虚邪伏血分，呈现夜热早凉，热退无汗等症。正虚邪退者，如少阴阴精亏耗，而现低热，手足心热于手足背，口燥舌干，甚则耳聋，齿黑，神倦，舌光绛，脉虚大，或细数，或结代等症；或厥阴虚风内动，出现手足蠕动，甚或瘛疭，心中憺憺大动，时时欲脱等症。

治法　阴虚热炽，治宜清热育阴。主方黄连阿胶汤。阴精亏虚，治宜滋阴养液。主方加减复脉汤、救逆汤、一甲复脉汤等。阴虚热伏血分，治宜滋阴透邪。主方青蒿鳖甲汤。虚风内动，治宜滋阴养血，平肝息风。主方二甲复脉汤、三甲复脉汤或大定风珠。

2. 下焦湿热

临床表现　小便癃闭，渴不多饮，或大便不通，少腹硬满，头胀昏沉，苔灰白黄腻，脉濡数。

分析　下焦湿热，多从中焦传来。湿热之邪传入下焦，阻滞膀胱与大肠，使膀胱气化失司，大肠腑气不通所致。湿热蕴结膀胱，气化失司，则小便癃闭。湿聚于下焦，津不能上承，则口渴，渴而不多饮。湿热阻滞大肠，传导功能失职，腑气不通，则大便不通，少腹硬满。湿热内蕴，上蒙清窍，则头胀昏沉。舌灰白黄腻，脉濡数均为湿热之征。

治法　淡渗分消，导浊行滞。主方茯苓皮汤或宣清导浊汤。

此外，还有暑湿蔓延三焦之证，症见寒热往来如疟状，但恶寒发热无定时，热的时间长，寒的时间短，胸痞脘闷，小便短少，舌苔黄腻，脉弦数。治宜蒿芩清胆汤。

综上所述，三焦辨证与卫气营血辨证有其共同之处，但也有所区别，如上焦手太阴肺，病变初起，相当于邪在卫分，热邪壅肺，则属气分范围；热闭心包病变，可归属营分证，但病机不同，前者系痰热内闭，后者是热伤营阴；中焦脾胃病变，虽都属气分病，但邪在气分，不限于中焦病变，凡既无表证，又无营血症状者，均属气分病范围，下焦肝肾病变，只属血分病中的伤阴虚证，至于湿温辨证，上焦湿温，为卫气合病，中、下焦湿温均属气分病。由此可见，卫气营血辨证中，已包括了三焦中的某些证候类型。

第五节　气血津液辨证

气血津液辨证是各种辨证方法之一。根据四诊所得的症状，联系气血津液和脏腑的生理功能特点,运用八纲辨证的分析方法,找出气血津液的病理变化规律而进行辨证论治。

气血津液是构成人体和维持人体生命活动的基本物质,在人体脏腑功能活动中起重要的作用,是脏腑学说的重要组成部分。气血津液的产生及发挥其作用须依赖脏腑正常的功能活动;而脏腑正常生理功能的维持,须靠气的推动、血的濡养、津液的滋润来协助。因此当脏腑功能失常时,必然会引起气血、津液的病变;而气血津液的病变也必然导致脏腑功能的失常。两者在生理上相互依存、相互促进;在病理条件下则相互影响。故气血津液辨证与脏腑辨证互相结合,互为补充,对于内科杂病,妇科疾病等病证的诊治尤为适用。

一、气 血 辨 证

气血调和,阴阳相济,则人体健康。若阴阳偏盛偏衰则气血失和而发生病变。气血辨证着重于辨阴阳、察虚实。经云:“精气夺则虚。”若气血生成不足或耗损正气过多,则表现为气虚、血虚、或气血两虚等证;又云:“邪气盛则实”,若外感六淫、七情内伤、饮食不节、劳逸过度等,均可导致气血运行敷布失常,气机升降出入障碍而产生气滞、气逆、血瘀、出血等证。现分述如下。

(一) 气病辨证

1. 气虚证

临床表现　神疲乏力,声低懒言,气怯气短,头晕,自汗,纳呆少食,活动后诸症加剧,舌淡胖嫩,脉虚无力。若证重致气脱者,则可见神昏,汗出,肢冷,脉微欲绝。

分析　引起气虚的原因颇多,或因先天禀赋不足,体质虚弱;或因劳倦过度,耗伤正气;或因饮食失调,生化之源不足;或因久病重病正气亏损;或因年老体弱,阳气衰弱等,均可导致气的生成不足或耗损过多而产生气虚;由于气是脏腑功能活动的体现,所以气虚以脏腑功能活动衰减为其病理特点。然五脏皆有气虚,但又以肺、脾、肾为主。肺主气,肺气虚则气怯气短,声低懒言;肺主皮毛,气虚则失于固摄,卫阳不固,腠理开合失度而自汗;脾主运化,气虚失运则纳呆少食,神疲乏力;肾为气之根,气虚不能充脑故头晕,动则耗气,故活动后诸证加剧;营气虚不能上荣于舌则舌淡胖嫩;气虚不足以鼓动血脉故脉虚无力。若气虚严重至气脱神散则神昏,阳气衰微故汗出,肢冷,脉微欲绝。

治法　补气。主方四君子汤。若证重阳气衰微者,宜回阳益气固脱。主方参附汤。

2. 气陷证

临床表现　多有气虚的表现,且有腰腹部坠胀感或腰酸腰痛,同时伴有久泻久痢不止,脱肛,带下白浊,子宫下垂或其他内脏下垂等症。

分析　中气主升提,若气虚可导致清阳不升而下陷,故气陷证多有气虚的表现,且有腹部坠胀、久泻久痢不止等症,甚则有内脏下垂的表现。

治法　益气升提。主方补中益气汤。

3. 气滞证

临床表现　局部胀痛,胀重于痛;疼痛时轻时重;时作时止。胀痛部位多不固定,但亦可在一定范围内窜动作痛。胀痛可因叹息、嗳气或矢气而减轻。

分析　气主周流、升降出入以维持脏腑功能的协调。若精神刺激、饮食失调、或感受外邪、努伤挫闪等均可导致某一部分或某脏腑的气机失调,气的升降出入运行障碍而产生气滞。气滞不通,故局部胀痛、窜痛、痞闷,气时聚时散,故病位不定,胀痛时作时止,时轻时重,叹息、嗳气或矢气可使壅滞之气暂时舒畅,故胀痛可随之而减轻。由于气是推动脏腑功能活动的动力,所以气滞以脏腑气机失调而壅滞为病理特点。但因肝主疏泄,肺主气,主宣发与肃降,脾胃主升清降浊,所以气滞之证多与肝、肺、脾胃有关。临床常见肝气郁结、肺气壅滞、脾胃气滞等证(详阅脏腑辨证)。

治法　理气行气。主方柴胡疏肝汤或越鞠丸。

4. 气逆证

临床表现　气逆多与肺、肝、胃等脏腑有关,故症状表现亦因脏腑而异。肺气上逆则呼吸喘促、咳嗽;胃气上逆则恶心呕吐,嗳气呃逆;肝气上逆则头痛眩晕,严重者则可吐血、衄血等。此外尚有肾虚不能纳气而致气逆喘息者,常见气短,汗出,动则喘促加剧,腰膝酸软等症。

分析　气逆可因痰浊内阻、饮食不节、精神所伤、外感六淫等而导致气机升降失常。以升发太过、气逆于上为病理特点。肺主宣降,若肺失清肃则肺气上逆而呼吸喘促,咳嗽。胃气主降,若胃气上逆则恶心呕吐,嗳气呃逆。肝主疏泄,其气主升,若肝气升发太过则头痛眩晕;若证重可致血随气涌而见吐血或衄血。肾主纳气,若肾虚气不摄纳则气逆于上,故动则喘促、气短;肾主骨,腰为肾之府,故肾虚可有腰膝酸软。肾不纳气若兼有痰浊阻肺者,则可形成下虚上实之候。

治法　针对病因及病位治疗。或予宣肺化痰,降气定喘;或予和胃降逆;或予疏肝理气,清肝泻火;或予补肾纳气。主方苏子降气汤、橘皮竹茹汤、四磨汤等(参阅脏腑辨证)。

(二) 血病辨证

1. 血虚证

临床表现　面白无华或萎黄,唇色、爪甲淡白,头晕眼花,心悸失眠,手足发麻,妇女月经失调(经少,经闭,或周期延迟),舌淡,脉细弱。

分析　血虚可因脾胃虚弱,生化之源不足;或久病重病,慢性消耗;或瘀血阻滞,新血不生;或急慢性出血等原因,均可导致血虚。血是濡养全身的重要物质,所以血虚可影响到全身各部。但由于心主血,肝藏血,脾为生化之源,所以血虚多以心、肝、脾为主。以血少不能濡养,脏腑功能衰减为病理特点。血虚不能上荣,故面、唇、舌俱淡白;脑失血养则头晕眼花;心血不足,心神不宁则心悸失眠;血不养筋故爪甲淡白,手足发麻;血虚致冲任脉不盈,故月经失调;血少不能充脉则脉细弱。

治法　补血。主方四物汤。

2. 血瘀证

临床表现　局部肿胀或成癥积痞块,痛如针刺,拒按,痛处固定,皮色青紫,面色晦暗,肌肤甲错(即肌肤失于滋润而粗糙如鳞甲状)。唇、舌青紫或舌有瘀点(斑),或舌下络脉胀紫,脉细涩或结代。血瘀常可兼气滞证候,或可伴有出血证,出血血色多紫暗或有凝血块(参阅气滞与出血证)。

分析　血瘀原因诸多,可因气虚或气滞致气不行血或邪入营血,邪热与血搏结,或血热妄行,或寒凝血脉,血行不畅,或外伤出血,瘀阻于内等均可导致血瘀。由于血的运行受阻而瘀滞于血脉之内,或血溢离脉道之外而留阻于体内某处,所以血瘀证以血行不畅和瘀阻于局部为病理特点。瘀血阻滞则气机不畅,故局部肿胀,痛而拒按;瘀血留阻不散则可成癥积痞块,痛处固定;血瘀于内新血不生,故皮色青紫;面色晦暗,肌肤甲错;瘀阻脉络,则舌色青紫,或有瘀点、瘀斑,或舌下络脉胀紫;瘀血阻滞,气血运行不畅,故脉细涩,或结代。若瘀血阻塞脉络致血溢于脉道之外,则可见出血。由于气行血则行,气滞血则瘀,故血瘀之证常兼气滞之候。

治法　活血祛瘀,兼以理气。主方应根据血瘀原因而选用。如因寒者宜温经活血,可用当归四逆汤;因瘀热者宜泄热破瘀,可用大黄牡丹汤;因血虚者宜补血活血,可用桃红四物汤;因气滞者宜理气化瘀,可用逍遥散加桃仁、红花等。

3. 血热证

临床表现　身热,夜晚热较甚,心烦,躁扰如狂,或有出血,妇女月经提前,经色深红量多,舌红绛,脉数。

分析　血热证可因外感邪热内传营血或肝气郁结化火,燔灼营血而成血热。血属阴,热在血分,故入夜身热较甚;血热扰于心神,故心烦躁扰如狂,甚则昏迷;邪热迫血妄行,则有出血,或妇女月经过多等证。舌绛脉数均为血热之候。

治法　清热凉血。主方清营汤或清热地黄汤等(参阅卫气营血辨证)。

4. 出血证

临床表现　出血证是包括各种原因引起的血溢于脉道之外的证候。由于出血原因诸多,病位不同,症状亦有所差异。概言之有:咯血、吐血、衄血、尿血、便血、崩漏、外伤出血等。其病因、辨证、治疗均不同。此处仅以出血的血色辨虚实:偏实热者,血色深红;偏虚寒者,血色淡红;兼有瘀血者,血色紫暗或兼有瘀块,急性大出血可有气随血脱的危候。

分析　血本应循经脉运行不息,若由于气虚不能摄血,或脾虚不能统血,或邪热迫血妄行,或瘀血内阻,均可导致血不循经,溢于脉外而出血。若因外伤损伤脉络,也必然有出血。故出血证一般可归纳为:气不摄血,血热妄行,气滞血瘀,外伤出血等类别。临证宜四诊合参,审察病因,结合脏腑辨证等有关内容以诊治之。

治法　止血。补气止血者,可用黄土汤;凉血止血者,可用十灰散,四生丸;活血止血者,可用云南白药、田七末等;补血止血者,可用四物汤加止血药。

(三) 气血同病辨证

气血互相依存,是人体正常生理活动的必不可缺的物质。气为阳,血为阴,气运血,血守气;气为血帅、血为气母。气之于血有温煦、化生、推动、统摄作用;血之于气有濡养、运载作用。气血病变时,两者互相影响,出现气血同病证候。其机制如图4-2示意。

从图4-2说明,气血在病理条件下,互为影响。现把常见的气血同病证治分述如下。

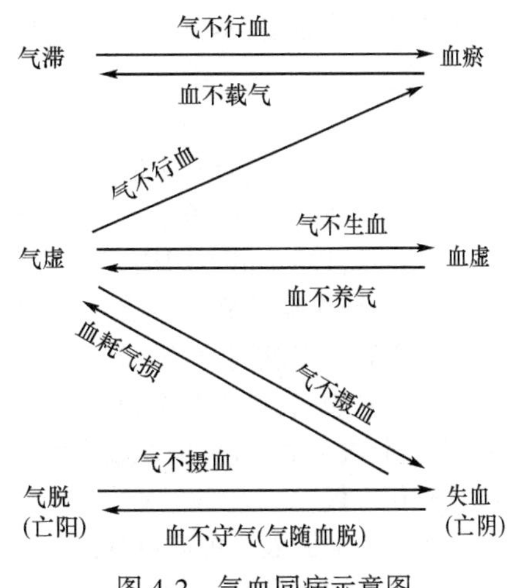

图4-2　气血同病示意图

1. 气血两虚证

临床表现　气虚证候与血虚证候并见。

分析　气属阳,血属阴;阴阳互根,气血互生。气虚不能生血,血虚不能化气,两者互为影响而导致气血两虚。

治法　气血双补(益气补血)。主方八珍汤、当归补血汤等。

2. 气滞血瘀证

临床表现　气滞证与血瘀证候并见。

分析　气能行血,血能载气,故有“气为血帅,血为气母”之说。气行则血行,血行气亦行,故生理条件下气血运行环流不息。若气滞不行,往往导致血行不畅;血瘀停留亦往往导致气滞不行。所以气滞、血瘀常常同时存在,因此有“气滞血则瘀”之说。由于肝主疏泄,主条达,又主藏血,所以肝失疏泄,肝气郁结而致气滞血瘀者为多见。

治法　理气行气，活血祛瘀。主方逍遥散加活血祛瘀药。

3. 气虚失血证

临床表现　气虚的证候并见出血证候（常见崩漏、便血等）。

分析　气为血帅，统血摄血。若气虚不能统摄血液，则可出现气虚失血。脾为气血生化之源，又主统血，心主血脉，肺主气，所以气虚失血证多与脾、心、肺有关。由于气血互生，血能养气，所以出血过多又可导致气虚更甚，两者互为因果。

治法　补气止血。主方归脾汤，或补中益气汤加止血药，也可酌情用黄土汤。

4. 气随血脱证

临床表现　突然大量的出血，伴面色淡白无华，四肢厥冷，大汗淋漓，甚则汗出如珠如油，精神恍惚，表情淡漠，或初见烦躁不安，继而昏迷。舌淡白，脉芤，或脉细弱无力，或脉微欲绝。

分析　突然有大量的失血常可导致血脱。血为气母，血能养气，故血脱则气无所依附而随之亦脱；气血外脱则不能温煦和固摄，故汗出肢冷；气血外脱不能上荣，故舌淡，面白无华；气血不养心神，则精神恍惚，乃至神昏。气血衰少不能充血脉，故脉芤或细弱无力。阳气外亡则肢厥、汗出、脉微欲绝。本证实属亡阴亡阳之危候。

治法　补气固脱，回阳救逆。主方独参汤或参附汤。

二、津 液 辨 证

津液的病证主要有津液不足与水液停滞两大类别。津液的生成、输布和排泄，是脏腑功能协调的结果。其中以肺的通调水道、脾的运化、肾的主水起关键的作用。若脏腑功能失常，则津液的生成、输布和排泄也会发生障碍。津液与气血的关系也极为密切，气可以化津，气旺则可生津且可调节津液的输布与排泄。若气虚或气滞则水停不化，或气不固摄而多汗、多尿致使津液流失；而津液的耗伤又可损及于气，致使气随液脱。津液是血液的组成部分，在生理条件下两者均有营养滋润的作用，在病理条件下，两者又互为影响。如耗血则可伤津；津枯又可致血燥，津液辨证与脏腑辨证互为补充。津液的病证较多，本节着重于辨津液不足和水液停滞的痰饮证。

1. 津液不足

临床表现　咽干唇燥，皮肤干燥成枯瘪，心烦口渴，干咳声嘶，鼻目干涩，小便短赤，大便干结，舌苔干燥，若伴高热则舌红苔黄干，脉细数。

分析　津液不足的原因诸多，可因脏腑功能失常致津液生成不足；或外感六淫邪热伤津；或失血、呕吐、泄泻、多尿等病致津液耗亏；或误治伤津；或年老体弱，化源不足等均可导致津液不足。津液的作用主要在于滋润，所以津液不足失于滋润而化燥为病理特点。由于口、唇、皮肤、上窍得不到津液的濡养和滋润，故均有干燥失润之征。津少不能上承则口干；津少生燥内扰心神则心烦；胃津不足故口渴；肺失滋润，宣降失职故干咳声嘶；津少燥热煎灼则小便短赤；大肠失润故大便干结；舌脉均为津亏燥化之候。

治法　增补津液。主方：单纯津液不足者，可用增液汤；胃津不足者，可用益胃汤；津亏便秘者，可用麻子仁丸；肺燥津亏者，可用清燥救肺汤等。

2. 水液停滞

是脏腑功能失常所致，又因寒热气火等病邪的影响，致使水液的输布和排泄障碍，使全身或局部出现过多的水液停滞。停滞体内的水液遇阴寒聚而为饮(清稀为饮),遇气火煎熬而成痰(稠浊为痰),泛滥肌肤四肢则为水肿,聚积腹部则为臌胀,水液停蓄中焦则为水湿困脾等。现仅叙述痰证与饮证,余参阅脏腑辨证。

(1) 痰证:常见痰证有风痰、热痰、寒痰、湿痰、燥痰,通称为“五痰”。

1) 风痰

一般可分为外感风痰和内生风痰。外感风痰指感受风寒致肺气不宣,痰浊犯肺,其证候见恶风寒、发热、脉浮等症,兼有咳嗽,咳痰涎,治宜解表宣肺祛痰(参阅病因辨证和脏腑辨证等节)。本节以内生风痰为主。

临床表现 喉中痰鸣,头晕目眩,肌肤不仁,手足麻木,肢体拘急,或有口眼㖞斜,语言不利(舌强语謇),甚则半身不遂。或可有突然神昏仆倒,或兼见抽搐、口吐涎沫等症。一般舌苔白腻,脉弦。

分析 内生风痰一般指肝风挟痰为患,即痰盛风动,多见于中风证。常因形体肥盛,偏嗜肥甘厚腻食物,聚湿生痰或脾虚痰湿停蓄,痰盛动风则为风痰证。或因肝肾阴虚、肝气郁结,化火劫阴致水不涵木、肝风内动引动痰湿也可成为风痰证。其病理特点是肝风挟痰湿上扰清窍、流窜经络。风痰上扰则头晕目眩、喉中痰鸣;风痰流窜经络,气血运行受阻则肌肤不仁、手足麻木;风痰蒙蔽心神则语言不利,甚则昏仆;肝风内动则肢体拘急、口眼㖞斜;如突然跌仆、抽搐、口吐白沫,两眼上视等证为风痰闭阻心窍,可见于癫痫证。舌、脉则为一般痰湿内阻的表现。

治法 祛风除痰,通络和营。主方导痰汤或大秦艽汤。昏仆者宜开窍豁痰,可用苏合香丸等。

2) 热痰

临床表现 发热,咳嗽,痰黄,黏稠难咯,咽痛胸痛,心烦口渴,小便黄赤,大便干结。舌红苔黄腻,脉滑数。

分析 热痰多因感受邪热或阳气亢盛,炼液灼津成痰,或湿热蕴积成痰。肺为贮痰之器,痰热壅肺则肺气失宣,故咳嗽;痰热交结则痰黄稠难咯出;痰热上灼则咽痛,痰热蕴积于胸,扰乱心神故胸痛心烦;热灼津液则尿黄赤、大便干结;舌脉为内有痰热之候。

治法 清热化痰。主方清气化痰丸或贝母瓜蒌散。

3) 寒痰

临床表现 形寒肢冷,畏寒喜温,咳嗽,咳痰清稀色白,口淡不渴,小便清长,大便溏薄,舌质淡白或淡红,苔白腻,脉沉滑或沉迟。

分析 寒痰可因感受寒邪与痰浊相困,或阳虚阴盛水液凝滞不化,聚为寒饮。阳虚阴寒内盛故形寒肢冷而喜温;寒痰束肺,寒水不化,肺失宣降故咳嗽,咳痰清稀而白,阳虚不化则口淡不渴。二便、舌脉均为内有寒痰之候。

治法 温化寒饮。主方三子养亲汤或小青龙汤加减等。

4) 湿痰

临床表现 胸脘满闷,身重困倦,纳呆呕恶,咳嗽,咳痰量多,色白而易咯出,小便清,大便稀溏,排便不爽,舌质淡白胖嫩,苔白厚腻或白滑,脉濡缓。

分析 湿痰多因感受湿邪致脾失健运,聚湿生痰所致。痰湿内困故胸脘满闷,痰湿阻肺,肺失宣降则咳嗽;湿痰内盛则痰多色白易咯;湿性重浊故身重困倦;湿痰碍脾,脾失健运故纳呆呕恶,湿浊下趋则大便稀溏,排便不爽;舌脉均为痰湿困脾之候。

治法 燥湿化痰。主方二陈汤。

5) 燥痰

临床表现 干咳少痰,痰稠难咯出,或痰中带血丝,咳甚胸痛,咽干鼻燥,心烦口渴,小便短赤,大便干燥,舌红干苔少,脉细数,或细滑数。

分析 燥痰主要是感受暑热燥火,熬津灼液所致。肺燥失润,宣降失职则干咳;津伤燥化故痰少稠黏难咯出；燥伤肺络则痰有血丝，咳甚伤肺故胸痛；燥热扰心则心烦，胃津受伤故口渴；津伤失润则上为咽干鼻燥，下则大便干燥，小便短赤；舌脉均为燥热伤津之候。

治法 润燥化痰。主方清燥救肺汤或百合固金汤。

按语 寒痰、热痰、湿痰、燥痰的辨证，均以痰的性状作为辨证要点，并结合寒热燥湿等病邪致病的病理特点，作为鉴别诊断的依据（表4-3）。

表4-3 痰的鉴别诊断

证型	痰的性状	症状	舌象	脉象	治法
寒痰	稀白	畏寒肢冷，口淡喜温，小便清长	质淡苔白腻	沉迟或滑	温化寒痰
热痰	黄稠	烦热，口渴，咽痛，尿赤，便结	质红苔黄腻	滑数	清热化痰
燥痰	少而黏或带血丝	口鼻干燥，或咽喉干痛，尿短，便结	质红而干	细滑数	润燥化痰
湿痰	多而易咯、稀白	胸痞脘闷，呕恶，身重	舌淡胖苔白腻厚	濡缓	燥湿化痰

（2）饮证：饮证有四，即痰饮、悬饮、溢饮、支饮。广义的痰饮包括所有的痰证、饮证；狭义的痰饮即指此四者之一。

1）痰饮

临床表现 胸胁满闷，咳喘气短，呕吐痰涎，痰涎清稀；肠间漉漉有声，腹满，纳少，口淡不渴；头晕目眩，心中悸动；大便溏薄，舌淡苔白滑，脉滑。

分析 痰饮多因中阳不振，运化失职，水饮内停中焦所致。痰饮阻于胸胁，气机不畅故胸胁翳闷；痰饮留肺，肺气不宣则咳嗽短气；饮邪上逆故痰涎清稀；水饮停留胃肠则肠间漉漉有声；中阳不振，运化失职故腹满纳少；饮邪为患则口淡不渴；饮邪下渍肠道故大便溏薄；清阳受阻，头目失养则眩晕；饮邪凌心故心悸；舌脉亦为痰饮内盛之候。

治法 温化痰饮。主方苓桂术甘汤或小青龙汤。

2）悬饮

临床表现 胸胁痞胀，咳唾引胁作痛，干呕短气息促，纳少便溏，舌苔白滑，脉沉弦。

分析 悬饮是水留胁间，上不在胸，下不在腹而得名。多因水饮不化，流积于胁肋所致。胁肋是阴阳气机升降出入之道，水饮留积于胁，气机受阻，故胁肋痞胀作痛；水气上逆则短气息促，干咳而咳唾；水饮留阻，脾胃气机障碍故纳少，便溏；舌脉为内有水饮不化之候。

治法 攻逐水饮。主方十枣汤或控涎丹。

3）溢饮

临床表现 肢体沉重疼痛，甚则浮肿；咳喘痰白，发热恶寒无汗；小便不利，苔白，脉浮紧。

分析 水饮流溢于四肢肌表者称之溢饮。多因外感六淫，伤及脏腑；或脏腑功能低下，复感外邪致水饮停蓄，流溢于肢体肌肉所致。由于水饮留于肌肉，脉络不通，故肢体沉重疼痛，甚则浮肿；肺主皮毛，水饮内阻，肺气不宣故咳喘痰白；风寒束表，卫阳闭郁则发热恶寒无汗；三焦气化失常则小便不利；舌脉为寒水兼表之候。

治法 温阳利水，解表化饮。主方五苓散合五皮饮、真武汤或酌情使用小青龙汤等。

4）支饮

临床表现 胸满脘痞，咳喘倚息，甚则不得平卧，痰多色白，其形如肿，面目虚浮，历年不愈，遇寒即发，小便不利，舌苔白腻，脉象弦或弦紧。

分析 水饮留于胸肺者称之支饮。多因内有伏饮，外寒引动而发。水饮留阻于胸肺，气机壅滞故胸满脘痞；饮邪上逆，肺气不降则咳喘倚息，甚则不能平卧；饮邪留阻故痰多色白；肺合皮毛，气逆水亦逆故外形如肿，面目虚浮；内有伏饮则历年不愈；肺气虚弱，不御风寒故遇寒即发；舌脉亦为内有

伏饮之候。

治法 泻肺逐饮;兼表证者宜解表化饮。主方葶苈大枣泻肺汤、小青龙汤等。

按语 四饮的鉴别,主要根据水饮停留的部位及其主症而区分。如痰饮是水饮停留于中焦肠胃,其主症为肠间漉漉有声;悬饮是水饮潴留于胁下,其主症为咳引胁肋作痛;溢饮是水饮流溢于四肢肌肉,其主症为身体疼痛而沉重,甚则浮肿;支饮是水饮停留于胸肺,肺失宣肃,其主症为咳逆倚息,气喘,甚则不能平卧。

第六节 脏腑辨证

脏腑辨证,是利用四诊的方法、八纲辨证的原则,结合脏腑经络的理论,进行辨证而判断病变的脏腑和所患何证。它是各种辨证的基础,尤以诊治杂病为最常用。

一、心与小肠病辨证

心位于胸中,有心包围护于外。心的生理功能是主血脉,其华在面,心藏神志,开窍于舌,与小肠相表里。

心与小肠病的病理特点为:心主血脉的功能紊乱和心主神志的功能异常,又可有小肠分清泌浊功能失常的表现。例如,心气充足、心血充盈则面色红润、脉和缓有力,且精神充沛,神志清晰。一旦心气不足、心血亏损则面色无华,舌淡白而嫩,脉虚或细弱,且心神不宁、失眠、多梦。又如心经有火可移热于小肠而见舌尖红、尿短涩痛。

心与小肠病证的主要共同症状是:心悸或怔忡,气短或喘促,甚者可有胸前痛,舌瘀脉涩等心血瘀阻表现。且有心烦或易惊,不寐或难眠,昏迷或躁动等症状,乃因心不藏神、神志异常而致。

病证类型主要可分为虚证、实证。虚证包括心阴虚证、心血虚证、心气虚证、心阳虚证。实证包括痰迷心窍证、痰火扰心证、心火上炎证、心气郁结证、心血瘀阻证,以及小肠气痛证,小肠实热证等。

(一)心阴虚证

临床表现 心悸或怔忡,心烦,不寐,潮热或低热,五心烦热,盗汗,唇燥咽干,口苦,尿黄便结,舌红少津,无苔或薄黄苔,脉细数。

分析 忧愁思虑伤心,心伤则神耗液亏。暑、燥、火为阳邪,阳热可损阴液,风热能耗液、风寒郁而不解可化热,湿郁亦能化火,即上述六气可化火灼液,肝肾相火可损心阴。由于阴液互通,肺、肾、脾、胃等阴虚,皆可致心阴虚。饮食医药不当,如嗜食辛辣,煎炒,膏粱厚味,以及纵酒,使湿盛蕴热,燥甚夺津,津液被耗,心阴自乏。误用汗吐下或用之太过,均至阴亏。或医者过用辛热药物,劫削阴液。或本为阳虚过用温补,导致心阴不足。阴液不足,虚热内生,故见潮热或低热,五心烦热,盗汗,唇燥咽干口苦,尿黄便结,舌红少津,薄黄苔,脉细数。心阴不足,阴液不养神,见心悸或怔忡,心烦,不寐。除上证外,若兼见头眩、胁满、欲呕、苔腻,为并有胆虚痰扰;若兼见懒言、气短,兼有气虚,即气阴两虚。

治法 滋阴安神。主方补心丹。

(二)心血虚证

临床表现 心悸或怔忡,心烦,不寐,健忘,头晕目眩,面白无华,唇指甲淡,舌质淡白,脉细或弱。

分析 心血虚多见于失血之后,如吐血、咯血、便血、九窍出血。常由暑、燥、风热、湿热等热邪损伤血络;或由胃火、肺火、肝火、膀胱火而迫血妄行;或由七情、劳倦等化火伤血。脏腑虚损,也易失血,如肝不藏血,脾不统血。血的生化之源不足,或脾失运化,可致血虚。

血虚色薄,面不红润而白,唇、指甲、舌质淡白,血少不充盈于脉道,脉细弱。头晕目眩,为血少上供。血虚心神失养,而见心悸或怔忡、不寐、健忘。如见五心烦热、盗汗、脉数,是兼有阴虚。

治法 补血安神。主方四物汤加安神药。

鉴别 心血虚和心阴虚,都可以有心悸或怔忡、心烦、不寐,心阴虚也有健忘,其症虽同,机制各异,前者为血不养神,后者为阴不养神。不同的是:心血虚面白,心阴虚颧红;心血虚有血少上供的眩晕,心阴虚有阴虚生内热的表现;心血虚舌淡白、脉细;心阴虚舌质红、脉细数。心血虚可以同脾血虚、肝血虚并见,心阴虚可以同肾阴虚、肝阴虚、肺阴虚同现。

(三)心气虚证

临床表现 心悸或怔忡,易惊,难寐,健忘,面色淡白,少气懒言,自汗,神疲乏力,舌质淡苔白,脉细或弱。

分析 气依附于津液,液损则气耗,故汗、吐、下损液过多,导致气虚。血为气母,血能载气,亡血失血,则气随液脱,心气亦伤。此外,七情过极使心无所依,神无所归,虑无所定,则心气逆乱。脏腑虚损,久病常致气虚。

面色淡白,少气懒言,自汗,神疲乏力,舌淡苔白,脉细弱为一般气虚的表现。心主血藏神,心气虚则心神失养而见心悸或怔忡,易惊、难寐,健忘。心气虚夹痰兼见脘闷欲呕,或喉间有痰,苔腻。

治法 补益心气。主方养心汤。

(四)心阳虚证

临床表现 心悸或怔忡,易惊,健忘,难寐或但欲寐,面色㿠白,自汗神疲,少气懒言,畏冷肢凉,舌质淡胖苔白,脉迟细。心阳衰微则大汗淋漓,四肢厥逆,甚者昏迷,脉微欲绝或结、代。

分析 一般心阳虚多由心气虚发展而来,病因与心气虚相同。病机是心肾阳虚,导致阴寒内生。心阳虚的进一步损害,可致心阳衰微。但心阳衰微的更常见的病因是猛烈的急剧的病变,如大汗亡阳,大吐、大下致液脱亡阳,大出血而阳随血脱等。

由于阳气虚弱,心中空虚而为心悸或怔忡,伴惊怯,入寐难,健忘。但欲寐,即似睡非睡状态,呼之精神略振,须臾又恍惚不清,是心阳虚、阴阳失调的表现。阳气虚可由气虚发展而来,故可见自汗神疲、少气懒言。畏寒肢凉为阳虚必备之症。面色㿠白、舌淡胖苔白,为阳虚的表现。阳亡则大汗淋漓,乃阳随液脱。阳气亏虚,则不充于四肢而手足逆冷,甚者昏迷。脉微为阳气衰微之候,阳虚脏衰,脉可见结或代。

治法 温补心阳。主方保元汤。

鉴别 心气虚和心阳虚的共同点是:在阴阳的属性上都属阳,病因皆可由液损、血脱、情志所伤而致,都有心神失养的表现,如心悸或怔忡、易惊、难寐等,治疗上都应补气。

两者的不同点是:病情上心气虚其来渐、病势缓、病情轻,心阳衰微其来速、病势猛、病情危;证候上心气虚有气虚表现,心阳虚除可有气虚外,必须有内寒,此为鉴别的要点。故心阳虚面色㿠白而不是淡白,畏寒肢冷而不仅是乏力少气,亡阳则有神昏肢厥,脉微欲绝等症。

(五)心脉痹阻证

临床表现 面色黯滞,心悸,气短,心中痞塞或憋闷作痛,多位于膻中,或痛引肩背臂内,或上至颈颔,或下至脘腹,时作时止;心痛甚,则见面色苍白,汗出,四肢厥冷,舌质暗红,或见瘀点瘀斑,脉细涩或结、代,重证脉微欲绝。

分析 久病耗气,气少则营卫循行涩滞,血停积而为血瘀。寒邪作用于血则血凝,作用于脉则脉不畅通,致瘀血内停,风冷伤心络,或肺有停痰,或脾有积冷,皆可上达于心致血脉凝滞。脏腑受损,气虚阳虚,血行滞涩致瘀。七情内伤、包络受病,心胸作痛。或饮食不当,或气郁生痰,痰火煎熬,阻络伤血,发为心痛。此外,久卧伤血,膏粱厚味恣酒煎损伤脾气,血伤气损,上及心气。或焦虑劳心,阴血暗伤,阴液损耗;或房劳过度,肝肾亏损,下病及上,心阴心血受损而发病。或脾虚失运,精失上奉,肺虚气少,宗气受损,难贯心脉,心脉亦滞。心悸气短为瘀滞伤气,心气不足的表现。

由于心胸气机不畅,故心中痞塞或憋闷作痛。膻中是两乳间连线中点的膻中穴,相当于胸骨中下段,此指痛在该处。手少阴心经,上挟咽,行臂内侧。手厥阴心包经,下膈,历络三焦;疼痛可上至臂内颈颔,下至脘腹。心痛甚则气厥,阳气不得输布,故面白,汗出,肢冷,脉微欲绝。气滞血瘀,故脉细涩或结、代。

本证可夹痰,兼有或合并气虚、阴虚,血虚;还可以是阴阳两虚,或气阴两虚,或心胃同病,或心肝同病,或心肾同病,或心脾同病。

治法 通阳化瘀。主方枳实薤白桂枝汤合通窍活血汤。

(六) 痰迷心窍证

临床表现 神情痴呆,意识朦胧,甚则昏迷,呕吐痰涎或喉有痰鸣,舌质淡苔白腻,脉滑。

分析 七情为患,气机郁滞,津液不得生化转输,郁而停积生痰。或暴怒化火,或感受温邪、湿邪,火热灼津,炼液成痰。痰迷心窍,清窍失灵,发为痴呆,朦胧,昏迷,痰浊内盛,呕痰或有痰鸣。苔腻、脉滑为痰浊为患。

治法 祛痰开窍。主方导痰汤。

(七) 痰火扰心证

临床表现 精神错乱,胡言乱语,狂躁妄动,哭笑无常,面赤气粗,尿黄便结,舌质红苔黄腻,脉滑数。

分析 气郁或大怒化火,灼液生痰,痰火上扰,心神失藏,故出现精神异常。面赤气粗,尿黄便结,舌红苔黄等为热,苔腻,脉滑为痰浊为患。

治法 清火化痰。主方礞石滚痰丸。

鉴别 痰迷心窍与痰火扰心同为痰,痰蒙蔽心窍而出现神志的改变。但痰迷心窍偏于寒,为实证或虚实夹杂,表现为痴呆,苔白腻,脉滑。痰火扰心偏于热,为实热证,表现为狂躁,苔黄腻,脉滑数。

(八) 心火上炎证

临床表现 面赤唇红,心烦口渴,舌尖糜烂灼痛,舌红苔黄,脉数。

分析 温热病后,或嗜食奶酒辛辣,煎炒太过,或过服温补,或五志化火,心火内盛。心开窍于舌,火上炎于舌尖,糜烂灼痛;火热则面赤唇红,心烦口渴,舌红苔黄,脉数。

治法 清心泻火。主方泻心汤。

(九) 小肠实热证

临床表现 面赤唇红,心烦口渴,尿短赤涩痛,舌质红,苔黄,脉弦数。

分析 温邪燥邪、火毒等犯心,心火亢盛,面赤唇红,心烦口渴。心与小肠相表里,心移热于小肠,小肠泌别清浊失常,故尿短赤,涩痛。舌质红苔黄、脉数为热,痛则脉弦。

治法 清热导赤。主方导赤散。

鉴别 心火上炎和小肠实热都是心火亢盛,都有面赤唇红,心烦口渴,以及舌脉的相应改变。不

同的是心火上炎表现于上的口舌生疮,小肠实热是心移热于下的尿赤涩痛,此两证可以并见。

(十) 小肠气痛证

临床表现　疝气胀痛,少腹结滞,时急时缓,受寒则甚,得热则缓,舌苔白,脉沉弦迟。

分析　寒冬涉水,或久坐湿地,感受寒湿;或强力举重,气耗寒凝,凝滞气血成疝。疝成则胀痛,少腹急结。证偏于寒,故苔白脉迟,得寒甚,得热缓。脉沉主里,脉弦主痛。

治法　行气止痛,软坚散结。主方橘核丸。

二、肝与胆病辨证

肝居胁部,它的生理功能是藏血,主疏泄,主筋,其华在爪,开窍于目,与胆相表里。

肝与胆病的病理特点常表现为:肝主疏泄的功能失常,肝不藏血、阴血亏虚、筋脉失养。且肝为刚脏,易动风化火。胆藏胆汁与肝同主疏泄,故又可出现胆汁不循常道致黄疸的病变。肝主疏泄、疏通开泄则情志舒展,气血和调。若肝失疏泄则肝气抑郁而不乐、多疑善虑,或气滞血瘀、气血失调;或肝气横逆致肝脾不和。肝藏阴血、阴血充足则目明筋舒、经血调顺,若肝不藏血则眼目昏花,筋脉拘急、爪甲不荣、经血不调。又气郁易化火、血虚易动风,则可有肝火上炎,肝风内动等病变。

肝与胆病证的主要共同症状有:口苦、胁痛、脉弦,为肝失疏泄的表现,头晕目眩、视物模糊、妇女月经过少或闭经,则为阴血不足的表现。若动风则有面青目斜,四肢抽搐等症状,化火则有眼目赤痛、急躁易怒、失眠多梦,甚则衄血、呕血。

病证类型以实证热证居多,包括肝气郁结、肝阳上亢、肝阳化风、热极动风、肝火上炎、肝胆湿热、胆热壅滞、胆郁痰扰等。虚证以阴血虚为主,包括肝阴虚、肝血虚。

(一) 肝阴虚证

临床表现　两眼干涩,视物模糊,胁痛,潮热或低热,五心烦热,盗汗,唇燥咽干,口苦,尿黄便结,舌红少津,无苔或薄黄苔,脉弦细数。

分析　可见于热病后期,热劫阴液。或五志化火,烧灼阴津。或久病失治,肾水亏,不能滋养肝阴。肝开窍于目,肝阴虚则阴液失于上供,故眼干涩,视物不清。肝居胁下,肝病胁痛,弦为肝脉。其他脉症,均为一般阴虚的表现。

治法　滋补肝阴。主方一贯煎。

(二) 肝血虚证

临床表现　两眼干涩,视物模糊,或雀目,头晕,面白无华,唇、指甲淡白,胁痛,经少或经闭,舌质淡白,脉弦细。

分析　因失血过多,或生血不足,或久病损耗阴血等而致病。肝血不足,目失上荣,故干涩或视物模糊,或见雀目。肝经血少,胞宫空虚则经少或经闭。脉弦主肝病。肝位胁下,肝血虚故胁痛。其他脉症,均为一般血虚的表现。除此之外,若兼见肢体麻木,筋脉拘急,屈伸不利,乃肝血虚引动肝风。

治法　补养肝血。主方补肝汤。

(三) 肝阳虚证

临床表现　抑郁不乐,目视䀮䀮,胁满或痛;或胁下挛急,筋急或痿,脚弱或不得伸,面色㿠白,畏寒肢冷,舌苔淡白,脉沉弦细迟或紧。

分析　病因可为水湿久留伤阳，或气虚发展为阳虚；或由肾、心、脾阳不足转化而来；或因久病体虚或年老，真阳消耗；或过食生冷，或误用寒凉药物，阳气被削。

肝为刚脏，开窍于目，位居胁部，主筋，故肝阳虚可见抑郁不乐，目视䀮䀮，胁满或痛，或胁下挛急，筋急或痿，脚弱或不得伸。阳虚生内寒，可有面色㿠白，畏寒肢冷，舌苔淡白，脉沉细迟等虚寒的表现。弦为肝脉，紧主里，寒或主痛。

肝阳虚可见于肝经：在上则为头顶痛、干呕、吐清涎，在下则为疝痛引少腹，后者称为"寒滞肝脉"。"寒滞肝脉"有寒实和虚寒两证，寒实不属于肝阳虚，虽为寒痛但正气不虚，气粗，痛而拒按，苔白，脉弦紧。虚寒属肝阳虚，虚为正气已虚，气怯声低，痛不拒按，以及一般阳虚内寒的表现。

肝阳虚，如兼湿，除前述表现外，还有身如熏黄，小便自利等症。如兼瘀，除前述表现外可有胁下痞块，或胸腹有"蟹纹"，或有"朱砂掌"，或舌有瘀点。

治法　温肝补肝。主方吴茱萸汤合暖肝煎。

（四）肝气郁结证

临床表现　抑郁寡欢，喜叹息，胸胁胀痛，乳房胀，经前腹痛，月事不调，或见积聚，脉弦。

分析　每由七情为患，如郁怒伤肝，或久病焦虑，致失疏泄，见抑郁寡欢。气机阻滞，则喜叹息，胸胁胀痛，气滞肝经，故乳房胀，经前腹痛，月事不调，或见积聚。弦为肝脉。

若肝郁不解，发为肝气横逆，可犯胃和犯脾。肝气犯胃，除上症外，兼见恶心呕吐，反酸嗳气，脘腹痛胀，称为"肝胃不和"。

肝气犯脾，除上症外，兼见纳呆腹胀，少腹疼痛，大便不爽，称为"肝脾不和"。

肝郁犯胃是由于肝强胃弱，肝气横逆犯胃，使胃失和降所致。肝郁犯脾是由于肝强脾弱，肝气横逆犯脾，使脾失升运所致。

治法　疏肝解郁。主方柴胡疏肝散。

（五）肝阳上亢证

临床表现　急躁易怒，面红目赤，头痛目胀；或见眩晕，尿黄便结，舌红苔黄，脉弦数。

分析　此病因与肝气郁结、肝阴亏、肾阴亏、肝肾阴亏的病因相同，多由肝气郁而化火，或肝肾阴亏，阴不制阳，阳气上亢而发病。肝阳上逆，故见急躁易怒，头痛目胀，或见眩晕。气郁化火，故面红目赤，尿黄便结，舌红苔黄，脉数，弦为肝脉。

由肝肾阴亏发展而来，故见五心烦热，盗汗、口干口苦、胁痛，腰膝酸软等肝肾阴虚见症。

治法　平肝潜阳。主方天麻钩藤饮。

（六）肝阳化风证

临床表现　素有眩晕，头痛且重，肢麻手颤，或言语不利，或步行不正，舌红脉弦数。若突然昏倒，可出现口眼㖞斜，舌强不语，喉有痰鸣，半身不遂，称为中风。

分析　本证病因与肝阳上亢同，且与过食肥甘、嗜酒生痰、痰热内蕴有关。由于肝阳上亢，上冲头面，故见眩晕，头痛且重。肝主筋，肝风内动，见肢麻手颤。阳盛于上，阴亏于下，筋脉失养，步行不正。肝阳挟风痰上扰，清窍为之闭塞，故突然昏倒。肝气上逆，痰随气涌，滞于肺系。喉有痰鸣，阻滞舌络，见言语不利或舌强不语。若风痰流滞经络，使气血逆乱，致口眼㖞斜，半身不遂，舌红脉数为热，弦主肝。

治法　镇肝潜阳，息风祛痰。主方镇肝熄风汤。

（七）热极动风证

临床表现　高热昏迷，两眼窜动或上翻，牙关紧闭，项背强直，手足躁扰或抽搐，唇干，舌红少津或舌绛，苔黄或黑而干，脉弦数。

分析　暑温、风温、疫疠等邪，化热化火，传变最速，热陷心包故昏迷；肝开窍于目，热循肝经上犯，两眼窜动或上翻；肝主筋、主风，热灼肝并引动肝风，故牙关紧闭，项背强直，手足躁扰或抽搐；热则舌红、苔黄、脉数；热极舌黑而干，热入心营故舌绛，热灼津液唇干舌少津。弦为肝脉。

治法　清热降火，凉肝息风。主方羚角钩藤汤。

鉴别　肝阳化风和热极动风两证的共同点是肝风内动，均有肢麻手颤或手足躁扰，脉弦。其次都可以兼痰。不同点是：肝阳化风多有阴血虚，常见于酒客、体胖、年老、阳亢之人，其来渐，亦可突发，一般无高热；热极动风多见于暑温、疫疠、风温，起病急，传变速，发热高，常见于小儿或感受时邪之成人；肝阳化风重在镇肝潜阳，热极动风重在清热凉肝，有痰时两者皆可祛痰。

（八）肝火上炎证

临床表现　面热脸红，目赤肿痛，头痛易怒，烦躁难寐，口苦咽干，小便短赤，大便秘结，舌红苔黄，脉弦数。

分析　气有余便是火，六气可化火，七情内郁亦可化火。火热冲激上逆，面热脸红，目赤肿痛，肝性刚，在志为怒，肝经上过前额达巅顶，肝火盛，则头痛易怒，烦躁难寐；火灼肝经，口苦咽干；火热盛，小便短赤，大便秘结，舌红苔黄脉数。弦为肝脉。

治法　泻火清肝。主方龙胆泻肝汤。

（九）肝胆湿热证

临床表现　身目俱黄，口苦胁痛，渴不多饮，纳呆呕恶，发热或寒热往来，尿黄短浊，苔黄腻，脉弦数。或见阴囊湿疹，睾丸肿痛灼热，或带下黄臭。

分析　多为感受湿热，或嗜酒肥甘，湿从热化。或脾胃运化失司，湿浊内生，湿郁化热，上蒸肝胆。湿热相蒸，胆汁外溢，则身目俱黄。肝胆有热，或胆气上逆，故口苦。湿热蕴结使肝失疏泄，故胁痛。湿邪阻滞中焦，脾胃升降失司，纳呆呕恶。有热则发热口渴，又有湿故渴不多饮。肝胆属少阳，半表半里，湿热犯之，故寒热往来。发热、苔黄、脉数为热，苔腻为湿，黄腻为湿热。湿热下注，尿黄短浊。肝脉络阴器，湿热下注，男子则阴囊湿疹，睾丸肿痛灼热，女子则带下黄臭。

治法　清热利湿，疏泄肝胆。主方茵陈蒿汤。

（十）胆郁痰扰证

临床表现　头晕目眩，惊悸不宁，烦热难寐，胸胁满闷，口苦欲呕，舌苔黄腻，脉滑数。

分析　多因气郁生痰，蕴久化热，乘胆气虚而痰热内扰。胆脉络头目，痰热上扰故头晕目眩，胆为清净之府，主决断，胆虚痰扰则不宁而惊悸，郁热致烦而难寐。胆居胁内，痰热内郁，则胸胁满闷。胆热则口苦，胆之痰浊犯胃，胃失和降故欲呕。

治法　泄热祛痰，清胆和胃。主方黄连温胆汤。

三、脾与胃病辨证

脾居中焦，生理功能是主运化，主统血，主肌肉及四肢，其华在唇，开窍于口，与胃相表里。脾主运化、胃主受纳；脾气主升，胃气主降。共同完成对饮食物的消化、吸收和转输，故脾胃为后天之本，气血生化之源。脾为阴土，喜燥恶湿，胃为阳土，喜润恶燥。故脾与胃，一升一降、一阴一阳，一喜燥一喜润，相互为用。

脾与胃的病理特点主要是主运化的功能失常，致水谷的受纳与运化障碍，则生化无源，水湿停蓄，而表现出气血不足、生痰聚湿诸证。正常时脾气健运则生化有源，气血充盈，故肌肉结实四肢轻劲有力，口唇红润。若脾失健运则肌肉痿软，四肢倦怠乏力，口唇淡白。脾喜燥恶湿，易生痰聚湿，故说脾为生痰之源。因此脾不健运还可形成痰饮，水肿等证。胃喜润恶燥，病邪易耗伤胃津而形成胃阴不足等证。脾又主统血，若统血功能失常则血不循经脉而溢出脉外，表现为多种出血病证，如衄血、便血、崩漏等。脾胃能升清降浊，若气机升降失常则可致脾气不升，中气下陷；胃气不降，则胃气上逆。脾胃病证的主要共同症状表现是纳呆，腹胀。可因饮食失节积滞而成，也可因脾失健运而致。

脾胃病的病证类型以虚证为主，包括胃阴虚，脾阴虚，脾不统血；心脾两虚，脾胃气虚，脾阳虚，脾肾阳虚。胃寒气滞也属虚证。因食滞或热邪、湿邪致病的脾胃湿热、胃热炽盛、食滞胃脘、寒湿困脾等属实证。

（一）脾阴虚证

临床表现　消瘦乏力，纳呆不思食，食之腹胀，唇干口燥；五心烦热，尿黄便结，舌红苔少，脉细数或涩。

分析　病因可参阅心阴虚证、肝阴虚证。本证有阴虚内热表现如唇干口燥、五心烦热、尿黄便结、舌红脉细数，还有阴虚日久的消瘦，脾失健运的纳呆、腹胀。若脾阴虚主要表现在肠燥便秘脉涩者，称为脾约证。

脾阴虚可独立存在也可与其他脏腑阴虚并见，如由于脾阴虚致津失上供，可兼见心悸、心烦，难寐的心脾阴虚，或兼见干咳少痰，或痰中带血，或咳而声嘶的肺脾阴亏。也可由脾虚日久，下汲肝肾，兼见头晕耳鸣，腰酸膝软的脾肾阴虚，或兼见两眼干涩，视物模糊的肝脾阴虚。如兼见干呕呃逆，渴而能饮，为脾胃阴虚。

治法　滋脾和中。主方中和理阴汤。

（二）胃阴虚证

临床表现　口干舌燥，渴而能饮，不纳食或消谷善饥，脘部灼痛，嘈杂痞胀，干呕呃逆，或见消渴，噎膈，舌干红少苔，或舌绛而光亮，脉细数。

分析　多由温热病后，热灼阴液，致胃阴亏。或五脏阴虚，导致胃阴不足。或由肝阳过亢，化火劫夺胃津。或六气有余，或五志过极，皆可化火伤胃。或恣食煎炽辛辣、香燥之品，消灼胃液。或过用辛温误治，或未及时清胃热而失治，导致胃阴虚。

由于阴虚内热，故口干舌燥，渴而能饮，舌红少苔，脉细数。胃处膈下，胃阴虚，故见脘部灼痛，嘈杂痞胀，胃宜降，胃阴虚失降而上逆，故干呕呃逆，胃阴虚甚者，见消渴、噎膈。胃阴虚则不受纳，不纳食。阴虚胃热则消谷善饥。胃阴亡，故舌绛而光亮。若兼见干咳声嘶，为肺胃阴虚。

治法　滋阴益胃。主方益胃汤。

鉴别　胃阴虚与脾阴虚都有阴虚内热的表现。不同的是：胃主纳脾主运；胃阴虚不纳食，或有胃热而消谷善饥，脾阴虚不思食。胃处膈下、喜降，胃阴虚则脘部灼痛、嘈杂痞胀、干呕呃逆；脾主运化输布，为胃行津液，不运则腹胀，脾为胃热所约束，不能为胃行津液，则肠中干燥，大便干结。治法上，叶氏治胃阴虚“宜凉、宜润、宜降、宜通”，用一派甘凉濡润之品，治脾阴虚，除滋脾外还要补气和中，因脾主健运宜升。

（三）脾不统血证

临床表现　面白无华或萎黄，唇及指甲淡白，少气倦怠，纳呆腹胀，崩漏，尿血，便血，紫癜，舌质淡白，脉细弱。

分析　每由劳倦伤脾，或久病损伤脾气，或其他原因致脾气虚弱，不能收摄血液，血不循经外溢则发为崩漏、尿血、便血、紫癜。出血多为血虚,可见面白无华或萎黄,唇及指甲淡白。血为气母,血失气亦耗,故少气倦怠。脾气虚运化无权,故纳呆腹胀。血虚则舌淡,气血虚则脉细弱。

治法　补脾摄血。主方归脾汤。

(四) 脾胃气虚证

临床表现　少气懒言,倦怠乏力,常自汗出,纳呆食少,食后腹胀,大便溏,舌质淡苔白,脉弱。

分析　可由饮食失调,或劳倦损伤,或吐泻伤脾,或失血致气弱,或肝病犯脾等致脾胃气虚。脾胃为后天之本,主四肢,食少则生化之源匮乏,故见少气懒言,倦怠乏力。脾胃气虚,气不敛津,常自汗出。胃主纳脾主运,脾胃气虚,纳运失常,故纳呆食少,食后腹胀。脾气不健运可致便溏。气血虚舌淡,气少脉弱。

脾气虚若进一步发展,可为脾气下陷,除有脾胃气虚外,下陷则升举不能,见久泄脱肛,胃、肾、女子胞等内脏下垂。

治法　补气健脾。主方四君子汤或参苓白术散。

(五) 脾阳虚证

临床表现　面色㿠白,形寒肢冷,口淡不渴,纳呆食少,食后腹胀,尿清便溏,或见浮肿,尿少,或白带清稀,舌淡苔白滑,脉沉细迟。

分析　多由过食生冷,误用寒凉药损伤脾阳。或先有肾阳不足,继导致脾阳虚。或是脾胃气虚进一步发展为脾阳虚。

脾阳需肾阳而温养,脾阳虚多为命火不足发展而来,故见面色㿠白、形寒肢冷、口淡不渴、苔白滑、脉沉迟弱。脾阳虚脾气不健运,见纳呆食少,食后腹胀。脾阳虚运化水湿失常,见浮肿尿少,白带清稀。

治法　温中祛寒,健脾利水。主方理中丸或五苓散。

(六) 脾胃湿热证

临床表现　身目黄亮,口苦呕恶,纳呆不思食,脘腹胀闷,肢体困倦,或见发热、尿黄、便溏,舌质红苔黄腻,脉数或濡数。

分析　湿热内蕴脾胃,使中焦气机升降失常,在上则呕,在下则便溏,在中则脘腹胀闷纳呆。热则口苦、舌红苔黄、脉数。湿则困倦、苔腻、脉濡。湿热郁中,阻碍肝火,肝失疏泄,胆汁外溢,身目黄亮。

治法　清热利湿。主方茵陈蒿汤。

鉴别　脾胃湿热和肝胆湿热同为湿热,故都有黄疸、身热、口苦、呕恶、苔黄腻、脉濡数。两证的区别是:肝胆湿热多有胁痛,脾胃湿热多有腹胀便溏。肝脉络阴部,肝胆湿热每见于急性睾丸炎、女阴炎、白带等病,脾主四肢、肌肉,脾胃湿热每见于疮疡、湿疹、风疹等。

(七) 寒湿困脾证

临床表现　头身困重,口淡而腻,恶心脘闷,纳呆腹胀,脘腹隐痛,喜暖肢重;或皮肤黄如烟熏,小便不利,大便溏,舌淡胖苔白腻,脉迟缓或濡。

分析　每因冒雨涉水,寒湿内侵,或过食生冷,或误用寒凉,或脾阳不振,内湿素盛。湿在上则头重,口淡而腻,湿在中则恶心脘闷,纳呆腹胀隐痛,湿在下则小便不利,大便溏,湿在肌肤则肢困身重。苔腻、脉濡或缓为湿,喜暖、脉迟、舌淡胖、苔白为寒。寒湿郁脾,肝失疏泄,胆汁外溢,皮肤黄如烟熏。

治法　燥湿健脾。主方胃苓汤。

鉴别 寒湿困脾和脾胃湿热都有湿，同为脾病，此为相同点，故皆有肢重身困、呕恶、纳呆、身黄、便溏、苔腻、脉濡。

脾胃湿热有热，故口苦、身热，舌红、苔黄、脉数，寒湿困脾为寒，故腹痛喜暖、舌淡胖、苔白、脉迟。

脾胃湿热多为实证。寒湿困脾可以是实，也可以是虚实夹杂；如兼有肾阳虚，寒湿发黄时，使用《医学心悟》的茵陈术附汤就是用于虚实夹杂之证。

(八) 寒滞胃脘证

临床表现 胃脘冷痛，甚或剧痛，得温痛减，遇寒加重，恶心呕吐，吐后痛缓，或呃逆嗳气，口淡不渴或口泛清水，形寒肢冷，舌淡胖苔白滑，脉沉紧或弦。

分析 多由寒邪犯胃，或过食生冷寒凉，或脘腹受凉，或脾肾阳素虚，或误用寒凉药物，致寒滞胃脘。寒犯胃，气机凝滞，胃失和降，故胃脘冷痛，甚则剧痛，得温痛减，遇寒加重。胃气上逆，则恶心呕吐，呃逆嗳气，吐后寒邪减轻，气机暂通，故吐后痛缓。寒凝津停，故口淡不渴或口泛清水。寒邪伤阳，肢体失去温养，则形寒肢冷。舌淡苔白滑，脉沉紧或弦，为阴寒内盛之象。

治法 温胃散寒。主方良附丸。

(九) 胃阳虚

临床表现 胃脘冷痛绵绵，喜温喜按，泛吐清水，食少脘痞，口淡不渴，形寒肢冷，舌淡苔白，脉沉迟无力。

分析 胃阳亏虚，虚寒内生，寒凝气机，胃气不畅，故胃脘冷痛绵绵，食少脘痞。中焦虚寒则喜温喜按，食后缓解。胃阳虚，胃受纳腐熟功能减退，水谷不化，随胃气上逆，则呕吐清水。阳气虚弱，机体失于温养，故畏寒肢冷。津液未伤，则口淡不渴。舌淡苔白滑，脉沉迟无力，为虚寒之象。

治法 温胃补中。主方理中汤。

(十) 胃热炽盛证

临床表现 胃脘灼痛，拒按，口渴喜冷饮，反酸善饥，牙龈肿痛，唇烂口臭，尿黄便结，舌红苔黄，脉弦数。

分析 每有热邪犯胃，或过食辛辣，或五志化火，或素体阴虚等，皆可致胃热炽盛。胃热故胃脘灼痛，热则喜冷饮，热郁于胃，胃失和降而反酸，或能消谷善饥。龈为胃之络，足阳明胃经入上龈中，还出挟口环唇，故胃热致牙龈肿痛，唇烂口臭。尿黄便结，舌红苔黄、脉数均为热象。脉弦主痛。

治法 泻火清胃。主方清胃散。

(十一) 食滞胃脘证

临床表现 厌食拒食，吐酸嗳腐，脘腹胀痛，腹泻完谷，黄白厚腻苔，脉滑。

分析 发生于饮食不洁，或嗜食生冷甘肥，或暴饮暴食，或脾胃气虚，纳运无权，致食滞胃脘，厌食拒食。胃气上逆则吐酸嗳腐，胃不能消磨水谷则脘腹胀痛，胃不降则脾气不升，致完谷不化而泻，黄白厚腻苔为食积，脉滑为食滞。

治法 消食导滞。主方保和丸。

四、肺与大肠病辨证

肺位于胸中，上通喉咙，开窍于鼻，肺主气，司呼吸，主宣发肃降、通调水道。外合皮毛，与大肠相表里。

肺与大肠病的病理特点:肺主气,司呼吸的功能失常、肺气宣降失常、通调水道失职;或外邪从口鼻皮毛侵入、内合于肺;或大肠传导失职、大便性状改变。因肺主呼吸之气和主一身之气,肺气和顺则气道通畅,呼吸均匀和调。病变时肺不主气、失宣降,则见呼吸无力、少气短气、气逆咳嗽、小便不利、痰饮水肿等表现。又肺与心是气与血的关系,肺气虚可致心血运行失常而出血等各种症状。肺为华盖为娇脏,易被外邪侵犯,六淫自口鼻皮毛而入,则使肺气不宣而有风寒束肺、风热、痰热壅肺等病变。如肺移热于大肠则大肠实热,腑气不通而有便难便秘等病变。或因寒湿湿热又可致泄泻下利便脓血等。

肺与大肠病证的共同症状是:咳嗽、咳痰、喘促或气短。乃因肺气不宣必有喘咳等症状。而肺位胸中故又可有胸闷痛等症。

病证类型以六淫痰浊致病的实证为主,包括风寒犯肺,热邪壅肺、痰浊阻肺、水寒射肺、大肠寒湿、大肠湿热等证。虚证则常为气阴虚,包括肺阴虚、肺气虚、心肺气虚、脾肺气虚等证。而肺燥咳嗽则为虚实夹杂之证。

(一)肺阴虚证

临床表现　颧红,潮热,盗汗,五心烦热,口燥声嘶,干咳无痰或少痰,或痰中带血,尿黄便结,舌红少苔,脉细数。

分析　温热之邪可伤肺,久咳久喘耗伤肺阴、肾阴、肝阴、心阴、脾阴等,久亏可致阴亏;六气太过,五志过极,均可化火灼阴,嗜食煎炒,香燥耗气伤阴;过用温补也伤阴;汗、吐、下劫夺阴液;阳虚亦可转化为阴虚等。由于阴虚内热,见颧红、潮热、盗汗、五心烦热。由于火旺灼肺阴,见口干、咽燥、声嘶、干咳,阴虚内热可炼液成痰。热灼肺络使痰中带血。尿黄便结,舌红少苔,脉细数均为阴虚内热所致。若兼见自汗、气短、乏力,为气阴两虚。

治法　滋阴润肺。主方百合固金汤。

(二)肺气虚证

临床表现　少气懒言,倦怠乏力,常自汗出,声低气促,咳喘无力,痰多清稀,易患外感,舌质淡,苔薄白,脉虚弱。

分析　久咳久喘易伤肺气,或脾气虚导致肺气虚,或肾精不足,精不足以化气上供,或汗出多,气随液耗,致肺气虚。少气懒言,倦怠乏力,常自汗出,为一般气虚。肺主气,主清肃,肺气虚,故声低气促,咳喘无力。肺气虚,宣降失常,水液内停而为痰,痰清稀偏于寒。肺主皮毛,肺气虚,皮毛不固,腠理松疏,常自汗出,易患外感。肺主宗气,贯心脉,肺气虚,心脉不足,舌淡脉弱。

治法　补益肺气。主方补肺汤。

(三)风寒犯肺证

临床表现　恶寒,发热,头痛,身痛无汗,鼻塞流涕,咳嗽,痰稀白,薄白苔,脉浮紧。

分析　风寒客表,皮毛闭束,见恶寒、头痛、身痛、苔白,脉浮紧。正邪相争,因而发热。风寒犯肺,肺气失宣,故鼻塞、流涕、咳嗽、痰稀白。

治法　疏散风寒。主方麻黄汤。

(四)热邪壅肺证

临床表现　发热口渴,胸痛,咳嗽,气促,鼻煽,痰黄或带血,口苦咽干,尿黄便结,舌红苔黄,脉弦数或洪数。

分析　“温邪上受,首先犯肺”。寒邪不解,郁而化热,也可犯肺。表证已罢,仅热邪作用于肺,称为热邪壅肺。肺热,故发热,热灼津液,故口渴,口苦咽干,尿黄便结,舌红苔黄,脉数或洪数,热煎熬津,炼液成痰,故有黄痰。痰阻气道,故咳嗽。痰热郁于肺,故胸痛。气道被阻,肺失清肃宣发,呼吸不利,故气促,鼻为肺之外候,肺开窍于鼻,故鼻煽。热灼肺络,痰中带血。如热内郁于肺不解,久而成脓,发高热,咳脓血,称为肺痈。

治法 清热宣肺。主方麻杏石甘汤。肺痈当清肺排脓,主方千金苇茎汤加味。

(五) 肺燥咳嗽证

临床表现 口鼻咽喉干燥,咳少许黏痰或干咳,咳甚胸痛,苔薄黄,舌尖红少津,脉数。或有恶寒、头痛、身热、口渴、脉浮数等表证。

分析 秋季气候干燥,易感受燥邪而发病。也可感受温热之邪,伤津而化燥。燥邪伤肺,津液被劫,肺失滋润,见口鼻咽喉干燥,干咳或有黏痰。燥热郁肺,肺失宣肃,咳甚胸痛。燥邪客表,见恶寒、头痛、身热、口渴、脉浮数。

治法 清肺润燥。主方桑杏汤。

(六) 痰浊阻肺证

临床表现 咳嗽气喘,痰多,清稀而白,或见胸闷心悸,苔白腻,脉滑。

分析 感受风寒湿邪,使痰湿阻滞于肺,或肺失宣肃,水湿内停于肺为痰浊,或脾失健运,聚液成痰,上积于肺。痰浊阻肺,肺失肃降,气逆而喘咳。脾失运化,肺失宣降,水湿聚肺成痰,偏于寒则痰清稀而白。痰浊滞肺,肺气不利则胸闷,痰浊扰心神则心悸。若痰久郁于肺,可以化热,则痰黄而稠,舌红苔黄,脉滑数。

治法 理气祛痰平喘。主方三子养亲汤。

(七) 大肠寒湿证

临床表现 肠鸣漉漉,脐腹冷痛,泄泻清稀,苔白滑,脉缓。

分析 贪凉饮冷,或饮食不洁;或脾阳素虚,或脐腹受凉,使大肠寒湿,胃肠升降失司,清浊不分,气机不畅,故肠鸣漉漉,脐腹冷痛,寒湿内停,泄泻清稀,苔白滑,脉缓。如兼风寒外束,有寒热,头痛,脉浮等症。

治法 燥湿和中,解表理气。主方胃苓汤或藿香正气散。

(八) 大肠湿热证

临床表现 腹痛,下痢脓血,里急后重,或腹痛即泄,暴注下迫,肛灼气秽。或见身热,舌红,苔黄腻,脉滑数。

分析 暑湿犯胃肠,或饮食不洁,嗜食肥甘及生冷瓜果,湿郁化热,湿热蕴结大肠而腹痛。湿热伤气血则下痢便脓血。湿热内迫而气滞,大肠传导失司,故里急后重,湿热秽浊下泄,则暴注下迫,肛灼气秽。舌红苔黄,脉数为热。苔腻、脉滑为痰湿。

治法 清热祛湿。主方白头翁汤。

五、肾与膀胱病辨证

肾位于腰部,腰为肾之府。肾的生理功能是藏精、主水、纳气、生髓、主骨、通于脑。其华在发,开窍于耳及二阴,与膀胱相表里。

肾与膀胱病的病理特点主要表现为藏精、主水、纳气等功能失常。肾藏精、主生殖生长发育。肾藏先后天之精,先天之精来源于父母,是人体生育繁殖的基本物质,后天之精是饮食精微经脏腑所化生而输藏于肾。肾藏精而能促进人体生殖、生长发育的功能称为肾气。肾藏精的功能失常,则生长发育和生殖能力受到影响,如某些不育证、小儿发育迟缓,以及脱发齿松、筋骨痿软等证。

肾为水火之脏,它的作用可概括为肾阴、肾阳两方面。房劳、下焦湿热久蕴、热病后期,五志化火均可损伤肾阴而出现腰酸膝软,以及阴虚内热等肾阴不足的证候;禀赋不足,久病体虚,水湿久留等,可致肾阳虚而出现腰酸膝软及阳虚内寒等肾阳不足的病证。

肾主水,在人体的水液代谢方面,主要靠肾气司肾关的开合来调节,肾气在阳盛时肾关则开,阴盛时肾关则合,阴阳平衡则开合适宜。若肾阳不足致阳虚阴盛,则合多开少而为阳虚水泛;若肾阴亏损则阳盛阴虚而开多合少,致排尿过多而为下消病。

肾主纳气。呼吸在肺,肾协助之,使气下归于肾,称为纳气。若肾亏纳气困难,则呼多吸少,气不下归于肾,称为肾不纳气。

肾与膀胱相表里。膀胱有储尿和排尿的作用。肾气的固摄有助于膀胱的储尿,肾气的通利有助于膀胱的排尿,故说肾司膀胱开合。若肾与膀胱气化失常、开合失调都会出现病变,如膀胱气化不利,可引起尿少,膀胱失约可出现遗溺等。

肾与膀胱病证的主要共同症状是腰膝酸软、头晕、耳鸣。皆因肾阳虚、肾阴虚而致。其次排尿的改变,如尿多或尿少、尿清或尿浊等症状也常见,乃与肾和膀胱气化失常开合失利有关。

证候类型以虚证为主。肾阴虚证、肺肾阴虚、肾阳虚、心肾阳虚、肾精不足、肾气不固、肾不纳气、膀胱虚寒等均为虚证;仅膀胱湿热为实证。心肾不交、肾虚水泛、膀胱湿浊等则为虚实夹杂证。

(一) 肾阴虚证

临床表现　腰膝酸软,头晕耳鸣、耳聋;遗精,形体消瘦,五心烦热、潮热或低热,盗汗,颧红,口干咽燥,尿黄便结,舌红少苔少津,脉细数。

分析　久病耗津,年老津亏,热病后期劫津,六气太过,五志化火,房劳,过服温补,以及肾阳虚,由阳损及阴,而致肾阴虚。

腰为肾之府,肾主骨生髓,脑为髓之海,肾开窍于耳,故肾虚见腰膝酸软,头晕耳鸣、耳聋。肾主蛰,封藏之本,肾虚则封闭失藏而遗精。肾虚日久,形体消瘦。阴虚生内热,故五心烦热、潮热或低热,盗汗,颧红,口干咽燥,尿黄便结。舌及脉为阴虚内热的表现。

治法　滋补肾阴。主方六味地黄丸。

按语　肾阴亦称"元阴"、"真阴"或"肾水"。有滋养、濡润各脏腑的作用。

肝:肝阴靠肾阴的支持,才能维持肝的正常功能,前人有"肝肾同源"、"乙癸同源"之说。若肾阴不足以养肝阴,会导致肝肾阴亏,除有肾阴不足的表现外,还会出现眼花目涩、雀目、胁痛脉弦等症。

肺:肺阴赖肾阴的滋润,如肾阴不足,"下损及上",既有肾阴虚见症,又有声嘶、干咳少痰、甚或咯血等肺阴虚证。

心:肾水能上济心阴以制心火,心火得以下降助命火以使肾水上滋,若肾水不足,则"心肾不交",出现肾阴虚见症和面赤舌烂、心悸、心烦、难寐等心火上炎,心神外越等症。

脾胃:五脏阴液互通,而肾水为根本,肾水不足,难以润脾胃,致胃阴不足则见渴而能饮,不纳食或消谷善饥、脘部灼痛、干呕呃逆等症;脾阴虚则见纳呆不思食,食之腹胀等症。

肾阴虚既久,还可以和其他脏腑形成阴虚兼证,如肝肾阴虚、肺肾阴虚、心肾阴虚、脾或胃肾阴虚等。

上述是从肾阴对其他脏腑的阴来说。反之,其他脏腑阴虚也可影响到肾阴,如先有肺阴虚,日久,灼液津枯,也可导致肾阴虚,称之为"下汲肾阴"。

（二）肾阳虚证

临床表现 腰酸膝软，耳鸣头晕，面色㿠白，神疲乏力，喜卧嗜睡，形寒肢冷，或见阳痿，尿清，便溏，舌淡胖，苔白润，脉沉细迟弱。

分析 水湿久留伤阳，或久病，或房劳伤肾，或禀赋薄弱，素体阳虚，或过服寒凉生冷，或肾阴虚日久，阴损及阳，转为肾阳虚。

腰为肾之府，肾主骨生髓，脑为髓之海，肾开窍于耳，肾虚，故腰膝酸软，头晕耳鸣。阳虚生内寒，阳气虚，故面色㿠白，神疲乏力，喜卧嗜睡，形寒肢冷，或见阳痿，尿清便溏，舌淡胖，苔白润，脉细迟弱等为肾阳虚的表现，脉沉主里。

治法 温补肾阳。主方附桂八味丸。

按语 肾阳亦称“元阳”、“真阳”或“命火”。有生化、温煦各脏腑的作用，是人体阳气的根本。

心：肾阳助心阳温通血脉，心气、心阳得以营运而制阴寒。心若失去肾阳的温煦，会出现心悸、汗出、气短，重症垂危患者表现汗出淋漓，肢厥身冷，息微神昏，常称为“心肾阳虚”或“阳虚欲脱”。

肝：肝阳赖肾阳的温煦，得以目明、肢暖、筋舒。肾阳不足易导致肝阳虚，表现为目视䀮䀮，胁满或痛，筋急或痿等见症。

脾：脾阳靠肾阳温养才得以健运，否则会出现形寒肢冷，纳呆食少，食后腹胀的脾阳虚证或脾肾阳虚的“五更泄泻”。

膀胱：膀胱靠肾阳才能气化而司“开、合”。若失去肾阳温煦，则气化失司，开合失常，而为尿少、夜尿或遗尿。

当然，其他脏腑阳虚，也可削弱肾阳，如心阳虚，亦可致肾阳不足。

（三）肾虚水泛

临床表现 腰膝酸软，头晕耳鸣，面色㿠白，形寒肢冷，周身浮肿，睑如卧蚕，腹部胀满，胫肿按之没指，心悸气促，或见咳喘痰鸣，尿少，舌淡胖，苔白滑，脉沉细迟。

分析 肾阳虚，故面色㿠白，阳虚生寒，形寒肢冷。肾阳虚，气化失司，膀胱合多开少，则尿少，水液内停而周身浮肿，在上睑如卧蚕，在中腹部胀满，在下胫肿，甚则按之没指。水邪上逆，凌心射肺，致心悸、气促、咳喘。水泛为痰，痰阻气道，呼吸时可闻痰鸣，腰膝酸软，头晕耳鸣为肾虚见症。舌脉均为肾阳虚的表现。

治法 温阳利水。主方真武汤。

（四）肾精不足

临床表现 小儿发育迟缓，骨软肌瘦，囟门闭合延迟，动作迟钝，智力低下。成人早衰，发坠齿枯，面焦鬓白，步履艰难，腰酸膝软，头晕耳鸣。或男子精少、女子不孕，舌质淡，脉弱。

分析 由于禀赋不足，或后天失养，或劳倦久病伤精。肾藏精主生殖发育，肾精不足，则男子精少，或女子不孕，生殖无能，小儿发育迟缓。精能化气，肾精少则肾气不足，成人早衰，发坠齿枯，面焦鬓白。肾主骨，精少则骨软，囟门闭合延迟，步履艰难。肾生髓，脑为髓海，精少则髓海不足，智力低下，动作迟钝。腰酸膝软，头晕耳鸣为肾虚见症，舌淡脉弱为精亏。

治法 补益肾精。主方河车大造丸。

（五）肾气不固

临床表现 腰酸膝软，头晕耳鸣，遗精早泄，尿频而清，尿后余沥，遗尿或夜尿，苔白，舌淡，脉沉细。或妊娠下血，腹中痛而易动胎。

分析　多由禀赋不足,先天失养,或年老肾衰,或久病或过劳损伤肾气,致肾气不固。腰为肾之府,肾主骨生髓,开窍于耳,肾气不固,则腰酸膝软,头晕耳鸣。肾者主蛰,封藏之本,肾气虚则肾精失藏而遗泄。肾主二便,又司膀胱气化,肾气虚则膀胱失约,遗溺甚或尿频,尿后余沥。肾虚,舌淡脉细,沉脉主里。肾气不固,冲任虚损,则妊娠下血,腹中痛,易动胎。

治法　固肾摄精。主方桑螵蛸散。

(六) 肾不纳气

临床表现　腰酸膝软,头晕耳鸣,面色淡白或㿠白,少气懒言,倦怠乏力,常自汗出,喘息气促,呼多吸少,动则喘甚,舌淡,脉弱。

分析　年老肾衰,或久病伤肾,或久咳伤肺,或脾气不足,精微难以供养肺肾,或劳损,或房劳伤及肺肾,致肾不纳气。肺主呼吸之气,又主一身之气,呼吸在肺,纳气在肾。本证肺气虚,面色淡白,少气懒言,倦怠乏力,常自汗出。喘息气促,既关乎肺,尤关系到肾,气不归肾,故呼多吸少,动则喘甚。气虚致阳虚则面色㿠白。腰酸膝软,头晕耳鸣为肾虚见症。舌淡脉弱为肺肾不足。

本证多有肾阳不足,兼见形寒肢冷。

也可兼见肺热:咳喘,口渴,苔黄,脉数。

治法　补肾纳气。主方都气丸。

(七) 膀胱虚寒

临床表现　面色㿠白,形寒肢冷,尿频而清,或遗尿、夜尿,舌质淡胖,苔白润,脉沉细迟弱。

分析　肾阳虚,故面色㿠白,形寒肢冷,夜尿,舌质淡胖,苔白润,脉沉细迟。肾气不固,肾失封藏,膀胱气化失司,开多合少,尿频,膀胱失约,遗尿,膀胱虚寒,尿清。本质上膀胱虚寒是由于肾阳不足而致,并同时有肾气不固。

治法　温肾缩尿。主方缩泉丸。

(八) 膀胱湿热

临床表现　尿频,尿急,排尿灼热,疼痛,或见砂石,癃闭,血尿,或伴发热腰痛,舌质红,苔黄腻,脉滑数或弦数。

分析　外感湿热,蕴结膀胱,或饮食不洁,湿热内生,或嗜酒肥甘,湿从热化,或冒雨涉水,水湿内浸,湿郁化热。湿热蕴结膀胱,使膀胱气化失司,尿频、尿急,热灼尿道尿痛。湿郁久化热,煎熬津液,为砂石,砂石阻塞尿道,可致癃闭,热伤血络,或石损血络,均可致尿血。湿热与正气相搏,则发热。肾与膀胱相表里,腰为肾之府,伴发腰痛。舌质红,舌苔黄,脉数等为热,苔腻脉滑为痰湿,脉弦主痛。

治法　清热利湿。主方八正散。

(九) 膀胱湿浊

临床表现　尿浊如米泔水,排尿涩痛,或见滑腻之物,日久淋出如脂,消瘦,腰酸膝软,舌淡,苔腻,脉细数。

分析　劳倦过度,损伤脾肾,嗜食甘肥,湿热内生,外受寒湿,郁而化热,湿热内蕴,下注膀胱。膀胱气化失司,清浊交阻,故尿浊如米泔水,排尿涩痛,或见滑腻之物。日久伤肾,肾失封藏,脂液下流,形体日瘦。腰为肾之府,肾主骨生髓,肾虚故腰酸膝软,舌淡为虚,苔腻为湿浊,脉细数为肾阴不足。

治法　清热利湿,补肾固涩。主方程氏萆薢分清饮、六味地黄丸。

脏腑辨证的证候类型一般分为虚证、实证、虚实夹杂等三种。其中以虚证为多。虚证的辨证规律通常是某种虚证(阴虚或阳虚、气虚或血虚)加上该患病脏腑的功能失常,则称为某脏腑的某种虚证。例如，心阴虚证，具有阴虚症状——潮热或低热、五心烦热、颧红盗汗，舌红绛少苔或无苔。脉细数；又有心主血脉和藏神志的功能失常症状，如心悸或怔忡，心烦不寐等，依此类推，则不难掌握脏腑虚证辨证要点。

实证则较复杂，每因致病的原因不同而异。常见的有风、火、湿、热及七情、瘀血、痰食等病因引起脏腑病变，则可根据该病因的致病特点加上引起某脏腑的病理变化表现而辨证。例如，湿热致病，有湿热致病的症状特点，如发热口苦，渴不喜饮，舌苔黄腻，脉濡数或滑数，又有脏腑功能失调的表现，如兼见腹胀、纳呆、便溏、黄疸等脾胃功能紊乱则为脾胃湿热；如兼见尿频、尿痛，甚至尿血等膀胱排尿病变则为膀胱湿热。

虚实夹杂证则根据临床症状表现辨证，例如，心肾不交，既有肾阴不足的“虚”，又有心火上亢的“实”；肾虚水泛证既有肾阳不足的“虚”，又有水湿泛溢的“实”。

总之，脏腑辨证以八纲为总则，结合气血津液辨证、病因辨证等各种综合分析方法而进行诊治疾病。

六、脏 腑 兼 证

当疾病发展到一定阶段，可同时出现两个或两个以上的脏腑证候，称为脏腑兼证。然而，脏腑兼证并非多个脏腑证候的简单相加，而是发生兼证的脏腑之间，存在着较密切的生理病理联系，如脏腑之间的表里、生克、乘侮及因果、主次、并列关系等。实际上前面所述内容中已涉及一些脏腑兼证，如肝胆湿热证、脾胃气虚证等。临床常见的脏腑兼证介绍如下。

（一）心脾两虚

临床表现　面白无华或萎黄，唇及指甲淡白，眩晕心悸，心烦，难寐，少气懒言，倦怠乏力，纳呆食少，腹胀，脉弱。

分析　此为兼证，心血虚兼脾气虚。病因病机参阅心血虚和脾气虚两证。

治法　补益心脾。主方归脾汤。

（二）脾肾阳虚

临床表现　面色㿠白，形寒肢冷，口淡不渴，纳呆食少，食后腹胀，头晕耳鸣，腰膝冷痛，五更泄泻，舌淡苔白润，脉沉细迟弱。

分析　此为兼证，脾阳虚兼肾阳虚。病因病机参阅脾阳虚和肾阳虚两证。

治法　温补脾肾。主方附子理中汤。

（三）心肺气虚

临床表现　心悸或怔忡，易惊，难寐，健忘，面色淡白，懒言，自汗，神疲乏力，声低气促，咳喘无力，痰多清稀，舌质淡，苔薄白，脉细弱。

分析　此为兼证，心气虚兼肺气虚。病因病机参阅心气虚和肺气虚两证。

治法　补益心肺。主方定志丸合补肺汤。

（四）肺脾气虚

临床表现　少气懒言，倦怠乏力，常自汗出，纳呆食少，食后腹胀，声低气促，咳喘无力，痰多清稀，大便溏，舌质淡，苔白，脉弱。

分析　此为兼证，肺气虚兼脾气虚。病因病机参阅肺气虚和脾气虚两证。

治法　补益肺脾。主方六君子汤。

（五）肺肾阴虚

临床表现　颧红，潮热，盗汗，五心烦热，口干咽燥，声嘶，干咳无痰或少痰，或痰中带血，腰膝酸软，耳鸣或耳聋，形体消瘦，尿黄便结，舌红少苔少津脉细数。

分析　此为兼证，肺阴虚兼肾阴虚。病因病机参阅肺阴虚和肾阴虚两证。

治法　滋补肺肾。主方清金壮水丸。

（六）心肾不交

临床表现　腰膝酸软，头晕耳鸣、耳聋，遗精，形体消瘦，五心烦热，心悸，难寐，潮热、低热，盗汗，颧红，心烦口渴，唇舌糜烂灼痛，尿黄便结，舌红苔黄，脉弦数或细数。

分析　此为兼证，心火亢盛兼肾阴虚。病因病机参阅心火亢盛和肾阴虚两证。

治法　滋阴降火，交通心肾。主方六味地黄丸合交泰丸。

（七）心肾阳虚

临床表现　心悸或怔忡，易惊，腰酸膝软，头晕耳鸣，神疲乏力，喜卧嗜睡，形寒肢冷，尿清便溏，舌淡胖，苔白润，脉沉细迟弱。

分析　此为兼证，心阳虚兼肾阳虚。病因病机参阅心阳虚和肾阳虚两证。

治法　温补心阳。主方桂枝加人参附子汤。

第七节　经络辨证

一、概　　述

经络辨证，是根据经络的循行分布、生理功能、病理变化，对疾病证候进行分析归纳，以判断病变所属经络、相关脏腑、病因、病性及邪正关系的辨证方法。

经络辨证，源于《灵枢·经脉》，该篇指出："经脉者，所以能决死生，处百病，调虚实，不可不通。"说明经脉在决断死生，诊断百病，调和虚实中的重要性。该篇在说明经脉的走向之后便提出，"是动病"和"所生病"的证候。有关"是动病"和"所生病"的注释，历代很不一致，归纳起来有如下几种说法：①气病、先病的为"是动病"；血病、后病的为"所生病"（《难经·二十二难》）。②病在气、在皮肤分肉为"是动病"；病在血、在筋骨脏腑为"所生病"（滑寿《难经本义》）。③病在气，由外因引起的为"是动病"；病在经，由内因引起的为"所生病"（张志聪《灵枢集注》）。④本经之病为"是动病"，旁及他经病为"所生病"（徐灵胎《难经经释》）。⑤经络变动生病为"是动病"，脏腑病为"所生病"（冈本一抱《十四经发挥》和《十四经语钞》）。⑥本经病为"是动病"；本经所属脏腑有病引起本经的病变为"所生病"（张景岳《类经》）。此外，亦有认为：病在阳，在卫，在外为"是动病"；病在阴，在营，在内为"所生病"等。第六种解释为较多数学者所接受。但我们认为前人把"是动病"和"所生病"分开，是对针灸治疗，病分标本、先后，以便取穴论治之用。经络与脏腑息息相关，有时难以截然划分。因此，我们主张，必须根据经络理论，结合四诊、八纲才能比较完整。为了便于研究参考，把《灵枢·经脉》有关"是动病"和"所生病"原文附录本节之后。

张仲景《伤寒论》中有六经辨证，是伤寒病辨证提纲，已于前论述，不属本节范围。

经络辨证，主要是说明经络循行部位所发生的症状，而其中某些症状，又与脏腑密切联系。临证必须四诊合参，才能作出正确诊断。

二、经络的生理功能、病理变化

经络的生理功能《灵枢·海论》说:“十二经脉者,内属于脏腑,外络于肢节。”《灵枢·本脏》又说:“经脉者,所以行气血而营阴阳,濡筋骨,利关节者也。”由此可见,经络的生理作用主要是运行营卫气血,通达内外,使周身一切器官得到濡养和温煦,并有沟通人体内外、表里、上下、左右的作用。

病理变化,经络的病理作用问题比较广泛,这里只作简单叙述。

外邪侵入内脏,必须通过经络的传递。若外邪直接入侵内脏,引起内脏病变时也必累及经络。如肝病者,两胁下痛引少腹;心病者,两臂内痛等。说明病邪侵及人体后必然引起经络的病理反应而表现不同症状。当经络发生病变后,它所过或所主的器官组织,如五官九窍,四肢皮肉筋骨也必然发生病变,如胃经病的口眼㖞斜,唇生疹,气街、股、伏兔、足外廉、足跗上皆痛,中趾不用;大肠经病的齿痛,拇指、次指不用等。若经脉之气失常则会出现经气厥逆(即反逆而行),因而营卫受阻,气血不行,沿经脉所过的器官也会出现病变等。

可见,无论内因外因的作用,均可使经脉发生异常变化而出现病理现象,造成内脏、五官、四肢、筋骨等病变。以下按十二经脉分述。

三、经 络 辨 证

(一) 手太阴肺经

循行部位 始于中焦(胃部),向下联络大肠,回绕胃的上口,穿过膈肌,归属肺脏;从肺系(气管、喉咙)横向腋下,沿上肢内侧前缘,到手掌大鱼际过缘,沿拇指桡侧到指端。又一分支,从腕后桡骨茎突的上方分出,沿掌背侧,走向食指桡侧端(交手阳明大肠经)。

辨证 手太阴肺经属肺,络大肠,与胃有联系。本经有病,主要出现在经脉所循行的部位,如腋前区,肩背、上肢内侧前缘或肘关节,拇指等疼痛,或运动障碍等。病因性质不同,临床表现也有差异。常见如下几种类型。

1. 热证

(1) 实热证:多由外感风热之邪,或素有积热,或其他脏腑有热,影响肺经所引起。症见经脉所过的部位疼痛而有热感,或生疮痈红肿热痛,或皮肤风疹,或关节运动障碍;胸部胀满感,气逆而喘咳;口干喉痛,如喉痹、喉风,单双乳蛾(即急性咽喉炎、咽喉脓肿、扁桃体炎)等有红肿热痛,伴恶寒发热,舌红苔薄黄,脉浮数或滑数。

(2) 虚热证:多由久病或热病伤阴,致阴虚火旺引起。症见咽喉干燥,微肿微痛,经久不愈(如慢性咽喉炎、扁桃体炎等)。经脉所过的部位疼痛而有热感,或麻痹、痿软。无力,拇指振颤;掌心发热,伴少气,潮热,盗汗,干咳,舌红少苔,脉细数。

2. 寒证

(1) 实寒证:多由外感风寒,或寒湿之邪引起。症见经脉所过之处疼痛或有冷感,或挛急;咳嗽痰稀白,或喉痒,气喘,鼻流清涕,恶寒微热无汗,舌苔薄白而润,脉浮紧。

(2) 虚寒证:多由肺气虚弱引起。症见少气不足以息,经脉所过之处发软无力或微痛而有冷感,舌淡苔白润,脉弱,伴自汗恶寒。

（二）手阳明大肠经

循行部位　起于食指尖端，沿食指内侧上缘，经第一、二掌骨间（合谷），八腕侧两筋凹陷处，沿上肢外侧前缘，上肩经肩峰前缘向后至大椎（第七颈椎棘突）；再向前入锁骨上窝（缺盆），联络肺脏，下膈入属大肠。一支脉从缺盆上颈到面颊，入下齿龈，还出口角和上唇，左右两脉交人中，左脉走右，右脉走左，到对侧鼻翼两旁（上行接足阳明胃经）。

辨证　手阳明大肠经属大肠，络肺。手阳明大肠经有病，主要出现在本经所经部位，如下齿龈，咽喉，颈侧，上口唇，鼻旁及肩前区，上肢外侧前缘，食指等不同性质的疼痛，或生疮，或生疹，运动障碍等证。根据病因不同，其病证各有差异。常见如下几种类型。

（1）寒证：包括虚寒证和寒湿证。虚寒证多由脾胃阳虚或脾肾阳虚引起；感受寒湿之邪，可引起大肠寒湿。症见恶寒，口淡，经脉所经部位酸痛而有冷感，腕关节外侧痛，食指运动障碍或痿痹，大便溏泄，肾阳虚五更泄泻，肠鸣或脱肛。虚寒证舌淡苔薄白润，脉沉细或细弱，寒湿证苔白滑，脉细或细滑。

（2）实热证：外感寒邪化热入里，与宿食燥屎相结，或饮食不节或感受湿热之邪等引起。症见经脉所过的部位疼痛而有热感，或红肿痛生疮，或生湿疹，运动障碍等，并有口干渴，鼻衄，咽燥或喉痛。舌红苔黄干或黄腻，脉数或滑数。

此外，阑尾炎患者，可见阑尾穴（足三里下二寸处）有压痛点。

（三）足阳明胃经

循行部位　起于鼻梁凹陷部（下为手阳明经迎香穴），旁纳足太阳膀胱经；经眼内角，眼睑下，入上齿，环绕口唇，交于任脉承浆穴；再向后沿腮下后方大迎穴，经颊车，上行耳前，沿发际至额颅。其支脉从颊部大迎穴下走，沿喉咙进入锁骨上窝；在此分成两支：一支经胸部膈膜，入属胃腑，联络脾脏，下行至腹股沟；另一支，经乳头，沿腹部下行，两支会合于腹股沟处（气冲穴）。沿下肢外侧下行，经膝盖外侧，沿胫骨前外侧下行至足背，达第二趾外侧端。足部又分两支，一支从膝下三寸（足三里）至第三趾；另一支脉从足背接到足大趾内侧端（交足太阴脾经）。

辨证　足阳明胃经，属胃、络脾，行人身之前。足阳明胃经有病，主要出现经脉所过的部位，如眼角，前额，下眼睑，鼻旁，下口唇，上齿龈，下颌角，咽喉，颈前区，胸膺部，乳房，腹股沟，下肢外侧前缘，足背和第一、二、三趾等部位不同性质的疼痛，或肿痛而热，或生疮痈，或生湿疹，运动障碍，麻痹等证。因不同病因和不同疾病而各有差异，常见如下几种类型。

1. 热证

（1）实热证：多由外感化热入里；饮食所伤，如过食辛热炙脔之物等；或其他脏腑有热性病影响传变等引起。症见经脉所过的部位疼痛而有热感，或生疮痈红肿热痛，如面疮，腮肿，咽喉红肿，双单乳蛾（即急性扁桃体炎、咽喉炎等），上齿龈炎，牙痈，乳腺炎，腹股沟处疾病，炎症等，下眼睑红肿发炎等；及经脉所过之部位、关节、足趾运动障碍，湿疹（多属湿热引起）。并有身前区发热或全身发热，汗出，口渴，鼻衄，胃脘胀痛而热或消谷善饥。舌红苔黄干，湿热引起的苔多黄腻，脉滑数或洪大有力。

（2）虚热证：多由热病后期，或慢性病阴虚内热引起。症见经脉所过之处疼痛或酸软微痛而有热感，或微红微肿，或痿软无力，运动障碍。并有五心烦热，盗汗，口干不欲饮等，脉细数，舌红少苔。

2. 寒证（包括虚寒证和寒湿证）

常因虚劳病，脾胃阳虚；误治伤胃阳或过食生冷瓜果或感受寒湿之邪等引起。症见经脉所过的部位疼痛而有冷感,或麻痹,或重而冷,或浮肿,运动障碍,胸腹部痞满而痛,喜温喜按,身前区有冷感,面浮肿,鼻流清涕,口淡等,并有恶寒,少气,大便溏,舌淡苔薄白,脉沉迟或细缓。

此外,风中肺、胃二经,可见口眼㖞斜,口角流涎等证(即面神经麻痹)。

胃溃疡患者,可在背部脾俞,胃俞,或肩井等穴有压痛点或结节状物。

(四) 足太阴脾经

循行部位　起于足大趾内侧端,沿大趾内侧(第一趾)赤白肉际,过本节后,上内踝前,上小腿内侧,于踝上八寸(地机穴)交叉,走在足厥阴肝经前面,过膝内侧,上行于股内侧前缘,进入腹内,入属脾脏,联络胃腑,上过膈膜,经日月穴(足少阳经),期门穴(足厥阴肝经);沿乳外侧至周荣穴,再下行于大包穴;由大包穴上行,挟咽喉,连舌根,散舌下。一支脉,从胃上膈到心中(交手少阴心经)。

辨证　足太阴脾经属脾脏,联络胃腑,开窍于口。足太阴脾经有病,主要表现在经脉所循行的部位,如足大趾,内踝前,下肢内侧前缘,腹部,胸膈,腋下(六寸),咽喉,舌根,舌下,口唇及上眼睑等处出现疼痛或浮肿,或生疮,或生疹,或痿弱无力,运动障碍等证。因病变性质和病因的不同而有所差异,常见有如下几种类型。

1. 实热证

热证湿证:脾为湿土,故实热证多见湿热为多。外感湿邪或湿热之邪;饮食不节,嗜酒过度等均可引起。症见经脉所过之部位疼痛而有热感,或浮肿,或重而无力,或生湿疹,或生疮红肿,运动障碍,如口舌糜烂,小儿口疳(包括口腔黏膜和舌发炎),口唇生疮或生湿疹,舌本强痛,上眼睑浮肿发红而痛;目黄,脘胀满而痛,食欲不振。并见大便溏烂不畅,小便不利色黄,舌苔黄腻,舌质红或不红;脉滑数或细滑,及妇女带下质稠色黄等。

2. 寒证

(1) 寒湿证:本经经脉所过之部位浮肿或重痛,苔白腻,脉沉细或濡细(其余症状可参考脏腑辨证)。

(2) 虚寒证:劳倦内伤,脾阳虚弱,或过服苦寒药物,生冷食物,损伤脾阳引起,表现为经脉所过部位酸软而痛有冷感,得温则痛减。或痿弱无力,麻痹,或浮肿,或运动障碍。并有少气乏力,恶寒,脘腹胀满时减,疼痛,大便溏泄,妇女月经过多,色淡质稀,带下清稀,舌淡胖嫩,边有齿印,苔白润,脉迟沉或细弱。

(五) 手少阴心经

循行部位　起于心中,出属心系,会任脉膻中,从膻中穴外方,向下穿过横膈膜,联络小肠;一支脉从心系出发,沿食管上行,经咽部,连接目系,合于目内眦;直行的平线,从心系膻中处,走出胸部,到腋下面(极泉),向下缘上臂内侧后缘,下行经肘及前臂的内侧后缘,至腕关节,尺侧豌豆骨突起处,入手掌小指侧,沿小指内侧出尖端爪甲旁,与手太阳小肠经相接。

辨证　手少阴心经,属心,联络小肠。手少阴心经有病,主要表现在经脉所过、所主的部位,目内眦、舌质、咽喉、腋下、上肢内侧后缘、手小指等处疼痛,或生疮,运动障碍等。因不同的病因和病情性质不同而有差异。常见如下几种类型。

(1) 实热证:七情化火,六淫化火入里,或他脏有热,影响心经均可引起。症见经脉所过的部位疼痛而有热感,或生疮痈红肿热痛,运动障碍。如目内外眦发炎,红肿痛,目黄,舌强不能言,舌生疮,舌衄,小儿吐弄舌,疮痈等。并有心烦,惊惑,谵妄,失眠,妇女月经过多、色鲜红,血淋,舌红苔黄,脉数有力等症。

(2) 阴血虚证:思虑过度,慢性虚损性疾病,营血亏损,或失血过多等引起。症见心悸易惊,失眠,经脉所过部位酸软无力或疼痛而有热感,或麻木不仁,痿弱,运动障碍或振颤,或微红微肿(如慢性咽炎等),手掌心发热,舌红少苔(阴虚),或淡白(血虚),脉细数或细弱。

(3) 寒证:疾病误治失治,损伤心阳;虚劳病,心阳虚弱等引起。症见经脉所过的部位疼痛而有冷感,或痿痹无力,运动障碍。胸肋满痛,痛引腰背肩胛,肘臂。典型的心绞痛,疼痛可向左手内侧相当于本经经脉所过的部位放射等。并有畏寒、心悸、短气或喘咳等症,舌淡苔白;有痰瘀阻滞的,可见舌紫暗,脉结代或细弱而涩。

(六) 手太阳小肠经

循行部位 起于手小指尖端,沿手背尺侧,向上出于尺骨茎突中间,直上,沿前臂后缘,至肘尖后面尺骨鹰嘴骨与肱骨内上踝的中间,再沿上臂外侧后缘,出肩关节后,绕行于肩胛冈下窝和肩胛冈上窝,交督脉大椎穴;从大椎向前入缺盆(锁骨上窝)。由此分成两支:一支向胸部深行络心,过膈膜至胃,下行入属小肠本腑。一支脉从缺盆沿颈上颊至眼外角,转入耳中。又一支脉从颊部别走目眶下,抵鼻根入目内眦,斜络于颧,与足太阳膀胱经相连接。

辨证 手太阳小肠经属小肠,联络心脏,经胃腑。手太阳小肠经有病,主要表现在经脉所过之部位,如目外眦,咽喉,耳前区,下颌角,锁骨上窝,肩胛冈上部,肩后,上肢外侧后缘,手小指及右中腹等处疼痛或生疮痈,或生湿疹,运动障碍等病证。因不同病因和不同性质的疾病而有差异。常见如下几种类型。

(1) 热证:湿证、热证为感受湿热之邪,脾胃湿热影响及小肠,或心火下移小肠等引起。症见经脉所过的部位疼痛而有热感,或生疮痈红肿热痛,或生湿疹,或肿重,运动障碍等。如内、外眦发炎红肿或目黄,耳鸣耳聋,喉痹红肿热痛,口舌糜烂,及小便短赤,或癃闭,或血尿,舌边尖红,苔黄腻,脉滑数。

(2) 寒证:虚寒证多由脾肾阳虚引起。症见经脉所过的部位疼痛而有冷感,或酸软无力,或麻痹感,喜流眼泪,小便清长,大便溏泄,恶寒,舌淡苔白,脉细无力。

(七) 足太阳膀胱经

循行部位 起于眼内角,上额,到颅顶,一支脉由头顶至耳上角;直行的脉,从颅顶入颅内络脑,还出下项部之后,与督脉大椎,陶道穴交会,沿肩胛内缘,夹脊椎两旁(离脊椎约一寸五分)下行,至腰中,由膂部下行通内脏,联络肾脏,入属膀胱本腑。

另一支脉,从腰下行于脊椎两旁,通过臀部,入膝腘窝中。

又一支脉,从大椎穴的外下方,沿肩胛内缘分左右两条,夹脊椎(离脊椎三寸)而下,经臀部,过大转子(股骨头)后,会足少阳经的环跳穴,沿大腿外侧的后面而下,与前一支脉相会于膝腘窝,再下至腿肚(腓肠肌),经足外踝后面,沿足背靠第五跖骨边缘到小趾外侧尖端,与足少阴肾经相接。

辨证 足太阳膀胱经,属膀胱腑,联络肾脏。足太阳膀胱经有病,主要表现在经脉所过的部位,如目、头顶、颈、项背、腰、骶部、股关节及下肢后外侧、膝窝、外踝、脚跟、足小趾、下腹部(膀胱区)等处疼痛,或麻痹,或浮肿,运动障碍。不同的病因和病情,各有差异。常见如下几种类型。

1. 热证

实热证:感受湿热之邪,风热之邪,或其他脏腑有热病影响膀胱等均可引起。症见经脉所过的部位疼痛而有热感,或重痛挛急或痿弱无力,或生疮痈红肿热痛,或生风疹、湿疹,关节不利,运动障碍,如目黄,眼睛胀痛,腰背重痛,脚跟热痛,膀胱区拘急或痛,小便不利而赤,癃闭,血尿,舌红苔黄或黄滑,脉数或滑数,兼有发热、口干等症。

2. 寒证

(1) 实寒证:感受风寒之邪或寒湿之邪引起。症见经脉所过之处,疼痛而有冷感,得热则轻,或拘急强直而痛,或重痛,运动障碍,兼有恶寒重,发热轻,小便清长,脉浮紧或浮滑,舌苔白润。

(2) 虚寒证:多由肾阳虚弱或误治伤阳引起。症见经脉所过的部位酸软无力,或痛而有冷感,或痿痹。并有恶寒,小便清长或不禁或频数而长,色清白,脉细弱,舌淡苔白润。

(八) 足少阴肾经

循行部位 起于足小趾下面,斜向足心(涌泉),出内踝下方,沿内踝后面曲折进入足跟,向上沿小腿内侧后缘上行,会足太阴的三阴交,再沿膝后窝内侧,向上走大腿内侧后缘,穿过脊骨,会督脉的长强穴,还出经会阴到下腹部,当脐旁处左右直属本经的肾脏,联络膀胱。

直行脉,从肾上行穿过肝及横膈膜,进入肺部,沿喉咙到舌根两侧。

分支脉,从肺分出,络心布胸中。

辨证 足少阴肾经属肾脏,联络膀胱,与肝、肺、心三脏有联系。足少阴肾经有病,主要表现在本经经脉所过的部位及所主的部位如咽喉,瞳孔,胸部(包括心、肺),腰脊,少腹,下肢内侧后缘,足跟,足心等发生疼痛,或酸软,或痿弱无力,或浮肿等证候。根据不同的病因和不同性质的疾病而有差异。常见如下几种类型。

(1) 虚热证:慢性虚损性病肾阴虚弱;热性病阴津亏损,肾阴亦虚;房室所伤等原因引起。症见经脉所过的部位疼痛而有热感,或酸软痿弱无力。如腰脊酸痛,两膝酸软无力,足跟或足心热痛,足小趾运动障碍,咽喉微红微肿微痛(如慢性咽炎、扁桃体炎),颈部瘰疬,头晕痛,眼花,视力下降(或白内障),耳聋耳鸣,气逆喘咳,心烦,胸胁时痛,失眠多梦,面色黧黑,喜怒善忘,小便黄赤,妇人月经先后不定期,量少色红等,脉细数无力,舌红少苔。

(2) 虚寒证:素体阳虚,久病伤肾阳或房劳过度伤肾等引起。症见经脉所过的部位疼痛而有冷感,或浮肿,运动障碍等。如头晕目眩,腰脊酸痛,下肢浮肿、足寒,少腹胀满或拘急及气上逆,喘咳、胸痛、短气、善惊恐、嗜卧、阳痿等。兼有畏寒,小便清长或不利或癃闭,五更泄泻。妇女月经量少色淡,后期或先后不定期,舌淡嫩而胖,苔薄润,脉沉迟或细弱。

(九) 手厥阴心包经

循行部位 起于胸中,出属心包络,于任脉膻中附近穿过膈膜下行,历络上、中、下焦。另一支脉,从膻中附近分支出胁部,到腋窝下三寸。沿上肢屈侧中线(手太阴与手少阴的中间),到中指端。一支脉从掌心分出至无名指尺侧端。

又一支脉从掌心(劳宫)分出,沿无名指尺侧缘到指端。交手少阳三焦经。

辨证 手厥阴心包经,属心包络,为心的外围组织。心不受邪,包络代之。实际上心包络所出现的病证与心病是一致的,经络病证也可以互相影响的。

手厥阴心包经有病,主要表现在经脉所过的部位,如胸中,腋下后部位,上肢内侧中线,掌心,中指,无名指疼痛,或麻痹或运动障碍。根据不同的病因和不同性质的疾病而有差异。常见有如下几种类型。

1. 热证

(1) 实热证:感受时邪病毒,或五志化火伤及心包络等皆可引起。症见腋下生疮痈红肿热痛,或经脉所过之处疼痛而有热感,或生疮痈红肿热痛,运动障碍等。如目内外眦红肿发炎,舌生疮或舌衄,不能言语,心中大热或痛,心悸,甚则神昏谵语,或烦乱惊惑,啼哭骂詈等精神症状。舌红苔黄,脉数有力。

(2) 虚热证:阴虚火旺所引起。症见经脉所过的部位酸软疼痛而有热感,或痿痹无力,运动障碍等,或咽喉微肿微痛,掌心发热,盗汗失眠,舌红少苔,脉细数等症。

2. 寒证

虚寒证:心阳虚弱引起。症见经脉所过的部位疼痛而冷,或麻痹挛急等。并有心悸,气喘,恶寒,脉细弱或结代,舌淡苔白滑(其余详见手少阴心经)。

(十) 手少阳三焦经

循行部位　起于无名指尺侧端,沿手背,经第四、第五掌骨之间,到腕关节外侧,走尺、桡骨之间(中线),过肘部,沿上臂外侧中线,上肩后,与手太阳经秉风,及足少阳经的肩井穴交会后,折入锁骨上窝,脉气分布两乳间,会于任脉的膻中穴。在此分成两支:一支联络心包,向下穿过膈膜,历属上、中、下三焦;另一支脉,由膻中分出经锁骨上窝与督脉大椎穴交会后斜走上颈部,走耳后、耳上方,颊,面颧,至目下。又一支脉,从耳后分出,入耳中,出耳前面,分布于面颊部,眼外角。交足少阳胆经。

辨证　手少阳三焦经,属三焦腑,包括上焦,中焦,下焦。因而与其他脏腑有联系,故必须结合其他脏腑经络辨证内容分析。

手少阳三焦经有病,在本经经脉所过的部位,如耳前后,咽喉,面,眼,肩背部位,上肢外侧中线,无名指,小指及胸胁,上腹部,下腹部等疼痛、隐痛或胀痛,或浮肿,或生疮痈,或生风疹、湿疹,运动障碍,或麻痹,痿弱或挛急等症。随不同病因和不同部位,不同疾病而有所差异。此仅就本经经脉所出现的几种常见的病变叙述。

1. 热证

(1) 实热证:外感六淫之邪化热化火;七情所伤;其他脏腑的实热病证的影响等均可发生。症见经脉所过的部位疼痛而有热感,或生疮痈红肿热痛,运动障碍,或生疹红赤等,如耳鸣耳聋,耳内生疮疼痛或流脓(中耳炎或外耳道生疮发炎),喉风,喉痹(急性咽喉炎、咽喉脓肿、扁桃体炎等),面颊肿痛(如腮腺炎),头痛及各种出血证,精神狂躁等证,痘疹,舌红苔黄,或黄干,脉滑数或大而有力。

(2) 虚热证:由各种疾病损伤阴血引起。症见经脉所过之部位酸软无力或麻痹或疼痛或生疮微红肿痛,或运动障碍,五心烦热,盗汗,舌红少苔,脉细数。

2. 寒证

(1) 虚寒证:素体阳虚,久病阳虚,或误治伤阳等引起。症见经脉所过的部位疼痛而有冷感,或麻木不仁,运动障碍,或漫肿无头,皮色不变等。并有头晕目眩,恶寒,大便溏泄,或呕吐,短气或喘等表现。舌淡苔白润,脉沉迟或细弱。

(2) 寒实证:多由感受风寒之邪或寒湿之邪或阳虚寒湿内生等引起。症见经脉所过的部位疼痛而冷,或挛急或重痛,或浮肿,并有恶寒无汗,发热或不发热,舌苔白滑,脉浮紧或浮滑或弦紧等。

(十一) 足少阳胆经

循行部位　起于眼外角,向上到头角部位,环绕分布于耳前后,(有分支从耳后入耳中,出耳前,到眼外角后,并从眼外角经下颌角到目下,再从下颌角折回颈部)。由耳后下至肩部(肩井穴),还出会于督脉大椎穴,足太阳的大杼穴,手太阳秉风穴,向前进入缺盆与前脉气会合,分成两支:一支脉入胸中,过膈膜,络肝属胆,经腹股沟,绕阴毛边缘,横入髋关节;另一支脉经腋窝,分布于胸、腹侧面。两支在髋关节处会合,再沿下肢外侧中线下行,经外踝前,到第四趾外侧端。并有小支沿足背到大趾爪甲后,交足厥阴肝经。

辨证 足少阳胆经,属胆腑,联络肝脏。足少阳胆经有病,主要表现在经脉所过的部位,如头两侧,眼外角(及黑睛),耳前耳后耳中,下颌角,咽喉,颈部,锁骨上窝,胸胁,腋下,少腹,腹股沟,前阴,髋关节,下肢外侧中线,外踝前等处疼痛,或肿或生疮生疹,或麻痹或痿弱无力,关节、第四趾运动障碍等。随病因的不同和病变性质不同而有差异。常见如下几种类型。

(1) 实热证(包括湿热):凡外感六淫,内伤七情,饮食不节等均可引起。症见经脉所过的部位疼痛而有热感,或痿弱无力或重痛,或胀痛,或生疮毒红肿热痛或生湿疹,运动障碍,如偏头痛,目黄,眼外眦痛,黑睛疾病(如角膜炎、急性青光眼等),咽喉肿痛,耳鸣,耳聋,腮腺炎,腹中气满,胸胁胀满痛,口苦,喜太息,舌红苔黄或黄腻,脉弦数或弦滑数,并有寒热往来等。

(2) 虚热证:多由阴虚或阴血虚引起。症见经脉所过的部位酸软无力,或痿痹麻木,运动障碍。并有头晕目眩,黑睛微痛微红,视物不明(如慢性青光眼、慢性睫状体炎等),咽喉微红微肿痛,颈部瘰疬痰核,马刀,耳鸣耳聋,失眠易惊,身两侧拘急而痛,脉细弱或细数,舌淡白或舌红少苔。

(十二) 足厥阴肝经

循行部位 起于足大趾外侧,沿足背上行至内踝前一寸,再由内踝上八寸,穿出足太阴经的后方,上走膝弯内缘,沿股内侧,入阴毛中,环绕阴器,至少腹,上挟胃,入属肝脏,联络胆腑,上过膈膜,散布胁肋,再沿喉咙后面至腭,连目系,出额,与督脉会于巅顶。其支脉,从目系下走颊里,环绕唇内;又一支脉,从肝穿过膈膜,注于肺中,下行入于中焦,与手太阴肺经相接。

辨证 足厥阴肝经,属肝脏,联络胆腑,与胃有关系。足厥阴肝经有病,主要表现在经脉所过的部位,如头顶,黑睛,咽喉,胸胁,胃脘部位,少腹,前阴睾丸,腹股沟,下肢内侧后缘,足背内侧,足大趾疼痛,或胀痛或挛急,或生疮,或痿弱无力,麻痹,运动障碍等病证。随不同病因和不同性质的疾病而有差异。常见如下几种类型。

1. 热证

(1) 实热证:忧郁恼怒,五志化火;外感六淫化热,传及肝经;或其他脏腑有热性病影响肝经等引起。症见经脉所过的部位疼痛而有热感,或胀痛,或肿痛或生疮痈红肿热痛,或筋脉挛急等。如头顶胀痛,目赤,黑睛红肿发炎(如急性化脓性角膜炎、急性青光眼、急性虹膜睫状体炎)等,癥瘕,咽喉肿痛,睾丸肿痛坠胀,呕吐吞酸,足大趾运动障碍或痛,月经不调,色红。舌红苔黄,脉弦数,及耳鸣,耳聋等。

(2) 虚热证:久病、虚劳病阴血亏损,热性病后期损伤肝阴等引起。症见经脉所过的部位酸痛,疼痛而有热感,或痿弱无力,或拘急,或微红微肿,运动障碍等。如头痛头晕,目眩,视物不明,咽喉干燥疼痛,少腹拘急,面黑等症。妇人月经量少,后期,色红;脉弦细数,舌淡白或舌红少苔。

2. 寒证

感受寒邪,或他脏有寒影响肝经等引起。症见狐疝或疝气痛(少腹急痛连及睾丸),经脉所过的部位疼痛而有冷感,或强急而痛,运动障碍,或呕吐涎沫,头痛,脉紧而弦,舌苔白润。此外肝胆疾患,在期门、日月等穴可出现疼痛、压痛或酸痛等敏感带。

附 《灵枢·经脉》

1. 手太阴肺经

是动则病:肺胀满,膨膨而喘咳,缺盆中痛,甚则交两手而瞀,此为臂厥。是主肺所生病者:咳,上气,喘喝烦心,胸满,臑臂内前廉痛厥,掌中热。气盛有余则肩背痛,风寒汗出中风,小便数而欠。气虚则肩背痛、寒,少气不足以息,溺色变。

2. 手阳明大肠经

是动则病：齿痛，颈肿。是主津液所生病者：目黄，口干，鼽衄，喉痹，肩前臑痛，大指次指痛不用。气有余，则当脉所过者热肿；虚，则寒栗不复。

3. 足阳明胃经

是动则病：洒洒振寒，善伸，数欠，颜黑。病至则恶人与火，闻木声则惕然而惊，心欲动，独闭户塞牖而处，甚则欲上高而歌，弃衣而走，贲响腹胀，是为骭厥。是主血所生病者，狂疟，温淫，汗出，鼽衄，口㖞，唇胗，颈肿，喉痹，大腹，水肿，膝膑肿痛，循膺乳、气街、股、伏兔、骭外廉、足跗上皆痛，中指不用。气盛，则身以前皆热，其有余于胃，则消谷善饥，溺色黄；气不足，则身以前皆寒栗，胃中寒，则胀满。

4. 足太阴脾经

是动则病：舌本强，食则呕，胃脘痛，腹胀善噫，得后与气，则快然如衰，身体皆重。是主脾所生病者，舌本痛，体不能摇，食不下，烦心，心下急痛，溏瘕泄，水闭，黄疸，不能卧，强立股膝内肿厥，足大指不用。盛者寸口大三倍于人迎，虚者寸口反小于人迎也。

5. 手少阴心经

是动则病：嗌干，心痛，渴而欲饮，是谓臂厥。是主心所病者，目黄，胁痛，臑臂内后廉痛厥，掌中热。盛者，寸口再倍于人迎，虚者，寸口反小于人迎也。

6. 手太阳小肠经

是动则病：嗌痛，颔肿不可以顾，肩似拔，臑似折。是主液所生病者：耳聋，目黄，颊肿，颈颔肩、臑、肘臂外后廉痛。盛者人迎大再倍于寸口，虚者人迎反小于寸口也。

7. 足太阳膀胱经

是动则病：冲头痛，目似脱，项似拔，脊痛，腰似折，髀不可曲，腘如结，踹如裂，是为踝厥。是主筋所生病者：痔、疟、狂、癫疾、头顖项痛，目黄，泪出，鼽衄，项、背、腰、尻、腘、踹、脚皆痛，小指不用。盛者人迎大再倍于寸口，虚者人迎反小于寸口也。

8. 足少阴肾经

是动则病：饥不欲食，面如漆柴，咳唾则有血，喝喝而喘，坐而欲起，目䀮䀮如无所见，心如悬若饥状；气不足则善恐，心惕惕如人将捕之，是谓骨厥。是主肾所生病者：口热舌干，咽肿上气，嗌干及痛，烦心，心痛，黄疸，肠澼，脊、股内后廉痛，痿厥、嗜卧，足下热而痛。盛者寸口大再倍于人迎，虚者寸口反小于人迎也。

9. 手厥阴心包经

是动则病：手心热，臂肘挛急，腋肿；甚则胸胁支满，心中憺憺大动，面赤，目黄，喜笑不休。是主脉所生病者烦心，心痛，掌中热。盛者寸口大一倍于人迎，虚者寸口反小于人迎也。

10. 手少阳三焦经

是动则病：耳聋浑浑焞焞，嗌肿，喉痹。是主气所生病者：汗出，目锐眦痛，颊痛，耳后肩、臑、肘、臂、外皆痛，小指次指不用。盛者人迎大倍于寸口，虚者人迎反小于寸口也。

11. 足少阳胆经

是动则病：口苦，善太息，心胁痛不能转侧，甚则面微有尘，体无膏泽，足外反热，是为阳厥。是主骨所生病者，头痛颔痛，目锐眦痛，缺盆中肿痛，腋下肿，马刀侠瘿，汗出振寒，疟，胸胁、肋、髀、膝外至胫、绝骨外踝前及诸节皆痛，小指次指不用。盛者，人迎大一倍于寸口，虚者人迎反小于寸口也。

12. 足厥阴肝经

是动则病：腰痛不可俯仰，丈夫㿗疝，妇人少腹肿，甚则嗌干，面尘脱色。是主肝所生病者，胸满，呕逆，飧泄，狐疝，遗溺、闭癃。盛者，寸口大一倍于人迎，虚者寸口反小于人迎也。

第五章　辨证方法的综合应用

前述七种辨证方法，是从各个不同方面掌握疾病的辨证规律。这些辨证方法，是逐步形成的，是从各家各派学说在临床实践中总结出来的，它们之间有互相补充、相辅相成的作用。八纲辨证居于各种辨证方法之上，又寓于各种辨证方法之中。但是，当我们面对患者时，如何具体应用这些辨证方法，熟练地进行辨证论治，本章将着重讨论这一问题。

从疾病角度来看，内、外、妇、儿等临床各科，各有本科的诊断特点，例如，痈、疽、疮、疡的鉴别，是外科皮肤病独有之诊断，内障、外障、五轮等是眼科独有之诊断，属于辨病之范围，本书另有分章论述。若从辨证角度来看，则各科有其共通的辨证方法。为了执简驭繁，应将诸种辨证方法加以统一归纳，其法可按张仲景的疾病分类，划分为外感辨证与杂病辨证两大类。就是说，在熟悉前七种辨证方法的基础上，再根据自己的临床实践经验融会七种辨证方法为两大辨证纲领，这样就更便于运用和进行辨证论治了。

第一节　外感病辨证纲要

前章有关外感病的辨证，计有病因辨证中的六淫辨证、六经辨证、卫气营血辨证与三焦辨证等，从历史发展来看，先有伤寒派的六经辨证，至清代始有温病派的卫气营血辨证与三焦辨证；六淫辨证则是新中国成立后根据六淫病机从临床角度总结出来的。由六经辨证到温病的两种辨证，本是一脉相承历史发展的结果，三者都是行之有效的辨证纲领，都是以外感病为对象的辨证方法。六淫辨证虽为学医者所不可不知，但在辨证论治体系中则处于较为次要的地位。

一、外感病辨证可以统一

过去多认为伤寒与温病有如水火之不同，两种辨证方法是不能统一的。其实，《难经》说："伤寒有五"，已把温病归属于伤寒，张仲景继承《素问・热论》及《难经》之精神而作《伤寒论》。所以《伤寒论》中有："太阳病，发热而渴，不恶寒者，为温病。若发汗已，身灼热者，名风温。"等关于温病的论述。但是由于时代所限，仲景之论确实详于伤寒而略于温热，温热病的辨证论治确为后世温病学家之所长。过去两派争论不息，实际上他们各有所长，所以把两派之所长，首先结合临床实际，在外感病的范围，从辨证上加以统一，实属必要。为了进一步说明统一辨证的可能性与必要性，我们从外感病的病因、病机来分析。

（一）病因的共通点

晋以前，认为外感的病因是：①冬时触冒风寒；②感而即发为伤寒，不即病至春发为温病；③冬不藏精到春发病为温病；④非其时有其气可发生时行病。总之人体不能适应气候环境的变化，外邪自皮毛而入者为外感病。

明代吴又可认为外邪疠（戾）气，杂气从口鼻而入，则发为瘟疫病。

清代吴鞠通《温病条辨》对前人学说作了总结，认为外感之因是：①气候、环境（灾、荒、兵、火）的变化；②正气不足以御邪（冬伤于寒，冬不藏精）；③致病物质（戾气、杂气）的伤害。这是比较全面的外感病因的论述。

（二）病机的共通点

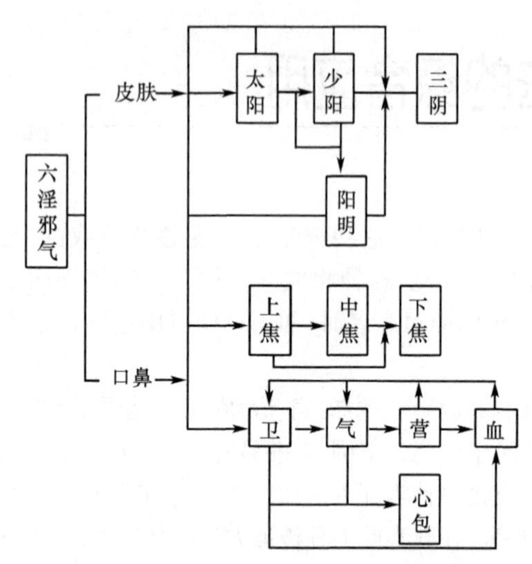

图 5-1 六经、卫气营血、三焦病机比较图

伤寒分六经，是病邪从三阳至三阴，由表及里的传变过程，温病分卫气营血与三焦，也是病邪由表及里的传变过程。伤寒化热入里病及阳明，温病从表（卫、上焦）入里病及气分、中焦，三者的主证是一致的，只是温病学派补充了不少内容而已。

温与寒之为病，并不是一成不变的，刘河间六气皆从火化之论，已为后世医家所接受。推而广之，从大量文献和临床实践来看，温病也有寒化之证。《温病条辨》中焦篇和下焦篇都有寒湿证治，就是明证。总之六淫邪气的侵袭，对人体来说都是一个由表及里的传变过程。试就六经、卫气营血，三焦之病机加以比较，其异同示意见图 5-1。

从图可以看出，病邪由表及里的辨证认识是共通的，阳明、中焦、气分的证候也是基本相同的，但三者又有其不同之处，说明三种辨证方法各有长短，必须相互补充统一起来，才能较为全面。

二、外感病辨证统一纲要

如何统一？过去有几种方案：①以六经为统一纲目；②以卫气营血为统一纲目；③以表里寒热虚实为统一纲目。

近年来外感病的各种传染病的中医辨证论治成果报道颇多，其中大多数是以温病学说辨证论治而取得的。重庆中医研究所对 2391 例内科热病进行了辨证论治规律的探讨，发现在 2391 个病例中，适用卫气营血辨证者 1896 例，占 79. 29%；适用六经辨证者 170 例，占 7. 11%；适用脏腑辨证者 325 例，占 13. 6%。这两千余例患者应用三种辨证各有其特点：①适用脏腑辨证之病例多属在杂病基础上的继发感染；②适用六经辨证之病例，皆属三阳证，而三阳证中，又以少阳证占多数；③属传染病者，仅有八个病种，实为传染病种的少数，多数传染病适用温病辨证。陕西省中医研究所总结了 657 例钩端螺旋体病的辨证论治的经验，他们是按温病的湿温、暑温、伏暑、温燥、温黄、温毒、暑痉等辨证论治的。其他如乙型脑炎、流行性脑脊髓膜炎、猩红热等临床报道亦绝大多数以温病学说辨证论治的。

回顾历史，可以看出伤寒学派与温病学派有逐步接近融会之趋势。为了探讨统一的途径，取长补短，兹拟订外感病统一辨证纲要见图 5-2。

图 5-2 所概括的只是一个纲要，它是根据旧有文献、多年的临床报道与我们的经验体会总结出来的，以便举一反三，并不全面。

外感病的病程变化，有一定的演变规律，前人名之为“传经”或“传变”等。这是中医学在“动态观”、“天人相应观”与“整体观”的指导下总结出来的宝贵理论。疾病的传变取决于以下三个条件：①邪气的性质与环境的影响；②患者的体质；③调摄护理与治疗之得失。以上诸因素的影响使疾病的“传变”的证候表现变化多端，若能灵活掌握上述之纲要进行辨证，则纲举目张，免致茫无头绪。至于证候之具体症状与舌脉及其分析，分类辨证章已有详述，不再重复。最后着重强调几个应该注意的问题。

辨证与辨病相结合：外感疾病的辨病除了症、脉、舌之外，常与气候有密切的关系，如伤寒多发于

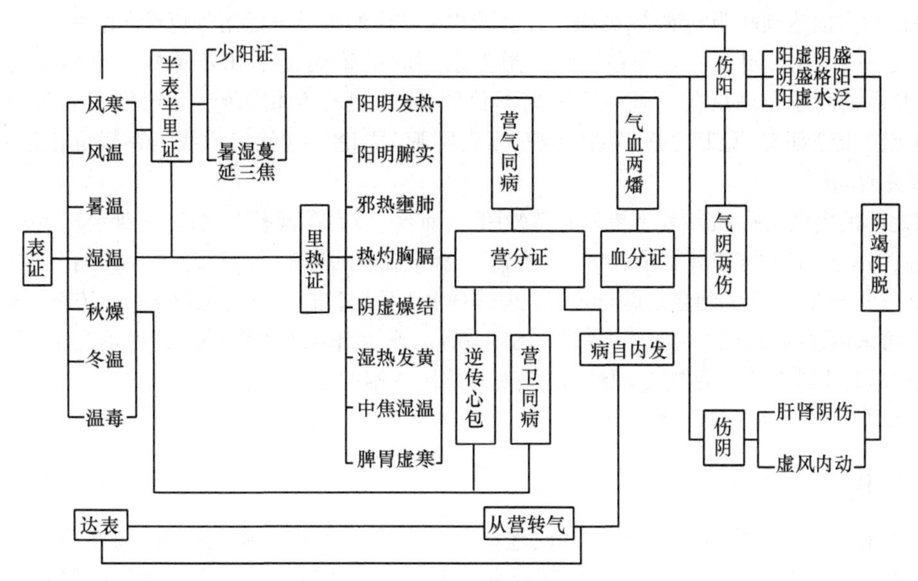

图 5-2　外感病综合辨证示意图

冬季，风温多发生于春季，春季病起急骤，热自内发，往往为春温；夏季多湿温、暑温；秋季多秋燥，病发一方，更相染易，多为瘟疫，若是瘟疫更应结合西医传染病方面的辨病，有利于总结提高。至于内伤病之发高热与其他杂病的发热，都应一一纳入鉴别的范围。

掌握证候的特征：八纲之表里寒热虚实阴阳，均有其证候特征，这是辨证的基础，必须熟悉。外感病证之表里层次比八纲复杂而具体得多，因此各个证候特征必须注意掌握。如邪热入里在"气分"，或曰在"阳明"，必见壮热、恶热、口渴、苔黄、脉洪实数等证候是其特征；身热夜甚，心烦昏谵，舌红绛，脉细数等是热入营分的证候特征。如能首先抓住这些特征，然后逐一细辨，论治就能准确而严密了。

第二节　杂病辨证纲要

有关杂病的辨证方法有：病因辨证（六淫辨证除外）、气血津液辨证、十二经脉辨证、脏腑辨证等。这四种辨证，各从一个侧面根据生理病理特点与致病原因的作用所出现的证候来分析的，可以适用于除外感病以外的临床各科之辨证——即杂病之辨证。四种辨证如何执简驭繁、融会贯通的灵活运用？试述如下。

一、以脏腑辨证为总纲

从藏象学说来看，气血津液、十二经脉俱统属于五脏六腑。当然气血津液、十二经脉之病证又有其本身的特点，辨证时亦不能不加以注意，但辨证也好，论治也好，都与脏腑有关。病因辨证中之七情所伤、饮食劳倦所伤必然伤及脏腑。试以七情所伤而论：喜伤心，怒伤肝，忧伤肺与脾，思伤心与脾，悲伤心与肺，恐伤肾，惊伤心。七情所伤不离五脏，其余亦可类推。故杂病辨证，可以脏腑辨证为总纲。就是说熟练地掌握脏腑辨证，并以其他有关辨证为补充，就可避免在辨证时头绪纷繁了。

二、以脏腑相关学说为指导

脏腑相关学说即研究各个脏腑之间的生克制化的理论，亦即五行学说。要能灵活掌握脏腑辨证，特别是在论治方面达到高明的地步,就必须在脏腑相关学说的指导下运用脏腑辨证论治方法。

五脏是一个整体,相互之间关系密切。虽然杂病的脏腑病证不如外感病之有明显的、迅速的“传变”,但是杂病亦不是只在一脏一经一腑不移的,而是也有互相影响、互相传变的关系。从《难经》至《金匮要略》都有“见肝之病,知肝传脾,当先实脾”之论。这就启示我们在辨证论治时必须注意五脏相关的问题。

五脏之间的生克关系,在治疗上更是有其妙用。《难经》就有泻南补北之说。《难经》说:“经言:东方实,西方虚,泻南方,补北方。”其意是对一个肝木盛实、肺金虚衰的患者,应该如何论治可有三种方案:①平肝补肺;②平肝补脾(脾土为肺金之母);③泻心火补肾水。根据《难经》的意见以第三个方案为好,不论针灸、用药都可采用这两种方案。在《难经》这一治则的提示下,后世又有“隔一隔二”论治之法。所谓“隔一隔二”之治,就是本脏有病不治本脏,而治与之有相生之脏或相克之脏之意。

兹就五脏相互关系之证举例如下。

(一) 肝

①肝木乘脾。症见胁痛,脘腹痛,呕吐,泄泻等。②木火刑金。症见咯血,胸疼,易怒,潮热等。③木盛火炽。症见出血,易怒,头痛剧烈,甚或发狂等。④肝虚及肾。症见头晕目干,腰膝酸软,咽干喉痛,盗汗,男子梦遗,女子月经不调等。

(二) 心

①火旺烁金。症见心烦,口舌生疮,咳嗽,痰血等。②血不养肝。症见心悸,失眠,目视欠明,头晕,头痛,肢麻,筋掣痛等。③火不生土。症见畏寒肢冷,心悸,心慌,气怯声低,纳减,怠倦,便溏,浮肿,溺少等。④心肾不交。症见失眠,盗汗,遗精,夜多小便等。

(三) 脾

①脾虚肺弱。症见气怯声低,动则气短,善太息,困倦,纳减,或咳久不愈,咳喘无力,痰多稀白薄等。②土壅木郁。症见胀滞不适,纳呆,头晕,易怒,脘满等。③脾虚肝横。症见食少,脘腹痛,吞酸,吐酸,易怒,多噩梦或月经不调等。④心脾两虚。症见神疲怠倦,头晕,心悸,失眠,健忘,四肢乏力,纳减,便溏等。⑤脾虚不能制水。症见水肿,畏寒,肢冷,腰腹冷痛,纳减,便溏,尿少等。

(四) 肺

①肺虚及脾,痰水凌心。症见气喘气短,甚至不得卧,心悸,心慌,痰多,咳嗽等。②肺虚气不化精而化水,致肾水泛滥而症见水肿。③肺虚及肾。症见潮热,盗汗,气短而喘,或咳痰血,腰酸腿软,梦遗失精,月经失调等。④肺虚不能平木。症见咳嗽气短,吐血,衄血,胸胁刺痛,易怒,失眠或月经不调等。

(五) 肾

①肾阴虚肝阳亢。症见头晕,头痛,目眩,耳鸣,失眠,烦躁易怒,腰酸,头重脚轻等。②命门火衰,脾阳不振。轻则精神不振,面垢少华,面目四肢浮肿,怠惰嗜卧,小便清长,腰酸痛,阳痿,滑精等;重则心火亦衰,症见四肢厥冷,脉微欲绝。③肾水不能上济心火。症见虚烦不得眠,口舌生疮,小便短黄等。④阴阳互根,肾阴,肾阳为人身之元阴元阳,与心脏同为生命所系。若肾阳下竭,则阴无所守,五脏之阳亦绝,症见大汗淋漓等亡阳危候,若肾阴衰竭,则阳无所附,五脏之阴亦绝,症见汗出如珠等亡阴危候。

上述五脏相关之辨证关系,只是举例,并不全面,若能举一反三,多加实践,始能达辨证论治熟练之境界。

第三节 辨证论治的步骤

辨证论治是中医理论体系中的重要组成部分。辨证论治的定义是什么？中医研究院《庆祝建国十周年医学科学成就论文集·中医辨证治》一文中认为："辨证论治是中医临床治疗的基本法则，其总的精神与涵义，就是辨别征象，分析致病的成因、性质和发展趋势，结合地方风土、季节、气候及患者年龄、性别、职业等情况，来判定疾病的本质，从而全面地决定治疗方针，整体地施行治疗的方法。"这是比较确切的概括。

在辨证论治过程中，如何才能做到有条不紊，辨证精细准确，治疗收到良好效果，除了熟悉本书前面各章所论述的内容之外，还要讲究思维方法与步骤。

首先探讨这个问题的是清代名医喻嘉言，他在《寓意章》中提出《与门人定议病式》讨论了病史的搜集与辨证论治思维的全过程以及对疾病治疗效果的推测等。这是十分可贵的遗产。近代也有有关这方面的论著，对辨证论治的步骤方法，提出不同的见解和方法。有的主张分三步，有的主张分八步，有的主张分七步和十二步，见仁见智，各有千秋。

辨证论治是中医的临床思维，"辨证"和"论治"是两个思维阶段。辨证属于诊断思维；论治则是在诊断思维的基础之上的治疗思维。但辨证思维只是诊断中的一个重要部分，还不是中医诊断思维的全部。辨证必须有客观证候作思维基础，所以在辨证思维之前还有重要的一段，这一段就是四诊。详细而准确的四诊是辨证的基础。因此辨证论治的全过程；应该分为三个阶段，即：诊察—辨证—论治。

第一阶段——诊察。诊察病情靠四诊，四诊要合参，但步骤有先后。具体的步法是：①问诊；②望诊；③闻诊；④切诊。问诊先行，一如本书前述四诊之顺序，故第一阶段包含四大步。

第二阶段——辨证。前述辨证方法计有七种，各有特点，都属于辨证的重要内容，为了执简驭繁，本章又概括为外感辨证与内伤辨证。在这一基础上，辨证的步骤如下。

第一步辨外感病与杂病。经过四诊收集之证候，对于所病为外感病与杂病，经过初步分析已经有些眉目了。故先辨外感与杂病。

第二步分类辨证。外感病按外感辨证纲要辨证，杂病按脏腑辨证纲要辨证。这些总结前人辨证的辨证纲要，使我们能胸中有数，辨证迅速而准确。

第三步辨标本先后缓急。疾病往往复杂多变，所以对待各种病证，必须辨别其标本先后缓急，治疗才能恰到好处。如辨证属风寒外感，表证未罢，里热实证又起，此时应先解表而后攻里，抑先攻里而后解表，或表里双解，这就需要衡量其标本先后缓急了。也就是说，凡病证有两个矛盾以上者，必须辨别其主要矛盾所在，分清主次，针对主次论治，才能收到较好之效果。

第三阶段——论治。论治的内容十分丰富，既有理论，又有原则、方法与方药。广义的论治是中医的治疗学；这里谈论治乃着重于方法与步骤而言。这一阶段可概分为三步。

第一步选法与立法。何谓选法？就是选择用哪种方法措施，即选用药物、按摩、针灸抑或综合应用？这就是首先要考虑的问题。例如，现有脱臼患者，若辨证无其他内脏损伤，则首先应手法复位，然后适当固定，或再加汤药治之。这是选择治疗措施。立法，就是确立相应的治疗方法问题，如对风寒表实证患者，选用辛温发汗法之类便是。对运用推拿按摩、针灸治疗的患者当然也包括所选的手法和补泻等在内。

第二步处方遣药。在确定治法之后，选用前人之成方或按自已的经验处方，应加以考虑，并规定调制与服食等有关事项。针灸、按摩及外治法也同样有处方、选穴、规定疗程等问题。

第三步食养调摄，所谓食养就是饮食宜忌，调摄就是生活起居应注意之事项。根据疾病的需要，医生应给予这方面的指导，使在治疗中充分发挥其重要作用。《素问·五常政大论》："大毒治病，十去其六，常毒治病，十去其七，小毒治病，十去其八；无毒治病，十去其九，谷肉果菜食养尽之，无使过之，伤其正也。不尽行，再如法。"这是论治中值得重视的原则。治病不能只顾攻邪，还应注意培养和调动患者的抗病能力与恢复功能。

上述辨证论治三段十步法,乃一般常规。疾病是既复杂而又多变,因此它不能一成不变,需要灵活掌握,既要知常又要知变。譬如一般病例先行四诊然后辨证,但当疾病比较复杂,在辨证过程中发现可疑之点,有时还要重行诊察。又如疾病比较单纯则多是一边诊察,一边辨证,诊察完成之时,辨证已得结论。再如经过论治,效果不佳,又需要反过去再进行辨证思维。蒲辅周先生有一医案,很发人深省,他说:"我在某医院会诊一女孩,十五岁,高热,关节痛已半年余,三次住院,多种抗生素、激素皆用上,也服了一些中药,一直没有解决问题。我细问得知:初春淋雨,衣服湿透,而后起病。结合关节疼痛、白带、闭经、舌苔白腻,求知病因为寒湿闭郁潜伏,有化热外透之势。从寒湿论治,通阳宣痹除湿而愈。"此案说明前服中药亦经过辨证论治,其辨证论治估计无大差错,但不见效,才引起蒲老细问事起因。得知初春淋雨,正由于这关键性一问,重新辨证论治才迎刃而解。前人这些经验值得我们学习。

第四节　辨证与辨病

中医重视辨证,也注重辨病。仲景之《伤寒论》应该说是伤寒病之辨病专著。巢氏《诸病源候论》、《备急千金要方》、《外台秘要》都有不少辨病的内容。明清两代,出现不少只论述一二种病的专书,如《白喉忌表抉微》、《痘疹心法》、《鼠疫全书》之类。此外临床各科对疾病的认识越来越多,对疾病的鉴别越来越细,疗效也越来越好,这不能不说是辨病水平提高的结果。最近有人认为,由于近代中医不少人强调"辨证",不太重视"辨病",因此现在不少同志对中医的病名已经不太熟悉,这也是事实。现代中医由于对辨证研究的深入,的确有向偏重辨证发展的趋势,这是发展中医学应该注意的问题。因此回顾一下中医的疾病名称实有必要。《辨证论治研究七讲》曾列有比较常见的疾病病名简表,照录附于本节后(表 5-1),以供研究参考。

证和病,两者有密切的关系。有这样的病,便有这样的证,但不同的病在某一阶段也可能有相同的证,反之相同的病,在各个阶段可以出现不同的证。因此,既要辨证,还要辨病。如果说"辨证"要综合四诊检查所得,分析内外致病因素及其病位所在,全面而又具体地判断疾病在这个阶段的特殊性质和主要矛盾的话,那么,"辨病"不同之点是:按照辨证所得与多种相类似的疾病特征加以考虑,因而要求对患者的证候进行逐一查对。在查对过程中,更进一步指导了辨证,看看有没有这种或那种疾病的特征,最后把那些类似的疾病一一排除掉,而得出最后的结论。在得出结论之后,对该病今后病机演变已有一个梗概,在这个基础上进一步辨证,便能预料其顺逆吉凶;更重要的是经过辨病之后使辨证与该病所有的治疗方法与方药结合得更为紧密,以达到提高疗效之目的。例如,中风、破伤风、癫痫、子痫、温病入营均可见昏迷抽搐之症状。今有一病例:妊娠患者,剖腹取胎后,抽搐频作,目上视,人事不知,抽搐时呼吸低弱,随即又呼吸促迫,大汗出,面色青白,肝脉弦细,余脉微弱,舌暗苔润。问诊知过去无癫痫史,剖宫产于某医院,未见有角弓反张的典型症状,也无特殊感染机会,故破伤风可以排除。患者无高热等外感病史,又可排除入营之温病,所余者为中风与子痫。由于抽搐发作于产前已有,产后为甚,故辨病为"子痫"。"子痫"多因肝风内动,引动心火而发。但患者面色青白,呼吸低弱,或见呼吸促迫而大汗,故辨证应为肝风内动而阳气衰竭之证,急宜大剂人参以回阳救逆,冲羚羊角粉以熄肝风。诊断的结论为:子痫病,肝风内动而阳气衰竭之证。由此可见"辨病"往往从辨证入手;在辨病的基础上,又进一步辨证。

辨证—辨病—辨证,是一个诊断疾病不断深化的过程。我们决不能只以"辨证"为满足,必须既辨证又辨病,由辨病又再进一步辨证。有关辨病的方法,须向临床各科学习。

表 5-1　常见中医病名对照及诊断依据

1. 内科病

专科系统	国家标准病名	传统病名	诊断依据	备考
肺系病类	咳嗽病 外感咳嗽病 内伤咳嗽病	咳嗽,外感咳嗽,内伤咳嗽	1. 咳逆有声,或伴咽痒咳痰 2. 外感咳嗽:起病急,可伴有寒热等表证 3. 内伤咳嗽:每因外感反复发作,病程较长,可咳而伴喘	急、慢性支气管炎
	肺痿病	肺痿,肺萎	1. 咳吐浊唾涎沫,胸背痛,短气 2. 气息短促,形体瘦削,皮毛干枯,头昏神疲 3. 病程长	慢性支气管炎、支气管扩张症、慢性肺脓疡后期、肺纤维化、肺不张、肺硬变、硅沉着病等
	肺痈病	肺痈	1. 发病多急,常突然寒战高热,咳嗽胸痛,呼吸气粗 2. 咯吐大量黄绿色脓痰或脓血痰,吐入水中"沉者是痈脓,浮者是痰",气味腥臭	肺脓疡、肺坏疽、支气管扩张继发感染等
	哮病	哮证	1. 发作时喉中哮鸣有声,呼吸困难,甚则张口抬肩,不能平卧,或口唇指甲紫绀 2. 呈反复发作性,常因气候突变、饮食不当、情志失调、劳累等诱发,发作前多有鼻痒、喷嚏、咳嗽、胸闷等先兆 3. 有过敏史或家族史	支气管哮喘、喘息型支气管炎及其他原因引起的哮喘
	喘病	喘证	1. 以气短喘促,呼吸困难,甚至张口抬肩,鼻翼煽动,不能平卧,口唇发绀为特征 2. 多有慢性咳嗽、哮病、心悸等疾病史,每遇外感及劳累而成	慢性支气管炎、支气管哮喘、肺气肿、肺源性心脏病等
	肺痨病	肺痨,尸疰,劳疰,虫疰,传尸,劳嗽,急痊	1. 初期仅感疲劳乏力,干咳,食欲不振,形体逐渐消瘦,病重者可出现咯血、潮热、颧红、盗汗、形体明显消瘦等症 2. 常有与肺痨者密切接触史	肺结核、硅沉着病、尘肺等
	咯血病	咯血,嗽血,咳嗽血,咳血	1. 咯鲜红血,常呈泡沫状或与痰液混杂 2. 多数患者有反复咯血史	支气管扩张、肺炎、肺结核等
心系病类	心悸病	心悸,怔忡,惊悸	1. 自觉心搏异常,或快速或缓慢,或跳动过重,或忽跳忽止,呈阵发性或持续不解,神情紧张,心慌不安 2. 伴有胸闷不适,心烦寐差,颤抖乏力,头晕等症,中老年患者可伴有心胸疼痛,甚则喘促,汗出肢冷,或见晕厥 3. 可见数、促、结、代、缓、迟等脉象 4. 常有情志刺激、惊恐、紧张、劳倦、饮酒等诱发因素	神经官能症、心神经官能症、心律失常

续表

1. 内科病

专科系统	国家标准病名	传统病名	诊断依据	备考
心系病类	胸痹心痛病	胸痹，真心痛，厥心痛	1. 膻中或心前区憋闷疼痛，甚则痛彻左肩背、咽喉、左上臂内侧等部位，呈发作性或持续性不解，常伴有心悸、气短、自汗，甚则喘息不得卧 2. 胸闷胸痛一般几秒到几十分钟而缓解，严重者可疼痛剧烈，持续不解，汗出肢冷，面色苍白，唇甲青紫，心跳加快，或心律失常等危象，可发生猝死 3. 多见于中年以上，常因操劳过度，抑郁恼怒或多饮暴食，感受寒冷而诱发	冠状动脉硬化性心脏病、肺源性心脏病、肺炎、心脏神经官能症、心包炎
	不寐病	不寐，失眠，不得眠，不得卧，目不瞑	1. 轻者入寐困难或寐而易醒，醒后不寐，重者彻夜难眠 2. 常伴有头痛、头昏，心悸，健忘，多梦等症	神经官能症、高血压、脑动脉硬化、更年期综合征及某些精神病以失眠为主要症状者
	癫病	癫证	1. 有精神抑郁，多疑多虑，或焦急胆怯，自语少动，或悲郁喜哭，呆痴叹息等不正常表现 2. 多有情志刺激、意欲不遂等诱发因素，或有家族史	精神分裂症、抑郁症、强迫症等
	狂病	狂(证)	1. 有精神错乱，哭笑无常，妄语高歌，狂躁不安，不避亲疏，打人毁物等精神、语言、举止不正常状态 2. 有情志刺激、意愿不遂或脑外伤等诱发因素或有家族史	精神分裂症、躁狂症
	痫病	痫证，癫疾，羊癫风	1. 部分性发作时可见多种形式：如口、眼、手等局部抽搐而无突然昏倒，或幻视、呕吐、多汗，或言语障碍，或无意识的动作等 2. 全面性发作时突然昏倒，项背强直，四肢抽搐，或仅两目瞪视，呼之不应，或头部下垂，肢软无力 3. 起病急骤，醒后如常人，反复发作 4. 多有家族史，每因惊恐、劳累、情志过极等诱发 5. 发作前常有眩晕、胸闷等征兆	原发性及继发性癫痫
脾系病类	胃脘痛病	胃痛，心痛，胃脘痛	1. 胃脘部疼痛，常伴痞闷或胀满、嗳气、反酸、嘈杂、恶心呕吐等症 2. 发病常与情志不畅、饮食不节、劳累、受寒等因素有关	胃、十二指肠炎症、溃疡、痉挛、胃神经官能症

续表

1. 内科病

专科系统	国家标准病名	传统病名	诊断依据	备考
脾系病类	噎膈病	噎膈，膈中，鬲咽	1. 吞咽食物时，自觉胸骨后有顿噎难下之感 2. 久则饮食难下，甚则食入即吐，夹有痰涎，形体逐渐消瘦	食管癌、贲门癌、贲门痉挛、食管憩室、食管炎
	泄泻病	泄泻，下利，濡泄，洞泄	1. 大便稀薄或如水样，次数增多，可伴腹胀腹痛等症 2. 急性暴泻起病突然，病程短。可伴有恶寒、发热等症 3. 慢性久泻起病缓慢，病程较长，反复发作，时轻时重 4. 饮食不当、受寒凉或情绪变化可诱发	急、慢性肠炎、肠功能紊乱、肠结核、肠易激综合征
	痰饮病	痰饮，流饮	1. 虚证：胸胁支满，脘部有振水音，呕吐清涎，头昏心悸，形体消瘦 2. 实证：胃脘胀满，腹泻，泻后较舒，反复作胀，肠间沥沥有声	完全性或不完全性幽门梗阻所致的胃潴留
	溢饮病	溢饮	1. 肢体疼痛 2. 四肢浮肿沉重 3. 或见咳喘	心源性水肿、肾源性水肿、营养不良性水肿
	悬饮病	悬饮	1. 胁下胀满不适 2. 咳唾引胁作痛，转侧及呼吸牵引作痛 3. 兼有干呕短气，脉沉弦 4. 重者咳嗽加剧，胸胁痞满而痛	渗出性胸膜炎、非渗出性胸膜炎、其他原因所致的胸腔积液
	支饮病	支饮	1. 胸满短气 2. 喘咳上逆 3. 倚息不能平卧 4. 甚则浮肿	慢性支气管炎、肺气肿、肺心病等阻塞性肺疾患等
肝系病类	黄疸病 阴黄病 阳黄病 急黄病	黄疸，谷疸，酒疸，女痨疸，黑疸，阳黄，阴黄，胆黄，瘟黄	1. 目黄，肤黄，尿黄，以目黄为主 2. 初起有恶寒发热，纳呆厌油，恶心呕吐，神疲乏力，或大便颜色变淡，黄疸严重者皮肤瘙痒 3. 黄色鲜明，如橘子色，称阳黄病；黄色晦暗，色如烟熏，称阴黄病；发病急骤，黄疸迅速加深，其色如金者，称急黄病	引起黄疸表现的肝胆系统各种病变
	水臌病	水蛊，鼓胀，蛊胀，蜘蛛蛊，单腹胀	1. 初起脘腹作胀，腹膨大，食后尤甚 2. 继则腹部胀满，高于胸部，重者腹壁青筋暴露，脐孔突出 3. 常伴乏力，纳呆，尿少，浮肿，出血倾向等，可见面色萎黄、黄疸等	肝硬化腹水、结核性腹膜炎、腹腔内肿瘤等形成门静脉高压的腹水

续表

1. 内科病

专科系统	国家标准病名	传统病名	诊断依据	备考
肝系病类	眩晕病	眩，目眩，头眩，眩冒，眩星	1. 头晕目眩，视物旋转，轻者闭目即止，重者如坐车船，甚则仆倒 2. 可伴恶心呕吐，眼球震颤，耳鸣耳聋，汗出，面色苍白等 3. 慢性起病逐渐加重，或急性起病，或反复发作	耳源性眩晕、颈椎病、高血压病、脑动脉硬化、贫血等
	中风病	击仆，大厥，偏枯，痱风，中风	1. 以半身不遂，口舌歪斜，舌强言謇，偏身麻木，甚则神志恍惚、迷蒙、神昏、昏愦为主症 2. 发病急骤，有渐进发展过程，病前多有头晕头痛、肢体麻木等先兆 3. 常有年老体衰、劳倦内伤、嗜好烟酒、膏粱厚味等因素，每因恼怒、劳累、酗酒、感寒而发	急性脑血管疾病
	郁病	郁证	1. 忧郁不畅，精神不振，胸闷胁胀，善太息，或不思饮食，失眠多梦，易怒善哭等 2. 有郁怒、多虑、悲哀、忧愁等情志所伤史	神经官能症、癔病、抑郁症
肾系病类	水肿病 阳水病 阴水病	水气，阴水，阳水	1. 轻者仅眼睑或足胫浮肿，重者全身皆肿，甚则腹大胀满，气喘不能平卧 2. 严重者可见尿闭，恶心呕吐，口有秽味，齿衄鼻衄，甚则头痛、抽搐、神昏谵语等危象 3. 可有乳蛾、心悸、疮毒、紫癜以及久病体虚史 4. 水肿从眼睑开始，继及四肢，全身，称阳水病；水肿从下肢开始，继及四肢，全身，称阴水病	急、慢性肾小球肾炎、肾功能不全、右心功能不全、营养不良性水肿
	热淋病	淋闷，热淋	1. 发病急骤，小便频急不畅，滴沥涩痛，尿黄混浊，或见血尿，小腹拘急，腰部酸痛，伴恶寒发热，心烦口苦，恶心呕吐等症 2. 病久或反复发作后，常伴有低热，腰痛，小腹坠胀，疲劳等症 3. 多见于已婚女性，每因疲劳、情志变化、感受外邪而诱发 4. 膀胱俞、肾俞等穴位压痛及叩击痛	急、慢性泌尿系感染
	石淋病	石淋，血淋	1. 发作时腰腹绞痛，痛及前阴，面色苍白，冷汗，恶心呕吐。可伴有发热恶寒，小便涩痛频急，或有排尿中断 2. 肉眼可见血尿，或小便有砂石排出	泌尿系结石

续表

1. 内科病

专科系统	国家标准病名	传统病名	诊断依据	备考
肾系病类	癃闭病	癃闭	1. 小便不利，点滴不畅，或小便闭塞不通，尿道无涩痛，小腹胀满 2. 多见于老年男性，或产后妇女及手术后患者	尿潴留、肾衰竭引起的无尿症
	阳痿病	阳痿，阴痿，阴器不用	1. 成年男性，在性生活时阴茎不能勃起，或勃而不坚，不能进行正常性生活 2. 多有房事太过，或青少年期多犯手淫史，常伴有神倦乏力，腰酸膝软，畏寒肢冷，或小便不畅，余沥不尽等症	阳痿、性功能减退症、性神经官能症
外感热病类	感冒病	感冒，伤风	1. 发病突然 2. 恶寒发热、头痛身疼 3. 可有鼻塞流涕、咳嗽咽痛等肺系症状	感冒、急性上呼吸道感染
	春温病	春温	1. 发热、汗出、口渴、不恶寒 2. 其在立春后，夏至前发病者曰春温	流行性脑脊髓膜炎、流行性感冒、病毒性脑炎、肺炎等
	冬温病	冬温	1. 发热、汗出、口渴、不恶寒 2. 冬令发病者曰冬温	流行性感冒、急性支气管炎、大叶性肺炎等
	风温病	风温	1. 发热、汗出、口渴、不恶寒 2. 神昏谵语，惊痫抽搐者曰风温	流行性感冒、急性支气管炎、大叶肺炎等
	暑温病	暑温	1. 起病急 2. 有高热、头痛（或头昏）、呕吐、昏迷、惊厥、抽搐等症状 3. 重者气短息微，亡阴亡阳	流行性乙型脑炎、钩端螺旋体病、中暑、流行性感冒、夏季热等
	湿温病	湿温	1. 一年四季皆可发生，以夏秋为多见 2. 始恶寒，后发热，汗出胸痞 3. 舌淡白，口渴不欲饮	肠伤寒、副伤寒、流行性感冒、钩端螺旋体病等
	外感热病（痢疾病）	痢疾（赤痢，白痢，噤口痢，休息痢，久痢，疫毒痢）	1. 多发于夏秋季，多有患者接触史 2. 以发热、腹痛、里急后重、大便脓血为主要症状 3. 脓多者为白痢，血多者曰赤痢，脓血相杂者曰赤白痢，干呕不能食、肢厥脉微者曰噤口痢，乍作乍止者曰休息痢，顽固不愈者日久痢，发病急，来势猛，发热恶寒、神昏肢厥、迅即杀人者曰疫毒痢	各种原因所致的痢疾
	外感热病（疟疾病）	疟疾（正疟，温疟，牝疟，瘴疟，劳疟，瘴疟）	1. 多发于夏季，往来寒热，定期发作 2. 寒热休作有时，典型者曰正疟；先热后寒者温疟；但热不寒者曰瘅疟；寒多热少者曰牝疟；反复发作者曰劳疟；发作时有神志障碍，且岭南地区者曰瘴疟	疟疾
	外感热病（霍乱病）	霍乱	1. 有患者接触史或饮食不洁史 2. 起病突然、急骤 3. 吐泻交作，猝然腹痛，暴泻粪水，脱水	急性胃肠炎、细菌性食物中毒、霍乱、副霍乱

续表

1. 内科病

专科系统	国家标准病名	传统病名	诊断依据	备考
虫病类	虫病(丝虫病)	流火,膏淋,大脚风,煸病	急性期: 1. 畏寒发热,咳喘,有赤脉如编绳,称煸病 2. 小腿内侧皮肤红肿、压痛、发热,称流火 慢性期: 1. 筋脉屈张、肾囊水肿、乳糜尿,称膏淋 2. 肢体橡皮肿称大脚风	丝虫病
	虫病(绦虫病)	寸白虫病,白虫病,脾虫病	1. 片节长一寸而色白,形小扁 2. 发作时损人精气,腰脚痿弱 3. 腹痛,人体消瘦	绦虫病
	虫病(钩虫病)	黄肿病,脾劳,脾疳,黄肿,粪毒	1. 粪触块,咳嗽,贫血,腹痛腹泻等 2. 后期可严重贫血,全身水肿	钩虫病
	虫病(蛲虫病)	蛲虫病,肾虫病	1. 虫形甚小如蜗虫状 2. 夜半发作时肛痒,甚则影响睡眠 3. 多见于小儿 4. 烦躁,纳差,腹痛,消瘦	蛲虫病
	虫病(血吸虫病)	蛊病急性期称中溪、溪毒、溪温;慢性期称血蛊、蛊胀、鼓胀	1. 急性期发热,咳嗽,肝肿大和肝区疼痛,下痢脓血 2. 慢性期腹泻,胁下痞块(肝脾肿大) 3. 晚期鼓胀(肝硬化)	血吸虫病
	虫病(蛔虫病)	蛔虫病,心虫病,长虫病	1. 喜食生冷,有不良卫生习惯,有吐出或排出蛔虫史 2. 反复脐周痛,食欲好而消瘦,或食欲不振,夜睡不宁,重症腹部偶可触及蛔虫条索或团状,并可揉散	肠道蛔虫病
	蛔厥病	蛔厥	因蛔虫引起的脘腹绞痛,烦躁,手足厥冷	蛔虫性肠梗阻、胆道蛔虫症、蛔虫性阑尾炎、蛔虫性胃痉挛
内科其他病类	痿病	痿证,痿躄	1. 肢体经脉弛缓,软弱无力,活动不利,甚则肌肉萎缩,弛纵瘫痪 2. 可伴有肢体麻木,疼痛,或拘急痉挛,严重者可见排尿障碍,呼吸困难,吞咽无力等 3. 常有久居湿地,涉水淋雨史	周围神经病变、脊髓病变、周期性麻痹等
	痛风病	痛风	1. 多以单个趾指关节,猝然红肿疼痛,逐渐痛剧如虎咬,昼轻夜甚,反复发作,可伴发热头痛等症 2. 多见于中老年男子,有家族史,常因劳累、暴饮暴食及外感风寒等诱发 3. 初起可单关节发病,以第一跖趾关节为多见,继则足踝、跟、手指和其他小关节出现红肿热痛,反复发作后,可伴有关节周围及耳部、耳轮及趾、指骨间出现“块瘰”	痛风

续表

1. 内科病

专科系统	国家标准病名	传统病名	诊断依据	备考
内科其他病类	风湿痹病	痹证，风痹，湿痹，行痹，着痹	1. 以四肢大关节走窜疼痛为主，伴重着，酸楚，麻木，关节屈伸不利，多有恶寒、发热等症 2. 痛前多有咽痛乳蛾史，或涉水淋雨，久居湿地史	风湿热、风湿性关节炎
	尪痹病	尪痹，顽痹	1. 初起多以小关节呈对称性疼痛肿胀，多发于指关节或背脊，晨僵活动不利 2. 起病缓慢，反复迁延不愈，逐渐形体消瘦，常因感受风寒湿邪而反复发作 3. 病久受累关节肿胀，压痛拒按，活动时疼痛，后期关节变形，周围肌肉萎缩，少数病例有皮下结节	类风湿关节炎
	骨痹病	骨痹	1. 初起多见腰腿、腰脊、膝关节等隐隐作痛，屈伸、俯仰、转侧不利、轻微活动稍缓解，气候变化加重，反复缠绵不愈 2. 起病隐袭，发病缓慢，多见于中老年 3. 局部关节可轻度肿胀，活动时关节常有喀刺声或摩擦声，严重者可见肌肉萎缩，关节畸形，腰弯背驼	坐骨神经痛、腰椎间盘突出、骨质增生
	消渴病	消瘅，消渴，肺消，鬲消，消中	1. 口渴多饮，多食易饥，尿频量多，形体消瘦 2. 初起可“三多”症状不显，病久常并发眩晕、肺痨、胸痹、中风、雀目、疮疖等，严重者可见烦渴、头痛、呕吐、呼吸短促甚至昏迷厥脱危象	糖尿病、尿崩症

2. 外科

专科系统	国家标准病名	传统病名	诊断依据	备考
疮疡病类	疖病 石疖病 软疖病 蝼蛄疖病	暑疖，热疖，石疖，软疖，蝼蛄疖	1. 局部皮肤红肿热痛 2. 可有发热，口干，便秘等症状 3. 石疖病（有头疖）指患处皮肤上有一指头大小的红色肿块，灼热疼痛，突起根浅，中心有疖脓头，出脓即愈；软疖病（无头疖）指皮肤上有一红色肿块，范围约3cm，无脓头，表面灼热，触之疼痛，2~3日化脓后为一软的脓肿，溃后多迅速愈合；蝼蛄疖病指多发于儿童头部，未破如蛐蟮拱头，已破如蝼蛄串穴	疖、皮肤脓肿、头皮穿凿性脓肿及疖病

续表

2. 外科

专科系统	国家标准病名	传统病名	诊断依据	备考
疮疡病类	颜面疔疮病	颜面疔	1. 多发于唇、鼻、眉、颧等处 2. 局部开始为一个脓头，肿块坚硬根深，如钉之状，或麻或痒，继之红肿高突，可发展为整个脓头，掀热疼痛 3. 有恶寒发热，头痛等症状，如有神昏谵语，皮肤瘀点应考虑“疔疮走黄” 4. 颈颌部多有臖核肿大疼痛	颜面部疖和痈
	手足疔疮病 蛇眼疔病 蛇头疔病 托盘疔病 蛇腹疔	手足疔，蛇眼疔，蛇头疔，托盘疔，蛇蝮疔	1. 蛇眼疔病：初起时多局限于手指甲一侧边缘，有轻微的红肿热痛，一般2~3日即化脓，若脓液浸入指甲下，则在指甲背面现黄色或灰白色的脓液积聚阴影，甲床溃空或有胬肉突出，甚至指甲脱落 2. 蛇头疔病：指生于指头，初起或痒或麻，灼热疼痛，化脓时肿大如蛇头，红热显著，疼痛剧烈，伴有恶寒发热，若不及时切开，溃后则脓液不断，肿痛不消，多有烂筋损骨的征象 3. 蛇腹疔病：生于指腹，患指整个红肿，不能屈伸，疼痛逐渐加重，伴有畏寒发热等，化脓时胀痛剧烈，溃后脓出，症状逐渐减轻，如损伤筋骨，则愈合缓慢，并影响手指功能 4. 托盘疔病：生于手掌，成脓时掌部凹陷消失，手背肿胀反而明显，肿胀可波及前臂，伴有恶寒发热，因患处皮肤韧厚，虽已化脓，不易向外穿透，亦有损伤筋骨的可能	甲沟炎、化脓性指头炎、手指化脓性腱鞘炎、掌中间隙感染等
	红丝疔病	红丝疔	1. 红丝显露先从手、前臂或足、小腿部开始，可延伸至肘、腋或膝、股缝处，同时有臖核肿痛，肿胀疼痛，病变深者，皮肤微丝或不见红丝，但可触及条索状肿胀和压痛 2. 一般有恶寒，发热，头痛，脉数等症状 3. 四肢远端有化脓性病灶或创伤史	急性淋巴管炎
	烂疔病	烂疔	1. 多发于足及小腿，偶见于手背、臂部 2. 初起皮肤破伤部位感觉胀痛，创口周围皮肤红，热不明显，数日后，肿胀、疼痛剧烈，皮肤出现水疱，破后流出淡棕色浆水，气味臭秽，疮口周围呈紫黑色，轻按患处可有捻发音，重按可有污脓溢出，混以气泡 3. 伴有寒战、高热，头痛，神识时昏时清，烦渴引饮，小便短赤 4. 若肿势蔓延，腐烂不止，持续高热，神识昏迷，为合并“走黄” 5. 发病前多有肢体创伤和泥土污物接触史	气性坏疽

续表

2. 外科

专科系统	国家标准病名	传统病名	诊断依据	备考
疮疡病类	丹毒病	丹毒,抱头火丹,内发丹毒,流火,赤游丹	1. 多发生于下肢,其次为头面部,新生儿常为游走性 2. 局部红赤灼热,如涂丹之状,肿胀疼痛,红斑边缘微撬起,与正常皮肤有明显分界,红斑上有时可出现水疱、紫斑,偶有化脓或皮肤坏死,病变附近有臖核肿痛 3. 开始即有恶寒、发热、头痛,周身不适等症状 4. 可有皮肤、黏膜破损和脚癣等病史 5. 生于下肢者称"流火";生于头面称"抱头火丹";新生儿多生于臀部,称"赤游丹"	急性网状淋巴管炎
	发颐病	发颐,颐发汗毒,腮颔发	1. 初起颐部肿胀疼痛,逐渐增大延及耳之前后,口颊内第二臼齿相对的腮腺管口红肿,压迫局部,可有黏稠的分泌物溢出,化脓时肿痛加剧,腮腺管口溢脓 2. 伴有高热、口渴、便秘等症,如体质极度虚弱,可出现神昏谵语等 3. 发病前有急性热病史,一般单侧多见	急性化脓性腮腺炎
	流注病	流注	1. 多发于躯干或四肢,一处或相继数处肌肉深处出现脓肿,初起患处酸痛漫肿,皮色不变;成脓时患处肿痛显著,皮色转红,按之应指;溃后脓出稠厚,肿痛渐消,疮口愈合,发于髂窝者,患肢屈曲难伸 2. 发病前有疮疖等化脓性病灶,或跌仆损伤、感受暑热等病史 3. 有恶寒发热,汗出而热不退 4. 以夏秋季节发病为多	脓血症、肌肉深部脓肿和髂窝脓肿
	附骨疽病	附骨疽	1. 起病急骤,始有寒战高热,患肢疼痛彻骨,不能活动,动则剧痛,局部胖肿,皮肤焮红灼热,溃后因骨破坏,脓水淋漓,不能愈合,可由急性转入慢性,形成窦道,骨骼高低不平,反复发作 2. 常有明显化脓性病灶存在,或有外伤、感受风寒湿邪等诱发因素 3. 儿童及青少年最易罹患,成年人次之,好发于四肢骨干,尤以下肢多见	急、慢性化脓性骨髓炎

续表

2. 外科

专科系统	国家标准病名	传统病名	诊断依据	备考
疮疡病类	瘰疬病	瘰病，老鼠疮，瘰疬	1. 初起颈部一侧或两侧有单个或多个核状肿块，推之可移，皮色不变，亦不疼痛，病情发展，核块与皮肤黏连，有轻度疼痛 2. 化脓时皮色转为暗红，肿块变软，脓肿破溃后脓液稀薄，夹有败絮样物，疮口滑行，久不愈合，可形成窦道 3. 可有肺痨病史或肺痨病接触史	颈部淋巴结结核
	流痰病	骨痨，无头疽，流注，鹤膝风	1. 起病缓慢，初起仅感病变关节略有酸痛，皮色不变，活动不利，动则疼痛加剧，数月或经年以后，可有寒性脓肿出现。脓肿溃后，脓水稀薄，夹有败絮状物，不易收口 2. 早期全身症状不明显，中、后期出现低热，颧红，纳呆，盗汗，消瘦疲乏，脉细数等虚弱症状 3. 发病部位以脊椎为多，其次为髋、膝关节 4. 好发于儿童及青少年，病者及家属可有肺痨病史	骨与关节结核
	脱疽病	脱骨疽，脱骨疔，脱痈，十趾零落	1. 多发于下肢一侧或两侧，患者可有受冻、潮湿、长期大量吸烟、外伤等病史 2. 初起趾、指冷痛，小腿酸麻胀痛，行走多时加重，休息时减轻，呈间歇性跛行，趺阳脉减弱，小腿可有游走性青蛇毒病，继之疼痛呈持续性，肢端皮肤发凉，下垂时则皮肤暗红、青紫，皮肤干燥，毫发脱落，趾甲变形增厚，肌肉萎缩，趺阳脉消失。进而发生干性坏死，疼痛剧烈，彻夜不眠，抱膝而坐，溃烂染毒时，出现湿性坏死，肢端红肿热痛，全身发热 3. 患者大多为20~40岁男性，亦可见于老年人	血栓闭塞性脉管炎、闭塞性动脉硬化症
	痰毒病 颈痈病 腋痈病 胯腹痈病	痰毒，痈生于颈部叫颈痈；生于腋部叫腋痈；生于胯腹部叫胯腹痈	1. 在颈、腋、腹股沟等处，起核状肿块，初起皮色不变，焮热疼痛；化脓时皮色转红，疼痛加重，核状变软，有应指感；溃后脓出稠黄 2. 有恶寒发热，头痛，全身不适等症状 3. 在相应部位有外伤史或有感染病灶	急性化脓性淋巴结炎

续表

2. 外科

专科系统	国家标准病名	传统病名	诊断依据	备考
乳房病类	乳痈病	乳痈,外吹,内吹	1. 初起乳房内有疼痛性肿块,皮肤不红或微红、排乳不畅,可有乳头破裂糜烂;化脓时乳房肿痛加重,肿块变软,有应指感,溃破或切开引流后,肿痛减轻,如脓液流出不畅,肿痛不消,溃后不收口,渗流乳汁或脓液,可形成乳漏 2. 多发于哺乳期妇女	急性乳腺炎
	乳痨病	乳痨	1. 发病缓慢,乳房偏上方有一个或数个结块,皮色不变,推之可动 2. 化脓时结块增大,与表皮黏连,色泽暗红,有轻微波动感,轻度触痛 3. 溃后脓出稀薄,并夹有败絮样物,可形成漏管,愈合缓慢,有时可窜延胸胁,腋下 4. 本病常发生在20~40岁已婚素体虚弱的妇女,病久可伴有潮热、盗汗、消瘦、颧红等症状	乳房结核
	乳癖病	乳癖	1. 多数在乳房外上象限有一扁平肿块,扪之有豆粒大小韧硬结节,可有触痛,肿块边界欠清,与周围组织不黏连 2. 乳房可有胀痛,每随喜怒而消长,常在月经前加重,月经后缓解 3. 本病多见于20~40岁妇女	乳腺增生病
	乳疬病	乳疬	1. 乳房单侧或双侧,对称或不对称性增大,在乳晕后方有一扁圆形肿块,韧硬,境界清楚,与皮肤及深部组织不黏连,伴有触痛,少数患者乳房增大隆起,而无明显肿块 2. 男性青春发育者,持续数月可自行消散 3. 如单侧乳房肿块,坚硬不规则者,应排除乳岩	乳房异常发育症
	乳衄病	乳衄	1. 乳头经常有血性分泌物溢出 2. 可在乳头根部触及肿块,可移动,不与皮肤黏连,挤压乳头时可见血性分泌物 3. 本病多见于中老年妇女	乳腺导管乳头状瘤、乳腺导管乳头状癌
	乳核病	乳核	1. 多数发生在一侧乳房,肿块多为单发,以乳房外象项为多见 2. 肿块呈卵圆形,大小不一,质地坚硬,表面光滑,境界清楚,活动度大,不与周围组织黏连,无疼痛和触痛,生长缓慢,不会化脓溃烂,与月经周期无关 3. 好发于青少年女性	乳腺纤维腺瘤

续表

2. 外科

专科系统	国家标准病名	传统病名	诊断依据	备考
男性前阴病类	子痈病	子痈	1. 起病急骤,初起仅感一侧睾丸或附睾胀病和下坠感,迅速出现肿胀和疼痛 2. 波及子系时,子系呈条索状肿硬疼痛;波及阴囊时,阴囊红肿灼热 3. 化脓时阴囊皮肤紧张光亮,睾丸或附睾肿大,压痛明显 4. 伴有恶寒发热,头痛,口渴,恶心,小便短赤或有小便刺痛,痛引少腹等症状	急性附睾炎、慢性附睾炎、急性睾丸炎
	子痰病	子痰	1. 肾子酸胀隐痛,附睾有不规则硬结,局限于尾部或全部,并可蔓延到睾丸,子系增粗,或有串珠结节 2. 数月或数年后,硬结与阴囊粘连,皮色暗红,形成脓肿 3. 溃后脓出稀薄,夹有败絮样物,疮口凹陷,形成瘘管,经久不愈 4. 本病多见于20~35岁青壮年	附睾结核
皮肤病类	热疮病	热疮,剪口疮	1. 皮损色微红,其上簇集丘疱疹,水疱结痂,破后糜烂,自觉痒痛相兼 2. 常发生于热病后,易反复发作 3. 皮损多好发于口唇和鼻孔周围、面颊及外生殖器等部位	单纯疱疹
	蛇串疮病	甑带疮,火带疮,蜘蛛疮,蛇窠疮,缠腰火丹	1. 皮损多为绿豆大小的水疱,簇集成群,疱壁较紧张,基底色红,常单侧分布,排列成带状;严重者,皮损可表现为出血性,或可见坏疽性损害,皮损发于头面部者,病情往往较重 2. 皮疹出现前,常先有皮肤刺痛或灼热感,可伴有周身轻度不适,发热 3. 自觉疼痛明显,可有难以忍受的剧痛或皮疹消退后疼痛	带状疱疹
	扁瘊病	扁瘊	1. 皮损处呈米粒至高粱粒大小扁平丘疹,表面光滑,孤立散在,淡黄褐色或正常皮肤色,或微痒 2. 多发于暴露部位,如面部、手背 3. 好发于青少年	扁平疣
	疣目病	疣目	1. 皮损处呈粟粒至黄豆大半球型丘疹结节,表面粗糙不平如刺状 2. 多发于手背、指趾、足缘等部位	寻常疣
	黄水疮病	脓疱疮,黄水疮,天疱疮	1. 自觉微痒,皮损为浅在性水疱、脓疱,周围红晕,易破溃、糜烂、结痂。脱痂后遗留淡褐色素沉着,不留瘢痕 2. 多发于颜面、四肢等暴露部位,易接触传染 3. 好发于儿童,成人亦可感染,夏秋季多见	脓疱疮

续表

2. 外科

专科系统	国家标准病名	传统病名	诊断依据	备考
皮肤病类	白秃疮病	白秃疮	1. 皮损多在头顶部，呈圆形白色鳞屑斑如硬币或豆大，境界清楚，病灶中毛发无光泽，距头皮2～5mm处折断，病后不留瘢痕。自觉瘙痒 2. 好发于学龄儿童，男多于女，常在集体单位流行 3. 有与同患者或与猫、狗密切接触史	白癣
	肥疮病	肥疮，肥黏疮	1. 头皮见碟形污黄厚痂，有鼠尿臭味，中心黏着且有毛发穿过，发变枯黄弯曲，易拔出但无折断，初为分币大小，久可泛及广大头皮，最后形成萎缩性瘢痕，遗留永久性秃发，仅沿发际有1cm左右的一圈毛发残留；自觉瘙痒，常继发感染，可形成脓肿 2. 病程缓慢，可迁延数十年 3. 多在儿童期发病，有与同患者密切接触史	黄癣
	鹅掌风病	鹅掌风，掌心风	1. 手掌局部有境界明显的红斑脱屑，皮肤干裂，甚或整个手掌皮肤肥厚、粗糙、皲裂、脱屑，亦可出现水疱或糜烂，自觉瘙痒或瘙痒不明显 2. 多始于一侧手指尖或鱼际部，常继发于脚湿气	手癣
	湿疮病	湿疮，浸淫疮	1. 皮肤多形性损害，对称分布 2. 自觉瘙痒，夜间更甚 3. 反复发作，易演变成慢性 4. 急性湿疹可伴有发热	湿疹
	药毒病	药毒，药疹	1. 皮损大多对称分布，广泛发作，形态不一，如荨麻疹样，麻疹样、猩红热样、多形红斑样，或见大疱性表皮坏死松懈症样等，掌跖、口腔黏膜常为多见 2. 有一定潜伏期，长短不定。一般发生在用药后3周以内 3. 发病急剧，自觉灼热，瘙痒，可伴发热、倦怠等全身症状；重症患者可伴有内脏损害 4. 发病前有服用药物史	药物性皮炎
	土风疮病	土风疮	1. 多呈水肿性红色风团，中心有坚硬小水疱，瘙痒剧烈，常有结痂。皮疹常成批出现，此起彼伏，缠绵不愈 2. 多发生于四肢伸侧，腹、臀等部位 3. 多在婴儿及儿童，夏秋季发病为主	丘疹性荨麻疹

续表

2. 外科

专科系统	国家标准病名	传统病名	诊断依据	备考
皮肤病类	摄领疮	摄领疮，牛皮癣	1. 皮损如牛项之皮，顽硬且坚，抓之如枯木，瘙痒剧烈 2. 好发于颈项部，其次发于眼睑、四肢伸侧及腰背、骶、髋等部位，呈对称分布，或呈线状排列，亦可泛发全身 3. 多见于情志不遂、夜寐欠安之成年人，病程较长	神经性皮炎
	白疕病	干癣，白疕病	1. 皮损初为针尖至扁豆大的炎性红色丘疹，常呈点滴状分布，迅速增大，表面覆盖银白色多层性鳞屑，状如云母；鳞屑剥离后，可见薄膜现象及筛状出血，基底浸润；陈旧性皮疹可呈钱币状、盘状、地图状等 2. 好发于头皮、四肢伸侧，以肘关节面多见，常泛发全身 3. 部分患者可见指甲病变，轻者呈点状凹陷，重者甲板增厚，光泽消失；或可见口腔、阴部黏膜，发于头皮者可见束状毛发 4. 起病缓慢，易于复发，有明显季节性，一般冬重夏轻 5. 可有家族史	银屑病
	面游风病	面游风，白屑风	1. 皮损处多为淡红色或黄红色如钱币状斑片，上覆油腻性鳞屑或痂皮；干性皮脂溢出，多见干燥脱屑斑片，自觉瘙痒 2. 好发于头面、鼻唇沟、耳后、腋窝、上胸部、肩胛部、脐窝及腹股沟等皮脂溢出部位 3. 多有精神易兴奋，皮脂分泌异常或偏食习惯	脂溢性皮炎、皮脂溢出症
	粉刺病	面疮，粉刺	1. 初起在毛囊口，呈现小米粒大小红色丘疹，亦可演变为脓疱，此后可形成硬结样白头粉刺或黑头粉刺，严重病例可形成硬结性囊肿 2. 多发于男女青春期之面部及胸背部，常伴有皮脂溢出 3. 多有饮食不节、过食肥甘厚味，或感外邪等诱发	寻常性痤疮
	酒齄鼻病	酒齄鼻	1. 鼻头或两侧多呈红斑丘疹。一般分三期：红斑期主要是潮红毛细血管扩张；丘疹期在潮红的基础上出现散在米粒大小丘疹或掺杂小脓疱，但无粉刺；鼻赘期为晚期，鼻尖出现结节、肥大增生，表面凹凸不平如鼻赘，一般无不适 2. 在面部常见五点分部：即鼻尖、两眉间、两颊部、下颌部、鼻唇沟等 3. 多见于面部油脂分泌较多人，常有便秘习惯	酒糟鼻

续表

2. 外科

专科系统	国家标准病名	传统病名	诊断依据	备考
肛肠病类	狐惑病	狐惑	1. 反复发作口腔溃疡,或外阴部溃疡 2. 可伴有瓜藤缠、青蛇毒,或出现眼部复发性前房积脓性虹膜睫状体炎,脉络膜视网膜炎 3. 可并发子痈	白塞综合征
	白驳风病	白癜,白驳风	1. 皮损颜色变白,或斑或点,形状不一,无痛痒 2. 可发生于身体各处,以四肢、头面多见 3. 多见于情志内伤	白癜风
	皮肤病(疥疮病)	疥疮,虫疥,脓窝疥	1. 皮损处呈散在分币的淡红色针头至粟米大小丘疹,丘疱疹及疥虫隧道,阴部可见褐红色小结节,自觉奇痒,夜间尤甚 2. 好发于指间、腕、肘窝、腋前缘、乳下、脐周、腹股沟等皱襞部,亦可泛发全身,除儿童外少发于头面 3. 有疥疮患者密切接触史	疥疮
	皮肤病(淋病)		1. 有婚外性行为,或同性恋史,或配偶感染 2. 尿时有灼痛、尿急、尿频,尿道口红肿,溢脓,女性有脓性白带增多,腰痛,下腹痛,子宫颈红肿,宫颈外口糜烂,有脓性分泌物	淋球菌、非淋菌性尿道炎
肛肠病类	肛裂病	肛裂	1. 排便时疼痛明显,便后疼痛可加剧,常有便秘及少量便血,好发于肛门前后正中部位 2. 肛周皮肤浅表纵裂,创缘整齐,基底新鲜,色红,触痛明显,创面富有弹性,多见于一期肛裂 3. 有反复发作史。创缘不规则,增厚,弹性差,溃疡基底紫红色或有脓性分泌物,多见于二期肛裂 4. 溃疡边缘发硬,基底色紫红,有脓性分泌物,上端邻近肛窦处肛乳头肥大;创缘下端有哨兵痔,或有皮下瘘管形成,多见于三期肛裂	肛裂
	肛痈病	脏毒,悬痈,坐马痈,跨马痈,盘肛痈	1. 局部红肿疼痛,有波动感,一般无明显全身症状者,多位于肛提肌以下间隙,属低位肛痈 2. 出现寒战、高热、乏力、脉数等全身症状,局部穿刺可抽出脓液者,多位于肛提肌以上间隙,属高位肛痈	肛门直肠周围脓肿

续表

2. 外科

专科系统	国家标准病名	传统病名	诊断依据	备考
肛肠病类	肛漏病	痔,瘘,痔瘘,偷粪鼠	1. 有肛痈病史,病灶有外口、管道、内口可证 2. 肛周溃破流脓,可暂时外口愈合,导致蓄脓呈急性发作的肛痈表现	肛瘘
	息肉痔病	悬胆痔,樱桃痔,垂珠痔	1. 多有便血,色鲜红,可伴有黏液或有肛门坠胀 2. 排便后可有肿物脱出肛外,可自行回纳或手法复位 3. 肛门指端可触及低位或高位带蒂息肉,肿物柔软或坚韧,光滑,可活动	直肠息肉
	内痔病	痔疮,痔核,痔病,痔疾,内痔,牝痔,脉痔,血痔,肠痔,牡痔	1. 便血,色鲜红,或无症状;肛门镜检查:齿线上方黏膜隆起,表面色淡红,多见于一期内痔 2. 便血,色鲜红,伴肿物脱出肛外,便后可自行复位;肛门镜检查:齿线上方黏膜隆起,表面色暗红,多见于二期内痔 3. 排便或增加腹压时,肛门肿物脱出,不能自行复位,需休息后或手法复位,甚者可发生嵌顿,伴有剧烈疼痛,便血少见或无,肛门镜检查:齿线上方黏膜隆起,表面多有纤维化,多见于三期内痔	内痔
	混合痔病	痔疮,痔核,混合痔	1. 便血及肛门部肿物,可有肛门坠胀,异物感或疼痛 2. 可伴有局部分泌物或瘙痒 3. 肛管内齿线上下同一方位出现肿物(齿线下亦可为赘皮)	混合痔
	脱肛病	脱肛	1. 多见于排便或努挣时,直肠黏膜脱出,色淡红,长度小于4cm,质软,不出血,便后能自行回纳,肛门功能良好者,为不完全性脱垂 2. 排便或腹压增加时,直肠全层脱出,色红,长度4~8cm,圆锥形,质软,便后需手法复位,肛门括约肌功能下降,为完全性脱垂 3. 排便或增加腹压时,直肠全层或部分乙状结肠脱出,长度大于8cm,圆柱形,触之很厚,需手法复位,肛门松弛,括约功能明显下降,为重度脱垂	脱肛、肛管直肠脱垂

续表

2. 外科

专科系统	国家标准病名	传统病名	诊断依据	备考
外科其他病类	肠痈病	肠痈,大肠痈	1. 转移性右下腹痛,持续性胀痛,阵发性加剧 2. 可伴发热,恶心呕吐,便秘或腹泻 3. 右下腹固定压痛,重者可有反跳痛,腹肌紧张	急性阑尾炎
	外科其他疾病(破伤风病)	破伤风,伤痉,金疮痉,脐风,产后病痉	1. 初因击破皮肉,感染外邪,以后变为恶候 2. 口噤,目斜,角弓反张 3. 小儿断脐后发生者为脐风 4. 产后感染者为产后发痉	破伤风

3. 妇科病

专科系统	国家标准病名	传统病名	诊断依据	备考
月经病类	月经先期病	月经先期	月经周期提前7天以上,甚至半月余一行,连续2次以上	月经不调
	月经后期病	月经后期	月经周期超过35天,连续2个月经周期以上	月经不调
	月经先后无定期病	月经愆期	月经周期或前或后,均逾7天以上,并连续2个月经周期以上	月经不调
	痛经病	痛经	1. 经期或经行前后小腹疼痛,痛及腰骶,甚则昏厥,呈周期性发作 2. 好发于青年未婚女子	子宫内膜异位
	闭经病	闭经,经闭	1. 年逾18周岁女子,月经尚未初潮者,属原发性闭经 2. 女子已行经而又中断3个月以上者,属继发性闭经 3. 排除妊娠期、哺乳期、绝经期等生理性停经	原发性和继发性闭经
	崩漏病	崩漏,漏下	1. 经血无周期可循 2. 经量或暴下如注,或漏下不止,或两者交替出现	子宫出血
带下病类	带下病	带下,带下病,白崩(包括白带、黄带、赤带、青带、赤白带)	1. 带下量多,绵绵不绝 2. 带下量虽不多,但色黄或赤或青绿;质稠浊或清稀如水,气腥秽或恶臭	阴道炎、宫颈炎、宫颈糜烂
妊娠病类	妊娠恶阻病	恶阻,妊娠恶阻	1. 呕吐厌食或食入即吐,一般发生于妊娠早期的3个月内 2. 若仅见恶心吐涎,择食嗜酸者,称早孕反应	妊娠剧吐
	胎漏病	胎漏,胞漏	妊娠期间,阴道少量下血,时下时止	先兆流产
	胎动不安病	胎动不安	妊娠期间,腰酸,腹部胀坠作痛,或伴有少量出血者,为"胎动不安"	先兆流产
	滑胎病	滑胎	1. 怀孕后自然堕胎 2. 小产连续发生3次以上者	习惯性流产

续表

3. 妇科病

专科系统	国家标准病名	传统病名	诊断依据	备考
妊娠病类	子肿病	子肿,琉璃胎	1. 妊娠数月,面目肢体肿胀,或少数孕妇水肿虽不明显,但体重每周增加0.5kg以上 2. 妊娠晚期,仅见脚部浮肿,无其他不适者,不做病论	妊娠水肿
	子淋病	子淋	妊娠期间,小便频数而急,淋沥涩痛,小腹拘急	妊娠合并尿路感染
产后病类	产后恶露不绝病	恶露不绝	产后3周以上阴道仍有少量出血	子宫复位不良、胎盘、胎膜残留
妇科其他病类	阴挺病	阴挺,阴菌,产肠不收	1. 妇女子宫从正常位置沿阴道下降,至宫颈外口达坐骨棘水平以下,甚至子宫全部脱出阴道口外 2. 有下腹隐痛、坠胀等症	子宫脱垂
	不孕病	不孕	1. 育龄妇女结婚2年以上,夫妇同居,配偶生殖功能正常,不避孕而未能受孕者,称原发性不孕 2. 曾有孕产史,继又间隔2年以上,不避孕而未怀孕者,称继发性不孕	原、继发性不孕症

4. 儿科

专科系统	国家标准病名	传统病名	诊断依据	备考
时行病类	风痧病	风痧,风疹	1. 本病初起类似感冒,发热1~2天后,皮肤出现淡红色斑丘疹,从头面开始,1日后布满全身;出疹1~2日后,发热渐退,疹点逐渐隐退,疹退后脱屑,无色素沉着 2. 好发于5岁以下小孩,全身症状轻,耳后或枕后淋巴结肿大 3. 在流行期间有接触史	风疹
	痄腮病	炸腮,痄腮,含腮疮,蛤蟆瘟	1. 起病时可有发热,1~2天后可见以耳垂为中心漫肿,边缘不清,皮色不红,压之有痛感及弹性感,通常先见于一侧,然后见于另一侧 2. 腮腺管口或可见红肿,腮腺肿胀约持续4~5天开始消退,整个病程约1~2周 3. 病前有痄腮接触史	流行性腮腺炎
	丹痧病	丹疹,丹痧,烂喉痧,疫痧,疫喉,喉痧,烂喉疫痧	1. 起病急,突然高热,咽峡红肿疼痛,并可化脓 2. 在起病12~36小时,开始出现皮疹,先于颈、胸、背及腋下、肘弯等处,迅速蔓延全身,其色鲜红细小,并见环口苍白圈和杨梅舌 3. 皮疹出齐后1~2天,身热、皮疹渐退,伴脱屑或脱皮	猩红热

续表

4. 儿科

专科系统	国家标准病名	传统病名	诊断依据	备考
时行病类	顿咳病	顿咳,百日咳,疫咳,痉咳	1. 典型者呈阵发性痉咳伴有回声,舌系带溃疡,目睑浮肿 2. 本病早期可有类似感冒的表现,如咳嗽逐渐加重,日轻夜重趋势,并有接触史,应考虑为本病	百日咳
	疰夏病	疰夏,注夏	1. 入夏以后,出现精神委靡,倦怠乏力,微热,食欲不振,大便时见溏薄,形体消瘦 2. 多见于梅雨季节 3. 多有每年夏季反复发作史	
	儿科时行病(麻疹病)	麻疹,肤疮,糠疮,疮疹,痧子	1. 初起有发热,咳嗽,喷嚏等类似感冒的表现,但发热渐高,眼红多泪,口腔颊黏膜近臼齿处可见“麻疹黏膜斑”,发热3~4天则出疹,从颜面开始,逐渐遍及全身,皮疹出齐后,热渐退,疹逐回,邪毒深重者,可合并肺炎喘嗽、昏厥等危象 2. 在流行季节,有麻疹接触史	麻疹
	儿科时行病(水痘病)	水痘	1. 初起有发热,流涕,咳嗽,不思饮食等症,发热大多不高;在发热的同时,1~2日内即于头面、发际及全身其他部位出现红色斑丘疹,以躯干部较多,四肢部位较少,疹点出现后,很快变为疱疹,大小不一,内含水液,周围有红晕,继而结成痂盖脱落,不留瘢痕 2. 皮疹分批出现,此起彼落,同时丘疹、疱疹、干痂往往并见 3. 起病前2~3周前有水痘接触史	水痘
杂病类	肺炎喘嗽病	喘嗽,痰喘,马脾风	1. 起病较急,有发热,咳嗽,气促,鼻煽,痰鸣等症,或有轻度发绀 2. 病情严重时,喘促不安,烦躁不宁,面色灰白,发绀加重,或高热持续不退 3. 禀赋不足患儿,常病程迁延;新生儿患本病时可出现不乳,口吐白沫,精神委靡不振等典型临床症状	小儿肺炎
	鹅口疮病	鹅口疮,鹅口,雪口,鹅口疳	1. 舌上、颊内、牙龈或上唇、上腭散布白屑,可融合成片,重者可向咽喉等处蔓延,影响吸奶及呼吸 2. 多见于新生儿、久病体弱者	真菌性口腔炎

续表

4. 儿科

专科系统	国家标准病名	传统病名	诊断依据	备考
杂病类	疳病	疳证,疳积	1. 饮食异常,大便干稀不调,或脘腹膨胀等明显脾胃功能失调者 2. 形体消瘦,体重低于正常值的15%~40%,面色不华,毛发稀疏枯黄,严重者干枯羸瘦 3. 兼有精神不振,或好发脾气,烦躁易怒,或喜揉眉擦眼,或吮指磨牙等症 4. 有喂养不当或病后饮食失调及长期消瘦史	小儿营养不良
	解颅病	解颅,囟开不合	1. 头颅呈普遍均匀性增大,且增长速度较快,骨缝分离,前囟明显饱满而扩大,头皮青筋暴露;颅部叩诊呈破壶音,头部颈肌不能支持而下垂,两眼下视 2. 可有烦躁、嗜睡、食欲不振,甚至呕吐、惊厥	脑积水
	夜啼病	夜啼	1. 入夜定时(多在子时左右)啼哭不止,轻重表现不一,但白天安静 2. 多无发热,呕吐,泄泻,口疮,疖肿,外伤等表现	小儿夜啼
	佝偻病	五迟,五软,鸡胸,肾疳	1. 多见于婴幼儿,好发于冬春季 2. 发病初期有烦躁夜啼,表情淡漠,纳呆,多汗,枕秃,囟门迟闭,牙迟出或少出,肌肉松软,或有贫血,肝脾肿大等 3. 发病极期,除初期表现外,还可见方颅乒乓头(颅骨软化),肋串珠,肋外翻,肋软骨沟,鸡胸、漏斗胸,"O"或"X"形腿,脊柱畸形	佝偻病

5. 眼科病

专科系统	国家标准病名	传统病名	诊断依据	备考
胞睑病类	针眼病	针眼,偷针,土疡	1. 初起胞睑痒痛,睑缘微肿,按之有小硬结,形如麦粒,压痛明显 2. 局部红肿疼痛加剧,逐渐成脓,起于睑缘者在睫毛根部出现脓点,发于睑内者,睑内易出现脓点,破溃或切开排出脓后,症情随之缓解 3. 严重针眼,胞睑漫肿,皮色暗红,可伴有恶寒发热,耳前常有脊核,发于外眦部,每易累及白睛浮肿,状如鱼胞 4. 本病有反复发作和多发倾向	睑腺炎

续表

5. 眼科病

专科系统	国家标准病名	传统病名	诊断依据	备考
胞睑病类	沙眼病	椒疮,粟疮,椒粟	1. 本病始发于上睑内面,尤以两眦为先,椒疮、粟疮相杂布生;表面粗糙,血管模糊,继之睑内面漫布,波及风轮,赤膜下垂,赤膜前端星翳迭起;后期,上睑内面,出现白色条状瘢痕 2. 起病缓慢,双眼罹患,初起睑内微痒,稍有干涩及少量黏眵;病情重者,羞明流泪,沙涩难睁,视物模糊,白睛红赤,眼眵黏稠等	结膜炎、角膜炎
	目劄病	目劄	1. 双眼胞睑频频眨动,不能自主,或感痒涩,畏光 2. 轻者眼外观如常人,重者可兼见睑内面红赤,颗粒丛生,白睛干燥无泽或黑睛星翳等 3. 多见于小儿	沙眼、浅层点状角膜炎、角膜软化症
眦病	漏睛疮病	漏睛疮	1. 发病较急,睛明穴下方红肿高起,疼痛拒按;红肿甚者,可波及下睑、面颊与鼻梁、耳前、颌下可扪及脊核,数日后,红肿局限,逐渐成脓,质软皮薄,隐见黄白色,继之破溃出脓,证情缓解,但易反复,疮口经久不收口者,形成瘘管 2. 患部胀痛,有恶寒,发热,头痛等症 3. 常有漏睛病史	急性泪囊炎
白睛病类	暴风客热病	暴风客热,伤寒眼	1. 骤然发病,胞睑红肿,白睛红赤,甚则白睛赤肿隆起,高于黑睛,多眵,治不及时,可致黑睛边缘生翳 2. 睑内面红赤,粟粒丛生;严重者可见附有灰白伪膜,易于擦去,但又复生 3. 患眼沙涩,灼痛,刺痒,畏光,眵泪胶黏,可伴恶寒发热,鼻塞流涕等症	急性卡他性结膜炎、过敏性结膜炎
	天行赤眼病	天行赤眼,天行赤目,天行赤热,天行运气	1. 白睛红赤,或见白睛溢血呈点、呈片,胞睑红肿,黑睛可见星翳,耳前或颌下可扪及脊核 2. 眼沙涩,灼痛,畏光流泪,甚至热泪如汤,或眵多清稀 3. 起病迅速,邻里相传,易成流行	流行性角膜结膜炎、流行性出血结膜炎
	金疳病	金疳,金疡	1. 白睛表面见灰白色小泡或灰黄色颗粒隆起,顶端形成小凹,颗粒周围可见赤脉环绕 2. 畏光,磣涩不适,轻重不等或畏光流泪	泡性结膜炎
	火疳病	火疳,火疡	1. 白睛里层起结节,呈小扁圆形隆起,或融合成环,色紫红,推之不动,压痛拒按 2. 患眼疼痛,畏光,流泪 3. 病程长,易反复发作,常致白睛青蓝或并发瞳神紧小、瞳神干缺 4. 多发于成年女性	前巩膜炎

续表

5. 眼科病

专科系统	国家标准病名	传统病名	诊断依据	备考
黑睛病类	聚星障病	聚星障	1. 黑睛星点翳障，或聚或散，或连缀成片，形如树枝或地图状，抱轮红赤 2. 干涩畏光，刺痛流泪，视物模糊 3. 常有外感风热或眼部外伤等诱因	病毒性角膜炎
	凝脂翳病	凝脂翳	1. 黑睛外伤后生翳，初起细小色灰隆起，胞睑红肿，抱轮红赤，数日后，扩大成圆盘状，色黄浮嫩如凝脂，边缘不清，黄液上冲，瞳神紧小，病情加重可致黑睛破溃，形成蟹睛 2. 黑睛翳障迅速扩大破溃，重度黄液上冲，凝脂及眵泪呈黄绿色者，病势尤凶 3. 眼剧痛，畏光，流泪，视力下降	化脓性角膜炎
瞳神病类	绿风内障病	绿风内障，绿翳青盲	1. 瞳神散大，风轮气色混浊，呈哈气状，隐隐呈淡绿色，抱轮红赤 2. 发病急骤，视力锐减，头眼剧烈疼痛，恶心呕吐	闭角型青光眼急性发作期
	瞳神紧小病	瞳神紧小，瞳神锁紧，瞳神焦小，肝绝	1. 瞳神紧小，抱轮红赤，黑睛后壁有灰白色细小或如羊脂状物附着，神水混浊，黄仁纹理不清，甚或黄液上冲，血灌瞳神；或黄仁与晶珠粘连，形成瞳神干缺病；或见白膜黏着瞳神边缘，甚则闭封神瞳 2. 可有畏光，流泪，目珠坠痛，视物模糊，或见眼前有似蚊蝇飞舞 3. 可有目珠破损或其他黑睛病史，或有结核、风湿等病史	虹膜睫状体炎、金葡萄膜炎
	圆翳内病	圆翳内障，圆翳，遮睛障	1. 视力模糊，逐渐加重，渐至不辨人物，仅存光感，无眼红，眼痛，流泪等症 2. 晶珠浑浊，最终瞳神内呈圆形银白色翳障	老年性白内障
	青盲病	青盲	1. 单眼或双眼视力逐渐下降，直到不辨人物，甚至不分明暗 2. 外眼轮廓无异常 3. 多由视瞻昏渺、高风雀目等瞳神疾病日久失治演变而来	视神经萎缩、黄斑变性

续表

6. 耳鼻喉科病

专科系统	国家标准病名	传统病名	诊断依据	备考
耳病类	耳胀、耳闭病	耳胀，耳闭	1. 以耳内胀闷不适，或闭气阻塞感为主要症状，伴有听力下降，或有低音调耳鸣，部分患者有耳痛 2. 耳胀起病较急，一般病程较短；耳闭多由耳胀迁延不愈而成，亦有缓慢起病者，病程在2个月以上	急、慢性卡他性中耳炎
	脓耳病	脓耳，聤耳	1. 以鼓膜穿孔，耳内流脓为主要临床表现，伴有听力下降；急性期可有发热及耳深部痛 2. 急性脓耳发病急，病程短；病情重或治疗不彻底者迁延成慢性脓耳，病程长；慢性脓耳在感冒、疲劳、耳内进水时常有急性发作	化脓性中耳炎
	耳眩晕病	耳眩晕	1. 以旋转性眩晕为主要症状，目闭难睁伴有耳鸣及轻度耳聋，恶心呕吐，神志清楚 2. 发病突然，发作时间多为数分钟至数小时；间歇期为数日至数月或更久	梅尼埃病
鼻病类	伤风鼻塞病	伤风鼻塞	1. 以鼻塞，喷嚏，流清水样或黏液性鼻涕为主要症状 2. 伴有恶寒，发热，头痛	急性鼻炎
	鼻窒病	鼻窒	1. 以长期持续鼻塞，呈间歇性、交替性鼻塞，鼻涕量多为主要症状；或伴有头昏，记忆力下降，失眠，耳鸣，耳内闭塞感等症 2. 病程长，疲劳，感寒后症状加重，易并发耳胀、耳闭	慢性鼻炎
	鼻槁病	鼻槁	1. 以鼻中干燥，鼻塞，无涕或少涕，或鼻腔有脓痂，有恶臭为主要症状；伴有头痛，头昏，记忆力下降，嗅觉丧失，鼻衄等症 2. 起病缓慢，症状逐渐加重，病程较长；常易并发慢喉痹、干燥综合征等 3. 多见于女性，气候干燥、寒冷、环境空气污染、体质虚弱等因素容易发病	萎缩性鼻炎、干燥性鼻炎
	鼻鼽病	鼻鼽，鼻嚏	1. 以阵发性鼻痒，连续喷嚏，鼻塞，鼻涕清稀量多为主要症状；伴有失嗅，眼痒、咽喉痒等症 2. 起病迅速，症状一般持续数分钟至数十分钟；间歇期无喷嚏及鼻塞，可并发荨麻疹、哮喘等病 3. 常因接触花粉、烟尘、化学气体等致敏物质而发病，有时环境温度变化亦可诱发	过敏性鼻炎

续表

6. 耳鼻喉科病

专科系统	国家标准病名	传统病名	诊断依据	备考
鼻病类	鼻渊病	鼻渊，脑漏，脑渗	1. 以大量黏性或脓性鼻涕，鼻塞，头痛或头昏为主要症状；急性鼻渊伴发热及全身不适 2. 急性鼻渊发病迅速，病程较短；若治疗不彻底，则迁延为慢性鼻渊，病程较长	急、慢性鼻窦炎
	鼻衄病	鼻衄，衄血，衄	1. 以鼻腔出血为主要症状，一般发病较急，出血严重者可致休克 2. 气候干燥、恼怒、饮酒、鼻部外伤等所致或诱发	各种原因所致的鼻出血
喉病	乳蛾病 急乳蛾病 慢乳蛾病	乳蛾，喉蛾，蚕蛾	1. 以咽痛、吞咽困难为主要症状，急乳蛾病有发热；慢乳蛾病不发热或有低热 2. 急乳蛾病起病较急，病程短；反复发作则转化为慢乳蛾病，病程较长	急、慢性扁桃体炎
	喉痹病 急喉痹病 慢喉痹病	嗌痛，咽肿，嗌肿，喉风喉闭，喉丹喉痹等	1. 急喉痹病：咽痛，病情重者有吞咽困难及恶寒发热等症，起病急，病程较短 2. 慢喉痹病：以咽部干燥，或痒、疼、异物感等为主要症状，病程较长，咽部不适时轻时重，多由烟酒过度或急喉痹病转变而来	急、慢性咽炎
	梅核气病	梅核气，喉吤	1. 咽中似有梅核或炙脔，或其他异物梗塞感，并随情绪波动而发作为主要症状 2. 检查无器质性病变 3. 一般见于成人，多见于女性	咽神经官能症、癔病
口齿病类	牙宣病	牙宣	1. 以牙龈出血或龈齿间溢脓，牙齿松动，影响咬嚼为主要症状 2. 缓慢起病，逐渐加重，严重者发展为全口牙齿松动；病程中有急性发作的牙周脓肿，局部红肿热痛，脓液量多，伴有发热和口臭	牙周炎、牙龈炎
	口疮病	口疮，口疳，口破，口疡	1. 口腔黏膜出现单个或数个直径为3~5cm的溃疡，灼热疼痛为主要症状 2. 起病较快，一般7天左右愈合，若此起彼伏，则病程延长，愈后常易复发	复发性口疮、口疮性口炎、口腔溃疡

续表

7. 骨折科病

专科系统	国家标准病名	传统病名	诊断依据	备考
骨折病类	骨折病	折疡,骨折	1. 有外伤史 2. 可有全身表现,如发热等 3. 有外伤的一般表现,如疼痛,肿胀,活动功能障碍 4. 有骨折特征:畸形,骨擦音,骨干部的异常活动(如假关节)	骨折
脱位病类	脱位病	脱骱,脱臼,脱位	1. 局部有疼痛和压痛 2. 局部肿胀 3. 相应关节功能障碍和畸形 4. 关节盂空虚 5. 弹性固定	脱位
伤筋病类	伤筋病	伤筋,筋绝,筋断	1. 早期:局部剧痛、肿胀、功能障碍 2. 中期:伤后3~4天,瘀血渐化,肿胀渐消,疼痛渐减,功能部分恢复 3. 后期:伤后2~5周,瘀肿消退,疼痛不明显 4. 慢性:局部隐痛、酸楚、肿胀,功能障碍,劳累或受凉时加重,有明确的压痛点	软组织挫伤
	落枕病	落枕,失枕	1. 一般无外伤史,多因睡眠姿势不良或感受风寒后所致 2. 急性发病,睡眠后一侧颈部出现疼痛、酸胀,可向上肢或背部放射,活动不利,活动时伤侧疼痛加剧,严重者可使头部歪向病侧 3. 患侧常有颈肌痉挛,胸锁乳突肌、斜方肌、大小菱肌及肩胛提肌等处压痛,在肌肉紧张处可触及肿块及条索状的改变	颈肩部软组织劳损
	漏肩风病	漏肩风,露肩风,肩凝风,肩凝症,冻结肩,五十肩	1. 慢性劳损,外伤筋骨,气血不足受感风寒湿邪所致 2. 好发于50岁左右,女性发病率高于男性,右肩多于左肩,见于体力劳动者,多为慢性发病 3. 肩周疼痛,夜间尤甚,常因天气变化及劳累而诱发,肩关节功能障碍 4. 肩肌萎缩,肩前、外、后均有压痛,外展受限,出现"抬肩"现象	肩关节周围炎

第五节　中医药的辨证论治

近年来,“辨证论治”成为讨论的一个亮点。有人认为无证可辨,如何辨证论治?有一位老中医居然怀疑辨证论治之价值。有人认为辨证论治应改为辨病论治。笔者对此问题有如骨鲠在喉,不吐不快。

辨证论治之精神,来源古远,但加以提倡宣扬,是在新中国成立之后、中医学院成立之初,第2版中医学院教材编写之时。卫生部前副部长郭子化在庐山教材会议上提出把辨证施治之精神写入教材之中。后来经时间之推移,大多数学者同意定名为“辨证论治”。这是名称提倡之由来。

辨证论治是什么?它是中医药学中临床医学的灵魂,是总的指导思想,而不仅仅是一个简单的方法问题。千万别把其应有的地位降低了。辨证论治的思想孕育于《内经》,发挥于《伤寒杂病论》,《伤寒论》提倡“脏腑经络先后病”。“辨证论治”的内涵由此奠定基础。其最主要的内容是无论“外感”与“杂病”的病证,都不能凝固地、一成不变地看待疾病,疾病的全过程是一个变动的过程。这一主导精神与《易经》一脉相承——“易”者变易也。这一观点又与中医另一个精髓论点“整体观”相结合,外感病之变化概括于“六经”整体之中,“杂病”之变化概括于“脏腑经络”之中。“传变”之论,中医学并不禁锢于仲景时代,到了清代温病学说的成长,发明了“三焦辨证”、“卫气营血辨证”等论,从而对发热性流行性传染病的认识与治疗从19世纪到20世纪的前半叶达到世界的最高峰,在抗生素发明之前,西医治发热性疾病,与中医之疗效相去甚远。

实践是检验真理的唯一标准。谁掌握好辨证论治之精髓,谁的疗效就好。疾病谱日新月异,有深厚的辨证论治理论基础,又有实践经验的中医学者可以通过辨证论治的途径去研究新的疾病并进而治愈之。

有人说无证可辨怎么辨证?这是要贬低辨证论治者最喜欢说的道理。其实所谓无证可辨引用最多的就是人无症状,小便检查有蛋白、红细胞或白细胞之类的疾病。这类病西医能检查出来,但目前似乎仍无治愈的办法。笔者不会要求患者进行检查,患者拿来化验单只作参考,而运用辨证之法,却治好一些顽固之蛋白尿患者及尿有红白细胞之患者。靠的是什么?靠的是症,脉,舌等四诊合参加以辨证。

从未听说有人问无病可辨的患者怎么治?笔者几十年来也治疗过一些这类患者,即生化检查一切正常,体征正常的患者,例如,在20世纪70年代某医院邀请笔者会诊中山大学一教授,经过多种检查,不能确诊是什么病。乃名之曰“厌食症”,患者一切检查正常,就是不想吃饭,吃不下饭与其他食品,乃日渐消瘦,卧床不起,声音低微。经过辨证,认为他脾胃虚衰,宜大补脾胃,用大剂健脾益气养胃之剂治之,半个月许已能行走,不到一个月出院矣。又如一女职工,症见头晕,时止时作,发作晕甚,经各种检查不能确诊,笔者以甘麦大枣汤加减治愈。

西医诊断不明的病多矣,为什么不说无病可辨如何辨?

最近有文章拟将辨证论治改为辨病论治。我认为不妥,且无此必要。因为这个问题,早在中医药院校二版教材——《中医诊断学》中已阐述清楚。辨证论治包括辨病,不排斥辨病,但比辨病高一筹。第五版《中医诊断学》教材在“辨证要点”中提出:①四诊详细而准确,是辨证的基础;②围绕主要症状进行辨证;③从病变发展过程中辨证;④个别的症状,有时是辨证的关键;⑤辨证与辨病的关系。

辨证与辨病的关系中,详细论述了“病”与“证”的关系,并指出:如果说辨证是既包括四诊检查所得,又包括内外致病因素及病位,全面而又具体地判断疾病在这个阶段的特殊性质和主要矛盾的话,那么,辨病不同之点是:按照辨证所得,与多种相类似的疾病进行鉴别比较,把各种类似的疾病的特征都加以考虑,因而对患者的证候进行一一查对,查对的过程中,便进一步指导了辨证,看看有没有这种或那种疾病的特征,再把类似的疾病一一排除掉,而得出最后的结论。在得出结论之后,对该病今后病机的演变,心中已有一个梗概,在这个基础上进一步辨证,便能预料其顺逆吉凶;而更重要的是经过辨病之后,使辨证与辨病与治疗原则与方药结合得更加紧密,以达到提高治疗效果,少走弯路之目的。

从辨证—辨病—辨证,是一个诊断疾病不断深化的过程。

大学生读的教材对辨证与辨病已论述很清楚,现在要改名辨病论治以取代辨证论治,有什么意义呢?辨证—辨病—辨证这一诊断过程,足以说明:辨证论治可以概括辨病论治,辨病论治不能概括辨证论治。“辨病论治”论者,可能是想引进西医之说以改进中医,因为西医对疾病的诊断至为重要。不知如此一来便把中医之精华丢掉了。

笔者曾经在某专区人民医院带教,适遇该医院一胎死腹中的患者,妇产科曾用非手术手段治疗10多日无效,再行手术又怕过不了感染关,邀余会诊。经辨证属实证实脉,乃按常法予平胃散加玄明粉、枳实,1剂,是夜完整排出死胎。医院以为偶中,后数日又入院一患者,邀会诊,经辨证属体虚病实之证,初用养津活血行气润下之法未效,改用脱花煎亦无效,再予平胃散加芒硝2剂亦不见效。考虑辨证不误,用药不力,后用王清任的加味开骨散1剂,重用黄芪120g,当归30g,川芎15g,血余炭9g,龟甲24g(缺药),1剂,下午8时加艾灸足三里、针刺中极,是夜11时产下一脐带缠颈之死胎。

上述2例经西医诊断同为过期流产,诊断无误,但中医之辨证论治则一攻一补,天壤之别也。

又如曾会诊一车祸青年,颅脑损伤,合并脑出血,经西医方法处理,昏迷不醒已2天,笔者按中医辨证为血瘀内闭。患者不能口服中药,以上病下取之法用桃仁承气汤加味灌肠,得泻下,翌日开始苏醒,共灌肠4天,第5天改为口服,仍以桃仁承气汤加减并服安宫牛黄丸,后痊愈出院,未见后遗症。又如本院一位科主任亦遇车祸,未见昏迷,但头晕呕吐,闭目不愿开眼。邀会诊,辨证为痰瘀内阻,治以除痰益气活血,用温胆汤加黄芪、桃仁、红花之属,后大为好转。上述2例经CT与MRI之诊断,均属脑挫伤脑出血,只有轻重及部位之不同,按辨病则2例所用西药相同,但根据辨证用药则大不相同也。

笔者是内科医生,对妇产科及骨伤科本属外行,既然被邀,只得按中医之辨证论治提出治法与方药。所治得效功在辨证论治之学习也。

或曰这些个别病例,说明不了问题。且看看国家“七五”攻关科研项目——流行性出血热之研究成果:南京周仲英组治疗1127例,其结果为:中医药组治疗812例,病死率1.11%。西医药对照组治疗315例,病死率为5.08%($P<0.01$)。疗效优于对照组。由于时、地、人等有关条件不同,西医辨病为同一种病,但辨证论治截然不同,证明辨证论治比辨病论治的西医药组效果明显为优。

时至今日,中医之辨证论治,并非封闭式的。他们把西医之辨病容纳于中医之辨证论。治之中,便产生超世界水平的成果。反之,如果以“辨病”取代中医之辨证学说,则中医药学将会倒退,不可等闲视之也。

第六章　临床各科诊断概要

第一节　妇科诊断概要

男女生理功能有区别、疾病的发生有差异，故在诊疗疾病时必须审察其异同，注意掌握妇科诊法的特点。

妇女生理结构的特点是有胞宫、胞脉、产道、阴户等。胞宫，即子宫，又称女子胞，位于下腹正中盆腔之内，在膀胱之后、直肠之前，下口连接产道（阴道），形状似倒置的梨子。胞宫的主要生理功能是排出月经和孕育胎儿。胞宫通过胞脉与心、肾紧密联系，胞脉属心而络于胞中、系于肾。产道与阴户是月经、胎儿排出的通道。由于妇女有这些生理结构的特殊性，故有月经、胎孕、产育等特殊生理功能，且会发生经、带、胎、产等各种病变。

月经，又称月信，系周期性的子宫出血。月经来潮是女子发育成年的表现。一般月经周期为25～35天，每次行经3～7天，经量一般50～100ml，其色暗红、不稀不稠、无特殊臭味。女子一般在14岁左右开始行经称初潮，行经后就具有生育能力。至50岁左右月经停止，称收经（断经），收经后就失去生育能力。这是正常的生理现象，即《内经》所说："女子七岁肾气盛，齿更发长，二七而天癸至，任脉通，太冲脉盛，月事以时下，故有子，……七七任脉虚，太冲脉衰少，天癸竭，地道不通，故形坏而无子也"（按：二七即14岁，七七即49岁）。

月经的主要成分是血，故有"妇女以血为主"之说。血的化生、运行、统摄依赖于气，气又靠血来滋生，即"气为血帅，血为气母"。而气血又共同化生于脏腑，运行于经脉，是月经、胎孕、哺乳等生理活动的物质基础。故五脏安和、气血调顺则月经正常。月经与肾的关系尤为密切，因肾为先天之本、主藏精，是人体生长、发育、生殖的根本，故肾气充盛则月经调顺。气血运行于经脉，月经与经络关系也极为密切，特别是冲、任、督、带等脉尤其重要。冲脉、任脉皆起于胞中，冲为血海、任主胞胎。冲脉是十二经脉气血汇聚之处，为气血运行的要冲，所以，太冲脉盛则月经调顺，太冲脉衰则月经不调或断绝。任脉为阴脉之海、主一身之阴，凡精血津液等阴液由任脉总司。任脉与胞宫相联，具有濡养胞宫、妊育胞胎作用。督脉主一身之阳，与任脉同出会阴，任脉行于身前（胸腹正中），督脉行于身后（背部正中），两脉至唇口而合于龈交穴，循环往复，维持阴阳脉气的平衡以调摄气血，且与冲脉共同作用维持月经、孕产等生理功能。另有带脉，起于季肋之端，绕腰一周、络胞而过，如带束腰，从而约束全身经脉，促进其相互联系，并与胞宫、胞脉密切相关。故说：冲、任、督三脉同起而异行，一源三歧，皆络于带脉，均对月经起重要作用。

总之，妇女的正常生理特点靠脏腑、气血、经络的功能活动以维持，特别是肾气充盛，冲任督带的脉气调顺，气血和畅则经、孕、产正常。一旦因种种致病因素引起肾气亏耗，冲任督带脉损伤，气血失调，则将引起经、带、胎、产等疾病的发生与发展。一般都是因直接或间接损伤冲任督带四脉才发生妇女病证。例如，冲脉受病易致血海蓄溢失常而发生月经失调、流产等；任脉受病易致阴液不固而有带下、不孕、癥瘕等证；督脉受病易致阳气虚衰而不孕；带脉受病易致诸脉失调发生带下、子宫脱垂等证。因此，诊治妇女疾病必须注意这些生理病理特点。

一、妇科四诊概要

诊察妇女疾病，必须熟练掌握四诊，并根据妇女生理病理特点，重点诊察与经带胎产有关的各种症状表现。必要时还可运用妇科检查的方法检查病情，或进行血液、小便等化验检查，以及应用各种医疗仪器辅助诊断。现仅分述妇科四诊特点。

（一）问诊

妇科应着重于经带胎产的问诊。

1. 问月经

问月经初潮年龄，月经周期间隔多久，行经天数、经量多少，经色深红或浅淡，经质稀薄或稠厚，有无恶臭气味，有无夹杂血块，就诊前末次月经日期。此外，还要问行经期间或经前经后有无伴腰、腹、胸、胁疼痛，饮食与二便如何等。

按个体发育情况不同，月经初潮年龄略有差异，一般 14 岁初潮，但也有 16～18 岁始初潮，或有 13 岁左右已初潮。发育较早者月经初潮较早。如初潮年龄太迟，或甚至不行经，多因体弱血虚、肾气未充、冲任不盛。周期一般间隔 25～35 天一潮，如周期间隔太短，常因血热；间隔太长常因血虚。如或前或后不定期，常因肾虚或肝郁。行经天数一般 3～7 天，如行经天数太少或太多，经量过少或过多，多因气血失调而致。经色深红为热，浅淡为虚。经质稀薄为虚，稠厚为热，若夹有血块是有瘀。如经前腹胀痛者，常因气郁或血瘀。经后小腹绵绵作痛者多属血虚。育龄妇女如月经闭止而无病态者应注意是否受孕。老年妇女如停经后又突然再行经，宜注意血证或癥瘕等病变。

2. 问带下

问有无带下，带下颜色如何，量多少，质清稀或污浊稠黏，气味如何。一般带下稀白而腥多为虚、为寒；黄稠臭秽多为实、为热。带下黄而多常因湿热下注。带下赤白、淋漓不断、微有臭气，多属肝经湿热。

3. 问前后二阴

问阴部有无瘙痒或坠胀、疼痛。如前阴下坠胀痛，常因气虚下陷，见于阴挺证（子宫下垂）。阴部瘙痒，常因湿热下注。

4. 问胎产

已婚妇女需问怀胎次数，有无难产史，有无小产、流产史，了解有否不孕或习惯性流产等病情。怀孕妇女需问妊娠月数，有无腰腹酸痛，下阴有无流血，有无浮肿、呕吐等情况，从而了解孕期是否出现病态。产妇需问分娩经过，产时出血情况，以及产后恶露的量、色、味如何，以便了解有无瘀血、有无产褥病等证。产后应问饮食、大小便情况及乳汁多少，以了解胃气强弱、津液盛衰。

5. 其他问诊

妇女体质往往较柔弱，且有经带胎产等生理病理情况，故还需问及易诱发疾病的各种有关因素，例如，月经期有无涉水或居住湿冷地方，有无过食生冷或燥热食物，孕期产后是否过度操劳等。易致七情内伤的家庭、婚姻、子女情况，必要时均应问及。妇女在不同年龄期间，发生的病证也有差异，例如，少女可有月经失调，少妇常有胎产病证，老妇则多见妇科杂病。故问年龄也有助于诊断。

总之，妇科门诊需细心详尽，必须注意引导患者打消顾虑，如实反映病情。

（二）望诊

妇科望诊应注意以下几方面的特点：

1. 望面色

一般仍按望诊所述的色诊方法来了解病变，但尚应注意与经带胎产有关的要点。如面色青黑而紫暗，常因有瘀血，可见于痛经、经闭、癥瘕等证。如苍白或萎黄是血虚，可见于月经过少、经闭等证。面色红多是血热，可见于月经先期、月经过多、崩漏等证。如面色黄而淡白，多属脾虚、痰湿内困，可见于带下病。面色黄而晦暗是津液亏耗，可见于月经过少、经闭、不孕等证。如面白而颧红，是阴虚火旺，可见于虚热闭经。面色㿠白而形体肥胖则多属阳气虚，可见于月经过多、带下等证的偏虚寒者。面色白、唇色淡白而形体较消瘦者，一般属气血虚，可见于痛经、白带、不孕等证。如面色青白、爪甲色青，一般是阴寒腹痛，可见于痛经证。如面色黑而晦暗，是肾气虚衰，可见于经闭、不孕、带下等证。总之，可从五色主病来诊察妇科病证。还有的孕期面部出现少许暗斑，称为妊娠斑，一般在产后逐渐自行消退。

2. 望唇色

唇色一般与面色、舌色相应。如唇红赤是血热，鲜红是阴虚火旺，可见于月经过多、月经先期、崩漏等证。唇色淡白则为脾虚、血虚，可见于经闭或崩漏等证。唇色青是虚寒或痛证，多见于痛经、癥瘕等证。

3. 望舌

望舌以舌质色泽为主要。淡白舌是血虚，淡白不荣则气血两虚，可见崩漏日久、经闭、月经过少、月经后期等证。红舌主热，一般为血热，可见于月经过多、月经先期、崩漏等证。舌紫绛而干为热在血分，一般为阴虚火旺，可见于月经先期而量少。舌青紫而暗晦，或青紫有瘀斑、瘀点，常是血瘀，可见于痛经、闭经、癥瘕，也可见于产后血晕、胎死不下。舌淡紫而滑，则为阳虚，可见于月经后期、带下、不孕等虚寒证者。脾虚带下日久者，常见舌质浮胖、舌边齿印明显。其余舌诊内容参阅诊法章节。

4. 望胸腹

妊娠妇女必要时要珍视乳房。一般受孕后随着妊娠月数的增加，孕妇乳房逐渐饱满胀大，乳头及乳晕色黑，至产后则可有乳汁泌出。妊娠七、八个月之后，从孕妇腹部可观察其怀胎情况。古医书曾记述如孕妇腹大如釜，脐硬，主男胎；如腹大如箕，脐软，主女胎。此望诊经验仅供参考。

5. 望阴部

古时因封建礼教影响，极少诊察妇女下阴。目前，临床上已广泛应用妇科检查来诊察妇女病，妇科检查已成为妇科医生必须掌握的诊断方法。请参阅妇科专书。

（三）闻诊

闻诊也包括听声音、嗅气味等内容。基本上同第三章闻诊节，但若已婚育龄妇女停经后有干呕声、见食即呕吐而无其他症状者,都是妊娠恶阻。

闻气味一般以月经、带下气味为主。正常月经及少量白带均略有腥味,如行经时其气味臭秽为热,其气味腥臭为寒。崩漏证如其气味恶臭、腐蚀如败卵的,多属凶险证候。带下量多且其气味臭秽因湿热下注,其味腥臭也为虚寒。带下味臭如败卵也为凶险重证。如产后恶露量多而臭秽、伴发热者,多为产褥热。闻经带等气味应结合问诊,经常只能由患者自己陈述。

(四) 脉诊

妇人以血为主,切脉对诊病颇有重要意义,特别在月经、胎产期间,脉象可有不同表现,应辨别其常态或病态。通常妇女脉象较柔弱,右手脉略大于左手,尺脉较盛。而因经、带、胎、产等情况,脉象可出现生理性或病理性变化,简述如下。

(1) 月经脉:正常妇女月经将至或行经期,脉象一般是左手关、尺脉洪大于右手,或两寸浮数,两关脉弦。妇女月经失调,则出现病脉。例如,脉弦疾或两尺洪大滑数,是冲任血热,可见于月经先期或经量过多者。如脉细数,为血热伤津、阴虚火旺之征,可见于月经先期、漏下淋漓者。闭经证一般如尺脉细涩是虚证,尺脉弦滑是实证。

(2) 带下脉:白带多,脉滑数是湿热。白带清稀,尺脉沉迟属肾阳虚衰。

(3) 妊娠脉:《内经》说:"阴搏阳别,谓之有子。""妇人手少阴脉动甚者,妊子也。"阴搏阳别指尺脉(属阴)搏动应指,异于寸部阳脉,是有孕的脉象。因尺脉属肾,女子胞系于肾,妊娠时因胎气鼓动,就出现尺部脉滑动异于寸部脉。手少阴指心脉,心主血而聚百脉,血聚以养胎,所以妊子时左寸部脉滑动。这里所指的脉动,即搏动流利,也即孕妇脉滑。换句话说,妇女无病停经而见脉滑,应考虑是否妊娠。或停经后六脉平和,尺脉按之不绝,或在寸滑动,均为有孕之征。但如孕妇六脉沉细短涩,或两尺脉弱,多为气血虚,肾气不足,应注意流产征象。在妊娠恶阻呕吐剧烈时,或可见到促、代脉,乃因呕吐频繁,脉气不能相接续,随着孕期月数的增加、恶阻的好转,则不会再有促、代脉。

临证应注意诊断早期妊娠不能单凭脉象,须结合各种相应检查,以免漏诊。

(4) 临产与产后脉象:一般认为,妇人临产时会出现离经脉,即脉来离其经常度数。这是因为临产时胎在腹中作动,胞宫阵缩,故出现急切的脉象。又有人指出,孕妇两中指两侧有脉应指搏动,如搏动延伸至中指顶节,且腰腹阵痛,是临产之征。临产脉象可供参考,但今多以检查子宫颈口开合情况为据。

妇人产后气血亏虚,脉象一般均转为小缓,即脉虚缓和平为产后常脉。反之可出现各种病脉,须结合四诊诊治之。

二、妇科辨证概要

妇科辨证一般原则与内科相同,但需掌握妇科四诊特点,根据妇人生理病理特点来辨证施治,特别对妇人特有的经带胎产病证应着重检查。

(一) 经带病证举要

1. 月经病证

常见月经病证有月经先期、月经后期、经行先后无定期、月经过多、月经过少、痛经、崩漏、经闭、经前或经期吐衄、便血、泄泻等,以及断经前后诸证。现扼要分述其证型。

(1) 月经先期:月经周期提前八、九天,甚至一月两至,称为月经先期。一般认为多属热证,有实热、虚热之分。实热型是冲任血热,表现为月经提前且量多,色紫稠黏,且必然有苔黄、脉滑数或弦数等热象。虚热月经也提前,但量稍少,色红稠黏,且有五心烦热、脉细数等阴虚火旺表现。还有气虚证型,多因血失统摄而月经提早,其量也多,但色淡清稀,且有神疲气短心悸、舌淡脉虚等气虚证候表现。《景岳全书》说:"所谓经早者,当以每月大概论。所谓血热者,当以通身藏象论。勿以素不调而他见先期者为早,勿以脉证无火而单以经早者为热。若脉证无火而经早不及期者,乃其心脾气虚不能固摄而现。"概括地论述了月经先期的辨证纲要。

(2) 月经后期:月经周期延后八、九天,或每隔四、五十天一至,称月经后期。《景岳全书》说:"凡血寒者经必后期而至。"故以寒证居多。有实寒、虚寒之分。实寒者经期延后,月经清稀,色暗红而量少,小腿冷痛,兼见实寒脉证。虚寒经色暗淡,量也少,质稀,腹痛喜暖喜按,兼见阳虚脉证。又血虚、气滞也致月经后期。血虚者经期延后量少色淡,经后小腹隐痛、疼痛绵绵,兼见血虚脉证。气滞者多因肝气郁结致月经延后,经色正常,经量少或时多时少,小腹胀痛,兼见气滞诸证。

(3) 经行先后无定期:月经周期紊乱,或早或迟,或先或后。多因肝郁气滞或肾虚。肝郁气滞者经量一般较少,但也可时多时少,经色、经质一般正常;行经不畅,兼血瘀者则可有瘀块,且有胸胁闷痛、脉弦等证。肾虚型经来或前或后,量少色淡质清稀,兼见肾虚脉证。

(4) 月经过多与月经过少:月经周期虽基本正常但排经量多,行经时间延长,称月经过多。有血热与气虚之分。血热者一般色深红质稠,或偶有血块,兼见热证舌脉。气虚者行经时间延长,色淡清稀,兼见气虚诸脉证。

月经周期虽正常但经量少,行经时间短,称为月经过少。有血虚、血瘀两证型。血虚者经血甚少,行经一天左右即净或仅见点滴经血,经色浅淡,兼有血虚诸脉证。血瘀者经来不畅而量少,经前或行经期腹痛,有瘀血块,血块排出后腹痛稍减,舌紫暗,或有瘀点瘀斑,脉沉涩。

(5) 痛经:行经期或经前经后小腹疼痛较剧、较频发者称痛经,常可伴有腰酸痛,可分虚实。《景岳全书》说:"……实痛者多病于未行之前,经行而痛自减,虚痛者于既行之后,血去而病未止,或血去而痛益甚……"以疼痛期间分虚实。一般实证包括气滞血瘀型痛经,及寒湿凝滞血脉的痛经证。前者有气滞血瘀脉证,且病可因瘀块排出而减轻;后者兼见寒湿脉证,即舌苔白腻、脉沉紧,腹痛喜暖,得暖痛减。虚证经色淡量少而清稀,小腹痛而喜按,包括气血虚及肝肾虚证。前者经期或经后腹痛绵绵,且有气血虚脉证;后者常伴腰酸痛,并有头晕耳鸣等肝肾虚脉证。

(6) 妇女不在行经期阴道大量出血,或持续下血、淋漓不断,称为崩漏。一般以来势急、出血量多的称崩;出血量少,但淋漓不断称漏。《济生方》说:"崩漏之病,本乎一证,轻者谓之漏下,甚者谓之崩中。"临床上往往难以截然分开,常合称之。一般可分为血热崩漏、气虚崩漏、血瘀崩漏。血热者出血量多,来势急骤,持续日久,经血深红,且有烦躁、舌红苔黄、脉数等热象。气虚者出血也多或淋漓不绝,红色较淡红而清,有脉虚弱、舌淡嫩、纳呆神疲气虚脉证。血瘀者下血有瘀块,色紫红,腹痛拒按。若崩漏证迁徙日久,必然导致气血虚损,则需辨别是否有虚实夹杂等证(参阅八纲辨证、气血辨证)。

其余月经病证请参阅妇科专书。

2. 月经异常辨寒热虚实

月经的异常(失调),包括了月经周期的迟早、经量的多少、经色的深浅、经质的稀稠等方面。其常见病证已如上述。现以月经异常及其脉证表现来辨别寒热虚实(表6-1)。

表 6-1　月经异常辨寒热虚实

	热		寒		实		虚		
	实热	虚热	实寒	虚寒	肝郁、气滞	血瘀	气虚	血虚	肾虚
周期	提前	提前	延后	延后	先后无定，或闭经	不定或崩漏	提前或崩漏	延后或闭经	先后无定
经期	延长	淋漓多日	缩短	缩短	不定	不定	不定	缩短	延长
经量	多	稍少	少	少	少，或时多时少	少，经来不爽	多	少	少或不定
经色	鲜红、紫红	鲜红	暗红、淡红	暗淡	正常或深红	紫暗	淡红	淡红或黄水色	淡红
经质	稠黏	稠或稀	清稀	稀	正常或浓稠有凝块	有凝块、瘀块	稀薄	稀	清稀
气味	臭秽		腥臭						
小腹痛	经前或经期痛	经后隐痛	经后冷痛	疼而喜暖	胀痛，经期加重	经前或经期痛，拒按	小腹坠痛	经后腹痛绵绵	腹胀痛
腰胁痛面色	红赤	颧赤	腰酸痛青白	腰酸痛白	胸胁痛青白	青黑、紫暗	腰酸乏力淡白	腰酸萎黄或苍白无华	腰酸痛暗晦
舌象	质红苔黄	红绛、苔少薄黄苔	质淡苔白	淡嫩、苔白滑	舌暗红	质紫暗有瘀点瘀斑	淡红、苔白	舌淡白苔花剥	舌淡、苔白
脉象	滑数	细数	沉紧	迟细	弦或弦涩	沉弦或沉涩	虚、弱	细、弱	虚、弱
其他	渴而喜饮，尿赤便秘，可有发热	五心烦热午后潮热盗汗	手足不温、恶冷	形寒肢冷，口淡便溏	精神抑郁、喜太息，心烦，经前乳胀	口干不渴，或者皮肤甲错	体倦声低，心悸，气短	眩晕心悸，手足发麻	神疲，气短乏力，头晕耳鸣，夜尿多，便溏

3. 带下病证

带下病有广义与狭义之分：广义指带脉以下疾患，即妇科病统称；狭义指阴道不正常溢液，即通常所指的带下病证。正常生理情况下，妇女经常有很少量白色黏稠液体自阴道渗出。如其量、色、质异常，是为病态。带下病是妇女常见病，故有“十女九带”之说。根据带下颜色，可分为白带、黄带、赤带、赤白带、青带、黑带、五色带等。诊断带下病证主要辨虚实：虚证多是脾肾不足，实证多是肝热或湿热下注。一般来说，白带多属脾虚或肾虚，其证见带下色白而清稀，淋漓不断，阴部不痒、神疲纳呆，或伴下腹隐痛，腰酸痛。黄带多属湿热，其证见带下色黄如茶汁，黏腻臭秽或有阴中肿痛，下腹痛，且有舌红苔黄腻，脉滑数等湿热脉证。赤带即阴中流出赤褐色黏液，似血非血。赤带初起多属湿热、肝火，其证见带下量多，黏腻腥秽，口苦且渴，便秘、小便短赤或尿痛、尿血等。赤带久者多属虚证，有虚热、虚寒之分。虚热者见带下色赤，稠黏腥秽，头眩眼花，心悸心烦，口干，寐少，舌质红或绛，少苔或光剥，脉细数。虚寒者见带下色赤，久久不止，且有脾虚不能统血摄血诸症状。赤白带则多因湿热，其证见带下赤白相杂，量多，黏腻腥秽，阴户湿痒等。青带、黑带、五色带较少见，从略，详见妇科专书。

带下病辨寒热虚实根据带下性状、全身症状及舌脉表现，可辨别其寒热虚实（表 6-2）。

表 6-2 带下病辨寒热虚实

	实热(湿热、肝火)	虚寒(脾虚、肾虚)
带下		
色	黄或赤白、黄白	白或淡黄
量	多	多,淋漓不断
质	稠黏	清稀如涕如唾
气味	臭秽	无臭秽,味腥
其他脉症	阴痒,口苦咽干,尿短赤	神疲乏力,纳呆,便溏
	或尿频、尿痛	腹痛,腰酸痛,尿清长
	舌红、苔黄腻	舌淡嫩或有齿印
	脉弦、滑、数	脉细、弱、虚

妇女带下病证与月经病证可能同时发生,在诊断上仍以四诊八纲为原则,以月经病、带下病的辨证概要作为诊察要点,确切掌握整体观、辨证施治特点,则能有效地诊疗妇科疾病。

(二) 胎产病证

从略。请参阅妇科专书。

第二节　儿科诊断概要

小儿处于不断生长发育的过程中,在生理特点上与成人大不相同,在感染疾病、病情变化上与成人颇有差别,所以在疾病的诊断治疗方面有其特殊性。不能误认为小儿只是成人的缩影,而必须充分熟悉小儿的生理病理特点,掌握其四诊辨证要领,才能正确诊断小儿疾病。

儿科范围一般指初生至14岁左右。正常情况下,小儿出生后就不断发育成长,童稚时机体发育未成熟,故其脏腑娇嫩、形气未充,经脉未盛、神气怯弱。如《小儿药证直诀》所说:"……五脏六腑,成而未全,……全而未壮。"故有小儿是稚阴稚阳之体的说法。换句话说,即小儿机体柔嫩,脏腑生理功能未臻成熟完善。且由于小儿不断发育成长,故又有生机蓬勃、发育迅速的特点。《颅囟经》说:"三岁以下,呼为纯阳。"纯阳即指生机蓬勃,有如旭日东升、草木方萌。随着年龄的增长,阴生阳长、气血渐充、形体渐壮,机体的生理功能也日趋成熟完善。

小儿既有内脏精气未足、卫外功能不固,及生机蓬勃、发育迅速的特点,患病则有易病、易变、易愈的表现。小儿易于发病,乃因其机体娇嫩,外易为六淫所侵,内易为饮食所伤。即古医书所说的"肠胃脆而多伤乳食,筋骨嫩而易感风寒"。患病后又易发生各种病情变化,因其稚阴未长,疾病易化热化火而形成肝阳有余、肝风易动的壮热、惊厥、昏迷,以及易发生痰热蕴肺等实热证。又因其稚阳未充,易形成面白肢冷、心阳虚脱等虚寒证。即患病时,寒热虚实变化较多、传变迅速。另一方面,小儿处于生长发育阶段,脏气清灵,易趋康复。也即小儿生机活泼,随拨随应,合理的治疗易取得预期效果。况其病因较单纯,七情的影响极少,有利于康复。

明了小儿的生理病理特点,且进一步掌握其四诊辨证要领,是儿科诊断的关键。

一、儿科四诊概要

古称儿科为"哑科",即小儿不会陈述病情,不善于用语言表达痛苦,而往往多啼哭吵闹。故在四诊方面着重于望诊,而门诊以向其父母或陪同人询问为主。

（一）望诊

基本内容同诊法章，但应着重以下要点。

1. 全身望诊

小儿正常时应精神活泼，动作灵活，面色红润有神，形体壮实，肌肤丰润，发育与年龄相符。如小儿神态呆滞、委靡或啼哭烦躁，面色暗晦或乍青乍赤、或萎黄苍白，发育与年龄不符，均为病态。例如，小儿呆滞，发育迟缓，形体瘦弱，肌肤干瘪不荣，多见于小儿疳积证。啼哭躁动、哭声尖锐、忽急忽缓、时作时止，多见于痛证。睡眠时喜伏卧，常为食滞与虫积。此外应观察有无鸡胸、龟背、胸部串珠、下肢弯曲等畸形。舌诊方面，初生儿一般舌红无苔为正常，乳儿舌面有乳白苔也为常态。如小儿舌苔花剥如地图，多属脾胃虚弱、消化不良、或有虫积；小儿舌中有霉酱苔多因宿食不化。

2. 局部望诊

3 岁以下小儿着重于望囟门与察食指络脉（指纹）。一般前囟门隆突为实证，可见于热邪上扰、肝风妄动。前囟凹陷为虚证，可见于吐泻失水、慢惊风。前囟早闭头尖小，多有智力发育欠佳；前囟迟闭或不闭、头大如斗，两眼下视，多因脑积水或佝偻病。察食指络脉在 3 岁以下小儿有时可取代脉诊而观察病情（详望诊节）。还应观察小儿二便情况。乳儿大便溏薄、夹有白色凝块为内伤乳食；小儿泄泻如注，粪色淡黄而多泡沫，是因感受风寒外邪。小儿皮肤细嫩明润为正常，患病时应注意有无瘀、疹、丹、斑、痘、疮等病变（参阅望诊节）。此外，还应观察各局部有关病变。例如，咽喉如有乳蛾肿大，多因外感风热。耳内如肿痛流脓，多因肝胆风火上炽；耳轮青冷多因寒痛、惊风。诊视牙齿的长出与更换情况也有助于了解小儿发育情况。

（二）问诊

年幼小儿唯有向其父母或陪同人询问病情；年长儿本身虽可陈述部分病情，但有时不切实际，仍应查对。问诊内容原则上同诊法章。要着重问清主诉、发病情况、现病史等。饮食、睡眠等方面也不能忽略。小儿处于生长发育中，合理喂养、调理饮食是重要环节，故应问及是母乳哺养或人工喂养，摄食的质和量是否充足，有无偏食或嗜异食等。因小儿脾常不足，易伤饮食，特别是人工喂养不当者易致营养不良，若饮食失调则易致食滞或虫积。正常小儿睡眠应安适酣睡，年龄越小，睡眠时间越长。若睡眠不安宁，多因饮食积滞，若睡中咬牙龄齿多因有郁热或虫积。当诊治与小儿发育有关的病证如疳积、五迟五软等证时，则还要较详细查问其出牙情况、开始坐立行时间、语言口齿情况及智力状态。至于传染病的接触、防治情况，也是问诊所不能遗漏的。

（三）闻诊

主要是闻哭声和听呼吸、咳嗽声等。啼哭是小儿表达情感与疾苦的主要形式，如哭声高而急或尖叫剧哭，时作时止，往往是疼痛。啼哭呛咳，甚而呕吐痰涎，多因风邪袭肺、肺有痰热；如哭声嘶哑不清亮，多因风热客咽；一般以哭声洪大响亮为实证，哭声细小低弱为虚证。小儿呼吸平顺为正常，如呼吸急促，气息粗，甚而鼻煽，多因痰热蕴肺。如呼吸喘促、气息微弱，则为肺气虚衰。小儿咳嗽声重浊多因外感。如咳声阵作，咳时面红耳赤，涕泪皆出，称顿咳，即百日咳。如咳声如犬吠，应注意白喉、喉痹之证。

（四）切诊

小儿脉诊较难掌握，因其脉搏至数常因哺乳、啼哭、走动等因素而激增，故以睡眠及安静时诊察较准确。幼儿手臂短小,寸口三关难定,切寸口脉时往往以拇指一指定三关。脉象常以浮沉迟数辨表里寒热,以有力无力定虚实。脉象的至数因年龄而异,年龄越小,脉率越快,至数越多。通常初生儿一息七至左右,相当于每分钟120~140次;1~3岁一息六到七至,相当于每分钟110~120次,3~7岁一息五到六至,相当于每分钟110次左右,八岁以上一息四到五至,相当于每分钟80~100次。随着年龄增长,脉的至数逐步接近成人。切诊还包括按诊,常按其肌肤以测冷热,如肌肤灼热为热证,肤冷汗多则为阳气不足。如吐泻后皮肤干燥松弛是津液亏耗,皮肤逐渐粗干起皱多为疳积证。触按小儿颈部两侧,如有核肿大为痰核(颈淋巴结肿大),如肿核连珠成串多是瘰疬。小儿胸骨前突是鸡胸;脊柱隆突是龟背,皆因肾气不足发育畸形。如腹胀硬而青脉暴露,多因虫积或疳积。儿科也需四诊合参,才能作出正确诊断。

二、儿科辨证概要

(一) 五脏辨证

儿科的五脏证治辨证方法,首先见于钱乙的《小儿药证直诀》,后世医家有所补充发挥。现列表于下供参考(表6-3)。

表6-3　儿科五脏辨证纲要

五脏	所主	本病	色诊	脉象	辨证		性能表现
肝	风	大叫,目直视,呵欠,烦闷,颈项强急,四肢抽搐	青	弦	实	目直视,大叫,颈项强急,抽搐力大	常有余
					虚	咬牙,呵欠,抽搐力小	
					热	壮热饮水,喘闷,口中气热,目内青,目直视,身反折强直,或手乱捻物	
心	惊、热	惊悸,大热,叫哭,渴饮,手足动摇,神乱不安	赤	洪	实	发热,烦渴,哭叫,喜仰卧,惊搐	为热、为火
					虚	卧而悸动不安	
					热	壮热,必胸热,口中气热,欲饮冷,目上窜、目内赤,咬牙,欲言不能	
脾	湿	体重困倦,多睡,不思饮食,泄泻	黄	缓	实	困倦思睡,身热饮水,泄泻黄赤,睡不露睛	常不足
					虚	呕吐,泄泻白色,睡常露睛	
					热	目内黄,尿黄	
肺	喘	喷嚏,流涕,鼻塞,咳嗽,短气喘急,呼吸不利,哽气或长出气,闷乱	白	浮	实兼风冷	喘而气盛,咳嗽,胸满闷乱,渴而不喜饮,鼻塞,流涕,喷嚏	娇嫩
					虚	哽气或长出气,喘而少气,皮毛干燥,唇色白	
					热	喘急,呼吸不利,鼻干或衄血,手掐眉目鼻面	
					虚热	唇露红色	
肾	虚、寒	目无睛光,畏明,足胫寒而逆冷	黑	沉	主虚无实	面浮灰暗,或面色㿠白,尿清长不禁(唯疮疹肾实则变黑陷)	常虚

(二) 儿科四大证辨证举要

儿科四大证是麻痘惊疳。麻,即麻疹,又称痧;痘,包括天花与水痘,目前天花已消灭,故主要指水痘；惊，即惊风；疳，即疳积。现简要叙述麻、痘、惊的辨证要点，疳积见病因辨证章节。

1. 麻疹

又称痧子、瘄子，是儿科常见急性传染病之一。其特点是遍身出红色疹点，扪之碍手，状如麻粒。伴发热，以热性证候为主。

辨证要点：

（1）有直接接触麻疹患者史，或所处环境有麻疹流行。多发于1~5岁小儿。

（2）有先兆症状困倦多睡，呵欠流涕，不思食，发热。

（3）典型症状有初热期、见形期、收没期等病情变化。初热期似外感风热表证，但往往有脸红，眼泪汪汪，唇腮红赤，尿黄短，指纹红赤浮露，且有泄泻。有的于口腔颊黏膜近臼齿处可见针眼状小白斑，数量不等，周围绕红星，称为麻疹黏膜斑——科氏（Koplik）斑。见形期皮肤出疹，疹点从耳后发际、颈部开始渐至额部、颜面、胸腹、四肢，后达手心、足心。初为细碎鲜红疹点，隐隐于皮肤之下，磊磊于肌肉之间，大小不等，逐渐加密，互相融合后渐成暗红色。出疹时发热、咳嗽等症状加剧。疹出透后依次隐没，发热渐退，皮肤呈糠样脱屑，留下棕色斑迹，最后自褪复原。此为顺证。

（4）如疹出热不退或更高，疹点突然隐没，疹色暗晦，咳喘加剧，声音嘶哑，甚至烦躁惊厥，此为麻毒内陷逆证，须注意观察病情，及时防治。

（5）曾接受麻疹预防措施者症状往往不典型，须细心诊察。

2. 水痘

水痘又名水疱，是儿科常见的一种急性发疹性传染病。以发热、皮肤及以黏膜分批出现斑疹、丘疹、疱疹、痂盖为特点。因其疱疹形状为圆形或椭圆如痘疮、内含清亮水液，故名水痘。

辨证要点：

（1）发病带呈流行性，以1~6岁小儿患病较多。

（2）表现为热证：证候一般常见发热、头痛、鼻塞流涕、咳嗽、胃纳欠佳等，继而出痘疹。但如壮热烦躁、口干、唇红面赤、尿短赤、苔黄厚干、脉洪数，应注意内热炽盛重证。

（3）出疹特点：痘疹出现先后不一，参差不齐，皮肤上丘疹、疱疹、干痂此起彼落、同时并见。形状为米粒大小的红疹，略呈圆形或椭圆形，摸之稍觉碍手，中央有一小水疱，内含澄清液体，根脚周围有红晕。后痘疹迅速扩大，大者如豌豆，小者如米粒，大小不一。继而疱疹渐干，中央部分先行凹陷，结痂，脱痂后不留瘢痕。如痘形大而密，周围皮肤焮红，痘色紫暗，疱浆浑浊，口腔黏膜亦出痘疹，并易破成小溃疡，且热甚盛，为内热炽盛重证。

（4）水痘一般预后良好，一次患病后不再重患。

3. 惊风

又称惊厥，是儿种危重急症之一。以频繁抽风（抽痉）和意识不清为特点。《小儿药证直诀》始创"惊风"之名，并以发病的急慢、证候的虚实，分为急惊、慢惊两大类。

辨证要点：

（1）本病多发生于1~5岁小儿。发病急、病情变化快，证候危重，须及时诊治。

（2）惊风八候：搐（肘臂伸缩）、搦（十指开合）、掣（肩头相扑）、颤（手足动摇）、反（身仰后向）、引（手若开弓）、窜（目直似怒）、视（露睛不活）。此八候为抽痉的表现，同时必有意识不清。

（3）急惊风：发病急。表现为心肝火盛，热极生风，风火相煽的实热证。有痰、热、风、惊四主证，症见：痰涎壅盛——痰；高热神昏、口鼻气热——热；颈项强直、牙关紧闭、四肢抽搐——风；两目窜视、惊叫不安，面青，唇周或白，或面色乍青乍赤——惊。婴幼儿还可见前囟隆突。

(4) 慢惊风与慢脾风：发病慢，一般多由久病而来，也可由急惊风转变而成。属虚寒证。慢惊风多因脾阳虚肝风内动，症见：精神疲乏，面色萎黄，时有神志不清及抽搐等症状。慢脾风多属脾肾阳虚，症见：精神委靡，面色㿠白，口鼻气冷，手足蠕动震颤。慢惊风还有气阴两亏证型，表现为神疲虚烦，面白颜红。惊厥时急时缓，时重时轻，肢体微呈拘挛强直。

(5) 惊风证：神昏抽搐常为突然阵发，发作前常有惊跳、烦躁不安、两眼呆视、摇头弄舌、眉间唇周青白等先兆症状。发作缓解后可有嗜睡、神疲，及不同程度的意识障碍。

第三节 外科诊断概要

凡病生于体表，有局部症状可凭，如痈（包括内痈）、疽、疖、疔、流痰、流注、岩（癌）、瘿瘤、瘰疬、肛门病及皮肤病等，都属于外科学的范围（烧伤、冻伤、毒蛇咬伤、破伤风以及急腹症亦均属外科范围）。外科诊断与其他各科一样，也要运用四诊和各种辨证方法，但要结合各科病的特点。兹将外科四诊运用，辨别疮疡的阴阳属性，辨肿、痛、痒、脓的性质，以及经络与疮疡的关系等分述如下。

一、外科四诊概要

（一）望诊

主要观察患者的神、色、形态。

(1) 望神：望患者的精神状态（神气），对判断疮疡预后的好坏，有重要意义。形健神气充足，多预后良好；形羸神气衰惫或神昏，多预后不良。《洞天奥旨·论疮疡生死篇》说："疮疡形容憔悴，精神昏短……，死。"又说："疮疡奇痛奇疼而有神气，此生之机也。"

(2) 望色：主要望患部之皮肤颜色。疮疡皮色红者，多为热证，属阳；白者多为寒证，属阴；黑色者多为死肌；青紫者多为血瘀。阳证肿疡突然疮陷色褐，是走黄、内陷之征；阴证溃疡色紫暗，多疮口难敛，病程迁延。

(3) 望形态：病者形态异常，能提示病之所在。如行路脚跷者，多为下肢筋骨关节病变；驼背者，多是脊骨病变，如龟背痰、肾腧痰等。其他如脸若狮面者是麻风；皱眉苦脸者，有痛处。

（二）闻诊

主要听患者的声音和嗅溃疡的气味。

1. 听声音

即听患者语言、呼吸、呕吐和呃逆等声音。

(1) 语言：如谵语、狂言，多是疮疡热毒内陷攻心，病情危重，如疮疡走黄、疽证内陷等。呻吟呼号，多为剧痛，多见于疮疡酿脓或溃烂时，或脑疽、指疔、癌症晚期。

(2) 呼吸：气粗喘急，是疽毒内陷，或疔疮走黄、毒邪传肺的危险症状；气微息短，是正气不足的虚脱症状之一。

(3) 呕吐、呃逆：肿病初起见之，多为热毒炽盛；溃疡后期见之，多为胃气阴两伤。

2. 嗅气味

应注意患者所排出的脓液、痰涕等气味。

(1) 脓液：痈疽已溃脓，脓液略带腥味，此为病残易愈；若脓气腥臭难闻，则病深难痊。如胸、胁、腹部溃疡闻到臭气，一般是透膜的见症；如肛门周围痈毒脓气臭秽，易成肛瘘。

(2) 痰涕：如咳痰脓血腥臭，多是肺痈。鼻窍常流浊涕，味腥臭，多是鼻渊。

(三) 问诊

外科病虽然有形可见，但有某些自觉症状，如痛、痒，须询问患者才能获得。门诊内容包括现病史、既往病史、家族史，成年妇女必须问经、孕。

(1) 问寒热：疮病初起见恶寒发热，多是火毒内攻，风邪外感所致；若发热久延不退，疮疡肿势渐渐增大，多为酿脓现象；高热寒战，多为热毒内攻。疮疡已清，寒热不退，一般是毒邪未去，正不胜邪。

(2) 问汗：痈证汗出热退，多是消散；汗出热不退，是酿脓。若暑湿流注，汗出热不除，除酿脓外，还当考虑有续发的可能。若疮疡而兼潮热，盗汗，或自汗，多是气血不足。

(3) 问二便：疮病患者有大便秘结，小便浑浊，多为火毒湿热内盛；大便溏薄，小便清长，多为寒湿内蕴；若小便频数，口干引饮，饮后渴仍不解者，多为消渴病，此病日久易并发疮疡。若肠痈出现大便次数增多，里急后重，小便频数如淋，可能是酿脓内溃征兆。

(4) 问饮食：患疮疡而饮食如常者，病轻；不能食者，病重。

(5) 问病因：乳房结核，积久不散，因情志所伤而起者，每易成为癌症。如感受疫畜之毒，每易发生疫疔；受针尖竹木或鱼骨刺伤，每易发生手足疔疮等。

(6) 既往病史：痔疮和瘰疬患者，若有肺痨史，一般治疗比较困难；疮病患者，如有消渴病史，应知病势比较顽固，常会带来严重后果。

(7) 问家族史：询问家庭成员中有无遗传病或传染病。如麻风、疥疮、癣等患者，可由于家人相互传染。

(8) 问妇女经、孕外科病内服药物，多用祛瘀活血、行气通络之品，用之不慎，可能造成坠胎或崩漏。故问经、孕情况，可防止发生意外。

(四) 初诊

初诊包括脉诊和触诊(触疮疡局部情况)。

1. 脉诊

《疮疡选粹》说："痈疽有形之病，目可得而识也。其真气之虚实，治法之补泻，不脉何以知之。"说明脉诊对于疮病也有极大意义。外科常见脉象有浮、沉、迟、数、洪、细、虚、实等。临床运用时，需注意脉的有力无力，有余与不足，方可得出正确的诊断。一般疮疡未清，正旺邪盛，应见有余之脉；疮疡已溃，邪去正衰，应见不足之脉，这是脉症相应。若疮疡未清的见虚、弱、细、迟等不足之脉，则为气血衰弱，毒深邪盛；已溃时见实、洪、弦、数等有余之脉，则为邪盛气滞难化。这是脉症不相应，为逆。若疮疡未溃或已溃时，见到结、代、散、促等脉，多为恶候；但在痛极时，亦可偶见结、代则不一定是恶候，是脉气一时不相顺接所致。疼痛缓解之后，结、代脉消失。

2. 触诊

用手触摸病变局部，以了解疮疡的冷热、软硬及有脓无脓。若触之高肿、焮热、痛剧，为阳证；反之，疮疡平坦，不热不痛，为阴证。肿起软如棉团，是气瘿；硬如岩石，为癌症。又疮疡按之坚硬为无脓，按之软而应指为脓成。

二、外科辨证概要

（一）疮疡的阴证、阳证

《疡医大全》说："凡诊视痈疽，施治必先审阴阳，乃医道之纲领。阴阳无谬，治焉有差。医道虽繁，可以一言以蔽之，曰阴阳而已。"这说明了诊断疮疡，首先必须辨别阳证、阴证，以便更好地指导治疗和判断预后，阳证易愈，阴证难痊。

阳证特点：疮疡发病急骤，部位表浅，皮肤色泽红活焮赤，形状高起，根部收束，软硬适度，灼热，疼痛，初起常伴恶寒发热，口渴，胃呆，大便秘结，小便短赤等症。溃出脓液稠厚，溃后肿块渐消，其他症状也渐次消失，具有病程短、易清、疮口容易长肉收敛的特点。

阴证特点：疮疡起病缓慢，部位深在筋骨之间，皮肤色泽紫暗，或皮色不变，形状平塌下陷；根部散漫，坚硬如石，或柔软如棉，不痛不热，或隐痛、酸痛、抽痛。溃出脓液稀薄。初起一般症状不显，酿脓期常伴有潮热颧红，面色㿠白，自汗盗汗等症，溃后诸症尤甚，具有病程长、难消、难溃、疮口难于生肌收敛的特点。

临床上辨阴证，阳证以确定疾病之总性质。但必须指出，疾病发展过程中，表现错综复杂，可能阴中有阳、阳中有阴。如因治疗不当，日久正虚，阳证也可变为阴证。因此，诊断时，首先掌握阴证、阳证特点，更要注意局部与整体相结合，四诊合参仔细辨证。

（二）辨疮疡顺逆

疮疡初起，由小渐大，顶高根活，焮赤疼痛，根脚不散；已成脓时，顶高根收，皮薄光亮，易腐易脓；溃脓时，脓液稠厚黄白，略带腥味，腐肉易脱，肿消痛减；溃脓后，疮面红活鲜润，新肉易生，疮口易敛，知觉恢复正常，均为顺证。若疮疡初起，形如黍米，疮顶平塌，根脚散漫，不痛不热；已成脓时，肿硬紫暗，不腐不脓，疮顶软陷；发后皮烂肉坚无脓，时流血水；肿痛不减；或脓水清稀，腐肉虽脱，新肉不生，色败臭秽，疮口经久难敛，疮面不知痛痒，均为逆证。

疮疡辨顺逆，以判断预后善恶。顺证为善候，预后好；逆证为恶候，预后不良。但无论顺证、逆证，皆当及早治疗。若顺证失治或误治可转为逆证；若逆证救治及时、治疗得法，可转为顺证。

（三）按经络辨疮疡

疮病所患部位，按经络分布，可以推断疾病所在何经、所属脏腑，并可按疮疡部位，分经论治或选用引经药物，使药力直到患处，收到显著效果。例如：

疮生于头项：正中属督脉经，两旁属太阳膀胱经。

生于面部和乳部：属足阳明胃经（乳房属胃经，乳外属足少阳胆经，乳头属足厥阴肝经）。

生于耳部前后：属足少阳胆经和手少阳三焦经。

生于颈及胸胁部：属足厥阴肝经（胁肋部位属胆经）。

生于手足心：手心属手厥阴心包络经，足心属足少阴肾经。

生于背部：总属阳经（因背为阳，中行督脉之所主；两旁为足太阳膀胱经）。

生于臂部：外侧属手三阳经，内侧属手三阴经。

生于腿部：外侧属足三阳经，内侧属足三阴经。

生于腹部：总属阴经（因腹为阴，中行为任脉之所主）。

他如生于目部的属肝经，生于耳内属肾经，生于鼻内属肺经，生于舌部为心经，生于口唇属脾经。

（四）辨肿、痛、痒、脓

肿、痛、痒、脓，是疮疡的主要四大症状。引起这些症状的原因，各有不同，如能辨别清楚，对于诊断、治疗，都有作用。但这些症状不是孤立存在的，必须综合起来进行辨证。

1. 辨肿、痛肿、痛

痛是因气血凝滞，经络肌肉壅肿阻塞不通所致。《医学入门》说："邪客于经络之中则血泣，血泣则不通，不通则卫气归之，不能复反，故肿，不通则痛。"扼要地指出了肿、痛的形成机制。

肿痛的原因，常见的有火、寒、湿、风、痰、气滞、血瘀等，病因不同，临床表现有异。火之肿痛，肿而色红。焮热灼痛，遇冷痛减；寒之肿痛，漫肿不红不热，酸痛，遇热痛减；湿之肿痛，水肿麻痛，按之凹下，有重胀感；风之肿痛，肿势宣浮，变化迅速，痛无定处并因痰者，肿块或硬或软而有囊性感，一般不痛；气滞者，闷痛，聚散无常，与情志有关；血瘀者，肿块刺痛，固定不移，皮色青紫。

2. 辨痒

痒是因风、湿、热、虫、血虚等原因所致，而发生于皮肤上的一种不适感觉，有如虫虱游行，亦为皮肤病一个主要自觉症状，在肿疡、溃疡的病程中也有发生。其辨证如下。

从病因辨：

（1）风性作痒：常走窜四注，遍体作痒，抓破血溢，随破随收，不致化腐，多为干性。

（2）湿性作痒：常浸淫四窜，黄水淋漓。最易沿表皮蚀烂，或有传染，越腐越痒，多为湿性。

（3）热性作痒：常皮肤隐疹，焮红作痒，或只发于暴露部位，或遍布全身，甚则滋水淋漓，堆积成片，不会传染。

（4）虫淫作痒：常浸淫蔓延，黄水频流，如虫行皮中，其痒尤烈，最易传染。

（5）血虚作痒：常伴皮肤干燥，脱屑作痒。

从病变过程辨：

（1）肿疡作痒：如有头疽、疔疮初起，局部肿势平坦，根脚散漫，脓犹未化之时，可有作痒的感觉，这是毒势炽盛，病变有发展的趋势。

（2）溃疡作痒：如痈疽既溃之后，诸苦消失，而忽然感觉患部焮热奇痒不安，多是因为护理不善，脓区不洁之故，或因应用汞剂、砒剂、敷贴膏药等引起皮肤过敏所致。如溃疡经治疗后，脓流已畅，四周余肿未消之时，或腐已脱，新肌未生之际，而皮肉间感觉微微作痒，这是毒邪渐化，气血渐充，助养新肉，将要收口之佳兆。

3. 辨脓

脓是由热盛蒸腐肌肉而成，由气血所化生。故《内经》说："热胜则肉腐，肉腐则为脓。"又《巢氏病源》上说："风多则痒，热多则痛，气血乘之，则多脓血。"

脓是肿疡在不能消散的阶段所发生的主要症状。局部诊断，首先应辨脓的有无，若脓已成，还需辨脓的形质、色泽、气味。

（1）辨脓的有无：辨脓的有无既是疮疡论治的关键，又是临床上决定施行排脓手术与否的重要指标。

有脓：按之则痛，有热感，肿块已软，或边硬顶软，指起即复（应指），为脓已成，治宜托法。

无脓：按之微热，肿势不甚，肿块坚硬，指起不复（不应指），为脓未成，治宜消法。

浅部脓疡：肿块高突，或其上薄皮剥起，轻按便痛而应指。

深部脓疡：肿势平坦，皮肤不热不红或热、微红，重按方痛而应指。

辨脓指诊方法:以食指指端轻置患部,在相隔适当距离处另以一手食指端稍用力下按,则食指即有一种冲击的感觉。多次反复及左右互相交替试验,其感觉稍为明显,这种感觉,即称应指。但在检查时,要注意两指端应放于相对的位置上,并且上下左右四处互相垂直的方向均应检查。若脓肿范围较小,不能用二指检查者,则以一手指端按触之。深部脓肿,当手法辨脓有困难时,常用注射器穿刺抽脓的方法。

(2) 辨脓的形质、色泽、气味:脓的形质,宜稠不宜清。稠厚者,元气较充,淡薄者,元气多弱。若先出黄稠厚脓液,次出黄稠滋水,为将敛佳象;若厚脓转为薄脓,为正气渐衰,一时难敛;若脓成日久不泄,一旦溃破,脓质虽如水疾流,但其色不晦,其气不臭,未为败象;如脓稀似粉浆污水,或夹有败絮状物质,而色暗臭腥者,为气血衰竭的败象。

脓的色泽:宜明净不宜污浊。脓色黄白质稠,色泽鲜明者,为气血充足,是佳象;黄浊质稠,为气火有余;黄白质稀,色泽洁净者,气血虽虚,预后也好;脓色绿黑稀薄者,为蓄毒日久,有损伤筋骨之可能;脓中夹有瘀血色紫成块者,为血络受伤;若脓色如姜汁,则每多兼有黄疸,病势较重。

脓的气味:一般脓液略带腥味者,其质必稠,多为顺证;腥秽恶臭,其质必薄,多为逆证,而且往往是穿膜着骨之征。其质有如蟹沫者,亦为内膜已透,多属难治。

第四节　伤科诊断概要

凡因外力作用于人体所引起皮肉、气血、筋骨、脏腑、经络的损伤,统属伤科范围。大体上可分外伤与内伤两大类。外伤包括骨折、脱臼、伤筋、创伤等;内伤指因损伤而引起的脏腑气血病变,如气血两伤、气滞血瘀。本节侧重于扼要概述外伤诊断。

一、伤科四诊概要

伤科四诊基本按“诊法”一章进行诊察,但也有其特点。

(一) 望诊

应观察神色形态与舌象,并对损伤后及其邻近部位进行详细察看,必要时应用“量法”检查伤肢情况。

1. 望神色与舌象

一般轻伤者神色舌象无明显变化。伤较重者则可有表情痛苦,精神委靡,甚至神志昏迷,目暗睛迷。剧痛或失血多者,可有唇青面白,甚至面如灰土,唇舌紫绀等。出血多者舌质淡白,气血瘀阻则舌质可能有瘀斑、瘀点,或呈紫色。

2. 望形态

形态的改变可提示局部受伤情况。例如,跌仆后一侧下肢出现外旋及缩短,多为股骨颈骨折征象;又如大笑后突然口不能合,且即用手托下颌,多为下颌关节脱臼。

3. 望局部情况

损伤的局部往往出现各种外观上的变化,仔细观察局部情况是诊断的重要根据。

(1) 局部畸形:如关节脱臼,多见关节处出现凹陷,而关节邻近因骨脱出而有显著隆起。上下肢完全骨折且有移位时可见伤肢短缩,伤处出现高突或凹陷情况。观察受伤局部畸形情况有时对诊断有重要意义。

(2) 望肿胀:主要观察其肿胀的程度及色泽的变化。红肿较甚,多为新伤;肿胀较轻及色泽变化不大,多为陈伤。

(3) 望创口:在创伤或开放性骨折需注意创口的大小、深浅,创缘是否整齐和出血多少等情况。

(4) 望肢体功能:了解关节屈伸旋转幅度是否正常。

4. 量法

对伤肢望诊之后,还可用“带尺”和“量角器”等来测量其长短、粗细,及关节活动角度大小等,要与健侧作比较,始能得到正确诊断。

量法使用要注意有无先后天畸形与损伤混淆;定点要准确,可在起点与止点做好标记;带尺要拉直。

测量结果的判断:

(1) 伤肢比健侧长:为脱臼的标志,肩、髋等关节向前或下脱臼。

(2) 伤肢比健侧短:伤在肢体者,多骨折;伤在关节者,多是脱臼,如髋关节、肘关节之向后脱臼等。

(3) 伤肢比健侧粗:有畸形而较健侧明显增粗者,多属骨折、脱臼等重证;无畸形而粗者,是伤筋肿胀。

(4) 伤肢比健侧细:可因陈伤误治,成筋肉萎缩,或因神经疾患而致肢体瘫痪。

(5) 关节活动范围:可用量角器来测其屈伸旋转的度数,与健侧进行对比,如小于健侧,多属关节功能障碍。

(二) 闻诊

闻诊应与检查同时进行。检查中要仔细听局部有无异常声响发生,有时还要边听边观察患者表现,有助于探明病位及损伤之轻重。

1. 听骨擦音

骨擦音是骨折的主要症状之一,伤骨完全折断时,都能听到骨擦音。骨擦音不但可以诊断骨折,而且可以分辨骨折属于何种类型。如横型骨折,声音清脆而短;斜形骨折,声音低而长;粉碎性骨折,声多散乱,如有“淅淅”之声;骨裂及嵌入骨折则没有骨擦音,或声音极轻微而细小。

2. 听筋的响声

大筋、小筋损伤后,在检查时都可闻响声,或清脆,或如捻发音。膝关节半月板损伤则膝关节处可闻弹响声。

(三) 问诊

(1) 问受伤的时间:可判断新伤或旧伤。一般来说,新伤多实,旧伤多虚。新伤骨折、脱臼,复位手法较易,预后较好;旧伤骨折、脱臼,复位手法较难,预后较差。

(2) 受伤的过程:如询问外力方式、性质及轻重程度等。

(3) 受伤时的体位:曾否跌倒,跌倒时何处先着地,以及方向和作用部位等。如自高处坠下,臀部着地,多易发生脊椎骨折或尾骨骨折。如足跟着地,多易发生跟骨骨折。老年倾跌后不能行走,常因发生股骨颈骨折之故。如有轻微的闪挫,而不能站立活动时,多系腰部急性扭伤。

(4) 问受伤后:曾否昏厥、昏厥的时间以及醒后有否再昏厥等,以了解有无损害中枢神经系统。

(5) 问疼痛:主要了解疼痛的性质,如麻木、刺痛、或窜痛(一般新伤发麻,伤血多刺痛,伤气多窜痛),疼痛是否加重、持续或减轻,范围是在扩大、或缩小,各种不同的动作(负重、咳嗽、喷嚏)对疼痛有何影响。

(6) 问治疗经过:问是否经过治疗、治疗过程与结果如何。

(四) 切诊

1. 脉诊

伤科常见脉象如下。

(1) 浮脉:多见于新伤瘀肿,剧痛,脑震伤眩晕的前期。

(2) 沉脉:多见于内伤气血,腰脊损伤等证。

(3) 迟脉:多见于伤筋挛缩,瘀血凝滞等证。

(4) 数脉:多见于损伤发热。

(5) 滑脉:多见于胸部挫伤,血实气壅。

(6) 涩脉:多见于血亏津少,或气滞血瘀的旧伤。

(7) 洪脉:多见于经络热盛,伤后血瘀生热等证。

(8) 芤脉:多见于创伤或内伤出血过多。

(9) 濡脉:多见于劳伤气血两虚。

(10) 弦脉:多见于胸胁内伤、损伤疼痛等证。

(11) 细脉:多见于诸虚劳损或久病体弱等证。

(12) 代脉:多见于损伤疼痛剧烈,或脏气衰竭。

2. 摸诊

摸诊是伤科诊断方法中的重要方法之一,常用的方法如下。

(1) 触摸法:用手指细心触摸伤处,以了解是伤骨或是脱臼,再区别其轻重类型。伤骨时可根据摸诊初步判定其是折断、裂断、横断或是斜断等。脱臼时亦可初步判定是全脱、半脱,以及向什么方向脱出,有无并发骨折等。同时触摸还可以了解局部的凉热和畸形,以帮助诊断。

(2) 挤压法:用手挤压患处上下、左右、前后,有助于鉴别是骨折还是挫伤。如发生挤压痛者,表示有骨伤。用手掌挤压胸胁而有挤压痛者,要考虑肋骨骨折。用两手挤压两髂骨翼而引起挤压痛的,要考虑骨盆骨折。

(3) 叩击法:叩击法是利用冲击力,检查有无纵轴叩击痛,以了解有无骨伤。下肢损伤,可叩击足跟;脊椎损伤,可叩击头顶。叩击时疼痛部位与局部压痛相吻合,则骨伤常在此处;无叩击痛,可能是伤筋。

(4) 旋转法:用手握住伤肢下端,轻轻旋转,作外展、内收、外旋、内旋、提上、按下等活动,以观察关节有无活动障碍。旋转常与屈伸关节的手法配合应用。

(5) 屈伸法:用手握住伤部邻近的关节做屈伸动作,根据屈伸的度数估测关节活动功能。

辨证时经常用"对比"的方法,如望诊与量法,患侧与健侧比长短、比粗细、比形态。闻诊与摸法,也用对比法。此外,治疗前后的对比,如骨折、脱臼在骨复位前后对比,对辨证都有帮助。

二、创伤辨证

凡是由暴力作用,而使皮内破裂、络脉筋骨断裂以致出血者,均称"创伤",即是损伤而有创口的意思。

创伤一般都有创口出血、伤处疼痛、功能障碍等症状，严重者常因失血剧痛，而致虚脱，其辨证要点如下。

（一）创口

创口是创伤必有的现象，从创口的部位、大小、深浅，可以判断创伤的轻重程度，根据创口的具体情况，可以断定创伤病因的性质。如创口边缘不整齐，多为钝器所伤；边缘整齐，都为利器所伤。创口小而深，为锐器所伤；创口周围有褐色的灼伤现象，则多是枪炮等火器所伤。

（二）出血

观察出血情况可判定创伤的部位与轻重。创伤轻微而仅络脉破损者，出血少，容易凝结而停止。创伤严重而经脉破损者，可形成大量出血。大出血时需辨别是动脉出血或静脉出血。动脉出血：血液涌出急速，色呈鲜红，甚为危险；静脉出血：血液流出缓慢，而连续不断，色呈暗红。

（三）疼痛

创伤的轻重与疼痛的程度有关。创伤重者痛剧，创伤轻者痛也轻。此外，创口清洁者疼痛较轻；创口感染者疼痛加重。

（四）功能障碍

由于剧烈疼痛，筋肉损伤较重，致使肢体正常动作受到限制。穿破骨折（是骨折与创伤合并症状）功能障碍更为明显。

（五）全身症状

创伤严重、失血过多、疼痛剧烈、精神紧张及保暖不好、过度疲劳时，可出现皮肤苍白湿冷、四肢厥冷、汗出如珠如油、心烦呕恶、胸闷口渴、烦躁不安甚至昏厥等亡阴亡阳证候。

创口感染后，局部多有灼热、红肿、疼痛等症状，而且逐渐增剧，创口有灰苔遮盖，或已有脓液。全身症状根据感染轻重程度不同，可出现发热恶寒，口渴引饮，食欲减少，睡眠不安，大便秘结，小便短赤，舌苔薄腻或黄腻，脉象浮数等。

三、伤筋辨证

凡是人体各关节筋络和肌肉，受外来暴力撞击，强力扭转，牵拉压迫，或因不慎跌仆闪挫所引起的损伤，而无骨折脱臼或皮肉破损的，均称为伤筋。临床上，要掌握筋断（包括筋膜撕裂）与筋不断两大类。伤筋辨证，首先必须排除其他严重损伤疾患，如骨折、脱臼及流痰等骨病。

伤筋的主要症状：疼痛，瘀血肿胀，功能活动障碍。

伤筋后局部色泽：可见红、青、紫、黄等色。新伤疾患，多呈红、青二色；受伤已隔几天，多呈紫色、黄色。黄色表示瘀血已逐渐消散。伤皮肉多呈红色。伤筋多见青色。

四、骨折辨证

凡由外力作用，破坏了骨的完整性或连续性者，称为骨折。

骨折的辨证主要根据四诊，并具体运用摸法和量法综合进行。骨折可有昏厥、发热、疼痛、肿胀、

出血、功能障碍等一般损伤之外,主要有三个特征:

(一) 畸形

骨折后因断骨移位,使受伤肢体的形状改变而发生畸形,如患肢因重叠而较健肢缩短或变粗等。但关节部亦可因脱臼而出现各种畸形,临证时应作鉴别。检查应与健侧对比,可根据测量决定。骨折后常有成角、侧方、短缩、分离、旋转五种移位。

(二) 骨擦音

由于断端互相触碰或摩擦而产生,检查局部骨折时,用手触摸可感觉到或听到骨擦音。

(三) 异常活动

受伤前不能活动的骨干部位,在折断后出现屈曲、旋转等不正常的活动。

畸形、骨擦音和异常活动是骨折的特征。受伤后出现这种体征,即可诊断为骨折。但亦要与脱位等其他畸形鉴别。还有些骨折(如嵌入性骨折、裂缝骨折),可无此三种体征,应进行 X 线检查,以协助诊断。

五、脱　　臼

由外力作用,使构成关节的两骨之间,失去正常联接,称为脱臼。两骨之间,依赖筋络的约束、肌肉的联系、关节囊的包围和关节面的结合,而形成关节。当受外力冲击,或过度牵拉等原因,而引起脱臼。全身关节以肩、肘、腕、髋和下颌关节脱臼为多。脱臼后除可发现瘀血肿胀、疼痛以及活动障碍等一般损伤症状之外,主要有两个特征:

(一) 关节变形

伤后关节的正常形态改变。全脱臼可在原关节处,可摸到一个异常的凹陷,而在不正常的位置上,却能摸到突出的杵骨头。

(二) 弹性固定

原关节的杵骨头,脱出于关节囊外,未撕裂的筋肉把伤肢有弹性地固定在特殊位置上。

根据脱臼特征,即可临床诊断。X 线照片可确诊脱臼的方向、程度,及有无合并骨折。

六、伤科的内伤辨证

凡由外力伤及人体脏腑、经络、气血的病证,均称"内伤",亦称"伤科的内伤"。与外科学所讲的七情、劳倦、饮食等因所引起之"内伤"不同。临床见证有伤气、伤血、伤脏腑,并可分为头部、胸部、腹部、腰部的损伤。

(一) 伤气

伤气主要是气机运行失常,聚而不散,升降失调,为无形的疼痛,其痛多无定处,且范围较广,外无明显压痛。临床可见咳嗽气促,神疲纳呆,呼吸不舒,掣引作痛,胸胁满闷作胀,脉沉等症。

(二) 伤血

伤血主要是血液不能循经流注，或血行之道不得宣通。损伤出血者，可向体外溢出，如吐血，衄血，便血，尿血，咳血。血色多见紫黑。瘀血停积者，局部见肿胀青紫，痛点固定，压痛明显，或咳呛。一般单纯伤血者，无呼吸不畅及气闷等症状。

(三) 伤脏腑

在脏腑解剖部位的损伤，发生剧烈疼痛时，应注意内脏器官是否破裂，伤者常有昏厥，甚则昏迷不醒和诸窍出血的症状。如伤在头部则见眩晕呕吐，耳鼻出血；伤在胸胁，则见胸痛；或见肝脾破裂，引起腹腔出血，或呕血吐血，全腹剧痛，压痛及反跳痛，早期腹肌板硬，后期腹胀；伤在腰肾，则见腰痛如折，小便不利，血尿等症状。

伤科的内伤辨证，比较复杂，故临证时，必须审慎周详。

第五节　眼科诊断概要

凡疾病发生于眼部，统属眼科范围，其诊断也要运用四诊和各种辨证方法，把局部症状和全身症状结合诊治。现扼要叙述眼科诊断要点。

一、眼科诊法概要

眼的检查须在光线充足之处进行。可令患者面窗端坐，医者则背窗面向患者而坐，然后观察患者眼部的神色形态变化。其要点如下。

(一) 五轮理论

历代眼科文献，多以五轮八廓立论。其中八廓学说各家见解不一，临床少用，故从略。兹重点论述五轮理论。

五轮理论，就是将眼由外向内分为肉轮、血轮、气轮、风轮和水轮五个部分(图 6-1)，借以说明眼的生理、病理机制，指导临床诊断和治疗。

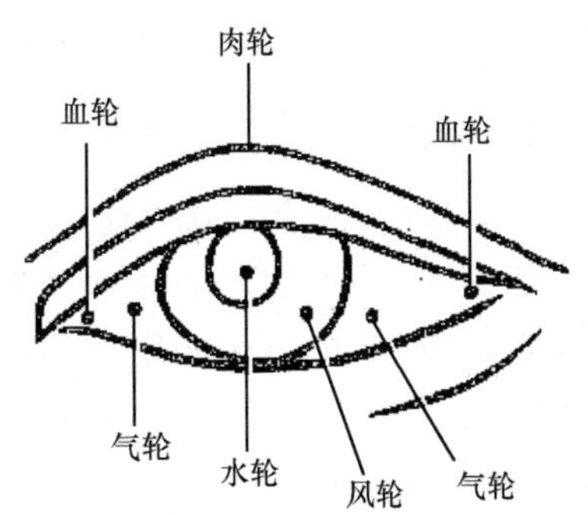

图 6-1　眼睛五轮图

(1) 肉轮：部位在眼胞睑，在上者称上胞或上睑，在下者称下胞或下睑。上下胞睑的边缘称睑弦，生有睫毛，与胞睑共起保护眼球的作用。胞睑在脏属脾，脾主肌肉，故称肉轮，脾与胃相表里，故肉轮疾患每与脾胃病变有关。

(2) 血轮：部位在两眦血络。(《内经》说："血之精为络。")靠内侧为大眦，又名内眦，靠颞侧为小眦，又名外眦或锐眦。大眦的上下睑弦各有一小窍，名为泪窍(又名泪堂)，是排泄泪液的通道。泪液润泽眼球，血络输送精气以濡养整个眼球。两眦血络在脏属心，心主血，故称血轮，心与小肠相表里，所以血轮疾患，多与心或小肠的病变有关。

(3) 气轮：部位在白睛，质地坚韧，具有保护眼球内部组织的重要作用。白睛在脏属肺。肺主气，故称气轮，肺与大肠相表里，故气轮疾患多与肺与大肠的病变有关。

(4) 风轮：部位在黑睛，质地透明，其后方为黄仁(又名睛帘)，有维护瞳神的作用。黑睛在脏属肝，肝主风，故称风轮，肝与胆相表里，故风轮疾病多与肝胆病变有关。

(5) 水轮:部位在瞳神,内有神水、神膏、睛珠及视衣等组织。瞳神清莹净彻透光,是感光产生视觉的主要部位。水轮有病变,会影响视觉。瞳神在脏属肾,肾主水,故称水轮,肾与膀胱相表里,故水轮疾患每与肾或膀胱的病变有关。

五轮和脏腑的分属,已如上述,至于三焦和包络,虽不与五轮直接相应,但由于在各个脏腑之间,有经络相互贯通,以及该二经脉在眼部的直接分布,故与五轮也有一定关系。

(二) 眼的检查步骤

检查眼部,应由外到内,顺序进行。首先,从肉轮开始,观察胞睑外形状态,皮肤有无红肿,睫毛是否整齐、有无倒入或脱落,睑缘有否红赤或糜烂,眼睑开合是否自如,然后翻转胞睑细看有无红赤颗粒、或瘢痕及异物嵌顿等情况。其次细看血轮有无胬肉及赤脉出现,内眦有无黏液、脓泪渗溢。再次看气轮是否光滑润泽,有无浮肿或赤脉。接着看风轮是否光彩,有无赤脉、星点、云翳、膜、黄液、痕靥等病变,及其大小色泽如何,形态是凹陷或凸起。再后观察水轮是否清莹净彻及神光强弱等表现(目光锐利,奕奕有神,属强;目光暗淡,呆滞少动,属弱)。瞳神有无扩大、缩小、变形或变色。此外还需观察整个眼球的形态,是否高凸或低陷,转动是否灵活,注意两眼对比。通过以上各部检查,分析各轮病变,然后综合整体进行辨证,才可获得正确诊断。此外,如现代视力检查、色觉检查、眼底检查等,均可结合进行,有助眼病诊断。

二、眼科辨证概要

(一) 常见症状辨证

1. 辨红肿

红肿多见于外障眼病。如肉轮微红微肿,作痒,迎风下泪者,多属风胜;更兼目睛干涩者,多为阴虚兼风邪。肉轮红肿坚硬灼痛,多泪胶黏,且气轮红赤,视物发昏者,为脾肺热毒炽盛。肉轮皮肤红肿糜烂,涩痒胶黏者,乃脾胃湿热毒盛。肉轮紫暗肿胀而喜按者,属寒凝血滞;肉轮红紫肿胀,痛而拒按者,为热结血瘀。肉轮虚浮肿胀,肤色淡白而无痛痒者,多为气虚。

2. 辨痛痒

眼病疼痛的性质、时间和牵连部位等不同,结合全身证候,可作为阴阳、寒热、虚实的辨证依据。一般日间痛者属阳证;夜间痛者属阴证。病而烦躁不安,胸胁胀满者属气滞;痛而恶寒为气虚;目微赤隐隐而痛,时作时止,为阴虚火动;眼睛干涩,隐痛不舒,为津液耗损或水亏血虚;目赤痛甚如针刺,持续无间,二便不利,为实火内灼;目赤痛而多眵泪,为风热壅盛;痛而拒按,喜冷敷者为实;痛而喜按,喜热敷者为虚。

疼痛牵涉部位与经络有一定关系。如眼病连及前额、巅顶、头项者,为足太阳膀胱经受邪;痛连前额、鼻、颊、牙齿者,为足阳明胃经受邪;痛连颞颥者,为足少阳胆经受邪。

至于目痒,也有虚实之分。若目痒兼肉轮红肿者,为风热外邪,属实证;目眦淡白,痒涩间作,时重时轻者,为血虚生风,属虚证。

3. 辨眵泪

迎风流泪,兼见肉轮浮肿作痒者,多是风气胜;流泪胶黏,气轮红赤者,为风热炽盛;眵多干结者,为肺经实热;眵泪稀薄者,为肺经虚热;热泪、羞明者,多属肝胆火炽;流冷泪,多属肝虚;目胀痛流泪,乃肝经郁热;目昏冷泪,是肝肾两虚。

4. 辨视觉

视物模糊、黑花飞舞,多属肝肾两虚。视物不清,而兼目赤热痛、羞明流泪等,多为风热外邪或肝胆火炽。目光暗淡,视力昏蒙,是精血不能上荣。视近清晰,视远则蒙,乃底气虚。若素无眼病,外观如常,突然失明者,多属气逆血郁或气血两伤。至于视广为二、视物变形、视物变色、视静为动等视觉变化,应综合整体观察,才能得到正确诊断。

5. 辨翳膜

翳和膜是外障眼病的常见症状,两者均可遮蔽瞳神而影响视力。但病变形态和治疗方法各有不同,必须鉴别清楚。

(1) 翳:多发生于风轮,临床上可分为星翳与云翳。云翳呈片状,或厚或薄,薄者如淡烟,厚者如浮云,故称云翳。星翳是点状,或大或小,故又称星点。实际上,云翳初起带夹杂白色星点,而星翳进一步发展,常连接成云翳。

星翳,一般以点少、不扩大者,属轻证。如星翳自生自退,发作有时的,多属痰火湿热为患。星翳初起,数粒连缀而生,或团聚、或分散而起,迅速出现凹陷如碎米状,甚至白陷深入者,是重证,失治每变云翳。若白翳一点,如小米或针尖,根脚深入,来势较速,称为"钉翳"。总之,星翳以浮嫩不扩大者,为轻证;白陷凹入者,为重证;迅速扩大腐蚀风轮者,为恶候,多反复难愈。

云翳,一般翳如浮云,色白而嫩,尚能辨认瞳神者,属轻证;若翳深厚,色白或带微黄,尚能辨别明暗者,则较重;如整片昏暗,不辨明暗者,属重证。若翳厚而呈焦黄色,且有赤脉缠绕,虽未波及整个风轮,亦属严重。若黑睛白翳坚沉,虽如蝉翼之薄,为顽固之障迹,多属难治,又有黑睛上生翳突起,形状如珠如豆,色黑,大小高低不平,俨似蟹睛或螺尖者,多属不治。

(2) 膜:膜较翳为稠厚,多先发生于气轮,渐向黑睛扩展,甚至掩盖瞳神,每有丝脉牵连弥漫。丝脉红赤而密者,称为赤膜;丝脉淡红而疏者,称为白膜。赤膜多从上方侵入黑睛,白膜多从两旁侵入黑睛。凡膜薄色淡,尚未掩及瞳神者为轻;膜厚色深,掩及瞳神者为重。若膜厚如血积肉堆,掩盖整个风轮者,为难治之证。

此外,膜又需与胬肉鉴别。胬肉状如筋膜之赘肉。每由两眦向气轮及风轮伸展,形如翼状,是其特征。

(二) 外障、内障辨证

眼病根据其发病部位、病因和证候的特点,可归纳为外障和内障两大类。"障"是遮蔽的意思。外障是从外而蔽,内障是从内而蔽。外障是指外眼部的肉轮、血轮、气轮等病变,多因外邪所致,是局部症状明显的外眼病,多属实证、热证,治疗较易。内障是指水轮(瞳神)病变,多因内伤所致,是患眼外部尚好,仅有视力不同程度的减退,或瞳神变形、变色等内眼病(其中多数须用眼底镜或其他检查以协助诊断),多属虚证或虚实夹杂证,治疗较难。但必须指出,外障眼病中亦有虚证,内障眼病中亦有实证,决不能拘泥于外障属实、内障属虚之说。

(1) 外障:外障发生于肉轮、血轮、气轮、风轮等部位,多属六淫邪毒外侵,或内有食滞、湿热、痰火,或外伤等原因而起。局部症状明显,如上述红肿、痛痒、眵泪、翳膜等,间或伴有寒热、头痛、二便不利等全身症状。或一眼先发,或两眼齐发。病情发展较快,多属邪实有余之证。

(2) 内障:内障主要发生于水轮或眼珠内部。多由七情所伤或耗精劳神等导致脏腑经络、阴阳气血失调所致。眼睛表面无特殊病征,亦间有瞳神变色或变形的,主要是自感视觉昏蒙,有如薄纱笼罩,或如行在雾中,或眼前飘荡着黑花、红花、蛛丝等征象者。全身多表现为肝肾不足,或气血两虚,或阴虚火旺，或兼痰兼瘀等证候。且多先患一眼，继则两眼俱损。病情发展缓慢，多属内虚不足之证。

第六节　耳鼻喉科辨证概要

一、耳科常见症状辨证

凡疾病发生于耳部，都属耳科临床范围。如耳疖、耳脓、耳鸣、耳聋等病，同样要运用四诊和各种辨证方法进行诊断，把局部症状和全身症状结合起来辨证。兹就耳科几个主要症状（耳痛、耳脓、耳鸣、耳聋）的辨证，分述如下。

（一）辨耳痛

（1）新病耳痛较轻，耳内微有阻塞感，听力减退，耳膜微红者，多为风热之邪在表。

（2）病久耳内微痛不适，或有胀塞感，或兼耳鸣，而无流脓病史者，多属肝肾不足，或脾气虚，余邪滞留耳房之证；若兼有流脓，耳膜穿孔，听力下降，多为脾肾不足，而兼有湿浊内停。

（3）耳内疼痛较剧甚至影响头面部，并兼寒热往来等症者，多为肝胆湿热壅盛酿脓之征。

（4）耳痛剧烈，耳脓量多，头痛欲裂，高热，呕吐，甚或神昏谵语，为火毒内攻，邪陷心包之重证。

（二）辨耳脓

（1）新病耳脓稠黄，多为肝胆湿热上蒸耳窍；黄而量多者，多属脾经湿热熏蒸。

（2）久病脓液清稀，多为正虚；量多者，多属脾肾两虚，湿热邪毒滞留，腐肌蚀骨之虚实夹杂证候。

（三）辨耳鸣、耳聋

耳鸣是指患者自觉耳内有声响，甚至影响听力；耳聋是指不同程度的听力下降，轻微者称重听，较重者称耳聋。耳鸣耳聋常同时出现，故合在一起讨论。

（1）耳鸣暴发，声若雷鸣，听力下降，多为肝胆火逆，或痰火互结上扰清窍。

（2）耳鸣渐发，声如蝉鸣，听力渐降，多为肝肾阴虚，虚火上炎，或气血亏耗，耳窍失养。

二、鼻科常见症状辨证

凡疾病生于鼻部，统属鼻科临床范围。如鼻疔、鼻衄、鼻息肉、鼻渊等病。其诊断也要运用四诊和各种辨证方法，把局部症状与全身症状结合起来辨证。兹就具体几个主要症状（鼻塞、鼻涕、鼻衄、嗅觉失灵）的辨证，分述如下。

（一）辨鼻塞

（1）鼻塞初起，鼻黏膜红肿，兼表证者，为风邪外袭，有风热、风寒之分。

（2）鼻塞已久，时重时轻，黏膜肿胀色淡，多为肺脾气虚之征；阵发性鼻塞、鼻痒，喷嚏，流清涕，黏膜苍白，多为肺虚或肾虚，寒邪凝聚。

（3）鼻塞持续不减，鼻甲肿大暗红，凹凸不平，多为气血瘀滞。

（4）间歇鼻塞，黏膜红肿较甚，鼻涕稠黄且多，口苦咽干，多为胆经火热所致。

(5) 有堵塞感,黏膜干燥萎缩,多为肺阴虚证。

(二) 辨鼻涕

(1) 鼻涕多而清稀,初起多为风寒之邪外侵,久病多为肺气虚。

(2) 鼻涕稠黄,初起多为风热之邪外犯,久病多为胆经火热上蒸。

(3) 久病鼻涕黄绿,胶结成块,或有臭味,多为肺脾气虚,邪毒滞留。

(三) 辨鼻衄

(1) 血色鲜红,量少点滴而出,多为风热之邪外犯所致;量多,常因胃热炽盛,或肝火上炎而致。

(2) 血色淡红量少,时出时止,兼颧红潮热者,多为肝肾阴虚;兼面白神疲,纳减便溏者,为脾虚不统血。

(四) 辨嗅觉失灵

嗅觉失灵,不闻香臭,多与肺、脾二经有关,也有表里、寒热、虚实之别,其鉴别可参考上述三个症状。

三、喉科常见症状辨证

凡疾病发生于咽喉部,统属喉科临床范围,如喉痈、喉痹等病。其诊断也要把局部症状与全身症状结合起来辨证。兹就喉科几个主要症状(红肿疼痛、腐烂、声音、咽喉痒、梗阻)的辨证分述如下。

(一) 辨红肿疼痛

(1) 新病红肿、疼痛多属风热表证;若淡红,不肿,微痛,多属风寒表证。

(2) 咽喉肿胀,其色鲜红,疼痛较剧,发病较速,多是肺胃热毒壅盛之证。

(3) 若肿胀色淡,疼痛轻微,多属痰涎湿浊凝聚。

(4) 久病微红微肿,朝轻暮重,多属肺肾阴虚,虚火上炎;肿而不红,或午前疼痛稍甚者,多属阳虚之证。

(二) 辨腐烂

(1) 新病腐烂分散浅表,而周围色红者,属热毒尚轻;若腐烂成片,或洼陷,而周围红肿的,为火毒壅盛。

(2) 腐烂浅表分散,反复发作,周围淡红,多属虚火之证;若洼陷成片,久不愈者,多属正虚余邪内陷之候。

(3) 溃腐上覆白膜,松厚而容易拭去者为轻证;若坚韧不易剥离,强剥而出血,或剥后迅速复生者为重证,属白喉病。

(三) 辨声音

(1) 新病声音嘶哑,兼表证者,为风邪外袭,有风热、风寒之辨;声嘶日久,颧红潮热,多为肺肾阴虚之证。

(2) 语言不清,咽喉红热肿痛,多为火热、邪毒壅盛之证;语言难出,气喘痰鸣,为痰涎阻塞气道之重证。

(3) 语言低微,气短乏力,多为肺脾气虚。

（四）辨咽喉痒、梗阻

（1）咽喉红热而痒，多属风热表证；色淡红、干燥而痒，多属肺燥或肺阴虚；单纯咽痒，多为风寒表证。

（2）咽喉如有物梗住，但吞咽自如，而无红肿疼痛，多属肝气郁结，气痰交阻之证；如喉中有异物感觉，时时干咳，咽干微痛，多属肺肾阴虚。

（3）若梗阻日重，饮食难下，呼吸不顺，当注意有否肿瘤。

附　口腔科辨证特点

凡疾病发生于口腔唇舌等部位，统属口腔科范围，兹就有关几个主要症状的辨证分述于下：

1. 辨溃烂

（1）口腔黏膜溃烂点是黄浊色，周围色红，多为实热之证；溃烂点呈灰白色，周围颜色淡红，多属阴虚之证；溃烂成片，表面如糜粥样，多风湿热内蕴之证。

（2）唇肿破裂，溃烂流水，多为脾胃湿热。

（3）牙龈萎缩，边缘溃烂，牙根宣露，若萎缩溃烂呈红色，是肾虚虚火上炎；若色淡，是已气血亏损。

2. 辨疼痛

（1）溃烂疼痛较甚，多属实火之证；溃烂疼痛轻微，或饮食受刺激时则痛，多属虚火上炎。

（2）牙痛得凉水则痛减，为风热之证；得热则痛减，为风寒之证。

3. 辨红肿

（1）牙龈红肿疼痛，多属风热或胃火实热；牙龈浮肿，不红而痛或牙齿浮动，牙龈微红不肿，属于阴虚火旺。

（2）舌红而肿大，乃心、脾经有热，血热上逆，瘀滞脉络；若肝经风火相煽，则舌红强硬，活动不灵。

4. 辨脓血

（1）脓多稠黄，而有臭味，为肺胃火热之证。脓稀无味，脓液渗出长流，多属脾肾阳虚之证。

（2）龈肉红肿出血，其量较多，属胃经实热；龈肉溃烂，微红微肿，血液时时渗出，多属肾阴虚证。

第七章　常见症状鉴别诊断

症状,中医学又称病候,是人体因发生疾病而表现出来的异常状态,包括主观感觉与客观体征,是组成证候的具体材料。从四诊的搜集到证候的分析与辨别,是中医诊断疾病的全过程;而对症状的全面分析鉴别,则是诊断疾病必不可少的重要环节。一个证候,包括若干不同的症状;同一个症状,可出现在不同的证候中。因此,在临证过程中,进行症状鉴别诊断、分析主要症状的特点、注意其相应的伴发症状、全面了解病史与细致地检查体征,是取得正确诊断的要领。宋代成无己就伤寒病的几十个主要症状详加鉴别,写成《伤寒明理论》一书。后世医家更代有发展,尤其是明代秦景明,鉴于医家每多凭脉而寻求其病因与症治,一时殊费揣摩,因此主张"不若以症为首,然后寻因之所起,脉之何象,治之何宜,则病无遁情而药亦不至于误用也",遂纂著并由其孙秦皇士整理成《症因脉治》一书。此书是一本颇具规模的症状鉴别诊断学专著。可见症状鉴别诊断的重要性古人早已十分重视。所以,症状鉴别诊断是正确进行辨证论治的关键步骤和前提。

临床症状繁多,今仅就常见症状的鉴别诊断分述如下。

第一节　发　　热

发热,是指体温高于正常范围的症状。成人体温正常范围:口腔温度,一般保持在37℃左右(36.3~37.2℃);直肠内温度一般比口腔约高0.3~0.5℃;腋窝温度比口腔约低0.2~0.4℃。不同个体的正常体温略有差异,但一般说来,口腔的温度在37℃以上,或直肠内温度在37.6℃以上,一昼夜之间波动在1℃以上时,可认为有发热。未使用体温计以前,中医是以手按患者肌肤或前额判断病人体温是否升高;测试体温虽未高于正常而患者自觉全身或某一局部发热的主观感觉,亦属发热。

发热的原因不外乎外感与内伤两方面。外感所致的发热,其机制是:六淫外邪或疫疠侵袭肌表,卫阳奋起与之抗争而致发热;当外邪化热入里(五气化火),邪正激争,阳热盛极则壮热不已;若邪热耗伤人体阴精、津血,使阳盛阴虚,则发热迁延。内伤所致之发热,主要是体内阴阳平衡失调的结果,其发生机制是:七情所伤气郁化火(五志化火),或过食辛温燥热之品,或脏腑功能过亢(气有余便是火)等阳气亢盛而发热,即所谓"阳胜则身热"(《素问·阴阳应象大论》);或因暴病久病、七情、饮食、劳倦等损伤脏腑精血,导致阴精亏损而发热,即所谓"阴虚则内热"(《素问·调经论》);或由人体阳气虚极、欲将外脱,阳气浮越于外,或阴寒内盛逼阳于外(阴盛格阳),亦可导致发热。

根据发热程度和特点的不同,前人有以下一些发热名称:

微热:是指患者发热轻,用手扪患者的皮肤,仅有轻微发热的感觉;或指体温正常而患者主观感觉有轻度发热的现象。

恶热:是指患者自觉发热,并且怕热,欲去衣被,喜冷卧凉的现象。

发热恶寒:是指患者发热的同时伴有怕冷的感觉,虽加衣被或近火取暖仍不能解其寒。

烦热:是指患者发热又兼心烦,或烦躁而兼有闷热之主观感觉的现象。

往来寒热:是指病患者发热与恶寒交替出现,热时不觉寒,寒时不觉热,发有定时或不定时,一日可发数次或数十次。

潮热:是形容发热如潮水一样定时而至,每天到一定时候(一般多在下午以后)体温就逐渐升高,维持一段时间,便又逐渐下降,接近或恢复到正常范围,每日如此,反复不已。

发热不扬:是指患者体温高于正常,而体表之肌肤初扪之不觉甚热,但扪之稍久则觉灼手的现象。

灼热:是指体温升高,如火灼之状,用手抚患者肌肤,即有灼手感觉的现象。

壮热:是指发热热势壮盛,体温升高极为明显的现象。

暴热:是指突然发生的高热,即起病不久便很快出现壮热,或一起病即以壮热为表现的现象。

现今结合体温计的使用,可分为低热、中热、高热、潮热及自觉发热等几类。

发热一症,鉴别之法,应先鉴别外感与杂病。若有外感六淫的病史,发病初起即有发热恶寒同时并见等表证,继而有六经证候传变过程的属伤寒病;若表现为卫气营血或三焦证候传变的为温病。病由七情刺激、饮食所伤或劳倦而发,临床上只发热而不恶寒,且无明显的外感发热病传变阶段,又兼其他脏腑虚实症状出现者,则属杂病。以下分外感与杂病两类证候进行鉴别。

一、外感发热

根据外感病辨证纲要,首先结合发病季节,辨其属于风寒、风温、春温、湿温、暑温、秋燥等,然后鉴别其发热之属表、里、半表半里、及营、及血。

(一) 表证发热

表证发热的特点是必与恶寒同时并见,其发热必有体温升高,但一般不太高,多为微热,偶有壮热者。此外常伴有鼻塞,流涕,喷嚏,头身疼痛,苔薄,脉浮等症状。根据发热的不同特点及伴发症状的差异,可进一步鉴别不同证候的表证发热:

(1) 风寒表实证(太阳伤寒证):本证以寒邪袭表为特点,寒性凝滞收引而主痛,故证候表现以发热轻恶寒重、头身疼痛、无汗、苔薄白润、脉浮紧为主,多发于冬季。

(2) 风寒表虚证(太阳中风证):以风邪伤表为特点,风性开泄,故证候表现以发热恶风、汗出、喉痒、鼻塞头痛、苔薄白、脉浮缓为主。

(3) 风温(热)表证(属卫分证):以热邪犯肺卫为特点,热性炎上,故鉴别要点是发热、微恶风寒、头痛、咽喉红肿疼痛、苔薄干、脉浮数,多发于春夏季。

(4) 湿温表证(属卫分证):本证湿热合邪,湿性黏腻重浊,故临床以发热重于恶寒、身热不扬、头身重倦疼痛、胸痞脘闷、舌苔白润、脉濡数为主,多发于南方雨水多的季节。

(5) 秋燥表证(属卫分证):本证有明显的季节性,必发于秋季,由于燥性干涩易伤肺津,鉴别要点是:除见发热恶风寒等表证外,必有口鼻咽喉干燥、干咳少痰、脉浮等表现。此外,本证尚有凉、温之分。前者兼感寒邪,后者兼感温邪。证候表现亦有偏风寒、偏风热的不同。

(二) 半表半里发热

半表半里证发热的特点是寒热往来(或称往来寒热),即忽寒忽热,恶寒时不发热,发热时不恶寒,恶寒与发热交替再现,相互往来,定时或不定时发作。它可以一天发作数次,或一天、二天、三天发作一次不等。根据寒热的不同特点及伴发症状的差异,可进一步鉴别不同特点证候的半表半里发热。

(1) 少阳证:发热的特点是寒热往来,体温中等度升高与恶寒交替出现,多伴胸胁苦满,心烦喜呕,不欲饮食,口苦咽干,目眩,脉弦等症状,多由伤寒太阳证传变而致。

(2) 疟疾:因疟邪伏于半表半里之募原而发,特点是寒热往来,先寒战,继而壮热,最后汗出热退,复如常人,发作有定时,一日而作或间日而作或三日而作。若热势较甚,发热持续时间较长,寒战时间较短,汗出较多,并伴面赤口渴,便结溲黄,舌红苔黄,脉弦数,甚则神昏、谵语、抽搐的,为热疟证;若证似热疟,而病势更甚,寒热发作无定时,一日发作一次或数次,常见神昏、谵语、抽搐,且在一个地区引起流行,互相传染的,为疫疟;若寒战时间较长,热势不甚盛,汗出不太多,并伴面白神倦,口不渴,苔薄白,脉弦迟的,为寒疟证;若微恶寒微发热,病情迁延日久,并伴气血、脏腑诸虚不足表现的,为虚疟证,乃疟邪久恋,正气被伤所表现的证候。

(三) 里证发热

(1) 阳明经证:为外邪化热入里,热盛于内而充斥于外所表现的证候,临床以身大热、大渴引饮、大汗出、脉洪大等“四大”为特点。

(2) 阳明腑证:为阳明里热与燥屎相结而成。发热多为日晡(申时,午后三至五点钟)潮热,汗出连绵,必见便秘、腹满疼痛拒按二症,舌红苔黄燥甚或苔焦黄舌起芒刺,脉沉实有力,甚者可见烦躁,神昏谵语,循衣摸床等。

(3) 热邪壅肺证(气分证):发热多为壮热,必兼咳喘,胸胁疼痛,咳痰黄稠或痰中带血,并伴溺赤、便结、舌红苔黄、脉数等热证表现。

(4) 暑温气分证:必发于夏季暑热天时,发病急骤,初起即见壮热,烦渴,汗多,脉洪数等,常伴头痛且晕、肢倦神疲。病情传变迅速,若暑入心营,可见猝然昏倒不省人事,身热肢厥,气粗如喘,牙关微紧,舌绛,称暑厥;若暑热动风,则见灼热,四肢抽搐,甚或角弓反张,牙关紧闭,神昏,喉中痰鸣,称暑风。

(5) 脾胃湿热证(湿温气分证):发热以发热不扬,身热起伏,汗出热不解,或午后潮热为特点,必兼脘腹痞闷、呕吐纳呆、渴不欲饮、便溏、溺赤等湿热蕴郁脾胃,运化失司的表现,苔必黄腻,脉多滑数。此外,或见身目发黄,白㾦,皮肤发痒等症状。

(6) 肝胆湿热证:发热多为寒热往来,甚或寒战壮热,往来交替,必兼身目发黄,尿黄,胁肋胀痛,厌恶油腻,口苦泛恶,大便不调,舌边红,苔黄腻,脉弦滑数等肝胆失疏泄表现。

(7) 疫毒内陷证(属营分证):发热多为寒战,壮热,往来无定时,甚至一日发作数次,伴剧烈头痛、恶心呕吐、大汗出,或神昏谵语,或见斑痧。

(8) 热陷心包证(营分证):发热多为暴热,壮热,必伴神昏谵语,或昏愦不语,舌謇等邪热内陷、痰热蒙闭心窍的表现,尚可兼见肢厥、舌绛、舌黄、脉细数等症,多由卫分证直接演变而成,中间没有气分证的经过。

(9) 热入营分证:身热夜甚,必伴心烦躁扰,甚或时有谵语等营热扰心神的症状,并常兼咽干但口反不甚渴饮,不寐,斑疹隐隐,舌绛无苔,脉细数等。

(10) 热在血分证:发热多为壮热,且入夜尤甚,必伴躁扰不安,甚或昏狂谵妄,斑疹透露,吐衄便血等血热扰心神、热盛动血的表现,舌必深绛,脉必细数。

(11) 热盛动风证:发热必为壮热,必伴头晕胀痛,手足躁扰甚则瘈疭(抽搐),颈项强直,角弓反张,两目上翻,牙关紧闭等肝风内动的症状,本证兼夹气分证或营、血分证,临床可见相应的兼夹症状。

属于外感发热病的,还有麻疹、水痘、白喉、发颐(痄腮)、烂喉丹痧等瘟疫证,临床皆以发热为重要症状之一,均在鉴别的范围之内。辨别要点是,除热自内发(伏气)者外,它们的病情经过多有卫、气、营、血的演变过程,且有各自独特的症状表现,临床上不难鉴别。

二、杂病发热

(一) 大肠湿热证

发热多为微热、烦热,偶见壮热,并伴泄泻黄浊甚至暴注下泄,肛门灼热,便下臭秽,或腹痛,下利脓血,里急后重等大肠传导失职,热迫气滞的征象,且兼湿热内蕴的征象,如小便短赤,身肢困倦,烦渴引饮或渴不多饮,舌红,苔黄腻等。

(二) 小肠实热证

发热多为微热、烦热,伴面赤烦渴,舌尖红赤甚至口舌生疮,小便短赤,频急,淋沥涩痛,尿血等心火下移小肠的表现,其舌苔多黄薄而并不厚腻。

(三) 膀胱湿热证

发热多表现为微热,潮热或壮热,必伴尿频,尿急,尿涩少而痛,尿色黄赤混浊,或尿血,或尿有砂石等膀胱气化不利的表现,且常伴小腹拘急疼痛或腰痛,舌苔多黄腻,脉多弦滑而数。

(四) 风湿热痹证

发热多为壮热,亦有微热或潮热者,必兼关节疼痛,或游走不定,局部红肿焮热,痛不可近,关节活动困难等邪闭关节经络的表现,还可伴面赤,汗出,烦渴,心悸,皮肤发斑疹,舌红苔黄,脉数等。

(五) 阴虚发热证

发热多为微热、潮热,或伴五心烦热,颧红,盗汗,咽干口燥,消瘦,舌质红或绛,苔少而干,脉细数等阴虚内热的表现。

(六) 血虚发热证

发热多为微热、烦热或潮热,偶有壮热者,并伴面白不华或萎黄,眩晕心悸,失眠,肢麻,唇甲淡白,舌淡苔薄白或干,脉大或芤或涩或细数等血虚不足的表现,常发于产后及其他大失血之后。

(七) 气虚发热证

发热多为微热,热势迁延,或为潮热,日间热甚而夜晚热退,少数有夜晚热甚者,偶见壮热,发热每于劳累后加重,并伴面白自汗,少气乏力,舌淡胖有齿印,苔白,脉虚大或虚数等气虚不足的表现。

(八) 阳虚发热证(属真寒假热证)

发热但喜温而欲盖衣被,口渴喜热饮或渴不欲饮,颧红如妆而唇色淡白,并伴精神委靡,倦怠乏力,大便稀溏,小便清长,脉虚大而无力等一派虚寒之象。

(九) 小儿夏季热(疰夏证)

发热多为灼热、潮热,热程可长达两三个月,必伴渴饮频频、无汗、小便多等三个症状,病必发于夏令。

此外,妇科产后发热、乳痈、外科痈疮、疔毒流注、流痰、内痈(如肠痈、胃痈、肺痈等),皆有发热症状,均属杂病发热的范围,不可忽略。

第二节　怕　　冷

怕冷,是患者主观感觉寒冷难耐的总称。

怕冷的出现有外感与内伤两方面的原因。外感所致怕冷的发生机制是:六淫外邪或疫疠客于皮毛肌表,卫气被伤或被阻遏,肌表不得卫阳的温煦而出现怕冷;当外邪传里,邪正交争,阳气被损伤,机体失温煦,则亦见怕冷。此外,邪热极盛,深陷于内,阳气被阻遏,不能敷布于体表,体表得不到阳气的温煦,也会发生怕冷及肢体厥冷的现象,即所谓“热深厥深”、“阳盛格阴”。还有,热极伤阴,阴竭而至阳脱,则易出现“热极生寒”的亡阳证。内伤所致的怕冷,主要是体内阴阳平衡失调的结果,它的发生机制是:过食生冷寒凉之品,寒积体内,阳气被阻遏,机体失温煦而怕冷,其与外感寒邪而致怕冷的机制,均属《素问·阴阳应象大论》所谓“阴胜则身寒”;尤其是因暴病、久病,或七情、饮食、劳倦等损伤脏腑阳气,使机体失所温煦,也可发生怕冷的现象,此即“阳虚则寒”之谓也。

根据怕冷程度和特点的不同,可分为以下几类:

畏寒:是指患者虽觉怕冷,但加衣被或近火取暖即有所缓解的现象。

恶寒:是指患者感觉怕冷,甚则加衣被或近火取暖仍觉寒冷难耐的现象。

洒淅恶寒:是形容患者被冷水喷洒于身上,旋即寒噤顿作而皮毛栗起。

振寒:亦称寒战、战栗,是指恶寒时全身发抖,全身振动的现象。

寒栗鼓颔:是指恶寒时全身发抖,上下齿不断地叩击的现象。

恶风:是指患者怕被风吹,每当冷风吹来,便觉寒冷难耐,或寒噤而皮毛栗起,但加衣被或避于无风处则无所恶的现象。(临床上恶风与恶寒多同时并见,且有时难以严格区分,故又往往合称“恶风寒”)。

怕冷,最常见于外感发热病中,也可见于杂病的阳虚或亡阳证候中。鉴别时,首先要注意怕冷的特点,如是否与发热同时出现,病程演变中有无阶段性的传变过程,最后了解伴发症状的情况。若怕冷表现为恶寒、恶风、洒淅恶寒,且有外感病史,初病时恶寒与发热同见;或单独出现,但有明显的伤寒病六经传变病史者,属于外感发热病的怕冷。若怕冷表现为畏寒,既不与发热同时出现,亦无明显的传变阶段,且伴五脏阳虚不足的表现者,属杂病怕冷。李东垣《内外伤辨惑论》曰:“外感则寒热齐作而无间,内伤则寒热间作而不齐。”

一、外感怕冷

(一) 表证怕冷

表证怕冷表现为恶寒、恶风、恶风寒或洒淅恶寒。此外,还伴有鼻塞、流涕、喷嚏、头身疼痛、苔薄、脉浮等症状。表证怕冷是所有外感表证的共有症状,只是程度不同而已,故有“有一分恶寒,便有一分表证”之说,常与发热并见,其证候类型与表证发热同,详细的鉴别诊断可参考该节。

(二) 半表半里怕冷

半表半里怕冷的特点是寒热往来,其怕冷多表现为恶寒、振寒或寒栗鼓颔。半表半里怕冷的常见证候与半表半里发热同,详细的鉴别诊断可参考该节。

(三) 里证怕冷

(1) 寒邪舍肺证:畏寒或恶寒,咳嗽气喘,咳声重浊,咳痰稀白或灰白而稠,咳引胸痛,常伴面色苍白、口淡不渴、肢凉、苔白、脉迟或紧等寒邪内舍的表现。

(2) 寒湿困脾证(属太阴证):畏寒肢冷,恶心呕吐,腹凉或腹痛肠鸣,泄泻稀溏,多伴有纳减、脘腹胀满、头重身倦、口淡不渴、舌淡苔白、脉迟或濡缓。

(3) 寒凝肝脉证:畏寒肢冷,常伴少腹拘急牵引睾丸坠胀疼痛;或阴囊冷缩;或月经不调、经痛;或胸胁胀痛、刺痛;或巅顶头痛、干呕吐涎沫;受寒则甚,得热则缓,苔白脉弦迟等寒留肝脉,气血凝滞的表现。

(4) 少阴寒化证:畏寒或恶寒肢冷,精神委靡,但欲寐,常伴身肿、呕吐、下利清谷、小便清白、口不渴或喜热饮、脉沉微细等阳虚阴盛的表现。

(5) 真热假寒证(热厥证):怕冷多表现为恶寒,甚或寒战,神志昏沉而脉沉;细察之,恶寒不欲近衣被,胸腹按之灼热,且常伴烦渴饮冷、声高气粗、便秘溺赤、舌红绛、苔焦黄干燥、脉虽沉而滑数有力等实热内盛的表现,多有表邪化热入里的病史。

二、杂病怕冷

(一) 心阳虚证

除畏寒肢冷、面色暗晦、精神委靡等阳虚内寒的见症外,必有心悸气短,心胸憋闷或疼痛,舌淡紫暗而胖嫩,脉细弱或结、代等心阳痹阻、血凝失运的表现。

(二) 脾阳虚证

除畏寒肢冷、面色㿠白、精神委靡等阳虚内寒的见症外,必有纳减腹胀,口淡不渴,脘腹冷痛,喜温喜按,大便稀溏甚至完谷不化等脾运无权的表现。此外,尚可伴有尿少身肿,肢沉乏力,或白带清稀量多等水湿不能运化的症状。

(三) 肾阳虚证

除畏寒肢冷、面色㿠白、精神委靡等阳虚内寒的见症外,必有腰膝酸冷,小便清长频数,夜尿频多,耳目失聪,两尺脉沉细弱等肾元虚惫的表现,还可伴有男子滑精早泄、阳痿不育,或女子白带清稀、胎动易滑、宫寒不孕,或喘咳痰鸣清稀、心悸气短,或尿少身肿、腰以下肿甚等各种肾功能虚衰的症状。

此外,临床上常与怕冷同时出现的另一症状是躯体局部冷(即自觉寒冷或切按该处亦觉寒凉),如脑冷(或称颅冷)、腰冷、背冷、腹冷、肢冷、阴冷(即男女生殖器有寒冷感)等。其产生之病机与怕冷基本类同,皆因外邪损伤或阻遏阳气,或脏腑阳气虚衰,致阳气敷布失常,局部组织、经脉失于温煦,故其鉴别诊断可参考"怕冷"一节。唯局部冷除外感所致者外,多与相关连的脏腑阳虚有关,如脑冷、腰冷、阴冷多与肾阳虚有关,腹冷多与脾、胃阳虚有关,小腹冷多为胞宫虚寒,背冷多因肺司之卫阳不足有关,而五脏阳虚均可发生肢冷,这在鉴别诊断中应加注意。

第三节 汗出异常

汗是人体阳气蒸化津液,出于体表而成,《素问·阴阳别论》谓:"阳加于阴谓之汗。"同时,汗出还与卫气司汗孔开合的作用密切相关,只是阴阳和调,卫气开合得度,人体才得以正常地排汗,从而保证了津液、气血、阴阳的平衡。当气温高时汗出较多,气温低时汗出较少或无汗,因高温作业、剧烈劳动或运动、衣被过多过厚、情绪激动、辛辣刺激等因素所致的汗出增多,均属正常生理性汗出范围。

超出上述正常生理性汗出的异常排汗或汗闭，称为汗出异常。

汗出异常与阳气蒸津的功能及卫阳司汗孔开合的功能失常有关。当邪热入侵或脏腑功能过亢内生邪热，或阴精亏耗内生虚热，均可致阳气偏亢而迫津外泄；或阳气受损，卫阳不固，开合失司，藩篱不密，气虚不敛津液，临床则可见病理性的汗出过多。反之，邪气外袭，卫阳被遏不能外达，汗孔闭合；或阳气虚弱，蒸津无力；或卫阳虚弱，汗孔开合失司处于合而不开的状态，均可使津液不得外泄而出现汗闭。

根据汗出时间、汗量多少及排汗特点的不同可分为以下几类：

自汗：是指白天不因劳作运动、日晒、厚衣或发热而汗自出的现象。

盗汗：是指夜间入睡后排除气温因素而不自觉的汗出，醒后即止的现象。

虚汗：是指濈濈然汗出无时，动则益甚的现象。

冷汗：是指畏寒、肢冷而汗出的现象。

脱汗：又称绝汗，是指病情危重，汗出淋漓不止、如珠如油的现象。

战汗：是指战栗之后汗出的现象。（它的特点是在发热的过程中出现恶寒战栗，几经挣扎，继而汗出。其与疟疾之先恶寒寒战，继而发热，最后汗出热退，发作有定时的现象不同）。

大汗：是指汗出过多，汗量过大的现象。

热汗：亦称阳汗，是指发热时汗出的现象。

血汗：亦称汗血、肌衄，是指汗色淡红如血，或血从毛孔而出的现象。

半身汗出：是指半侧身体出汗，或见于左侧，或见于右侧，或见于上半身，或见于下半身的现象。

额汗：是指头额出汗而身无汗的现象。

心汗：是指心前区一片汗出独多的现象。

阴汗：是指外阴部、阴囊周围（包括大腿内侧近股阴处）经常汗出较多的现象。

手足汗出：是指手掌、脚掌局部经常汗出而身上无汗的现象。

汗闭：是指正常应汗出而反无汗的现象。

汗出异常的鉴别，首先要区别病理性汗出过多或汗闭。汗出过多，最常见于外感发热病，尤其是里实热证，此时多与发热、烦渴、舌红苔黄、脉洪大等症状同时出现；其次，多见于杂病气虚、阴虚、阳虚等证。气虚者自汗为多，阴虚者盗汗为主，阳虚则为冷汗，病至亡阴、亡阳必见脱汗（或称绝汗）。鉴别诊断的关键，是结合伴发症的特点。汗闭，主要见于风寒表实证、真热假寒证、小儿夏季热、气虚证等四个证候，这些证的证候表现差别较大，临床不难鉴别。

一、汗 出 过 多

（一）风寒表虚证（太阳中风证）

汗出为热汗，伴发热恶风寒等症（参阅“发热”之“风寒表虚证”）。

（二）风温（热）表证（属卫分证）

汗出为热汗，必伴发热、微恶风寒等症（参阅“发热”之“风温表证”）。

（三）里实热证

多为大汗、热汗，偶有额汗、血汗，必伴发热、口渴饮冷等症（参阅“发热”之“里实热证”）。

此外，在外感发热病中，有时可见战汗，此时意味着邪正相争激烈，病情发展至转折关头。若战汗之后热退而脉静（脉来和缓）身凉的，为邪从汗解，邪去正安的顺证；若战汗之后，四肢厥冷，烦躁不安,脉来疾急的,为邪胜正衰,虚阳欲脱之逆证。

(四) 湿温气分证

多为热汗或额汗,常伴发热不扬,汗出热不解等症(参阅“发热”之“湿温气分证”)。

(五) 下焦湿热证

多为热汗,偶见阴汗,必伴身热起伏、身重倦怠、小便短赤、大便不调,妇人多兼带下黄臭、外阴瘙痒等湿热下注的表现。

(六) 气虚证

多为自汗,亦有虚汗者,必伴面色淡白、眩晕、少气懒言、神疲乏力、活动尤甚等症状,舌必淡胖,苔必白,脉象多虚。

(七) 阳虚证(里虚寒证)

多为冷汗、虚汗,偶有盗汗、半身汗出,必伴畏寒肢冷,面色㿠白等阳虚现象。

(八) 阴虚证(里虚热证)

多为盗汗,亦有半身汗出或头汗或手足心汗出,或兼见自汗,常伴潮热、五心烦热、舌红苔少而干、脉细数等内生虚热之象。

(九) 亡阳证

多为脱汗,偶见额汗,汗出清稀而凉,必伴肌肤凉、手足厥冷、呼吸微弱、脉微欲绝、唇舌淡润或青紫等危重症状出现。

(十) 亡阴证

多为脱汗,偶见额汗,汗出热而黏,必伴肌肤热、手足温、脉细数疾按之无力,常兼颧红如妆、神疲、时而躁扰、气短喘促、渴喜冷饮、唇舌干红等症状出现。

(十一) 心脾两虚

多为自汗,偶见心汗,常伴面黄纳减、腹胀便溏、倦怠乏力及心悸健忘、失眠多梦等症。

二、汗　　闭

(一) 风寒表实证(太阳伤寒证)

以无汗而兼恶寒发热等症为特点(参阅“发热”之“风寒表实证”)。

(二) 真热假寒证(热厥证)

无汗,必兼恶寒或寒战、脉沉等一派寒象。同时又出现反不欲近衣被、胸腹按之灼热,以及烦渴饮冷、声高气粗、便秘溺赤、舌绛苔焦黄干、脉沉而滑数有力等实热内盛的表现,且多有表邪化热入里的病史。

汗闭常见于小儿夏季热,偶亦可见于气虚证的患者,应予注意。

此外，黄汗临床较少见。症见汗出沾衣，色如黄柏汁，兼见腰痛、两胫冷、身疼重、小便不利、脉沉迟等。乃因风、水、湿、热交蒸溢渗所致。

第四节　头　　痛

头痛，是指头颅全部或某一局部出现疼痛感觉的症状。它是临床极为常见的症状之一，有时是疾病早期的唯一表现。头痛涉及的病证很广，引起头痛的原因较为复杂，但归纳起来亦不外乎外感与杂病两大类。凡外感邪气，如风、寒、暑、湿、燥、火，上扰清阳，或七情、劳倦、饮食内伤，阴阳失调，内生风火，干扰清阳，痰浊、瘀血阻滞清窍，气血阴精亏损不能上荣髓海等，均可发生头痛。故头痛一症常见于外感发热病的大多数证候，以及杂病的肝阳上亢、肝火上炎、肾虚、气虚、血虚、阴虚、阳虚、痰浊、血瘀等证候中。鉴别时首先要分清是外感头痛或杂病头痛。初病之头痛，痛势较剧，无有休止，多属外感；久病之头痛，病势多缓，时作时止，多属杂病。属外感者，还要进一步鉴别病位之表里、病性之寒热；属杂病，须分清气、血、阴、阳以及五脏所属；若病程冗长，疼痛较剧者，则应考虑是痰浊或瘀血所致的头痛。

一、外感头痛

外感发热头痛的特点是，必有感受外邪的病史，头痛必兼恶寒发热等表证，或寒热往来等半表半里证，或但热不寒或但寒不热等里证。外感发热病的大多数证候类型都可出现头痛，详细的鉴别诊断，可参考第一、二节的外感发热病部分，不再重复。凡病起急骤，高热，头痛如劈，舌红苔黄，脉洪数或沉实或滑数，表里皆热，易入营血，往往为瘟疫之证。

二、杂病头痛

（一）肝气郁结证

头痛多偏于一侧，或痛在眉棱骨处，头痛每随情志的变动而增减，多伴情志抑郁、易怒、胸闷喜太息、胸胁胀痛、脉弦等肝失疏泄的症状。

（二）肝火上炎证

头痛多为胀痛，巅顶尤甚，多伴有眩晕不寐、目赤耳鸣、急躁易怒、胁肋灼痛等肝火循经上逆，以及便秘溺赤、舌红苔黄、脉弦且数等火热实象。

（三）肝阳上亢证

头痛且胀，多伴眩晕耳鸣、颧红目赤、失眠多梦、五心烦热、腰膝酸软、舌红绛少苔、脉弦细数等水不涵木的表现。

（四）肾精不足证

头痛多呈头脑空虚而痛，多伴腰膝酸软、健忘恍惚、精神不振、发脱或早白、齿摇易脱、滑精早泄、白带清稀等症状。

（五）血虚证

头痛程度较轻，多为隐痛，伴眩晕，晕甚于痛，且兼面白不华或萎黄、唇甲淡白、心悸、失眠、肢麻等血虚不足表现。

（六）阴虚证（里虚热证）

头痛多为隐痛，空虚而痛，偶有胀痛但程度轻，必伴潮热盗汗、五心烦热、颧红、咽干口燥、消瘦、舌绛苔少、脉细数等阴不维阳、虚热内生的表现。此外，常可兼心悸、失眠健忘、或干咳声嘶、或眩晕耳鸣、腰膝酸疼等五脏阴精亏耗的表现。

（七）气虚证

头痛多为隐痛，劳累或久站则发作或加甚，必伴面色淡白、眩晕、少气懒言、神疲乏力、自汗、动则尤甚、舌淡胖、苔白、脉虚等表现。此外，常兼心悸、或纳呆腹胀便溏、或喘咳声低易感外邪等五脏功能不足的症状。

（八）阳虚证（里虚寒证）

头痛多为隐痛或冷痛，必伴畏寒肢冷，面色㿠白或暗晦、精神委靡、舌淡或紫暗而嫩、脉沉迟而细弱等一派虚寒之象。此外，常可兼心悸怔忡心胸疼痛、或纳呆腹冷痛便溏、或耳聋腰膝酸冷等五脏阳气不振的表现。

（九）痰浊头痛证

头痛昏晕，必伴胸脘满闷、呕吐痰涎、身肢重倦、苔白腻、脉弦滑等痰浊阻遏清阳之症。若头痛较甚，眩晕较剧，目闭不欲张开，呕吐痰涎，甚至肢体拘急的，为痰浊动风、风痰上涌的风痰头痛证；若头痛脑鸣或偏头痛，胸脘满闷，泛吐痰涎，并伴肝火上炎的证候表现者，为痰郁化火、火动肝阳的痰火头痛证；若头痛如裂，眩晕恶心，泛吐痰涎，并伴心神不安、语言颠倒、四肢厥冷的，为痰浊上逆、蒙蔽清窍的痰厥头痛证。

（十）血瘀头痛证

头痛多为某一局部的刺痛，痛处固定，经久不愈，常伴面色黧黑，唇色紫暗，舌质紫暗或有瘀斑、瘀点，脉弦涩或细涩等瘀血阻络的表现。

（十一）头风证

头痛经久不愈，反复发作，痛势较剧，并伴目痛，甚至失明，鼻流臭涕，恶心，眩晕耳鸣，头部麻木或项强等症，具有病情深重、病史久远的特点。若本证头痛在一侧者，称偏头风；若两太阳穴连脑痛者，称夹脑风；若脑户极冷，痛不可忍，项背怯寒者，称脑风。

此外，头痛因食滞而致者，称伤食头痛证；因嗜酒过量而致者，称伤酒头痛证。还有头痛如雷鸣，头面起核，或肿痛红赤者，名雷头风。

第五节　咳　　嗽

咳嗽，是指肺气上逆，冲喉而出，喉中发声，咯吐痰涎的症状。有认为“咳谓无痰而有声，嗽是无声而有痰”（刘河间《素问病机气宜保命集》），有认为咳、嗽、咳嗽为同义词。目前临床上多倾向于咳、嗽、咳嗽同义。

肺主气而司呼吸，其气以清肃为顺，故咳嗽与肺脏的关系最为密切。除肺本脏病变可引起咳嗽外，由于脏腑间关系密切，其他脏腑有病，传至肺脏亦可引发咳嗽。早在《内经》就有："五脏六腑皆令人咳，非独肺也。"《医学三字经·咳嗽第四》指出："然肺为气之主，诸气上逆于肺则呛而咳，是咳嗽不止于肺，而亦不离乎肺也。"综上所述，凡肺脏受病，或感六淫、疫疠，或痰湿浸渍，或瘀血阻滞；或肺脏气阴受损；或其他脏腑病及于肺，均可导致肺失宣肃，肺气上逆，发为咳嗽。

根据咳嗽与脏腑的关系，《素问·咳论》有肺咳、心咳、肝咳、脾咳、肾咳、大肠咳、小肠咳、胃咳、膀胱咳、三焦咳、胆咳等的分别，但目前已少采用。此外，根据咳嗽时间、特点的不同，除通常的咳嗽外，还有以下一些名称：

久咳：是指咳嗽积月累年，经久不愈的现象。

夜嗽：是指夜间咳嗽，而白天不咳的现象。

五更嗽：是指每天早晨天未亮之前（黎明前）咳嗽的现象。

干咳：是指无痰的咳呛。轻者，连咳十多声才有少量黏痰咯出；重者，虽多咳亦无痰，咳声高亢，喉痒干燥，胸胁作痛。

呷嗽：是指咳嗽气急，呼呷有声，类似哮证，喉有痰鸣的咳嗽。

哑嗽：是指咳嗽而见声音嘶哑的现象。

顿咳：亦称顿嗽、顿呛、时行顿呛、鸡咳、鹭鸶咳、呛咳、疫咳、天哮呛、天哮等，是指咳嗽顿作，咳则连咳十数声至数十声，最后伴有吼声回音的现象（即阵发性、痉挛性咳嗽和痉咳后伴有特殊的吸气性回声的现象）。

对外感发热病的表证和邪热壅肺、寒邪舍肺、燥热伤肺等里证，以及杂病之湿痰阻肺、血瘀咳嗽、支饮、寒水犯肺、肝火犯肺、肺气虚、肺阴虚等证候引起的咳嗽需进行鉴别。但临床上以外感引起的为多，大抵初病咳嗽或兼有恶寒发热、头痛等表证的，或由表证传里之后继发咳嗽的，属外感咳嗽。六淫邪气中，尤以风寒、风热、燥邪最易伤肺致咳，鉴别时应加以注意。此外，凡能累及肺与肺系的疫邪，亦每易发生咳嗽一症。若平素体弱，时时咳嗽，或久咳不已，而无寒热头痛等兼症的，多缘内伤引起，属于杂病，常见是肺本脏的气阴亏虚，或脾、肾虚及肺者。但亦有虚中夹实者，如肝火犯肺、湿痰阻肺、血瘀咳嗽、支饮等证，均有相应的伴发症状，宜详加鉴别。

一、外感咳嗽

（一）表证咳嗽

（1）伤风咳嗽证：咳嗽喉痒，痰白稀，必伴恶风发热、汗出、鼻塞头痛、脉浮缓等风寒表虚证的证候表现。

（2）风寒咳嗽证：咳嗽，咳声重浊，痰白稀，伴恶寒发热、无汗、头身疼痛、脉浮紧等风寒表实证的证候表现。

（3）风热咳嗽证：咳嗽，咳声高亢，痰黄稠，伴发热微恶风寒、头痛、咽喉红肿疼痛、脉浮数等风温表证的证候表现。

（4）秋燥表证：干咳少痰，或痰中带有血丝，咳而不爽，伴恶寒发热、口鼻咽喉干燥、口渴、脉浮等表现，必发于秋季。此外，本证尚有凉、温之分，证候表现有偏风寒、偏风热的不同。

（二）里证咳嗽

（1）寒邪舍肺证：咳嗽，咳声重浊，甚至为呷嗽，或有夜嗽者，痰白或稀或稠或多或少，常伴面白、肢凉、口不渴、小便清长、苔白、脉迟等寒盛于里的表现，多发于秋冬季，常由伤风咳嗽或风寒咳嗽传变而成。

(2) 热邪壅肺证(气分证)：咳嗽，咳声高亢，甚或喘息气粗，咳痰黄稠臭秽或痰中带血，伴发热或大热、胸胁疼痛、溺赤、便结、舌红苔黄、脉数有力等热盛于里的表现，多有表邪传里的病史。

(3) 伤暑咳嗽证：干咳无痰或少量沫痰，伴气急胸痛、壮热、烦渴、汗多、脉洪数等表现，且多有头痛头晕、肢倦神疲之症，必发于夏季暑热之时。

(4) 燥邪伤肺证：干咳无痰或痰黏稠难咯，或带血丝，或喘咳唾白沫，必伴咳甚则胸痛、鼻燥咽干、口渴喜饮、皮肤干燥、便干溺少、舌干苔薄、脉细数等肺津不足的表现。

(5) 顿咳证(百日咳证)：顿咳，咳时并见面赤握拳、弯腰曲背、头颈筋脉怒张、目赤胞肿、涕泪交迸等现象。本证具有传染性，流行季节常见于有接触史的小儿。

(6) 白喉(白缠喉证、白菌证)：咳嗽，咳声如犬吠，必见咽喉出现白膜并逐渐扩大，白膜不易剥脱，强行剥脱则引起出血，常伴发热、鼻塞声哑、口臭，甚至呼吸困难、鼻煽唇青、心悸怔忡等表现。本证具有传染性，可引起流行。

(7) 麻疹：咳嗽必发热，眼泪汪汪，以口腔颊部黏膜上有粟形白点和皮肤麻疹病变等特征。

二、杂病咳嗽

(一) 肺气虚证

咳嗽多为久咳，偶有夜嗽，咳喘无力，痰白稀，少气，声低懒言，易感外邪等肺功能不足的表现，以及面白、眩晕、神疲乏力、自汗、活动尤甚、舌淡苔白、脉虚等气虚不足之症。

(二) 肺阴虚证

咳嗽多为干咳、哑嗽、久咳，痰少而稠，或咳痰带血，必伴声音嘶哑、口咽干燥等肺燥的表现，以及颧红、消瘦、五心烦热、潮热盗汗、舌红少津、脉细数等阴液亏耗的兼证。若本证见于妇女妊娠期，称妊娠咳嗽证(亦称子嗽证)。

(三) 湿痰阻肺证

久咳痰多，色白或稀或稠，易于咯出，或为呷嗽，必伴胸脘痞闷、舌淡胖嫩、苔白厚滑腻等湿痰内阻的征象，有时还可兼见纳呆、腹胀、便溏、面白神疲、自汗乏力等脾气虚的证候表现。

(四) 寒水犯肺证(属溢饮证)

咳嗽气短，或喘息少气，痰多白稀或为涎沫，咳与水肿并见，常伴面色㿠白或暗晦、畏寒、肢冷、精神委靡、心悸、尿少、腰膝酸软、纳减便溏等脾肾阳虚不化水的表现。

(五) 支饮证

多为久咳，咳喘上逆，胸满短气，倚息不能平卧，痰沫多而色白，常伴头面浮肿、苔白腻、脉弦紧等表现，每易因感受风寒而诱发。

(六) 肝火犯肺证

咳嗽阵作，咳引胁痛，咳因情志激动而增剧，甚至咯血，常伴急躁易怒、面红目赤、咽干口苦、眩晕、脉弦数等肝火上炎的证候表现。

(七) 血瘀咳嗽证

咳嗽,喉间常有腥气,咯血紫黑,或只能侧卧一边,侧卧另一边则咳嗽气急,常伴面色黧黑、但欲漱水不欲咽,唇舌紫暗或舌有瘀斑、瘀点等瘀血内阻表现。另有表现为咳嗽气短、甚而咯血色痰沫,兼见心悸、怔忡、面唇紫暗、心胸憋闷疼痛、脉结、代等心脉痹阻症状者。

第六节　气　　喘

气喘,亦称喘、喘促、喘逆、上气、喘息,是指气不顺降,呼吸急促,甚则张口抬肩,不能平卧的症状。

气喘的发生与肺、肾有关,肺为气之主,肾为气之根,肺司呼吸,肾主纳气,故凡导致肺气上逆或肾不纳气的病变,均可引起气喘。

气喘常需在风寒表实、热邪壅肺、痰浊阻肺、悬饮、支饮、寒水犯肺、肺气虚、肺阴虚、肾阴虚、肾阳虚等证候中进行鉴别。鉴别时,首先要分清病位在肺,或在肾。凡感受外邪而致气喘,病位必在肺;内伤气喘而兼见咳嗽有痰者亦多属肺脏病变;若内伤气喘以呼多吸少为特点,且常兼腰酸耳聋等症状者,病位多在肾。属于肺病气喘者,应进一步鉴别是外感还是杂病,外感多因风寒或热邪所致,均属实证;杂病主要是虚证,有气虚或阴虚之别,亦有虚中夹实,如寒水、痰饮所致者,必须仔细辨认。属于肾病气喘者,证候单纯,皆为虚证,需分辨肾阴、肾阳。

一、实证气喘

(一) 风寒表实证(太阳伤寒证)

喘咳并作,吐白色稀痰,起病突然,必伴恶寒发热、无汗、脉浮紧等。

(二) 热邪壅肺证(气分证)

喘咳并作,气急鼻煽,声高息涌,咳痰黄稠略臭,或痰中带血,胸胁疼痛,常伴发热、苔黄、脉数等,多有表邪传里的病史。

(三) 痰浊阻肺证

喘咳并作,甚则咳引胸胁疼痛,端坐不能平卧,痰多黏腻色白,咯吐不爽,必伴胸中满闷、身肢重倦、苔白腻、脉滑等表现。发作严重者,可见呕吐、便秘。患者平素可有纳呆腹胀、便溏、面白、神疲、自汗乏力等脾气虚的证候表现。

(四) 悬饮证

喘促或兼咳嗽,气短,以胁痛咳喘尤甚,转侧呼吸牵引而痛,肋间胀满或仅肋间胀满而不痛等水饮悬于胁肋、内迫肺气上逆的表现为特点。

(五) 支饮证

喘咳上逆,胸满短气,倚息不能平卧,痰沫多而色白,常伴头面浮肿、苔白腻、脉弦紧等表现。经年不愈,每易因感受风寒而诱发,甚至发则寒热,喘满咳吐,背痛腰疼,身体振振瞤动。

(六) 寒水犯肺证(属溢饮证)

喘息少气,或兼咳嗽气短,痰多白稀或为涎沫,喘咳必伴随较严重的水肿之后而出现,且常伴面色㿠白或晦暗、畏寒肢冷、精神委靡、心悸、尿少、腰膝酸软、纳减便溏等脾肾阳虚不化水的表现。

二、虚 证 气 喘

(一) 肺气虚证

喘息日久,或兼咳嗽,喘咳声低无力,痰白稀,必伴声低懒言、易感外邪等肺功能不足的表现,以及面白,眩晕,神疲乏力,自汗,动则尤甚,舌淡苔白,脉虚等气虚不足的表现。

(二) 肺阴虚证

喘促短气,干咳,痰少而黏,常伴声音嘶哑、口咽干燥等肺燥的表现,以及颧红,消瘦,五心烦热,潮热盗汗,舌深红,少苔甚或无苔,脉细数等阴液亏耗的表现。

(三) 肾阳虚证

喘息日久,呼多吸少,气不得续,动则尤甚,必伴腰膝酸冷、小便清长频数、夜尿频多、耳鸣耳聋、两尺脉沉细弱等肾元虚惫的表现,以及畏寒肢冷、面色㿠白、精神委靡等阳虚内寒的表现。

(四) 肾阴虚证

喘息日久,呼多吸少,气不得续,必伴腰膝酸软、眩晕耳鸣、健忘少寐等肾精亏耗的表现,以及潮热,五心烦热,颧红,咽干口燥,消瘦,舌绛苔少而干,脉细数等虚热内生之象。

临床上虚喘发展到较重时,往往因肺肾相互损及,而肺肾同病。如肺肾气虚、肺肾阴虚等,临床相应有两脏阳气或阴精亏损的表现。尤其到了严重阶段,不但肺肾俱衰,心阳亦同时衰竭,以致出现喘逆加剧,烦躁不安,肢冷汗出,脉浮大无根等孤阳欲脱的危证。故鉴别时还需注意脏腑的兼证,尤其在病情危急的关头。除内科外,临床各科均可见气喘一症,如妇科当妊娠期中出现喘促,烦躁不安,胸闷腹胀甚至疼痛者,为水不涵木,肝气夹胎气上逆于肺之证。有时会出现危及生命的凶险证候,如喉科的喉风证,其因痰涎风火邪毒上攻,搏结咽喉,肺失清肃而致,表现为呼吸喘促,咽喉肿痛连项颊,痰涎壅盛,语声难出,吞咽困难,甚而神昏窒息。以起病急骤,全喉焮赤肿痛,汤水难下为特点者,称急喉风;以喉关内外红肿疼痛大如鸡卵,口噤如锁为特点者,称锁喉风;以喉关疼痛发红、漫肿深延至会厌及喉部,项强如蛇缠绕为特点者,称缠喉风。又如白喉证,严重时亦见呼吸喘促、鼻煽唇青。咽喉出现白膜并逐渐扩大,白膜不易剥脱,强行剥脱则引起出血,伴恶寒,咳嗽,咳如犬吠。上述证候在鉴别诊断时,均应加以注意。

此外,发作性的呼吸急促,甚则不能平卧,同时喉间有哮鸣声者,为哮。《医学正传·哮喘》谓:"大抵哮以声响名,喘以气息言。夫喘促喉中如水鸡声者,谓之哮;气促而连属不能太息者,谓之喘。"哮亦称哮吼、喘鸣、喘喝。其主要由痰气交阻,闭塞气道,肺失肃降而致。因哮必兼喘,所以常称哮喘。但喘未必兼哮,况且哮喘多独立为病,有较强特征的辨证规律,而喘症根据上文所述可兼见于多种疾病之中。这些都说明哮与喘症不同。

第七节　胸　　痛

膈上为胸。胸痛,是指前胸部(又称胸膺部)的疼痛而言。胸内藏心、肺,又为手足三阴经与足少阳胆经、足阳明胃经循行所过,故胸痛与上述有关脏腑组织,尤其是心、肺、肝的病变有关,如因火热壅灼、寒邪乘袭、瘀血阻滞、痰浊阻遏、阳气不足等,均可导致气机不畅,而发生胸痛。鉴此,胸痛常需在热邪壅肺、寒邪舍肺、结胸、痨瘵、血瘀胸痛、心脉痹阻、肝气郁结、肝火犯肺等证候中进行鉴别。

肺病胸痛必兼咳喘咳痰,且有寒热虚实之分。热证因热邪传里所致,寒证因寒邪入肺而成,故两者均有表邪传里的病史,病程较短,属于实证。但属血瘀胸痛实证者,证候表现以病程较长、反复发作、并具有血瘀症状为特点。虚证者,多因痨损肺阴而成,故具有病程经年不愈,并伴阴虚证的典型表现。心病胸痛,为心脉痹阻证,常发于中老年人,病程长,疼痛剧烈,伴心悸怔忡等心脉病变。肝病胸痛以病情随情志的改变而增减为特点。肝病胸痛需分清单纯气郁,或化火上犯于肺之病变。

一、外感胸痛

(一) 热邪壅肺证

胸痛为胀痛,每于咳嗽或深呼吸时疼痛加剧,必伴壮热、咳喘、咳痰黄稠或痰中带血,苔黄、脉数或浮数等,多有表邪传里的病史。

(二) 寒邪舍肺证

胸痛遇寒尤甚,咳嗽亦引胸痛,必伴咳嗽痰白、面白、肢凉、口不渴、小便清长、苔白、脉迟或紧等寒盛于里的表现,多发于秋冬季,常由外感风寒传变而成。

(三) 结胸证

胸痛连心下痛,拒按,甚至心下至小腹硬满而痛,伴项强如柔痉状,舌上燥而渴,或伴不大便、日晡所小有潮热。为太阳病误下,寒邪化热入里与水饮结于胸中及胃脘的证候。

二、杂病胸痛

(一) 痨瘵

胸痛多为隐痛,必伴咳嗽少痰,痰黏如丝如缕、痰中带血,常兼颧红、潮热骨蒸、五心烦热、失眠盗汗、舌红绛少苔、脉细数等阴虚内热的表现。

(二) 血瘀胸痛证

胸痛多为刺痛,痛处不移,常伴咳喘,时见咯血,并兼面色黧黑、肌肤甲错、唇舌紫暗、或舌有瘀斑瘀点、脉细涩等瘀血内阻的征象。

(三) 心脉痹阻证

心胸憋闷疼痛或刺痛,痛引肩背内臂,或兼脘(心下)痛,时发时止,必伴心悸怔忡之症,常兼舌质暗或有瘀斑瘀点、脉细涩或结代等瘀血阻痹之象;或兼舌淡胖嫩、苔白厚腻、脉弦滑或结、代等痰浊阻痹之征。严重者发作时暴痛欲绝、唇青、肢厥、神昏、脉微欲绝。常见于中、老年脑力劳动者。

(四) 肝气郁结证

胸痛必伴胁肋疼痛,多为胀痛,亦有走窜、闪灼样疼痛者。疼痛每因情志之变动而增减,常见情志抑郁、易怒、胸闷喜太息、脉弦等肝失疏泄表现。

(五) 肝火犯肺证

胸痛多为胀痛或灼痛,必伴胁痛、咳嗽痰中带血或咯血,常伴眩晕目赤、易怒、便秘溺赤、脉弦数等肝火上炎的表现。

第八节　心　　悸

心悸,是指患者自觉心跳、心慌、悸动不安的症状。《伤寒明理论·悸》云:"悸者,心忪是也,筑筑惕惕然动,怔怔忪忪不能自安者是矣。"心藏神而主血脉,当人受到惊吓、恐惧时,易出现心悸,这多属生理反应。临床上当心发生病变,或邪扰(如水气上凌、痰邪阻遏、瘀血阻滞),或虚损(如心之气血、阴阳损耗)等,均可导致心主不宁、心神不安而发生心悸。临床上与心悸类同的症状如下。

惊悸:是指由于惊骇而心悸,或心悸易惊、恐惧不安的症状。

怔忡:亦称心忪、忪悸,是指心跳剧烈,往往上至心胸,下达脐腹的症状。常为心悸或惊悸的进一步发展。

心动悸:是指心脏较剧烈的搏动,不但患者自觉心跳,尚可察见虚里穴搏动亢进,甚至"其动应衣"的症状,与怔忡基本同义。

心悸的发生,虽有外因,但一般常见于体质虚弱的人,尤其是心脏虚弱者,如心之气血阴阳虚弱,或因虚而致实者,如热邪、痰、水、瘀血、风寒湿等邪气乘虚内舍于心。故心悸常需在痰饮内停、水气凌心、心痹、心脉痹阻、心胆虚怯、心气虚、心阳虚、心阳虚脱、心血虚、心阴虚等证候中进行鉴别。鉴别宜先分虚、实(主要指虚中夹实者)。属虚证者,进而辨别心气、心血、心阳、心阴、阳脱诸虚之所属。心气虚者,除心悸外兼有气虚不足的表现;心阳虚者,更兼虚寒内生之象;心阳虚脱者,则兼亡阳之征。心血虚者,除心悸外兼有血虚心神失养的表现;心阴虚者,更兼内生虚热之候。属于实证者,主要辨别病邪的性质,不论痰、水、瘀、风寒湿痹等,均有相应的典型表现,不难识别。

一、实证心悸

(一) 痰饮内停证

心悸,常伴眩晕、纳减、胸脘满闷、气紧、咳吐或呕吐痰涎清稀、背部畏寒、肠鸣便溏等清阳被困而不升的表现。

(二) 水气凌心证

心悸、怔忡或心动悸,必伴身肢浮肿,小便不利之水湿泛滥征象,且常兼面色㿠白或晦暗、畏寒肢冷、精神委靡、或喘息少气、面唇青紫等阳虚内寒的表现。

(三) 心痹证

心悸或怔忡,稍劳尤甚,必有风寒湿痹或风湿热痹的病史,常伴关节疼痛、喘息气短、胸闷或心痛阵作、面色紫暗、下肢浮肿等痹证日久，内舍于心，气滞血瘀的表现。

(四) 心脉痹阻证

参阅第七节“胸痛”。

二、虚 证 心 悸

(一) 心胆虚怯证(心神不安证)

心悸或惊悸，每因受到惊吓而发，暴受惊吓，则心惊神摇，不能自主，平常多见胆小善惊、多梦易醒、饮食少思、舌淡等症状。本证女性多于男性。小儿易见此证。

(二) 心气虚证

心悸，活动时加剧，伴面色淡白、眩晕、少气懒言、神疲乏力、舌淡胖苔白、脉虚等气虚不足的表现。

(三) 心阳虚证

心悸，怔忡或心动悸，活动尤甚，必伴面色暗滞、畏寒肢冷、精神委靡等阳虚内寒之征，或兼心胸憋闷或作痛、舌淡紫暗而胖嫩等寒凝心脉的表现。

(四) 心阳虚脱证

心悸，怔忡或心动悸，同时见大汗淋漓、四肢厥冷、口唇青紫、短气息微、脉微欲绝、甚至神昏。本证常突然发生于素有心气虚或心阳虚的患者。

(五) 心血虚证

心悸，伴见失眠、多梦、健忘等心神失养等症，以及面白不华、眩晕、唇甲淡白、舌淡瘦嫩、苔薄白干、脉细弱等血虚不足的表现。

(六) 心阴虚证

心悸，除伴失眠、多梦、健忘等心神失养的症状外，还兼五心烦热、颧红盗汗、口咽干燥、脉细数等阴虚内热之象。

第九节　不　　寐

寐即睡、眠。不寐，亦称不得眠、不得卧，一般称为失眠。是以经常不易入睡，或寝即难入睡，或睡而易醒不能再睡，或时时惊醒，睡不安稳，甚至彻夜不眠为特征的症状。

正常的睡眠是人体阴阳协调的结果，如《灵枢・口问》谓：“阳气尽，阴气盛，则目瞑；阴气尽而阳气盛，则寤矣。”阳主寤，阴主寐，故大多数引起阳盛或阴虚病理改变，均可出现不寐，如《类证治裁・不寐论治》谓：“阳气自动而之静则寐；阴气自静而之动则寤。不寐者，病在阳不交阴也。”五脏之中，心主藏神，肾主藏精，上通于脑，肝主疏泄而胆主决断，故心、肾、肝、胆的阳盛或阴虚，均与不寐的发生有密的关系。其中尤以心的关系最为密切。

不寐常需在热入营血、胃气不和、痰火、胆郁痰扰、肝火上炎、心火上炎、心血虚、肝血虚、肾精不足、阴虚、心胆虚怯、心脾两虚、心肾不交等证候中进行鉴别。鉴别时宜先分虚实，亦即张景岳所概括的“有邪”与“无邪”二类。张景岳在《景岳全书・不寐》中说：“不寐证虽病有不一，然唯知邪正二字则尽之矣。盖寐本乎阴，神其主也。神安则寐，神不安则不寐。其所以不安者，一由邪气之扰，一由营气之不足耳。有邪者多实证，无邪者皆虚证。”虚证者，主要是阴、精、血的亏耗；实证者，多因火热、食滞、痰浊的干扰。阴虚必有内生虚热的表现，精亏必有过早衰老的征象，血虚必伴面唇爪甲淡白、脉细等；火热必见实证的证候表现，痰邪必有情志异常、苔腻、脉滑等无形之痰的见症，食滞必有饮食不节的病史。大抵虚证重在心脾肝肾，实证责在心肝胆胃，可根据相应脏腑的病状详细分辨。

一、实证不寐

（一）热入营分证

不寐多为不易入睡，睡而易醒，睡不安宁，伴身热夜甚等营热的症状。

（二）胃气不和证

夜难入睡，多发于饱餐之后，常伴脘闷嗳气，腹中不舒，或吞酸嘈杂，脘腹胀痛等食滞胃中的表现。

（三）胆郁痰扰证

寐难入睡，或睡而易醒不能再睡，或时时惊醒，常伴眩晕、痰涎、烦躁、惊悸、苔黄腻、脉弦等痰热内扰的征象，以及胸闷喜太息、口苦等胆失疏泄的征象。

（四）痰火证

难入睡，恶梦纷纭，时时惊醒，甚或通宵不眠。必伴烦躁甚至胡言乱语、哭笑骂詈无常、舌红苔黄腻、脉弦滑数实等痰火内扰的征象，或胸闷呕恶多痰，且常兼便秘尿赤等热盛于里的表现。

（五）肝火上炎证

不寐，恶梦纷纭，睡不安稳，多伴有头痛且胀、眩晕、目赤耳鸣、急躁易怒、胁肋灼痛等肝火上逆之象，以及便秘溺赤、舌红苔黄、脉弦数等火热实证之候。

（六）心火上炎证

夜难入睡，或睡而易醒不能再睡，伴心烦甚至狂躁谵语、面赤、舌红，舌尖尤甚或口舌生疮、糜烂疼痛等火扰心神之征，常兼口渴、尿赤、脉数等热盛于里的表现。

二、虚证不寐

（一）心血虚证

不寐多梦，睡不安稳，必伴心悸、健忘、眩晕、舌淡瘦嫩、脉细弱等血虚不足的征象。

（二）肝血虚证

不寐多梦，易惊醒，必伴目睛干涩、视物模糊、爪甲淡白等筋目失血濡养，以及面白不华，眩晕、唇舌淡白、脉细弱等血虚不足的脉症。

（三）肾精不足证

不寐多梦，易醒，睡不安稳，常伴面色不华、发脱或早白、齿摇易脱、健忘恍惚、腰膝酸软、神疲乏力等症。

（四）阴虚证

不寐，睡而即梦彻夜不停，亦有夜不能寐，心烦入夜尤甚者。必伴五心烦热、舌红少津、脉细数等虚热内生之象。此外，常与心悸健忘、眩晕、腰膝酸软、盗汗、遗精等心肾阴精亏耗之症同见。

（五）心胆虚怯证

夜难入眠，恶梦，易惊醒，每发于大惊恐或精神刺激之后，常伴惊悸、心慌胆怯、神思不安、饮食少思、舌淡等症。本证女性多于男性。

（六）心脾两虚证

不寐多梦易醒，常伴心悸健忘、面黄神疲、纳呆便溏、少气乏力等心血及脾气虚的征象。

（七）心肾不交证

不寐，伴胸闷、心悸健忘、眩晕、耳鸣、腰酸等心肾不济的征象。同时或有咽干潮热、心烦梦遗、消瘦、盗汗、舌红绛等阴虚火旺之征；或有畏寒腰肢发凉、精神委靡、舌淡紫而暗等元阳虚衰之象。前者属。肾阴虚型的心肾不交，后者为命门火衰不能上济于心的心肾不交。

第十节　神志异常

神志，包括人的心情、意识、思维活动。神志正常，应该是心情舒畅、意识清楚、思维敏捷。凡心情、意识、思维的异常改变，均属神志异常的范围。临床常见的神志异常，主要有烦躁、抑郁、谵妄、昏迷四个症状。此外，还有癫、狂、痫、厥，亦以神志异常为主要表现，但它们是疾病而不是症状，这里不作介绍。

心主血而藏神、肾藏精上通于脑、肝主疏泄、胆主决断与情志的关系最为密切。故上述脏腑受病，均可导致神志异常症状的发生。

一、烦　　躁

烦，是指胸中郁闷、心绪不安的现象；躁，是指性急扰动不宁的现象。烦为自身之感觉，躁乃他人所察觉。烦躁为心神不宁的表现。常因热邪迫扰心神，或因阴血亏耗，心神失养而振摇不宁，或因阴盛格阳，心神散越而成。故烦躁主要需在里实热、血虚、阴虚、阴盛格阳等证候中进行鉴别。鉴别时，首先宜分虚实。实证主要因热而致，临床必有里实热证的证候表现。若因外感而致者，则更有气分、或营分、或血分等证候的典型表现；若因内伤而致者，则常表现为心火、肝火的上炎，宜层层辨析。虚证往往有阴、血、阳气亏虚的表现，宜具体区别虚之所属。

（一）实证

（1）热入气分证：烦躁，烦甚于躁，必伴壮热、口渴饮冷等邪热盛于气分的表现。

(2) 热入营分证:烦躁以心烦为主,时有躁扰,必伴身热夜甚、时有谵语等营热扰心神的症状。

(3) 热在血分证:烦躁,躁甚于烦,甚或如狂、发狂,必伴身热、斑疹透露、吐衄、便血等热盛动血的表现。

(4) 心火上炎证:烦躁,以心烦为主,但严重者可见狂躁谵语,兼见心火上炎的其他症状(参阅“不寐”)。

(5) 肝火上炎证:心烦,急躁易怒,兼见肝火上炎的其他症状(参阅“不寐)。

以上五个证候均为里实热证,大凡属里实热证的证候,都有心烦症出现,只是临床上以上述五个证候较常发生而已。此外,儿科中的虫积证、疳积证,每因虫积、食滞,郁久化热扰心神,亦常见烦躁,均表现为精神烦躁不安、啼哭叫扰、易怒易哭、夜睡不宁。前者常伴面黄肌瘦、腹痛时作、甚或绞痛、有蛔虫病史;后者以面色萎黄不泽、形体干枯羸瘦、腹部胀大、青脉暴露为特征。前者属实证,后者为实中兼虚,鉴别时应加注意。

(二) 虚证

(1) 血虚证:烦躁以心烦为主,且多表现为心中空虚而烦,兼见其他血虚症脉。

(2) 阴虚证(里虚热证):烦躁,主要为心中烦热,急躁易激动,兼见其他阴虚症脉。

(3) 少阴虚阳欲脱证:烦躁,躁扰不宁而不能自主,伴畏寒四肢厥冷、精神委顿、吐利交作等阳衰阴寒内盛的表现,并兼见颧红如妆、汗自出、脉虚大等虚阳散越之象。

二、抑　　郁

抑郁,是指心情沉重不开朗,默默寡欢,情绪不高的症状。抑郁乃由七情所伤,肝气郁结,气失疏泄,逐渐引起五脏气机不畅而成。此外,阴血亏耗、痰浊内阻等原因,往往可诱发肝胆气机郁结而出现抑郁之症。需在肝气郁结、痰郁气滞、脏躁、心胆虚怯等证候中进行鉴别。四证各有特点,肝气郁结者以肝失疏泄之疼痛为主,痰郁者兼有无形之痰的征象,脏躁者多有幻觉的出现,心胆虚怯者必兼惊悸胆小,不难鉴别。

(一) 肝气郁结证

情志抑郁,必伴易怒、胸胁胀痛、脉弦等症,妇女还可有乳房、少腹胀痛、痛经、月经不调等症状出现。

(二) 痰郁气滞证

情志抑郁,常伴眩晕心悸,胸脘痞闷,痰稠难咳或咽中如有物梗阻、咳之不出、咽之不下,苔腻,脉弦滑等征象。

(三) 脏躁证

情志抑郁,悲忧善哭,伴心神恍惚、坐卧不安、如见鬼神或人之将捕等幻觉,且常兼周身疲惫、时时欠伸、舌淡、脉弦细。此乃忧虑不解,引致肝气不舒或痰热郁结,或日久动气伤血,阴虚阳亢致使心神失养错乱,出现此症。多见于女性。

(四) 心胆虚怯证

情志抑郁,多疑善虑,必伴心悸、胆小善惊、多梦易醒、饮食少思、舌淡等症状。

本证女性多于男性,小儿亦常见。

三、谵　　语

谵语，是指神志不清，意识模糊而胡言乱语的症状。本证多由邪热入里所致，必兼热象。从症状上应与郑声相鉴别。

郑声，是精神散乱而出现神识不清之症，其状为语言重复，语声低怯，断续重复，语不成句的垂危征象，多为心气虚损所致。《伤寒论·辨阳明病脉证并治》对谵语与郑声的鉴别是："实则谵语，虚则郑声。郑声，重语也。"

(一) 阳明腑实证

谵语必兼腹胀满、疼痛拒按等阳明腑实之其他症状及舌脉。

(二) 热入营分证

谵语时作，必兼心烦不寐等热入营分之其他症状及舌脉。

(三) 热入血分证

谵语必见热盛动血等热入血分之其他症状及舌脉。

(四) 热入血室证

谵语多发于入夜之后，有月经来潮时感风寒之病史，常伴发热或往来寒热，或热退身凉而胸胁下满等症状。

四、昏　　迷

昏迷，是指神志不清的症状。典籍一般描述为不省人事、昏矇、昏不识人、昏愦、神昏、冒、昏冒等。如《伤寒明理论》说："郁，有郁结而气不舒也，冒为昏冒而神不清也，世谓之昏迷者是也。"昏迷的发生与心、脑有关，多由清窍失灵，神明失用所致。清窍失灵者，因邪热、痰邪、湿浊、瘀血、风阳等阻蔽清窍，使阴阳逆乱、神明被蒙而成；神明失用者，因气血耗脱，阴阳衰亡，不相维系，心神失养，神失舍守，浮越于外所致。

昏迷常发生于热陷心包、热入营分、热在血分、阳明腑证、热盛动风、湿热内熏、瘀热阻蔽、阴虚风阳上扰、痰湿内阻、痰火蒙心、湿浊上逆、卒冒秽浊、气随血脱、亡阴、亡阳等证候中。根据昏迷的上述发生机制，鉴别时首先应分辨属闭证或脱证。闭证皆因邪闭清窍而发，属于实证，临床以昏迷时牙关紧闭、两手握固、面赤气粗、痰鸣如拽锯等为特征；脱证因神失舍守而不用所成，属虚证，以汗出肢冷、目合口开、手撒遗尿为特点。属闭证者，还需进一步辨别致病之邪性，热、痰、湿、瘀、秽的不同。外感邪热所致者，必伴有里实热的证候表现，其中热陷心包属逆传之证（即由卫分不经气分直陷心营），以心神被蒙蔽为主；热入营分为顺传之证（由气分传变而来），以营热扰心神为要；热在血分，更兼热盛动血之象；热在阳明胃肠，则伴腹胀满疼痛拒按等腑实之征；热盛动风者，必伴项强抽搐；热合湿内熏者，多伴身目发黄。痰邪所致者，以喉间痰鸣或口吐涎沫为特征，痰湿内阻者，多兼胸闷纳减，静而无热；痰火蒙心者，多兼发热且有躁扰如狂病史。瘀热阻蔽者，多兼见腹大坚满、青脉暴露等瘀血征象。阴虚风阳上扰者，多兼口眼㖞斜、半身不遂，肝阳上亢之病史。湿浊上逆者，为渐积而成，必伴尿少身肿。猝冒秽浊者，多为突然发病，兼闷乱腹胀。属脱证者，还需识别何物之衰亡，气、血、阴、阳之相异。气随血脱者，必有大失血的病史；亡阴者，必有浮阳外越的虚热之征；亡阳者，必有阴盛于内的寒象。

(一) 闭证

以下证候均有昏迷闭证的共同表现：

(1) 热陷心包证：突发昏迷，必伴壮热肢厥、身热夜甚、躁动谵语、舌謇等邪热蒙闭心窍的表现，尚可兼面赤气粗、溺赤、舌绛苔黄、脉细数等。

(2) 热入营分证。

(3) 热在血分证。

(4) 阳明腑证。

(5) 热盛动风证：突发昏迷。

上述五个证候之昏迷，必兼见该证之其他症、舌、脉以作鉴别，不重复列举。

(6) 湿热内熏证：昏迷渐至，并伴有身目发黄、身肢困重、胁肋胀痛、小便黄短、舌红苔黄腻等湿热黄疸征象。

(7) 痰湿内阻证：昏迷渐至，初见嗜睡懒言，继而神志模糊、语言不清，渐至昏不识人，昏迷后多无发热，静而不烦，惟喉中痰鸣或吐涎沫，苔必腻或白或灰，有面色晦滞、胸闷腹胀、纳减疲乏等脾失健运之证，常好发于老年人。

(8) 痰火蒙心证：昏迷渐至，初为烦躁不寐，继而躁妄如狂，昏迷不醒，昏迷后身肢仍躁扰不安，常伴发热、呼吸气粗、喉间痰鸣、痰黄黏稠、便秘溺赤、舌红苔黄腻、脉滑数有力等痰热内盛的征象。好发于老年人。

(9) 阴虚风阳上扰证：猝然昏迷仆倒，并同时出现口眼㖞斜、半身不遂、舌强语謇，必有眩晕耳鸣、头胀痛、急躁易怒、失眠多梦、五心烦热、颧红咽干、腰膝酸软等水不涵木的病史。部分患者昏迷前可有眩晕欲仆、头痛如掣、肢麻振颤、步履不稳等动风先兆。好发于中、老年人，尤其是脑力劳动者或工作紧张者。

(10) 瘀热阻闭证：昏迷渐至，昏迷后常伴口气臭秽、肢体躁扰、循衣摸床，昏迷前必有腹大坚满、青脉暴露、面色黧黑、头颈胸臂红丝赤缕(蜘蛛痣)、舌质紫暗或有瘀斑等瘀血积滞的表现，常因发热或失血诱发昏迷。

(11) 湿浊上逆证(尿毒攻心证)：昏迷渐至，患者必有较长期之尿少或癃闭、身肿、面色㿠白或暗晦、畏寒肢冷等阳虚湿浊不化的病史，昏迷前多有眩晕、恶心呕吐、呼吸喘粗、心烦、躁妄不宁、胡言乱语等水湿上凌心肺的先兆。

(12) 卒冒秽浊证：猝然昏迷仆倒，口噤或妄言，必伴腹胀闷乱、面青肢冷、脉细微等清阳被闭遏的征象。有猝冒瘴岚秽浊之气的病史，并具有传染性。

(二) 脱证

以下三证均有昏迷脱证的共同表现。

(1) 气随血脱证：昏迷渐至，必发于大失血之后，初见面色青白、四肢厥冷、大汗淋漓、呼吸微弱、脉微欲绝、神烦躁动，渐至神志模糊，昏不识人。

(2) 亡阴证：昏迷渐至，昏迷前先见大汗淋漓、汗出热而黏、手足温、脉细数疾按之无力，也可兼见面白颧红、气短喘促、时躁扰、唇舌干红等症状。

(3) 亡阳证：昏迷渐至，先见大汗淋漓、汗出清稀而凉、肌肤凉、手足厥冷、脉微欲绝，常兼见面色清灰而暗、踡卧息微、唇舌淡润或青紫等症。

临床上，内科的痫证、厥证、中风、消渴、瘴疟、瘟疫，外科的热毒内陷、疔疮走黄、蛇咬伤，伤科的跌打创伤，妇科的妊娠痫证(子痫)，儿科的急、慢惊风证，以及中毒等病证中，在它们发展的不同阶段,都有可能出现昏迷,唯其均有各自的特殊表现。尤其是某些疾病,如痫证,以发作性精神恍惚或仆倒昏不知人、口吐涎沫、两目上视、四肢抽搐、口中如作猪羊叫声、移时苏醒一如常人为特征;厥证,以突然昏倒、不省人事、或伴四肢厥冷,但无抽搐、偏瘫㖞斜等伴随症状,移时苏醒如常人,严重者一厥不复而死亡为特征;中风,以猝然昏仆不省人事、必伴口眼㖞斜、偏瘫语謇为特点;消渴,以饮、食、溲三多为特点等等。

第十一节　出　　血

出血,是指血不循经、妄行于脉道之外,并从脏腑组织或孔窍流溢于体外的症状。血液得以正常地循行于脉管之中,流布全身,主要赖于心主血脉、肺朝百脉而主治节、脾之统摄、肝之藏血而主疏泄等功能的调节。一旦上述脏腑的功能受某些致病因素的作用而失调,便可引起各种类型的出血。例如,邪热(实热或虚热)迫血妄行或损伤血络,或气虚不能摄血,或瘀血内阻血不归经,或外伤损伤脉络等,均可导致血不循经而溢出脉外。

根据出血部位及形式的不同,可分为以下几类:

衄血:是指非外伤所致的某些外部出血现象。如眼衄(即血从眼中溢出),耳衄(即血从耳中溢出或暴出)、鼻衄(即血从鼻中溢出。若鼻中出血不止者,名为鼻洪;若急性热病高热无汗,未因发汗而忽然鼻衄不止,衄后反热退身凉的,名为自衄,亦称红汗;若经前一两天、或经期、或经后,有规律的鼻衄,名为经行衄血亦称倒经);齿衄(又名牙衄,即血从齿缝牙龈中渗出)、舌衄(又名舌血、舌本出血,即舌上渗血或舌上出血如泉涌)、肌衄(又名血汗、汗血,即血从毛孔而出)等。

吐血:是指血从胃中经口吐出或呕出,血色多暗红,多夹有食物残渣,并常伴脘胁胀闷疼痛。

呕血:即吐血。古代曾将有声者称为呕血,无声者称为吐血。但临床上两者难以区分,故常统称吐血。

咳血:又称嗽血、咯血,是指血自中经气道咳嗽而出,或纯血鲜红、间夹泡沫,或痰血相兼,或痰中带血的现象。

咯血:古时曾指无嗽而喉中咯出小血块或血点的现象。现亦称咳血(见咳血)。

唾血:是指血随唾液而出,鲜血与唾沫混杂的现象。

便血:又称下血,是指血从肛门而出,或便前出血,或便后出血,或血液与粪便相混,或单纯下血的现象(一般把便血中先便后血者称远血;先血后便者称近血;先血后便,血清鲜红者称肠风;先便后血,血浊紫暗者称脏毒)。

尿血:又称溲血、溺血,是指小便出血,小便红赤,或伴有血块夹杂而下,甚至尿出纯血,但无疼痛感的现象。

崩漏:又称崩中漏下,是指妇女阴道内大量出血,或持续下血,淋漓不断的现象。一般以来势急,出血量多的,名崩;来势缓,出血量少的,名漏。

胎漏:又称胞漏、漏胎,是指怀孕以后,阴道不时下血,量少,或时下时止,或淋漓不断,并无腰胀、腹痛、小腹坠胀的现象。此外亦指激经,《三科辑要·妇科辑要》:"激经即胎漏,孕后仍行经也。此血有余,无他症不必治。"

产后血崩:是指胎儿娩出后24小时内出血过多(超过400ml),或24小时以后阴道大量出血的现象。

脐血:是指新生儿断脐后,仍然有血从脐中溢出,久而不止的现象。

根据出血的病因病机,出血常需在里实热、阴虚、脾不统血、血瘀、外伤失血等证候中进行鉴别。实热者,常兼发热面赤、便结溺赤、舌红苔黄、脉数实等热盛于里的表现;阴虚者,必伴烦热颧红、咽干消瘦、舌红绛苔少、脉细数等内生虚热之象;脾不摄血者,必见面白肢倦、纳减便溏等脾气虚弱之征;

血瘀者,多兼面唇暗黑、疼痛肿块、舌有瘀斑瘀点等瘀血内停的征象;外伤失血,必有外伤史及局部伤口或瘀肿,不难识别。

一、里实热证

可见于各类型的出血,血色多鲜红或紫红,出血量一般较多,来势较猛,质多稠黏,常伴发热汗出、面红目赤、口渴饮冷、便结溺赤、舌红苔黄、脉数有力等热盛于里的表现。

里实热证主要包括外感发热病中里证发热的各种证候类型,杂病中除虚证发热之外的各种发热证,以及心火上炎、肝火上炎、六腑的实热证等多种证候。需作进一步鉴别时,可参考第一节及有关内容。此外,出血的类型不同,常有助于鉴别不同的脏腑病变。

(1) 阳明腑证:多见衄血、便血。便血常表现为屎虽硬,大便反易,其色必黑。此外,吐血、发斑、崩漏亦可见之。

(2) 暑温气分证:可有咳血出现。

(3) 热在血分证:多见衄血、便血、尿血、吐血,且常伴斑疹透露。

(4) 肝胆湿热证:可有吐血出现。

(5) 心火上炎证:可有舌衄、尿血。

(6) 热邪壅肺证:多见咳血。

(7) 肝火上炎证:多见吐血、衄血等血逆上溢的表现,亦可有崩漏发生。

(8) 胃热证:多见呕血、齿衄等。

(9) 大肠湿热证:可见便血。

(10) 小肠实热证、膀胱湿热证:均可出现尿血。

二、虚　　证

(一) 阴虚证

可见各类型的出血,血色鲜红或稍淡、量一般较少、来势较缓、质多稀,常伴五心烦热、颧红、潮热盗汗、咽干口燥、消瘦、舌红绛苔少、脉细数等虚热内生之象。其中心阴虚者,可见衄血、咯血,且兼心悸、失眠、健忘等;肺阴虚者,多见咳血、咯血,且伴干咳声嘶;肝阳上亢者,多见衄血、咯血、吐血,且兼眩晕耳鸣、头痛目赤、失眠多梦等;肾阴虚者,多见尿血、齿衄,且兼眩晕耳鸣、失眠健忘、腰膝酸软等;胃阴不足,可见呕血、齿衄、便血,且伴饥不欲食、干呕呃逆等。而崩漏、胎漏、产后血崩,则常与肝肾阴虚有关。

(二) 脾不统血证

可见各类型的出血,但多为下部出血,如便血、尿血、崩漏等,血色多淡红偶有鲜红、量可多可少,来势多缓亦有急暴者、质多稀薄,常伴面白肢倦、少气自汗、纳减便溏、食后腹胀、舌淡苔白、脉虚等脾气虚的征象,时或伴见皮下紫斑。

三、血　瘀　证

多见呕吐、便血、尿血、咯血等出血,血色紫暗(便血者多见黑泽如漆),量可多可少,来势多较缓,质多稠浊常带瘀块,常伴面色黧黑、唇色紫暗、肌肤甲错、局部疼痛不移或腹部有癥积、舌色紫暗或有瘀斑瘀点等瘀血内阻的征象。

四、外伤失血证

为受伤部位伤口出血,或相应内脏受挫伤而引起的呕血、吐血、咯血、便血、尿血等,必有外伤史及局部瘀肿疼痛或伤口。出血严重者可见面白不华、汗出、口渴、心悸、气短、脉细数弱等血脱征象。

此外,已破损型异位妊娠、胸部损伤血胸、腹部外伤内出血,除前者有少量不规则的阴道出血外,均不见血液流溢体外的表现,但三者属内失血,都有面白自汗、汗出口渴、心悸气短、唇舌淡白、脉细数、弱,甚至神志不清等血脱的表现,证情凶险,在鉴别诊断中,应加以警惕。异位妊娠突然破损、血溢于盆腔,必发于有停经史的育龄妇女,突然一侧少腹疼痛拒按、少量不规则的阴道出血,伴上述血脱的表现。胸部血脉损伤,有胸部受伤史,血溢于胸腔,出现胸胁胀满、喘息不能平卧,并伴血脱征象;腹部血脉损伤,有腹部外伤史,血溢于腹腔,出现腹痛拒按、腹微胀或板硬,并伴血脱征象。

第十二节　口　渴

口渴,是指口咽干涩,欲得水饮的症状。它因人体津液亏耗,或津液输布失常,或津液不能气化上承所致。凡津液丧失、热邪伤津、阴精亏耗、痰饮瘀血阻滞经脉、津不上承、下元虚冷不能蒸津上朝,均能发生口渴。

口渴常见于风温(热)表证、秋燥表证、里实热、痰饮内停、血瘀、津液不足、消渴、阴虚、阳虚、少儿夏季热等证候中。鉴别时宜先辨虚实:实证因邪热伤津或痰饮、瘀血阻络而成,其脉必盛实,或数、或滑、或弦、或涩,并见诸邪盛于里的相应表现;虚证每因津液、阴、阳的亏耗而致,除津伤之外,一般病程较长而缓,必见不足之脉,或细、或弱、或迟软,且兼诸虚不足的相应征象。实证进而应辨别致病之邪,其中以感受热邪者最为多见,它的特点是口渴较甚,多饮而喜饮冷(热入营分证与湿温气分证者例外),并伴发热恶寒等表证,或发热面赤、便结溺黄、舌红苔黄等热盛于里的表现。其次,痰饮、血瘀亦时会发生口渴,但均以渴不欲饮为特点,并有相应的致病特点可查,不难辨认。虚证则宜进一步落实虚及何物:津亏者,必继发于津液丧失明显的病证之后,病情较急暴;消渴者,必有多食、多溲的兼夹症状;阴虚者,必有内生虚热之征;阳虚者,必有阴寒内盛之象;小儿夏季热为虚中夹实之候,必发于暑令,且有发热、无汗、多溺的典型表现。

一、实证口渴

(一) 风温(热)表证

口微渴喜饮,必伴发热微恶风寒、头痛、咽喉红肿疼痛、苔薄干、脉浮数等,多发于春、夏季。

(二) 秋燥表证

口渴喜饮,必伴发热恶风寒、口鼻咽喉干燥、干咳少痰、脉浮等症状,必发于秋季。

(三) 里实热证

口渴较甚,多饮而喜饮冷凉,常伴发热汗出、面红目赤、便结溺赤、舌红苔黄干、脉数有力等热盛于里的表现。

里实热证主要包括,外感发热病中里证发热的各种证候类型,杂病中除虚证发热之外的各种发热证,以及心火上炎、肝火上炎、六腑的实热证等多种证候。应注意的是,热入营分与湿温气分两个证候有所例外,均表现为口咽干燥但口反不甚渴饮,或虽口渴而不欲多饮。前者可伴身热夜甚、心烦躁扰时有谵语、舌红绛等营热扰心神的征象;后者常伴发热汗出而热不解、脘闷纳呆、苔黄腻、脉滑数等湿热蕴郁的表现。

(四) 痰饮内停证

口渴,喜热饮而饮量不多,或口渴欲饮,水入即吐,常伴眩晕心悸、纳减、胸脘满闷、咳吐或呕吐痰涎清稀、背寒、肠鸣便溏、脉弦滑等清阳为饮困而不升的表现。

(五) 血瘀证

口干口渴,但欲漱水不欲咽,常伴面色黧黑、唇色紫暗、肌肤甲错、局部疼痛不移或腹部有癥积、舌色紫暗或有瘀斑瘀点、脉涩等瘀血内阻的征象。

二、虚证口渴

(一) 津液不足证

口渴咽干,喜饮,饮水量多,常伴唇焦舌燥、皮肤干燥或枯瘪、烦躁、便秘、小便短少、脉细数等津液缺失的征象,多继发于暴吐、暴泻、持续壮热、大汗不止、溲多等津液丧失的病证中,严重者可至眼眶凹陷、消瘦明显、筋脉拘急、转筋等。

(二) 消渴证

口渴,饮水量极多,渴饮频频,伴见多食、多尿、肌肉瘦削、尿甜等症。根据饮、食、溲三多偏重的不同,可有上、中、下三消的分证,上消侧重于饮多,中消偏重于食多,下消以溲多为主。

(三) 阴虚证

口渴,饮水量一般不太多,但亦有多饮者,常伴五心烦热、颧红、潮热盗汗、咽干口燥、消瘦、舌绛苔少而干、脉细数等内生虚热之象。此外,常可兼心悸、失眠、健忘,或干咳声嘶,或眩晕、耳鸣、腰膝酸疼等五脏阴精亏耗的表现。

(四) 阳虚证

口渴,饮水量不多而喜热饮,或渴不欲饮,必伴畏寒肢冷、面色皖白或暗晦、精神委靡、脉沉迟而细软等一派虚寒之象,舌淡紫而干瘦无津。此外,常可兼心悸怔忡、心胸疼痛,或纳呆、腹冷痛、便溏,或耳聋、腰膝酸冷等五脏阳气不振的表现。

(五) 疰夏证(小儿夏季热)

口渴,饮量较多,渴饮频频,伴发热(热程可长达2~3个月)、无汗、小便多三个典型症状,好发于夏令。

第十三节 纳 呆

纳呆,亦称纳减、不欲食、厌食、恶闻食臭,是指不同程度的食欲不振与食量减少。胃为水谷之海,主受纳腐熟水谷;脾开窍于口而主运化,故纳食与脾胃的关系最为密切。大凡脾胃的病变,或外感或内伤,或虚或实,均可发生纳减。

纳呆常需在寒湿困脾、脾胃湿热、肝胆湿热、食滞胃脘、痰饮内停、血瘀、胃寒、胃阴虚、脾气虚、脾阳虚、肝脾不调等证候中进行鉴别。鉴别时,应先别虚实。实证为感受寒湿或湿热之邪,困阻中阳而致,或由痰食瘀血阻滞而成。虚证每因先后天的原因损伤脾胃阳气,或胃中阴津所致。实证还应辨发病原因,常见为湿邪、寒邪或热邪:寒湿困脾者,除湿之黏滞重浊、阻遏中阳之外,更兼寒象;脾胃湿热者,除具湿证特点外更兼热象;肝胆湿热者,除湿热的征象外更兼胁肋胀痛。其次,食滞与痰饮亦常发生纳呆:前者病程短,必有饮食不节史及嗳气或呕吐酸腐食臭一症;后者病程较长,常兼呕吐痰涎及眩晕心悸之症。血瘀发生纳呆者,常兼脘痛、黑便等。虚证当辨病位:在脾者,见脾不升清、腹胀、便溏等;脾气虚仅见脾不升清;脾阳虚更兼虚寒内生征象;肝脾不调,则兼胁痛、急躁易怒等肝气郁结之候。在胃者,必见呕吐呃逆等胃气上逆的表现;胃寒则兼寒象;胃阴虚以知饥不食而兼口舌干燥、便干、溺少等津液不足为特点。

一、实证纳呆

(一) 寒湿困脾证(属太阴证)

纳呆、恶心呕吐、溏泄,常伴脘腹胀闷、头身重倦等湿浊内困之象,以及口淡不渴、腹痛肠鸣等寒邪中阻之征,舌苔必白,或兼厚腻。

(二) 脾胃湿热证(湿温气分证)

纳呆、呕吐便溏,常伴脘腹痞闷、渴不欲饮、苔腻、脉滑等湿浊内困之象,以及发热汗出热不解、溺赤、舌红、苔腻而黄、脉滑而数等热邪内蕴之征。此外亦可见身目发黄、白痦、肤痒等兼症。

(三) 肝胆湿热证

纳呆、厌恶油腻,伴呕吐、身目发黄、舌红苔黄腻、脉滑数等湿热互结之征象,以及胁肋胀痛、易怒烦躁、寒热往来、脉象兼弦等邪蕴肝胆的表现。

(四) 食滞胃脘证

纳呆,必伴嗳气或呕吐酸腐食臭、脘腹胀痛、苔腻、脉滑等食积不化的表现,且有饮食不节、暴饮暴食史。

(五) 血瘀证

纳呆,伴局部疼痛固定不移或见积块、时见吐血紫暗或大便色黑如漆、舌紫暗或有瘀斑瘀点、脉弦涩,常可兼面色黧黑、肌肤甲错、但欲漱水不欲咽等瘀血内蓄的征象。

此外,外感表证、妊娠恶阻、虫积、疳积、癥积等属于实证范围的证候,都可有纳呆一症。后四者还以纳呆为主要症状,鉴别时亦宜注意。表证纳呆必兼恶寒发热、脉浮等;妊娠恶阻,必伴恶心呕吐,并有育龄妇女停经史;虫积者,常伴面黄肌瘦、腹痛时作甚或绞痛、有吐蛔或便虫史;疳积者,常伴面色萎黄不泽、形羸瘦、腹部胀大、青脉暴露等;癥积者则有腹部包块。

二、虚证纳呆

（一）胃寒证

纳呆常伴胃脘冷痛、饮食生冷寒凉之品和遇寒加剧、得温则减、口淡不渴、舌淡苔白、脉迟等寒凝于胃、伤及胃阳的表现，或兼见口泛清水、或食后作吐等胃气上逆的征象。

（二）胃阴虚证

纳呆表现为知饥不食或不耐燥热上火之食品，常伴干呕呃逆、脘痞不畅等胃气上逆之征，以及口舌干燥、便干溺少、舌光红少津等胃津不足的表现。

（三）脾气虚证

纳呆伴食后腹胀、便溏、面白、自汗、少气、肢倦乏力、舌淡胖有齿印、苔白、脉虚等脾功能减退的表现。

（四）脾阳虚证

纳呆必伴腹胀、口淡不渴、脘腹冷痛喜温喜按、进食生冷寒凉之品则易便溏等脾不健运之征，以及面色㿠白、畏寒肢冷、精神委靡等虚寒内生之象。此外，常兼尿少身肿、白带清稀量多等水湿不运化的症状。

（五）肝脾不调证

纳呆必伴腹胀便溏、少气肢倦等脾气虚之候，以及胁肋胀痛、急躁易怒、抑郁、善太息等肝气郁结的表现。脉弦滑等，或可兼眩晕、心悸。

第十四节　脘　　痛

脘痛，又称胃脘痛，是指上腹部近心窝处发生疼痛感觉的症状。脘痛的形成与胃腑的病变有关，或邪气之阻滞，如寒、热、食、瘀、痰等阻滞经脉，或气机郁滞不畅，或内生虚寒凝闭气机。故脘痛常在寒邪犯胃、肝胃郁热、食伤胃脘、肝气犯胃、血瘀、痰饮内停，胃阴虚、脾胃虚寒等证候中进行鉴别。

脘痛的鉴别诊断，首先宜分新久。新病脘痛多因寒邪、热邪、气郁、食滞所致，均属实证，以发病较急、易治为特点。其中寒邪犯胃，多兼畏寒喜暖等寒象；胃火（热）证，常兼面赤口苦便结溺赤等热象；肝气犯胃，则兼脘痛连胁、烦躁易怒等肝气郁结之征；食滞胃脘，每有饮食不节，不当病史。久病脘痛，有虚实之别。实证因痰饮、瘀血内蓄而致；虚证因胃阴或脾胃阳气被损而成，但都有病程较长、反复难愈的特点。其中血瘀证，常易伴发呕血、黑便；痰饮内停，常兼呕吐涎沫，腹中漉漉有声；胃阴虚，则常伴知饥不食，口舌干燥，便于溺少等胃津不足之象；脾胃虚寒，则伴畏寒肢冷、精神委靡等阳虚内寒之征。

一、实证脘痛

（一）寒邪犯胃证

胃脘疼痛暴作，多为冷痛、拒按、得温则痛减、遇寒则痛剧，常伴畏寒喜暖、口淡不渴、喜热欢、小便清长、苔白、脉弦紧等寒象。

(二) 胃火(热)证

胃脘灼痛、痛势急迫、拒按,常伴面赤、口苦口臭、渴喜凉饮、便结溺赤、舌红苔黄、脉数有力等火热实象。时或兼消谷善饥、牙龈肿痛、齿衄、吐血等。若兼见烦躁易怒、吞酸嘈杂者,则为肝胃郁热证。

(三) 食伤胃脘证

胃脘疼痛或胀痛、拒按,必发于饮食不节或暴饮暴食之后,常伴嗳气或呕吐酸腐食臭、吐后痛减、纳呆、矢气臭若败卵、大便不调(或溏或结)、苔厚腻、脉滑等食停不化之征象。

(四) 肝气犯胃证

胃脘胀痛、攻撑作痛、脘痛连胁,每因情志因素而痛作或加剧,常伴嗳气频繁、吞酸嘈杂、呃逆时作、烦躁易怒、苔白、脉弦等肝郁乘胃、胃气上逆之征象。若疼痛程度稍轻且每于饥饿时痛作,而伴面白、肢倦乏力、纳呆、腹胀便溏、吞酸嘈杂、性情急躁、舌淡胖嫩苔白、脉弦,为肝脾不调证。

(五) 血瘀证

胃脘疼痛、痛如针刺或刀割、拒按、痛处不移、经年不愈,常伴面色黧黑、肌肤甲错、唇色紫暗、舌质紫暗或有瘀斑瘀点等瘀血内停征象,且易伴发呕血紫暗、大便色黑如漆、胃脘有积块等症状。

(六) 痰饮内停证

脘痛反复不愈,常伴纳减疲乏、胃脘痞闷、时吐涎沫清稀、腹中漉漉有声、苔腻、脉弦滑等,或可兼眩晕、心悸。

二、虚 证 脘 痛

(一) 胃阴虚证

胃脘隐隐作痛、喜按,常伴知饥不食、口舌干燥、干呕呃逆、便干溺少、舌红少津、脉弦细等胃津不足的表现。

(二) 脾胃虚寒证

胃脘隐隐冷痛、喜温喜按,常伴口泛清涎、纳呆、腹胀、大便溏薄或完谷不化等中阳不运征象,以及畏寒肢冷、面色㿠白或暗晦、精神委靡等虚寒内生的征象。

此外,儿科的虫积证、外科的胃痈证亦有胃脘疼痛一症发生,应予注意,可依据它们各自特有的表现,进行识别。

第十五节　腹　　痛

腹痛,是指胃脘以下,耻骨毛际以上的部位(某一局部或全部)发生疼痛的症状。腹部分大腹(包括胃脘部)、小腹、少腹几个部分。脐以上为大腹,其中季肋以上为胃脘部,属脾胃;脐以下为小腹,属肾、大小肠、膀胱、胞宫;小腹两侧为少腹,是肝、胆经脉所过。故此有关脏腑、经脉受外邪侵袭,或虫积、食滞阻闭,或气血运行失畅,均可导致腹痛的发生。

腹痛常见于寒邪直中、寒积腹痛、寒凝肝脉、虚寒腹痛、阳明腑证、脾胃湿热、大肠湿热、膀胱湿热、肠痈、气虚腹痛、血虚腹痛、气滞、血瘀、食积、虫积等证候中。鉴别时,首先应分清腹痛的寒、热、虚、实。

寒证腹痛因外寒侵入腹中,或过食生冷、寒积留滞于中,或寒邪侵入厥阴肝经,或阳虚生内寒凝注不运,致使气机阻滞而成。寒证者,特点为得温痛减,并伴畏寒(或恶寒)肢凉、口不渴、小便清利、苔白等寒象。其中寒邪直中多有腹部受寒史,常伴呕吐泄泻;寒积腹痛多为发作性脐中或脐上的剧烈疼痛,大便可溏可结;寒凝肝脉痛在少腹,常牵及睾丸疼痛;虚寒腹痛则喜温喜按,常伴精神委靡、脉沉细弱等阳气不振的表现。

热证腹痛因邪热外侵,或六淫化热入里,或恣食辛辣厚味,或湿热交阻,均使气机不和,传导失职而发。热证者,以胀满疼痛,常伴发热口渴、小便黄短、舌红苔黄、脉数等热象为特点。其中阳明腑证,以腹满疼痛拒按、便秘、壮热为突出症状;脾胃湿热痛在脐上,常伴脘腹痞闷、呕吐纳呆、渴不欲饮等湿热交阻、升降失常的表现;大肠湿热,则常伴泄泻或便脓血;膀胱湿热,则必见尿频、尿急、尿痛;肠痈则以右侧少腹疼痛伴缩右脚为特征。

虚证腹痛,因气血不足,不能温养脏腑,气机失畅而致,以疼痛绵绵喜按为特点,其中气虚腹痛者,常伴面白肢倦、纳减便溏等脾气虚弱之征;血虚腹痛者,则伴见面唇爪甲淡白、脉细等。

实证腹痛,因气机郁滞,或食积、瘀血、虫积等停滞而成,以疼痛拒按,邪盛于里的症、舌、脉为特点。气滞腹痛多兼烦躁易怒等肝气郁结之征;食积证,每有饮食不节病史,常见嗳气或呕吐酸腐;血瘀证,则以痛处不移,常伴腹部癥积、黑便为特征;虫积证,以绕脐疼痛,有便虫史为特征。

一、寒证腹痛

(一) 寒邪直中证(属太阴证)

腹痛急暴,痛在脐上或脐周、拒按、得温痛减、遇冷更甚,伴呕吐泄泻、口淡不渴、恶寒肢凉、苔白等,多有腹部受寒史。

(二) 寒积腹痛证

发作性脐中或脐上的剧烈疼痛、拒按,病程较长,时时发作,于寒冷季节发作较频,常伴面色青白、畏寒肢冷、口不渴、小便清利、大便或溏或结、苔白厚腻、脉沉紧等寒凝中焦的表现。

(三) 寒凝肝脉证

少腹拘急冷痛、拒按,或牵引睾丸坠胀疼痛,或阴囊冷缩,受寒则甚,得热则缓,常伴恶寒或畏寒、肢冷,或月经不调、痛经,或巅顶头痛、干呕吐涎沫,苔白、脉弦迟等寒邪留滞肝脉的表现。

(四) 虚寒腹痛证

脐中或少腹绵绵而痛或冷痛、饥饿及疲劳时更甚、喜温喜按,病程日久,时作时止,常伴畏寒肢冷、精神委靡、面色㿠白或暗晦、舌淡或紫暗而嫩、脉沉迟细弱等一派阳虚内寒之象。时或兼纳呆便溏(或完谷不化)、腰膝酸冷等脾肾阳气不振的表现。

二、热证腹痛

(一) 阳明腑证

全腹或脐上胀满疼痛拒按,必伴发热汗出、便秘等阳明腑实之症、舌、脉。

(二) 脾胃湿热证

脐上胀痛、拒按,时作时止,常伴发热纳呆、呕吐、便溏、脘腹痞闷、渴不欲饮、溺赤、舌红苔黄腻、脉滑数等湿热交困的表现。

(三) 大肠湿热证

腹痛急迫、拒按,常伴发热、身肢困重、口苦而腻、小便短赤、舌红苔黄腻、脉滑数等湿热蕴郁之象,必伴暴注下泻、肛门灼热,或下利脓血、里急后重等湿热下注之征。

(四) 膀胱湿热证

小腹或少腹拘急而痛、拒按,必伴尿频、尿急、尿涩少而痛、尿色黄赤混浊,或尿血,或尿有砂石等膀胱气化不利的表现,常可兼发热、腰痛、舌苔黄腻等。

(五) 肠痈

腹痛暴作,初为绕脐疼痛或上腹痛,随即转移至右侧少腹;胀痛拒按,腹皮微急,右足常喜蜷屈,伸足则腹痛加剧,常伴发热、恶心呕吐、便秘、舌红苔白或黄或腻等。

三、虚证腹痛

(一) 气虚腹痛证

腹隐痛或绵绵而痛、喜按,时作时止,饥饿及劳累后加甚,得食(少量)或休息后稍减,常伴面白肢倦、少气自汗、纳减便溏、舌淡苔白、脉虚等脾气虚的征象。时或伴见脱肛、子宫脱垂等中气下陷的表现。

(二) 血虚腹痛证

腹隐痛、喜按,时或兼心下胃脘隐痛,常伴面白不华或萎黄、眩晕心悸、失眠、肢麻、唇甲淡白、舌淡苔薄白干、脉细等血虚不足的征象。

四、实证腹痛

(一) 气滞证

大腹胀痛,常连及胁肋,甚至胃脘、少腹,攻窜不定,拒按,得嗳气或太息则胀痛稍减,遇恼怒则加剧,痛时腹部或可扪及瘕块,常伴情志抑郁、急躁易怒、喜太息、脉弦等肝气郁结的表现,妇女还可有痛经、月经不调等症状。

(二) 食积证

大腹胀痛拒按,常连及胃脘,呕吐、便泻或矢气后痛减,常伴恶食、嗳气或呕吐酸腐、大便不调或溏或结等食积不化的征象,有饮食不节史。

(三) 血瘀证

腹中局部痛处不移,痛势较剧甚如锥刺刀割,拒按,痛处常可扪及癥块或积块,多伴面色黧黑、肌肤甲错、唇舌紫暗、舌有瘀斑瘀点等瘀血内蓄的征象。此外,尚可有大便色黑如漆或便血、或皮肤紫斑瘀点、关节痹痛等兼症。

(四) 虫积证

绕脐而痛,乍痛乍止,按之或有条索状物,拒按,常伴面黄肌瘦、睡中断齿、纳减或嗜异食、大便有时带虫等虫积的征象。严重者可见腹中绞痛、滚翻躁动不宁、面青肢厥、恶心呕吐等表现,痛止后饮食活动如常人。

此外,霍乱、干霍乱、卒腹痛证、盘肠气痛证、妇科痛经、妊娠腹痛、胎动不安、胎衣不下、产后腹痛、恶露不下、恶露不绝等证候,均能见腹痛,有些还以腹痛为主症。其中,霍乱必兼吐泻骤作,病势凶险;干霍乱,则兼欲吐不得、欲泻不能、烦躁闷乱、面青肢厥;卒腹痛,常伴腹皮挛急,或脘腹板硬、或脘腹膨满、面青肢厥;盘肠气痛,多发于肥胖的幼儿,常见曲腰啼哭、腹部胀实、大便不通等;痛经,与月经周期有关;妊娠腹痛,必见于妇人怀孕过程之中;胎动不安,必见于孕妇,有小腹重痛伴胎动及阴道流血等。依据各证特点,不难鉴别。

第十六节　呕　　吐

呕吐,是指饮食、涎沫等胃内容物或血液,随气从胃中上逆,经贲门、食管、口腔而出的症状。前人以有物有声谓之呕吐,有物无声谓之吐,无物有声谓之干呕。

胃受纳腐熟水谷而主降,每当胃腑受病,如外感六淫、内伤七情、饮食不节、劳倦过度,以及痰、虫、瘀血阻滞,均可导致胃失和降而气逆于上,发为呕吐。呕吐一症,常见于外感表证、寒邪直中、寒湿困脾、肝寒上逆、胃寒、里实热证、食滞胃脘、肝气犯胃、痰饮内停、血瘀、蛔厥、胃阴虚、气阴两伤、脾胃虚寒等证候中。鉴别时应分清虚实。由于呕为胃病,胃属六腑之一,腑以通为用,大凡邪气阻滞,均可致胃气上逆而引起呕吐,故临床上呕吐大多见于实证。虚证呕吐,常见的是胃阴虚、气阴两伤、脾胃虚寒三证。实证呕吐,因六淫、饮食所伤,或痰、虫、瘀血阻滞而致,尤其以寒湿食邪所致者最为多见,均有发病较急,病程较短的特点。其中,外感表证,见恶寒发热、脉浮;寒邪直中,常伴恶寒肢凉、腹痛泄泻;寒湿困脾,多兼纳呆便溏,头身重倦;肝寒上逆,主要表现是干呕吐涎沫,伴巅顶头痛;胃寒,则兼胃脘冷痛、口泛清涎;里实热证,常兼发热面赤、便结溺黄、舌红苔黄等热盛于里的表现;食滞胃脘,必有暴饮暴食病史可查;肝气犯胃,每伴脘痛连胁、嗳气吞酸等肝郁乘胃之象;痰饮内停,必呕吐痰涎,而伴脘痞眩晕心悸等;血瘀,时见吐血紫暗、多伴脘痛、面黑唇紫等;蛔厥,必见脐周或右胁部绞痛,有便虫史可查(或见吐蛔)。虚证呕吐,由脾胃运化功能减退、失其和降而成,皆有发病缓慢,病程较长的特点。其中胃阴虚,表现为干呕而伴口舌干燥、便于溺少等胃津不足之象;气阴两伤,则必见于热病后期,常伴纳减少气,发热咽干;脾胃虚寒,则伴畏寒肢冷、精神委靡等阳虚内寒之征。

一、实证呕吐

(一) 外感表证

突然呕吐,吐胃内容物,必伴恶寒发热、头身疼痛、无汗、脉浮等风寒表证,且常兼胸脘满闷、身肢困重等湿浊中阻之征。

(二) 寒邪直中证(属太阴证)

呕吐突发,吐胃内容物,必伴腹痛拒按、泄泻,且常兼口淡不渴、恶寒肢冷、苔白等寒邪为患的表现,多有腹部受寒史。

(三) 寒湿困脾证(属太阴证)

恶心呕吐,吐胃内容物,必兼纳呆、便溏、苔白,常伴脘腹胀满、头身重倦等湿浊内困之征,以及口淡不渴、肢凉、腹痛肠鸣等寒邪中阻之征。

(四) 肝寒上逆证(属厥阴证)

多为干呕,亦有呕吐胃内容物者,伴吐涎沫清稀、巅顶头痛、口淡不渴、畏寒肢冷、少腹拘急疼痛、脉弦而迟等寒滞肝脉之征。

(五) 胃寒证

每每食后作吐,吐物清稀夹有饮食物,但无酸臭味。病程较长,反复发作,常伴口泛清涎,胃脘冷痛拒按、遇寒加剧、得温则缓、腹鸣漉漉、苔白滑、脉弦迟等寒积胃中的表现。

(六) 食滞胃脘证

呕吐宿食酸馊腐臭,常伴厌食、嗳气、脘腹胀痛、大便不调等宿食不化的表现。必发于暴饮暴食之后。

(七) 肝气犯胃证

呕吐较频,吐物酸苦,必伴嗳气吞酸、胃脘痛连胸胁,每因情志因素而发作或加剧,多见情志抑郁、烦躁易怒、善太息、脉弦等肝气郁结的表现。

(八) 痰饮内停证

呕吐多为清稀痰涎,常伴胃脘痞闷、纳减、眩晕、心悸、腹鸣漉漉、苔腻、脉弦滑等饮停之征。

(九) 血瘀证

呕吐,时或吐出紫暗血块,或干呕呃逆,常伴面色黧黑、肌肤甲错、但欲漱水不欲咽、唇舌紫暗、舌有瘀斑瘀点等瘀血内阻征象,或兼见胃脘疼痛,或扪及胃脘积块。

(十) 蛔厥

呕吐突然发作,脐周或右胁部剧烈绞痛,呕吐初为胃内容物,继而为黄浊苦水,或见吐蛔,并伴面青肢厥,疼痛缓解则呕吐亦止,饮食活动一如平常。患者平素有面黄肌瘦、脐周时痛、便虫的病史。

（十一）里实热证

呕吐声音高亢，吐出臭秽的胃内容物，常伴发热汗出、面红目赤、便结溺赤、舌红苔黄、脉数有力等热盛于里的表现。

二、虚证呕吐

（一）胃阴虚证

呕吐反复发作，或时作干呕，常伴呃逆、知饥不食、胃脘痞闷、口舌干燥、便干溺少、舌红少津苔少或剥苔、脉细数等。

（二）气阴两伤证

热病后期呕吐时作，呕吐声低弱，常伴不欲食、少气疲乏之阳气被伤，以及虚烦发热、口燥咽干、舌红少津、或舌质胖嫩、苔少或剥苔、脉细数之阴津被损的征象。

（三）脾胃虚寒证

呕吐声低微、饮食稍有不慎即易呕吐，吐物清稀或带未化之宿食，时作时止，常伴胃脘冷痛，喜温喜按、口泛清涎、纳呆便溏等中阳不运征象，以及畏寒肢冷、面色㿠白或暗晦、精神委靡等虚寒内生的征象。

此外，霍乱、关格、妊娠恶阻、噎膈、反胃等疾病，均以呕吐为主要的临床症状，但它们各有典型的临床表现。霍乱，以上吐下泻骤作急暴、病势凶险为特点；关格，以呕吐不止，与小便不通或二便不通同时并见为特征，多发生在病之深重阶段；妊娠恶阻，以妇女怀孕后恶闻食气，食入即吐为诊断要点；噎膈，又称噎塞，以吞咽困难、食入即吐、病程较长、进行性加重为诊断依据；反胃，亦名胃反、翻胃，以朝食暮吐，暮食朝吐，吐出皆为未消化之食物为诊断标准，不难鉴别。

第十七节　便　　秘

大便次数减少，经常三四天或更久才得大便一次，粪便量少而干燥坚硬，称为便秘。此外，大便次数正常，粪质干燥、坚硬难排，称便结。而时有便意，大便并不干燥，惟排出艰难的，称便难，亦可属于便秘的范围。

便秘的直接原因虽然是大肠传导功能失常，但其发生与脾胃、肝胆及肺肾的关系甚为密切。凡燥热内结、津液耗伤，情志影响、气机郁滞，劳倦内伤，年老体弱，气血阴阳亏耗等，均可导致大肠传导功能失常，引起便秘。故便秘常需在热秘、气秘、冷秘、气虚、血虚、津液不足、阴虚、阳虚等证候中进行鉴别。热秘者，有实热内盛的征象；气秘者，伴肝胃不和之候；冷秘者，兼寒邪内结之征；气虚与阳虚，大便并不干燥坚硬，只是排出艰难而已；血虚、津液不足、阴虚，三者大便多干硬。

一、实证便秘

（一）热秘证

便秘，粪便干结，味甚臭秽，必伴身热面赤、小便短赤、舌红苔黄、脉滑数等实热内盛的征象，常可兼腹胀满、疼痛拒按、口干口臭、眩晕、心烦恶心等腑浊上逆的表现。

（二）气秘证

便秘，数日一行，大便干结，或涩滞不爽，欲便不得，必伴嗳气频作、胁腹痞满、甚则脘腹胀痛、纳减、脉弦等肝胃不和之候。

（三）冷秘证

便秘，大便结硬，味腥臭，伴胃脘硬满而痛、或腹中冷痛、拒按、口不渴、小便清长、肢凉、苔白润、脉沉迟等寒邪内结的征象。

二、虚证便秘

（一）气虚证

大便数日一行，并不干硬，虽有便意，临厕努挣乏力，挣则汗出短气，便后疲乏，常伴面白少气、神疲肢倦、腹不胀满、舌淡苔白、脉虚等肺脾气虚之征。

（二）血虚证

粪便干结、努挣难下，必伴面白不华或萎黄、唇甲淡白、眩晕心悸、舌淡苔薄干、脉细等。

（三）津液不足证

大便干结，常伴咽干口渴喜饮、唇焦舌燥、皮肤干燥或枯瘪、烦躁、小便短少、脉细数等津液缺失之象，往往继发于暴吐、暴泻、持续壮热、大汗不止、溲多等津液丧失明显的病证。

（四）阴虚证

粪便干结，但腹多无满痛之感，必伴五心烦热、颧红、潮热盗汗、咽干口燥、消瘦、舌绛苔少而干、脉细数等虚热内生之征。

（五）阳虚证

大便数日一行，但大便并不干硬，惟艰涩难以排出，努挣则倚息汗出，常伴畏寒肢冷、精神委靡、面色皖白或暗晦、腹中冷痛、喜温喜按、或腰脊酸冷、脉沉迟细弱等脾肾阳虚、虚寒内生之征。

第十八节　泄　　泻

排便次数增多，粪便稀薄量多，甚至便泻如水样的，称为泄泻。

泄泻的发生，主要与脾胃、大小肠有关，因脾主运化而升清，胃主受纳腐熟而降浊，小肠分清浊而大肠传导糟粕，故每当感受外邪、饮食不节、七情不和、脏腑损伤，均可导致饮食物的消化、吸收、转输发生障碍，升降失调，清浊不分，混杂而下，并走大肠，发为泄泻。根据泄泻时间、特点和粪便性状的不同，常可分为以下几种。

溏泄：是指大便稀薄，便泄污积黏垢（黄自如糜，或带黏腻）的现象。

鹜泄：亦称鹜溏、鸭溏、寒泄，是指大便水粪相杂，色青黑如鸭粪的现象。

飧泄：是指大便泄泻清稀，并有不消化的食物残渣，即所谓“下利清谷”的现象。

禄食泻：亦称漏食泻，是指食毕即肠鸣腹急，尽下所入食物，泻后宽快，即所谓“完谷不化”的现象。

五更泄：亦名晨泄、瀼泄、肾泄，是指每当黎明前腹痛，肠鸣即泻，泻后则安的现象。

濡泄：亦名湿泄、洞泄，是指泻下如水，或大便每日数次而稀薄的现象。其中大便如水状的亦称水泻或注泄。

滑泄：是指泄泻不禁，日夜无度的现象。

暴注：是指突然剧烈泄泻，如水倾注的现象。

泄泻常见于风寒泄泻、寒邪直中、寒湿困脾、湿热泄泻、暑湿泄泻、热结旁流、食滞胃肠、肝气乘脾、痰饮内停、脾气虚、脾阳虚、肾阳虚等证候中。泄泻证候虽较为复杂，但究其病因，不外乎外感与杂病两端，前者多有感受六淫的病史，尤其是湿邪，或湿与寒并，或湿与热合，故多有明显的季节性，且以发病较急暴、病程较短为特点；后者则有饮食不节、七情所伤、劳倦病损等病史，多以发病较缓、病程较长、反复发作为特征。外感泄泻，主要应辨寒热。大便清稀，不甚臭秽，多属寒证。其中伴恶寒发热、头身疼痛者，为风寒泄泻；吐泻腹痛突发者，属寒邪直中；更兼脘腹痞满，身肢困重者，乃寒湿困脾。若大便色黄褐而臭，泻下急迫，肛门灼热，多属热证。其中脘腹痞闷，头身重倦，为湿热泄泻；发于夏季盛暑之时，烦渴面赤者，属暑湿泄泻；若兼腹胀满、疼痛拒按，纯利稀水，乃热结旁流。杂病泄泻，侧重辨虚实。泻下腹痛拒按，泻后痛减，多属实证。若有明显饮食不洁或不节病史者，属食滞胃肠；而泄泻发生每与情志变化有关的，为肝气乘脾；若兼脘腹痞闷，呕吐痰涎，则为痰饮内停。若病程较长，腹痛不甚且喜温喜按，多属虚证。脾气虚者，多伴脾失健运表现；脾阳虚者，更兼虚寒内生之征；肾阳虚者，必兼腰膝酸冷等下元虚冷之象。

一、外感泄泻

（一）寒泻

（1）风寒泄泻证：泄泻突发，多为濡泄、鹜泄，粪便不甚臭秽，必伴腹痛肠鸣，以及恶寒发热、头身疼痛、苔薄白、脉浮紧或浮缓等风寒表证之候，常发于冬春季。

（2）寒邪直中证（属太阴证）：泄泻突作，多为鹜泄、濡泄，偶为滑泄，粪便不甚臭秽，必伴呕吐、肠鸣腹痛拒按，常兼口淡不渴、恶寒肢冷、苔白等寒邪为患的表现，有腹部受寒史。

（3）寒湿困脾证（属太阴证）：泄泻亦多为濡泄、鹜泄，偶为飧泄，常伴纳呆、脘腹痞闷、头重身倦等湿浊内困，以及口淡不渴、肢凉、腹痛肠鸣等寒邪中阻之象。

（二）热泻

（1）湿热泄泻证：泄泻突发，多为溏泄、濡泄，甚至暴泄，粪便臭秽，肛门灼热，常伴发热口渴、脘腹痞闷、头身重倦、小便短赤、舌红苔黄腻、脉滑数或濡数等湿热蕴郁之征，多发于夏秋季节。

（2）暑湿泄泻证：泄泻突作，多为水泻或暴泄，粪便臭秽，肛门灼热，常伴发热面赤、汗出烦渴、倦怠乏力、小便短赤等，必发于盛夏之季。

（3）热结旁流证：泄泻为纯利稀水而无粪便，气味恶臭，必伴腹胀满疼痛拒按、发热、口干舌燥、舌红苔黄干等阳明腑实的证候表现。

二、杂病泄泻

（一）实泻

（1）食滞胃肠证：溏泄必发于暴饮暴食或食不洁食物之后，泻下粪便臭如败卵，或伴有不消化之食物,必伴肠鸣腹痛拒按、泻后痛减、脘腹痞闷、嗳气或呕吐酸腐食臭、纳呆矢气等宿食停积不化之象。

(2) 肝气乘脾证:每因抑郁恼怒或情绪紧张之时,发生腹痛溏泄,痛后即泻,泻后痛止,平素常有胸胁胀闷、太息、嗳气、纳减、脉弦等肝郁横逆乘脾之征。

(3) 痰饮内停:腹痛溏泄,时泻时止,常伴脘腹痞闷、肠鸣漉漉、呕吐痰涎、眩晕恶心、苔白腻、脉弦滑等症状。

(二) 虚泻

(1) 脾气虚证:泄泻多为濡泄、鹜泄,甚或飧泄,病延时日,反复不愈,常伴面白自汗、少气、肢倦乏力、纳减、食后脘腹胀闷不舒、舌淡胖有齿印、苔白、脉虚等脾失健运的表现。若泄泻日久不止、时轻时重,甚则脱肛不收,则为脾气下陷证。

(2) 脾阳虚证:泄泻反复发作,日久不愈,多为飧泄,偶见五更泄或禄食泻,必伴纳呆口淡、腹中冷痛、喜温喜按、面色㿠白、畏寒肢冷、精神委靡等脾不健运、虚寒内生之征。

(3) 肾阳虚证:泄泻日久,多为五更泄,或为飧泄、水泻,必伴腰膝酸冷、小便清长频数、畏寒肢冷、面色㿠白或黧黑、精神委靡、脉沉细弱而两尺尤甚等下元虚冷的征象。

临床上,内科的霍乱、儿科的慢脾风两个病证,均以泄泻为主要的临床表现。前者以上吐下泻骤作急暴、病势凶险为特点;后者以小儿脾肾阳虚泄泻而兼有频繁的抽搐或肢体拘急,以及意识不清为特征。鉴别时,亦应加以注意。此外,痢疾与泄泻均可腹痛,便次增多,但痢疾以里急后重、便下脓血为特征,临床不难鉴别。

第十九节 眩 晕

眩即目眩,是指眼花或眼前发黑、视物模糊的感觉。晕即头晕,是指自身或外界景物旋转,站立不稳的感觉,可有三种表现:一是感觉外界四周景物在旋转或摇动;二是自身旋转、摇动或跌倒的感觉,或自己头内在旋动的感觉;三是感觉双足站立不稳和步履不稳或不灵。头晕与目眩常同时并见,故统称为眩晕。眩晕亦名眩冒、掉眩、眩运、风头眩、头风眩、风头旋、眩仆、眩等;自清代以后,则比较一致地称之为眩晕。

头为诸阳之会,脑为髓之海,五脏六腑的气血都会聚于头部;目为肝之窍,五脏六腑之精气皆上注于目。故此,外感六淫,邪气上扰清窍;内伤气血脏腑,清窍失养;痰瘀实邪阻滞经络,精气不得上荣清窍,均可导致眩晕。但临床上以肝风、痰浊、正虚者居多,故有“诸风掉眩,皆属于肝”(《素问·至真要大论》)、“无痰不作眩”(《丹溪心法·头眩》)、“无虚不作眩”(《景岳全书·眩运》)之说。

眩晕常见于表证眩晕、燥火眩晕、冒暑眩晕、肝郁气逆、肝火上炎、肝阳上亢、痰饮内停、痰火、风痰、血瘀、气虚、血虚、肾虚等证候中。证候虽较复杂,归纳起来不外乎杂病与外感两类,以杂病为多见。内伤眩晕一般病程较长,容易反复发作,治疗较为困难;外感眩晕病程较短,病情较轻,易于痊愈,都有明显的外感六淫病史。杂病者,有偏实、偏虚的不同。偏实者,因气火痰瘀上扰或阻滞清阳而成,尤以肝失疏泄、痰饮为患为常见,均有发作较急、眩晕程度较甚、但控制亦稍快的特点。其中,肝郁气逆者,平素多见情志抑郁、胸胁胀痛;肝火上炎者,则更兼火热盛实之征;肝阳上亢者,必兼肝肾阴虚之征;痰饮内停者,常兼呕吐痰涎、脘闷、苔白腻;痰火者,则伴泛吐痰涎、面红目赤;风痰者,眩晕剧,甚至目闭不欲开,且常伴呕吐痰涎、肢体拘急;血瘀者,必兼头痛以及瘀血内蓄征象,或有头颅外伤史。偏虚者,因气血或肾虚而成,临床最为多见,都有发作较缓、眩晕程度稍轻、但较难控制的特点。外感眩晕,若兼恶寒发热、脉浮者,属表证眩晕;若伴邪热内盛征象者,为燥火眩晕;其中病发于暑令者,乃冒暑眩晕。

一、外感眩晕

(一) 表证眩晕

眩晕突发,程度甚轻,必伴恶风寒发热、鼻塞、流涕、喷嚏、头身疼痛、苔薄、脉浮等表证。需进一步鉴别具体的证候类型时,可参考第一节的表证发热。

(二) 燥火眩晕证

眩晕突发,常伴头胀痛、身热烦躁、口渴引饮、夜卧不宁、便秘溺赤、舌红苔黄等邪热内盛的征象。

(三) 冒暑眩晕证(中暑眩晕证、感暑眩晕证)

夏令盛暑季节突发眩晕欲仆,伴头痛、壮热、烦渴汗多、脉洪数等暑温入气分证候。若兼感湿邪,伴面垢背寒、胸脘痞闷、身重肢倦者,则称暑湿眩晕证。

二、杂病眩晕

(一) 肝郁气逆证

眩晕时轻时重,随情绪而波动,发必头胀耳鸣,平素多见情志抑郁、胸胁胀痛、善太息、脉弦等肝气郁结之候。

(二) 肝火上炎证

眩晕较甚,常伴头痛且胀,面红目赤、急躁易怒、不寐、便秘溺赤、舌红苔黄、脉弦数等火热盛实循肝经上逆之象。

(三) 肝阳上亢证

眩晕,多伴头痛且胀、颧红目赤、耳鸣如蝉、失眠多梦、五心烦热、急躁易怒、腰膝酸软、舌红绛少苔、脉弦细数等水不涵木的表现。若进一步出现眩晕欲仆、头痛如掣、肢麻振颤、语言不利、步履不稳者,称肝阳化风证。好发于中老年人,尤其是脑力劳动者或工作紧张者。

(四) 痰饮内停证

眩晕头重,时缓时甚,常伴胸脘痞闷、呕吐痰涎或稀水、心悸,苔必白腻、脉多弦滑,多见于肥胖之人。

(五) 痰火证

眩晕,必伴头目胀痛而重,心烦而悸,舌红苔黄腻、脉滑数,兼面红目赤、胸脘胀满、泛吐痰涎黄稠、不寐、便秘溺赤等痰热内扰之象。

(六) 风痰证

眩晕甚剧,两目昏花,天旋地转,目闭不欲开,昏晕欲卧,常伴胸闷心悸、呕吐痰涎、肩背甚至四肢拘急等风痰内动之征。

（七）血瘀证

眩晕，必伴头痛，痛处不移，常兼面色黧黑、唇舌紫暗、舌有瘀斑瘀点等瘀血内蓄之象。部分患者，眩晕继发于头颅外伤之后。

（八）气虚

眩晕时时发作但程度稍轻，动则加剧，劳累即发，必伴面色淡白、少气懒言、神疲乏力、舌淡胖嫩、苔白、脉虚。此外，常兼心悸或纳呆腹胀便溏等五脏功能不足的表现。

（九）血虚证

眩晕时时发作但程度稍轻，劳累即发或加重，尤其下蹲后突然站立即觉两眼发黑、站立不稳，伴面白不华或萎黄、唇甲淡白、心悸失眠、肢麻、舌淡苔薄白干、脉细等表现。部分患者可有急或慢性失血史。若眩晕继发于产后失血过多或恶露不下者，称产后血晕证。

（十）肾虚证

眩晕日久，头脑空虚，必伴腰膝酸软、健忘恍惚、发脱或早白、齿摇易脱、神疲乏力、阳痿早泄、耳鸣或月经不调等肾之精气不足的表现。若更兼畏寒肢冷、面色暗晦、脉沉迟细弱尺甚者，为肾阳虚证；若偏于五心烦热、颧红潮热、口燥咽干、舌红绛少津、脉细数者，为肾阴虚证。

第二十节　发　　黄

发黄，是指全身皮肤出现黄色染着的现象。因感受时邪，或饮食不节，致湿热或寒湿内蕴；或脾胃虚弱、阳气虚衰、寒湿内生，阻滞中焦，使胆汁不循常道，外溢于肌肤而发。也有因脾胃虚弱，气血生化乏源，肌肤失养而成。此外，尚有因服用药物与某些瓜果蔬菜而致。

发黄常见于黄疸病，应首先考虑；其次见于虚黄证以及药物或食物性的黄染证。黄疸除皮肤黄染外，必兼目黄、小便黄；虚黄仅皮肤淡黄，而目不黄，小便亦多清长；药物或食物性的黄染，常为皮肤、小便黄，而目不黄。偶有目黄者，常有药物或食物诱发的病史可查。属黄疸病者，进而应辨阴黄、阳黄两大类别。

一、黄　　疸

（一）阳黄

（1）脾胃湿热证：身目发黄，色泽鲜明如橘子，小便黄短，常伴纳呆、恶心呕吐、胸脘痞闷、腹胀、大便不调、苔黄腻等。若热重于湿者，色泽明亮、尿色浓黄，且可兼发热口渴、心烦懊侬、大便秘结、舌红等邪热偏甚之象；若湿重于热者，色泽不及热重者明亮，但不晦暗，尿色黄浊，且可伴头身重困、口淡不渴、多无发热或微发热、便溏、苔黄白厚腻等湿邪偏重之征。

（2）肝胆湿热证：身目发黄，色泽鲜明如橘子，小便黄短，必伴右胁疼痛剧烈、常牵引至肩背、寒热往来、舌红苔黄厚等，且常可兼口苦咽干、恶心呕吐、纳呆、厌恶油腻、大便不调等肝胆湿热乘脾胃的表现。本证常有反复发作病史，发作时病程发展较快。

（3）热毒炽盛证：身目黄染急速加深，呈深黄色或深黄带绿，色泽不太明亮，小便浓黄，常伴壮热口渴、腹胀胁痛，以及烦躁不宁甚至神昏谵语、循衣摸床，或衄血、呕血、便血、尿如浓茶、舌质红绛、苔黄干燥等湿热毒盛、内陷心包,或迫血妄行之表现。

(二)阴黄

(1)寒湿困阻证:身目发黄,色泽暗晦如枳实,或黄晦而垢秽,小便黄浊,常伴纳呆、脘闷腹胀、神疲畏寒、口淡不渴、大便溏泄、舌淡苔白滑腻等寒湿困阻脾胃的表现。本证多见于新病患者。

(2)脾胃虚衰证:身目发黄,色较浅而暗晦不泽,小便黄浊或淡黄,常伴少气懒言、神疲肢软乏力、纳呆、腹胀便溏、舌淡胖嫩等中阳不运的表现。严重者,面色黄晦如烟熏,更兼精神委靡、畏寒肢冷、口淡、水入即泛恶欲吐等阳虚内生寒湿的表现。本证多见于久病,常由阳黄各型或阴黄的寒湿内阻证演变而来。

(3)瘀血停积证:身目发黄,色泽暗晦如烟熏,或黄而青紫暗滞,常伴胁下积块闷痛不舒,皮肤可见红丝赤缕,大便时黑如漆,唇舌必见紫暗,舌有瘀斑瘀点。本证多由以上各型黄疸日久不愈,演变而来。

临床上,黄疸病的危重证候是急黄证与瘟黄证。急黄证多指阳黄中的热毒炽盛证,但亦包括热毒炽盛证由于阳气伤败,迅速转化成阴黄中脾胃虚衰证的严重型者。瘟黄则指具有强烈传染性的急黄证,以及其他瘟疫病而有急黄证的证候表现者。在儿科中,有胎黄一证,是指婴儿出生后,面目皮肤发黄,数日之后(超过一周),黄染未见消退,或反而加深者,亦属黄疸病的范围,其辨证可参考上述阳黄与阴黄。此外,古代医家对黄疸的辨证分型多有论述,《金匮要略》、《肘后备急方》各有五疸之分,《伤寒论》有蓄血、湿热、寒湿发黄之论,《诸病源候论》进而区分为二十八候,《圣济总录》又分为九疸、三十六黄,《景岳全书》又提出"胆黄"之名。但这些分型过于繁杂,于临床辨证鉴别不但无益,反徒增困惑,故目前多采用上述阴黄、阳黄的辨证方法,较为实用。现仅摘典籍所载几个证候类型于下,以供参考:

谷疸:主要表现有身目发黄而兼食即头眩、纳呆、心烦、脘腹痞满、便溏、小便不利、脉迟(属阴黄);或寒热不食、食即头眩、心胸不安(属阳黄)。

酒疸:身目发黄而兼心中懊侬或热痛、鼻燥、足心热、不能食、腹满、时欲吐、小便不利(属阳黄)。

女劳疸:身目黄而额上黑,日晡发热而反恶寒,膀胱急、少腹满、小便通利、大便必黑时溏、手足心热、腹水等(属阴黄,有关证候的描述中有属阴虚者、阳虚者、血瘀者)。

黄汗:身目黄,汗出沾衣,色如黄柏汁,伴发热口渴、胸部满闷、四肢头面肿、小便不利、脉沉迟(属阳黄)。

胆黄:身目呈黄绿色,伴胸中气满或硬、不思饮食、昏沉困倦,发于大惊大恐或斗殴受伤之后(属阴黄)。

二、虚　　黄

周身肌肤尤其是面色呈萎黄或淡黄不泽或黄胖不泽,两目不黄,小便清利而色不黄,常伴倦怠乏力、眩晕、心悸不寐、纳呆便溏、舌淡胖嫩苔白、脉虚等五脏功能减退的表现。本证常见于脾虚或气血亏耗的患者。

三、药物或食物性黄染

(一)药物性黄染

每于服用大剂量西药阿的平后皮肤黄染,累及身体暴露的皮肤,绝大多数不引起白睛黄染,但偶有致白睛黄染者(其特点是黄染呈向心性分布,越近黑睛黄色愈深),尿色亦黄,黄染经1~2个月可自行消退,常伴纳减、恶心呕吐、腹痛、皮肤瘙痒、视蒙、眩晕、烦躁不安、不寐等表现。此外,过量服用一些含黄色素的中、西药,皮肤亦可出现黄染,但必白睛不黄。

(二) 食物性黄染

每于食用含胡萝卜素较多的新鲜瓜果与蔬菜,如胡萝卜、南瓜、菠菜、西红柿、柑橘、木瓜后,出现皮肤黄染,黄染多累及手掌、足底和皮脂腺丰富的前额及鼻外等皮肤,尿色亦黄,但目不黄,除常见身肢困倦外,无其他不适。

第二十一节　抽　搐

抽搐,又称瘈疭、搐搦、抽风,是指肢体肌肉不随意屈伸、抽动不已的症状。抽搐是筋膜的病变,肝主筋,故凡热盛伤阴血、风痰扰动、痰火壅滞、瘀血阻络、肝血亏耗等,均可使筋脉失养而发生抽搐。

抽搐常见于热盛动风、暑风、虚风内动、风痰、痰火、血瘀、血虚生风等证候中。鉴别时首先应分外感与杂病两类:外感必有感受温热邪气,以及卫气营血等温病几个阶段传变的病史;内伤则无明显的传变阶段,抽搐多突然发生,且常反复发作。属于外感抽搐的有热盛动风、暑风、虚风内动三个证候。杂病抽搐包括风痰、痰火、血瘀、血虚生风等证候。

一、外感抽搐

(一) 热盛动风证

手足抽搐,必伴壮热、头晕胀痛、颈项强直、角弓反张、两目上翻、牙关紧闭等热动肝风的表现。常可兼气分证或营、血分证,临床则可见相应的兼夹症状。

(二) 暑风证

手足抽搐,必伴灼热、项强头痛呕吐,甚或角弓反张、牙关紧闭、喉中痰鸣、神昏、脉弦数等。本证有明显的季节性,必发于夏季盛暑之时,常由暑温气分证演变而来。

(三) 虚风内动证

手足蠕动,时有抽搐,必见唇焦舌干齿燥、心憺憺大动、脉细数而沉弱,常可兼肢体干瘦、目陷睛迷、昏沉欲睡、颧红等真阴亏耗的表现。本证见于温病血分证后期阶段。

此外,临床上小儿外感,高热不退,突然出现抽搐项强,除精神烦躁无其他严重症状,苔仍薄白,脉仍浮数的,为外邪郁闭化热生风,属于痉证的范围。

二、杂病抽搐

(一) 风痰证

手足振摇或搐搦,必伴口眼㖞斜,常可见眩晕甚或神昏不醒、胸脘痞闷、泛吐稀涎、苔腻、脉弦滑等风痰内扰、蒙蔽清窍的表现。

(二) 痰火证

手足振摇或搐搦,必伴眼牵嘴扯,发热、胸闷、咳嗽痰多黄稠、便结溺黄、舌红苔黄而腻、脉滑数等痰火互结、壅滞经脉的表现。

(三) 血瘀证

四肢抽搐,必伴头痛神疲、唇舌紫暗,或舌有瘀斑瘀点,常可兼项背强直、面色黧黑、形体消瘦、肌肤甲错、健忘、脉细涩等瘀血内阻、新血不生、体失血养的表现。每发于久病患者,偶见于颅部外伤后的患者。

(四) 血虚生风证

四肢抽搦,伴见面白不华、唇甲淡白、心悸、眩晕、肢体麻木等血虚不足之征,可兼见不寐、视蒙、舌淡苔薄、脉弦细等。本证常发生于大出血之后。若更兼神疲乏力、少气懒言、自汗的,为气血两虚证,往往见于久病不愈、耗伤气血的患者。

此外,以抽搐为常见症状的疾病,有痉证、痫证、破伤风、妊娠痫证、产后痉证、脐风、急惊风、慢惊风等。鉴别时必须加以考虑,它们的鉴别要点分别是:痉证,以项背强急、四肢抽搐、甚至角弓反张为主要表现,常分为邪壅经络、热甚发痉、气血亏虚、瘀血内阻等证候类型;痫证,以发作性突然仆倒、昏不知人、口吐涎沫、两目上视、四肢抽搐、或口中如作猪羊叫声,移时苏醒一如常人为特征,常分肝风痰浊、肝火痰热、肝肾阴虚、脾胃虚弱等证候类型;破伤风,古称伤痉、金创痉,以牙关紧急、面呈苦笑、四肢抽搐、项背强急、甚则角弓反张、反复发作、必见于创伤之后为特点;妊娠痫证,又称子痫、子冒,以妊娠六七个月后,忽然眩晕仆倒、昏不知人、四肢抽搐、口噤、口吐白沫、目吊、移时自醒,以发病前常感眩晕心悸、下肢浮肿为特征;产后痉证,又名蓐风、蓐中风、风痉,以妇女产褥期中,突然项背强直、四肢抽搐,甚则口噤、角弓反张为特点,常分血虚发痉与风邪发痉两个证候类型,后者属破伤风的范畴;脐风(亦名风搐、七日口噤、七日风、四日风、四六风、初生儿破伤风),以初生儿断脐后(多在4~7天内)见唇青口撮、牙关紧闭、面呈苦笑,甚则四肢抽搐、角弓反张为特征;急惊风,以小儿频繁抽搐、神识不清、病来急暴、实证毕具为特点,常分外感时邪、痰热食厥、惊恐痉厥等证候类型;慢惊风,以小儿频繁抽搐、神识不清、病来缓慢、虚证明显为特征,常分脾阳虚弱、脾肾阳衰、气阴两虚等证候类型。此外,中毒亦会抽搐,应注意追查是否有接触或服食有毒的食物和药物。

第二十二节 腰痛

腰痛,是腰部的一侧、两侧或当中发生疼痛感觉的症状。因腰为肾之府,故腰痛与肾的关系最为密切,或六淫邪气侵袭,或气血痰浊瘀滞经脉,或跌仆损伤,或肾虚骨髓失养等,均可发生腰痛。

腰痛常见于风湿腰痛、寒湿腰痛、湿热腰痛、气滞腰痛、血瘀腰痛、湿痰腰痛。肾气虚、肾阳虚、肾精虚、肾阴虚等证候。鉴别宜分虚实:实证因邪气而致,多有发病较急、疼痛较甚的特点;虚证因肾虚而成,多具发病较慢、反复发作、疼痛较缓的特点。继而实证应辨致病之因。其中风湿者,以腰脊重痛并有拘急感,伴发热恶风为主;寒湿者,以腰部冷痛重着,伴寒象为主;湿热者,以腰部胀痛伴小便短赤为主;气滞者,以腰部胀痛连腹胁、似有气走注、忽聚忽散为主;血瘀者,以腰部刺痛不移、拒按、舌紫为主,兼有外伤者,患处可见瘀斑或伤口;湿痰者,以腰部重痛,苔白腻脉滑为主。虚证则别肾气、肾精、肾阳、肾阴诸虚的不同。其中肾气虚者,多伴喘息自汗,小便清长频多;肾阳虚者,更兼虚寒内生之象;肾精虚者,常伴过早衰老的征象;肾阴虚者,更兼虚热内生之征。

一、实 证 腰 痛

(一) 风湿腰痛证

突发腰脊拘急酸重疼痛,活动不利,多伴发热恶风、或浮肿、苔薄白滑、脉浮涩。常因卧湿受风,天气变化或肾虚风湿乘袭而发病。

(二) 寒湿腰痛证

腰部冷痛重着,如坐水中,转侧不利,逐渐加重,虽静卧亦不稍减或反加重,每遇阴雨或寒冷季节则发作或加剧,得热则缓,常伴口淡不渴、面白肢凉、小便清利、苔白腻、脉迟缓或沉紧等寒湿侵袭之征。

(三) 湿热腰痛证

腰部胀痛,或突发的绞痛,闷热雨天则疼痛加剧,必伴小便短赤、舌红苔黄腻、脉濡数或弦数。常可兼发热、尿血、尿有砂石、小便频急等下焦湿热之征。绞痛时常兼恶心呕吐、汗出肢冷。

(四)气滞腰痛证

腰痛胀满,连及腹胁,似有气走注,忽聚忽散,不能久立远行,脉多沉弦。本证常因失意忿怒或忧思郁闷而发病,亦有因闪挫跌仆而成者。

(五) 血瘀腰痛证

腰痛如刺,痛处不移,拒按,俯仰不利甚至转侧不能,唇舌紫暗,或舌有瘀斑瘀点,常伴大便秘结、脉弦涩。部分患者有外伤史。

(六) 湿痰腰痛证

腰部沉重冷痛,牵引背胁,阴雨天痛甚,常伴胸脘痞闷、时或大便溏泄、舌苔白腻而厚、脉滑。本证因湿痰内停,流注肾经而成。

二、虚 证 腰 痛

(一) 肾气虚证

腰部隐痛并有酸软感觉,反复日久,遇劳则痛增,卧床休息则痛减,喜揉按,常伴喘息自汗,神疲少气,小便清长频多。也可见面色少华、耳鸣耳聋、夜尿频多、或浮肿尿少、舌淡胖嫩、两尺脉弱等表现。

(二) 肾阳虚证

腰部冷痛或隐痛,并有酸软感,反复发作,遇劳或阴冷季节则痛增,卧床或得热、按则痛减,伴畏寒肢冷、面色㿠白或暗晦、精神委靡等虚寒内生之象。尚可兼小便清长频数、夜尿频多,耳目失聪,或男子滑精早泄、阳痿不育,或女子白带清稀、胎动易滑、宫寒不孕,或喘咳痰涎清稀、心悸,或尿少身肿等各种。肾阳虚的症状。

（三）肾精虚证

腰部酸痛，日久不已，遇劳痛增，卧则痛减，喜揉喜按，常伴面色不华、发脱或早白、齿摇易脱、健忘恍惚、不寐、神疲乏力等过早衰老的表现。

（四）肾阴虚证

腰部酸痛或隐隐胀痛，喜揉喜按，遇劳痛增，卧则痛减，必伴五心烦热、颧红、盗汗潮热、咽干消瘦、舌红绛少津、脉细数尺弱等虚热内生之征。尚可兼耳鸣、失眠、健忘等清阳失养的表现。

此外，妇女痛经、伤科腰部闪挫跌仆亦常以腰痛为主要的临床症状，不可不知。但前者伴少腹或小腹疼痛，疼痛必随月经周期而出现；后者必有明显的外伤史可查，不难鉴别。前者常分气滞血瘀、寒湿凝滞、气血亏虚、肝肾亏耗等证候类型；后者则为气滞血瘀之证。

第二十三节　小便不利

小便不利，是指小便量减少，排出困难，甚或点滴难出的症状。凡热邪耗伤，津血耗脱，或肺、脾、胃、肾、膀胱、三焦出现功能障碍，均可发生小便不利。

小便不利的鉴别，首先宜分为小便短少与癃闭两大类。前者程度较轻，仅为小便量一般性的减少；后者程度严重，排尿困难，小便点滴而下，甚至闭塞不通。小便短少，常见于里实热证、津液不足、阴虚、阳虚等证候中。其中里实热证，常伴发热面赤、便结溺黄、舌红苔黄等热盛于里的表现；津液不足者，必继发于津液丧失明显的病证之后，病情较急暴；阴虚者，必有内生虚热之证；阳虚者，必有虚寒内生之象，并常伴身肢浮肿。癃闭，常见于肺热气壅、膀胱积热、脾气下陷、肝郁气滞、肾阳虚、膀胱阻塞等证候中。其中肺热气壅，常伴咽干烦渴，咽喉肿痛；膀胱积热，以尿赤灼热伴小腹胀满为主；肝郁气滞，常伴抑郁善怒，胁腹胀满；脾气下陷，常伴脾气虚的表现；肾阳虚，常伴腰膝酸冷；膀胱阻塞，以小便时通时塞，闭塞时伴小腹胀满急痛为特点。

一、小便短少

（一）里实热证

小便量少，色黄赤，味臭，尿道焮热，常伴发热汗出、面红目赤、口渴、便结、舌红苔黄、脉数有力等热盛于里的表现。

里实热证主要包括外感发热病中里证发热的各种证候类型、杂病中除虚证发热外的各种发热证，以及心火上炎、肝火上炎、六腑的实热证等多种证候。需作进一步鉴别时，可参考第一节及有关的部分。

（二）津液不足证

小便量少，色黄或清，常伴口渴欲饮、唇焦舌燥、皮肤干燥或枯瘪、烦躁、便秘、脉细数等津液不足的征象，必继发于暴吐暴泻、持续发热、大汗不止等津液丧失明显的病证。严重者，可至眼眶凹陷、消瘦明显、筋脉拘急、转筋等。

（三）阴虚证

小便量少，色稍黄，必伴五心烦热、颧红、潮热盗汗、咽干口燥、消瘦、舌绛苔少而干、脉细数等内生虚热之象。

（四）阳虚证

小便量少，色清或白浊，必伴身肢浮肿及面色㿠白或暗晦、畏寒肢冷、精神委靡、脉沉迟而细软等一派虚寒内生之象。此外，常可兼见心悸怔忡、心胸疼痛、或纳呆腹冷痛便溏、或耳聋腰膝酸冷等五脏阳气不振之征。

二、癃　　闭

（一）肺热气壅证

小便点滴不畅或点滴不通，尿色黄赤，常伴咽干烦渴、或咽喉肿痛、呼吸急促、舌红苔薄黄、脉数等，常可兼见发热、咳嗽等症。

（二）膀胱积热证

小便点滴不通，或量极少而色赤灼热，必伴小腹胀满，常兼口苦口腻，或口渴不欲饮，或大便不畅，舌红苔黄腻，脉濡数或沉数。

（三）肝郁气滞证

小便点滴不畅或点滴不通，尿色不黄，每因情志刺激而发，平时常见情志抑郁或烦躁善怒、胁腹胀满或疼痛、脉弦等肝气郁结的证候表现。

（四）脾气下陷证

小腹坠胀，时欲小便而不得出，或量小而点滴不爽，尿色清白或白浊，常伴纳呆、肛门重坠似欲大便、面白自汗、少气声低、神疲乏力、舌淡胖有齿印、苔白、脉沉弱等脾气虚陷、升举无力的表现。

（五）肾阳虚证

小便不通或点滴不爽，排出无力，尿色清白，必伴腰膝酸冷、畏寒肢冷、面色㿠白或暗晦、精神委靡、脉沉细弱而两尺尤甚等下元虚冷的征象。亦可兼见身肢浮肿、眩晕耳鸣、大便飧泄等。

（六）膀胱阻塞证

小便点滴而下，或时而通畅，时而阻塞不通，或尿如细线，必伴小腹胀满特甚而急痛，常见心烦躁动，舌色紫暗或淡紫，或舌有瘀点，脉涩或细数。本证多见于老年人。

此外，临床以小便不利为主要表现的疾病，还有淋证、关格证、子淋、转胞、妊娠小便不通、产后小便不通、初生儿小便不通等，鉴别时均应加以考虑。淋证，以小便不利，伴尿频、尿急、尿痛为特点。关格证，以小便不通与呕吐不止并见，或小便不通与大便不通并见，或先有呕吐而渐见大小便不通为特点。子淋，以妇女怀孕数月，出现小便点滴而下，伴淋沥涩痛为特点。转胞，亦名转脬、胞转，因强忍小便、或寒热、七情致气迫膀胱，使膀胱屈戾不舒而致，以小便不通、脐以下急痛为特点。妊娠小便不通，以妊娠七八个月出现小便不通、小腹胀急疼痛，伴烦躁不安、心悸气短为特点，因妊娠胞阻，压迫膀胱水道不通而致。产后小便不通，以分娩后小便不通，伴小腹胀急疼痛、坐卧不安为特点，因产后气虚或气滞膀胱而发。初生儿小便不通，以初生儿出生后，两天之内仍无小便为根据，因元气虚弱、或热蕴膀胱、或尿门无孔而致。

第二十四节　小便过多

小便过多，是指小便量增多或伴排尿次数频数的症状。在水液敷布排出的过程中，有关脏腑如肺、脾、胃、肾、膀胱、三焦等发生病变，或邪热干扰、水道失调，或阳气虚衰、固摄无权等，均可引起小便过多。

小便过多常见于虚寒肺痿、脾阳虚、肾阳虚、消渴、脾约、小儿夏季热等病证中。鉴别时首先宜分寒热：寒证小便过多，以尿色清，口淡不渴为特点；热证者，以尿色黄，必伴口渴喜饮为特征。临床上以虚寒者最为多见，尤其是肾阳虚。分清寒热后，应进一步辨别病位之所在。寒证中的虚寒肺痿，病位在肺，必伴吐涎沫而少咳；脾阳虚证，病位在脾，常有纳呆便溏等脾失健运的表现；肾阳虚者，病位在肾，多兼腰膝酸冷等下元虚冷的征象。热证中的消渴证，病位在肺、胃、肾，故多尿必伴多饮、多食而具“三多”的典型表现；脾约证，病位在脾，故必伴便秘而无所苦之脾阴不足的表现；小儿夏季热，因暑伤肺胃，故必兼发热、无汗、多饮、病在夏季等。

一、寒　证

（一）虚寒肺痿证

小便量多频数，或遗尿，尿色清，必伴口淡不渴、吐涎沫清稀量多、畏寒等肺气虚寒之表现，尚可兼眩晕少气、神疲乏力、纳减、舌淡、脉虚弱等气虚不足之征。

（二）脾阳虚证

小便量多频数，尿色清，必伴口淡不渴、纳呆、腹胀或冷痛、便溏等脾失健运的表现，以及面色㿠白、畏寒肢冷、精神委靡等阳虚生寒之象。若无阳虚内寒的表现，仅见神疲乏力、少气自汗的，则为脾气虚证。

（三）肾阳虚证

小便频数而清长，尿后余沥，夜尿频多，或遗尿失禁，必伴口淡不渴、腰膝酸冷、耳鸣耳聋等下元虚衰的表现，以及面色暗晦、畏寒肢冷、精神委靡等阳虚生寒之象。或兼见男子滑精早泄、女子白带清稀、胎动易滑、眩晕、颜面及足跗轻度浮肿等症状。若无阳虚内寒表现者，则为肾气不固证。

二、热　证

（一）消渴证

小便频多，饮一溲一，色微黄，必伴烦渴引饮、多食等症状，常可伴肌肉瘦削、尿甜等。根据饮、食、溲三多偏重的不同，可有上、中、下三消的分证，上消侧重于饮多，中消偏重于食多，下消以溲多为主。

（二）脾约证

小便频数，量稍多，尿色黄，必伴口渴、汗多、大便干硬、不大便十日而无所苦（无腹胀满疼痛的症状出现）等胃热亢盛、脾阴不足的现象。本证有伤寒太阳表证的病史。

若大便硬、腹胀满疼痛、微见心烦、口渴等，甚或发热谵语的，为肠中燥热成实的阳明腑证，而非不大便十日而无所苦的脾约证。鉴别要点，为有无腹胀满疼痛。

小便过多，亦见于妇产科。妇人产后小便次数增多，量多，甚至日夜数十次，或小便不禁自遗者，称产后小便频数；常分气虚、肾虚二个证候类型，鉴别时不可忽略。此外，临床上与小便过多有所类同症状的，还有小便不禁和睡中遗尿。小便不禁，亦名小便失禁，是指小便频多或滴沥不断而不能自禁，或小便不能随意控制而自遗的症状，其可出现于清醒或昏迷之时。小便不禁，可见于气虚证、肾虚证、膀胱火动证、肝郁热结证，以及凡能出现昏迷的各种证候中。睡中遗尿，俗称尿床，是指睡眠中小便遗出，醒后方知的症状，与小便过多有别。

第二十五节　水　　肿

水肿，是指头面、眼睑、四肢、腹背甚至全身浮肿，浮肿部位皮肤紧张、肿胀甚至发亮，失去其原有的弹性和皱褶，按之没指而凹陷，良久始能平复的症状。人体水液的输布运行，主要依靠肺气的宣降通调，脾气的运化转输，肾气的气化开合。一旦肺、脾、肾三脏功能障碍，或因风夹寒热外袭使肺失宣肃，或水湿内侵阻遏脾阳、劳倦饮食伤伐脾土而致脾失健运，或房劳过度、久病伤正而耗伤肾元，均可引起体内水液潴留，泛溢肌肤而发生水肿。

水肿常见于风水泛滥、水湿浸渍、湿热壅盛、气虚、脾阳虚、肾阳虚、阴阳两虚等证候中。鉴别时宜先别阴阳：凡风邪外袭、雨湿浸淫、饮食不节等因素而成水肿者，多为阳水，具有发病较快、病程较短、多属实证的特点；凡因劳倦内伤，导致肺、脾、肾亏虚，水液内停，而成水肿者，多为阴水，有发病缓慢、病程长、属于虚证的特点。属阳水者，应辨病邪性质：其中风水泛滥，常伴恶风寒发热、脉浮等表证；水湿浸渍，常伴身肢困重、脘闷纳呆、苔白腻等湿阻三焦的征象；湿热壅盛，则更兼烦渴、小便短少色赤、苔黄等热象。阴水者，应辨病位之所在：气虚者，病位在脾肺，常伴少气懒言、纳呆便溏等；脾阳虚者，病位在脾，必兼纳呆便溏及畏寒肢冷等虚寒之象；肾阳虚者，病位在肾，必伴腰部冷痛酸重及畏寒肢冷等虚寒之象；阴阳两虚者，病位亦在肾，除肾阳虚的表现外，更兼眩晕遗精、舌红少苔等肾阴亏耗的表现。

一、阳　　水

（一）风水泛滥证

先见眼睑浮肿，继则四肢及全身皆肿，来势迅速，必伴小便不利、恶风寒发热、身肢酸楚、头痛头晕、脉浮等表证，或先见表证而后浮肿。若咽喉肿痛，或皮肤疮疖、小便短赤、脉浮数的，为风热型风水泛滥，本型多见；若身肢重痛、口和不渴、脉浮紧的，为风寒型风水泛滥。

（二）水湿浸渍证

全身水肿，皮色光泽，按之没指，起病稍缓，病程稍长，必伴小便短少、身肢困重、胸脘满闷、纳呆泛恶、苔白腻等湿阻三焦的表现。

（三）湿热壅盛证

遍身浮肿，皮色润泽光亮，必伴烦热口渴、小便短少色赤等热象，常可兼胸腹痞闷、或大便干结，舌色多红而苔必黄腻，脉数或沉数。

二、阴　　水

（一）气虚证

全身轻度浮肿，晨起则头面较甚，活动则下肢肿胀，病程较长，反复发作，必伴少气懒言、纳呆便溏等肺气虚之征，常可兼见面色㿠白、食后腹胀、神疲乏力、小便稍少而色清、舌淡苔白、脉虚等。

（二）脾阳虚证

全身浮肿，腰以下为甚，皮色不泽，按之没指，日久难愈，必伴纳减口淡、腹胀便溏、尿少等脾失健运，以及畏寒肢冷、精神委靡、面色㿠白等阳虚内寒的表现。可兼见脘闷泛恶、眩晕心悸等症。

（三）肾阳虚证

面浮身肿，腰以下尤甚，皮色不泽，按之如泥，凹陷不起，病延日久，必伴腰部冷痛酸重、小便减少或反而清长等肾元衰微，以及畏寒肢冷、精神委靡、面色㿠白等阳虚内寒的表现。此外，尚可兼眩晕、耳鸣、耳聋、心悸、气促、口有尿味、时时泛恶、皮痒等。

（四）阴阳两虚证

水肿反复迁延不愈，全身轻度或重度浮肿，腰以下为甚，除伴腰膝酸痛、面色㿠白或暗晦、神倦肢冷等肾阳虚弱之征外，更兼见眩晕耳鸣、牙龈出血、心烦不寐、遗精、舌红少苔或无苔等肾阴亏耗，虚火扰动之象。

此外，水肿还常见于妇科的妊娠肿胀，亦称子肿，鉴别时亦应注意。其特点是妇女妊娠3~7个月，肢体肿胀，按之没指，以下肢为甚。本病常分为脾阳虚、肾阳虚以及气滞等三个证候类型。脾阳虚与肾阳虚之鉴别可参考本节；气滞证的特点是，必伴头晕胀痛，胸闷胁胀。本病常易继发妊娠痫证。

第八章　诊断步骤与思维方法

诊断是临床医生的基本实践活动，是将问诊、体格检查、实验室检查及其他各种辅助检查所收集到的资料，经过归纳整理、综合分析和推理判断，所作出的合乎患者客观实际的结论。诊断的过程即是认识疾病客观规律的过程。这一过程一般需要经过调查研究、收集资料，分析综合、形成假设，临床实践，验证或修正诊断这样几个基本步骤。正确的诊断是预防和治疗疾病的重要依据和前提。正确诊断不仅需要有丰富的医学专业知识和熟练的诊疗技术，而且需要掌握科学的临床思维方法。

临床思维方法是医生认识疾病和判断疾病过程中的推理和逻辑思维方法，也就是临床医生将疾病的一般规律运用到判断特定个体所患疾病的思维过程。从诊断疾病到治疗疾病的全过程中，都贯穿着医生的思维活动。人们在医疗实践中常不自觉地、逐渐地体会到正确的临床思维方法，但是，自觉地学习并不断总结其规律，可以更快地掌握临床思维方法。

中医诊断主要包括病名诊断和证名诊断。四诊与辨证、辨病是认识疾病的不同阶段，各有其主要的目的和任务。四诊是辨证、辨病的前提和依据，主要任务是收集病情资料；辨证、辨病是将四诊所收集的病情资料，通过分析、综合、推理、判断的逻辑思维，得出符合临床实际结论的过程，也是将感性认识上升到理性认识，再回到临床中进行验证，并不断进行修正、不断深化认识的过程。

辨证的目的在于揭示疾病发展过程中某一阶段的病因、病性、病位、病势等病机要素，是论治的前提。因此，在四诊与辨证的运用过程中，应当把四诊与辨证的内容联系起来灵活运用，同时必须对病情资料予以综合处理，遵循辨证的基本原则、要求和思维方法，熟练运用各种辨证方法，按照辨证的具体步骤进行诊断，并做到辨证与辨病相结合。

第一节　病情资料的收集与整理

四诊所收集的各种病情资料，为辨证辨病作准备，是中医诊断的初级阶段。由于病情资料是识别病证的原始依据，故为了使诊断结论准确而可靠，对收集到的病情资料进行整理，应注意如下四个方面：

一、判断病情资料的完整性和系统性

患者的症状和体征有表有里，有全身亦有局部，有单一亦有复合；其他临床信息亦多种多样，涉及各个方面。因此，收集病情资料应力求完整而系统。忽视病情资料的完整性，遗漏或过于简单，往往导致漏诊、误诊；忽视病情资料的系统性，杂乱无章，主次不明，则难以作出准确结论。故在处理临床资料时，要求从四诊合参的原则出发，不能只凭一个症状或体征便仓促作出诊断，也不能片面强调或夸大某种诊法的作用，而必须对患者进行全面而系统的调查，发挥医者的主导作用，将诸种诊法综合运用，多层次、多角度、多方面收集病情资料。如问诊时，按“十问”的顺序进行，以免遗漏；对妇女尤必详问其经、带、胎、产；对小儿要详审其发育史等。

病情资料的完整性和系统性还反映在人与自然、社会的关系等方面。应考虑四时气候、地域水土、生活环境、职业性质、工作条件、生活习惯、性格爱好、精神情志、体质强弱等对病情的影响。诚如

《素问·疏五过论》、《素问·征四失论》所告诫的,医生不注意对患者作全面地了解,尤其是不知道患者的社会环境和心理状态等,将会造成诊治的失误。因此,在病情资料中,不仅要重视症状和体征,还要发掘疾病深层次的社会、心理因素,按整体观、动态观要求,做到察形与神、察人体与环境的统一。

二、评价病情资料的准确性和客观性

临床工作错综复杂,难免有些病情资料不够准确和客观,从而妨碍正确的诊断。为了使病情资料真实可靠,必须认真地应用每一种诊法。那种"按寸不及尺,握手不及足"的不认真态度,早已被批评;同时,应防止主观性和片面性,避免先入为主、主观臆测或暗示的方法,如问诊时不应只"问其所需"或"录其所需",否则不仅影响病情资料的完整性,也损害到病情资料的客观性。对有诊断或鉴别诊断意义的病情资料尤其应当明确并予以分级量化,如对症状"少气"、"气短"等的描述不能含乎其词,似是而非。必须采取实事求是的态度,对关键的病情资料应反复核实和动态观察,并借鉴现代一些先进、客观的检查手段(包括现代医学的各种实验室检查、仪器探测等),以证实病情资料的可靠性。

评价病情资料的准确和客观与否,还要看患者是否如实地、准确地反映病情。患者由于受年龄、文化程度、表达能力、神志状况等因素的影响,而表达不准确、欠全面,甚至有隐讳、夸大等情况时,医生应及时发现,设法加以修正,以保证病情资料的准确可靠。

三、分析病情资料的一致性程度

在多数情况下,症状、体征等各种病情资料所揭示的临床意义,即所患的病证和所表现的症状和(或)体征一般是一致的,可用统一的病机加以解释,称为"舌脉相应"、"脉症相应"等。如患者纳少腹胀,或腹痛绵绵,喜温喜按,或畏寒肢冷,少气懒言,神疲乏力,面白不华或虚浮,或口淡不渴,大便稀溏,或见肢体浮肿,小便短少,或见带下量多而清稀色白,舌质淡胖或有齿痕,苔白滑,脉沉迟无力等,均为脾阳虚证,或中焦虚寒证。这种病情资料单纯、明显,说明疾病不甚复杂,医生认识其本质比较容易。

但是,各方面的病情资料不完全一致,其临床意义不相同,甚至存在着矛盾的情况,即所谓"舌脉不符"、"脉症不相应"等,在临床上也并不少见。它反映了疾病过程中的特殊性与复杂性。如八纲辨证中的寒热真假、虚实真假,即所谓"热深厥亦深"、"虚阳浮越"、"至虚有盛候"、"大实有羸状"等,其临床表现不一致,甚至相反。此时,医者应核实所收集的病情资料,全面分析病机,辨明主次,排除假象,从而抓住疾病的本质。

病情资料之所以出现不一致,可有多方面的原因。一是病情本来复杂,有多种病机存在,如寒热错杂、虚实错杂等;二是病情动态的不断变化,如表里出入、标本转化,有些症状、体征已发生了变化,而有些则仍停留在原有状态;三是可能受到治疗因素的影响,如热性病患者因大量输液而尿已不短黄,或消渴患者已服西药降糖药后症状变得不典型等,需仔细分析,方可抓住病机之关键。

关于病情资料所出现的不一致性,古人有"舍症从脉"、"舍脉从症"等说法。但对于这种"舍"与"从",应具体加以分析,切不可简单地舍弃某些病情资料,即使是相互矛盾的病情资料,因为任何病情资料均有其自身的临床价值,均可从不同侧面反映病证的本质。如在真热假寒证中,所谓"假寒"的程度则恰恰反映出"真热"的程度,即"热深厥亦深"。因此,当病情资料不一致时,要求医者善于透过纷纭复杂的疾病现象,去识别疾病的本质。

四、辨别病情资料的主次

所谓主症，是一个患者所有的病情资料中的主要症状或体征，它一般由医者从患者的主诉中加以分析确定。而所谓主诉，是患者就诊时最感痛苦或最要求医生解除的症状或体征及其持续时间。确定主症要求重点突出，高度概括，简明扼要。

主症，多是患者的主诉或主诉的一部分，也是他前来就诊的主要原因。任何病证都有包括主症在内的基本临床表现，这正是辨病、辨证的主要依据。所以在诊断过程中，应及早确定主症，并围绕它收集资料，从而避免漫无边际、毫无目的地罗列症状。确定了主症的病情资料，才能系统条理，重点突出，主次分明。中医各科疾病名中，有许多是以症状命名的，如咳嗽、头痛、心悸、失眠等，它们既是病名，又是确定该病名的主症。

对于主症，尤应注意了解、辨别其发生的部位、性质、程度、持续时间、缓解或加重因素等。以头痛为例，就其部位而言应辨明头痛连项、两侧、前额还是巅顶部，就其性质而言应辨明头痛是刺痛、胀痛、隐痛或重痛等。

在复杂疾病中，主症可能是一个，也可能是几个。次症是与主症密切相关的伴随症，其反映的病机与主症相同；而兼症则是与主症反映的病机不同的伴随症。次症和兼症作为辨证的相对次要的病情资料，对主症分别起着辅助、旁证、补充乃至反证等作用。在疾病发展过程中，主、次、兼症可能发生变化，这尤其可能发生在证候兼夹、转化的时候。

例如，患者，女，35 岁。8 天前两胁疼痛，右侧较剧。刻下寒热往来，两目发黄，胁肋疼痛，胸闷恶心，食欲不振，口苦尿赤，大便干结，前额胀痛，右臂酸痛麻木，舌尖边红，苔白腻，中根色黄，脉濡数。

上述病情资料中，主症为胁肋疼痛，右胁较剧，寒热往来；次症为食欲不振，胸闷恶心，两目发黄，口苦尿赤，大便干结，舌尖边红，苔白腻，中根色黄，脉濡数；兼症为前额胀，右臂酸痛麻木。诊断病名为胁痛，证名为肝胆湿热证。

在确定主症时，不同系统的疾病有不同的重点，如肺系疾病以咳、喘、痰为主，心系疾病以心悸、心痛、失眠为主等。若从病情的轻重缓急出发，一般又以急者、重者为主症，缓者、轻者为次症。

第二节　病情资料的属性

对病情资料属性的分析，是要求对患者出现的症状，包括患者的自觉症状、体征、病程经过、诊疗经过以及化验、仪器等检查的异常结果等，进行辨别、分析、判断、分类，为辨别病证提供方向和依据。

一、病情资料属性的分类

对病情资料属性的划分，是根据它们在辨病、辨证中的作用、意义和性质而确定的。对于病证而言，病情资料可划分为必要性资料、充要性资料、偶见性资料和否定性资料。

（一）必要性资料

指这种资料是某种疾病或证候必然见到的，缺少了就不能诊断为这种病或证。所谓必要性资料有两种情况。一种是病证的主症，在诊断该病证时必不可少，但不是特异性依据，因为它还可以见于其他病证。如咳嗽是咳嗽病的主症，它为咳嗽病的必要性资料，无它则不能诊断为咳嗽病；但是也不能仅凭咳嗽就能诊断为咳嗽病，因为咳嗽还可见于哮喘、肺痨等病中。又如热郁胸膈证必见烦躁，没有烦躁不能诊断为该证；但烦躁还可见于心阴虚证、肝火炽盛证及其他证候之中。另一种是病证的特异性症状,仅为该病证所独有,如口吐涎沫并发出羊叫声,为痫病所特有。因此,必要性资料并不是排他性资料,即某症为某病或某证的诊断所必有,但不等于此症只见于此病或此证。

(二) 充要性资料

这种资料仅见于该种疾病或证候,而不见于其他病证,但该种病证并不一定都能见到这种症状。因此,只要出现这种资料,即可诊断为该种病证;若没有这种资料,也不能除外该病证的可能性。如大便排出蛔虫,只见于蛔虫病,而不见于其他疾病,故只要见到便蛔,便可诊断为蛔虫病;但是没有便蛔也不能排除患蛔虫病的可能性。又如只要见盗汗便可诊断为阴虚证,但是没有盗汗也不能排除阴虚证的可能,因为还可凭骨蒸潮热、五心烦热、舌红少苔、脉象细数等诊断为阴虚证。

有些充要性资料主要是一些非特异性资料的有机组合,然而对该病证的诊断却有高度的特异性。如阳明经证的大热、大汗出、大烦渴、脉洪大等"四大症",就每一症单独而言,对阳明经证无特异性;但将其组合在一起则可确立本证的诊断,从而具有特异性。

(三) 偶见性资料

偶见性资料是指这些资料在病证中的出现率较低,或可出现,或可不出现,随个体差异而定。一般认为,偶见性资料的诊断价值不大。如《伤寒论》第96条载:"伤寒五六日,中风,往来寒热,胸胁苦满,默默不欲饮食,心烦喜呕。或胸中烦而不呕,或渴,或腹中痛,或胁下痞鞕,或心下悸、小便不利,或不渴、身有微热,或咳者,小柴胡汤主之。"可见诊断少阳病小柴胡汤证的主要病情资料为"往来寒热、胸胁苦满、默默不欲饮食、心烦喜呕",而自"或胸中烦而不呕"以下,皆为或然见症,为偶见性资料。但是,有些偶见性资料可提示病证的转化,则不可忽视。如对于胃脘痛来说,便血为偶见性资料,但若有便血则提示胃络损伤;又如经常干咳少痰,偶见痰中带血,则可怀疑转化为肺癌。

(四) 否定性资料

否定性资料是指某些症状或某些阴性资料,对于某些病或证的诊断具有否定意义,亦即指某一病或证在任何情况下都不可能出现的症状,如果出现,就能否定该种病证的诊断。

因此,否定性资料对于病证的鉴别诊断有一定的意义。若能把握住相关病证和各自的否定性资料,则往往使诊断变得果断迅速。如子肿病只见于妊娠期妇女,如果浮肿患者不是妊娠妇女,则可否定子肿病;又如肝风内动证有肝阳化风、热极生风、血虚生风和阴虚动风等,若患者"动风"时并无高热症状,则可否定热极生风的可能。

总之,必要性资料和充要性资料是诊断病证的主要依据;偶见性资料提示诊断的可能性,但难以确定诊断;否定性资料则能为鉴别诊断提供依据。因此,在病情资料中,不仅要有揭示病证的阳性症状或体征,而且要有鉴别病证的阴性症状或体征。

二、病情资料属性的变化

病情资料的属性不是一成不变的,随着疾病的不同阶段而变化。如肺痈病溃脓期症见咳吐大量脓血腥臭痰,是必要性资料;而它对于肺痈病初期、成痈期则是否定性资料。又如消瘦可见于许多病证,一般为非特异性,但若身体急剧消瘦而无其他原因时,便应考虑有恶性肿瘤的可能,这时消瘦已不再是非特异性资料。

第三节　辨证与辨病相结合的程序与方法

辨证与辨病是诊断疾病的两种方法,中医诊断要求证名和病名的双重诊断。正确认识辨证与辨病各自的优势与适应范围,是提高临床诊治水平的重要途径。

一、辨病在先,以病限证

临床中,面对复杂的病情,通过辨病,将辨证局限于某一疾病之中,可以缩小辨证范围,减少辨证的盲目性。

每种疾病都有其基本病机和传变规律,疾病的基本病机贯穿于疾病的全过程,但是作为证候特征的各阶段的具体病机却存在差别;证候的转化,即各阶段的具体病机的变化可揭示出疾病的传变规律。另外,不同的疾病有各自的规律和特点,因此,辨病可区分疾病的不同性质;而掌握临床各科各系统疾病的特点,就能有力地指导辨证。

二、从病辨证,深化认识

辨病可以获得对疾病的整体本质和全过程病变规律的认识。由此进一步辨证,又可以获得对疾病中不同阶段病机特点的具体认识。因为辨证是对疾病发生发展至某一阶段病因、病性、病位等的认识所得出的概括性结论,所以,一方面证受到病的限定,辨证的范围缩小;另一方面证又受到诸如体质、情志等个体因素的制约,使辨证比辨病对疾病的认识更加深刻而丰富。先辨病继而辨证,可使中医诊断不断深入和具体化,显示出中医诊断的特色。

中医的理法方药基本上是以证为基础的,中医临床突出辨证论治便说明了这一点。

辨证是在对疾病感性认识的基础上所进行的理性认识,是高度概括的综合概念。因此,从病辨证,有利于反映疾病现阶段的基本特点和发展趋势,从而为论治提供准确可靠的依据。

三、辨病辨证,相得益彰

在辨病的基础上进一步辨证,既有全局观念和整体认识,又有灵活机动性和阶段性认识。辨病有助于提高辨证的准确性,重点在全过程;辨证又有助于辨病的个体化,重点在现阶段。对病的治疗有专方专药,其针对性强;对证的治疗为辨证论治,其灵活性强。因此,辨病与辨证相互补充,不可偏废。

此外,由于中医辨病辨证主要是在四诊所收集的症状、体征的基础上进行的,对疾病特异性的诊断较模糊,适当利用现代检测手段,进行辨病(西医病名)与辨证结合也是必要的。一方面,西医辨病或微观辨证,可以摆脱中医有时无症可辨的困境;另一方面,对于一些西医检查诊断得不出阳性结果而无法确诊的疾患,按照中医辨证进行论治则可收到良好的疗效,故辨证又可以弥补西医无病可辨的不足。

第四节　诊断中常用的临床逻辑思维

临床普遍存在的“对号入座”式诊疗决策存在弊病。中医辨证思维是中医临床诊疗决策的基本方法,包括以阴阳五行学说为纲的抽象思维、以取类比象为特征的形象思维、实践基础上厚积薄发的灵感思维三大内容,以及对人体稳态结构和失稳态结构两个层次的考察。临床思维模式当以体质辨证为首要,贯彻一元论思想,正确运用病因、脏腑、经络联合辨证论治方法进行演绎和归纳的思路进行诊疗决策,如振奋阳气、脾统四脏和血为百病之胎的立法思路,以及反治、旁治和突发奇师等证治经验的运用。

中医是一门实践性极强的科学,由于知识面和经验水平的不同,临床思维有着明显的层次之分。所以,正确理解中医的思维,对推进临床研究具有十分重要的意义。

一、世界观是思维的基础

认识是人们的思维能动地反映和指导实践的基础。因此,所有的认识实践活动无不带上世界观的烙印,立场问题能直接影响人的思维方向、方法和结果。作为医者,可以通过寻根溯源了解自己。先秦的“诸子之学”是我国思维学的滥觞。古人认为:“立天之道,曰阴与阳;立地之道,曰柔与刚;立人之道,曰动与静。”把辩证法引为思维准则,并在当时的四大实用学科医、农、兵、艺被广泛运用,相互印证。至《内经》出,这一思维形式在指导人们认识生命现象和把握疾病康复规律的伟大实践中已渐趋于成熟。辩证法思维最大的特点是从事物内部的矛盾运动来揭示各种自然现象,中医的藏象理论符合生命整体运动与外在世界联系的客观规律性。中医学术上的独特性,来源于其在丰富的实践中不断充实和提高的先进思维形式,立足于对客观世界整体联系上的考察,立足于对未知现象不断探究和努力实证,不断深化认知水平,寻找解决问题的独特方法。中医学的这一特点是在继承前人成果和汲取同时代先进科学思想的基础上形成并发展起来的。在现代科学技术飞速发展的今天,中医学理所当然应该努力吸收和利用先进科学技术成果和现代化手段,为我所用。当然吸取和利用,更应注意保护和发扬中医特色,维护中医主体思想,防止丢失中医的精髓,坚持继承而不泥古,创新而不离宗。

二、中医诊断临床思维的三大内容和两个层次

辩证法思维是古代哲学的核心,也是中医诊疗决策的基本方法。它包含着三大内容:第一,是以阴阳五行学说为纲的抽象思维;第二,以取类比象的直觉认识和推演为特征的形象思维;第三,在实践基础上厚积薄发而形成的灵感思维。两个层次是稳态结构和失稳态结构。两个层次是以三大内容为主体的客观存在,所以中医的认识观是以物质为第一性的,是唯物的。

“一阴一阳之谓道”,乃是任何事物都具有既对立又统一的两个方面,这两方面的内在联系、相互作用和不断运动是事物生长、变化乃至于消亡的根源。《内经》说:“阴阳者,天地之道也,万物之纲纪,变化之父母,生杀之本始,神明之府也。治病必求于本。”古代医家认为“神明”这一精神活动(思维)原来就是客观形象与主体感悟之间的高度统一。阴阳是抽象的概念,是中医学的指导思想,又是理论武器。与“阴阳”两极思维模式同时并存的是“五行”环状通路的思维模式。中医认为事物在变化发展过程中,不但存在阴阳对立统一的规律,而且有其五种基本属性的物质彼此之间的互相影响、互相联系,构成一种整体制约生化的有伦、有序、有机的环状系统。

以相似的事物进行简单明洁的比较,常能突破常规的概念抽象,在中医古籍里讲得特别多,成功地运用形象思维和灵感思维,能远远超出逻辑推理所获得的认识。《文心雕龙》说过“积学以储宝,酌情以富才,研阅以究照”,揭示了“人神之能通应”的实质。实践出真知,真知与科学的预见性又具备逻辑上的一致。例如,瘀血与衰老之间的关系,我们从老年人精神神态改变,白发脱发,视力听力减退,老年斑和肌肤甲错,青筋暴露、紫绀,心悸怔忡、心痛,中风偏瘫,咳嗽气喘,眩晕少寐,性功能下降等十大表现中发现,这些现象的病理变化表面是“老人多虚”,实质是“老人多瘀”;继而通过深入的实验室工作,证实老年机体普遍存在微循环障碍、血液流变异常和各主要脏器血管形态的破坏,于是“人体衰老的主要机制在于气血失调和内环境失衡,而内环境失衡的症结主要在于瘀血”这一理论成立。

在正常生理活动中,人体总是保持在协调和平衡状态。疾病的发生和发展,可以从阴阳对立关

系的不协调或五行之间失去整体协同来解释。但是必须看到,生命机制中存在一种求生存的自稳本能,这是上文所说两个层次中的稳态结构的基础。机体的协调和平衡是建立在脏腑经络、气血津液等物质基础之上的,机体组织的健全程度、物质代谢水平和功能运转状况的高下等,是决定稳态结构的正常与破坏的条件,在临床思维中占有重要位置。稳定和巩固协调平衡,使机体始终处于最佳调节状态这一层次上,正邪的较量总是以正胜邪伏为结果的。相反,气血失调,精神短少,这种处于脆弱的"类稳定"状态者,稍遇正邪交争就会陷入失稳态结构。

三、中医临床诊断思维的方法

(一) 体质辨证

辨证是中医学的核心问题。随着近年来辨病与辨证相结合的研究,对"证"的现代病理学基础已经有所认识。由于"证"的病理改变带有多个变量参数,必须寻找一个最能说明问题,能包容诸多因素的系统,而形体与素质就是最理想的选择。从临床中发现了体质与"证"的固有相属性、体质与"证"的潜在相关性、体质与"证"的从化相应性。例如,患者,男,60多岁,患血栓闭塞性脉管炎,既往有慢性支气管肺炎、肺气肿、肺源性心脏病、心房颤动病史,刻下宿疾不显,但右趾皮肤干燥皲裂,足背轻度凹陷性水肿,局部皮温升高,溃烂肉芽组织尚新鲜。时值夏令,前医遵《外科全生集》"脱疽皆是火毒湿热陷于下焦'之说,处方以四妙勇安合三黄汤。初无所苦,5剂后患者痰喘骤发,考虑到肺源性心脏病心力衰竭有西药保驾,中药未服完,继续使用。至夜半呼吸急促,不能平卧,唇绀指青,脉沉欲脱,急转阳和汤加细辛、半夏、五味子、附子服用,证势趋缓,遂于原方加当归、赤芍、桃仁、乳香、没药、蜈蚣等出入,服药60余剂痊愈。至深秋之时,慢性支气管肺炎感染频发,但患者亦能平安度过。足以证明在辨证论治时注意体质辨证实为首要之举。

(二) 病因、脏腑、经络辨证

病因与脏腑、经络辨证是从不同的侧面来认识疾病的方法,但这三个辨证体系又是相互关联的。中医对病因的认识,并不是只借助于实验、分析和微观等方法对病原体进行具体了解,正如中医的脏腑概念已超越解剖实证一样,脏腑辨证的本质是一种系统集约的——从功能态到功能价的组合,病因就是这一集约受到损害的一切因素,经络则内属脏腑,外络体表。明确这一点,如能正确运用,是克敌制胜的一套良方。如治男科疾病,辄喜据此而舍弃常法,治疗不排精、阳痿、阴缩、遗尿、前列腺增生等皆获良效。如某患者壮年情怀郁闷,突然阴缩不能复出。精神情志活动为肝之所主,足厥阴经上达脑巅,下环阴器,肝气郁滞,经络失和,即可导致生殖器疾患。乃投血府逐瘀汤以疏肝活血,气畅血活,阴缩复出,性事由是恢复。常以此法,加路路通、王不留行治不排精症;加蛇床子、韭菜子治阴痿;加白茧壳治成年后遗尿症;加升麻、滋肾通关丸治前列腺增生之癃闭症,均验。又治某男喉痹八载失治,已丧失信心,按足厥阴脉循喉咙之说,投以疏肝理气、活血化瘀药,14剂而愈宿疾。综上所述,都是正确地从病因、脏腑、经络联系进行辨证论治而取胜。

(三) 一元论观点

临床思维渐进的踪迹,基本上先有演绎,再有归纳,其中互贯着"一元论"思想。一元论思想的根本特点是从现象的不同组合来判断现象系统证候的特异性质,凡病情复杂、隐蔽或多方面相互牵涉时,必然有一个起决定和影响作用的症状,而其他症状都是随着这一症状的产生而产生,随着这一症状的转变而转变。"候之所始,道之所生",所谓病机分析为医生提供症状间相互联系和寻找到起决定作用症状的最有效方法。例如,患者黄某,上消化道出血,入院时神昏谵语,实验室检查蛋白比例倒置,钡透示食管下端及胃底静脉曲张,诊断明确门脉高压症。经输血、中药治疗,出血遂止,旋即出现高热、浮肿、腹水,并迅速加剧,空腹血糖 13.8mmol/L,用保肝、降糖、利尿、放腹水等综合治疗,病势有增无减,会诊时已腹大如瓮,脐凸,足底平,奄奄待毙,总的印象是实不耐攻,虚不受补。用东垣天真丹出入为方,轻补缓攻,立足于助气化、展气机,药后颇合病机,二便畅利,腹笥渐松,精神、胃纳转佳,改从丹溪小温中丸法启脾阳,逐凝聚、宣经气、利腑道。连服 43 剂,腹水消失,血糖初平,肌肉渐充,一改枯索之态。由此可知,每一种症状都有一定临床意义,而真正能反映这许多症状本质的乃是三焦气化失司,而并非是脾虚或水湿内停,若一味补气健脾必致壅满更甚,一味逐水又将耗气伤正。从症到证候的认识是中医系统辨证的结果,症与证本质之间的联系,全靠一元论思想统率,攻克主要矛盾,其他便迎刃而解了。

(四) 三个倾向性

历代名医验案反映的名医独具慧眼和真知灼见,为后人叹服。名医认知的独特性,即思维中的艺术技巧,是在相同理论框架中,用自己的风格去塑造,带有鲜明的学术个性。中医诊断与临床治疗可归纳出三条思路。其一为"振奋阳气",阳气之与人体强弱有密切关系,对久治不愈的证候,辄加附子,往往能获取意外效果。例如,一肾小盏结石患者,已服中药数百剂,专科医生认为其结石嵌顿,部位属不易移动处,非手术绝难奏效,但患者体气羸弱,不愿手术,遂一反常法,投温阳利气、排石行水,用附桂五苓汤加莪术、王不留行,7 剂后排出黄豆大结石 2 枚,复查肾盂积水消失,肾功能恢复。盖取气化不及州都义,其效如响斯应。其二从"血为百病之胎"立法,采用活血化瘀药物攻克疑难杂证,亦多殊功。王清任讲"气通血活,何患不除",唐容川谓"一切不治之症皆因不善祛瘀之故",在临床实践中,确有至理。例如,一持续 3 年不愈之呃逆患者,遍用常法不效,投通窍活血汤 2 剂而瘳。其三谓"脾统四脏",人体脏腑组织功能活动皆赖脾胃之转输水谷精微,脾荣则四脏皆荣,脾衰则四脏俱衰。有一老年患者久病内脏下垂、低钾血症、肺气肿,备尝补肾、补肺、补脾之药,终鲜有效,遂于前医方中加入苍术、升麻、荷叶、粳米,颓象一举而振。于是得出结论:实脾不如健脾,健脾不如运脾,四季脾旺不受邪。

(五) 反治、旁治和突发奇师以巧取险

反治与正治相对而言。"治寒以热,治热以寒",系对常规之病予以常规治疗,不足为奇。反治的关键,一是认清真假,二是审理标本。假寒而真热,自不得以热报寒,这种反治其实质不离正治,关键在于辨证的真切,不为假象所惑,此类例证较多。而真正的反治都用在急则治标上。如治一中风闭证,病因为风火暴迫,刻诊痰涎涌溢。风火之证本当远辛热,但此时以开闭为急,投三生饮而口噤开;标证一罢,再从熄风降火治本。旁治,正路走不通,曲线求之,兵法上叫它"偏师借重"。兵无常势,盈缩随敌;证无常势,活法圆机。突发奇师,在临证中证必有破绽露出,察患者之所喜,必其所不足,患者有所恶,必其有所余。如"患者身大热,反欲得衣者,热在皮肤,寒在骨髓也"。中医思维的特点不但重阳性体征,而且注意该有阳性体征者却反未显阳性体征,即所谓"有者求之,无者求之"。这种辩证法的思维是从实与虚的两维度坐标系中确定的。《内经》上说:"气之胜也,甚者制之;气之复也,和者平之,暴者夺之。"较之处处以求实证的诊疗方法高明许多。最后谈以巧取险。"无迎逢逢之气,无击堂堂之阵"(《灵枢·逆顺》)。病来势猛的,我自避实击虚;病势将退,我则穷追莫舍。对重症险症以此取胜者,亦不乏其例。曾以张锡纯"秘红丹"治疗大咯血,其效至捷。该方以生大黄釜底抽薪,引火下行;肉桂平衡升降,引火归宅;生赭石重镇潜阳,敛火宁血。药虽三味,各具巧思,用药如用兵,兵不在多,择其能任;药不贵繁,惟效是尚而已。

第五节 误诊的防范

误诊是医生对患者所患病证的一种错误诊断,包括将某种病证诊断为另一种病证,将有病诊断为无病,或将无病诊断为有病,以及将两种或两种以上的病证(如合病、并病、复合证、兼夹证)诊断为其中某一种病证。误诊无疑会导致治疗上的失误,任何医生都应力求避免。导致误诊的原因有主、客观两方面的因素。客观上,包括病证的复杂性、多变性、不典型性等;主观因素,如医者诊断水平低、四诊不全、思维僵化、中西医诊断混淆等。

一、四诊不全导致误诊

临床病情资料收集完备与否,是正确诊断的前提。在临床诊断中,任何临床资料,甚至有些微不足道的线索有时也是不容忽视的。因此,通过四诊所收集的临床病情资料是否准确、全面,症状、体征的主次轻重是否清楚,是诊病辨证是否准确的前提。若四诊不全,忽视诸诊合参,忽视整体观念,病因病史不明等,均易导致误诊。

为确保诊断无误,除中医四诊资料外,还应结合实验、影像学、病理学等现代医学检查手段。如以头痛为例,中医辨证首先区别外感与内伤,通过症状体征的辨析,外感头痛有风寒、风热、风湿等证候,内伤头痛有痰浊、瘀血、肝火上炎、肝阳上亢、肾虚、血虚等证候;若患者头痛呈持续性进行性加剧且难忍、伴有喷射性呕吐,此为颅内压增高所致,应结合CT、MR等影像学技术排除颅内肿瘤的可能。又如发热,中医辨证虽有外感与内伤之分,但从现代医学分析导致发热的病因有感染、肿瘤性疾病、结缔组织、血管性疾病、诊断不明等四大类,几乎涉及各系统的疾病。可见,如果仅满足于中医传统四诊方法,而对现代医学技术与方法弃而不用,就是自缚手脚,为误诊打开方便之门。

二、思维僵化导致误诊

其一为绝对性。①将症状视为绝对可信:症状是患者自我感觉,或多或少带有主观性,有些症状可能因患者主观描述不清或夸大病情程度而不可靠。因此,若不进行仔细分析,就可能凭借虚假的症状导致误诊,甚至将诈病诊为危重病。②将既往的诊断视为绝对错误:在不少复诊、转诊病例中,对于未见明显疗效的既往诊治,乙医生往往会对甲医生的诊治别出心裁地予以修改,或"另辟蹊径"而辨出新的证、新的病。其实,对于既往的诊治,不能一律视为误诊误治,否则就可能将本来正确但尚未见效的诊治错判为"误诊",从而导致真正的误诊。

其二为片面性。典型的病证是经过科学抽象而总结出来的,书本上所述病证与临床或多或少存在着差异。因此,必须将一般规律与患者个体特殊性结合起来加以分析,否则易导致误诊。如同一疾病,有的患者反应轻微而症状不明显,有的却症状很重而病情变化很快,因此,对病证的诊察不应忽视个体的差异性。此外,医者未能系统分析病情,过分相信自己的临床经验,也可能导致误诊。

其三为固定化。临床病证经常处于动态的变化过程,病证早期一般症状不典型,到一定的阶段才充分表现出来,而随着病情的发展,又可能有兼夹或合并之病证,因而是一个从无到有、从少到多、从简单到复杂的过程。对此,只有动态观察才能把握住病变的全过程,才能明确疾病之新故、深浅、预后之顺逆,否则误诊难以避免。

其四为思维定势导致误诊。所谓思维定势,是指由一定的思维所形成的决定同类后继思维活动的趋势,包括经验性思维定势与理论性思维定势,这种思维定势容易导致误诊。经验性思维定势的常见表现,是医者将自己以往诊治某病证的经验奉为准绳,或墨守成规,追求所谓的"经验再现"。这往往形成以牢固而潜在的经验思维定势处理患者而误诊。思维定势也受到医生知识结构的影响,当前临床分科越来越细,医生往往把自己诊治病证的思维局限于本专科上,如一头痛患者,内科医生怀疑为脑血管疾病,五官科医生怀疑为内耳疾病,神经科医生怀疑为神经衰弱。理论性思维定势多发生于刚毕业的医生,无经验积累,面对复杂多变的具体病证,只照搬书本知识"对号入座",必然"刻舟求剑"而致误诊。

三、中西医诊断混淆不清导致误诊

现代中医师具备一定的西医诊疗知识是必要的,但不应与中医辨证等同起来,若生搬硬套,往往弄巧成拙而导致误诊误治。如将西医的"××炎"与中医的"火"、"热毒"等同,将"血液流变学异常"的相关疾病与中医"血瘀证"等同。某医曾治一泌尿系感染患者,因惑于西医病名诊断,将西医的"炎"同中医的"火"两种不同学术体系的概念等同起来,未细辨证,投以清热泻火、祛湿利尿之八正散而致病情加重;而此案实属肾阳衰弱,膀胱气化无力,开阖失司,治以温补肾阳、益气通窍,投济生肾气丸加减而获效。

第九章 病案书写

第一节 概 述

病案,古称"诊籍",以后又称"医案",近代名"病历"或"病案"。病案是临床写实的记载。它要求把有关患者疾病诊疗过程的全部资料,包括主诉、现病史、既往史、个人史、婚姻史、月经及生育史、家族史及各项检查、辨证诊断、治法方药、治疗调护等各项情况都如实地记录下来。它不仅能反映病情,又能反映医生诊疗过程的思维和行动。历代医家都重视病案的书写,把它作为诊疗经验的纪实。近代对病案(病历)的书写,在内容、格式等方面逐步充实完善。2002 年卫生部和国家中医药管理局印发了《中医、中西医结合病历书写基本规范(试行)》(以下简称《规范》),在总结各地《规范》执行情况的基础上,结合当前医疗机构管理和医疗质量管理面临的新形势和新特点,2010 年卫生部和国家中医药管理局对《规范》进行了修订和完善,制定了《中医病历书写基本规范》。

一、病案的重要性

(一) 病案是诊疗疾病、判断预后的依据

病案系统地记录了疾病的全过程,根据这些资料,就可以对疾病作出诊断,从而订出治疗方案,再根据病情变化情况对疾病预后的良恶作出判断。医生全面掌握病情,诊疗就更有针对性,有利于提高疗效、促进病情好转向愈。对某些传染病还可通过记录病案而了解其发病诱因、传染途径、疾病流行等情况,以采取相应的预防措施,提出有效的治疗办法。

(二) 病案是评价医疗质量和学术水平的指标

医院和医护人员医疗质量的优劣,学术水平的高低,可以通过所汇集的病案资料来衡量。通过分析病案资料,了解其诊断准确率、治愈率、差错事故发生率等各方面情况,可作为评价医疗质量和学术水平的指标。

(三) 病案是教学、科研的重要资料

通过记录病案,促使学生学会收集病情资料并进行分析综合,培养其独立思考的能力,训练其掌握诊治疾病的基本技能。病案又是科研的原始资料,病案为总结临床经验、开展科学研究工作提供了第一手材料,可证实医疗经验的真实性、评价科研成果的可靠性。

(四) 病案是患者健康情况的记录

患者的每次患病情况均有病案记录,这些资料的整理、汇集,反映了病者整体的健康状况、有利于保健工作的开展,更有利于职业病的防治。

此外,病案有时可作为法律参考,特别在检查差错事故时可作为参考依据。病案既具有如此重要意义,则必须充分重视病案的采集、书写、整理与保管。

二、病案的采集与书写要点

(一) 采集病史的意义和要求

运用四诊的方法去采集病史、诊视患者,是书写病案的第一步,也是写好病案的关键。病史必须可靠,患者的病态征象要准确诊查,才能使病案记录如实反映情况。因此,采集病史必须注意以下几点要求:

(1) 医生要注重医德,要有高度的工作责任心,用认真负责、实事求是的态度对待患者。要亲自诊察病情,切勿凭主观臆断书写病案。

(2) 要熟练掌握中医诊法及各项诊断技能,准确地运用问诊、望诊、闻诊、切诊等方法诊察病情。并适当应用现代医疗仪器检查患者,辅助诊断。

(3) 善于启发引导患者申诉病情,采集病史与诊察患者所得到的资料,力求真实可靠,且应较全面、有条理、重点突出。

(二) 病案的书写要点

根据中医辨证论治精神,书写病案应以"四诊"、"辨证"、"立法"、"处方"等为重点,分述如下。

(1) 四诊部分:应把问诊、望诊、闻诊、切诊取得的资料,如实记录下来。因四诊资料是辨证的依据,按辨证的要求,强调要完整、分清主次、有系统、有重点地扼要如实查询和填写四诊内容,并注意前后病情演变的连贯性。力求避免罗列症状、主次不分、重复、遗漏等情况(四诊具体内容参阅"诊法"章)。

(2) 辨证部分:必须把四诊内容进行分析,根据主症、兼症和脉舌征象,先病后病,以及其他有关资料,加以综合研究,探讨病因、病机、脏腑经络、阴阳虚实等及其可能的变化等,应明确、中肯而详尽,力求避免粗略草率或不按中医的理论辨证或内容空泛而与实际脱节。一般的方法是,先将病证总的概念加以肯定。首先区别外感与内伤:是外感应鉴别伤寒、温病等,并进一步辨别其邪在三阴三阳、卫气营血或三焦何处等;如果不是外感,当辨别是什么病,以何脏腑为主,何脏腑为次。病位既明,再进一步辨别其寒热虚实。一定要做到既掌握病,又掌握证,把疾病的全面问题与关键问题辨别清楚。

(3) "立法"部分:根据辨证而来,立法也必须与辨证紧紧相扣。辨证固要正确,立法也须精当。例如,根据辨证,断定这一患者患的是"崩漏"病,并进一步判断为"心脾两虚",立法应当是"补益心脾,统血止崩";又如诊得"胃痛"病,进一步辨识为"肝胃不和",则立法应是"疏肝和胃、止痛"等。如果除了主病,还有兼病,更应按辨证的标本先后缓急而立法。紧跟着辨证而灵活立法,务使"立法"与"辨证"丝丝入扣而不相矛盾,并且没有遗漏。

(4) "处方"部分:应根据立法而定方(处方以中药方剂为主,还可包括各种治疗方法,如针灸、按摩之类,又要写明穴位、手法、方法等)。既可用成方加减,也可以自已化裁,制定新方。不论古方、今方,必须在辨证立法的指导下,精确地处方用药,并注意剂量轻重、先煎后下,详细交待煎法和服法。

此外,还有医嘱部分,如属住院患者,凡有关患者护理与治疗的处理意见等,均应填写清楚,使护理人员可按医嘱执行。要求患者配合治疗及注意事项可口头嘱咐患者及其家属。

(三)记录病案应注意的事项

(1)书写病历必须严肃认真,实事求是,准确、及时。“住院病历”要求在入院后24小时内完成,门诊病历要求当时完成。

(2)症状描述要详尽,一般要求使用中医名词术语,体现整体观念和辨证论治的理论。

(3)病历内容要求完整、精练、重点突出、主次分明、条理清晰。注意前后病情演变的连贯性和系统性。

(4)文字要通顺、简洁,不能涂改、剪贴、挖补。病历一律用钢笔书写,字迹要工整清楚,标点符号要正确,应按国家规定使用的简化字,不要自造字。

(5)病历中所有记录,每页均应有患者姓名、住院号和页序号,日期一律按“年、月、日”顺序,用阿拉伯数字填写。

(6)“住院病历”、“入院志”、“首次病程志”、“会诊记录”、“转科记录”、“出院总结”、“死亡记录”,等,应另起一行,标记于上方中央。

(7)病历结束时要签全名(正楷);主治医师批阅后,亦应签全名(正楷),以示负责。

(8)要按照中医的望、闻、问、切进行系统检查,并附以必要的西医检查及诊断(老中医及无条件者,可不作要求),但不要割裂中医辨证施治的完整性。

三、病案的整理

考查疗效、统计疾病,进行临床研究,都以大宗病案为原始资料。整理病案时,首先可以根据病名与证候名,先行分类统计,这样,就可了解病种的多少和各种病的患者数字(病例数目或诊治人次)。

如果目的在于考查对某种疾病的疗效,则可将某种疾病的病案集中调出,加以分类整理。如患者人数、年龄、性别、职业等的一般了解,治疗日程的长短,主要症状的消失,最后效果的考核,使用方药的统计,追踪访视的结果等,都可依据原始病案,进行详细的调查研究,而得出真实的、有意义的总结。

通常医院对病案有归档、管理的具体规定,特别是住院病案,在患者出院或死亡后,应由主诊医师按要求把该病案整理归档,交病案管理室保存,以备日后统计应用。

第二节 病案的内容与格式

病案分为门诊与住院病案两种,一般门诊病案较简单扼要,住院病案较完整详尽。不论门诊或住院病案,均有一定内容与书写格式。

一、中医门诊病案(病历)

门诊病历是在短促的就诊时间内,在有限的门诊病历卡上记录病情的,因此,原则上必须精练、扼要,不可能太详尽。其内容包括:一般记录(即姓名、年龄、性别等),病史与医生诊察结果(即四诊的内容),辨证分析病情、作出初步诊断,确立治疗大法,处方用药等。通常一般记录均由患者或其家属于就诊时填写清楚。而四诊、辨证、治法、方药等内容均由医生填写。

中医门诊病案格式与内容：

首页
姓名　　　　性别　　　　年龄　　　　婚姻
职业　　　　籍贯　　　　住址
门诊号　　　　　　　　　血型
药物过敏史
次页：
门诊时间　　　年　　　月　　　日
体温　　　血压
病史：问诊：突出主诉，重点记录现病史。
　　　望诊：重点记录望神色与舌诊，以及某有关部位的望诊。
　　　闻诊：简要书写闻诊所得资料。
　　　切诊：脉象为主。
辨证：根据四诊所得资料进行分析，辨别证候类型，作出诊断。
立法：确立治疗大法。
方药：开中药处方，列举药名、分量，写明煎服法。必要时附其他治疗医嘱，例如，饮食宜忌等。或需进行辅助诊断检查，如X线、各项化验检查等可列于处方后面。
医生签名：

二、中医住院病案

住院病案包括病历首页、体温单、临时医嘱单和长期医嘱单、入院病历（完整病历及入院志）、病程记录、会诊单、转科记录、出院总结或死亡记录、护理记录单、各种辅助检查单。

住院病案的中心部分是入院病历，通常笼统说“写病历”，指的就是这一部分。故从广义来说，住院病案包括上述各种记录单；狭义来说即仅指“入院病历”部分，其内容较门诊病历完整详尽。

（一）住院病案的各种记录单

病历首页：为住院病案中的第一页，其中的一般项目由入院处填写，主要内容如病史摘要、诊断（包括入院时诊断与最后诊断）、治疗经过和结果、手术日期及手术方式、切口愈合情况等则由医生填写。病案的分类编卡、归档保管，主要根据首页记录。

体温单：是预先印制用于记录患者体温高低的表格，还可同时记录脉搏、呼吸、血压、大小便次数和量多少等。一般每张体温单分七天记录，故又可作为计算住院日期的简便依据。

医嘱单：长期医嘱由医生填写，如较长期的治疗用药的药名、分量、用法，也可填写护理要求及各项治疗办法，交护士定时执行。临时医嘱则仅写明暂时性的用药或治疗处理等，通常一次执行完成，或为短期1~3天内执行完毕的医嘱。

入院病历：包括由实习医师书写的病历和由住院（经治）医师书写的入院志，是住院病案的中心内容。要应用四诊采取病情资料，运用各种辨证方法作出诊断，为治疗、护理提供依据。

病程记录：主要记录患者住院期间的检查和诊疗经过，病情的变化情况，治疗护理应注意问题以及诊断的确定、更改或补充。一般每天记录一次，同时开列每日所服用的中药处方。如危重患者在病情急剧变化时应随时记录。上级医师诊察患者的诊疗意见也应及时记录。长期住院患者在一定时间内应有阶段小结。

会诊单：邀请本科室以外的医师诊治患者必须填写会诊单。一般由经治医师填写病情简介、诊断意见以及会诊的目的,然后由主治医师或主任签名再送交被邀请者。会诊后由被邀医师书写诊疗意见。

转科记录:包括转入和转出两种情况。转入记录,应写明因何故由哪科转入,其他情况与入院记录同。转出记录则要注明是哪位医师会诊同意转科,其他记录内容与出院记录大致相同,但应更为简要。

出院记录(总结):于患者出院时写好。要简明扼要地记载出院日期、住院天数、入院时情况、诊疗经过、出院时情况、嘱患者出院后的注意事项、最后的诊断。

死亡记录:于患者死亡后立即记录。内容包括住院期间的病情摘要、死前情况、抢救经过、死亡时间、死亡原因和最后诊断。

护理记录单:由护士填写护理措施、病情观察、一般对症处理等情况。

(二) 中医住院病历书写格式和内容

住 院 病 历

住院号

姓名	性别
年龄	婚否
民族	籍贯
职业	工作单位
家庭住址	入院日期
病史陈述者	病史采集时间
病史记录日期	家属姓名、联系地址

问诊:

主诉:记录患者自觉最痛苦的症状(部位、性质)和病程时间。

现病史:围绕主症详细询问疾病发生、发展、变化及诊治过程,重点写明起病情况、发病起因、诱因、时间、主要症状和伴随症状;病情演变与发展;检查、诊断、治疗经过;所用过的中西药物、剂量、时间或其他特殊疗法;药后反应及症状、体征等病情变化情况(结合"十问"加以记录)。

既往史:记录一般健康状况和过去曾患过疾病的时间和治疗情况。

个人史:记录出生地、居留地、居住环境、条件、生活和工作情况、饮食习惯、特殊嗜好、性情及精神状态。小儿应记载生长、发育、喂养情况。

经带胎产史(女性患者):记录月经初潮时间、周期、经量、色泽、性质;带下情况;结婚年龄,孕产情况。

家族史:记录家庭亲属、与本人生活密切相关的亲友的健康状况和发病情况。若亲属已死亡则记录其死因及年龄。

望诊:

神色形态:包括神志、精神、体态及气色。

各部位望诊:包括头面、毛发、五官、咽、颈、胸腹、腰背、肌肤、四肢关节、爪甲等。

舌象:包括舌苔(苔形、苔色、津液)、舌质(形、态、体、色、瘀点、瘀斑)、舌下系带(颜色)。

小儿指纹:包括三关定位、色泽、形态、浮沉。

排泄物:包括呕吐物、痰涎、血液、二便。

闻诊:

声息:包括语音、呼吸、咳喘、呕恶、太息、呻吟、腹鸣等。

嗅气味：包括排泄物及口中气味等。

切诊：

肌肤：包括湿度、温度及弹性等。

各部位切诊：包括头面、胸腹、四肢。

腧穴按压：包括有关腧穴及其他压痛点、敏感点。

脉象：主要记录寸、关、尺脉象。必要时切人迎、趺阳。

四诊摘要：把四诊所得的资料(尤其是与辨证有密切相关者)，进行系统、全面、扼要的归纳，为辨证提供依据。

其他检查：包括体格检查和理化检查。其中，体格包括阳性体征及重要的或有鉴别意义的阴性体征(体温、呼吸、脉搏、血压、心、肝、肺、脾、肾等物理检查)。理化检查包括X线、化验、心电图、超声波、胃镜及其他有关检查。

辨证分析：要求从四诊摘要、病因、病机、辨证分型、病情转归等方面进行书写。

诊断：包括西医诊断和中医诊断。有几个病写几个病，主要者先写。中医病名后的括号内写证型。

治法：具体治疗方法，如温中散寒等。

方药：用成方者，应写出方名及加减。自拟方可不写方名，方药要求每行写四味药，方药右上角注明。

特殊煎服法，右下角写剂量。

煎法：

护理：包括给药、宜忌、食疗、起居等护理要求。

实习医师签全名
经治医师签全名
主治医师签全名

注：以上格式仅是一般病历书写格式，专科病历可在此基础上，根据各科的特点，酌情增减。入院基本内容同上，宜精练、扼要。

第三节　邓铁涛教授临床经典医案举例

重症肌无力

娄某，男，15岁。1971年12月7日初诊。

患者于3个月前感冒发热后，突然出现左眼睑下垂，早上轻，晚上重；继则眼球运动不灵活，上、下、内、外运动范围缩小。约经月余，右眼睑亦下垂，并有复视现象。经某医院检查，X线片示胸腺无增大。用新斯的明试验确诊为“重症肌无力”。经抗胆碱酯酶药物治疗无效而来就诊。

诊见：眼睑下垂，眼球运动不灵活，运动范围缩小，复视，身体其他部位肌肉未见累及，饮食、睡眠、呼吸、二便、肢体活动均正常，仅体力较差，舌嫩无苔而有裂纹，脉弱。

辨证：证属脾肾两虚，脾虚为主。

治法：以补脾为主，兼予补肾。

处方：黄芪10g，升麻9g，白术12g，菟丝子9g，党参15g，桑寄生18g，当归12g，石菖蒲9g，柴胡9g，何首乌9g，橘红5g，紫河车15g，大枣4枚。

每日服1剂。另每日开水送服六味地黄丸18g，并配合针刺脾俞、肾俞、足三里等穴。

二诊　1972年3月2日。经上述治疗3个月后，病情稍有好转，原晨起后约半小时即出现眼睑下垂,现眼睑下垂时间稍推迟,余症同前。上方黄芪倍量,每周服6剂;每天1剂。另每周服下方1剂。

处方:党参9g,云苓9g,白术9g,炙甘草6g,当归6g,熟地15g,黄芪12g,白芍9g,五味子9g,肉桂心1.5g,麦冬9g,川芎6g。

补中益气丸12g,另吞服。

上法治疗月余,症状明显好转,晨起眼睑正常,可维持至下午三时左右,两眼球活动范围增大,复视现象消失。

三诊 6月6日。服前方药3个月,除左眼球向上活动稍差外,其余基本正常。舌嫩苔少有裂纹,脉虚。治守前法。

处方:黄芪60g,白术12g,党参15g,当归12g,柴胡9g,升麻9g,枸杞子9g,大枣4枚,阿胶3g,橘红3g,紫河车粉(冲服)6g。每周6剂,每日1剂。

另每周服下方1剂。处方:枸杞子9g,云苓12g,怀山药12g,丹皮9g,山萸肉9g,熟地12g,生地12g,巴戟天6g。

四诊 1973年3月。服前方药半年多,两眼球活动及眼裂大小相同,早晚无异。嘱服上方药2个月以巩固疗效。

追踪观察13年,病无复发。

运动神经元疾病

陈某,女,48岁。1999年4月19日初诊。

患者于3个月前始出现右上肢无力,逐渐波及右下肢,并出现肌肉跳动,语音含糊不清,症状日渐加重,体检:发音不清,咽反射减弱,软腭提升尚可,舌肌萎缩,震颤,右侧肢体肌张力低,肌肉萎缩,肢围比健侧小1cm,肌力4级,腱反射减弱,病理征阴性。舌淡胖,苔薄白,脉细弱。

西医诊断:运动神经元疾病,进行性球麻痹。中医诊断:痿证,脾肾两虚型。治以健脾补肾为法。邓教授拟方:

黄芪60g,五爪龙、千斤拔、牛大力、鸡血藤各30g,党参、杜仲、茯苓各15g,白术12g,陈皮3g,桑寄生20g,甘草6g。

配合针灸治疗,取穴肩髃、曲池、手三里、合谷、髀关、伏兔、足三里、阳陵泉、悬钟、太溪,均为右侧,及脾俞、膈俞、肾俞、上颈段夹脊、风池。以提插补法为主,配合温针灸。每天1次,10天为1疗程。

治疗4个月,右侧肢体肌力达5级,恢复正常肌力,走路平稳,舌肌萎缩明显改善,但讲话仍有鼻音,舌肌震颤,出院后继续服中药,半年后随访,患者病情明显好转,已正常工作。

硬皮病

熊某,男,48岁。1978年4月初诊。

患者2个月前经当地医院皮肤活检确诊为硬皮病,症见双乳至下腹皮肤局限性增厚,硬如皮革,伴心悸,曾用激素治疗无效。经人介绍,按《新中医》杂志刊载邓铁涛教授治疗硬皮病验方自行服药,自觉症状好转,遂向邓铁涛教授函诊治疗。

处方:炙黄芪45g,党参、何首乌各30g,当归、熟地黄。山药、茯苓、丹参各15g,红花、川贝母各6g,牡丹皮、泽泻各9g山茱萸12g,白术10g。

此方加减治疗近2年,患者局部皮肤明显软化。于1980年3月5日来广州初次面诊。诊见:精神、体力增加,局部皮肤变软,心悸消失,咳嗽,痰多质稠,脐周及腰背出汗多,纳食、睡眠均可,大便稍结,3~4天1次。检查:面色红润,腹平软,胸腹部皮肤较正常略硬,可捏起皱褶,心肺听诊无异常,舌嫩红有齿印,苔白厚,脉虚右大尺弱。续上方加减。

处方：黄芪60g，党参30g，熟地、茯苓各15g，牡丹皮、当归、麦冬、五味子、生地黄各10g，泽泻9g，橘络5g，川贝母末（冲服）3g，山茱萸12g，红花6g，山药18g。

此后患者仍函诊治疗，以上方随症加减，酌加桑寄生、沙苑子或女贞子养肝肾，兼腹胀、纳差加大腹皮、砂仁或蚕砂，咳嗽、咽痒加桔梗、玄参，1980年8月函告："服药2年有余，病症基本消除。"

冠心病

邵某，男，54岁，干部。

因心前区间歇发作针刺样疼痛及压迫感4年余，于1976年1月21日入院。1971年7~9月因陈旧性心肌梗死在某医院住院，出院月余后开始经常感到心前区间歇发作针刺样疼痛及压迫感，含服硝酸甘油片后始能缓解，近年来发作较频而入院。舌黯红，苔黄浊腻，脉缓。心电图：窦性心动过缓兼不齐，陈旧性后壁心肌梗死。

西医诊断：冠心病，心绞痛，陈旧性后壁心肌梗死。中医诊断：胸痹，痰瘀闭阻型。

处方：党参15g，云苓12g，法半夏9g，橘红4.5g，甘草4.5g，竹茹9g，枳实6g，布渣叶15g，郁金9g，藿香4.5g。

住院中期曾出现头痛，左手麻痹不适，用健脾补气法以四君子汤加味治疗。处方：党参15g，白术12g，云苓15g，甘草4.5g，丹参12g，葛根30g，山楂子30g。后期又用温胆汤加味治疗直至出院。住院期间心绞痛发作症状明显减轻，无需含服硝酸甘油片。心电图复查：窦性心律不齐，陈旧性后壁心肌梗死。病者精神、食欲均正常，于1976年4月26日出院。

出院后续服温胆汤加味制成的丸剂。治疗追踪3个月，无心绞痛发作，病情稳定。

风湿性心脏病

罗某，女，42岁。1991年4月25日初诊。

患者咳嗽反复发作20余年，晨起咳嗽，咯白色泡沫痰，动则汗出气促，极易感冒。心烦心悸，睡眠差，纳少，四肢无力。面色萎黄，唇色浅淡。舌红苔少，脉右弦浮左弦细。

处方：党参30g，麦冬10g，五味子6g，桃仁10g，红花3g，云苓12g，白术12g，威灵仙15g，鸡血藤30g，炙甘草6g。14剂。

二诊　5月6日。服上方后心悸、咳嗽均减轻。晨起仍有咳嗽、气促，痰白量少，以往月经量少，一日即净，该次经量增多，持续五日，色黯红。脉细无力，舌嫩红苔少。

处方：党参30g，云苓15g，白术12g，麦冬10g，五味子6g，鸡血藤30g，丹参18g，炙甘草6g，大枣4枚。

三诊　5月23日。咳喘、心悸之症已基本消失，精神改善。晨起感咽痒，轻咳嗽，痰少。食纳欠佳，舌红瘦苔薄白，脉弦细。

处方：紫菀10g，款冬10g，沙参12g，五爪龙30g，党参30g，云苓15g，白术12g，麦冬10g，五味子6g，鸡血藤30g，丹参18g，炙甘草6g，大枣4枚。

高血压

赵某，男，54岁，干部，1972年7月8日初诊。

时当夏令，症见头晕，怠倦，睡眠欠佳，胃口不佳，血压105/90mmHg。诊其面色黯滞，唇稍黯，舌嫩色淡黯，苔白润（稍厚），脉软稍数而重按无力，寸、尺俱弱。患者一向血压偏低，舒张压从来没有这么高。从症、脉、舌来分析，此属脾胃素虚。最近工作时至深夜，致肾阴有所损耗，肝阴便为之不足，致肝阳相对偏亢所致。病阴阳俱虚，治疗脾阳当升而肝阳应降，但升提不能太过，潜降不应过重。

处方：党参15g，云苓12g，白术12g，甘草5g，干莲叶9g，扁豆花9g，败龟甲30g，素馨花5g。

此方用四君子汤以健脾,李东垣认为干莲叶有升法脾阳的作用,故与扁豆花同用以升脾阳兼解暑,用龟甲以潜肝阳,素馨花以舒肝气。服药3剂后,精神转好,脉转细缓,血压为95/75~95/80mmHg,脉压仍小。上方加黄芪9g,去干莲叶与龟甲。服3剂后,血压为100/75~100/80mmHg。当脉压超过30mmHg时,患者症状便消失。此后改用补中益气汤,服后患者精神较好,面色转润,脉稍有力,血压为105/70~105/80mmHg。连服补中益气汤1个多月,以巩固疗效。

脑血管意外

黄某,男,67岁。1968年6月8日初诊。

患者素有高血压及肺气肿病史,7天前早上四时许起床小便,突然觉左下肢无力倒地,当时自己还能爬回床上,顿觉气促,并发现左侧上、下肢活动不灵。连日来神情烦躁激动,服自处之方药数日,5天前结合针灸结合,症状改善不大而入院。入院时诊断为"脑血栓形成",并请会诊。

诊查:烦躁多言,对外界反应冷漠,口角向右歪斜,卧床不起,左上、下肢不完全性瘫痪,感觉迟钝,咳嗽有痰,色黄白而稠,7天来仅一次排少量大便,舌质红,苔白润,脉稍弦滑。血压210/100mmHg。

辨证:中风(中腑),肝风内动夹痰。

治法:平肝息风,除痰醒窍。

处方:羚羊角骨(先煎)30g,秦艽25g,枳实10g,郁李仁10g,地龙12g,地龙12g,牛膝18g,钩藤15g,竺黄10g,法夏15g,丹参15g,丹皮10g。每日1剂。

另蛇胆川贝末每次2支,每日2次;同时服用益寿宁,每日3次;50%葡萄糖注射液40ml静脉注射,每日1次。

治疗5天后,口眼㖞斜消失,大便通调,唯仍觉乏力,诉述病情喋喋不休,夜晚觉畏寒,舌质黯红。苔白润,脉弦滑。上方去秦艽、郁李仁、枳实,以党参15g、白术10g、云苓12g、黄芪30g、杜仲12g等药加减选用。第11天精神状态正常,血压降至165/95mmHg,唯左上下肢感觉尚未完全恢复,要求出院,出院时已能步行返家。

失眠

肖某,男,40岁,教师。1999年4月2日初诊。

患者受精神刺激后失眠10余年,长期服用中西药治疗,效果不佳。诊见:失眠,不能入睡,伴头晕,胸闷,记忆力差,四技疲乏,纳食一般,舌淡红,苔黄稍浊,脉弦滑。各项理化检查无异常发现,血压正常,既往有"精神分裂症"病史。辨证属痰湿阻滞,兼肝气郁结。治以理气化痰解郁,尤当以化痰为先,方用温胆汤加味。

处方:竹茹、法半夏、胆南星、素馨花各10g,枳壳、橘红、甘草各6g,茯苓、白术各15g,杜仲12g,14剂。每天1剂,水煎服,复渣再煎晚上服。

二诊 4月16日。服上方后,睡眠好转,头晕、胸闷亦减轻,舌淡红,苔薄白,脉弦滑。痰湿渐化,虚象渐出。仍守上方加合欢花、酸枣仁各10g,并在上方基础上加减调治余,睡眠明显改善。

下篇
中医诊断学的现代研究概况

第十章 诊法的现代研究

第一节 舌诊的研究

自20世纪以来，应用现代科学（包括现代医学）方法研究舌诊，取得了不少可喜的成果，现概述于下。

一、舌诊研究方法的创新

（一）舌诊的现代化、客观化研究

充分利用现代科学技术的新仪器、新方法，使舌诊实现客观化、科学化，可避免肉眼观察的误差，如黄苔看作白苔。最早应用科学仪器以研究舌诊者，曾用半导体温度计测定舌的中心温度（33～35℃），用U2型水分测定器测舌中心部的干湿度，用电刺激机测定舌尖及舌心两个部位对电刺激的反应。以后有报道应用pH计测定口腔酸碱度，用MY-10型万用电表测舌面电阻，包括舌根、舌中、舌尖三个部位的读数，发现薄苔、腻苔有一定差别。此外，有用经络测定仪测定舌心部的电位及十二经原穴的皮肤电阻。后来试用一组标准色列作为舌诊辨色的客观指标，利用红、绿、蓝三种光谱反射的能量，来测定各种舌象的不同彩色，用亮度、色调、饱和度表示。亮度表示光的能量，色调即不同的波长，而饱和度则表示彩色的深浅。测定112名患者，但未说明有多少符合率。还有报道用自制的"舌色仪"，测定患者各种舌质的色泽。它的原理是用单色的（固定波长）紫外线作激发光源，照射于舌，激发产生荧光。由于舌质色泽的不同，其产生的荧光波长也不一样。通过最近检测的300例患者分析，此仪器对淡白、淡红、红绛、青紫各种典型舌色与临床两名有经验医生的判断符合率可达94%，从而为临床观察舌色提供了客观指标。但此仪器的精确性尚待进一步提高，机械亦宜小型化、便于携带，设计电路如用程序控制，则可使仪器操作更自动化。

中国医科院用舌血流测量仪测量淡红、淡暗、红暗3种舌质的舌表浅血流量。该仪器由温差电动势探头、恒流电源、直流数字电压表3部分组成。改变实验模型的水流量，测量探头的温差电动势，绘出水流量与温差电动势变化对应关系曲线，根据测量舌血流时仪器显示的温差电动势，用此标准曲线，换算相应水流量，以此反映舌表浅血流量。在测定以上3种舌质中，正常淡红舌浅表血流量最大，红暗舌次之，淡暗舌最小，3种舌色间有极明显差异；不同性别，舌血流量无明显差异；舌质相同、病种不同的舌血流量有差异。故舌表浅血流量的测定，可以作为判断舌质的客观指标之一。

随着现代科学新技术、新方法的开发利用，许多高、新、尖技术逐步引入中医舌诊研究领域，促进了中医舌诊研究的发展，特别是计算机技术的发展，为舌诊的客观量化开辟了新的途径。例如，近期研制出的中医舌象真彩色图像系统，根据计算机彩色视觉理论，将舌诊自动识别研究定位于色彩模式识别，应用彩色摄像机与专用光源拍摄舌象，以彩色图像卡及计算机分析系统，进行舌质的定量研究，进行常见舌质RGB（R为红色，G为绿色，B为蓝色）量值范围、常见舌苔定量分析、舌苔苔厚指数等参数测定，在此基础上又进行中医舌诊仪定型化研究。专家通过运用"中医舌诊专家系统"对患

者舌质舌苔定量观察,结果表明,各类舌质舌苔有相应的 RGB 数量特征,舌苔 RGB 值不仅与舌苔颜色密切相关,而且和舌苔的厚薄、腐腻等变化明显相关;舌苔面积百分数基本上反映了舌苔的覆盖面积。

随着图像采集设备的飞速发展,其在中医舌诊上的应用也越发广泛。而基于图像信息采集的舌象分析仪,主要包括图像采集设备、照明光源在内的采集平台、分析结果的计算机、结果输出设备等。

图像采集设备有如数码卡片相机,采用高像素、微距等技术;又有如数码摄像机,采集舌象时先采集一段多帧视频,然后利用程序自动挑选质量最好的图片纳入储存和分析系统;数码单反相机,以其更好的色彩还原性,更快的启动速度,灵敏的对焦系统等诸多优势加入舌象采集行列;另有使用高清摄像头进行舌象采集。

关于舌象采集的环境,相关学者近年多采用相对封闭的采集环境,加以使用符合国际或者国家标准的人工光源,减少了外部光线的干扰,维护了光照环境的单一和稳定性,从而保证了数码设备对于采集图片的质量和还原颜色的稳定性。

对于进行舌象采集的光源,有荧光光源、卤钨灯、相机闪光灯、氙灯、发光二极管等,均为现代常用的舌象采集光源。对于舌象的分析,现代主要凭借计算机系统。计算机的配置升级和小型化是当今系统快速发展的特点之一,通过计算机的数据输出,如打印机、视频网络服务器等,均对舌象的分析提供了便利。

(二) 舌印

舌的表面有很多乳头突起,可涂以染料印于纸上而显形,以观察舌乳头在各型舌苔中的变化。其墨水系用 2g 伊文思蓝及 10g 阿拉伯树胶放于 40ml 蒸馏水中,煮沸 10 分钟而成。冷却后,加入几滴氯化丁烷醇防腐。用较好而光滑的纸,裁成 12cm×16cm 大小。然后嘱患者尽力伸舌至门齿外,擦干唾液,把墨水均匀地涂于舌上,把纸轻而均匀地压于舌上,连续作 3~4 次,挑选一张最满意的留下。在舌印上可显示丝状乳头、蕈状乳头及裂纹三种解剖结构,故可用作舌尖部蕈状及丝状乳头计数。通过比较正常舌与镜面舌的舌印片发现,正常舌舌印片背景清晰,偶见白细胞及细菌,而镜面舌则见大量白细胞及细菌。以后又将此法用于复发性口腔溃疡的研究,结果发现病情越重,舌印片上细菌、真菌也越多,治疗前后差异也显著。缺点为厚苔者不能应用,因两种乳头不易分清,且舌印显示范围仅限于舌尖及舌前三分之一,患者因怕脏也不愿接受此法,故目前已较少应用。近年的相关研究,如通过探讨原发性支气管肺癌患者舌苔脱落细胞形态变化规律,深化中医辨证的客观性。

(三) 舌荧光检查

荧光是由某些物质或细胞等被某种频率的紫外线照射时所发出的辐射可见光。应用紫外线照射于舌,视舌上有无荧光产生,对发现此人有无营养不良有较大价值。在临床凡有厚苔者出现强红色荧光;营养不良者,舌荧光可自红、橘红转为粉红或黄色;若为光滑萎缩舌则舌上全无荧光出现,示机体营养情况极差。且荧光峰值波长按青紫舌、红绛舌、淡红舌、淡白舌的顺序依次递增,即颜色越深,用紫外线激发所产生的荧光峰值波长相对较短;颜色越淡,其激发的荧光峰值波长相对较长。

(四) 舌活体显微镜观察

在 20 世纪 60 年代曾用放大镜、眼底镜、血管显微镜以研究舌诊,因放大倍数低,实用价值不大。以后借用眼科裂隙灯,可放大 50 倍左右,能清晰地看到丝状乳头和蕈状乳头的外形、排列及分布情况,并可显示蕈状乳头的透明度、其中的血管变化以及微小的新生乳头和萎缩乳头等。近有微循环仪的出现,可用以观察舌尖蕈状乳头微循环,放大 60~280 倍,能清晰地看到舌尖蕈状乳头内各种微循环变化。笔者等观察了淡红舌(正常人)、淡白、红绛、青紫四类舌质的舌尖微循环,发现 3 类病理舌质的舌尖微循环各有不同程度的障碍表现，且形式不同，各具特点。现代研究还发现正常人淡红舌的舌尖蕈状乳头微循环图像清晰，微血管丛构形大多呈树枝状，微血管襻的外形完整，血色鲜红，微血流速度较快，流态呈线状。而红绛舌患者的舌尖微循环特征是蕈状乳头横径较大，微血管丛中血管襻数目增多，异形血管丛较多，血色鲜红。微循环的上述充血变化可能是红绛舌形成的机制之一。

近年微循环技术的发展，对基础及临床医学具有较大的参考价值。有学者在10余年时间内收集了1000余例受试者的舌尖微循环检测结果，进行了中医舌诊与舌微循环变化的对比分析。并根据甲襞加权积分法原理及相关指标制定了舌尖微循环检测综合定量评价方法。至此使舌尖微循环检查法更加客观化、科学化。

（五）血液流变性研究

流变学是物理力学的一个分支，是研究物体的流动和变形的科学。物体在适当的外力作用下，具有流动和变形的特性，称为该物体的流变性。专门研究与血液循环有关的流变学，称为血液流变学。曾有研究对112例青紫舌与非青紫舌进行血液流变学的对照观察，发现青紫舌的血液流变性异常，主要表现在血液黏滞度偏高。以后又对典型的淡白舌、红绛舌、青紫舌3组共74例进行6项指标的测定，结果发现红细胞比容低下以淡白舌最为显著，占91%，青紫舌则有20%红细胞比容高于正常；血浆黏度增高仅见于红绛舌（9.1%），不见于淡红舌及青紫舌；淡白舌的血浆黏度与全血黏度均显著降低；红绛舌纤维蛋白原有45.5%高于正常；青紫舌组红细胞比容、全血黏度、红细胞参电泳时间之值均属最高，红细胞沉降率也最慢。这些数据对解释各型舌质的形成原理有较大价值，如淡白舌患者血液中有形成分如红细胞和血浆蛋白均有降低，使血液稀释，颜色变淡，反映于舌色，也呈淡白。又因全血黏度和血浆黏度均显著低下，使血浆胶体渗透压降低，而使舌体出现浮胖娇嫩等水肿表现。红绛舌多见于高热炎症患者，舌组织的毛细血管多有充血、扩张表现，血浆黏度及红细胞比容不高反而下降。青紫舌主要因静脉瘀血，使血流缓慢，血中还原血红蛋白比例相对增高所致，血液中的全血黏度、红细胞比容和红细胞电泳时间的增高，也使血液流动相对缓慢，有助于舌现青紫。20世纪90年代在舌诊与血液流变学的研究中报道，按舌诊中舌体、舌质、舌苔分类，比较舌象与血液流变学的关系，发现胖大舌红细胞比容明显升高而全血黏度无明显改变，瘦小舌红细胞比容明显降低而全血还原黏度、全血黏度明显升高，而且暗淡舌、暗红舌、暗紫舌红细胞压积值及全血黏度均有不同程度的升高；随舌质由淡、红、紫色的加深，全血黏度呈递增趋势。

（六）刮舌涂片检查

刮舌涂片检查是用压舌板或竹签刮取舌苔的一部分，也可用镊子夹取部分舌苔以作细胞学、生物化学和组织化学检查，以及细菌培养。例如，刮取少量舌苔作涂片，以巴氏染色法染色后，可以观察舌乳头细胞的角化程度。一般光剥少苔之舌，角化细胞及不全角化细胞均见减少；而舌苔厚腻者，则角化细胞及不全角化细胞均有增加。而苔色与涂片背景上的细菌及白细胞的多少似有一定关系，如黄色与黑色舌苔的涂片背景上，常可见多量细菌、真菌和中性多核白细胞；而薄白苔的背景一般较为清晰，白细胞及细菌较少，但例外者也时有看到。对中医辨证为温病的患者作舌苔脱落细胞学检查，发现气分患者舌脱落细胞以中性粒细胞数量最多，营分患者脱落细胞以舌上皮细胞数量最多。

此外，取舌苔的刮下物，可作细菌及真菌培养，以了解口腔微生物对舌苔色素形成的关系及口腔的正常细菌谱。有报道黄厚腻苔以甲型溶血性链球菌为优势菌群，细菌定量培养提示厚腻苔的含菌量较薄白苔为多。有学者认为舌苔的形成是口腔正常菌族中，某些细菌在疾病条件下优势增殖的结果，苔色与优势菌落的颜色相关。有学者检查正常人（淡红舌、薄白苔）的舌涂片细菌象，甲型溶血性链球菌占50%以上，卡他细胞球菌等占50%以下。而癌症患者在放疗后，随暗红舌、裂纹舌、黄苔、黑苔等病理舌象比例增高,舌细菌象出现菌群倒置。

用舌苔的刮下物还可作生物化学和组织化学检查,例如,尿毒症患者的舌苔刮下物可验出尿素类物质。

最新的相关研究,有学者对舌苔形成的微生物学机制进行了探讨。目前关于舌苔形成的现代生物学机制,已经深入到细胞、亚细胞、分子水平,已经证实了舌苔类型与舌背黏膜上。

皮细胞的增殖、分化、凋亡和脱落关系密切。而微生态学研究方法则包括直接观察、生物量的测定、培养以及基因工程等。微生物学与中医舌诊的相结合,近年来在临床上也有应用。如有学者应用 PCR-DGGE 法,对舌苔菌群结构进行对比,观察慢性浅表性胃炎患者与正常人的区别;有相关研究对舌苔微生物与口臭的关系进行了探索,发现舌苔上细菌的代谢产物如 VSC、丙酸、丁酸和尸胺等是口臭产生的主要原因,舌苔上的厌氧菌和 *S. moorei* 等是最主要的口臭致臭菌。

(七) 生理、生化测定

临床上对各种病理舌象患者测定其生理、生化的改变,可以间接了解人体阴阳、寒热、虚实的病理生理基础。从现有资料看来,各型病理舌象之间在生理、生化测定方面有明显差异。如唾液分泌量在正常舌或淡白舌,5 分钟为 3~5ml;而在阴虚光红舌或红绛舌患者,多在 1ml 以下,甚或少于 0.1ml。口腔内酸碱度在舌背中部一般是 6.5~7.0。血浆蛋白低下者,在红绛舌与青紫舌中较少见。血浆比例在红绛舌中有部分升高,淡白舌则较低。血清电解质(包括钾、钠)在红绛舌中有部分偏低,淡白舌则多正常。红细胞计数在淡白舌几乎 100% 不够正常标准,红绛舌则 61% 不足 3×10^{12}/L,青紫舌则有 37% 高于正常基础代谢,淡白舌大多偏低,红绛舌大多偏高。维生素饱和试验,红绛舌患者尿中维生素 B 族的排出率高于正常人 1 倍,而维生素 C 的排出量低于正常人 6 倍。17-酮类固醇、17-羟类固醇测定,淡白舌患者大多在正常低值或偏低;红绛舌则大多在正常范围,有高于正常者,也有低于正常者,波动较大。高铁血红蛋白测定则见青紫舌者偏高。也有研究发现舌上皮细胞的分裂、分化、移行与细胞角化脱落之间的动态平衡及口腔 pH 改变是舌苔消长变化的重要因素,而异常舌苔与舌苔溶菌酶含量存在一定关系。最新的相关研究使用血液的红细胞压积、全血黏度等 7 项监测指标,比较慢性病患者的舌象与血液流变学的关系。亦有对胃炎患者的舌质、舌苔与 HP 感染的关系进行探讨,结果提示舌质与其关系不大,而舌苔与之密切相关。另有用 pH 试纸测舌苔及舌质的 pH,舌苔的 pH 变化比舌质的 pH 变化明显,舌质与舌苔的 pH 变化并不一致。还有学者观察了舌苔的红细胞免疫功能及淋巴细胞酸性-α-醋酸萘酯酶(L-ANAE)活性,以及其他分子生物学与舌诊的关系。

以上这些测定对各种病理舌象形成机制的探讨有很大帮助。但总的看来,由于仪器设备不够先进,这方面的研究今后尚需大大加强。

(八) 病理切片及电子显微镜研究

用病理切片来研究舌象,国外从 1955 年起陆续有一些报道,有的是对各种慢性营养不良患者作舌活检以研究舌外观表现与舌组织病理之间的关系;有的是研究各种舌炎的病理切片,对解释红绛舌质的形成原理有一定参考价值。国内结合中医理论研究舌的病理切片,发现各种典型异常舌象的病理切片表现各不相同,对解释各种舌象的形成机制有很大价值。如红绛萎缩舌大多可见舌黏膜层萎缩变薄,棘细胞层体积缩小,舌黏膜乳头消失或减少,角化层很薄或近于消失,舌黏膜下固有层血管增生扩张,管腔充血,以致舌质红绛;淡白胖嫩舌则见舌黏膜棘细胞层明显增厚,细胞质空泡化,组织水肿,以及黏膜下固有层血管收缩变细,使外观舌色淡白、浮胖娇嫩。此外对舌苔变化中的厚苔、薄苔、膜化苔、剥苔,舌乳头变化中的乳头肥大、萎缩、融合、转化等均已有研究。

国外 20 世纪 70 年代陆续有用电子显微镜研究舌上皮过度角化、动物舌乳头的变化,并用扫描电镜以研究黑毛苔的报道,但他们的研究均未结合中医理论。国内在80年代用以研究舌诊,对薄白苔、厚苔、腻苔、剥苔等形成原理提出了一些有独创的看法。如健康人薄白苔在电子显微镜下可看到:基底细胞核分裂常见,细胞质内富有核糖体、线粒体,这是细胞代谢旺盛的标志。从棘细胞到颗粒细胞,合成代谢明显增加,细胞质内有较多的高尔基复合体、内质网等,并有角质颗粒、膜被颗粒的出现。以后,细胞代谢就逐渐从合成期转入退化阶段,在角质层细胞中,由于溶酶体酶的作用,细胞核和各类细胞器逐渐溶解、退化。从基底细胞开始分裂,直到角质细胞退化的过程中,角质化物质——张力微丝和透明角质蛋白颗粒是逐渐出现、增多和成熟的。因此,上皮的生长分化过程,也就是细胞的角质化过程,并逐渐使舌黏膜向表面形成各种突起,即丝状乳头、蕈状乳头等。舌黏膜上皮细胞不断地分裂、增厚,同时也不断地发生退化、剥落,这些过程与细胞间的桥粒结构及细胞内的膜被颗粒有很大关系。

桥粒在基底层、棘层、颗粒层细胞间极其丰富,这些层次的细胞之间结合非常紧密。不全角化细胞间的桥粒由于受溶酶体酶的作用而逐渐发生溶解,细胞间联接作用也就减弱,至完全角化层细胞间的桥粒消失,细胞开始剥落。由此可见,桥粒与舌上皮细胞剥脱及乳头形成有密切关系。在细胞向角质层迁移的过程中,膜被颗粒的数量逐渐增多,并在移到靠近质膜的位置时,向细胞外表面释出其内含物或参与细胞被的组成,膜被颗粒内含物的主要成分是糖蛋白和脂蛋白,它们是角质细胞之间发生黏合的物质。

舌苔的电子显微镜检查对各种病理舌象的形成机制的阐明,具有一定价值,尤其对解释厚苔、腻苔、剥苔、黄苔、黑苔的形成原理价值较大,对各种病理舌质的解释,则可与舌尖微循环观察、血液流变学研究等互相印证、互相补充。

20世纪90年代有资料报道用望诊与局部活检相结合的方法,镜检多见黏膜细胞表层角化,棘细胞浓染及核固缩,毛细管伸向黏膜表层形成“鱼子酱”;固有层微血管扩张瘀血,红细胞聚集,甚至形成微血栓,血管内皮细胞肥大增生、线粒体肿胀、基底膜断裂,血管外有的可见出血、慢性炎细胞浸润,呈微循环障碍观;瘀血丝为瘀血扩张的微小静脉;舌脉粗度为舌深静脉及属支的充盈扩张,囊泡为带有静脉瓣的脉管。舌苔的超微结构研究还发现,人类丝状乳头在胎儿3个月始形成,其舌面无细菌附着;而成人则见表层角化剥落,并附有各种口腔细菌,而各种病理舌象均可见细菌大量增殖。

总之,扫描电镜对于舌苔表面变化的观察,透射电镜对于舌上皮细胞超微结构的观察价值较大,为在细胞、分子水平上分析和研究各类舌苔的形成原理提供了一个理想的研究手段。

(九)动物实验

有人以缺乏维生素B族的食物喂狗,可产生与人类相似的癞皮病,且舌的变化也与人相似。继之有用低维生素B的食物饲养小白鼠,迅即出现光滑舌及乳头萎缩,因此认为人的光滑萎缩舌大多也由于缺乏维生素B族所致。以后又在食物中把各种B族维生素分别抽出,制成缺乏某一种B族维生素(如烟草酸、维生素B_2、维生素B_6、叶酸等)的动物模型,其舌的变化,均表现为光红舌,此项结果对解释光红舌象有一定价值。此外,还有人用氚标记的胸腺嘧啶及放射自显影技术研究舌上皮细胞内脱氧核糖核酸的合成情况;有人研究猴舌的微循环,见每个舌乳头都有一个或更多的直立的或螺旋状毛细管襻分布,而皮肤则毛细管襻偶见,故认为舌黏膜的血液供应要比皮肤丰富得多。而近年来多采用犬(体重15~20kg),以直接从重症化脓性胆管炎患者胆汁培养液中提取的大肠杆菌混悬液(每毫升含细菌30亿个),腹腔注射,24ml/只。然后每8小时肌内注射呋塞米40mg。同时禁水,或每天静脉滴注10%葡萄糖注射液500ml/只,造模10天即发现模型犬表现出红舌无苔,蕈状乳头有明显的芒刺。

国外用动物实验研究舌象的方法比较细致,但因未结合中医理论,因此价值较小。国内有用反复放血法以造成动物的“气血虚”模型,用高位小肠造瘘方法造成“阴虚”模型,以及服用大量肾上腺皮质激素而造成“肾阳虚”模型，以研究舌象的变化，较之国外有所提高，但对造型方法是否符合中医理论仍有争论。总之，结合中医理论研究的动物造模，尚有待进一步探索。

（十）正常人及病理舌象的调查

为了解正常人的舌苔分布及各种疾病患者舌苔分布，在正常人中及各种疾病患者中进行调查是必要的。20 世纪 60 年代初曾有调查 2090 例及 3554 例的报道，正常薄白苔占 77.8%～79.2%，淡红舌质占 78.51%～97.11%，不少人可有不正常的舌苔和舌质。另有研究各年龄组中，淡红舌、薄白苔、舌体正常的比例随年龄的增长而递减；青紫舌、舌苔异常比例随年龄增长而增多。在同年龄的男女之间，舌象变化也不尽相同，女性中剥苔、淡白舌的发生率高于男性，而男性黄腻苔、红舌的发生率则高于女性。这些资料对于了解正常人的各类舌象分布情况，对临床上正确掌握舌诊这一诊断方法有一定的意义。

近来有关小儿舌诊的研究报道，健康新生儿在出生后 48 小时内的舌象以淡红舌、薄白苔为主，舌红无苔者仅占 2%，且均于 48 小时内变为淡红舌，长出薄白苔；非正常状态的新生儿舌红无苔的比例明显增高，达 11%，且淡白舌，这提示舌苔的正常与否和新生儿先天精气充盈程度以及生长发育状况有一定关系。

对健康儿童及各类疾病的患儿的舌象观察发现，健康儿童中舌色正常者占 98.7%，舌体正常者占 99.2%，苔色正常者占 95%，苔形正常者占 81.5%；病儿与健康儿童比较，异常舌色、舌体、苔形、苔色的比例升高，两者间有显著差异。健康儿童的唾液 pH 大多为中性，患儿唾液 pH 偏酸或偏碱性的比例增多，两组间唾液 pH 的分布有显著性差异。患儿组舌中心温度较健康儿组为高。此外，小儿实证舌象（舌红、苔黄、白厚）者的 T 细胞测定值偏高；而虚证舌象（舌淡、无苔）者，T 细胞测定值偏低，提示舌象的变化可粗略地反映机体细胞免疫的功能。

也有报道患病小儿舌诊所见与成人基本相同。在对疾病的诊断方面，认为除猩红热、舌肿瘤、舌炎、溃疡、重舌、艾迪生病等舌诊有决定性的诊断价值外，对其他系统疾患也有帮助。如舌质方面的改变以呼吸系统及循环系统疾患为多见，舌苔方面改变以消化系统疾病为常见。

癌症患者的舌象也有其特殊表现。有报道发现癌症患者的舌质变化以青紫舌为多见；舌苔变化以腻苔、剥苔为多见；舌体变化以胖舌、裂纹舌较多，部分患者舌脉粗张，与正常人相比，均有极显著意义。舌象对肺癌分期也有一定的参考价值，舌质淡红。舌苔薄而质润，多为病之早期；舌质红或紫、舌苔厚而腐腻，多为肺癌中晚期；舌质由紫转淡红或晦暗转明润，舌苔由厚变薄，由无苔变薄苔，说明病情好转，反之为逆；舌红绛少苔或元苔表示胃气已绝，预后差。舌诊可预测患者对放疗的耐受性，可供确定放射治疗剂量时的参考，还可指导治疗用药，中药养阴清热解毒可减少放疗副作用。提示舌诊对了解肺癌的转归及预后有一定意义。

较新的对于癌症患者舌象的调查，多以具体的疾病为线索。如对原发性肝癌围手术期患者舌象的调查，显示血瘀、水湿、气虚证舌象贯穿原发性肝癌患者围手术期，术后 5 天内阴虚内热舌象比例有所增加。又如有研究观察新疆喀什地区中晚期宫颈癌维吾尔族患者舌脉像及证型，结果提示中晚期宫颈癌维吾尔族患者以气虚为主要证型，同时可能存在痰湿内蕴、肝郁气滞等虚实错杂之病机。

对老年患者的舌象进行观察发现薄白苔出现率明显低于对照组，而异常舌象明显增多，尤以薄黄、薄白腻、薄黄腻及剥苔为多，红绛舌、光剥舌的出现率也显著高于正常组。这些变化与老年患者的消化系统退行性变、消化功能的减退、易于伤阴等有关。此外老年患者青紫舌的比例占 21.8%，与血管硬化、结缔组织老化、血液流变学等方面改变密切相关。

还有报道，结肠疾病舌苔、舌质的变化与肠镜诊断各组的构成比之间有显著差异。其舌苔以厚腻苔居多，其中又以黄厚腻苔为多，炎症组为 80.1%；舌质以暗红、青紫比例较高。息肉组、恶性肿瘤组以暗红舌、青紫舌为多见，与正常组比较有显著差异。提示中医舌诊对结肠疾病有一定诊断意义。

另有资料显示,类风湿性关节炎患者的主要舌象为淡红、胖大、瘀点瘀斑舌,白腻、黄腻苔。

近年来关于舌象的调查,所涉及的人群更加广泛,所调查的内容也更加具体化,对于舌象的调查已经越来越成为临床工作的有效辅助手段,能够在一定程度上提供较大的参考价值。

有研究报道通过对大学生舌象的调查,分析中医体质学说、中医证型与舌象的关系。还有学者从神经症、精神分裂症、紧张性头痛等精神科疾病入手,总结精神科疾病的舌象分布特点。

(十一) 舌苔反射光谱

对于早期的舌诊客观化研究,多采用比色法,而最新的光学在舌诊上的应用,有学者提出了舌苔光谱分析法。其主要的优势在于无创、快速、准确、便捷。研究使用美国 Usb4000 可见光谱仪,对 80 例样本进行舌体附着舌苔部位及无舌苔附着部位的反射光谱数据采集,并对所采集的光谱数据进行分析。研究结果显示舌质、舌苔的差异、舌体组织结构的差异均能表现为不同的反射光谱特征,而与比色法相比,舌体光谱能够反映更多舌体生理、病理及组织结构信息。

二、舌诊的临床研究

(一) 内科疾病

1. 急性心肌梗死(AMI)

在急性起病时,70%~80%患者的舌质常呈暗红、紫暗。或有瘀斑、瘀点,这反映有瘀血,且舌质的血瘀情况和病情的严重程度基本平行。在再度心肌梗死的患者中,舌有瘀斑、瘀点的比例明显增高,可达50%。随病情的好转,舌质紫暗可有所减轻,4周后有部分可恢复正常。急性心肌梗死患者的舌苔,一般在入院前2天多呈薄白苔,2天后由薄而腻,多先薄后厚,先白腻后黄腻或灰腻,示有痰浊夹杂。约2周后苔由腻转薄,由薄而退,由退而复生新的薄白苔,此为顺象,提示病情较轻,多能顺利恢复;若苔由白而灰,由灰而黑,或呈黄褐腻,厚腻苔久久不退者,多为逆象,示病情转重;若病程中舌苔骤退,呈光剥或花剥苔者,示胃气将绝,病多危殆。凡舌苔在心肌梗死初期即呈黄厚腻、黄浊腻、垢腻者,示病情比较复杂,往往有合并症,以伴有心力衰竭或心源性休克为多。另有研究则认为,AMI 发病在24小时内,舌苔主要为薄白或腻苔,薄白苔占41.3%,而随病情的进展则薄白苔逐渐降低,腻苔的出现率则逐渐增高,3天时黄腻苔和白腻苔上升为首位,以后随病情好转则腻苔减少,而薄白苔增多。舌质则红舌变化最剧,出现率由高到低递减,而暗红舌和紫舌则缓慢地稳步递增。也有报道急性心肌梗死患者舌苔由薄→腻→黄→黑为逆;由黑→黄→腻→薄为顺。

2. 高血压

高血压患者的舌苔变化不常见,而舌质的变化则常见,其中尤以舌质红最多。此外,凡有心脏增大、主动脉增宽、眼底检查有阳性发现、尿常规异常的高血压患者中,有舌质改变的概率增高,经过治疗后,大部分异常舌质可转为正常,与疗效相符。其中阴虚红舌转为正常淡红舌的比例高于淡胖舌和淡红齿印舌。此外,高血压患者舌侧血管的变化与眼底血管的改变一样,也可反映患者动脉硬化的有无和程度。正常健康人的舌侧透过黏膜可见一层细小而丰富的血管网,色淡红。40岁以后,该处血管色泽变暗,并于其行经处出现约0.5mm小结,开始呈点状,随后逐渐增大为大头针针顶大,并稍隆起,色青紫。继而散在小结数目增多,血管变粗,色呈暗红,有时甚至发紫。动脉硬化程度愈重,这类小结也愈多而密,甚至呈串珠状。若发生血栓或血管闭塞,则血管数目随之减少;动脉硬化严重者,舌侧腹面只能见到少数分布不均匀之蓝紫色小结,甚至小结可消失而无任何血管可见。国外报道有76.6%的动脉硬化症患者合并有舌侧血管变化。国内报告275例早期高血压患者之出现率为48%,与眼底血管变化的阳性率50.5%相近。另有报道舌质淡胖的高血压患者,其血浆cAMP/cGMP的比值明显低于舌质红的高血压患者,符合阳虚患者的血浆cAMP/cGMP的比值低于阴虚患者。高血压患者的舌微循环检查发现,微循环异常的比例明显高于正常人,同时高血压患者中舌质紫暗的发生率也较正常人为高,舌微循环异常与舌质紫暗等血瘀症状的出现率成正比,与高血压的严重程度成正比。

3. 小儿支气管哮喘

本病在缓解期,舌苔多为薄白苔,舌质大多正常;在发作期,舌苔大多为白腻苔或厚滑腻苔,约半数病儿舌质转红或紫暗。经过治疗后绝大多数转为正常舌象,其中舌淡者较舌红者恢复为快。

4. 肺炎

小儿肺炎的舌质以红舌或红绛舌为主;舌苔以薄白苔最多,其次为白腻苔;最新有关于小儿肺炎本脏重症证候特征的问卷调查,结果提示小儿肺炎本脏重症舌象主要表现为舌质红,舌苔主要表现为厚、腻、黄、淡黄。根据舌象结合临床,中医辨证大多为肺热型,部分为肺热伤阴型。大叶性肺炎初起,若见苔薄白而干,为表邪未解而肺津已伤,治疗时须加入养肺生津之品。肺炎失治,温邪由气入营,舌苔由白转黄干到焦黑苔,舌质由红到绛,必须用大剂清热解毒、凉营生津之药以救治之。在急性呼吸系感染性疾病中,薄苔以表证为主要证候,多见风热表证、风热犯肺证候;厚苔以里证为主要证候,多见痰热阻肺、邪热壅肺证候,急性呼吸系感染性疾病舌苔增厚表示病邪入里、病位深、病情重,体现了热邪亢盛、津液损伤、脾胃功能受损三个层次的病理机制。

5. 慢性支气管炎

本病发作时,苔多滑腻,示痰湿较甚;病久伤阴,也可见于红舌,但不多见;在缓解期则舌苔基本正常,或较正常略腻。在舌的脱落细胞形态学研究中发现,慢性支气管炎肺虚型舌脱落细胞中,中性白细胞数较高,达78%;肾虚型淋巴细胞数较高,为72%;而脾虚型黏液分泌多,为48%。此外,慢性支气管炎中肾虚型患者绛舌最多,而肾虚组缺氧、二氧化碳潴留及微循环障碍也最明显。在本病反复发作的过程中,则见舌质瘀点或瘀斑,舌下络脉增粗、曲张的表现。也有认为本病患者见舌质淡、苔薄白滑润者,是脾虚不运、水湿上溢、痰浊上犯所致;若舌质淡白偏暗,舌苔由白转黄,颗粒紧密胶结,是脾虚痰湿迁延日久化热、湿热痰涎胶结所致。

6. 肺源性心脏病

本病早期发作时多见红舌,而晚期患者舌象以青紫舌、红绛舌、镜面舌为主。舌苔以腻苔为多,晚期患者见苔黄腻、厚腻、霉苔及舌光无苔的比例增加。一般认为患者舌质的变化与血液气体分压及酸碱度的变化有直接的关系。如暗紫舌组多合并呼吸性酸中毒,舌苔多黄腻,病情严重;紫绛舌组除呼吸性酸中毒外,部分患者合并代谢性碱中毒,预后不佳。红绛舌及红舌患者,虽有不同程度的酸碱平衡障碍,但经适当治疗,多数患者血氧分压可有上升,二氧化碳分压下降,预后尚好。淡红、淡紫舌组,血气分析均属正常范围,预后良好。因此在严重肺衰竭患者中,舌质的变化可直接反映体内氧分压及二氧化碳分压的情况,当给予氧气后,舌质由暗紫转为鲜红时,说明二氧化碳分压下降,氧分压上升,呼吸性酸中毒也有所好转。另有人直接测定肺源性心脏病患者的血液气体分压及酸碱度,发现红舌患者中,约20%的人 $PaO<50mmHg$,57%的人 $PaCO_2>45mmHg$,25%的人血 $pH<7.35$;绛舌患者中,约有50%的人 $pH<7.35$,60%的人 $PaCO_2>45mmHg$;紫舌患者中,65%的人 $PaO_2<50mmHg$,80%~90%的人 $PaCO_2>45mmHg$,50%~80%的人 $pH<7.35$。可见青紫舌与缺氧、二氧化碳潴留、酸中

毒关系密切。且肺源性心脏病紫舌患者的甲皱微循环见血流缓慢、静脉臂变粗，襻顶瘀血或有出血，说明其微循环也有明显障碍。研究还发现在肺源性心脏病急性发作期，其舌质以红舌为主，舌苔以腻苔为主。依据舌象将肺源性心脏病患者可分为四型，即痰热郁肺：舌质红、苔黄腻；痰湿蕴肺：舌质红、苔白腻；肺肾两虚：舌质绛、苔白腻或光剥；肺脾肾俱虚：舌质紫暗而干、苔白腻或白滑。

7. 慢性胃炎和胃、十二指肠球部溃疡

近年来，国内广泛开展纤维胃镜和舌象观察的对照研究。比较一致的意见是慢性浅表性胃炎、肥厚性胃炎和胃溃疡活动期患者的黄苔比例增高；慢性萎缩性胃炎患者舌质暗红、干红、苔光剥较多见。十二指肠炎和十二指肠球部溃疡患者的舌象变化不明显，但在病变活动时可出现红绛舌、黄腻苔，若舌苔黄厚者，可能合并有慢性浅表性胃炎或复合性溃疡。也有研究认为单纯性胃、十二指肠穿孔舌色多见淡红、红或绛，而胃癌穿孔或伴消化道出血则舌质多青紫或淡白。舌质淡红者穿孔多小于0.5cm，腹腔渗液量多小于300ml；而红绛紫舌者穿孔多大于0.5cm，渗液量大于300ml；胃、十二指肠穿孔时苔白则提示梗阻程度轻，黄苔或黑苔则重。另外发现人体舌苔色调变化与慢性胃炎性质无关，与慢性胃炎的黏膜相有明显关系。黏膜相为水肿者，白苔居多；以充血为主，黄苔占优；糜烂者，黄色测定值较高。而人体舌苔光泽变化与慢性胃炎性质有关，萎缩性胃炎患者的胃黏膜与其舌苔光泽均不如浅表性胃淡者。光泽明亮度与组织内津液含量有关，萎缩性胃炎黏膜津液明显不足，胃阴虚导致了舌苔光泽欠佳。人体舌苔厚度与慢性胃炎程度有关，炎症越重，舌苔越厚。

最新的研究探讨了慢性胃炎舌象与镜下胃黏膜的相关性，加深临床上对慢性胃炎的认识，发展了其辨证论治的内涵，提高了辨证准确性，为临床慢性胃炎的辨证、用药和判断疾病预后提供参考。

8. 小儿慢性营养紊乱症

多见舌质淡、薄白苔，主虚寒。此外，单纯性的小儿消化不良多见润苔，重症或中毒性消化不良多见黄厚松苔。

9. 肝硬化

大多数肝硬化患者中可见“肝舌”，舌呈蓝红色，充血肿胀。慢性肝炎病，若见肝舌，应考虑肝硬化的诊断。肝穿刺活检的结果表明，肝脏病变严重的患者中青紫舌的比例增高。肝硬化晚期失代偿时，舌质常呈红绛光剥，或光滑如镜，或有裂纹，舌体瘦小，即所谓“阴虚舌”，可视为发生肝昏迷之先兆，见此舌象应禁用逐水剂及泻药。西药强利尿剂（如呋塞米、利尿酸钠）也应慎用或停用，以免诱发肝昏迷。肝硬化舌苔上若见白色小结晶体，多为肾功能损伤所致，常出现肝肾综合征。另有资料报道早期肝硬化多见舌质暗红，舌体较胖或边有齿痕；肝硬化代偿期，舌质青紫，舌上有青紫瘀斑；肝功能失代偿期腹水轻者，多见舌淡红，苔白腻；肝硬化后期，舌质紫红有斑点、瘀斑，舌下静脉怒张，舌苔薄黄腻。

10. 肾炎

急性肾炎大多为正常的淡红舌，少数合并有高血压者，舌质可偏红，或有红刺增生，舌苔大多薄腻。慢性肾炎隐匿型，舌象接近正常。慢性肾炎肾病型有明显水肿时，舌质大多淡白，舌体胖大而娇嫩，舌边见齿印。尿毒症期患者，舌质大多淡白无华，且舌质越淡，示病情越重，尿素氮和肌酐越高，舌体则胖大而厚，舌苔多为白腻；病情危重时，常可见灰黑苔或灰暗带黄而秽浊之苔，有时在舌上可见尿素结晶的白霜。而当肾功能衰减时则淡白舌的出现率增加。急性肾炎与肾病综合征急性期则表现为舌色过红，但是此期为正盛邪实，一时尚无大碍。

近年关于肾脏舌象的相关研究，观察Ⅲ期及Ⅳ期糖尿病肾病的中医证型及舌象分布特点，以观

察糖尿病肾病的证型变化。结论提示随着糖尿病肾病由Ⅲ期向Ⅳ期的进展,其证型呈现由以气阴两虚证为主逐渐向以痰瘀互结为主转化的趋势,舌色由红逐渐向暗红转变,苔质由黄厚腻苔逐渐向白厚腻苔转变,舌下络脉颜色由淡紫向青紫转变,提示糖尿病肾病随着病程进展热象渐减,瘀血进一步加重,痰湿阴邪在糖尿病肾病发病中重要作用,舌象逐渐体现出因虚致实,虚实夹杂的更为复杂的本质。

11. 缺血性脑病

其舌质变化以紫和红为主,舌苔以薄白、黄腻、白腻为多。紫舌组间见苔黄腻和白腻者较多;非紫舌组薄白苔较多。从疗效来看,薄白苔组有效率为95.6%,而黄腻苔组仅50%有效,两组相比,疗效有显著差异。紫舌组与非紫舌组相比,疗效以非紫舌组为好,但经统计学处理,其差异不显著。在白腻苔组中,无效、恶化病例均转为黄腻苔。而黄腻苔组中,痊愈者苔转薄黄或白稍腻,如黄腻苔持续不化,则为恶化或无效病例。说明观察舌质、舌苔,可作为判断本病预后的指标之一。

12. 亚急性系统性红斑狼疮

舌质以红绛为主,共占46.3%,在舌苔变化中,除薄腻苔占46%居首位外,舌苔呈光剥者不少,占18%,故从舌象分析亚急性系统性红斑狼疮符合以阴虚为多。

13. 白塞病

本病的舌质大多偏淡,此与一般单纯性口腔溃疡患者舌质大多发红截然不同,而属于阴毒。其舌尖蕈状乳头有92%有萎缩、减少,或甚至消失不见,可作为协助诊断本病的一个体征。

14. 脱水

各种原因引起的脱水患者,初起时仅感口干舌燥,舌色无明显改变,进一步发展,可见舌光绛而干,或舌黏膜皱缩起裂,舌常不能伸出口外,连活动也受限,讲话时语言不清。在败血症性休克常见舌绛而有芒刺,提示血容量不足,补液后则舌常转润,舌象变化与体内脱水情况基本一致,对补液有指导意义。凡脱水患者经补液后,舌苔仍干燥,则可继续补液,而不必考虑过量,至舌苔转润,伸舌自如,示补液已可暂停。此外,在小儿患者,舌质发硬是高渗性脱水者的重要体征之一,凡血清钠浓度高于145mmol/L者,舌质均硬;血清钠浓度低于130mmol/L者,舌质均软,可资证明。

15. 甲状腺功能亢进症

舌象以舌质红(包括舌边、舌尖红)为最多,舌苔以净舌少苔为多见,少数为光剥苔及薄黄苔,与本病的发病机制阴虚(包括心、肝、肾阴之虚)阳亢相符。此外,部分甲状腺功能亢进患者之舌在伸出时常呈微小的颤动。其微循环改变以舌尖为甚。

16. 糖尿病

舌苔以薄白而干较常见,示津液不足;舌质以红色为多见,与病因"阴亏阳亢、津涸热淫"相一致。但有时也见舌质淡胖者,说明糖尿病日久,也有肾阳不足,命门火衰者。此外,有报道糖尿病患者的舌背上有时可见黄色瘤样的多数小结节,且有时可见舌中心有乳头萎缩。而病程长、病情重、并发各种并发症者以青紫舌为多。舌苔变化却敏感地反映了津液耗伤和痰湿内停的情况。关于糖尿病舌象近期的研究显示,胰岛素抵抗与中医舌诊间可能存在直接或间接的联系,基于中医舌诊客观特征评价机体胰岛素抵抗的严重程度具有可行性。

17. 肾上腺皮质功能减退

这类患者的舌上常可见棕褐色至黑色的色素沉着，呈瘀斑、瘀点状，尤多见于舌之边、尖部分，临床需与血瘀证引起的瘀点、瘀斑相鉴别。

18. 其他

如恶性贫血多见光滑萎缩舌；再生障碍性贫血多见淡白舌；骨髓瘆患者因舌有淀粉状蛋白或副淀粉状蛋白的沉积，可以发生巨舌症；克汀病及黏液水肿（甲状腺功能减退）、肢端肥大症（脑垂体前叶功能亢进）多见舌胖大；更年期综合征患者常见舌干而灼痛，舌乳头可有萎缩；先天性心脏病及心力衰竭患者的舌常呈紫绀色；风湿热舞蹈症患者的舌动作快速而敏捷，时伸时缩；严重阻塞性黄疸患者在舌边常见黄色素沉着；维生素B族中维生素B_2、烟草酸缺乏者，常见舌光红糜烂；维生素B_6缺乏症常可见舌裂；维生素C缺乏可出现舌尖红，舌边缘有出血点或瘀斑；猩红热患者多见草莓舌；过敏性体质的小儿多见地图舌；癫痫患者大发作后可见舌被咬破的伤痕，可与癔病患者的抽搐鉴别；偏瘫患者的舌歪斜；精神分裂症患者舌上皮细胞表现过度角化，角化细胞明显增高，随着精神症状逐渐好转，舌象渐趋正常；出血热肾病综合征各期患者与中医辨证研究中发现，其发热期舌质为干红或红舌，属表热征象；休克期舌质多为红舌及紫舌，苔黄或白，有腻苔；少尿期舌质多为红、红绛，苔有黑苔、灰苔或剥苔。凡此虽非特异性体征，但对临床辨病、协助诊断有一定参考价值。

（二）传染病

1. 传染性肝炎

急性黄疸型传染性肝炎患者的舌象以白腻或黄腻为多见，厚腻苔者转氨酶增高明显，舌苔不退，转氨酶降低也慢。免疫功能低下者，舌体大多胖大或有齿印。急性无黄疸型肝炎舌象以苔腻、舌红为主。在恢复期舌苔仍白腻或白厚腻，则有复发的可能，或发展成迁延性肝炎或慢性肝炎。慢性肝炎患者舌质赤紫占多数。肝炎患者的舌质，如由淡红转为红绛或青紫、出现紫斑等，提示病程慢性化，或有早期肝硬化可能。此外，慢性肝炎患者的舌下络脉常呈粗张或有出血瘀点。乙型慢性重型肝炎患者早期舌象以淡红舌、红舌、薄白苔、白腻苔为多见，中期以红舌、绛舌、黄腻苔、黄燥苔为多见，晚期以绛舌、紫暗舌、黄燥苔、焦黑苔为多见。淡红舌、红舌、薄白苔、白腻苔预后较好。有舌形、舌态改变者预后差。

从中医舌象变化与肝活组织检查的关系来看，发现凡舌质、舌苔变化不大者，肝活组织病理检查示病变较轻，以肝细胞变性为主，缺乏坏死、炎症细胞浸润和纤维组织增生；凡舌质红绛或青紫者，病理检查常见肝细胞炎症和坏死，并有纤维组织增生；舌质青紫及有瘀斑者，常可见肝窦淤血。

2. 流行性乙型脑炎

凡舌苔厚腻，且持续时间较长者，多为重型病例，常有恢复期神经精神症状。反之，舌象变化少者，多为轻型病例。在恢复期出现舌光红、花剥红、中剥红等舌质，或腻苔未化者，多有恢复期神经精神症状。此外，根据舌象表现可把本病分为三型——轻型：舌边尖红赤、苔白；重型：舌红绛、苔黄或白腻；暴发型：多见舌苔腻而中剥，预后不佳。

3. 流行性脑脊髓膜炎

有人对122例流脑患者的临床舌象进行观察发现，此病患者以红舌和黄苔为多，舌红的深浅与脑脊髓液细胞数升高有关。苔色的变化可指示全身病变之进退及属性。黄苔（黄腻苔）患者的发热、神志改变、脑脊液细胞数增高,均较白苔患者为明显。

4. 流行性出血热

本病发热期舌象一般从薄白或薄黄苔、舌边尖红,发展成苔黄、舌质红或稍绛,进一步成苔黄少津、质红绛。提示温邪从卫入气再入营血的过程。低血压休克期舌苔大都黄或黄燥,质红或绛。少尿期以黄燥或灰黄燥苔、深绛干枯舌为主。多尿期舌苔转黄,或黄而少津,舌质由绛转红,由红转淡红。恢复期患者舌象大多又转正常。如余热未尽,营卫失和,仍舌质红,苔黄。

5. 真菌感染

舌质多光红,上面附有雪花片状或白色点状的糜苔。如口腔黏膜或牙龈上也有白色糜点,则真菌感染更可确诊。作一刮舌涂片,可找到真菌的菌丝和芽胞。淡红舌与薄白苔组未发现真菌感染,而红舌、黄苔组有少数真菌生长,绛舌与无苔或少苔组真菌生长较明显。

6. 肠道寄生虫病

主要表现在舌边与中线之间有散在的蕈状乳头增大增多于薄白苔中,称之为梅花舌或虫舌,对其诊断价值有不少争议,亦有认为其正确性可达80%左右,亦有认为舌上阳性体征并无特异性,单凭中医望诊以诊断肠寄生虫病是无价值的。

(三) 外科疾病

1. 急性胆囊炎

急性单纯性胆囊炎或胆绞痛患者的舌象变化以舌尖微红、苔薄白或薄黄为主;急性化脓性胆囊炎、胆管炎、胆总管结石者则多见舌红、苔黄腻或黄厚,示肝胆湿热;急性胆囊积脓,胆囊穿孔者,舌红或舌绛,苔黄燥或有芒刺,示热盛火郁。进一步研究发现急性胆囊炎患者舌苔以黄腻为主,少数为白腻苔,舌质多红,尤以舌边舌尖为著。

2. 急性胰腺炎

本病的舌质以红为主,苔以黄腻为主,少数为白腻苔,示肝脾气滞,中焦湿热;出血性胰腺炎则可见绛紫舌、焦黄苔或燥黑苔,示热甚耗阴。20世纪90年代研究发现急性胰腺炎的病理类型与舌象关系密切,舌面蓝色条带区呈现隐隐蓝色,苔色不重,胰腺炎多系单纯性;舌色蓝紫,边赤重伴瘀斑瘀点,多为由胆石症引起的胆胰同病;若舌质青紫色,隐隐蓝色,腻苔或黑焦苔,伴有舌面瘀斑瘀点,胰腺多为出血、坏死性改变。

3. 急性阑尾炎

一般单纯性阑尾炎舌质常正常,苔薄白,少数薄黄或腻;化脓性阑尾炎则舌变红,苔黄而干;急性穿孔型阑尾炎则舌红绛有芒刺,苔黄燥或焦黑。在用针刺或中药(非手术)治疗过程中,随腹痛减轻、体温及白细胞下降,舌苔也渐由厚腻化为薄苔,如舌苔未改变,则病情可反复增剧,白细胞计数和体温可以再度上升,直到舌苔化为薄白或完全化清,方为痊愈。故在非手术治疗过程中,应密切观察舌苔的变化。此外,有人认为舌面红刺是阑尾炎症的主要标志,本病舌体有不同程度的呆滞;舌色红绛多为化脓性或坏疽性阑尾炎;舌色淡红为急、慢性阑尾炎的早期,随着症状的加重,由薄白苔变为白苔、薄黄、白腻、黄腻等苔垢,提示阑尾化脓、坏疽、穿孔,有局限性或弥漫性腹膜炎。

4. 肠梗阻

在各类肠梗阻早期及粘连性、蛔虫性、动力性等单纯性肠梗阻，舌质大多正常，苔微黄；在各类肠梗阻的中期及肠扭转、肠套叠等所致的绞窄性肠梗阻，或已开始发生肠管血运障碍的其他原因引起的肠梗阻，舌象表现为舌质红，苔黄燥；中晚期绞窄性肠梗阻，和其他原因引起的肠梗阻已发生肠坏死、严重脱水、酸中毒、合并有腹膜炎者，舌质绛紫，有芒刺，苔干燥。病程长、病情严重者，呈黑黄苔。

5. 手术后

患者手术后，尤其在大手术后的患者，常见舌质、舌苔改变。凡手术前后有发热，尤其在38.5℃以上之高热者，常见光红舌象或舌红苔黄，示大手术及发热可致伤阴；手术前后无发热或发热较低者，常因纳呆、少食，可见白腻苔或薄黄腻苔。若手术后有感染者，则常见舌红、苔黄或干腻等舌象。若患者在手术后长期引流胆汁或胃切除术后形成十二指肠瘘的患者，皆出现镜面舌、光剥苔，这说明消化酶、胆汁、胰腺的大量丢失与光剥苔、镜面舌的形成有较直接的关系。另外普外手术后6~8小时少津舌象增多，腹部手术患者术后舌象呈少津→苔腻→正常的变化。

6. 大面积烧伤

严重大面积烧伤患者在伤后数小时至24小时舌质即可转红，甚至可见紫色斑块，且烧伤的面积越大，程度越重，舌质的变化越快而明显。据统计，烧伤面积在20%以下者，没有一例出现红绛舌，而在50%以上者，则均出现红绛舌。故从舌诊的变化，可推知烧伤的轻重和预后。舌苔的变化，初期多见黄苔、焦黄苔，光剥苔则多见于中、后期，表示气阴两伤。此外，如发生败血症，则无一例舌质是正常的；其舌质多红绛、紫暗、起刺，舌僵硬难以伸出口外，舌苔多为黄燥、焦黑或光剥无苔。另外，舌苔变化似与败血症的种类有关，绿脓杆菌所致的败血症，以光剥无苔较多，而链球菌、葡萄球菌所致的败血症，则以黄苔居多。烧伤患者舌质的胖瘦和舌苔的润燥，与体液丢失的多少有直接关系，它可以敏感地反映血容量的情况。如血容量不足，血液浓缩，则舌瘦少津；通过及时补液，可以好转；若补液过多，则舌质很快变成胖嫩，舌面也润泽而滑，创面的渗出和组织的肿胀也加重。

（四）肿瘤舌象

1. 肝癌

原发性肝癌患者青紫舌较多，且青紫舌者大多为晚期患者，能行手术切除的比例少，合并中度以上肝硬化的比例增高，预后差。有认为肝癌患者在舌的左右两侧边缘有成条纹状或不规则形状的斑状黑点，称“肝瘿线”。但笔者等认为特异性不强，非肝癌患者也不少见。

2. 原发性肺癌

舌质大多紫暗，或有瘀斑、瘀点，舌苔以黄腻、白腻、花剥多见，其中花剥苔均见于Ⅲ~Ⅳ期患者。观察肺癌患者与一般呼吸系统疾病患者舌象时发现，随着年龄的增长，两组患者紫舌、少苔或无苔、舌下络脉曲张的比例都有增加，而淡红舌、薄苔的比率都趋于减小。总体上肺癌组患者的青紫舌比率达52.75%，青紫舌、腻苔或厚苔的比率高于良性疾病组，说明了舌象反映病情的轻重与TNM分期有一定的相关性。舌质淡红、舌苔薄而质润，多为病之早期；舌质红或紫、青，苔厚而腐腻，多为肺癌中晚期。近年关于肺癌的舌象研究，有学者将荧光气管镜下荧光减弱肺癌患者、非肺癌患者、正常人的舌象色度进行了比较。

3. 白血病

病情完全缓解时,舌质转为正常稍淡,舌苔大多为薄白苔;病情恶化时,红绛舌增多,甚至见干枯舌,黄腻、黄燥苔增多,还可见灰黑苔。急性白血病青紫舌少见,而慢性白血病青紫舌为数较多,可能与肝脾肿大、夹有瘀血有关。白血病急性发作时,尚多见舌溃疡。

4. 食管癌

不少单位利用舌诊作为初筛食管癌的方法,凡见有青紫舌再作进一步调查,能发现不少早期癌,从5%~11%不等。但也有人认为单以青紫舌作为初筛,可能有三分之一无青紫舌的食管癌漏诊,应结合问诊、家族史、症状等才较全面。也有学者指出食管(贲门)癌患者多见桃形舌;食管癌中期患者在舌根处有紫红色小结节。也有认为舌质紫暗、苔厚(污秽)、花剥苔、舌下络脉紫暗(怒张)可作为上消化道癌的观察指标。而食管癌早期患者的舌象以淡红舌,黄苔、厚腻苔比例最高;中期的舌象以红紫、青紫,厚腻苔、黄苔、剥苔多见;晚期的舌象以青紫、淡青紫,厚腻苔、无苔比例最高。笔者等认为在食管癌的早期诊断中,舌诊是一个重要手段,但仍须"四诊合参"。

5. 胃癌

胃癌患者多见青紫舌、剥苔、舌下络脉异常及舌边、舌下瘀斑、瘀点。另有报道胃癌患者的舌质改变以青紫舌、裂纹舌、舌下络脉迂张为主,晚期患者舌质可淡白无华,舌胖或有齿印,舌苔以黄腻、花剥苔较多见。约三分之一的胃癌患者见花剥苔,而良性胃溃疡患者,很少见有花剥苔。因此花剥苔对胃溃疡的良、恶性鉴别诊断有一定帮助。

(五) 妇科疾病

舌象变化对预测妇科病转归有参考价值。在妇科疾病的治疗过程中,若反常苔减少,诸症往往随之减轻;如苔和质均趋正常者,多见病渐痊愈。如果妇科病诸症已减,而舌苔、舌质仍反常者,说明病虽好转,而病因未除,其病多易复发,其证还有加重的可能。若证与苔俱好转,仅仅舌质仍反常,说明病虽好转,而正气未复,脏腑气血仍失调。近年相关学者对于妇科疾病舌诊的体会,提示妇科舌诊应与其他诊法合参,舌苔与舌质往往变化密切,又各有偏重。妇科舌诊,当舌苔与舌质相结合,方能正确辨证。

(六) 儿科疾病

化脓性扁桃体炎患儿痊愈后,平素可根据舌象预防投药:平素舌红芒刺或舌红苔薄者,投以知柏地黄丸;平素舌淡红苔白厚者,投以王氏保赤丹;化脓期病儿舌花剥或呈地图舌,热退脓消,舌正常,或平素花剥或地图舌,患病时苔失,病愈复出,给予玉屏风散等。

三、各种病理舌象的形成原理

对舌苔和各种病理舌象的形成原理,通过较细致的解剖、组织、病理、生理方面的研究,已能初步加以解释。

(一) 正常舌的组织结构

正常舌的组织切片,其结构可分以下几层:

1. 黏膜上皮层

黏膜上皮层可分为4层。

(1) 角化层:位于上皮的最表层,由上皮细胞角化或不完全角化所组成。细胞扁平,完全角化细胞的核大都消失,不全角化细胞则尚可见细胞核。此层正常时平铺在黏膜表面,在乳头的顶端,有时可形成角化之突起,突出于舌面。在角化过度时,角质突起可延长增高,呈角化柱或角化树样。

(2) 颗粒层:细胞扁平呈梭形,细胞质中含有角质颗粒。在人类通常只有2~3层细胞,有时不易分清。

(3) 棘细胞层:这是舌黏膜最主要的一层,它由多角形细胞构成,并具有细胞间桥。愈近表面的细胞,其体积愈大,细胞质愈多,有时并可见到少量空泡,故此层又有海绵组织层之名。而深层的棘细胞,体积较小,细胞间桥较为明显,细胞核相对较大,染色较深,偶有核分裂可见。

(4) 基底层:又称生发层。细胞呈柱状,细胞核染色深,常有核分裂。其细胞单层排列,整齐致密,位于上皮的最底层,使黏膜上皮层与固有层之间形成一明显的分界线。

2. 固有层

固有层位于黏膜上皮之下,为一层结缔组织,有神经、血管、淋巴管、舌腺管等穿行其中,有时可有少量淋巴细胞浸润,尤以舌根部为多见。

3. 肌层

肌层为纵横交叉的横纹肌组成,在肌束与肌束之间,结缔组织很少,有时可见血管及神经等。

在舌背黏膜上,与舌苔形成密切有关的主要有两种乳头,由它们构成各种舌象。

丝状乳头是舌上最多也是最小的乳头,细长如丝,长约0.5~2.5mm,覆盖了整个舌面的前三分之二,形成天鹅绒状的外观。乳头略呈圆锥形状,尖端多半向后倾斜。乳头由复层鳞状上皮和固有层组成。丝状乳头的尖顶部角化,因此凡有乳头覆盖的舌面,都呈微白色。这种角化物质对舌黏膜具有一定的保护作用。乳头的轴心由固有膜的突出部分所形成,称为初级乳头,是富于弹性纤维的结缔组织。初级乳头的浅部,更有许多向上伸出的细长突起,称为次级乳头。乳头的结缔组织内有毛细血管及神经,神经是传导普通感觉的纤维,所以丝状乳头有感觉功能,但是没有味觉功能。但它有一个特点,即乳头有轻微而持续不断的生长能力,故在病理状态下可变得很长,如毛发样。

蕈状乳头的数目少于丝状乳头,但其直径较大。各个蕈状乳头都可用肉眼识别。它在舌面呈单个不规则分布,主要位于舌尖和舌边。此类乳头上部钝圆,肥大如球形,根部细小,形如蘑菇,故名。其高为0.5~1.5mm。乳头的上皮角化层甚少,而且透明,所以透过上皮隐约可见分布于乳头结缔组织内的血管,使蕈状乳头在活体舌面上呈红色。蕈状乳头的轴心也由初级乳头和次级乳头所成。上皮内有一至数个味蕾,其基部有感觉神经进入,上部有味孔开口,故有味觉。

轮廓乳头,排列于界沟前方,一般8~12个,呈蘑菇形,高1~5mm,径1~3mm,顶面及侧面均分布有大量味蕾。

进一步研究发现,用注射有色颜料的方法和血管腐蚀造型技术制备0.5~2岁的人舌标本,分别在光镜和扫描电镜下观察,可见所有乳头的微血管结构都可分为初级、次级和三级血管襻。在丝状乳头,这些血管襻的总体排布呈花冠状。末端的三级血管襻呈发夹形,每一个二级血管襻上有一浅凹,与从上皮组织延伸过来的网状嵴相嵌合。乳头的微血管由乳头下血管网供应和收集,后者由浅层毛细血管床和深层的动静脉血管网构成。

正常舌苔有多种细菌,各种菌所占比例大致为:唾液链球菌20%,温和链球菌8%,血液链球菌4%,肠球菌<0.01%,革兰阳性丝杆菌20%,韦荣菌12%,口腔类杆菌4%,产黑色素类杆菌<1%,梭杆

菌 1%,奈瑟菌<0.05%。

(二) 正常舌质——淡红舌的形成机制

(1) 舌微循环的正常状态:淡红舌的微循环观察表明,舌蕈状乳头的血供丰富,每一蕈状乳头约有 7~9 根毛细血管供给血液,管襻粗细均匀,张力良好,微血管丛构形大多为树枝状,血液流速较快,血色鲜红,管周很少渗出,舌表浅血流量较大,乳头内良好的微循环功能状态是构成淡红舌色的主要因素,健康壮年和老年人中正常淡红舌的比例明显降低,与其舌微循环障碍的比例升高和乳头内微血管丛的数目减少有关。

(2) 蕈、丝状乳头的比例:由于蕈状乳头的微血管血运远较丝状乳头为好,所以淡红舌的形成除与蕈状乳头内的微血管功能状态有关外,与蕈状乳头的多少也有极大关系。资料表明,健康青少年舌尖部的蕈状乳头数较多,约占乳头总数的 70% 左右(丝状乳头 30%),而老年人舌尖部的蕈状乳头只占 45%(丝状乳头 55%),蕈状乳头减少,丝状乳头增多,可能是老年人中淡红舌比例远远低于青少年的一个因素。

(3) 舌上皮各层细胞的厚度:蕈状乳头上皮各层细胞的层次远较丝状乳头为少,电镜下见棘层约有 2~4 个细胞层次组成,颗粒层有 2~3 个层次,表面仅覆盖 2~3 层角质细胞,如此菲薄的上皮使固有层血管的血色极易透露出来,如舌上皮细胞层次增加,则会影响血色的透出度,而不利于正常舌色的形成。舌微循环检查发现,健康壮年和老年人中一部分舌蕈状乳头的表面角质层增厚,其中的血管丛减少,形成所谓的"过渡型"乳头,这类乳头的增多势必影响正常舌色的形成。

(4) 血液循环中的红细胞数量和血红蛋白的含量以及正常的血氧饱和度也是构成正常舌色的必不可少的条件。

(三) 正常舌苔——薄白苔的形成机制

薄白苔是由丝状乳头分化的角化树与填充在其间隙中的脱落上皮、唾液、细菌、食物碎屑、渗出的细胞等共同组成的,其形成与下列因素有关:

(1) 舌黏膜上皮细胞的正常生长、分化。

(2) 桥粒结构对舌上皮细胞脱落的影响(桥粒结构对丝状乳头上皮部分的延长和缩短有一定关系)。

(3) 膜被颗粒内含物对上皮细胞的黏合作用。

(4) 口腔局部环境:通过对正常和各类病理舌苔的测定结果显示,正常薄白苔的口腔 pH 在中性范围,而病理舌苔的口腔 pH 偏酸性或偏碱性,这说明口腔内的中性环境是正常薄白苔形成的必要条件。正常薄白苔的舌苔细胞学检查很少见白细胞,细菌培养也常为单一的条件致病菌(如草绿色链球菌),这都提示舌上无明显炎症存在。另外年龄、遗传、药物、放射线、局部理化因素、烟酒、全身病理因素等都是舌苔形成的影响因素。

舌苔的微生物学研究也发现薄白苔涂片一般背景较为清晰,白细胞及细菌附着较少。正常薄白苔细菌量少,且菌种单一。

(5) 影响舌苔堆积增厚的机制:目前尚未完全清楚,但一般与以下几个因素有关,它们常共同起作用。

1) 舌乳头的存在和完整,是舌苔存在的必要条件:丝状乳头角化上皮不脱落则舌苔增厚;乳头萎缩则舌苔剥脱。婴儿因舌乳头未发育,故舌常无厚苔;老年人因舌乳头萎缩,故常见舌光滑无苔。

2) 机械因素:人在睡眠刚醒时,在舌上常可见到一层舌苔,这是由于一夜之间丝状乳头上皮的生长,并有细菌和食物碎屑堆积所致。经过漱洗后,尤其在早餐后,堆积的舌苔消失,表面又趋洁净,此即舌的自洁作用,包括咀嚼、谈话和唾液分泌等因素,其中以咀嚼的机械摩擦作用最大。由于咀嚼食物和同时伴有的吞咽动作,均对舌具有摩擦作用,促使舌苔脱落清除。一般舌边易于清洁,是由于它经常接触口腔壁,在舌根则最难以清洁,因这一部位与口腔上腭接触不多,摩擦较少之故。因此正常人在舌根部也经常有苔存在。

3) 唾液的清洁作用:唾液作为口腔内的清洁液体,对舌苔的去除有一定关系。在晚上唾液分泌几乎停止,加上舌的活动停止、摩擦减少,这是清晨舌苔较厚的原因之一。在清醒讲话时,唾液分泌持续不断,约每分钟 1ml 左右;在进食及咀嚼时,则大大增加。但单有唾液减少,并不足以引起舌苔。有人曾做实验,给人注射阿托品 0.6mg,一日 3 次,共用 1 周,这些人均有显著口干,但舌仍呈中等湿润而洁净,并不产生舌苔,故舌苔是许多因素共同起作用所致。

4) 食物的性质:正常膳食内有较硬的食物,在咀嚼时对舌有较大的摩擦作用;而软食或流质对舌苔的清除作用较小,长期持续进流质饮食,可致舌苔堆积。

5) 维生素 B 族缺乏:尤其维生素 B_2、烟酸缺乏,可引起舌炎,久之可使舌乳头萎缩,舌常呈光滑无苔。有人解释舌苔上正常寄殖的酵母菌,其生长需维生素 B 族,若供应不足,则酵母菌不能生长无苔。

6) 发热是引起舌苔增厚的最常见原因:一般感冒发热第 2 天即可见舌苔明显增厚。但为何体温升高可致舌苔变厚,其机制尚不清楚。有人解释是由于发热使机体代谢增加,舌的血流增多,使舌乳头易于过长;另有人解释酵母菌生长最合适的温度是 41℃,当体温增高时,酵母菌繁殖可成倍地增加,并在舌上积存而成苔。

7) 精神紧张可使舌乳头过长:其原因未明。有人解释是因精神紧张可使口腔内及上消化道酸度增加,而白色念珠菌为 pH 5~6 时生长最好,使舌苔增厚。但丝状乳头过长的机制尚不能解释。

8) 昏迷患者张口呼吸,早期常见厚苔,这是因为张口呼吸常使舌苔易于干燥而不脱。昏迷后期则因体内代谢紊乱,阴阳失调,舌苔常见剥落而呈光红舌。

9) 吸烟、口腔卫生不良、口腔内有炎症感染等其他原因也常与舌苔增厚有关。

总之,舌苔的变化主要在丝状乳头的角质层,蕈状乳头有时也参与,但不如丝状乳头重要。各种病理舌象的形成,就是这两种乳头变化所引起的。

(四) 病理舌象的形成机制

1. 厚苔

主要是丝状乳头的长度延长,舌之自洁作用减弱,使丝状乳头可长得很长,达 1 cm 以上,且舌苔的厚度一般随病情的加重而增加,其形成机制如下。

(1) 舌上皮增殖速率增快,细胞退化过程延迟:光镜下见舌上皮过度增生伴乳头瘤性棘细胞形成,上皮覆盖着很厚的角化细胞层,并见乳头正常角化过程和乳头间角化不全的交替情况,PAS 染色显示角质细胞胞质内充满大而清亮的糖原颗粒。电镜下厚苔的丝状乳头明显延长,延长的丝状乳头部分主要由不全角化细胞组成,角蛋白细胞内充满糖原颗粒,基底细胞增生活跃。

(2) 角化细胞之间联接牢固,不易脱落:电镜下见不全角化细胞互相以指状突起镶嵌连接,细胞内仍有较多的桥粒结构。在棘层,特别是在颗粒细胞层,细胞的胞质内膜被颗粒明显增多,膜被颗粒的增多及其内容物外排的增加,可加大细胞间的结合力,这些变化均使角化细胞不易脱落。

(3) 唾液 pH 变化:无论黄厚苔或白厚苔的患者的唾液 pH 均明显低于正常舌象或薄黄苔、薄白苔组。在酸性环境下,氢离子游离增多,这有利于细胞间隙中正离子与细胞膜表面糖链末端的负电荷互相吸引,从而增加了细胞间的黏着力,有利于厚苔的形成。动态观察发现,当厚苔变薄接近正常时,舌苔 pH 趋于正常,进一步证实了口腔 pH 变化与厚苔的关系。

(4) 感染:临床观察发现厚苔患者周围血常规中的白细胞计数明显高于少苔或薄苔组,中性粒细胞百分率也显著升高,提示厚苔的形成与机体的感染、发热等因素有关。舌苔病理检查发现,厚苔的角质细胞间充满大量的细菌菌落，舌上有较多的白细胞浸润，当厚苔变薄时，舌上白细胞减少，可见舌的局灶性炎症也是厚苔形成的重要因素。

（5）细胞化学：吴正治等检测舌苔脱落细胞内乳酸脱氢酶（LDH）、苹果酸脱氢酶（MDH）、葡萄糖-6-磷酸脱氢酶（G-6-PDH）、酸性脱氢酶（ACP）、α-醋酸萘酯酶（ANAE）、核糖核酸（RNA）等生物大分子。结果提示，舌上皮细胞内戊糖旁路活跃，合成代谢及糖酵解旺盛，这可能是厚苔形成的主要细胞化学机制。

（6）神经系统：交感神经兴奋时，唾液黏稠性增高而致舌苔增厚，同时精神紧张可使口腔及上消化道酸度增加，而白色念珠菌为 pH5~6 时生长最好，使舌苔增厚。此外，自主神经系统过度刺激，可反射性地使舌的血管收缩，此种相对性却可以使舌表面上皮脱落而发生舌苔。另外，也有报道厚苔患者表现血液流变学的异常等，而表皮生长因子也可促进舌苔增厚。

（7）近期有学者筛选乳腺癌白苔和黄苔患者与健康对照组之间的唾液差异表达蛋白，以寻找乳腺癌早期诊断的生物标记物，探索中医舌苔形成的机制。研究表明中医舌苔的形成与体内载脂蛋白的代谢、机体免疫防御功能、氧化还原等机制相关，唾液蛋白的变化与疾病的发生发展及舌苔形成密切相关。

2. 腻苔

腻苔是丝状乳头的密度增加，增生致密，乳头计数明显增多。在距舌边及舌尖各 1cm 处为中心，作一直径为 0.5cm 的圆圈，以计算丝状乳头的数目。在正常人薄白苔的丝状乳头计数平均值为 52.2 个，在腻苔患者的平均值在 80 个左右，且乳头的角化树分支也增多，互相交叉纠缠，不易脱落。乳头间充满细胞、真菌和渗出的白细胞等，使舌苔外观呈油腻状。

腻苔在透射电镜下显示其棘层、颗粒层细胞内膜被颗粒增多，使得细胞表面的黏性增加，乳头表面黏附的食物残屑、角化剥落物及渗出的白细胞增多。扫描电镜更清晰地显示了这一典型表现，各种黏附物充填于乳头之间，再加上乳头本身的不平整，使舌表面有一种不洁的黏腻外观。

另外研究发现幽门螺杆菌（HP）感染和黄腻苔、紫暗舌之间关系密切；腻苔的形成与自由基损伤也有关，与寒热属性无关，而黄腻苔患者体内脂质过氧化反应增强，清热化湿中药能减轻脂质过氧化反应。

3. 剥苔

在舌面上，有部分丝状乳头萎缩变平，使舌质显露，呈花剥状。剥脱区乳头萎缩如不严重，犹可见到低矮的乳头，经过治疗，乳头再生，可以恢复正常；如萎缩严重，丝状乳头及蕈状乳头在某一区域内全部消失，则不易恢复。

剥苔在电镜下可见舌上皮各层细胞内张力微丝明显减少，未能见到典型的颗粒层细胞，只在不全角化细胞的胞质中看到少许角质颗粒。一般认为张力微丝和角质颗粒是细胞角化物质的前身，它们的明显减少，提示角质化过程发生障碍。在舌黏膜上只能看到几层不全角化细胞，未见到完全角化细胞。角化层次的减少也是角质化过程障碍的表现，这可能是溶酶体活性受抑制的结果。此外，还发现膜被颗粒减少，使细胞之间的黏着力减少。因此使覆盖在真度乳头上的舌上皮未能增殖而相应地外突构成次级乳头，所以舌表面就变得光滑而平整。此外剥苔患者的唾液 pH 高于正常人，口腔内碱性环境可能会减弱细胞间的黏合作用而有利于剥苔形成。

现代研究报道，过敏体质在剥苔的形成中所占比重较大。一些国外的临床资料表明，细菌、真菌在剥苔等舌象的形成中起重要作用，也有研究发现剥苔的形成与免疫也有一定的关系。

4. 红刺舌

又称草莓舌、覆盆子舌。是急性热病共有的舌象，而不是猩红热所特有。它主要系蕈状乳头大量增生,丝状乳头则相对萎缩或向蕈状乳头转化,使舌边、舌尖处原来蕈状乳头较多之处呈红刺样增生突出如草莓状。

另有一种红星舌,较红刺舌的蕈状乳头更大、更突出而透亮,是蕈状乳头增生、肿胀、充血、肥大而形成,犹如石榴子状,也是热毒特盛所致。

5. 红绛舌

舌质红赤,甚而带绛色。有实热与虚热两类。实热者多见于感染性发热病例,舌上常有黄苔;虚热者多见于一些慢性消耗性疾病,或癌肿晚期、结核病、肝硬化腹水失代偿期等。此外,一切使基础代谢升高的疾病,如甲状腺功能亢进、高血压、糖尿病、肾上腺皮质功能亢进等也使舌色发红。其形成机制与以下一些因素有关:

(1) 舌的炎症:红绛舌的形成主要是由于舌的炎症,使固有层的血管增生扩张、管腔充血,舌血流量增加。舌微循环观察发现,红绛舌的蕈状乳头横径较大;微血管丛中的管襻数目增多,管襻动、静脉臂口径粗大,异形微血管丛较多,血色鲜红,流速增快,舌微循环的这些充血变化是红绛舌形成的较为直接的病理基础。透射电镜也发现,红绛舌基底膜以下的真皮乳头固有层内的毛细血管增多,管腔明显扩张,固有层中还有一些红细胞渗出。

(2) 血红蛋白含量增高:有人在分析红舌发生机制时指出,红舌患者血液中的血红蛋白含量增加或血氧饱和度增高。但也有人发现红绛舌患者大多有贫血。

此外,红舌患者的血浆比黏度和纤维蛋白原含量增高,这可能是与炎症发热有关的一种机体防御反应,使血浆中的抗体及补体等物质大量增加,导致了血浆黏度的上升。随舌质由淡、红、紫色的加深,全血黏度质呈递增趋势。

红绛舌患者的舌尖微循环特征是蕈状乳头横径较大,微血管丛中血管襻数目增多,异形血管丛较多,血色鲜红。微循环的上述充血变化可能是红绛舌形成的机制之一。

红绛舌除见于实热证外,尚见于阴虚证。阴虚舌的特点是舌红或绛,舌面干燥,苔少或净,舌体瘦瘪。此类舌象的形成机制与实热证之红绛舌有所不同,而与下列病理变化有关,①黏膜及小唾液腺的萎缩变性:对干燥综合征阴虚舌象患者的研究表明,大多数患者有不同程度的腮腺涎管分支导管扩张;3、4级小管数目明显减少或消失,严重者腮腺实质也有所破坏;下唇黏膜活检显示小唾液腺小管周围有不同程度的淋巴样细胞浸润,有的腺泡萎缩,多为淋巴细胞所替代,纤维组织增生。②舌微血管炎症:由于微血管的炎症存在,导致血流缓慢,直接影响舌乳头黏膜的营养供给,使组织细胞发生变性、萎缩、坏死等病理变化而致舌黏膜变薄变干,黏膜下血管易于显露,使舌呈红绛、瘦瘪。此外,血清钾降低也常使舌质发红。这在肝硬化腹水患者应用强利尿剂过程中是常见的,且有时可进一步发展成肝性昏迷,机制不明。

也有报道红绛舌可见于内分泌系统障碍患者,如患甲状腺功能亢进的患者常出现红舌或绛舌,苔少甚至光滑无苔如镜面。

6. 裂纹舌

一般舌苔表浅裂纹,意义不大。平时所称裂纹舌大都系指舌质之裂而言。舌裂有深有浅,浅的裂纹主要由于舌黏膜上皮变平,丝状乳头部分融合与分离所形成;严重的舌裂纹深如刀割剪碎,系由于舌黏膜上皮严重萎缩,使舌上皮层失去正常之结构,部分乳头变扁平而融合,部分则萎缩出现断裂而形成裂纹。裂纹下有结缔组织密度增厚的疤痕收缩现象。近来的电镜观察发现,裂纹舌上皮脚向下延长、增宽、角化障碍而致次级乳头缺乏及真皮乳头泡沫细胞减少或消失是裂纹舌的主要病理变化。也有报道裂纹舌可能与下颌骨缩小有关。近期有学者规范了对于裂纹舌的诊断标准,并根据裂纹舌的舌裂纹的多少和深浅将其分为4度。其形成原因主要有营养物质缺乏、机体水液缺乏、年龄增长的影响、慢性病影响、解剖异常、遗传因素等。其他研究发现血细胞计数增高、胃酸浓度升高、精神因素、更年期内分泌紊乱、创伤等也可引起裂纹舌的发生。

7. 光滑萎缩舌

光滑萎缩舌又称镜面舌，舌面如去膜猪腰，光滑而干，系舌黏膜乳头全部萎缩消失所致。其形成原因很多，如重度维生素缺乏、各种贫血、胃肠道功能紊乱所致营养障碍，血浆蛋白低下，钾、钠、氯化物等电解质紊乱，以及一些老年人患重病以后，都可形成光滑萎缩的镜面舌。上述这些原因都与细胞内氧化和能量代谢有关。以维生素 B 族为例，它存在于所有的活跃的代谢组织中，它的作用是在细胞氧化还原过程中作为重要的辅酶而参与各种反应。虽然每种维生素 B 在细胞代谢过程中作用的环节不是一样的，但任何一种 B 族维生素的缺乏，均可阻断此代谢过程中的一连串反应，故其最后引起的反应是一致的，即使舌黏膜乳头萎缩。乳头萎缩在早期仅限于丝状乳头，蕈状乳头相对地反见数目增加，至后期则蕈状乳头也逐渐萎缩，成为光滑萎缩舌。舌组织活检扫描电镜观察见蕈状乳头水肿，蕈状乳头紊乱，丝状乳头呈直立状或倒伏状，微血管变形，形态严重萎缩改变。

镜面舌舌印片脱落细胞学的观察表明，镜面舌的脱落细胞量显著高于正常舌，且可见到较深层的棘细胞，脱落细胞均有不同程度的坏死现象，可见到核固缩、核碎裂、核溶解、细胞质内空泡或细胞质完全溶解等病理变化。

此外，镜面舌患者的唾液量明显低于正常人，提示患者口腔的自洁作用减弱，故舌苔细菌培养常见真菌及杂菌滋生。而血栓素 A_2(TXA_2)和前列环素(PGl_2)失衡导致舌微循环瘀血，也是产生红绛光剥舌的原因之一。另有学者以上皮细胞内 LDH、MDH、G-6-PDH、ACP、ANAE、RNA 等生物大分子物质的定量检测为基础，发现其中对花剥苔影响最大的依次为 ACP、RNA、ANAE，对光剥苔影响最大的依次为 RNA、ANAE、MDH、ACP。结果认为，合成代谢障碍，溶解活性亢进为剥苔形成的主要细胞化学基础，且光剥苔的变化较花剥苔更为明显。

8. 淡白舌

舌质淡白主要与血液循环中红细胞数减少有关，且舌色减淡大致和贫血程度成正比。但单有贫血者若其固有层毛细血管扩张充血也可使舌质变红，如红绛舌中也有 61% 患者的红细胞数不足 $3\times10^{12}/L$ 则可资证明。故淡白舌尚与其他因素有关，如基础代谢降低，舌的末梢血管收缩，血液充盈减少，以及蛋白代谢障碍等。舌微循环观察发现，淡白舌蕈状乳头内的微血管襻动、静脉臂口径纤细部分毛细血管襻收缩甚至关闭，微血管丛中的管襻数目减少。透射电镜下淡白舌固有层的毛细血管数减少，且管腔也较狭小，这些形态变化均提示舌微循环充盈不足，舌表浅血流量减少。

9. 胖嫩舌

主要因血浆蛋白低下，全血黏度和血浆黏度降低，引起血浆渗透压下降，而致舌的组织水肿，尤其是舌黏膜棘细胞层明显增厚，细胞质空泡化，再加上结缔组织增生和血管淋巴回流障碍等因素，使舌显得浮胖而娇嫩。此外，舌胖嫩也为机体营养不良的早期表现之一，尤其是蛋白质的缺乏。也有报道舌胖有齿印者的细胞免疫功能较差，而淡嫩舌患者自然杀伤细胞(NK 细胞)水平降低。

10. 舌边齿印

舌边之齿印可如荷叶之边或裙子之边。大多由营养不良、舌组织水肿导致舌体肥大，压迫于齿缘而显齿印，尤其在牙齿有缺失或不规则的患者更为明显。此外，任何原因引起舌的肌肉张力丧失都可致舌边成锯齿形。故临床上舌边齿印多见于舌体增大的淡白舌，但也偶可见于舌体瘦小的红舌。用光学显微镜和电子显微镜观察，对照检查齿痕舌凸出部、凹陷部以及正常舌边的组织及细胞形态学表现，发现齿痕舌的主要病理变化有：①上皮层变薄；②粗面内质网的改变；③张力丝减少；④细胞组织的水肿；⑤弹力纤维缺乏。

现代研究还发现齿痕舌的出现与年龄、性别、民族有一定的关系。据调查结果报道，患者组男性618例中有齿痕舌205例，女性580例中有齿痕舌220例，男女之间差异明显，而正常人齿痕舌男、女的出现率比较无统计学差异，这可能与男女易患的疾病不同有关。近期有学者认为，齿痕舌的微循环改变首先为供血障碍，主要表现为蕈状乳头的微血管丛减少，毛细血管动脉臂比静脉臂纤细，在齿痕舌的凸出部更为明显。其次为局部缺氧及营养不足，最后才是组织水肿，而中医学的瘀血病机在现代医学首先为微循环障碍，认为齿痕舌主病不只虚与湿，部分患者有明显的瘀血成分。

11. 青紫舌

青紫舌是中医辨证诊断血瘀证的主要客观指标，其形成机制如下：

（1）静脉瘀血：无论是心功能减退所致的腔静脉瘀血或是肝脏疾病所致的门静脉系统瘀血，都能使血流变慢，血液在毛细血管中的停留时间延长，组织细胞的氧交换时间延长，血中氧合血红蛋白的减少，还原血红蛋白的增多，血色变暗，反映于舌，而见舌质青紫。微循环检查发现，在各类病理舌质中，青紫舌的微循环障碍最严重，它的微循环变化与红绛舌、淡白舌不同，在微血管丛构形、微血流障碍和微血管周围改变三方面都有明显变化。主要表现为异形微血管丛、瘀血微血管丛、扩张微血管丛增多，血细胞聚集、流速减慢、出血、血色暗红，微循环呈严重的瘀滞现象。电镜下，青紫舌真皮乳头及固有层内毛细血管增多、有的毛细血管管腔发生闭塞，固有层内还可见到较多的出血区、红细胞渗出。这些变化也反映了舌微循环的瘀滞状态。

（2）血黏度升高：目前国内已采用锥板或双圆筒型回旋黏度计测定全血黏度，不但精度大大提高，且能更好地反映血液的流变特性。有学者用回旋黏度计测试了冠心病、肿瘤、慢性肝病青紫舌和非青紫舌患者的血黏度，发现尽管病种不同，但青紫舌患者低切变速率下的血黏度都明显高于非青紫舌者，从而发现了青紫舌患者血液流变性的一个特征。

（3）还原血红蛋白的升高：缺氧时血中还原血红蛋白增多可使皮肤、口唇黏膜发生紫绀，舌上皮也不例外，并由于舌蕈状乳头中血供丰富，上皮又较菲薄，血液成分更易显露出来。

（4）血小板聚集性增高：采用致聚剂诱导血小板聚集（比浊法）、血小板自发性聚集（比浊法）、循环血小板聚集物（福尔马林—依地酸钠法）、血小板电泳（毛细管法）四种方法测定血小板聚集性。结果发现，在健康老年人及短暂性脑缺血、糖尿病等疾病中，青紫舌患者的血小板聚集性最高，暗红舌次之，淡红舌最低，提示血小板聚集性增高是青紫舌形成的一个病理因素。近年来研究发现血浆中血小板α-颗粒膜蛋白140（GMP-140）的含量在淡、红、紫三种舌色血浆中呈递增性改变，在瘀血舌象形成中也起着一定的作用。

舌上瘀斑、瘀点也属青紫舌的范畴，与全舌青紫一样也是瘀血证的一个重要指标。采用微循环、病理及电镜等技术对舌上瘀斑、瘀点的形成机制研究发现，舌上瘀斑、瘀点的形成与舌微循环障碍、舌微血管闭塞，舌局部出血后的含铁血黄素沉积，舌乳头内黑色素沉着等三种病理改变有关。近年来展开了从血管壁角度来探讨，血栓素 B_2（TXB_2）和前列腺素（$PGF_{1\alpha}$）、血浆内皮素（ET）与血清一氧化氮（NO）与青紫舌的形成有关，瘀血舌象患者存在严重的 TXB_2/6-K-$PGF_{1\alpha}$ 和 ET/N0 失衡。

12. 黄苔

黄苔是实热或湿热的见证，其形成机制与以下因素有关：

（1）舌的炎症：电镜下，黄苔的固有层毛细血管扩张、充血，有以淋巴细胞为主的炎症细胞浸润，炎症浸润主要在固有层、基底层或棘层，舌表面聚集有大量细菌及炎症渗出物。舌苔细菌培养结果表明，黄苔中常有多种条件致病菌或主要致病菌存在，其中草绿色链球菌、革兰阴性球菌、四联球菌、真菌的增殖占优势。黄苔患者的舌苔的细胞数明显高于白苔组。这些形态学、细胞学和细菌学的研究提示，黄苔的形成主要是由于舌上的炎症渗出、炎症细胞的堆积和口腔菌族中某些细菌优势增殖的结果。也有报道称局部的炎症及黄色菌落的存在可能是黄苔形成的主要原因。

（2）舌上皮更新迟缓：电镜发现，舌苔由薄黄向黄厚过渡，细胞质内张力微丝、膜被颗粒逐步增多，不全角化细胞层次逐渐增加，丝状乳头延长，加之口腔卫生不良，唾液分泌减少，使炎症渗出物和产色微生物更易在舌上停留、增殖而致苔呈黄色。

（3）消化道上溢物质的沉着或吸附：有人指出黄苔的形成是由于在舌乳头普遍而明显角化的基础上，有消化道上溢物质的沉着或吸附。此类上溢物质以动物类食物消化过程中的产物为主，如二氧化硫等硫化物及来源于机体异常状态下的产物如炎症产生的脓、组胺等和致病菌的代谢物如毒素等。黄苔的程度与上溢物质的多少、消化道的壅滞程度成正比。

另外，有认为淡黄苔是由于舌乳头间脂肪腺、淋巴细胞增多所致，而深黄苔则因高热体液消耗，某些细菌繁殖而引起。

有研究者报道通过对薄黄、厚黄、黄腻苔3类黄苔和正常薄白苔的舌苔脱落细胞镜检发现，黄苔者各项舌苔微观指标的异常率高于薄白苔组，而各类黄苔微观异常比较，则呈薄黄<厚黄<黄腻苔的趋势。

13. 黑苔

黑苔的生成有两个阶段。先是丝状乳头角质突起过长，呈细毛状，颜色可仍为淡黄或灰白色，是为丝状乳头增殖期；以后，此过长的细毛逐渐转黑，即为第2阶段，所谓黑苔形成期。黑苔的形成，不能用单一因素来解释，而应看作是机体内在因素与外来因素共同作用的结果。诸如炎症感染、高热、脱水、毒素刺激等使丝状乳头易于过长而不脱落；大量广谱抗生素的长期应用，使口腔内正常寄殖菌被大量消灭，而真菌乘机滋长，可以产生棕褐至黑色各种色素而使舌苔变黑，故有报道黑毛舌多与真菌感染有关。有认为腐败的细菌可作用于舌黏膜上的坏死组织，产生硫化氢，再与血红蛋白所含的铁质或含铁微生物结合，形成硫化铁沉积，而使苔呈黑色。此外，中枢神经功能失调也与黑苔的形成有密切关系。有人解释是由于精神紧张时使口腔内酸度增加，适宜于真菌的生长。口腔pH降低，还可增加细胞间的黏着力，使丝状乳头延长。在扫描电镜下，黑毛是变长发黑的丝状乳头，它的角质层堆积呈鳞片状或屋瓦状排列；在角质层之间，有很多的真菌菌落、细菌和细胞碎屑。

第二节　舌下络脉诊法的现代研究

舌下络脉诊法是从舌腹面观察舌下络脉和细络的形色变化，主要判断气血盈亏瘀畅、有无痰瘀内阻等的一种诊断方法。它是络脉诊法的分支、舌诊的重要组成部分，国内外多作为舌诊常规的观察内容。

一、历史源流

（一）肇始于《内经》

一般认为舌下络脉诊法始于南宋陈自明《妇人良方》与施发《察病指南》，实则仍可上溯。据笔者等查阅大量古文献，它肇始于《内经》，在其多篇论述中将舌下络脉或称“舌脉”，或称“舌下两脉”，或称“廉泉”（非任脉的廉泉，后世有称“舌下廉泉”，以示区别），属肾经的要穴。从标本关系论之，舌脉是肾经的“标”；从根结关系论之，舌脉是肾经的“结”。《内经》把舌脉作为诊治刺血的穴位，用以治疗疟、心痛、狂、忧恚无言、暴喑气鞕等病证。如《素问·刺疟》有:"十二疟者,其发各不同时,察其病形,以知其何脉之病也。先其发时如食顷而刺之,一刺衰,二刺则知,三刺则已,不已刺舌下两脉出血。"《灵枢·癫狂》有:"狂……治之手阳明、太阳、太阴、舌下少阴,视之盛者皆取之,不盛释之也。"这里"盛"指舌脉粗张充盈饱满,它是可刺的指征,"不盛"就不可刺。舌脉刺血所治病证,从病机言之,均系气滞血瘀痰浊之类。因此,可以认为当时已具有诊断意义。

(二) 兴于晋隋唐宋

舌脉诊法的正式登场是晋以后,主要应用于黄病与难产,隋唐两宋得到丰富和发展。葛洪《肘后方》最先记载了观察舌脉判断虏黄病情深浅的经验,他说:"比岁,又有虏黄病。初,微觉四肢沉沉不快,须臾见眼中黄,渐至面黄,急令溺白纸,纸即如蘗染者,此热毒已入内。""若已深,应看其舌下两边,有白脉弥弥处,芦刀割破之,紫血出数升亦歇。此须惯解割者,不解割,忽乱舌下青脉,出血不止煞人。""虏黄"是当时通过战争传播的黄疸型传染性肝炎,一直肆虐至宋代;"白脉"即血脉,指舌下络脉,"弥弥"是描述舌脉充盈饱满之貌;"舌下青脉"则是指舌的动脉。葛洪把舌脉粗张作为虏黄病情深重的体征,并用芦刀放血治疗。警告万勿损伤舌的大脉,可大出血致死。巢元方《诸病源候论》载有两种以神经症状为主的重症肝炎的舌脉变化。《噤黄候》谓:"心脾二经有瘀热所为,心主于舌,脾之络脉出于舌下,若身面发黄,舌下大脉起,青黑色,舌噤强不能语,名曰噤黄也。"他把全身发黄,舌脉粗张、青黑,口噤难言为噤黄诊断的三大体征。《五色黄候》谓:"凡人著黄,其人至困,冥漠不知东西者……其人九死一生……身热发黑黄,视其唇黑、眼黄、舌下脉黑者是,此脾移热于肾。"可见巢元方等已注意到舌下络脉的形、色两个方面的变化。宋代《圣惠方》保留的唐人著作《点烙三十六黄经》中有立黄、黑黄两证,似今日之慢性肝炎、肝硬化,载"舌下黑脉"并用烙法治疗,还指出"口中两颊有黑脉出口角者难治",扩大至颊黏膜下静脉粗张延长亦为本病的重要体征。

难产产妇观舌脉以判断母子吉凶,最早见于《医门方·产难生死候》,载有"若母面赤、舌青者,儿死母活;唇口青、口两边沫出者,子母俱死;面青,舌赤,沫出者,母死儿活"。又云:"产妇身热而恶寒,舌下脉青黑及胎中冷者,子母皆死矣。"《医门方》为唐或唐以前方书,早佚,今存《医心方》中。宋·陈自明《妇人良方》和施发《察病指南》均有引用。

(三) 衰落于明以后,复兴于新中国成立后

明以后舌下络脉诊法迄无发展。清末周学海提出细络瘀血理论以解释舌质隐蓝,是一项重大进步。新中国成立后,1964年张赞臣重新提倡,通过大量研究、应用,几十年的努力,遂取得长足的发展。

二、传统理论的探索

张赞臣最先提出,舌下络脉与心肝两经密切相关,不论身体任何部位有所瘀积或痰湿内阻、脉道不利时,皆可现之于舌下络脉。如见舌下络脉粗张,颜色青紫,甚则青黑者,大都为肝郁失疏、痰热内阻或瘀血壅积之证。李寿山认为舌下络脉淡红或淡蓝色,脉形细小而短,小络脉无变化,多属气血两虚或阴阳亏虚之证,常见于慢性消耗性疾病,如久泻久痢、崩漏、宫寒不孕、虚损劳证等;舌下络脉青紫,脉形粗张或细小紧束,小络脉青紫或暗红色怒张有结节者,为气滞血瘀或夹痰瘀阻之证,常见于癥积、臌胀、厥心痛、痰阻血瘀喘急等证;舌下络脉紫红,脉形粗长怒张或细短紧束,小络脉暗红或浅蓝色怒张或有结节者,为热壅血瘀或痰阻血瘀之证,常见于热入营血、痈肿瘀腐、湿热黄疸、水肿臌胀等证。沈绍英强调全面的舌下望诊,提出察舌下青筋、紫脉可以判断气血运行是否畅通;望舌下神色、荣枯可辨病之新旧与预后;察舌下金津、玉液穴之润泽与否可知津液之存亡;察舌下根阜充盈之

程度,可知肾气之旺亏;舌底中部淡白多为脾虚中气不足等。

笔者等对舌脉诊法的传统理论进行了系统探索,认为它蕴含着几个重要学说。①“舌脉为腧穴说”:《内经》把舌脉定为经穴,命名“廉泉”;孙思邈定为经外穴,命名为“舌下穴”,针刺治疗黄疸与舌卒肿;张从正称“舌下两边廉泉穴”,砭血治舌肿;《医经小学》始称左为金津,右为玉液;《针灸大成》明确提出“左金津、右玉液,在舌旁紫脉上是穴,卷舌取之,治重舌肿痛,喉闭。”就是说在刺血前应同时观察舌脉,因此它实是一个诊治点。②“舌脉形色辨证说”:舌脉诊法的原理、辨证要领、观察方法,悉遵络脉诊法。在病机上认为是邪入于络,则“络脉盛而色变”,“经络凝涩,结而不通”,在观察内容上强调络形与络色相结合。络形上要注意盛与不盛、有结与无结、浮与沉、长与短、强与横。络色上要区分病色与常色,注意天气寒热引起的生理变化。一般脉色青多寒、多痛;赤则多热;黑则多瘀。③“细络瘀血说”:刘守真把渗灌周身、荣养组织器官的孙络系统称为“玄府”,认为眼、耳、鼻、舌、身、意皆需借玄府才能完成其功用。周学海把它称为“细络”,他在《形色外诊简摩》中说:“舌体隐蓝,为浊血满布于细络,细络即玄府也。所谓浊血满布,是血液之流通于玄府者,皆夹有污浊之气也。或寒气凝结,或痰郁阻滞于胃与包络之脉中,致血液之上潮者不能合乎常度,而污浊之气生矣。”他强调“舌质既变,当察其色之死活。活者,细查柢里,隐隐尤见红活,此不过气血之有阻滞,非脏气之败坏也;死者柢里全变,干晦枯萎,毫无生气,是脏气不至也”。笔者等通过大量临床观察,一些瘀证患者,不仅舌质晦暗、偏紫,而且舌脉粗张并有细络瘀血,与周学海所言相同,其机制主要源于微循环障碍。周学海细络瘀血说出现于晚清时期实难能可贵。

三、基础研究

(一)血管学研究

有学者用 8 例初生儿舌体进行解剖学观察,认为“舌脉主络系舌下浅静脉”,“支络系舌下静脉分支”,指出舌脉主络数目、形态分布有个体差异。囿于条件,还未能阐明清楚。

笔者等分两组用铸型、剥制、墨汁灌注、造影、计量学等方法,观察了 59 例、118 侧舌的血管构筑,对动脉、静脉、静脉瓣、微血管分别进行了研究,其结果可供舌诊与舌脉诊的参考。

1. 动脉系统

舌的血供主要来自舌动脉,78.2% 直接起于颈外动脉,20.0% 与面动脉共干,1.8% 与甲状腺上动脉共干,高度在舌骨大角水平稍上方。为了适应舌的灵活运动,它弯曲前行,平均有(7.6±2.8)个弯曲,直线距离为(8.5±0.2)cm,拉长长度为 10.8~17.5cm。一般解剖学将舌动脉分为 3 段,笔者等认为根据其走行规律宜分为 4 段,即起始段、舌骨舌肌段、舌深动脉升段、舌深动脉水平段。起始段有 1~2 个向上的分支包括腭升动脉和扁桃体动脉;舌骨舌肌段向上发出或由舌深动脉升段向后发出舌根(舌背)动脉,平均(2.31±0.9)支;舌下动脉起始于舌深动脉升段起始部,一般 1 支,偶见由舌深动脉水平段发出第二舌下动脉。舌深动脉水平段及舌深动脉升段末端发出大量的舌体动脉,分布于舌界沟以前舌体及舌尖部。升支外径达 1.0mm 以上的可达 17~30 支之多,降支外径达 1.0mm 以上的有 3~5 支,细小的更多,它们在舌肌内形成茂密的血管树。降支中的粗大支常与第二舌下动脉、颏下动脉上支吻合形成舌系带动脉。舌质红活主要源于舌的供血非常丰富。

2. 静脉系统

由于个体差异大,迄今缺少舌的静脉系统的全面报道。笔者等发现舌静脉血回流有 5 条路径比较恒定。按外径与收集静脉血范围大小排列,依次是舌下神经伴行静脉、会厌谷静脉、舌神经伴行静脉、舌根静脉、舌动脉伴行静脉。舌下神经伴行静脉多有1条上支与下支,少数还有1条浅支。它起于舌尖静脉、舌体静脉,在舌系带稍外方汇合成干,外径平均达3.6cm,沿舌下神经下方后行,注入面舌总干。舌神经伴行静脉起于舌腹面黏膜下,15条左右的小静脉呈扇形排列,自舌边缘向舌下腺浅面集中,向后注入面舌总干。舌动脉伴行静脉常为2条,纤细、紧紧缠绕舌动脉行走。它不是舌静脉血的主要引流血管。现已证实中医舌下络脉、细络的实体是:伞襞内方为舌下神经伴行静脉及其微小属支,伞襞外侧为舌神经伴行静脉及其微小属支。临床上所谓"单干"、"双干"、"多支干",既可因两静脉个体生理差异,又可因病理生理变化而显现不同。至于舌侧的细络在界沟前为舌神经伴行静脉的微小属支;在界沟后为舌根静脉的细小属支。舌的静脉均有静脉瓣,而以舌下神经与舌神经两伴行静脉为最多。有单瓣、双瓣、静脉瓣3种类型。静脉压升高时,瓣部位脉管可见球形膨出,它是舌脉囊泡状露葡萄串状改变的解剖学基础。

3. 微血管系统

舌肌、乳头的微血管极为丰富,笔者等用图像分析仪检测单位面积血管密度(%)高低,依次为轮廓乳头、舌肌、丝状乳头、舌黏膜肌层、蕈状乳头;直径(μm)大小俩次为舌肌、蕈状乳头、丝状乳头、轮廓乳头、舌黏膜肌层。说明舌腹面所见舌质红活一方面由于表面无舌乳头的覆盖,另方面由于舌肌的微血管密度高、口径大的缘故。此外舌肌微血管间存在丰富的H型、T型、Y型吻合。

(二) 病理生理与病理组织学研究

这方面的研究报告不多。笔者等用CCl_4、脂肪混合饲料、乙醇饮料造模,发现肝硬化门脉高压性瘀证大鼠与人肝硬化所见舌脉粗张、舌质紫暗、细络瘀血特点相同。其肝脏有假小叶形成,气管、食管、胃肠道黏膜下与浆膜下微小血管瘀血扩张、红细胞聚集、血管内皮细胞肥大增生、个别见有嵌塞;舌腹面黏膜下微小静脉瘀血明显。对照组则无此变化。测其舌脉压与门脉压则见明显升高,门脉血流量减少,示因侧支循环形成,上腔静脉压力升高,舌静脉血回流受阻,引起舌脉粗张。至于细络瘀血,除门脉高压之外,可能与肝功能损害、血液流变性改变、血液黏稠度增高等多方面原因引起的微循环障碍有关。

笔者等对恶性肿瘤瘀证15例与慢性鼻咽炎6例、正常人3例相对照,用活组织检查的病理组织学所见说明其舌腹面所见的6种变化:舌黏膜变自主要源于黏膜细胞角化;舌质紫暗与细络瘀血主要源于微循环障碍引起的黏膜下微血管瘀血;瘀点瘀斑主要源于血管通透性改变或破绽性的、或血液本身变化引起的局灶性出血,往往先于皮下出血,对出血性疾患具有早期诊断的意义;瘀血颗粒扩张的微血管即现代医学所谓"鱼子酱";舌脉粗张与囊泡样改变为舌下神经伴行静脉或舌神经伴行静脉及其属支局限性有静脉瓣部位的瘀血扩张。

对重组一人碱性纤维细胞生长因子(rh-bFGF)毒性试验恒河猴,观察到其舌的病理组织学特点是:舌黏膜下淋巴细胞的浸润,舌腹面、舌背面均存在;舌黏膜细胞出现嗜伊红颗粒;黏膜下微血管内皮细胞增生,小动脉壁洋葱皮样增厚。本症为一种变态反应,辨证应属气滞血瘀,临床肉眼观察只见黏膜混浊,而无舌脉粗张变化。

四、临 床 研 究

(一) 舌下络脉的观察与判定方法

(1) 分项法:以1984年陈泽霖等的报告为代表,他们普查了5403例正常人舌下络脉,管径测量是以误差不超过0.1mm的量具。观察项目包括支干(区分不隆起、上平下隆、饱满隆起3类)、色泽

(区分淡紫、青紫、紫黑3类)、络脉管径、络脉长度(将舌下肉阜至舌尖连线划分为5等分,区分为<1/5、1/5、2/5、3/5、4/5这5组),共4项。考虑到年龄因素又区分1~9岁、10~19岁、20~29岁、30~39岁、40岁以上5组。通过统计数据的分析与显著性检验,认为舌下络脉形态单支干、双支干、多支干均属生理性差异,临床诊断意义不大;充盈度以饱满隆起为异常,上平下隆为正常;长度以超过3/5为异常,不超过3/5为正常;色泽以淡紫为正常,青紫、紫黑为异常;管径以超过2.7mm为异常。其中后4项指标有随年龄增长而增加的趋势,因此在诊断中应考虑年龄因素。

(2)分度法:王榕平等观察了1463例正常人舌下络脉,将之区分为0°、Ⅰ°、Ⅱ°、Ⅲ°。0°为舌下络脉主干无充盈饱满或稍充盈饱满,长度不超过舌下肉阜至舌尖连线的1/2,色淡紫;Ⅰ°为舌下络脉主干充盈延长,超过1/2,但不弯曲,色淡紫或青紫;Ⅱ°为舌下络脉主干明显充盈延长、迂曲,四周有树枝样分支,色泽深紫;Ⅲ°为舌下络脉主干明显充盈饱满、延长、迂曲,支络上有囊泡,严重者呈葡萄样、串珠状,色紫。结果0°占60.15%,Ⅰ°占34.52%,Ⅱ°占4.78%,Ⅲ°占0.55%。

(3)评分法:陈健民等用评分法。具体标准是,①舌下络脉主干形态:单、双、多支干不曲张为0分;局限性曲张为2分;弥漫性曲张为4分。②舌下络脉主干长度:不超过3/5者为0分;超过3/5者为2分。③色泽:淡红、浅蓝、紫红、淡紫为0分;青紫为1分;黑紫为2分。④宽径:<2mm为0分;2~2.6mm为2分;≥2.7mm为4分。⑤舌下络脉外带:密网状小血管为0分;有者2分;有囊柱状、粗枝状、葡萄串状变化者4分。以分数高低区分有无疾病与病情深浅,一般6分以上为异常。

(二)血瘀证的观察

(1)舌下络脉的异常:李蔚生等报告1001例血瘀证的舌下络脉变化并与590例正常人相对照,两组的异常率分别为73.26%和11.52%,差异非常显著。用活血化瘀法治疗317例脑梗死患者,治疗前均有舌下络脉异常,治疗后随病情好转,舌下络脉异常50%得到改善。李乃民等观察了513例血瘀证患者,舌下络脉异常占80.5%,主要表现为管径增宽、迂曲、出现侧支、色泽变深等。舌B型超声检查异常回声、脉形异常率达100%。认为与舌质色泽变化可以互参。薛承锐等对腹部外科疾病血瘀证193例的舌下络脉进行观察,异常中曲张占87.6%,长度延长占67.9%,色泽青紫占73.6%,明显高于对照组($P<0.01$)。同时观察有腭黏膜征包括不同程度血管扩张、迂曲、出血者占75.1%,有青紫唇者占34.2%,瘀斑唇者占42.5%,与对照组比较均$P<0.01$。用红外热象仪测舌下络脉异常者的舌腹面温度与血流灌注率均明显下降。梁民里等观察了50例瘀证活血化瘀治疗前后的舌脉变化,发现治疗后有明显改善,同时发现与甲皱微循环障碍、凝血因子Ⅷ相关抗原水平下降程度基本一致。微循环障碍主要表现在管襻畸形多,微血流红细胞聚集,血流缓慢瘀滞,襻顶瘀血,粒流多见;因子Ⅷ相关抗原增加,主要因血管内皮细胞损伤,血小板破坏增多,黏附性增强,导致血液处于高凝状态。近期的相关研究,如杨爱萍等报告了原发性痛经血瘀证患者舌下络脉与血小板活性的相关性。结果提示原发性痛经血瘀证患者舌下络脉状况可间接反映其瘀血程度,间接证明了β_2-糖蛋白1抗体的失常及PAF-AH与PAF的失衡在原发性痛经血瘀证患者舌下络脉的改变中起到一定影响,原发性痛经血瘀证的发病机制可能与血小板活性相关,是高凝状态原因之一;向岁等观察了多囊卵巢综合征患者舌下络脉的异常改变,探讨了舌下络脉与多囊卵巢综合征的关系;刘燕平等探讨舌下络脉变化对高脂血症的诊断意义,对98例高脂血症患者作了舌下络脉变化的观察,并与90名正常人进行比较。结果提示观察舌下络脉的变化对高脂血症患者中医辨证及判断病势轻重有重要意义。

(2)细络、瘀点瘀斑等的多项观察:范继宝于1978年首先报告在舌腹面看到“瘀血丝”,认为是瘀证的重要体征,通过对肝硬化、肝脾肿大、冠心病、脑血管疾病等的观察,证实对早期诊断有参考价值。其后引起了大家的注意。1979年上海电业职工医院首先报告在舌腹面观察到瘀点、瘀斑,包括心血管疾病100例,肝硬化、肝癌31例,均为瘀证。陈泽霖等进行病理组织学观察,证明是局灶性出血后含铁血黄素的沉积,有些则是黑色素沉着。笔者等曾对瘀证、非瘀证、健康者分3组进行对照观察,瘀证的舌下络脉诊变化的特征是:舌质晦暗偏紫、细络瘀血、舌下络脉粗张,时见瘀点瘀斑。检查全血维生素C含量明显为低,处于潜在性缺乏状态,而血中分子物质、β_2-微球蛋白(β_2-MG)明显为高,统计学处理均 $P<0.05$。

(3) 舌下络脉诊法对血瘀证诊断价值的D. M. E评价:何永恒对冠心病瘀证与非瘀证、高血压瘀证与非瘀证4个病组进行观察,将望诊所得的舌下络脉异常的评分结果(陈健民评分法),以红细胞变形能力测定的定量指标作为"金标准"进行诊断性试验评价。结果是:①诊断指数为敏感性与特异性之和,≤100%应予摒弃,其值越大诊断价值越高,本组为160.416%;②诊断效率即准确性,≤50%应予摒弃,本组为82.393%;③可用度为综合性评价敏感性与特异性指标,本组为60.416;④阳性似然率为真阳性率与假阳性率的比值,阴性似然率为假阴性率与真阴性率的比值,比值前者越大、后者越小,越有意义,本组前者为3.530,后者为0.199。总的评价认为本法准确性很高。

(三) 恶性肿瘤的观察

许多报告认为舌下络脉诊法在诸病种中以恶性肿瘤的诊断价值为最大。

(1) 普查筛选:1985年全国30个单位协作普查了癌症12448例、非癌症1628例、健康人5578例舌象,认为舌质暗红青紫,腻苔与剥苔,舌体胖大、齿痕、裂纹,舌下络脉异常4项指标最有意义,对普查初筛、辅助诊断、分型分期、估计预后均有价值。有人报告食管癌普查中舌脉粗张、青紫舌、腻苔、瘀点瘀斑结合起来观察,可提高食管癌检出率。

(2) 辨证分期:上海医科大学附属肿瘤医院观察1280例肝癌患者的舌象,Ⅲ期与Ⅱ期比较紫舌率各为73.8%、41.9%;腻苔率各为76.97%、67.41%;剥苔率各为6.31%、2.24%;舌脉青紫、紫黑各为69.23%、28.21%。两相比较均 $P<0.01$。说明肝癌早期以脾虚气滞为主,舌象变化轻微;中期则脾虚生湿,气郁化火,故见腻苔剥苔、紫舌;晚期湿热交蒸、伤及阴津、气滞血瘀、阻塞经络,故见紫舌、舌脉紫黑、腻苔、剥苔。

(3) 早期诊断与鉴别诊断:徐荷芬等对1858例上消化道疾病的舌下络脉进行了观察,结果舌脉异常在癌肿中占90.95%,溃疡恶变占83.37%,慢性萎缩性胃炎占50.0%,一般炎症占4.4%,提示在癌症与一般疾病鉴别中有较大价值。李乃民等观察130例原发性肝癌并与非肝癌相对照,结果舌两边紫绛各为73.85%、16.22%,舌腹面瘀点瘀斑各为81.4%、47.6%,舌质紫绛各为79.09%、28.57%;认为对肝硬化合并肝癌与肝硬化的鉴别,上述指标具有价值。张伦等观察433例肺癌舌象,认为紫舌、厚腻苔、舌下络脉异常3项指标最有意义,但应结合起来观察始对诊断与鉴别诊断有较大价值。范德荣等分析168例胃癌患者舌象,认为凡有紫舌、腻苔剥苔、舌下络脉异常、舌腹面瘀点瘀斑的慢性萎缩性胃炎有癌变可能,医者应建议患者及时检查。

(4) 转移倾向的推断:侯炜将100例晚期癌肿区分为转移与未转移两组,以舌象与红细胞沉降率为指标,观察结果是:紫舌各为76.0%、24.0%,舌下络脉异常各为66.6%、36.0%,红细胞沉降率加快各为36%、4%。认为3项异常者示血液处于高凝状态,有明显转移倾向,应特别注意。陈健民等对140例癌症进行了血液流变性6项指标观察,结果舌下络脉异常与全血黏度比、纤维蛋白原量、红细胞电泳时间、红细胞沉降率关系密切($P<0.005$);血细胞比容次之($P<0.01$);血浆黏度比更次之。认为血液的高黏状态为舌下络脉异常的原因之一,亦为癌症转移的基础之一。笔者等曾观察一组重症恶性肿瘤,其舌象常见舌质偏紫、舌下络脉粗张、细络瘀血、瘀点瘀斑,并多伴有甲床紫晕,查血中自由基丙二醛(MDA)多有升高,而其清除剂超氧化物歧化酶(SOD)、谷胱甘肽过氧化物酶(GSH-PX)、过氧化氢酶(CAT)、维生素C、维生素E则低于正常对照组。认为这些变化既有助于恶性肿瘤的预后判断;又对溃疡病、慢性萎缩性胃炎的恶变有预示作用。

(四) 心肺疾病

(1) 冠状动脉粥样硬化性心脏病(简称冠心病):陈素云等观察120例冠心病舌象并与30例健

康者相对照,结果是:舌质紫暗各占66.66%、41.94%($P<0.01$);舌下络脉异常各占93.34%、35.48%($P<0.01$)。舌下络脉异常的特点是:长度超过3/5,直径超过2.7mm,色青紫或黑,多迂曲扩张呈念珠状。甲皱微循环形态积分两组各为0.54±0.04、0.21±0.04;流态积分各为1.16±0.13、0.22±0.09;襻周积分各为0.80±0.10、0.27±0.06;总积分值各为2.49±0.16、0.80±0.14($P<0.01$)。舌尖微循环则见蕈状乳头数目减少,横径变小,乳头内血管丛及丛内管襻减少,微血管丛形态异常与扩张型血管襻增多,血液流变性则见血细胞比容变低、红细胞沉降率加速、红细胞沉降率方程K值加大。认为冠心病舌质紫暗、舌下络脉粗张的原因主要为心功能特别是心舒缩功能、泵血功能低下,血流动力不足,总外周阻力升高,从而体循环血流缓慢、微循环瘀滞、红细胞聚集、血色变暗所致。对于冠心病舌下络脉的研究,有学者进行了较为系统的总结。冠心病心绞痛患者无合并症时,舌底络脉一般为轻度扩张,无瘀斑、瘀点及瘀血丝出现,合并糖尿病"高脂血症"肥胖症者,舌底络脉扩张扭曲并伴有瘀血丝;陈旧性心肌梗死的患者,舌底脉充盈不显著者表示病情多稳定且轻,预后良好,舌底脉屈曲、扩张显著则表明病情在进展,预后较差;舌下脉络瘀滞、白苔对前降支病变影响较强,舌下脉络瘀滞、暗淡舌对回旋支病变影响较强,而瘀点舌、白苔对右冠状动脉病变影响较强;慢性心力衰竭患者随着心功能分级的增加,舌底络脉颜色由淡紫向青紫转变,提示随着慢性心力衰竭患者心功能恶化,患者血瘀程度逐渐加重,慢性心功能不全患者的舌尖表面单位面积瘀点和舌底络脉粗细随着慢性心功能不全的心功能级别而变化,慢性心功能不全患者的舌尖表面单位面积瘀点和舌底络脉粗细有对应关系。

(2)风湿性心脏病(简称风心病):梁民里等观察了54例风心病的舌下络脉变化,其异常率为53.7%,认为本病舌下络脉粗张与紫舌的原因一致。多为心房颤动、心力衰竭等原因导致的上腔静脉回流受阻,静脉压力升高,血中还原血红蛋白成分增高,血色变深所致。

(3)肺源性心脏病(简称肺心病):余美琪等报告167例肺心病患者的舌下络脉的异常变化并与其他疾病相对照,结果是:肺心病为97%、风心病为80%、冠心病为68%、高血压心脏病为37%,其他疾病为13%,肺心病与其他疾病有显著或非常显著的差异。肺心病舌下络脉变化特点是粗张、延长,多为粗枝状,有心力衰竭者高度充盈饱满,囊泡增加,认为将此体征作为筛选肺心病指标,不但简便易行,而且切实可行,如结合X线片、心电图诊断更为可靠。王会仍等对68例舌下络脉异常的慢性阻塞性肺疾患的肺功能与动脉血气分析进行了观察。结果认为舌下络脉变化可以反映肺功能损害程度与血瘀的轻重。舌下络脉异常程度愈重,肺功能损害及动脉血氧分压下降愈明显,指示肺气虚与血瘀的高度相关关系,说明"气虚在先,血瘀在后;气虚益甚,血瘀益痼"的理论正确。

(4)慢性呼吸衰竭:霍博雅等对40例此类患者进行了血气分析并与舌脉异常相对照,结果是:轻度($PaO_2>6.6kPa$,$PaCO_2$ 6.6~9.4kPa,$SaO_2>85\%$)6例;中度(PaO_2 5.4~6.6kPa,$PaCO_2$ 9.5~12kPa,SaO_2 75%~85%)15例;重度($PaO_2>5.4kPa$,$PaCO_2>12kPa$,$SaO_2<75\%$)19例。舌下络脉异常Ⅰ°~Ⅲ°与呼吸衰竭水平基本相对应,病情改善后舌下络脉粗张亦见好转。认为呼吸衰竭、反复或长期缺氧,促红细胞生成素增加,产生继发性红细胞增多症,血液黏稠度增加,血流缓慢致微循环瘀血所致。

(五)肝病的观察

(1)病毒性肝炎:多数报告急性黄疸型肝炎、轻症肝炎舌下络脉变化多不明显,而慢性迁延性肝炎、慢性活动性肝炎、并发肝硬化者其异常率越来越高。也有学者报告如有舌质瘀暗、肝脾肿大、气滞血瘀、肝肾阴虚舌下络脉变化则更明显。梁国荣观察524例乙肝,结论是:舌下络脉粗张变紫,多见于血瘀型,其C_3水平低、凝血酶原时间(PT)。不超过20s,总胆红素(SB)较高;而粗张红绛,多见于湿热型,其C_3水平高,PT超过20s,SB达5mg%以上,病情重,死亡率高。近年有关肝炎肝硬化的研究提示代偿期和失代偿期肝炎肝硬化患者的舌象与门静脉高压胃镜表现有一定的相关性,初步认为两期分别以瘀血和水停为突出病机。亦有相关研究分析肝炎肝硬化患者的舌象与终末期肝病模型(MELD)及血清肌酐、胆红素、凝血酶原时间的国际标准化比值(INR)的相关性,结果提示肝炎肝硬化患者的舌象表现与MELD评分间存在着一定关联,其中舌下络脉迂曲、舌下络脉紫黑及厚苔的出现与胆红素水平及INR水平间有一定关联,初步提示肝炎肝硬化患者的舌象表现可以反映其病情的严重程度。

(2) 肝炎、肝硬化、肝癌的比较:唐向贤等报告了135例上述肝病的舌脉变化。结论是:肝病瘀血与舌下络脉粗张程度成正比,病程越长,变化越重。其异常率,急性肝炎为29.5%,慢性迁延性肝炎为29.7%,慢性活动性肝炎为85.7%,肝硬化与肝癌达100%。还发现其严重程度常与食管静脉曲张程度相一致,提出慢性严重肝病如见舌下络脉曲张,宜警惕食管静脉曲张与出血。笔者等观察慢性严重肝病50例并与慢性胃炎相对照,结果认为其变化特征为舌脉粗张、细络瘀血、舌质紫暗,其严重程度常与门脉高压、食管—胃底静脉曲张、门脉高压性胃病、脾大、肝功能损害程度基本一致,病情改善则舌下络脉异常改变亦可减轻;有的病例舌腹面还观察到大量蜘蛛痣的出现。因此观察舌下络脉变化有助于病情与预后的判断。

此外不少学者对老年病、神经系统疾病、精神分裂症、糖尿病、外科急腹症、骨折、氟骨症、慢性前列腺炎、妊娠、妊娠高血压、子宫肌瘤、子宫内膜异位症、盆腔炎等的舌下络脉变化进行了观察研究。刘占厚对高海拔地区健康藏汉青年舌下络脉进行比较分析,舌下络脉粗张率Ⅱ°、Ⅲ°者藏族为31%,汉族为51%,有非常显著差异,认为由于高原缺氧,移居汉族较世居藏族全血黏度及总周围阻力偏高,微循环半更新时间延长,有效血容量偏低,心率代偿性增快使平均动脉压、冠状动脉压、肺动脉楔压均偏高,而致血流动力系统功能低下所致。另外还有学者对舌下络脉诊法的相关诊法如腭黏膜征、舌侧小血管异常进行了相关研究,在此不再赘述。

(六) 妇科疾病

近年来,对于妇科疾病舌下络脉的研究有所进展。有学者探讨原发性痛经血瘀证患者舌下络脉与血小板活性的相关性。有学者对多囊卵巢综合征患者的舌下络脉进行研究,结果提示多囊卵巢综合征患者的舌下络脉在长度、管径、形态、色泽等方面均有不同程度的改变。

五、国外研究

研究中医的名家伊藤良博士告知日本汉方界舌下络脉的应用研究较多。有些医者已作为常规观察,且认为是舌诊入门的途径。除舌下络脉外也观察有无"小红点"、蜘蛛痣等。发现白塞综合征、视网膜动脉硬化伴动脉栓塞、更年期综合征有明显的舌下络脉怒张。对肝硬化患者,舌下络脉怒张异常明显,但在食管静脉结扎后则怒张消失,4~5年后静脉又见怒张,这种变化认为仍是门脉高压引起的侧支循环所致。另外针灸家藤本莲风则称舌下络脉为金津玉液。曾报告1例急性白血病血虚证病例,舌下络脉粗张明显,但青色则不明显,细络虽有瘀血扩张,但舌质整体淡白,死前1日见前1/4舌苔剥脱,有明显透明感,终至血虚严重而导致气脱。

六、结　语

(一) 舌下络脉诊法的名称

中国中西医结合学会统称为"舌脉诊法","舌脉"源出《内经》,简单古老,当宜尊崇,惜多误为舌诊与脉诊的综合;"舌下望诊法"涵盖内容丰富,似为现代医学名词,略嫌缺少中医特色;"舌下络脉诊法”流行于中医界,包括了观察的主要对象络脉与细络,较为切合实际,但需统一。

(二) 舌下络脉诊法观察内容

根据学者们的研究,包括舌下络脉、细络、瘀点瘀斑、瘀血颗粒(鱼子酱)、舌腹面黏膜、舌质等6项较为全面。

(三) 舌下络脉的正常值与观察方法

陈泽霖等曾用误差不超0.1mm的量具测得正常舌下络脉外径为2.7mm的统计数值;笔者等用绘有量度的消毒纸片,用镊子比量423例所得结果为3ram。这些方法不仅消毒困难,而且方法繁复。故临床一般采用目测,常用拟物法比照,铅笔芯径为2ram,红蓝笔芯径为3mm可兹参考。笔者等运用解剖学方法测得舌下神经伴行静脉外径最粗(3.5±0.9)mm,末端外径(2.7±0.9)mm,似以3.0mm为正常界限较为合适,且易操作。

(四) 舌下络脉诊的临床应用价值

本法与传统舌诊一样对各种病证有一定的辅助诊断价值,在证主为瘀证,在病主为恶性肿瘤、心肺疾病、肝病尤具诊断价值。它虽非特异性诊断,但能较好地反映患者对致病动因的整体态势,特别是气血是否调和、有无盈亏、经络是否通畅、有无痰瘀内阻具较大意义。根据大量研究,它主要反映的仍是体循环与微循环的状态及血液有关方面的变化。如果医者具有一定经验,通过详细望诊,排除年龄、民族、个体差异、气候干扰等影响,其结果可以弥补单从舌背观察舌诊的不足,在辨证中提供更多更重要的信息。

第三节　甲诊的现代研究

甲诊是中医望诊的组成部分,源出《内经》,自古以来医家就作为决生死、判断病情轻重的手段,但较诸舌诊、脉诊,甲诊应用的不够广泛,研究亦欠深入。近年来已逐渐重视,不仅用于判断爪甲本身的疾病,而且作为诊断全身疾病的窗口。靳士英等(下称笔者等)曾对甲诊进行了多方面研究,现结合文献对现代研究进展概述于下。

一、历史源流的研究

甲诊的发展轨迹

甲诊作为一种诊法,始于《内经》。首先它根据阴阳五行学说、脏腑经络学说提出肝主筋、主爪甲,爪甲为肝胆外候的理论;其次指出从爪甲形色可以推断胆腑生理禀赋的不同;再次是观察爪甲的枯荣和甲下肉色变化来决生死、诊断疾病。晋·王叔和重视甲诊,继承发展了《内经》理论,在《脉经》中把扁鹊、华佗察声色的经验保存下来,具体论述了爪下肉色青白黄黑和爪甲枯荣的意义。晋唐以后医家多引用《内经》、《脉经》的论述,并在小儿甲诊方面有所进步。至清代甲诊有所发展,一些四诊专著中有甲诊的专门论述。如林之翰《四诊抉微》有《诊爪甲》;汪宏《望诊遵经》有《爪甲望法提纲》;周学海《形色外诊简摩》有《诊爪甲法》,都对中医甲诊的发展有重要贡献。

二、传统理论的研究

迄今为止,系统讨论甲诊传统理论的论著甚少,而以邓铁涛主编的《中医诊断学》为最详细。它首先讨论了望爪甲的一般方法,其重点为甲体、甲床、月痕、甲皱;其次论述了爪甲形色与禀赋的关系;其三指出了正常爪甲形色;其四为色泽主病;其五为形态主病。《形态主病》集中了前人与今人经验,阐述了爪枯、爪萎、脱落、软薄、粗厚、剥离、脆裂、钩状、匙形、扁平、嵴棱、横沟、扭曲、筒状、球形、啃咬、甲下疣赘、斑点条纹、手足逆胪、倒甲、瘪螺甲等21种甲象的病因病机与临床表现,集指甲本身病变之大成。

20世纪80年代国内学者对甲诊理论开展了一些探讨。覃保霖等根据指趾末端等理论,认为爪甲在机体中占有重要地位;又根据《内经》等有关疾病甲象的论述认为甲诊的作用是:洞察脏腑气血生理病机的变化;对特定病证进行直接判断;有助于辨证论治。越鹤龄根据《内经》、《诸病源候论》、《通俗伤寒论》及近现代《中医心病证治》、《中医儿科》、《中医外科》等有关甲诊的论述,认为爪甲与心肺肝肾脾胃和经络关系密切。李博鉴认为辨甲的意义在于了解人体阴阳气血的变化;察甲床颜色可测知六淫邪气深浅、疾病转归、预后情况,把甲象的辨证归纳为色泽、形态、病因、脏腑、经络辨证五法。

1. 肝华在爪说

《素问・六节藏象论》谓:"肝者罢极之本,魂之居也,其华在爪,其充在筋,以生血气。"《素问・阴阳应象大论》谓"肝生筋","在体为筋,在脏为肝"。《素问・五脏生成》谓:"肝之合筋也,其荣爪也。"这些论述表明,《内经》把筋与爪甲列入肝胆系列,认为筋为肝之合,爪为筋之余,爪甲既为肝胆所主,又为肝胆外候,爪甲的变化可以反映肝胆等脏腑的变化。肝何以能主筋与爪甲,主要强调在于气血灌注、在于经络所系。

2. 禀赋说

《灵枢・本脏》谓:"肝应爪,爪厚色黄者胆厚,爪薄色红者胆薄,爪坚色青者胆急,爪濡色赤者胆缓,爪直色白无约者胆直,爪恶色黑多纹者胆结也。"所论为根据爪甲的形质色泽可以推断人体素禀胆腑形态与功能。可以看出当时观甲已涉及厚、薄、坚、濡、外形端直、粗恶、纹理有无等形质,红、赤、青、白、黑等色泽,且此等不同均属常人禀赋偏颇而非疾病所致。正如汪宏所谓:"然候胆言其常,而诊病者论其变也。"

3. 形色主病说

笔者等的研究认为中医传统理论特别重视甲下肉色,常作为决生死、诊断疾病的依据。《脉经》所载《扁鹊华佗察声色要诀》有"病人爪甲青者,死;病人爪甲白者,不治;病人手足爪甲下肉黑者,八日死";《华氏中藏经》有:"爪中青黑色,死";"手足爪甲肉黑者死";"筋绝,魂惊,虚恐,手足爪甲青者,呼骂不休者,八、九日死"。其所论均是阴阳失调,气血逆乱,甚至气脱血脱的厥脱重症。明・孙一奎《赤水玄珠》也把指甲青黑作为小儿"十死一生"的体征。关于"爪甲上黄",《内经》与《脉经》均认为是黄疸病的体征。汪宏《望诊遵经》综论谓:"爪甲青者多凶,爪甲赤者多热,爪甲黄者多疸病,爪甲白者寒病,爪甲黑者因血瘀而痛,或因血凝而死。"

至于爪甲形质变化,古代中医则仅有爪枯、爪萎之论。

4. 动态观察说

清・周学海重视甲下血色之观察,创造了指压甲板观察法,谓:"爪下之血色,亦与面色同法,按之不散,与散而不复聚者,血死之征也。"这种方法与今日观察微循环障碍之方法完全相同,实际观察的为微血管之血液再充盈时间,实难能可贵。

5. 透关射甲判凶险说

在小儿示指络脉观察中,以甲下见有青脉为"透关射甲",是病情凶险之征。《幼幼集成》说:"倘三关通渡,纹出命关,则邪气游弥,充塞经络,为至重之候;设透关射甲,则邪气无所容,高而不能降,为亢龙有悔之象,治之者切宜留心,慎勿轻视……若三关纯黑,推之不动,死证也,不治。"这些都是微小静脉瘀滞,是循环障碍的表现,为判断病情吉凶的重要体征。

三、生理解剖学的研究

(一) 有关爪甲的一些生理参数

诸家认为指趾的爪甲生长异常活跃、无时或停,可以反映人体的盛衰,有关生理参数已有明确数据,可供判断。成人爪甲厚度,平均为 0.5~0.75mm,拇指甲约为 0.6mm,小指甲约为 0.35mm,趾甲厚于指甲。指甲生长速度,平均每日约 0.10~0.14mm,中指指甲最快,小指指甲最慢;指甲生长快于趾甲生长 4 倍,夏季快于冬季,青年快于老年。

(二) 甲半月

甲半月又称甲弧影、月痕,为甲母质生发细胞远侧的标志,甲的生长只有在甲根和甲半月部分存在,在甲半月外缘甲的生长、变厚都不复存在。一般情况中、拇、示、环四指明显,小指多不明显;儿童、青壮年明显,老年人多欠明显。何以形成一个白色半月透域,研究认为:一是此处甲板角化尚不明显、不完全,二是因为甲母质细胞较厚,角蛋白未完全成熟,故不透明,掩盖了甲下肉色。有些健康人看不见甲半月,也可能是被甲皱所掩盖。中医认为甲半月的有无,反映气血是否充盛;以月痕清晰为健康指征。

(三) 甲床血管的构筑

笔者等对甲床血管构筑的特点进行了研究,铸型标本显示:甲床血供一是来自各指掌侧的指固有动脉桡侧支与尺侧支,它们均发出 1~2 支较粗的分支至甲床;二是来自指背动脉弓,系由指固有动脉桡侧支与尺侧支发出的横行吻合支构成。其第一级血管弓即指背动脉弓,居上甲皮近侧 6mm(拇指)或 4~5mm(其他四指),它向远侧发出 4~6 支或更多支与指长轴一致的纵行排列的小血管,直至甲床的第二级血管弓,分布于甲床根部及甲床浅面,它们之间有毛细血管交通吻合,形成较稀疏的网眼。其第二级血管弓居甲半月远侧边缘下方,它发出众多微血管,交织排列形成环形或多角形均匀稠密的网眼而达甲床的第三级血管弓。其第三级血管弓居甲床前 1/5 与后 4/5 交界处,发出微血管交叉排列,过渡为襻状血管斜走指端,形成指端血管聚集弓,与来自指腹动脉弓及其分支的手指掌面真皮层血管相汇合。甲床的血液回流主要靠指背静脉及其属支,甲床的微小动、静脉同存在着大量直接吻合的短路支和血管球形成血流旁路。拇指甲床血管外径实测的结果是:指固有动脉尺侧支为 1.1mm,桡侧支为 1.2mm;近第一级弓各为 0.7mm、0.9mm;指背静脉近弓部为 0.9mm;指背动脉弓部为 0.7mm,其发出的纵行支为 0.4mm;甲床第二级弓、第三级弓各为 0.4mm、0.3mm。另外还发现指掌侧固有动脉的尺侧支与桡侧支的外径因指而不同。拇、食、中指桡侧支比尺侧支粗大;余两指则尺侧支较桡侧支为粗大。

(四) 甲下肉色红活的原因

中医所称甲下、甲下肉、甲下软肉实即甲床,它以红活为顺,示气血充盛流畅;青黑为逆,为血瘀血死;苍白为血少血枯,气血亏虚。笔者等的研究认为甲下红活主要源于甲床血供充沛,真皮层大量的微小动脉与毛细血管网赋予透过甲板所见的富有生机粉红色。各指甲床存在的三级血管弓发出的多条微小血管与指固有动脉的桡侧支、尺侧支的甲床支形成近侧、左侧、右侧、远侧四面供血,保证了动脉血的源源流入。另一方面甲床上的微小静脉亦极丰富,它们与微小动脉直接吻合形成短路支、血管球,血液可不经毛细血管而迅速回流,保证了甲床的血流量与流速,促进血液循环的流畅充沛。

四、临床研究

(一) 爪甲与脏腑关系

孙咸茂等从生物全息理论提出指甲与脏腑间有特定关系。其定位反映的脏腑是:拇指为颈部,食指为肺,中指为心,无名指为肝,小指为肾。李博鉴提出甲半月属阴,反映脏腑精气封藏情况,其定位反映是:拇指为肺,示指为心,中指为脾,无名指为肝,小指为肾。赵桂馨将甲半月前缘至甲缘分为3等份,各反映上、中、下三焦病变。肺经有热、心火旺盛则见上焦鲜红;肾的虚衰、胞宫虚寒则见下焦紫暗。这些理论实为假说,有待大量的病例观察证实。

(二) 甲板变化主病

覃保霖等于1983年把甲象归纳为28种,包括:本色甲、葱管甲、蒜头甲、鹰爪甲、匙形甲、扭曲甲、嵴棱甲、横沟甲、粗厚甲、竹笋甲、脆裂甲、胬肉甲、萎缩甲、暴脱甲、斑点甲、蛀蚀甲、背缺甲、瘢痕甲、软薄甲、瘪螺甲等,对其主病有所讨论。宋孟斋观察到爪甲枯荣与溃疡病的关系密切,爪甲干枯无光常是溃疡病活动的先兆。林紫宸报告胃癌、肝癌、子宫癌指甲必晦黄。

笔者等曾观察249例恶性肿瘤的甲板变化,并与健康人50例、一般疾病50例相对照,发现:甲板色素沉着者,恶性肿瘤组占13%,其他两组未见,有的呈纵行的紫色条纹线,有的呈弥漫性污秽紫色。其原因主要是抗肿瘤药物的应用如多柔比星、博来霉素、光辉霉素;白消安、二溴甘露醇、氟尿嘧啶、羟基脲等均能使皮肤或指甲色素沉着。另外笔者等也发现糖尿病、高血压患者长期服用化学药物,其甲板除紫色条纹线外尚有明显的嵴棱。此种甲象古未有之,是中医辨甲的新问题。恶性肿瘤属虚中夹实,病久病重之后,均有气血亏虚甚至陷入恶病质的虚羸状态。反映在甲象上最多见的是甲板上出现嵴棱、纵沟、横行凹沟、小点状窝、粗糙、干枯、变薄等,其显现率为89.16%,而健康人组为18.00%,一般疾病组为32.00%,互相比较均有显著差异($P<0.01$)。这些变化均属退行性变化。另外在肺癌、肝癌亦见到不同程度的杵形指,肝癌还见有磨玻璃状白甲。

(三) 甲半月变化主病

俞长荣认为验甲半月可辨虚实,血气旺盛则晕小而淡红;气血虚衰或色欲过甚则晕小而淡白。祝恒琛报告半月变小,主重症,阳性率达84%;半月增大,主妊娠3月,阳性率达64%。笔者等观察恶性肿瘤在病程中常见甲半月消失与变小,为气血亏虚之征。

(四) 甲床肉色主病

何淑颜等认为气分热盛则见甲床色泽鲜红;热入营血则见甲床色泽绛红;气血不足则变淡白;血

虚内寒则变苍白;瘀血内阻则变紫暗;湿热黄疸则变黄色;寒邪凝滞则变青色。甲床色泽随病情而变化。

笔者等观察甲床苍白为血少之征,血液检查证实常为贫血。特别是恶性肿瘤如肺癌大咯血、鼻咽癌大出血后甲床变白,血止病情改善、贫血纠正复可转为红活。另外,笔者等在重症恶性肿瘤患者中,发现在甲半月远侧出现一条紫色晕带,宽约 2~3mm,命名为甲床紫晕,其出现率远较正常人、一般疾病为高,3 组分别为 4.0%、10.0%、24.0%,两组比较有明显差异($P<0.01$,$P<0.05$)。甲床紫晕主要见于原发性肺癌、肺转移癌、原发性肝癌、全身转移等重症癌症,为微循环障碍的体征;同步测甲床毛细血管再充盈时间均超过 1 秒以上,有的达 2~3 秒;甲皱微循环多为瘀滞型,且多伴甲床偏青紫。其发生机制认为是:指背第一血管弓发出许多直行血管,其血流为瀑布样急流,不易瘀滞;位于甲半月远侧的第二级血管弓则发出大量的微血管交叉吻合形成环形、多角形稠密网眼,其血流为缓流,微循环障碍时易于瘀滞而形成紫晕。在一般疾病中,外感风寒、支气管哮喘、肺心病等亦可见有甲床紫晕,唯前者不伴有指压反应延迟,后两者常见有指压反应延迟。笔者等体会:甲床紫晕,甲床整体带青,并伴指压反应延迟者,可以认为有明显的微循环障碍。可供恶性肿瘤病情、预后、转移倾向判断的参考。

笔者等还检测了具有甲床紫晕恶性肿瘤患者的血中 SOD、GSH-PX,发现均明显降低,而 MDA 明显增高,说明其清除自由基能力有所降低。又检测血清 NO 水平,明显低于正常人,有转移者更为显著。

(五) 甲板成分的研究

近年来,我国学者分析指甲的特殊成分来诊断疾病,例如,查糖化蛋白、果糖诊断糖尿病;查胱氨酸、钒诊断钒中毒等职业病;查肌酐以判断肾衰水平;查钚以研究防辐射;查氟以诊断氟中毒等。张羽忠等对慢性肝病气阴两虚证和肝郁脾虚证患者指甲中微量元素含量进得了测量,结果铜、锰含量均较正常人为低,差异显著($P<0.01$);而锌值则正常>气阴两虚>肝郁脾虚,而肝郁脾虚与正常人比较 $P<0.05$。认为指甲微量元素含量有助于辨证分型。

笔者等对恶性肿瘤患者与健康人对比观察了甲板含微量元素水平的变化,结果是恶性肿瘤患者甲板中的硒与锌含量降低,甲铜与铜锌比例升高,血瘀证愈甚愈为明显。同时也测定了头发微量元素,结果是一致的,说明硒与锌在恶性肿瘤的防治中确有意义。

五、结　　语

甲诊法既古老而又新鲜,这是因为从历史源流言之,它与舌诊、脉诊大约同时诞生;但从研究深度言之,它的观察研究远为肤浅,处于刚起步阶段。因此,应当首先把甲诊的传统理论继承下来,努力发掘,不使之湮没;同时运用现代科学来整理提高,使之达到一个新水平。

第四节　脉诊的研究

脉诊是祖国医学"四诊"的组成部分,中医临床运用切脉,并与望、闻、问三者配合,作为诊断疾病的重要方法,也是辨证施治不可缺少的客观依据。

自晋·王叔和总结前人经验撰《脉经》以后,历代有很多论述脉学的专著。宋·施发的《察病指南》还模拟 33 种脉的形象,绘制成图,确属创举。1860 年 Vierordt 首先发明杠杆式脉搏描记器,使脉象的描绘由模示图进入了波示图的新阶段。

一、脉象描记仪器

近百年来,脉诊客观化的研究逐步引起了医学和生物医学工程学者的注视,描记脉象的仪器不断增多。脉象仪的功用是对寸口部位桡动脉的搏动加以描记。最原始的第一代不换能直接描记器,包括杠杆式(Dugeon 式)描记器,压力鼓式(Caguet 式或 Frank 式)描记器等。它们的优点是图形清晰、伪误较少,缺点则是机械惰性大,频率响应差,灵敏度低,放大困难。1895 年后发展了各种压力换能式记录仪,如压电晶体式、电磁式、炭粒式、电动式、应变电阻式、半导体硅应变片式、液态换能式等。这些脉象仪灵敏度较高,频率响应好,图形清晰,便于放大,因而沿用迄今。此外,超声多普勒式诊断仪亦已经问世。我国大都采用换能的脉象仪,换能器不外乎固态与液态两类。

脉象仪的结构,一般分三个部分。①传感器:安置在患者的寸口部位,代替医生的手指,它将桡动脉的搏动信息变为电信号。有的传感器可调节取法压力,以符合中医"浮"、"中"、"沉"的诊脉要求。脉象传感器是研究中医脉诊、检测脉象信号的关键器件,现已研制了三头式仿中医脉象传感器,并在临床进行了实际应用,得到满意的测试结果。在材料应用上不断更新,现已用铍青铜片和半导体应变片研制成了一种中医脉象传感器。该传感器的灵敏度、重复性好,为中医诊脉的科学化、客观化提供了一个有力的工具。②电桥放大器:放大来自传感器的压力信号。③输出电路:与显示仪器,如示波器,心电图机匹配联接,把放大后的电信号输送到荧光屏显示,或利用描笔在纸条上描记曲线作终端记录。

目前,脉象仪和换能器的设计研制不尽相同,尚待脉象研究的深入,取长补短,继续改进,从而实现仪器的标准化。

值得注意的是,阻抗式容积脉图仪的使用。当脉搏式血流通过血管时,血管容积将会发生周期性变化。把血管容积的这种变化记录下来,则成为容积脉图。目前在国内外较为常用的是阻抗式容积脉图仪。该脉图仪是利用高频电阻抗的变化来描记容积脉图的装置。它的基本原理是利用电阻抗和血管容积之间的一定比例关系,描记电阻抗的变化来间接地表示血管容积的变化,以电阻抗的变化图形来代表血管容积脉图。这样描记下来的脉图,称为阻抗容积脉图(impedance plethysmogram),也称血流图。如心、肺、肝、脑、肾、四肢等部位均可记录血流图,其中与脉象直接有关的为肢体血流图。图 10-1 是用环状电极从手指和腕部(桡动脉)描记下来的阻抗变化图形,也即该处血管的容积脉图。

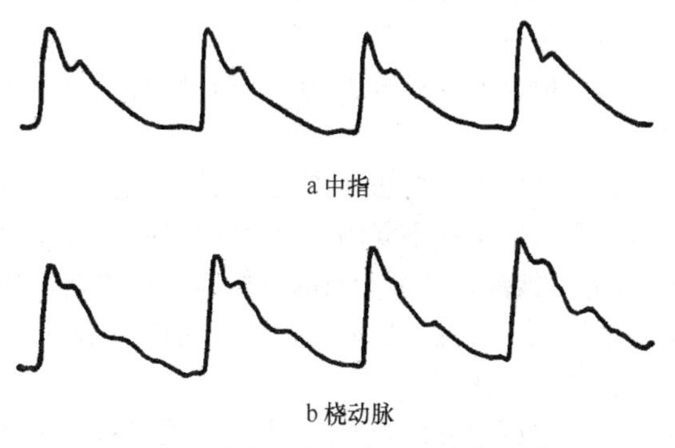

图 10-1　手指和桡动脉的阻抗容积脉图

另外,随着我国科学技术的进步,还相继研制出了一批性能和质量较好的脉象仪,如 MX-3X 型脉象仪,HMX-3C 型换能器,MTY-A 型多导脉象仪,以聚偏氟乙烯(PVDF)压电薄膜传感器元件为材料的多维脉象传感器,HMX-5C 型多功能自动检测脉象仪等。

二、脉象描记、研究与分析方法

(一) 描记方法

大致有以下几种:

(1) 单纯关部脉图的描记。

（2）按照“三部九候”的传统切脉方法描记。

（3）配合脉象检测，利用心电图、心音图、血流图等同步或同时描记。

（二）研究方法

中西医结合密切联系临床，运用现代生理学、生物力学、数学、生物医学工程等多学科进行研究。

（1）测录脉象，通过各参数的统计分析，确定典型脉图。

（2）从脉象图与心电图、心音图和血流图等关系，了解脉象变化的规律。

（3）观察脉象与血压、血液的质和量、波速、自主神经功能相互间的生理反应。

（4）结合心功能、血管功能、微循环功能、肺循环功能等的检查及血流动力学理论，研究脉象形成的机制。

（5）围绕临床辨证、脉学及现代病理生理，探索脉象对诊断、疗效与预后的意义。

（三）分析方法

一般采用数学、频谱分析、生物流体力学、电子计算机等科学方法和手段处理分析。

（1）直观形态分析法：测量脉图的时间、振幅、角度、斜率、形态等，参数经统计学处理，分析上升支、下降支、重搏波的幅度和各种幅度的比值，以及有关夹角大小、时值的特征。

（2）频谱分析法：将脉象信号输入实时频谱仪作频谱与时域分析，通过频率特性，以精确的数据来推算，分析脉图波型的差异。

（3）电子计算机分析法：运用电子计算机对脉图统计分析所得的结果进行处理，定出标准脉图及其数据范围等。

（4）模型推导求解法：如根据非线性弹性腔理论，测算血管的顺应性，弹性模量和外周阻力等参数。

（5）特征点分析法：研究表明，不同生理病理特征的脉搏波波形图上获得的各个特征点及其斜率等特征参数都是不同的。通过大量的临床试验数据可以确定识别各种脉搏波图特征参数的标准值，使脉搏波波形特征参数的分析客观化和定量化。通过阈值法采用 FPGA 实现脉搏波特征点的自动提取。较为准确地提取出各个特征点，可对原始脉搏波信号先进行小波分解和阈值降噪，然后通过阈值法进行识别。

（6）多因素脉图识脉法：模拟中医切脉手法，将复杂的脉象还原为七种最基本的指下感觉，然后用仪器描记成如下三种图综合表示：

1）举、寻、按诊脉趋势图：使用液压技术，把传感器对“寸口”脉位，由轻到重七次加压，记录脉波幅度，波幅顶点的轨迹，即为诊脉趋势图。

诊脉趋势图分五种基本类型：渐降型、渐升型、中空型、底实型、正常型（图 10-2）。

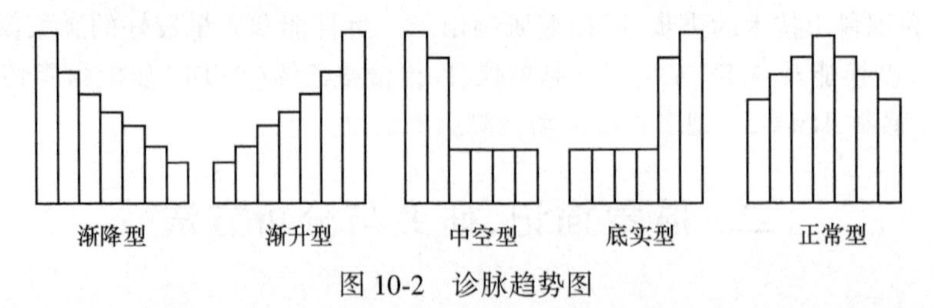

图 10-2　诊脉趋势图

2）血管粗细示意图：利用一套电子开关对多探头顺次扫描，以描笔用慢速同步描记血管的粗细形态，可分出最细、细、正常、略粗、粗 5 个级别（图 10-3）。

3）传统脉搏图：检测桡动脉搏动波形，描记脉搏图。

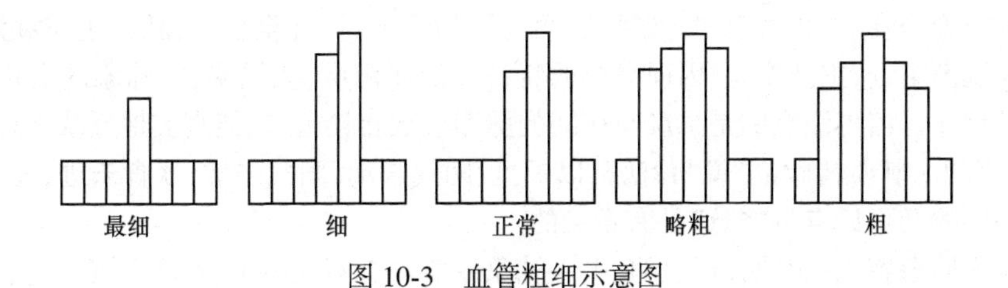

图 10-3　血管粗细示意图

三、脉搏图和速率图

本文所述的脉图主要是指压力脉搏图而言。

（一）正常脉搏图

脉搏图的波形反映了心血管收缩舒张的生理过程和病理变化。正常脉象即中医脉学所谓的平脉。其示波图，虽随应用仪器的性能稍有不同，但都呈三峰波形，包括升支与降支两个部分（图 10-4）。正常压力脉搏图的三个主要波如下。

（1）主波：由基线算起幅度为 h_1；当左心室收缩，主动脉瓣开放，血液射入主动脉时，动脉容积扩大，压力增高，脉图陡直上升，形成主波。

（2）重搏前波：由基线算起幅度为 h_3，主波峰后形成波的下降段（相当于左心室缓慢射血期）。在此段上，往往出现向上的重搏前波，它与血管阻力的大小和脉搏波叠加有关。乃动脉张力增大，血流阻力增加，使左心室射血时间代偿性地延长所致。

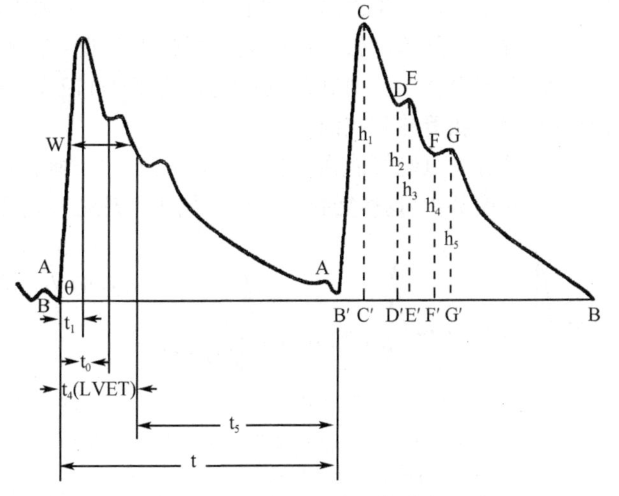

图 10-4　正常脉象图及其测算参数示意图

A：心房收缩波；B′C：主波升支；C：主波；CC′：主波幅度 h_1；θ：升支与基线夹角；CB：降支；DD′：主波与重搏前波交界处幅度 h_2；E：重搏前波；EE′：重搏前波幅度 h_3；FF′：降中峡幅度 h_4；G：重搏波（降中波）；GG′：重搏波幅度 h_5；GB：重搏波后降支；BB′：脉动周期时值 t；W：h_1 的上 1/3 和 F2/3 交界处；联线与主波相交的两点间的距离；t：脉动周期时值；t_4：收缩期时值；t_5：舒张期时值；$t_4 \sim t_1$：缓慢射血时值；t_0：主波振荡一次所需时间

（3）重搏波：由基线算起的幅度为 h_5，当左心室舒张时，主动脉关闭的一瞬间充胀于动脉中的血液开始向心室方向倒流，脉搏图曲线急速下降，形成切迹（亦称降中峡）。但因主动脉瓣的阻挡，倒流的血液被折回。主动脉弹性回缩，血液只能向远端灌注，故曲线切迹之后又有一个上升小波，称重搏波。它的幅度 GG′，反映了主动脉的弹性。继而动脉血液续向外周流去，于是脉搏图的下降支作指数式的下降。

实践表明，正常平脉的脉图呈三峰波，起伏明显，重搏前波在指觉可感区，使有感和无感之间得到缓冲，所以应指和缓。脉动的周期 20～25 毫秒，脉率每分钟 60～75 次，亦符合“一息四至，闰以太息，命曰平人”的论述。值得注意的是，据主波高度压力曲线图提示，其主波高度、取法压力和脉图随加压变化的区间均居中，充分反映了平脉有“胃”、有“神”、有“根”的特点。

（二）平人脉象

（1）正常人昼夜脉图：据研究从平旦至日中，脉图的主波幅度 h_1 逐渐升高，重搏前波幅度 h_3 和

降中峡幅度 h_4逐渐下降,主波宽度 W 变窄,因而呈滑的特征;黄昏至合夜,脉图主波逐渐低下,重搏前波和降中峡逐渐上升,主波变宽,因而呈弦的特征。滑属阳脉,弦属阴脉,脉象的变化完全符合人体阴阳消长的规律。值得注意的是早晨与夜间的脉图参数相接近,较能真实地反映生理状态与病理变异。所以《素问·脉要精微论》说"诊法常以平旦,阴气未动,阳气未散,饮食未进,经脉未盛,络脉调匀,气血未乱,故乃可诊有过之脉"是有意义的。

(2) 正常人脉象特点:脉图分析表明,平人脉象一般具有不大不小、不浮不沉、不快不慢、和缓滑利的特点,可认为是中医切脉要素胃、神、根的理论依据。

(3) 年龄与脉象的关系:据 185 名平人各年龄组的脉象研究提示,随年龄增长逐渐变弦,此和动脉顺应性减退有关。

(4) 正常青年脉象图特征:健康青年以平弦脉为最多,脉图升支陡峭,B′C′时间短,三峰波形清晰,切迹 F 点也明显,主波较尖锐,主波高于重搏前波,提示心血管功能良好,富有弹性,而其张力并不过高。

正常青年人脉象以弦脉(包括弦细脉、弦滑脉)最多,占全部脉象的 69%,其次为细脉(包括细滑、沉细、细弱等脉),而滑脉(包括滑弦、滑细等)极少。在总外周阻力方面,弦脉、弦细脉及细脉均较高,而滑脉、弦滑脉则较低。

平人弦脉的机制可能系血管平滑肌张力较高,血管口径变小,平人滑脉的原因可能系血容量增多而血液密度减小,这些变化很可能都属于生理范围内之变化。

(5) 正常妇女脉图:一般出现缓、滑等平脉,弦脉多为 40~50 岁健康人,与动脉顺应性减退有关,不属病脉。

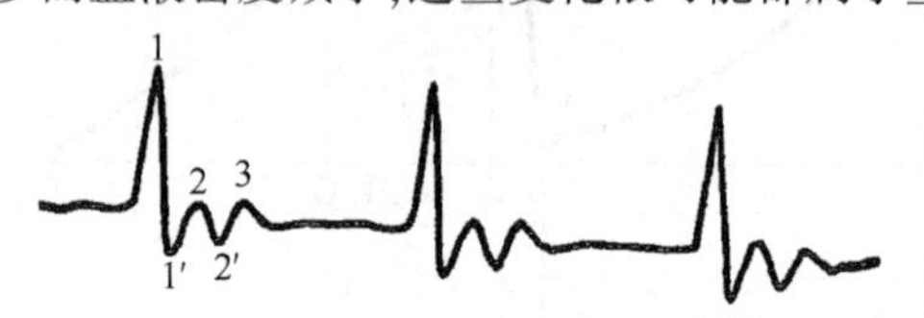

图 10-5 正常缓脉速率图

正波:1. 主波上升支的速率;2. 重搏前波上升支的速率;3. 重搏波上升支速率

负波:1′主波下降支的速率;2′重搏前波下降支的速率

(三) 速率图

它的含义是反映动脉内压力的变化率。在脉象图上则表示每点运动速度的变化率,因而能更灵敏、正确地反映各种脉象的变化趋向。正常速率图呈三峰波(图 10-5),和脉图有严格的对应关系。经统计,脉图和速率图的符合率为 87.7%,速率图的正波反映脉波上升支的速率,负波反映脉波降支的速率。

四、脉图特征和脉象形成机制及临床意义

中医脉诊研究的首要任务应是建立典型图谱,对各种脉象做出客观的定量分析。但由于脉诊研究是一项新的课题,资料有待积累,且应用的仪器并不相同,因此,描记的图谱和理论认识都还不可能获得一致。这里仅据报道选录 12 种常见脉象的图形、特征、机制和临床意义分述如下。

(一) 浮脉

脉图(图 10-6):

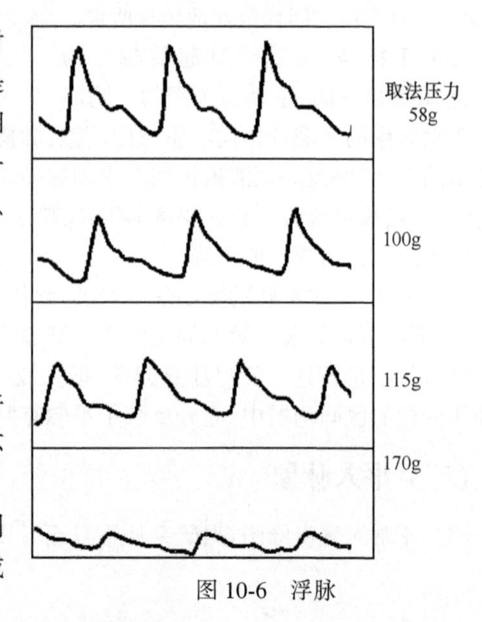

图 10-6 浮脉

特征:测脉压力较小,浮取即得,加压定标小于 75g 时图形最佳。符合脉学所谓"举之有余,按之不足","如水漂木"。

可由于发热、汗出时,动脉舒张,管径扩大,外周阻力降低所致。某些传染性疾病初期属外感表证或

严重贫血等可见浮脉。

(二) 沉脉

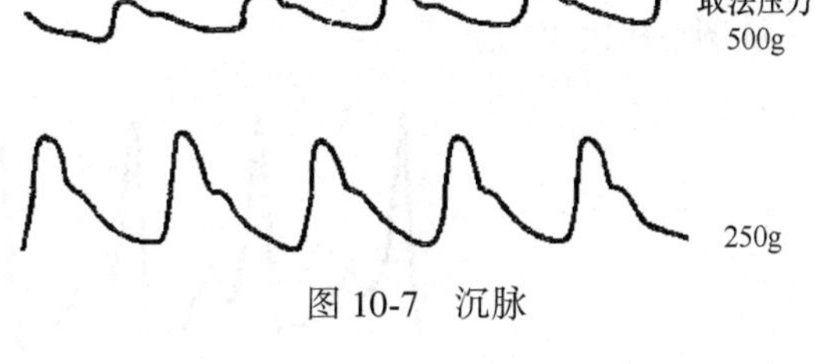

图 10-7　沉脉

脉图(图 10-7):

特征:测脉压力较大,沉取始得,压力定标大于 175g 时图形最佳。符合脉学所谓"举之不足,按之有余","如石投水"。由于体表动脉收缩,层流边界层增厚所致。

当心力衰弱、新陈代谢减退或内分泌功能障碍,身体为维持体温、血压及脑、心、肾的血流量,赖体表动脉收缩,以增高血压,并腾出血液供其需要。如高血压合并冠心病时,沉脉出现率达 50% 左右;一个多年的高血压患者素来是弦脉,突然变沉,排除了其他直接原因,应考虑到病情加重或恶化。心绞痛、胃肠痉挛等,可见沉脉。郭振球等认为肾病证候中,将脉沉微迟作为肾阳虚证主要诊断之一,而肾阳虚常见于肾病的中后期,对应的现代疾病诊断多为慢性肾炎、慢性肾病综合征的中后期。

(三) 迟脉

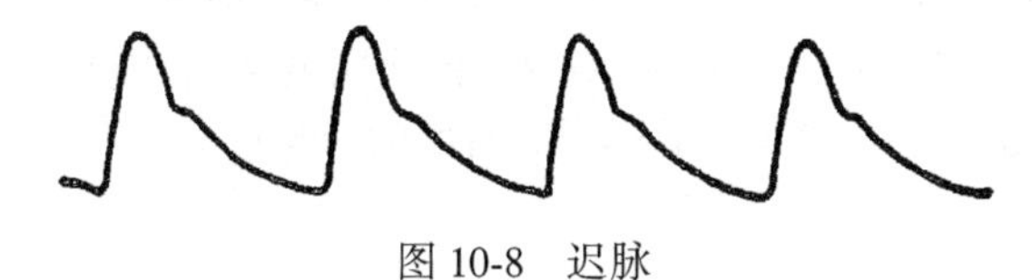
图 10-8　迟脉

脉图(图 10-8):

特征:基本图 BB′平均值 29mm,每分钟小于 60 次。符合脉学所谓"呼吸三至,来去极迟"。由于迷走神经张力过高、或窦房结本身的缺血、炎症及纤维化等病变所致。

病态窦房结综合征、完全性房室传导阻滞、或持续的二度莫氏Ⅱ型 2∶1 房室传导阻滞、房室交界性心律、某些冠心病及原发性心肌病、黏液性水肿、颅内肿瘤有颅内压增高、黄疸、胆盐刺激迷走神经等,可见迟脉。亦有因 β-肾上腺素能受体阻断剂和萝芙木类药物而引起。

健康的运动员或强体力劳动者出现迟脉,则不属病理范畴。

(四) 数脉

脉图(图 10-9):

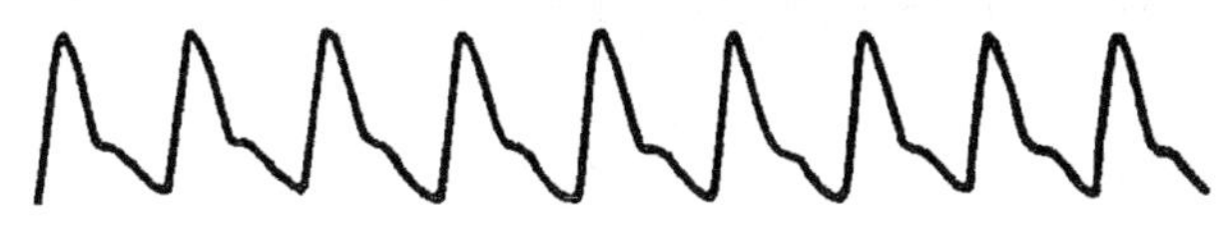
图 10-9　数脉

特征:基本图 BB′平均值小于 16.6mm,每分钟大于 90 次。符合脉学所谓"一息六至,脉流薄疾"。

由交感神经兴奋与迷走神经张力降低所致。一般情况下,体温每增加 1℃,脉搏每分钟可增加 10 次,故数脉主热。

窦性心动过速、房室交界性(或室性)心动过速、心房扑动伴规则的 2∶1 房室传导、房性心动过速伴持续二度莫氏Ⅱ型 2∶1 房室传导阻滞、交界性或室性心动过速伴规则的 2∶1 传导阻滞及心力衰竭、心肌炎、休克、甲状腺功能亢进、呼吸功能不全等可见数脉。亦有因用肾上腺素、异丙肾上腺素与阿托品类药而引起。糖尿病患者出现数脉,可能为副交感神经单独受损,或副交感和交感神经联合受损。

(五) 滑脉

脉图(图 10-10):

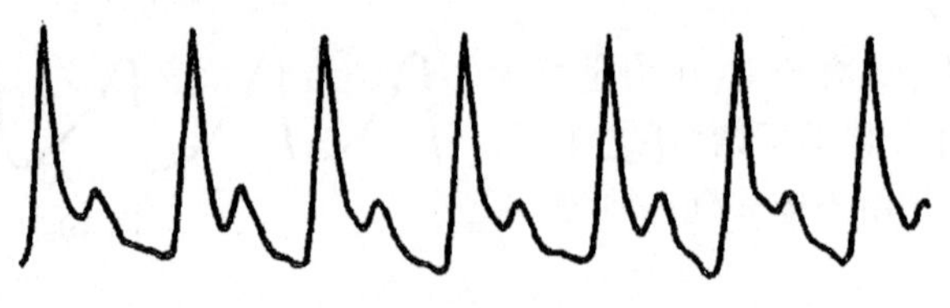

图 10-10 滑脉

特征:呈双峰波形,无明显的重搏前波,主峰角度较小而尖锐,主峰波幅较高,主波升支与降支坡度(斜率)大,使主峰显得突出,而高峰时间较短,降中峡位置较低,脉率较快。符合脉学所谓“往来流利,如珠走盘”,“漉漉如欲脱”。

由于血管平滑肌舒张,总的外周阻力减小,心搏增强,或血液变稀,血流量增加所致。脉波高峰时间短,应指急促,故呈“往来流利”。

发热、慢性支气管炎、脉压增宽者(如主动脉瓣闭锁不全以及用扩血管药物或补液,特别是静脉滴注后)可见滑脉。妊娠期,血容量增加,尤其是血浆比例更大,血液相对稀释,血黏度下降,则脉多滑而带数。据 606 例孕妇脉图统计,符合率占 98.5%,证明了中医脉学滑为有妊的诊断意义。

(六) 涩脉

脉图(图 10-11):

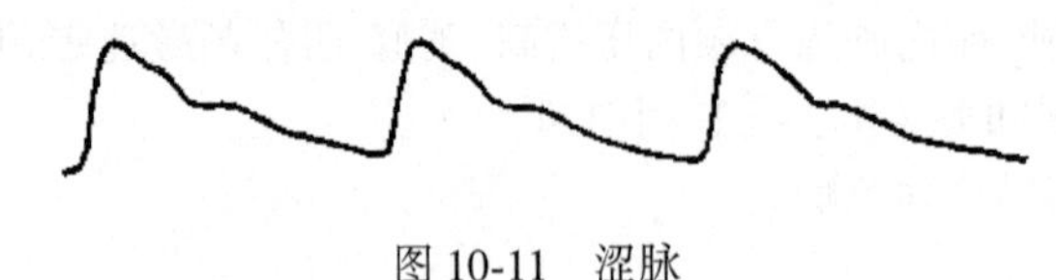

图 10-11 涩脉

特征:呈三峰波形而波峰起伏平坦,降中峡不明显,主波角度增大(尤以 β 角为甚)主峰波幅偏低,脉率较缓慢。符合脉学所谓“虚细而往来难,三五不调,如雨沾沙,如轻刀刮竹”。

由于心脏收缩力降低,心排血量减少,血管未充盈及血液黏滞性增高,血流减慢,或脱水、血液浓缩所致。

风湿性心脏病、心力衰竭、心肌梗死、肿瘤等,可见涩脉。

(七) 弦脉

脉图(图 10-12):

特征:呈三峰波形,主波升支坡度较陡直,主波幅值较高,主波与重搏前波相连,使主峰较平坦,高峰时间增长,降中峡位置偏高,降支坡度较平缓,重搏波比滑脉明显减小。符合脉学所谓“端直以长”,“如张弓弦”,可分为五型。

(1) 平宽型:主波与重搏前波相连成方顶形。

(2) 斜宽型:主波与重搏前波相连成斜坡形。

(3) 圆宽型:主波与重搏前波融合成圆顶形。

(4) 后突型:主波低于重搏前波。

(5) 切迹型:主波与重搏前波高度相似,其间有凹迹。

由于动脉硬化,动脉壁弹性差和血管平滑肌收缩,舒张压升高,血管壁增厚,舒张时血管直径较小所致。高血压的弦脉,乃去甲肾上腺素增多,外周阻力加大,动脉血未能及时流入小动脉而形成。

肝病、溃疡病、急腹症等可见弦脉。工作或情绪紧张以及外界环境不适的刺激皆能引起机体周

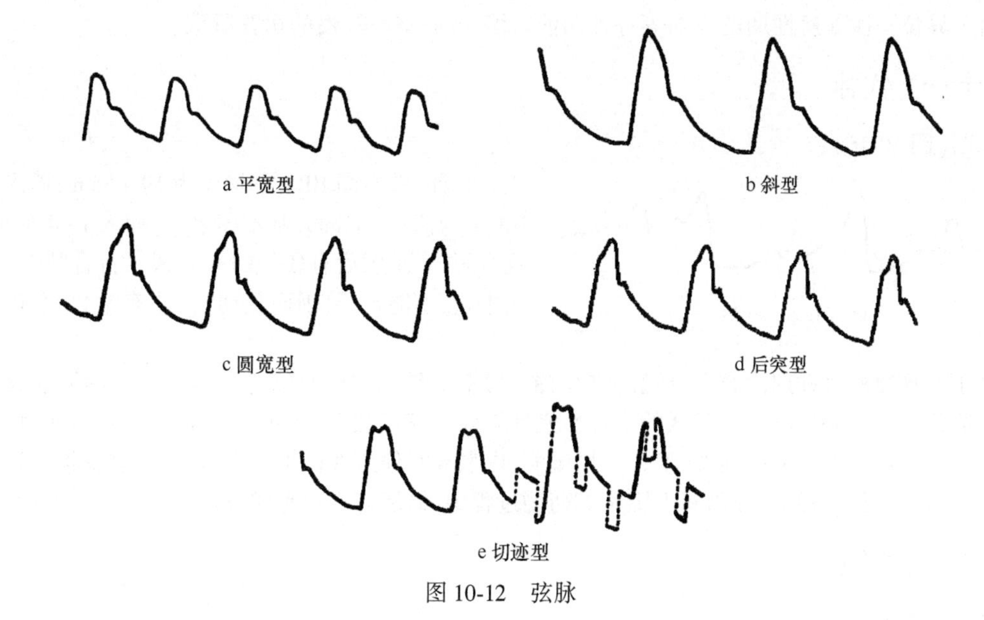

图 10-12　弦脉

围小动脉收缩，因而弦脉亦可出现于正常人。

(八) 濡脉

脉图(图 10-13)：

特征：呈三峰波形，压力定标小于 100g，稍加压即失去原来形态。符合脉学"极软而浮细"，"如棉絮之浮水中"。可能由于血液血红蛋白减少，或红细胞比溶减低所致。

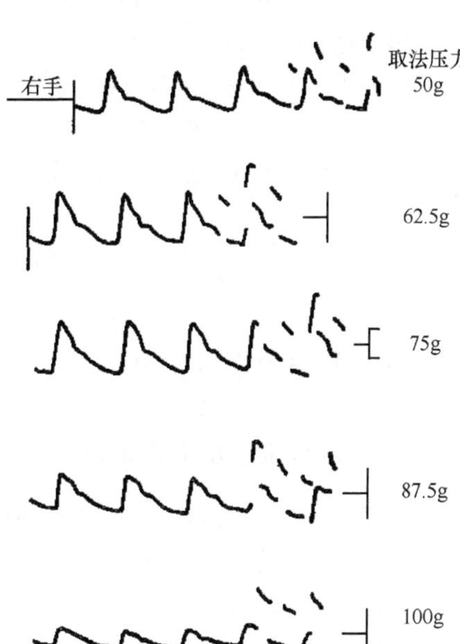

图 10-13　濡脉

(九) 缓脉

脉图(图 10-14)：

特征：呈三峰波形，三峰起伏明显，主峰升支上升较快，而降支坡度较平缓，重搏波出现部位较高，浮、中、沉取法强弱均匀，脉率较缓慢。符合脉学所谓"从容和缓，不疾不徐"。由于动脉管壁弹性较好，心排血量及血流均正常所致。一般属正常生理脉象。

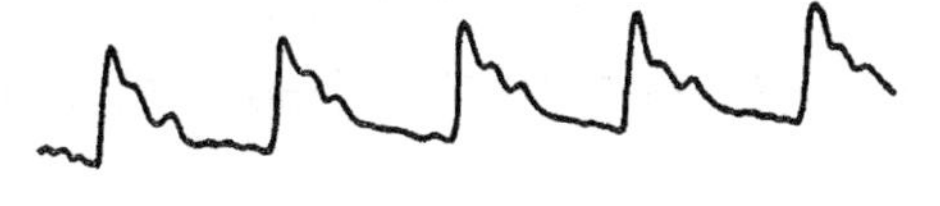

图 10-14　缓脉

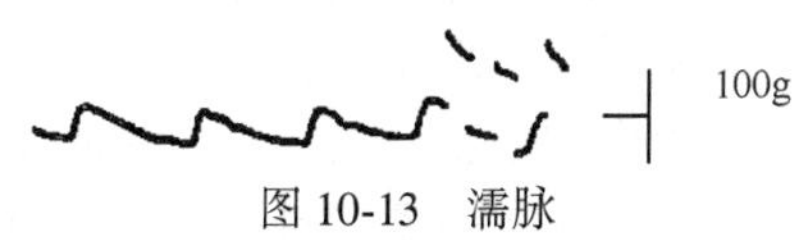

图 10-15　结脉

(十) 结脉

脉图(图 10-15)：

特征：基本图 BB′平均值 20mm，基本图之间有插入性小图，无一定规律。符合脉学所谓"脉来去时一止，无常数"。

由于异位心律如房性期前收缩等各种期前收缩,或心室率较慢的房颤所致。

(十一) 代脉

脉图(图10-16):

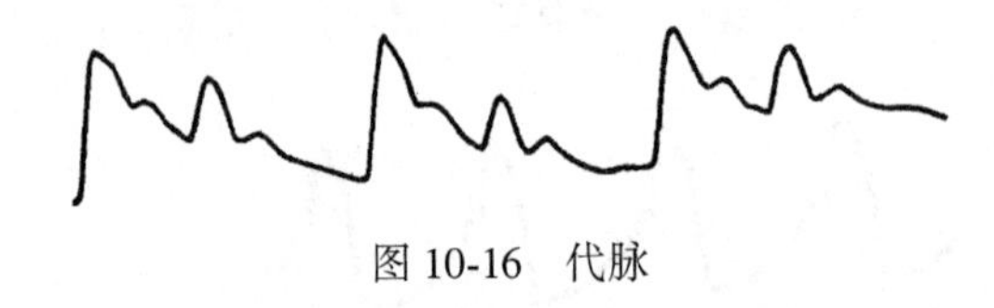

图10-16 代脉

特征:基本图BB′,平均值为19.65mm,插入小图BB′平均值32.32mm,基本图之后,插入1~4个小图,且有规律,小图后有较长的GB′段。符合脉学"脉动而中止,不能自还,因而复动","止有常数,必依数而止"。

由于有规律的室性期前收缩、房性期前收缩、房室交界性期前收缩等所致。频发的期前收缩持续呈二联代脉或三联代脉。呈三联的多源性室性期前收缩的代脉,如发生于急性心肌梗死时,常为室性心动过速或心室颤动的前奏;发生于风湿病、白喉或其他急性传染病中,提示心脏受损。发生于应用洋地黄、奎尼丁、锑剂、异丙肾上腺素等药物过程中,提示药物中毒或过量。

(十二) 促脉

脉图(图10-17):

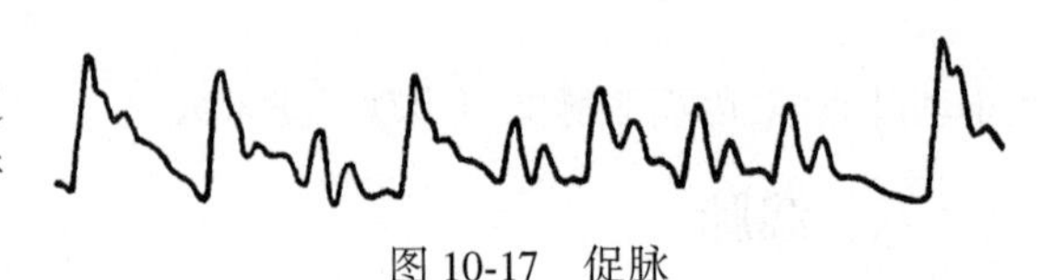

图10-17 促脉

特征:基本图BB′平均值14.6mm,基本图之间可见多个插入性小图,大小不等。符合脉学所谓"来去数,时一止复来,如蹶之趣,徐疾不常"。

由于心房纤维颤动、异位性心搏或左心室舒张太短,在两次心搏间不能充盈等所致。

五、脉象研究进展

(一) 生物力学的应用

1. 弹性腔理论应用于脉象研究

弹性腔(Elastic Chamber,简称EC)理论假定动脉系统为一弹性容器,将心泵、主动脉、小动脉和毛细血管比拟为往复泵-空气腔-终端阻力的简化模型,称为弹性腔模型。动脉弹性腔随着左心室的舒张、收缩而发生周期性的扩张和回缩,维持血流在动脉中持续不断地流动。这一作用就好像由弹性物质(橡皮)制成的风箱(压气装置)作用一样,不过一是气流,一是血流罢了。EC模型是分析脉搏式血流十分有用的重要基础。EC理论所预示的定性结果符合生理情况,它能刻画出体循环动脉系统的基本特征。曾有单位通过弹性腔理论应用于脉象的定量(包括动脉顺应性、外周阻力等)研究,建立了一种利用无创伤描记的脉图计算心血管动力学有关参数的方法,对高血压患者、平人、孕妇脉图的测算,发现:

(1) 弦脉的血流动力学参数与正常平脉比较,外周阻力明显增高,动脉顺应性变差,脉图的斜率较小。此与高血压脉图的特征及切脉时"端直以长,如按琴弦"的指感符合。

(2) 滑脉的心排血量增大,外周阻力降低,血管顺应性好,因此脉图的斜率大,反映在脉波升支和降支的速率快。这样的脉图特征和切脉时的滑利感一致。

(3) 发现零压动脉顺应性(Co)<1.5时,已有不同程度的动脉硬化,所以弦脉Co<1.5时为动脉硬化性弦脉,Co>1.5时为功能性弦脉。

（4）通过动物实验比较了有创性与无创性测定及大中小动脉不同部位处检测的参数无显著差异，表明通过描记浅表动脉脉搏波图来测算心血管动力学参数是有临床价值的。并对实验动物狗静脉滴注去甲肾上腺素，测出血压升高，心排血量减少，弹性模量增加和外周阻力增加时，脉图出现从平脉向弦脉逐步过渡；当采用扩血管药桑寄生时，可见心排血量增加，外周阻力降低，弹性模量降低，脉图出现了从弦脉向滑脉的过渡。由此亦足以阐明平脉、弦脉、滑脉等脉象的血流动力学机制。

（5）脉象是中和心脏与血管的舒缩运动、动脉管道弹性震动及在指压的干扰下血流血管的运动变化，这 3 种运动影响下的立体感即为脉诊信息。沉脉的形成因素包括心排血量、外周血管状态、血管周围组织状态及采集时刻的压力状态有关。

从生物力学角度及非线性 EC 理论出发的方法，为脉图的血流动力学参数的研究增加了一项无创性检测的有效手段，也对动脉硬化的程度提供了新的客观指标。

2. 脉搏波的线化理论对脉图的分析

从生物体瞬态理论的线化模型出发，分析了末端反射对脉搏波波形的影响，推导出一种简便的求解末梢反射系数（反映末梢阻力大小）的方法，从理论上论证了利用动脉脉图来探求脉象客观指标的可能性。通过线化理论研究发现：①在左心室射血时间（LVET）中脉搏波在臂动脉处可振荡一次（系一个单峰波）至二次（系一个双峰波）左右。LVET 越长，主波振荡次数越多。②桡动脉压力脉图中的重搏前波是一个很敏感的特征波形，它的宽度随动脉顺应性增大而缩小。重搏前波越宽，动脉顺应性越小，即臂动脉弹性越差，主波振荡次数越多，直至呈双降峰波。这与 LVET 延长结果相一致。③重搏前波的高度随臂动脉端点反射系数增大而增高，即重搏前波越高，反射系数越大，阻力也越大。

脉图有关参量定义：$H_1=\frac{h_2-h_1}{h_1}$；$H_2=\frac{h_4}{h_1}$；$M=\frac{LVET}{t_0}$，N 由 H_1 和 M 值查图而得，H_1、H_2、M、N 均为无量纲量。上式中 h_1 为主波最大幅度，h_2 为主波和重搏前波交界处幅度，h_4 为降中峡幅度，LVET 为左心室射血时间，t_0 为主波振荡一次所需时间。

目测步骤：①先单纯目测，根据主波形态，核对数学图谱对号入座；②然后查图得 N 值，由 N、M 值确定实测脉图在数学图谱上之图号，与单纯目测法相比。

结果（图 10-18）：

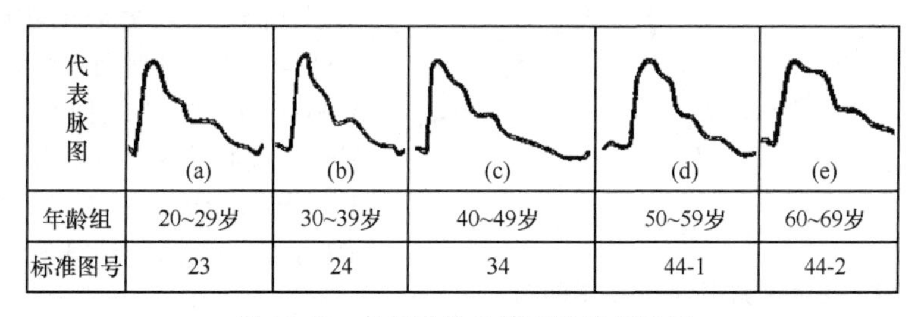

图 10-18　各年龄组的桡动脉代表脉图

对每名正常人脉图用单纯目测和查图目测法结合以标定图号，然后根据各年龄组 M 和 N 平均值找相应的代表脉图，发现 20～29 岁的代表脉图与图谱中 23 图相似，30～39 岁的代表脉图与 24 图相似，40～49 岁的代表脉图与 34 图相似，50～59 岁的代表脉图与图 44-1 相似，60～69 岁的代表脉图与图 44-2 相似。据此认为：

（1）M 值表示在一次左心室射血时间内，主波在桡动脉处振荡的次数，正常人年龄越大，动脉壁越硬，故 M 值越大；H_1 随年龄增大而增大，这与臂动脉端点反射系数越来越大有关。50～59 岁男女

H_1值差异有非常显著意义,这可能与妇女更年期后动脉系统改变比男子较快而显著有关。20~29岁男女H_1值差异显著,这可能与女青年发育至成熟较快有关。N值代表动脉端点阻力,故年龄越大,N值也越大。30~39岁、50~59岁、60~89岁三组男、女N值差异有非常显著意义,说明多数年龄组动脉端点阻力女大于男。总之H_1、M和N是反映脉图主要特征的较敏感的参量,而H_2则较不敏感。

(2)根据研究初步摸清了正常成人桡动脉脉图的分布规律——脉图在标准图上的分布,年龄越轻,越位于左、下方,年龄越大,越位于右、上方,H_2代表脉图的形态,年龄由小到大,重搏前波相对位置由低到高,主波上1/3至下2/3交界处宽度越大,切脉感觉由平、缓、滑向弦的方向发展。根据上述规律和各正常年龄组的代表脉图,对所描记的脉图可用简易目测法分析报告,对预测动脉是否衰老及其程度和脉图是否为病理性,均有一定实际意义。

3. 位移理论应用脉象的研究

位移理论是通过研究力学参数对血管位移波的影响,提出血液和血管的相互作用和控制方法,分析比较脉象,得出位移控制方程。现代研究证实脉象的感觉不是通过血管的径向运动而是通过血管的整体性位移运动表现出来。研究发现,在心血管系统正常生理状态下,桡动脉确实存在着整体位移运动。桡动脉上一点的位移轨迹是一个三维的闭合曲线,在血管横截平面上桡动脉整体位移的幅值大于其直径变化数倍。同时还发现,寸、关、尺三点的位移轨迹在大小和形状上都存在较大的差异。这些结果说明:第一,桡动脉管的整体位移在中医脉象研究中可能有重要意义;第二,血管上某点的位移轨迹不仅与管内血压的波动有关,而且与该点的位置及该点所受的约束条件有关。提示桡动脉管的整体运动可能包含有极其丰富的生理病理信息。

(二)方法研究

1. 桡动脉脉图法测定心室收缩时间间期(STI)

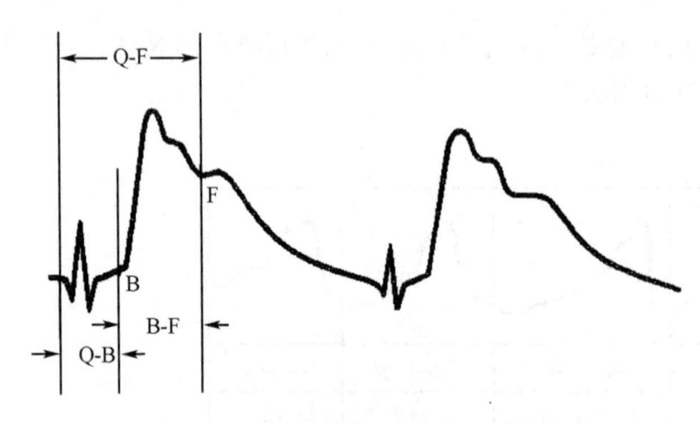

图 10-19　桡动脉脉图法测定心缩间期

B-F:桡动脉搏动图的B点至F点的时间,相当于LVET;Q-F:从EKG的Q波起点至桡动脉搏图的F点的时间,相当于$Q\text{-}S_2$;Q-B:射血前期

STI的测定主要用于判断左心室的收缩功能。桡动脉脉图法测定STI(图10-19),是在中医脉象研究过程中发现的一项无创性测定左心室收缩功能的方法,桡动脉脉搏波比颈动脉搏动波延迟时间平均为0.06±0.02s,按直线回归方程式把桡动脉搏动图实测的STI换算为同步法的STI,其6个指标($Q\text{-}S_2$、PEP、LVET、PEP/LVET、ICT、ICT/LVET)的计算值与同步法实测值的符合率占74%~98.2%,平均89.6%,由此所测算的STI,可用于左心室收缩功能的判断,从而有利于确定治疗方针。如一例中毒性休克患者,当休克时第一次测定脉图,STI示左心室收缩功能减退,休克纠正后,复查脉图,则STI亦恢复正常,证明了脉图复查自身对照的价值;临床上经37例以细脉为主辨证属气虚患者的观察,左心室收缩功能减损率70.3%,初步认为PEP/LVET两项指标大于正常时,对气虚辨证有参考意义。

2. 脉图的递归定量分析法

递归图是判断数据中是否存在某些确定性规律的有效工具,可以通过由若干黑点和若干白点组成的两维方阵反映各个状态之间的递归关系。为了得到更多的参数特征,需要对脉象信号的递归图进行定量分析。脉象信号的非线性动力学特征能更好地表达人体生理状态变化引起的脉象变化。更大程度地提高模型的识别准确率,这为中医脉象客观化研究提供了新的思路和方法。

3. 脉动周期时值与心血管功能

在脉动周期中,t_4表示左心室射血期时值 LVET,t_5表示心舒张期时值,LVET 首先取决于心泵功率大小,亦受外周阻力影响,t_5主要与心率有关。当肾上腺素作用增强时,心肌收缩有力,心排血量增高,外周总阻力降低,射血期延长,故 t_4相对较长。同时由于心率加快,t_5随心动周期而缩短,故 t_5/t_4比值减小。反之,心率减慢则 t_5/t_4比值增大。综上所述,t_5/t_4比值与外周阻力(R)、脉动周期(t)和心肌收缩力(F)之间的关系,可用

$$t_5/t_4 \propto \frac{R_t}{F}$$

来表示。上式对利用脉图间接推断心血管功能有一定意义。此外,孔宪明等用日本 MC-M2008 型加速度脉波仪,对东京医科大学职员及住院 34 名患者作脉诊、收缩压、舒张压、平均压、脉压及加速度脉波等项的检测并作相关性研究,结果显示全部受检者的脉象均有规律性,按长、滑长、弦滑、弦、弦紧的顺序排列,则:①每例患者的收缩压、平均压、脉压分别与上述脉象排列顺序呈渐增高趋向;②患者的年龄亦与上述排列顺序呈渐增高趋向;③加速度脉波中的 B/A(动脉波的硬度)与上述脉象排列顺序呈渐增高趋向;④加速度脉波的 D/A(动脉血管的抵抗)与上述脉象排列顺序呈渐减低趋向。从而提示"心主血脉"即相当于脉象是心血管功能的外部表现,与心脏功能由前、后负荷、收缩力及心率等因素所决定的观点完全相符。有研究进一步发现心血管系统参数(心血管参数包括:心率、心室收缩舒张系数、血液黏度、动脉管弹性模量和外周阻力)的改变能够改变桡动脉压力波的波形,且单个参数对桡动脉压力波波形的影响不仅与该参数本身有关,还与其他参数的取值有关。所以无论是利用脉搏波判别中医脉象名,还是用它估计心血管的状态,都应该考虑多参数的组合问题。

4. 臂血流图在脉象研究中的应用

近来有人用前臂血流图来研究脉象,所用仪器有 ZK-3 型阻抗血流图仪(上海)、XLJ-73-2 型单导血流仪等。臂血流图也有助于定脉,如弦脉臂血流图特点是:波幅低、上升支角度小、顶峰角增宽和重搏波不明显;滑脉则有波幅高,上升支角度大,顶峰角小和重搏波较明显;而弦脉和滑脉的区别在于弦脉重搏波不明显,滑脉重搏波较明显。

5. 从脉力强弱探讨中医脉象

(1) 有关概念——脉图主波高度 CC′和脉力的 6 个级别:脉图主波高度 CC′,与脉搏强弱成正比。根据《濒湖脉学》对搏动力强弱的描述分为 6 个级别,①中级脉力:脉搏搏动力正常;②强级脉力:脉搏搏动力大于正常;③脉力软:比正常人脉力弱(命名弱级脉力);④脉力更软:但切脉能触及,即比正常人脉力弱得多(命名为濡弱级脉力);⑤极软:欲绝非绝,若有似无,比濡弱级脉力要弱(命名为微弱级脉力);⑥切脉无脉动感(命名为无感级脉力)。以上③~⑥均属脉搏搏动力不足的脉力。

(2) 脉图与取法的关系:同切脉一样,脉图也有轻取、中取、重取之别。轻取脉图主波幅记为主轻,中取脉图主波幅记为主中,重取脉图主波幅记为主重。通常同一人的主轻、主中、主重这三个数值不同。

(3) 有感脉力作用时间:在一次脉搏搏动中,较小的脉力对医生手指无指感,因此脉力分有感脉力和无感脉力两种,有感脉力的时间比脉搏跳动一次的时间短。

据此各种脉象的特征可描述如下。

浮脉:①主轻>主中>主重;②主轻处于脉力强级或中级(描述为“举之有余”);③主重处于脉力弱级(描述为“按之不足”)。

洪脉:①主轻>主中>主重(由于洪脉兼浮);②主轻处于强级(搏动有力);③脉洪大(脉形粗大,即“指下极大”)。

虚脉:①主轻处于弱级(脉力小于正常,脉力越小,脉象越虚);②主中、主重处于濡弱级(中取、重按都软弱无力);③脉洪大(“迟大而软”)。

濡脉:①具有细象(极软而浮细);②主轻处于濡弱级(轻取脉力极软但摸得出);③主重处于无感级(“按之无有”)。

微脉:①有细象;②主轻、主重均处于微弱级;③可感脉力作用时间稍长。

芤脉:①主轻>主中,主重>主中;②主轻处于脉力中级,主中处于濡弱级;③有大脉(“浮大而软”)。

紧脉:①主轻、主重均属强级脉力;②弦脉;③脉率较快(“数而弦,急而紧”)。由于紧脉脉率较快,主峰和中指接触点位置迅速改变,就有“左右弹人手”的感觉。“左右”是接触点位置的改变,“弹人手”是数而有力且弦的协同作用之结果。

以上试图把脉象定义现代化,但尚不完全,且对脉力六级尚需确定定量分级标准。

6. 脉象形成与血流动力学的研究

赵玉霞等为了深入探讨中医脉象的血流动力学机制,对219例受试者进行了多普勒超声心动图和桡动脉脉图的对比研究,记录其左侧桡动脉脉图和肱动脉血压,测量主动脉瓣环直径和主动脉最大血流速度,计算10项血流动力学指标,并与平脉、弦脉、滑脉、弦滑脉和涩脉进行血流动力学参数的对比分析。结果显示:①正常的心率、心律、心排血量和周围血管阻力是形成平脉的血流动力学机制;②轻度降低的心排血量、明显升高的周围血管阻力和延长的左心室射血时间是形成弦脉的血流动力学机制;③增高的心排血量、增快的心率和左室射血速度及正常或偏低的周围血管阻力是形成滑脉的血流动力学机制;④弦滑脉与弦脉、滑脉的主要血流动力学差别分别为心率和血压,这是弦滑脉形成的血流动力学机制;⑤明显下降的心排血量、减慢的左心室射血速度及明显上升的外周阻力是形成涩脉的血流动力学机制。这一研究揭示了桡动脉脉图的血流动力学机制。曹培琳研究沉脉的病理基础,认为沉脉是因为脉道呈紧束状态,扩张时受限而形成。继而分析出沉脉的脉形特点为脉幅小、脉峰的上升支及下降支坡度平缓,脉形略显扁平状态,气虚、里寒、里燥热引起的血管硬化、心包肥厚、心肌炎、大动脉炎(脉痹)等证均可为出现沉脉的原因。若沉脉的主要成因为血流速度减低、血压降低、血管内压力减小,则可推论出沉脉可见于慢性消耗性疾病如慢性肝病;若因心排血量减少、血管收缩、外周阻力增大,则沉脉可见于肾素性高血压、心肌病,其脉象多沉细而无力;若考虑由水肿因素,因水肿使表皮与脉管之间的组织增厚而致沉脉,可见于肾炎、肾病综合征等。

7. 小波变换的应用

小波变换是近些年发展起来的比较好的时频工具,它的高频部分时间分辨率高和低频部分频率分辨率高的特点使得它在信号处理和特征提取中得到了广泛应用,小波变换进行脉搏信号去噪和提取弱信号特征的特性都获得较好的效果。张丽琼等利用小波变换提取脉搏信号各层细节信号小波系数能量值来区分正常人和心脏病患者。

也有研究者致力于将传统中医的脉象诊断定量化。有一种全自动心血管功能诊断系统,该系统包括应变片式压力传感器、信号放大装置、数据采集分析系统,可全方位、多功能地显示各种脉图;在软件设计中引入小波分析,有效地降低了测量误差,实现了测量的智能化。研究表明,该系统与中医脉诊相结合,为中医诊脉的科学化、客观化提供了一个有力的工具。

(三)临床研究

1. 辨证与脉象

(1)气虚与脉象"细则气少":曾观察到气虚患者出现细脉或细兼(弦、缓、滑)脉,这可能与气虚患者左心室收缩功能减退和心排血量减少有关。

(2)阴虚、阳虚与脉象:阴虚火旺者弦脉出现率高于同年龄组正常人。阴虚肝火旺组弦脉出现率为66.67%,心火旺组弦脉出现率为100%。肝火旺的患者尿17-羟排量高于其他脏腑的火旺证,反映了肾上腺皮质功能亢进或肝脏对糖皮质激素灭活功能减退;心火旺者尿儿茶酚胺升高,大多因交感肾上腺髓质功能加强之故。当儿茶酚胺升高时,主要表现为去甲肾上腺素对心血管的作用,使血管张力提高,外周阻力增大,心率加快,心排血量增多,故脉象弦大而数;皮质激素浓度增高,不但能提高血管平滑肌对儿茶酚胺的敏感性,且能增加血容量;此外,肾上腺皮质激素可以促进肾上腺髓质的分泌,加速去甲肾上腺素转变成肾上腺素,从而使心率加快,心排血量增多,部分血管张力虽高,但全身总外周阻力却降低,使脉象弦大而数。总之,肾上腺激素的异常分泌,不仅造成阴虚火旺证候,而且也是弦脉形成的一种重要因素。

阳虚患者弦脉的出现率与同年龄组正常人无显著差异,脉象弦小而缓慢,与虚弱证候相符。

阴虚、阳虚与脉图昼夜节律:火旺患者的脉图中有关外周阻力的指标如h_3/h_1,h_4/h_1,w/t,t_5/t_4在上午10时有上升的趋势,这与皮质醇增多症患者的皮质激素分泌节律相似。而在部分阳虚患者的昼夜脉图中,上述指标分别在10时、18时出现两次上升,这与阳虚患者皮质醇分泌曲线呈"M"形类同。

2. 疾病与脉象

(1)高血压脉象:高血压属早、中期者多见单纯弦脉、平宽、切迹图形;病程较长者后突、圆宽较多。其他兼脉浮、洪多见于早期病例;沉、细多见于较晚期;浮多见于瘦者,沉多见于胖者。早期者常兼滑脉,中期及重型常可兼涩脉。据报道兼有涩脉之10例均有心血管器质性病变。也有人报道高血压患者以脉弦及脉弦的相兼脉为主占92.6%;高血压组脉图参数有BB′AA′、DD′AA′、W3/t、AT(男)、E(女)明显增高;高血压组脉图参数的改变随高血压Ⅰ期→Ⅱ期→Ⅲ期病情的加重弦度增高,柔和度下降;高血压辨证分型各组脉图参数改变,阳虚组>阴阳两虚组>肝阳偏盛组>肝肾阴虚组。说明随证型变化及高血压分期不同,脉图参数亦发生相应改变。

(2)休克脉象:抢救休克患者,诊脉比测血压方便,在一定程度上脉象也反映了循环的功能状态。随着休克的加重,先是寸脉减弱,以至消失,继而关、尺脉依次减弱和消失。静脉滴注高浓度缩血管药物可使脉沉细;用解痉药及补液之后则脉搏增强,指按感丰满有力;异丙肾上腺素静脉滴注时因骨骼肌肉血管扩张,血压虽仅70/50mmHg,而脉搏仍强而有力。在治疗过程中脉搏强度的改变往往先于血压变化而出现,应予重视。原有高血压的患者当血压尚在90~100/60~70mmHg时,如寸脉消失,提示已发生休克或低血压。腹膜炎伴有休克的患者血压虽低,但寸脉有力,反映心排血量正常或高于正常。使用扩血管药而补液量不足时,寸脉可消失,仅能触及关、尺脉,提示血容量不足,需加快补液。

(3)冠心病患者的脉象:有学者对60例冠心病患者的脉象进行了有关心血管功能的定量分析。其动脉顺应性值随年龄的增大而减低,弹性模量值则相反。动脉零压顺应性(C_o)不随血压的波动而变化,可作为动脉硬化较好的定量指标,对C_o小、零压弹性模量(E_o)大的冠心病患者应加强对冠心病及其并发症的防治。

在冠心病的细脉、弦脉、细弦脉三组脉象中，弦脉的 C_o 最差，E_o 则最大，这与弦脉者的动脉往往有硬化、平均年龄较大有关。此外，细弦脉与细脉组的 C_o 与 E_o 大小基本一致，表明细弦脉以细为主，弦为兼脉。弦脉者由于平均血压增高，且每搏心排血量(SV)较细脉和细弦脉略高，比平脉 SV 减少不多。此外，弦脉患者平均脉压也比细脉、细弦脉为高。以上可能是弦脉"端直以长，如按琴弦"的原因。

(4) 老年患者的脉象：有学者对 90 例 65 岁以上的具有各种不同疾病的老年患者进行了有关心血管功能的定量分析，认为老年患者的弦脉以硬化性者可能较大；老年细弦脉患者平均收缩压偏低，脉压低于弦脉，C_o 最大，故老年患者细弦脉的动脉硬化程度可能较低。老年患者血流动力学的紊乱从非老年时就开始，其中尤以外周阻力(R)的增大和每搏心排血量 SV 的减低出现较早，而 C_o 减低则出现较晚，其均值在 65 岁以后才显著减低，故认为及时地定期对初老期患者测录脉图、心阻抗血流图以计算 SV 和 R。如发现有弦脉脉图，R 增大而 SV 减低者，则应及早加强心、脑血管疾病的防治。

(5) 心脏多种瓣膜病变与脉象的关系：中医脉象能反映多种心脏瓣膜病变复杂的血流动力学变化。据报道在对 153 例多种心脏瓣膜病患者进行脉象图描记的基础上进行脉象分类，取例数较多的滑脉、弦脉、弦滑脉、涩脉 4 个脉象组与多普勒超声测量的 10 项指标进行对比研究结果显示，除主动脉血流加速时间和主动脉血流平均加速度两项指标外，收缩压、舒张压、平均动脉压、心率、左心室射血时间、体循环周围血管阻力、心排血量、每搏输出量(简称心搏量)在 4 个脉象组间均有显著性差异。

(6) 动脉硬化患者与脉象的关系：杨天权等对 145 例动脉硬化患者的脉图谐波幅值与初相角进行了单因素分析，并与 160 例无动脉硬化者进行了对照，结果表明：动脉硬化组的 M_1、M_2、M_3、M_4 均大于无动脉硬化组：动脉硬化组的 P_1、P_6、P_8 均大于无动脉硬化组，P_3、P_4、P_5 均小于无动脉硬化组；动脉硬化组的年龄、血压、脉图指标 M、N、H_1、H_2 均大于动脉硬化组，而 H_5，则小于无动脉硬化组。表明脉图指标可以特征性地诊断动脉硬化。

(7) 胃病与趺阳脉的关系：邓元江等对胃病组、健康人组、心血管病组及肾病组受检者右侧趺阳脉脉图进行观测分析，并将胃脘痛虚实证型的趺阳脉脉图进行比较。结果表明：胃病组趺阳脉脉图参数主波幅 h_1，舒张期脉图面积 S_d、脉图总面积 S_1、上升速度 V_1 均明显低于其余 3 组，且其余 3 组之间差异均无显著性意义，提示趺阳脉能候胃病，且具有相对特异性；脘痛虚证组趺阳脉脉图参数：h_1、S_d、S_t、V_1 均明显低于实验组，表明了趺阳脉能辨胃病之虚实，候胃气之强弱。

(8) 慢性肾衰竭患者与脉图的关系：有学者对 101 例慢性肾衰竭(CRF)患者进行中医辨证分型，采用 ZM-Ⅲ智能脉象仪对 4 组 CRF 患者及正常对照组(20 例)进行脉图测定，分析各组脉图的参数变化。结果：各组脉图参数 h_1、h_3、h_3/h_1、W/t、t 及收缩期面积(As)均存在显著差异。表明脉图可以作为 CRF 中医辨证的客观指标之一。

(9) 脑力性疲劳与脉图的关系：通过对大学生考试前后的观察，建立脑力性疲劳模型。进行划消实验，测试考试前后桡动脉脉图、心率变异性(HRV)、尿生化如 pH、尿素氮(BUN)、尿肌酐(CREA)、尿蛋白(UR)、尿酸(UA)等指标。实验结果显示：划消实验显示查阅总数降低、错误率显著增高。疲劳造模后 BUN 显著升高；脉图生物龄较疲劳前增大 6.87 岁；脉图指标 h_2、W/t 均有显著增大，h_1、h_3、h_4、h_2/h_1 也表现显著增大；最佳取脉压降低；HRV 变异中 R-R 期(RRI)缩短，极低频波(VLF)增加。结果表明，应用脉图可以对脑力性疲劳进行元创伤的检测和评价。

另外，研究发现结代脉患者会出现明显的脑血流速度下降，易引起脑动脉硬化。

(四) 其他研究

有学者研究发现日全食时,阳气受遏,使人体的阴阳平衡失调,以致阳虚者阳更虚,阴虚者火更旺。表现在日全食前后同一时刻的脉图比较,其面积和主波高,阴虚火旺者显著增高。阳虚非火旺者较低,阴虚火旺者脉图弦大,可能是交感神经兴奋、心肌收缩力加强等所致;而阳虚非火旺者心率减慢,脉图变小,可能是交感神经兴奋性低下的一种表现。

六、结　　语

脉象是一项灵敏的综合性的生理病理信息。中医临床对切脉诊病积累了丰富的经验,创立了脉学理论。但由于受到历史条件的限制,脉诊一直依靠指感反映,故有“脉理精微,其体难辨”,“心中了了,指下难明”的说法。不仅学习非易,而且也严重地影响了脉学的发展。因此,在中医指感的基础上,必须运用现代科学方法,围绕中医脉学理论,开展临床研究和动物实验,深入进行探索,确立标准脉象图形,逐步阐明脉象的机制与原理,从而实现脉诊的客观化、数据化,使祖国医学的切脉诊断学获得更好的继承和发扬。

第十一章　辨证的现代研究

第一节　脾的研究

“脾”是藏象学说中的重要组成部分，是脾胃学说的核心，研究脾胃、探讨“脾”的本质，是继承和发扬中医学的一个重要课题。20世纪60年代以来，运用现代科学方法，对“脾”的科学内涵进行了大量的研究工作，目前已取得了一定的成果，丰富、深化了对“脾”的认识。

分析现代研究结果，提示我们：“脾”是以消化系统为主，综合有其他系统的部分功能的总体。

通过临床异病同治、同病异治探讨“脾”的本质，是研究工作的一个重要途径。脾的证治，大概分虚、实两大类，然而多数单位集中脾虚证的研究。这是因为“脾虚”系一组能比较集中地反映“脾”的各种生理功能不足表现的综合症状群，可见于多系统多病种之中。有学者曾统计一般杂病在其发展中出现脾虚者约占88%。临床研究首先要解决的是对“脾虚”要有个统一而准确的诊断标准来选择脾虚病例，以便从临床入手，并运用现代检查和实验研究方法，探讨与脾虚有关的客观指标及其内在联系，逐步探究其生理、病理学基础。脾虚诊断标准也是临床研究中观察病情、分析疗效的基础，研究分析各种实验指标变化规律的重要依据，只有具备了统一的观察标准，才能总结出共同规律，促进对脾实质的认识。但是由于临床选择病种之不同、地区之异，及掌握标准者的经验与学术观点之不同，各单位所定标准并不一致，从而为临床研究资料对比、经验推广带来诸多不便。为此，1982年全国中西医结合虚证研究与防治老年病会议上拟定了一个中医虚证辨证参考标准（草案），历经4年的研究和修订后，于1986年正式提出了脾虚证的诊断标准：

脾虚：①大便溏薄；②食后或下午腹胀；③面色萎黄；④食欲减退；⑤肌瘦无力。具备三项（本证常与气、阴或阳虚证同存）。

气虚：①神疲乏力；②少气懒言；③自汗；④舌胖有齿印；⑤脉虚无力（弱、软濡等）。必备三项。

阴虚主症：①五心烦热；②咽燥口干；③舌红或少苔、无苔。次症：①午后颧红；②便结而尿短赤；③盗汗；④脉细数。具备主证两项，次症一项。

阳虚主症：①畏寒肢冷；②面目虚浮；③舌淡胖苔润。次症：①夜尿频多；②便溏而尿清；③脉沉微迟。具备主症两项（其中第一项为必备），次证一项。

脾虚证加气虚证即诊为脾气虚证；脾虚证加上阴虚证即诊为脾阴虚证；脾虚证加阳虚证即诊为脾阳虚证。其中，脾气虚证患者常有尿中木搪排泄量（尿定量法）减少，并常有唾液淀粉酶活性酸负荷试验反而下降。

这为制定全国统一的脾虚证诊断标准，为中医辨证的标准化、规范化、客观化和随后脾虚证的研究，奠定了坚实基础。随后，国家新药评审中心在此基础上于《中药新药临床研究指导原则》中提出“脾气虚诊断标准”，此标准广泛被学界认可，具有较大的学术影响力，其脾气虚证诊断标准具体内容为：

主症：食少纳呆，体倦乏力，食后或午后腹胀，大便异常（溏、烂、先硬后溏、时溏时硬）。

次症：神疲懒言，口淡不渴，腹痛绵绵，恶心呕吐，脘闷，面色萎黄。浮肿，排便无力，舌质淡，舌体胖或有齿印，苔薄白，脉细弱。

具备主症2项;或主症1项加次症2项,即可诊断。各主、次症状分级量化细则具体见《中药新药临床研究指导原则》。

随着采用现代科技手段对脾虚证本质的不断深入研究,脾虚证诊断标准的研究也在不断深入,使脾虚证的辨证逐步走向规范化。如刘士敬等采用电子计算机技术,运用多元逐步回归方法,探讨脾虚证诊断标准。曾对中医各科129种疾病的脾气虚证的诊断因素作了逐步回归分析,总计为868例临床各科患者(包括脾气虚证与非脾气虚证两种)与脾气虚证相关因素进行多元回归的电子计算机处理,得到了一个能代表各系统并反映各系统脾气虚证共性特点的回归方程,并对这个回归方程中的17种脾气虚证的诊断因素进行了分析,认为这17种因素可作为确立脾气虚证诊断标准的主要参考因素。(食欲不振、舌淡体胖兼齿痕、面色萎黄、四肢无力、大便溏稀、浮肿、肠鸣、大便次数增多、食后腹胀、唇色淡、食后困顿、虚脉类、口淡无味、慢性出血、脘腹隐痛、低热、消瘦)。

脾虚证的临床表现虽然有一定的客观性,但一定程度上受主观因素干扰,寻求相关的客观指标,不仅可以减低临床诊断的人为干扰,也对实验研究有重要意义。通过临床与实验紧密结合,从各方面对脾虚型患者进行多指标测定,找出能反映脾虚内在规律的指标,作为临床诊断的一个依据,方能使脾虚的诊断逐步达到具有严密的科学性。下面将与此有关的资料加以概述。

一、脾与消化吸收功能

脾的主要生理功能是主运化,即运化水谷精微及运化水湿,主管食物的消化、吸收和转输。脾气健运则消化功能旺盛;脾虚则反之,临床表现为胃纳差,饮食量减少,消瘦,腹胀,便溏,甚至泄泻,完谷不化等。脾虚患者消化功能障碍,有从以下几方面来进行探讨的:

(1) 曾发现慢性支气管炎脾虚患者粪便中未被消化的食物残渣较正常人为多。

(2) 消化酶方面

1) 唾液淀粉酶:根据“脾开窍于口”、“脾主涎”、“涎为脾液”的理论,提示脾与唾液的关系密切。脾主运化,脾虚则运化失职,设想脾虚时可能有唾液淀粉酶活性低下。有研究者曾先后在慢性低热及消化性溃疡脾虚患者中发现,在酸的有效负荷下,唾液淀粉酶活性下降,而正常人则为上升,这一现象已被国内一些单位在多种疾病的脾虚患者中得到重复。

2) 胃蛋白酶:胃蛋白酶能把食物中的蛋白质部分水解,是消化酶的一部分。脾虚患者可见胃蛋白酶活性低下,经服用健脾药或捏脊及针四缝后可提高其活性。并且发现随着脾虚程度逐渐加重,胃液中氨基己糖、三羟胆酸含量逐渐升高,胃液分泌性免疫球蛋白(SIgA)和胃蛋白酶含量逐渐下降,提示了脾虚证的发展是动态演变过程。亦有人认为脾虚患者胃蛋白酶活性正常。

3) 血清淀粉酶:部分脾虚患者可见血清淀粉酶活性偏低,但江西医学院生化教研组则见脾虚痰湿型患者的血清淀粉酶活性显著上升。这种结果的不一致是由于病种不同,或兼证的影响,还有待进一步研究。

4) 胰功肽试验(BT-PABA试验):是以PABA(对氨基苯甲酸)为示踪基因接上酪氨酸和苯甲酰的一种合成肽,口服后在小肠被胰腺肽链内切酶及胰凝乳蛋白酶水解。测定从尿中排出的PABA,可间接反映肠腔内胰凝乳蛋白酶活性,是反映胰外分泌功能的试验。有学者做过32例正常儿与23例脾虚儿的胰功肽试验,结果是脾虚儿为49.69 ± 16.00,比正常儿组61.10 ± 6.80显著低下。另21例胃、十二指肠溃疡病脾虚者,胰功肽均值为60.22 ± 16.6,与正常组74.6 ± 8.8比较均有显著差异($P<0.01$)。

(3) 胃酸分泌:王兆清等发现胃脘痛脾虚患者基础酸排量(BAO)及高峰酸排量(PAO)均显著低于正常人,而笔者等从65例胃酸测定中未能发现脾虚型与正常人或其他证型有显著差异。

(4) 胃肠运动:脾虚患者常见食后饱胀,肠鸣,便溏,泄泻或便意频,可能与胃肠平滑肌运动紊乱有一定关系。通过X线钡餐检查发现,脾胃虚寒型溃疡病患者胃张力增高,部分脾虚泄泻者可见蠕动增快。而李长生等对1000例胃脘痛辨证分型的X线征象进行研究,发现脾胃虚弱型患者胃肠蠕动排空功能减弱,胃张力降低。近来有用放射性核素示踪法观察31例脾虚证型患者,服用碘胶囊10小时后,其所服胶囊全通过回盲部,41%患者胶囊被排出体外,而45例正常人仅35%通过回盲部,无一例被排出体外。也有学者提出脾虚气滞型运动障碍样消化不良患者存在着胃排空迟缓的状态。而采用同步检测胃平滑肌电活动和腔内压力变化的方法及血浆胃动素放射免疫测定法对各型脾虚证患者的胃运动功能进行研究发现,各型脾虚证患者胃运动功能异常可能与血浆胃动素水平增高、胃电节律紊乱、胃机械运动功能障碍有关。

(5)肠道吸收:脾虚患者可见善食而瘦的情况,可能与小肠吸收障碍有关。有学者利用右旋木糖在小肠上段吸收,体内代谢因素影响较少,绝大部分经肾脏排出的原理,口服已知量的右旋木糖后在规定时间内测定尿中右旋木糖的排出量,认为如能排除肾功能障碍,就能够了解小肠的吸收功能。近几年来有学者报道,有脾虚见症的患者,木糖排泄率多数降低。有学者对脾虚婴儿健脾治疗前后作木糖排泄率测定发现,治疗前木糖排泄率较正常人显著为低($P<0.01$),经健脾治疗后则较治疗前显著上升($P<0.01$)。

有人对"脾虚泄泻"患者进行了直肠活检,以反映直肠的部分情况。结果发现多数病例的直肠黏膜固有膜有水肿及细胞浸润,而水肿又造成黏膜上皮营养供给不足,致上皮细胞吸收功能下降。

(6)肝脏:血清白蛋白在肝内合成。脾虚患者,血清白蛋白降低,除蛋白质吸收减少或消耗增加外,或许还包括肝功能障碍所致白蛋白合成减少。健脾药物治疗慢性肝炎脾虚患者,脾虚症状改善的同时,肝功能亦有一定的改善,说明中医的脾与肝有一定的关系。部分非肝病的脾虚患者也表现血清白蛋白较正常为低,经健脾药物治疗后,有明显好转。而测定脾虚患者的血清游离氨基酸(FAA)含量,与健康成年人测定值比较发现脾虚患者血清中有多种11AA含量降低,可能与肠道吸收不良有一定的关系,患者血清蛋白浓度及免疫功能低下可能与FAA水平降低有关。另外脾气虚患者的木糖吸收率、血清总蛋白、白蛋白、FAA总量、必需氨基酸总量(必需AA)及支链氨基酸(支链AA)等指标,与健康人相比也均降低,且随木糖吸收率的降低而逐渐下降,提示脾气虚证低蛋白血症是一个由轻到重逐渐发展的渐变过程,与营养物质吸收障碍的程度密切相关。

(7)胃肠道:5-HT通过其受体发挥生物学效应,具有抑制胃酸和胃蛋白酶的分泌,加速胃肠道收缩、蠕动,参与肠液的分泌及肠道对电解质的转运作用。脾虚患者常有血清5-HT异常,消化功能下降以及腹泻、腹胀等消化功能紊乱的症状,这与胃肠道内源性5-HT及其受体含量的升高有关,在使用益气健脾方药后可下调5-HT水平,提示5-HT与脾虚证存在一定的相关性。

资料可见,脾虚患者确有消化系统功能紊乱。但由于各地的脾虚诊断标准不一、病种的不同、兼夹证的影响等原因都能影响指标的一致。除唾液淀粉酶活性、木糖试验和血清5-HT含量异常经多次重复试验结果均近似以外,其他项目还待做大量的重复实验工作。

(8)肠道菌群检测:脾胃虚弱型患者中,双歧杆菌、拟杆菌、消化球菌等厌氧菌明显减少;脾虚肝郁型患者中,则大肠杆菌相对增多。脾虚泄泻患者双歧杆影大肠杆菌比值低于正常人。提示厌氧菌减少、双歧杆菌/大肠杆菌值改变是脾失健运患者肠道微生态学主要特征。近年肠道微生态的重要性及其与中医"脾胃"生理病理的联系引起了人们的重视,不论在理论创新,还是在临床应用中都受到广泛的关注。

二、脾与自主神经功能

消化功能障碍,可由消化系本身的病变引起,也可由支配它的自主神经功能紊乱所致。临床上通过自主神经功能检查(如卧立、立卧试验,冷压试验,眼心试验等)发现脾虚患者有自主神经功能紊乱,且以副交感神经偏亢为多。上述临床自主神经功能检查方法用于脾虚实质的探讨,存在两点不足:①此等检查方法均以心血管反应为主,而脾胃病患者以消化系统功能障碍为主,心血管与消化道的自主神经支配不同,前者以交感占优势,后者以副交感占优势。因此对脾虚患者的诊断能有多大意义难于肯定。②所得结果只能定性,不能定量。

为了克服上述不足,现正试图从消化器官的功能变化推测脾虚患者的自主神经功能状态,同时采用一些计量指标来反映其自主神经功能状态。

采用自主神经末梢阻断剂观察分析脾虚小白鼠自主神经功能的变化发现大黄致脾虚对自主神经功能的影响,主要是使交感神经紧张性降低,而副交感神经功能无明显变化。

唾液淀粉酶:现知唾液淀粉酶的合成及分泌受自主神经,主要是副交感神经的控制。当副交感神经兴奋时,分泌多量清稀的唾液,同时每毫升唾液中的淀粉酶活性增高。正常人酸刺激后,在唾液量明显增加的同时,其淀粉酶活性也明显增加,提示酸刺激引起了副交感神经的兴奋。而脾虚患者基础状态时流率增高,酶活性亦高,提示支配唾液腺的副交感神经功能偏亢。但在酸刺激下,酶活性不但上升,反而下降,同时流率的增加也不及正常人,说明脾虚患者的副交感神经的应激能力低下。

胃电测定:胃电波幅的主要促进因素是迷走神经胆碱能纤维的能力。脾虚患者无论是进食前或进食后,其胃电波幅均较正常人为低,提示脾虚患者的副交感神经功能偏低,其应激能力亦低下。脾虚患者纳差、食后腹胀很可能亦与此有关。

试图从消化器官的功能变化检测脾虚患者的自主神经功能状态的研究刚刚开始,还须进一步研究解决。

乙酰胆碱、血真性胆碱酯酶含量测定:副交感神经的化学传递介质是乙酰胆碱,当副交感神经功能亢进时,胆碱酯酶增高与乙酰胆碱的增多而平行。测定脾虚患者血中乙酰胆碱含量,方法仍有待改进。血中真性胆碱酯酶活性测定,目前虽然应用较多,但能否反映脾虚患者副交感神经功能状态,仍需做更多的工作。

皮肤电位测定:皮肤电位是反映交感神经中枢功能状态的一个灵敏指标。脾虚患者无论是安静时或受冷刺激时,其皮肤电位均明显低于正常人。

尿 VMA 含量测定尿中 VMA 是体内儿茶酚胺的代谢产物,其含量多少可反映机体的交感,肾上腺皮质功能状态。脾虚患者尿中 VMA 含量明显低于正常人,皮肤电活动与尿中 VMA 含量多呈平行关系。

多巴胺 p 羟化酶测定:多巴胺 β 羟化酶是将多巴胺转变为去甲肾上腺素的一个酶,此酶的活性高低可影响去甲肾上腺素的生成多少,从而影响交感神经的功能状态。脾虚患者治疗前其活性偏低,治疗后有所上升。

大脑皮层诱发电位测定:为了探讨大脑皮层功能变化在脾虚发病中的意义和作用,初步对比了脾虚患者与正常人的躯体感觉诱发电位(SEP)。结果发现脾虚患者 SEP 有一系列的改变:①波型不稳定;②各波峰潜时延长;③各波波幅减少;④可重复性差;⑤两侧 SEP 对称性差。设想脾虚患者的大脑皮层呈广泛性功能减弱,因而导致以交感神经功能低下为主要标志的自主神经系统功能失调,使患者出现一系列交感神经功能低下的临床症状。

血 cAMP 与 cGMP 含量测定:从分子生物学的角度看,自主神经之所以能影响其所支配的效应器官的功能活动,主要是由于神经末梢释放的递质作用于有关效应细胞的细胞膜上的相应受体,影响细胞内环核苷酸的含量,从而影响其功能活动。去甲肾上腺素可使细胞内 cAMP 含量增多,乙酰胆碱可使细胞内 cGMP 含量增多。由此可见,细胞内 cAMP 与 cGMP 的比值可直接影响细胞的功能状态。细胞内 cAMP、cGMP 含量增高时,血中的含量也增高,因此,测定血中环核苷酸的含量可以间接了解细胞内的含量。国内有人研究了解患者血中环核苷酸的含量变化,结果并不一致。初步看到,脾虚患者血浆 cAMP 含量偏低,有助于说明脾虚时交感神经功能低下。

鉴于临床自主神经状态的研究所用指标不同,结果尚不一致。初步可以认为脾虚对自主神经功能紊乱主要表现为:①交感神经功能偏低,副交感神经功能偏亢;②交感与副交感神经的应激能力低下。

三、脾与免疫功能

《内经》所载"正气存内,邪不可干"、"邪之所凑,其气必虚"。"邪"指致病的内外动因,而"正气"则指抗病能力。张仲景提出:"四季脾旺不受邪。"李东垣又提出:"元气之充足,皆与脾胃之气无所伤","养生当实元气"。由此可知,脾具有维持脏腑的正常功能与激发和增强元气以提高抗御病邪的能力。其"正气"与现代医学中的免疫系统功能有所类似。现代医学研究已初步证实消化系统不仅具有消化吸收作用,而且有免疫屏障的作用。部分脾虚患者,常伴有不同程度的免疫功能降低,有学者观察消化性溃疡、慢性非特异性结肠炎以及慢性肝炎的脾虚患者,均见细胞免疫功能低下。目前对脾虚患者常用以下方法了解其免疫功能状况作为脾虚诊断的参考指标。

(一) E-玫瑰花结试验

本试验是利用细胞黏附的原理测定淋巴细胞表面受体的一种方法,可反映机体的细胞免疫状态。近些年来常以T淋巴细胞与绵羊红细胞自发地形成玫瑰花结(又称为E-花结)形成反应,以了解T细胞的情况。一般正常人,血液中形成E-花结的淋巴细胞占淋巴细胞总数的40%~60%,免疫功能减退时,E-花结形成的阳性率可以降低。

目前不少单位观察到慢性消化性溃疡、慢性萎缩性胃炎、腹泻、慢性肝炎、肾炎等疾病的脾虚患者,治疗前E-花结形成的阳性率偏低,治疗后比治疗前显著提高。

(二) 植物血凝素皮试(PHA)

PHA是致细胞有丝分裂的促进因子,故用其做皮肤试验时,可刺激局部皮肤细胞的转化,产生淋巴因子而引起巨噬细胞或单核细胞聚集,并在局部发生浸润反应。有报道门脉性肝硬化、溃疡病、慢性结肠炎等脾虚患者半数以上低于正常值,提示脾虚患者有细胞免疫减低的倾向。

(三) PHA培养转形法淋巴细胞转化试验

目前已证明,人外周血淋巴细胞中属于B淋巴细胞者占20%~30%,而T淋巴细胞的功能是执行细胞免疫,B淋巴细胞的功能是通过产生抗体而执行体液免疫。用PHA作为非特异性刺激因子可引起T淋巴细胞发生转化,因此通过测定转化细胞数量多少,可以说明人体的免疫功能状态。有人检测了以脾虚为主证的慢性萎缩性胃炎14例,治疗前低于正常值者占50%,转化平均值为57.75%±8.7%,而正常人对照组转化率为60%~70%。治疗后达到正常值者占91.5%,转化率平均值为68.3%±10.2%,差异非常显著。

(四) ^{3}H-胸腺嘧啶核苷掺入测定淋巴细胞转化试验(^{3}H-TdR)

这是体外淋巴细胞转化试验中较客观、重复性好、结果准确的方法之一。其原理是当淋巴细胞受分裂原(如PHA等)或特异性抗原刺激而发生转化时,必然伴有DNA的大量合成。此时若将具有放射性的^{3}H-TdR加到培养液内,则被作为DNA的原料摄入转化中的细胞内。测定细胞内放射性物质的相对数量(以脉冲数表示),就能客观地反映淋巴细胞对刺激物的应答水平。在51例脾虚慢性胃病者^{3}H-TdR淋巴细胞转化试验中表明,脾虚证与正常人差异显著。如徐重明等也认为免疫系统改变是脾虚证的内在原因之一,采用^{3}H-TdR掺入法对利舍平制模的小鼠进行脾淋巴细胞增殖功能的测定。结果表明,脾虚证小鼠脾脏T淋巴细胞增殖功能较正常组明显下降,脾虚组CPM值为3550.06±657.22,正常组CPM值为7809.63±2069.34。

(五)免疫球蛋白测定

免疫球蛋白是机体在抗原刺激下而产生的特异性球蛋白,能直接参与免疫反应。有学者研究了内科住院脾虚与非脾虚两组患者的部分血浆免疫球蛋白的含量,发现两组间并无明显差异,脾虚患者的IgG均值似有偏高的倾向。但新的实验研究表明,脾气虚大鼠模型IgM、IgG、C3、C4水平较对照组低,经使用健脾益气的土人参根水煎液灌胃后,可增强体液免疫功能,IgM、IgG、C3和C4水平上调。另外,还有学者研究184例多种虚证患者IgA含量,约69%的患者低于正常值,提出IgA低值是虚证的指标之一。由上看来,用免疫球蛋白作指标来反映脾虚免疫状态,还得进一步研究。

(六)其他方面

脾气虚证患者尿中肌酸、尿酸、尿素氮均明显低于正常值,淋巴细胞刺激指数显著降低,循环免疫复合物(CIC)阳性率显著增高。也有研究发现脾虚患者血清可溶性黏附分子-1(SICAM-1)水平升高、IL-15分泌减少、抗体依赖性细胞毒性细胞(ADCC)功能低下,这些表明脾虚患者非特异性免疫功能低下。

四、脾与内分泌功能

内分泌腺担负着对整个新陈代谢的调节作用,是机体功能调节的重要组成部分。消化道也是一个内分泌器官,而且很大。目前国内亦有运用某些内分泌检查项目来初步探索脾虚证与内分泌的关系。

(一)血清泌胃素

胃液素是消化道激素中重要的一种,能刺激胃酸、蛋白酶及胰酶的分泌等,从而影响消化过程。关于脾虚患者的血清泌胃素值,结果不甚一致。北京中医研究所报告脾虚患者血清促胃液素值较正常人低,但最近又报告与正常人无差别。也有研究者发现脾虚患者无论是空腹或餐后血清促胃液素值均较正常人为高。

(二)甲状腺功能

甲状腺素能加速各种物质的氧化过程,增加耗氧量和产生热量,甲状腺功能低下时基础代谢降低。设想脾虚患者代谢低、皮温低、不耐寒、面色皖白、纳呆等可能与甲状腺功能低下有关。有通过基础代谢、T_3、T_4、甲状腺^{131}碘测定了解甲状腺功能状态,其结果意义不大。

(三)肾上腺皮质功能

肾上腺皮质分泌到血中的激素有盐皮质激素、糖皮质激素、性激素等三类,前两者分别调节钠、钾的代谢、糖代谢功能。通过对这些激素代谢产物的测定,可以推断皮质醇激素的水平。有人检查脾虚患者24小时尿17-羟类固醇的含量与正常人并无明显差异。有的测得慢性痢疾患者24小时尿17-酮类固醇含量比正常人低。

(四)神经内分泌激素

脾气虚型胃肠道疾病患者的血浆神经降压素(NT)水平明显增高,NT水平增高与胃肠道疾病脾气虚的形成可能有一定的内在联系。而脾胃气虚型厌食症患儿血浆神经肽 Y(NPY)含量却明显降低。脾气虚患者的神经介质、胃肠激素。白细胞介素Ⅱ受体、免疫球蛋白等指标在各种证型之间也存在内在差异。

从以上检查结果可以看出,各家并未能取得一致的意见,其原因可能是多方面的。就是说从内分泌角度阐述脾虚产生的机制和探索诊断脾虚的参考指标,尚需要进行大量研究工作。

五、脾与血液流变学指标及微循环检测

实验研究表明脾虚大鼠的肠系膜微循环无明显异常改变,而微血管超微结构出现了明显异常,肠系膜微动脉内皮细胞出现缺氧、细胞损伤的表现,进一步提出微血管超微结构改变可能是脾虚证微循环障碍的前期表现。另外,脾虚证患者的血液流变表现为高黏状态、供血障碍、出血倾向,并有贫血现象,即血浆比黏度及红细胞硬化指数明显增高,红细胞聚集指数及红细胞比容明显降低。甲皱微循环则表现为组织器官供血不足,血液速度减慢,多呈粒线流或粒流,甚至呈现粒缓流;血色多为浅淡红色或暗红色,红细胞聚集明显;在襻周状态方面,表现为乳头下静脉丛充盈可见,管襻之间可见白色扭曲状线条的汗腺导管等。脾虚发病过程中,红细胞流动性下降可能是脂质过氧化导致的。新的研究发现,脾虚模型组小鼠血清 TXA2 含量比正常组明显升高,而 6-Keto-PGF 含量降低,TXB2/6-Keto-PGF 升高,表明血液高凝状态可能与脾虚相关,进而易导致形成血栓,使肠黏膜微循环阻塞,造成肠黏膜缺氧损伤。这为脾虚模型提供了新的参考指标,为临床上治疗脾虚提供了新的依据。

中医辨证诊断规范化、客观化是中医诊断学进一步发展的必要工作。目前全国在探索“脾”实质的研究中,“脾虚”相关指标越来越多。这些指标中如唾液淀粉酶活性试验、木糖吸收试验等,近几年来各地的工作证实,可重复性好。有的指标如胃电、肠电等虽有待进一步重复试验,但从目前的资料来看,仍是很有希望的。有些项目如血清白蛋白测定、乙酰胆碱及各项免疫功能检查,涉及的不只是脾,难以反映脾的实质。另外,血清淀粉酶、尿淀粉酶、胰功肽等试验,各单位结果不一致,也许是因辨证标准不一所造成。应设法排除各种干扰,给予一定的负荷,动态观察,或会进一步提高这些指标的阳性率,值得进一步研究。

脾虚可见于多种疾病,症状各异,因此用一个指标诊断脾虚肯定是不可能的,必须进行多指标测定。可以设想:根据病种、症状的不同,选用不同的指标,结合中医四诊进行对脾的各种证型辨证诊断,是今后研究的方向。

六、脾与实验动物模型

中医证候动物模型是中医临床和科研中的重要基础,其制备与评估直接关系到科研成果与疗效机制的研究等。脾虚证动物模型的相关研究,已从早期的单因素造模法,发展到多因素复合造模法。同时以病证结合的思路建立的动物模型,既能满足研究疾病的需求,也符合中医学辨证论治的研究需求。具体的模型制备方法主要包括苦寒泻下法、破气耗气法、饮食伤脾法、偏食五味法、劳倦伤脾法、理化因素损伤法、复合因素造模法(如慢性不可预计性应激)等,从多角度揭示了脾虚证的部分科学内涵,为理法方药及成果转换等提供了借鉴。当然,脾虚证的实验动物模型研究还有其不足,在今后的研究中,因紧密联系临床疾病,在中医药理论的指导下,运用现代科学技术对动物模型的建立方法、评价手段进行完善,以获得公认的脾虚模型,并在长期的研究中,注重动态性和对比性,使脾虚模型的特征突出、状态稳定和结果标准,从而更好地为中医药临床和科研服务。

第二节　肾的研究

自1959年上海医科大学藏象研究组对肾的本质探讨以来,全国不少单位亦相继开展了这方面的研究工作。虽然各地区所选择的具体病种不同,但都是从辨证论治、异病同治的方法入手,探寻肾的物质基础。通过一系列的实验室检查和动物试验,以及临床的反复观察、验证,初步阐明了肾阳虚患者确有下丘脑-垂体-肾上腺皮质系统不同部位、不同程度的改变。目前又在进一步探讨下丘脑-垂体-甲状腺、下丘脑-垂体-性腺的改变,在肾阳虚发病机制上的意义。在防治慢性支气管炎等疾病中发现肾虚与免疫似有一定的关系。

随着对肾本质探讨的进展,多种指标对肾虚患者反复测定的结果所显现的特异性,不仅科学地阐明了肾虚的部分发病机制,而且又可以作为诊断肾虚的一种参考指标,一种辅助中医辨证的手段。因此可以设想,肾虚的诊断可在传统的望、闻、问、切四诊方法的基础上结合现代的实验结果,宏观与微观结合,从而使肾虚的诊断日趋完善,使其更为客观化、标准化,现将有关这方面的研究资料概述如下。

一、传统诊断标准化

早在《内经》中,对肾的主要功能及肾的虚、实病证就有不少记载,历代医家在实践中又相继充实。明清以来,有关肾病证候记述尤多,并且为临床所常见。

肾的功能涉及面广,有浅有深,临床表现亦症状不一。在探讨肾的本质、异病同治的过程中,从不同的病种、不同的科研对象个体所表现的参差不一的肾虚证候中,找出一个具有共性的辨证诊断标准,是临床研究的必备条件。上海第一医学院藏象研究室,根据六种不同系统疾病(无排卵性功能性子宫出血、支气管哮喘、妊娠中毒症、冠状动脉粥样硬化症、红斑性狼疮、神经衰弱症)的肾虚患者的共同证候,按照中医理论的脏腑辨证与八纲辨证的原则,制定了下面的肾虚诊断标准,作为临床研究的统一标准。

肾阴虚主症:五心烦热升火,舌红苔少,或裂或剥。次症:口干,舌面干而不多饮,头晕目眩耳鸣,面色憔悴,盗汗,失眠,遗精,便于溺赤,脉细数。

肾阳虚主症:畏寒(经常畏寒,以冬为甚),水肿。次症:面色㿠白,便溏,溺清长,舌胖而润,脉沉迟。

肾虚(不分阴阳),腰酸,肢软,发脱,齿摇,两尺脉弱。

诊断肾阴虚或肾阳虚,必须兼有肾虚中三项。诊断肾阴虚或肾阳虚,至少有两项主症与一项次症。

以上标准经多年临床与实验室研究结果印证,说明这是一个可行的标准。1978年曾对以上标准作了修订:阳虚、阴虚不分主症、次症,具备其三项加上肾虚三项即可诊断。

1982年11月在广州召开的全国中西医结合虚证研究与防治老年病会议上,参照全国各地的虚证诊断标准,拟议了一个中医虚证辨证参考标准。其中有关肾虚的诊断标准是:

肾虚:①腰背酸痛;②胫疲膝软或足跟痛;③耳鸣耳聋;④发脱齿摇;⑤尿有余沥或失禁;⑥阳痿、早泄或月经不调。具备三项即可诊断为肾虚。

肾阳虚是肾虚的基础上加上阳虚的诊断(阳虚见脾的研究)。

肾阴虚是肾虚的基础上加上阴虚的诊断(阴虚见脾的研究)。

这一辨证标准,尚有待今后进一步在实践中检验。

二、肾与内分泌功能

中医认为肾支配着人体的生长、发育、衰老过程,因此,肾与内分泌的密切关系最早为学者所重视。通过对肾虚患者补肾治疗前后某些内分泌检查,其测定结果提示,肾阳虚患者确有下脑-垂体-肾上腺的改变,某些疾病还有性激素的改变。这里介绍一些较能反映肾虚本质并可以作为诊断参考的指标。

(一) 肾阳虚证与下丘脑-垂体-肾上腺皮质的功能变化

24 小时尿 17-羟皮质类固醇的测定:测定尿 17-羟皮质类固醇的排泄量能反映肾上腺皮质功能的状态,正常人平均值在 6~9mg。肾阳虚患者所测结果,其数值明显偏低,平均值在 2~3mg。而通过补肾阳的治疗,能回复至正常值。肾阴虚患者治疗前尿 17-羟多数为正常值或高于正常值(7. 72±2. 95mg)但表现较大的波动。治疗后,平均值略有升高,但仍表现有较大幅度的变化。

肾虚症状减轻,本病症状亦相应好转,病情与尿 17-羟含量有平行的关系。

临床观察还发现肾阳虚偏重型若用温阳药过偏,临床症状转变为阴虚偏重型(如口渴舌红,烦躁失眠,便秘尿黄等),尿 17-羟低值相应升至正常最高值或以上。说明肾阳虚与肾阴虚证型的转变亦能表现在尿 17-羟值上有明显变化。

以上研究结果表明肾阳虚患者有肾上腺皮质功能低下,从诊断的角度似可借此试验作为对肾阳虚的辅助诊断。

1. 促肾上腺皮质激素(ACTH)二日静脉滴注试验

采用本试验的目的是为了进一步探寻肾阳虚患者尿中 17-羟水平低下的原因。试验前连续测定二、三日的尿 17-羟值,平均后作为基数。于试验的第一日及第二日,每日滴注 ACTH 25IU,溶于 5%葡萄糖 100ml 中滴注,当天均测尿 17-羟,第三日不滴注 ACTH,仍收集尿测 17-羟值。第一日或第二日的尿 17-羟值至少比基数升高 10mg/24h 以上。若第一日尿 17-羟值升高不及 10mg/24h 者,为延迟反应。连续二日尿 17-羟值升高均不及 10mg/24 小时者,为低下反应。

半数以上肾阳虚患者表现在第一日的反应低下,第二日开始才达到正常高峰。除说明肾阳虚患者肾上腺皮质功能减退并非肾上腺皮质器质性病变而可能是脑垂体功能低下外,似可用此试验结果作为辅助诊断肾阳虚的客观指标之一。

在研究哮喘患者的尿 17-羟值变化时,还发现无肾虚症状的哮喘患者尿 17-羟值也低于正常,而经补肾后可以升高。如进一步作 ACTH 试验,又发现肾阳虚者大多数为延迟反应,而无肾虚者则基本为正常反应。因此这一试验比单纯测一次尿 17-羟值对肾阳虚的判断更有参考价值。

2. Su-4885(甲吡酮)试验

Su-4885 用于人体,使血浆氢化可的松浓度下降,通过负反馈机制,导致垂体 ACTH 分泌代偿性增加,继而引起化合物 s(11-脱氧氢化可的松)大量分泌,其量常远远超过原来的氢化可的松量。本试验作为垂体释放 ACTH 功能试验,方法是:口服 Su-4885 0. 75mg,每 6 小时 1 次,连服 2 日,在服药前 2 天,服药当天及服药后 1 天,共 4 天分别收集 24 小时尿,作 17-羟类固醇总量测定。正常人于服药当日尿 17-羟类固醇总量开始升高,于服药后 24 小时继续升高,为基数的 2 倍或绝对值超过 10mg 以上。有报道,正常人、肾阳虚、肾阴虚三组检查结果显示,尿 17-羟类固醇总量的基数及口服 Su-4885 刺激的当天,各组的数值经统计学处理,差别均无显著意义($P>0.05$)。然而在口服 Su-4885 后一天,肾阳虚组的反应(39. 82±3. 38)和肾阴虚的反应(35. 22±3. 92)均明显低于正常值(56. 39±

5.18)，差别具有非常显著意义。

近年来采用直接测定人的血浆ACTH值的方法，发现肾阳虚者明显低于正常人，正常人平均值为(43.76±7.09)pg/ml，而肾阳虚者为(27.69±4.22)pg/ml。

3. 血11-羟昼夜节律测定

其目的是反映下丘脑或更高级中枢的功能状态。正常人在无应激的情况下，血浆11-羟皮质类固醇浓度的高峰在早上8时，昼夜曲线形成U形、V形或W形。而肾虚患者与正常人曲线有明显差别，昼夜曲线常呈M形。肾阴虚患者绝大部分与正常人相同。

用ACTH试验、Su-4885试验、血11-羟昼夜节律测定等三个试验同时测定了16例肾阳虚患者，结果除2例正常，其余14例均有1～2项测定呈异常反应。这是由于以上三种测定代表不同的功能，代表发病的不同部位。肾阳虚患者绝大多数对此三种测定有不正常的反应，反映了肾阳虚患者的下丘脑-垂体-肾上腺皮质系统中可能有不同部位、不同程度的功能紊乱。目前虽尚未用以上实验结果作为肾阳虚的诊断指标，但可用以上三个试验综合分析作为辅助中医辨证的参考。

4. 外源性糖皮质激素诱导试验

用外源性糖皮质激素诱导家兔股骨头坏死的动物模型，以下丘脑-垂体-肾上腺皮质轴形态和功能的抑制状态等作为观察肾阳虚的客观指标，探讨结果显示激素诱导的兔股骨头坏死，其下丘脑-垂体-肾上腺皮质轴从形态到功能均出现抑制状态，表现为血浆氢化可的松、促肾上腺皮质激素降低，垂体、肾上腺重量减轻，镜下明显萎缩(尤以肾上腺皮质萎缩更加明显)。用右归饮治疗，能拮抗激素诱导的兔股骨头坏死的下丘脑-垂体-肾上腺皮质轴的抑制状态，并能改善坏死的股骨头。

(二) 肾阳虚与下丘脑-垂体-甲状腺功能的变化

肾阳虚患者常见畏寒肢冷、面色㿠白、脉迟等基础代谢低下的状态。因此，上海医科大学华山医院设想肾阳虚患者可能有下丘脑-垂体-甲状腺功能的潜在性变化。选择慢性支气管炎肾阳虚组(14例，平均51岁)、慢性支气管炎无特殊见证组(12例，平均55岁)及正常组(13例)均作了下丘脑-垂体-甲状腺轴功能测定：包括血清三碘甲状腺原氨酸(T_3)，总四碘甲状腺原氨酸(T_4)、促甲状腺素(TSH)放射免疫测定和促甲状腺素释放激素(TRH)兴奋试验。结果正常组各项在正常范围，而慢支肾阳虚患者有下丘脑-垂体-甲状腺轴不同环节、不同程度的功能紊乱(部分患者表现T_3低值，TRH兴奋试验延迟反应或低弱反应)，慢支无特殊见证组的低弱反应较多，与肾阳组表现形式不同，可能与该组年龄偏高有关。肾阳虚组通过补肾阳药治疗后，甲状腺轴功能有一定程度恢复。其中以靶腺恢复较完全。对尿毒症肾虚型患者的T_3、T_4、TSH值作检测，同样发现TRH肾阳虚组和肾阴虚组T_3、TSH均分别低于正常组，肾阳虚组较正常组T_4值明显降低。国内其他学者也先后作了这方面的研究，多数人认为肾虚证T_3、TSH值降低，肾阳虚T_4值下降，TRH兴奋试验出现延迟反应。由于这方面的研究工作有待进一步深入，所以作为一诊断指标还需做大量的工作。

(三) 肾阳虚证与下丘脑-垂体-性腺轴(男)功能变化

年老肾衰多伴有性功能的低下，而性腺功能障碍(阳痿、早泄)又常伴有肾虚的证候，所以肾与性功能关系很为密切。上海医科大学华山医院对肾阳虚组(平均39岁)、性功能减退组(平均36岁)及正常对照组(平均39岁)进行了有关性腺轴的测定包括血清睾酮(T)、雌二醇(E_2)和促黄体激素释放激素(LRH)兴奋试验后血清人绒毛膜促性腺激素-黄体生成素(HCG-LH)的放射免疫测定。结果肾阳虚组E_2、E_2/T、LH值均与其他两组有显著差异；而性功能减退组的各项检查与正常组结果相仿。说明肾阳虚组有下丘脑-垂体-性腺轴功能的低下。只有阳痿、早泄症状，而无肾虚或阳虚症状者，下丘脑-垂体-性腺轴功能基本正常。

上海高血压研究单位在高血压、冠心病、急性心肌梗死、糖尿病、病态窦房结综合征等病男性患者中 E_2/T 比值升高，其中大多有肾虚的见证，在用助阳补肾中药治疗后，肾虚症状好转的同时，E_2/T 比值也趋于正常。他们提出：因病种不同，E_2/T 比值上升的程度虽不尽相同，然而 E_2/T 比值的上升作为反映肾虚的一种生物标志都是一致的，故可试作肾虚患者在性腺功能方面的诊断参考。

进一步实验结果发现肾阴虚患者血清 E_2 水平明显升高，肾阳虚患者血清 E_2 浓度明显降低，并直接引起雌雄激素 E_2/T 的比例失调，阴阳失调越严重，E_2 和 E_2/T 的变化越明显，表明肾虚阴阳失调的病理过程与性激素内环境相对平衡的改变密切相关，血清 E_2 浓度的变化是区别阴虚证与阳虚证敏感而有意义的生化标志。

肾虚证 FSH 和 LH 也有一定程度的改变，提示垂体-卵巢轴功能失调是肾虚不孕症的发病机制之一。也有研究观察到 FSH、LH 升高和 T、Zn 值下降与精子异常不育症脾肾阳虚有着密切关系。原发性精子缺乏者 FSH 分泌增多，FSH 的水平与曲细精管的损伤程度一致，而曲细精管的损伤程度与生精功能相关，故少精或无精时 FSH 水平往往异常升高。同样在 T 与 LH 之间亦有负反馈存在，当间质细胞分泌 T 减少时生精受到影响，LH 增高。

现代研究发现肾虚证一些内分泌细胞的结构和功能也有不同程度的改变。如发现肾阳虚大鼠垂体前叶五种内分泌细胞，除催乳激素细胞因雄性大鼠很少，未见明显变化以外，其他四种内分泌细胞——生长激素细胞、促性腺激素细胞、促甲状腺激素细胞、促肾上腺皮质激素细胞都有不同程度的粗面内质网及高尔基体扩张、线粒体空化、细胞变形、核固缩等超微结构损伤，其超微结构损伤程度依次为促性腺激素细胞、生长激素细胞、促甲状腺激素和促肾上腺皮质激素细胞。由此认为，垂体的各种内分泌功能与中医肾的功能不无关系。

三、肾与免疫功能

一些免疫功能不正常的溃疡病可以出现肾虚的证候，说明肾与免疫功能有一定的关系。另外，在一些慢性疾患的肾虚患者亦表现出免疫功能的低下。在慢性支气管炎防治工作中，有些单位对慢性支气管炎免疫与肾的关系进行了探索。有的曾发现血 T 细胞比值降低，通过补肾治疗有显著提高。肾阳虚 E-玫瑰花结形成试验、淋巴细胞转化试验均较其他各组为低。说明肾阳虚患者细胞免疫功能低下。上海医科大学发现用温补肾阳药后慢性支气管炎的血清免疫球蛋白（IgA 与 IgG）均在正常范围内有明显升高，说明补肾药对体液免疫也有调节作用。

一些学者检测。肾虚患者外周血 NK 细胞活性，发现肾虚患者其明显低于健康人，且肾阳虚组低于肾气虚组和肾阴虚组，表明了 NK 细胞活性低下也可能是多种肾虚的共同表现之一。

有学者发现肾虚患者血清 C3 与 CH50 显著下降，提示肾虚证确实与免疫系统相关，特别是与补体功能减弱密切相关。由此认为肾虚患者补体功能的减弱可以部分解释此类患者普遍存在免疫功能下降的现象。

也有学者发现中药补肾复方可以改善老年人肾虚证症状，并能提高外周血单核细胞降低的增殖反应和膜流动性。观察老年肾虚患者 T 淋巴细胞亚群变化，发现 CD3 和 CD4 显著降低，CD8 显著升高，CD4/CD8 显著降低，T 细胞免疫功能低下，并呈肾气虚、肾阴虚、肾阳虚逐渐加重的趋势。提示肾虚与 T 细胞免疫功能三者关系密切。

而新生期大鼠给予左旋谷氨酸单钠（MSG）损害下丘脑弓状核（ARC），成年后大鼠除表现生长发育迟缓外，还可见到胸腺体积缩小、重量减轻、脾脏 T 淋巴细胞对刀豆素 A（Con-A）诱导的增殖反应减弱。

另外发现脾虚、肾阳虚证动物的脾脏、胸腺超微结构均有明显的破坏现象，肾阳虚证尤甚，提示了免疫器官超微结构的这一改变可作为脾虚、肾阳虚证的病理学证据之一。

从某些资料说明脾、肺、肾三脏虚证均有免疫功能低下,但三种虚证之间肾虚较脾、肺更明显,但如何利用免疫学指标作为诊断肾虚的参考,目前尚未有成熟的实验室依据。

四、肾与能量代谢

上海第二医科大学藏象研究室为了探讨"阳虚生寒"、"阴虚生热"的机制,进而了解肾阴虚在能量代谢方面的差异。首先对肾虚患者作了呼吸的测定,结果与正常人无明显差异,表明肾虚患者所有氧化供能物质仍同于正常人。然而肾虚患者在补肾治疗后体重有不同程度的增加,说明补肾对能量代谢从不同途径有不同程度的影响。通过对肾虚患者红细胞糖代谢方面测定,表明肾阳虚证减弱,肾阴虚者加强。上海资料报道,正常组 23 例,其酵解平均值为 492. 4±57. 1μg,而肾阳虚 20 例在治疗前平均为 375. 0±92. 1μg,较正常组约低 24%。与此相反,肾阴虚患者 9 例治疗前的平均值为 727. 8±211. 1μg,较正常组约高 48%。经治疗后,肾阳虚的低值提高,肾阴虚有高值的下降,两组均趋向正常。说明补肾治疗后的效果除可见症状改善、病情的好转之终,还可通过红细胞糖代谢强度的测定来观察补肾药物调整能量代谢的作用和效果。是否可以利用此试验作为了解肾阳虚生寒、肾阴虚生热的客观参考指标,值得进一步研究。近年来有学者对老年肾虚大鼠和皮质酮诱导肾阳虚大鼠与青年大鼠比较,发现众多神经递质、生长激素类和性激素类显著下调,补肾方药亦能逆转上述基因的表达,但皮质酮诱导肾阳虚大鼠热休克蛋白(HSP)和细胞色素 P450 及促甲状腺激素(TSH)大幅度上调,由此认为肾阳的主要物质基础是甲状腺激素促进能量代谢的氧化磷酸化过程。

五、肾与微量元素

祖国医学认为肾是人体生命的根本,肾所藏之精是生成人体的基本物质。肾气是机体各种功能活动的原动力。肾对整个生命过程的生、长、壮、老起着主导作用。根据近年来某些微量元素生理机制的研究,可以推论这些微量元素可能就是中医肾学说的重要物质基础之一。

从现代病理学的研究发现,锌、锰元素缺乏则出现蛋白质合成减低,酶活性降低,垂体及各内分泌腺激素减少,腺体变性,进而导致生长发育不良,成为侏儒症。对于第二性征不出现、骨骼异常、感觉器官发育不良、贫血及各种中枢神经障碍等患者,补充锌、锰后可有不同程度的恢复。可见锌、锰在生长发育的过程中有重要的作用。

以上所述肾阳虚患者所见的在下丘脑-垂体-肾上腺皮质系统功能低下,以及下丘脑-垂体-甲状腺轴与下丘脑-垂体-性腺轴功能下降,其表现恰与微量元素锌、锰缺乏的病理相一致。中国科学院地球化学研究所与贵阳中医学院对 14 种补肾药中的微量元素进行了研究,发现其含锌、锰量都很高,说明补肾药纠正肾虚证候与补充锌、锰有密切关系。

上海第二医科大学和上海原子核研究所的研究中也发现部分虚证患者的血清微量元素锌明显下降。内蒙古医院对肾虚骨质增生患者头发中微量元素测定发现:肾虚组头发中锌含量与正常人有非常显著差异,铁元素含量也有显著差异,还发现钙、镁含量肾虚组较非肾虚组有显著差异。另外肾虚患者头发中铬和血清中的锌、铬明显低于正常组,发钼值则明显高于正常对照组,提示血铬值降低和发钼值升高可能为肾虚证的特征之一。因此将来可以利用对人体有选择性地测定某种微量元素作为诊断肾虚的参考指标。这些测定说明了中医"肾主骨","其华在发"理论有一定的物质基础。

第三节　心的研究

心居胸中,两肺之间,外有心包护卫,主血脉,藏神志。开窍于舌,在体合脉,在液为汗,其华在面,在志为喜。

心的病证,有虚有实,虚证多由久病伤正、禀赋不足、劳神过度等因素而致心气心阳受损,心血心阴亏耗;实证则多因痰阻、火扰、寒凝、瘀滞等因素所致。现代研究结果如下。

一、心功能检测

现代研究利用心功能检测的有关参数有:射血前期与左心室射血时间比值(PEP/LVET),心脏收缩功能指数(HI),每分钟输血量(CO)等。结合多元分析方法,建立了心气虚证诊断的判别函数而对心气虚证进行计量诊断,发现此种方法有较高的判别符合率、敏感度和特异度。观察临床辨证为心气虚患者的心脉仪检测结果,发现其左心室有效泵力(VPE)、每搏心排血量(SV)、CO、心脏指数(CI)实测值均显著降低,与正常组比较具有显著性差异,其VPE和SV的实测值也明显低于生理预计值,提示在心气虚患者确有左心功能的受损,主要反应在心肌收缩力减弱,储备功能降低,泵血功能减退和左心室排血量的减少,说明应用心脉仪检测VPE、SV、CO、CI等数据对心气虚具有一定的特异性诊断学意义。

采用脉冲多普勒超声心动图测定心血管疾病表现心虚证患者的左心室舒张功能的变化,并以健康人组作对比研究。结果发现除心血虚组外,均有不同程度的左心室舒张异常,随着舒张早期血流速度峰值(E)的减低及舒张晚期血流速度峰值(A)、A/E比值、等容舒张期(IVRT)的增高,心虚证程度加重的规律为:心血虚<心气虚<心阳虚<气阴两虚。研究提示:舒张功能各项指标的改变,可作为临床心虚证的重要依据及评价心虚证疗效的客观定量指标。而以多普勒超声心动图测定心气虚患者的左心室功能参数,结果显示心气虚患者舒张功能指标——E、A、舒张早期加速度(AC)、舒张早期加速时间(AT)、舒张早期减速度(DT)、A/E、E峰面积、A峰面积,收缩功能指标——主脉峰值血流速度(A·V)、主动脉峰值血流加速度(A·AC)、左心室射血分数(EF)、短轴缩短率(FS),与正常人比较有显著性差异,心气虚患者存在着左心室舒张与收缩功能减退。亦有研究表明左心室舒张功能评价心气虚证诊断有高敏感性,左心室收缩功能则有高特异性。

二、心与脉图研究

现代研究发现冠心病心气虚患者脉图参数的变化有一定的规律,其主要表现为:①主波高度(h_1)降低;②重搏前波(h_3)降低;③降中峡高度(h_4)降低;④主波高度上1/3处高度(W)增宽;⑤脉图总面积(As)减小。并对研究对象进行心排血量的检测发现:心排血量的减少是冠心病心气虚证形成机制之一,亦是冠心病心气虚证脉图参数发生变化的重要原因。

三、心与自主神经功能

(一) 自主神经功能测定

现代研究显示心气虚患者,心搏间距、平卧心率虽与健康人无明显差异,但有78.9%的患者呼吸差<15次/分,78.9%的患者30/15比值<1.03,与健康人组比较,差异有非常显著性意义,同时还有47.4%的患者立卧差<15次/分,卧立血压差也有增大的趋势。这一研究表明,心气虚证存在着自主神经功能紊乱,其特征为交感肾上腺系统的兴奋性虽见增高,但交感神经的敏感性下降,且迷走神经功能受损。而心阴虚患者所存在的自主神经功能紊乱,却以交感肾上腺系统的兴奋性增高为特征。并且对心气虚、心血虚、心阴虚、心阳虚四种虚证进行了临床测试显示:四型心虚证皆有不同程度的

左心功能低下和心血管自主神经紊乱,并且心虚证心血管自主神经功能紊乱程度与证情轻重和左心功能低下程度呈同步改变趋势。

(二) 肾素-血管紧张素-醛固酮系统检测

对不同心血管疾病心阴虚证患者肾素-血管紧张素-醛固酮系统(RAAS)的功能状态进行观察,结果显示心阴虚证 RAAS 的活性增高,表现为三种激素水平均增高,提示该证型存有明显的神经-体液调节功能紊乱。

四、心与血液循环功能

(一) 甲皱微循环观察

对心血瘀阻型冠心患者的甲襞微循环观察,发现输入出支管径纤细狭窄,交叉及白小微栓增多。推断出其发病机制可能是由于血液内黏滞因子升高,致使冠状动脉微循环血流减慢,因而心肌局限性缺氧和酸中毒,使内皮损伤、胶原纤维暴露,血小板附壁并形成血栓。也有研究发现心阴虚者的甲皱微循环管襻多表现为纤细,微血流流态多表现为线流,血流速度快。而心气虚患者的甲皱微循环的主要改变是:轮廓模糊,血色淡和暗红,流态也存在显著差异。形态发夹状减少,扭曲状增多,血流速度减慢,血流量降低,但在微血管的排列、管襻扩张度、血管直径、横截面积等方面均无显著变化。

(二) 血液流变学检测

通过对心气虚组和心气阴两虚组的男女患者血液流变性的有关指标进行检测发现,各指标均有不同程度的升高,特别是全血黏度和血浆黏度与正常组相比,均有显著的差异。红细胞电泳时间显著减慢,红细胞比容显著增高。而对冠心病心阴虚患者的研究发现全血黏度、全血还原黏度、血浆黏度及女性患者红细胞沉降率(ESR)较正常人明显增高,而红细胞电泳时间明显缩短,结果显示,心阴虚者的血液黏度有普遍增高的特点,增高的水平似乎与阴虚发热的程度呈平行关系。

五、心与细胞免疫功能检测

运用现代免疫学的知识和方法对心气虚证进行了研究,发现淋巴细胞转化功能明显低于正常,而心气虚和心气阴两虚者淋巴细胞内环磷酸腺苷(cAMP)含量高于正常组含量,进一步研究发现心气虚或心气阴两虚的冠心病淋转、E-花环形成以及淋巴细胞 α-萘乙酸酯酶染色(ANAE 染色)阳性、淋巴细胞百分率皆低于正常人,细胞免疫功能低下可能是虚证的共性。

六、心与代谢功能

(一) 尿 17-羟昼夜值检测

发现阴虚冠心病患者尿 17 羟值的升高主要在夜间显著,这可能与患者脑中某些代谢与功能失平衡相关。

(二) 血清酪氨酸浓度检测

通过对冠心病患者阴虚型的血清酪氨酸(Tyr)浓度检测显示,阴虚组的 Tyr 浓度升高,证明了

Tyr 的代谢紊乱与冠心病阴虚证关系密切。

（三）血浆同型半胱氨酸检测

现代研究显示，冠心病患者血浆同型半胱氨酸（Hcy）水平高于正常健康人（$P<0.05$），而气虚血瘀型患者血浆 Hcy 水平高于痰阻心脉和气阴两虚型（$P<0.01$）。

（四）苯丙氨酸代谢指纹图谱测定

应用反相高效液相色谱的方法测定心衰心阳虚证患者血浆苯丙氨酸代谢指纹图谱，心阳虚证候积分与苯丙氨酸存在正相关的趋势。

（五）心肌肌酸检测

现代研究发现，慢性心力衰竭（CHF）心气虚证模型大鼠心功能与心肌能量物质肌酸水平存在正相关性。

（六）代谢组学应用

与正常组相比，冠心病组血浆磷脂代谢、脂肪酸代谢、氨基酸代谢紊乱以及其导致的血小板聚集明显；葡萄糖、花生四烯酸、亚油酸在气滞血瘀证组中显著增高；气阴两虚证组苯丙氨酸、甘氨酸、高丝氨酸、葡萄糖、磷酸肌酸含量较低；痰阻心脉证组的葡萄糖含量比气滞血瘀证组高。葡萄糖、花生四烯酸、亚油酸、苯丙氨酸、甘氨酸、高丝氨酸、葡萄糖、磷酸肌酸等代谢产物有望成为冠心病中医辨证分型的基础物质。急性心肌梗死心血瘀阻证大鼠心肌组织甘氨酸、延胡索酸、苹果酸、谷氨酸、赖氨酸、酪氨酸、半乳糖、葡萄糖、尿素、乳酸、丙氨酸等代谢产物较正常组显著下降，这说明急性心肌梗死心血瘀阻证代谢途径与缺氧后的糖代谢紊乱密切相关。

七、心与炎性反应

测定非瓣膜性房颤不同证型患者黏附分子的表达。结果显示，所有房颤组患者血清可溶性黏附分子 E-选择素（E-selection）、细胞间黏附分子-1（ICAM-1）的水平、以及外周血单核细胞可溶性 ICAM-1 mRNA 的表达都较对照组明显增高（$P<0.01$），心脉瘀阻证、痰浊阻滞证患者 E-selection、ICAM-1 及 ICAM-1 mRNA 的表达明显高于气阴两虚证、心阳不振证（$P<0.05$，$P<0.01$）。黏附分子 E-selection、ICAM-1 的表达水平可能为非瓣膜性房颤的中医辨证分型提供一定的客观依据。冠心病患者炎症标志物超敏 C 反应蛋白（hs-CRP）、可溶性 CD40 配体（sCD40L）水平均较正常人升高（$P<0.05$ 或 $P<0.01$），冠心病患者各证型中，与非痰非瘀组比较，痰凝心脉组及痰瘀互结组患者血清 hs-CRP 水平逐渐升高（$P<0.05$ 或 $P<0.01$），而血清 sCD40L 水平略高于非痰非瘀组（$P>0.05$），相关性分析可见，血清 hs-CRP 水平与冠心病痰瘀辨证之间有相关性（$P<0.05$ 或 $P<0.01$）。还有研究得出，冠心病阳气虚衰型患者 hs-CRP 水平及异常率都显著高于心血瘀阻型、痰阻心脉型、心肾阴虚型、气阴两虚（$P<0.05$ 或 $P<0.01$）。

八、心与基因研究

现代研究认为，凝血因子Ⅶ基因 M1M1 多态性及 M1 等位基因与冠心病心血瘀阻证相关，DD 型血管紧张素转换酶（ACE）基因可能为冠心病血瘀证发病的易感基因；载脂蛋白 E（ApoE）E4 等位基因可能是冠心病痰证的主要易感基因之一；冠心病痰瘀证可能与 C-反应蛋白（CRP）1059G/C 的 C

等位基因、E-选择素 G98T 的 G 等位基因、E-选择素的 S128R 的 R 等位基因有关,其病理变化的分子机制与外周血单核细胞 PDGF-A mRNA 异常表达有关。有现代研究利用基因芯片探讨冠心病心阳虚证特征性基因表达谱,发现有 39 条基因的差异表达可能是冠心病心阳虚证发生的分子生物学基础,这 39 条基因主要涉及代谢、细胞发育、分化相关和免疫应答相关基因。

九、心与其他相关方面检测

(1) 血清类洋地黄因子(sEDF):心悸属心气(血)虚证和心血瘀阻证患者 sEDF 含量方面有差异,心气(血)虚型患者 sEDF 含量比心血瘀阻型显著下降,显示 EDF 分泌减少可能是中医心气不足的本质,对该证的诊断有一定的佐证意义。

(2) 调节肽指标检测:对不同证型冠心病心绞痛患者血浆 ANP、β-内啡肽(β-EP)、ET、血管紧张素Ⅱ(A-Ⅱ)等调节肽指标检测,显示与正常人有显著性差异。其中舒血管作用的 ANP 和 β-EP 按心气虚证、心脉瘀阻证、正常人、心阴虚证递减;而缩血管作用的 ET、A-Ⅱ则按心阴虚证、心脉瘀阻证、正常人、心气虚证递减。气虚血瘀型慢性心力衰竭患者脑钠肽高于健康人,随着心功能恶化脑钠肽逐渐升高射血分数降低,脑钠肽与左心射血分数(LVEF)呈负相关。

(3) 观察冠心病心血瘀阻证、血瘀证的内皮素(ET)、血栓素 B_2(TXB_2)、6-酮前列腺素(6-keto-$PGF_{1\alpha}$)、一氧化氮(NO)、心钠素(ANP)、高频心电图、心功能、血液流变学、血小板聚集率。结果为冠心病心血瘀阻证、血瘀证两证型的 NO、6-keto-$PGF_{1\alpha}$ 均有显著降低;T/K(TXB_2/6-keto-$PGF_{1\alpha}$)、ET/NO、TXB_2、红细胞比容、全血黏度、血浆黏度、全血比黏度、聚集指数及总积分明显升高。与血瘀证组比较,冠心病心血瘀阻证组 LVET 明显延长、血浆 ANP 水平明显增高,心脏指数(CI)与心肌收缩功能指数(HI)则显著减少,高频心电图阳性率明显增高。显示了冠心病心血瘀阻证是血瘀证中的一个分型,在具一般血瘀证的微观病变基础上,冠心病心血瘀阻证另有心脏收缩功能损伤、心肌受损、心房扩张和压力升高等微观变化特点。另外,ET 与冠心病血瘀证有密切的关系,ET 增高可作为冠心病夹瘀的依据;而异常增高的 ET 可作为心血瘀阻证的测定指标。

(4) 血红蛋白 2,3-二磷酸甘油酸(2,3-DPG)含量检测:检测心气虚者血红蛋白 2,3-DPG 含量,发现其明显高于正常组,这种增高说明心气虚者体内有缺氧的表现。

(5) 过氧化脂质及超氧化物歧化酶检测:检测冠心病患者血中过氧化脂质(LPO)含量、超氧化物歧化酶(SOD)活性,并结合中医辨证分型进行探讨,结果发现:不同中医辨证中,心阳虚证组 LPO 显著升高,SOD 无明显降低。血瘀证组血中 LP0 虽显著增高,但 SOD 无明显降低。

(6) 血清锌、铜、铁、钙含量:测定心病患者血清锌(Zn)、铜(Cu)、铁(Fe)、钙(Ca)含量变化,并与肺病(34 例)、肝病(58 例)进行了对比研究。结果,心病三组 Zn^{2+}、ca^{2+} 含量及 Zn^{2+}/Cu^{2+} 明显低于健康对照组($P<0.01$),心病各组间比较,心脉瘀阻证组 Zn^{2+}、Cu^{2+}、Fe^{2+}、ca^{2+} 含量明显高于心气虚证组和心血虚证组($P<0.05$ 或 $P<0.01$),心气虚证组 Ca^{2+} 明显低于心血虚证组($P<0.01$)。

(7) 冠心病痰瘀证的微观辨证:研究显示,血脂异常是痰凝心脉证的物质基础,血液流变学指标异常是痰瘀痹阻证的物质基础,胰岛素抵抗存在于冠心病的各证型,且按非痰非瘀证→痰凝心脉证→痰瘀痹阻证的顺序有逐渐加重的趋势。

(8) 冠状动脉造影:冠状动脉造影显示,真心痛(急性心肌梗死)患者气阴两虚、心脉痹阻证病变血管多见于前降支,心阳欲脱证病变血管多见于右冠状动脉,差别有显著性($P<0.05$),心阳欲脱证三支病变多见($P<0.01$)。

第四节　肝 的 研 究

肝体位居右胁,膈下腹中,以三焦分属下焦部位。肝具有藏血和主疏泄的功能,在体合筋,在液为泪,其华在爪,开窍于目。

肝的病证有虚有实,以肝失疏泄、肝不藏血、阴血亏虚、筋脉失养、易动风化火为主要病理变化。

现代研究对其研究结果如下。

一、肝与血液循环系统功能检测

肝血虚证患者出现红细胞能量代谢低下,机体代谢率降低,血液流变学与红细胞变形性检测呈低黏血症,但还原黏度高切变率明显增高,红细胞变形能力降低。机体处于代偿性调节血量的保护状态,这些病理生理学方面的改变,可作为本证的诊断指标之一。研究还表明,肝郁证患者全血比黏度、全血还原黏度、红细胞沉降率方程K值明显高于正常。肝郁证动物模型的血液流变学检查发现:肝郁证动物血小板的含量升高,但正常的圆树形血小板数量又明显减少;全血黏度,血浆比黏度明显升高;复钙时间有明显的延长,其相应的黏度上升,红细胞比容则明显的减少,红细胞沉降率极显著增快。怒伤肝致血瘀动物模型有关测定结果显示:全血黏度、血浆黏度、血浆比黏度、热沉淀蛋白含量显著升高,扩大型血小板数量明显增多,血小板聚集率升高,血液存在明显黏稠、凝聚倾向。血小板超微结构观察表明:血小板由正常动物的光滑流线型呈分离状态,而变成明显的黏性变态黏附聚集,这些结果与肝郁证较为相似,与临床中肝郁日久致血瘀也是相一致的。检测肝阳上亢证患者的血浆冯维勒布兰德因子(VWF)、6-酮-前列腺素$F_{1\alpha}$、血栓素B_2、抗凝血酶Ⅲ等指标结果显示:血浆VWF、血栓素B_2均有明显增高,6-酮-前列腺素$F_{1\alpha}$、抗凝血酶Ⅲ均有明显减低。动物实验研究发现:肝郁脾虚证模型大鼠的血液流变学检查显示红细胞(RBC)数量、血红蛋白(HGB),白细胞(WBC)和中性粒细胞(NE)含量和淋巴细胞(LYM)数量均降低,血黏度增高,红细胞电泳时间延长,血浆环核苷酸平衡失调,cAMP降低,cGMP升高,两者比值降低等病理改变。

二、肝与神经-内分泌系统功能的研究

肝最基本的生理功能是主疏泄,肝主疏泄最首要的是条畅气机,现代中医肝本质研究发现,肝郁证及相关证候与大脑皮层的兴奋或抑制以及植物神经(特别是交感神经)功能等多种因素有很密切的关系。国内多数研究支持肝郁证与神经—内分泌网络有明显的相关性,患者存在外周及中枢的神经内分泌调控紊乱,认为肝具有一定的“神经内分泌免疫网络”调节机制。认为肝主疏泄与调节下丘脑—垂体轴有关,具体而言,通过中枢多种神经递质的变化调节相关脏腑的功能。关于肝郁证研究发现:①A型性格的人易患肝气郁滞证;②肝郁气滞证患者大多数出现自主神经功能状态障碍,且以交感神经偏亢为主;③肝郁化火者尿儿茶酚胺排出量高于正常组,而临床资料显示:肝郁气滞证存在着神经体液调节系统的异常状态,去甲肾上腺素、肾上腺素、5-羟色胺和多巴胺等中枢神经递质,皮肤电位,血中儿茶酚胺等激素,肾上腺的组织结构以及CD+4/CD+8等多项指标均发生改变。最明显的表现为体内儿茶酚胺(CAs)分泌异常,血多巴胺(DA)、肾上腺素(E)、去甲肾上腺素(NE)和ALT含量均明显升高,TXB_2均有明显增高,6-酮-前列腺素(6-K-PGF,)含量均高于正常,白蛋白明显降低,β球蛋白增高,肝灌流减慢,肝组织则出现肝明显肿大,肝细胞坏死。以上这些病理生化指标的改变可作为肝郁证的佐证。肝气郁结证患者血浆亮氨酸-脑啡肽(L-ENK)、心房利钠多肽(ANP)含量显著低于健康人,精氨酸加压素(AVP)含量显著高于健康人。血清泌乳素(PRL)是一个具有特异性的指标,与肝郁患者雌激素、5-羟色胺(5-HT)水平及情绪异常密切相关。另外,血浆抗利尿激素(ADH)水平升高也是与肝气郁结证相关性较强的指标之一。动物实验结果显示肝郁证动物模型胃动素(MOT)、促胃液素(GAS)降低,且血清皮质酮(CORT)水平增高,升高的CORT抑制了胃肠细胞中MOT及GAS的分泌,导致应激大鼠胃肠功能紊乱及生长发育减缓。肝郁证大鼠血及结肠组织

中存在胃肠激素的变化,血浆生长抑素(SS)含量明显增高、神经肽Y(NPY)明显降低,而结肠组织NPY、SS及血管活性肠肽(VIP)含量明显增高。而肝血虚证患者具有外周交感-肾上腺髓质功能减退的病理生物化学改变。肝血虚证患者与正常人比较,植物神经功能紊乱以副交感偏亢为主;单胺类递质中5-羟色胺和β-内啡肽的水平低于健康人,5-羟色胺吲哚乙酸高于健康人;血浆NE、E、T3降低,血清铁蛋白降低,TXB2,ALD和cGMP升高,提示肝血虚证的病理基础主要以交感神经活动减退,低T3综合征,调节心血管舒缩和水盐代谢的活性物质以及细胞膜内第二信使类物质的显著改变为特征。血红蛋白、血清铁蛋白、血浆NE、E含量、红细胞膜ATP酶活性与红细胞耗氧率降低,可考虑作为肝血虚证的辅助实验诊断综合指标。另外,L-ENK含量增高,且三碘甲状腺原氨酸(T_3)和反三碘甲状腺原氨酸(rT_3)显著低于正常,与rT_3/T_3值均非常显著。而肝阳化风证具有外周交感-肾上腺髓质功能亢进的共同病理生化特征,其血浆:NE和E含量显著高于健康人;血浆皮质醇(CORT)、血栓素B2(TXB2)升高,T3降低。患者脑干听觉通路功能异常,脑干听觉诱发电位表现主要为Ⅲ波峰潜伏期延长,Ⅴ波次之,Ⅰ~Ⅲ波间期延长。肝阳上亢证的病理生理基础是外周交感-肾上腺髓质功能偏亢,主要表现为:①自主神经功能紊乱,以交感神经为多见;②反映外周交感-肾上腺髓质功能的尿CAs、NE含量均增高,血浆NE和E均显著增高;③血浆cAMP、cGMP升高;④血浆TXB2、6-keto-$PGF_{1\alpha}$含量增高;⑤红细胞ATP、ADP、NADP含量增高。血浆AVP含量呈规律性增高。肝阳上亢证,血浆ANP含量较健康人为低;经颅多普勒(TCD)检测为大脑中动脉(MCA)平均血流速度(Vm)、收缩峰血流速度(Vs)增高。肝火上炎证:血浆前列腺素F2α(PGF2α)升高,精氨酸加压素(AVP)升高。肝阳化风证:血浆NE、E含量增高,血浆皮质醇(F)含量增高,血清T3降低。肝火上炎证、肝胆湿热证近似于肝阳上亢证具有不同程度交感神经-肾上腺髓质系统功能偏亢特征,患者血浆NE、E和DA含量均显著增高。另外此两证患者机体均处于应激状态;炎症介质释放增加;调节血管平滑肌以舒血管活性物质增多占优势。肝火证以内源性内分泌失调功能代谢偏亢为主;而肝胆湿热证以外源性炎症反应、脂质过氧化自由基损伤为明显。男性老年人肝火上炎证的血清雌二醇(E2)升高、睾酮(T)下降及LH促黄体生成素(LH)降低。肝郁脾虚证的实验研究,发现患者植物神经功能紊乱。特征为交感、副交感神经功能均亢进,其次是副交感神经功能偏亢。

三、肝与能量代谢的研究

红细胞膜三磷酸腺苷(ATP)酶活性及耗氧率的检测显示:肝血虚证患者红细胞能量代谢低下,机体代谢率降低,血红蛋白降低,红细胞膜ATP酶活性与红细胞耗氧率降低;红细胞膜Mg^{2+}-ATP酶、Na^+-K^+-ATP酶及Ca^{2+}-ATP酶活性均显著低。研究表明:肝火炽盛证患者红细胞ATP酶较健康人降低,一磷酸腺苷高于健康人,腺苷酸池及能荷值均低于健康人,说明肝火炽盛证患者代谢旺盛,能量消耗增加,能量储备减少。

四、肝与相关免疫学指标检测

肝郁证患者细胞免疫功能低下,尿木糖排泄率下降,血浆cAMP下降,cGMP升高,cAMP/cGMP比值下降。肝火上炎证与肝阳上亢证中由AngⅡ介导的MCP-1/CCR2炎性反应与正常人比较存在明显的差异性。

五、肝与相关微量元素的研究

对更年期综合征患者体内5种微量元素进行了检测,发现阴虚阳亢证血Zn^{2+}明显降低,Cu^{2+}、

Mg^{2+}增高；肝郁气滞证血 Mg^{2+}、Mn^{2+}降低，Zn^{2+}、Fe^{2+}、Cu^{2+}增高。

六、肝与其他相关检测

研究表明肝气虚血滞患者红细胞数量、比积及血红蛋白值减少，血浆蛋白总量减轻；凝血酶原、部分凝血酶时间延长，纤维蛋白原及纤维蛋白原降解产物含量升高，同时，具有白细胞介素1受体淋巴细胞阳性率明显低下，即细胞免疫反应低下的特点；肝郁证者，肝功能异常包括谷丙转氨酶升高，溴磺酞钠潴留，而基础代谢率、尿17-羟类固醇、尿17-酮类固醇偏低，细胞免疫功能多数偏高，但体液免疫变化不大；肝阳上亢证患者进行多项指标实验研究，结果支持此类证候患者有红细胞内ATP、ADP、NADP含量增高的表现；另外肝阳化风证患者血浆及血小板内钙调素（CaM）均升高，红细胞超氧化物歧化酶（SOD）活力下降，血浆丙二醛（MDA）含量升高。还有研究发现肝阳化风证患者血浆氢化可的松升高，血清中3，5，3′-三碘甲腺原氨酸均降低。建立高血压肝阳上亢证、肝阳化风证及与健康对照外周血单个核细胞蛋白质表达图谱，经比较发现，肝阳上亢证与肝阳化风证有6个相同表达的蛋白质，18个差异表达的蛋白质。建立了上述各证型组与健康人PBMC总蛋白的2-DE图谱，通过比较分析并鉴定出颈椎病肝阳化风证与肝阳上亢证相同表达蛋白质点3个，差异表达蛋白质点12个，两病同类证有1个相同表达的蛋白质点为硫氧环蛋白依赖性过氧化物酶（thioredoxin-dependent peroxide reductase，TPx）。

第五节　肺的研究

肺位于上焦胸中，居五脏六腑之最高位，故有“肺者，脏之盖也”及“肺为华盖”之说。其功能主气，司呼吸，主宣发肃降，通调水道。开窍于鼻，在体合皮，在液为涕，其华在毛，在志为悲。

肺的病证分虚实两大类，虚证多见于肺气虚和肺阴虚，实证多由风寒燥热等外邪侵袭或痰浊阻肺所致。

现代研究表明多与以下指标有密切关系。

一、肺功能检测

对慢性阻塞性肺病肺气虚证患者肺功能测定发现VC、呼气肺活量（FVC）、第一秒用力呼出量（FEV_1）、50%肺活量最大呼气流速（V_{50}）、25%肺活量最大呼气流速（V_{25}）、呼气中段流量（MMEF）均明显低于正常人，表明“慢阻肺”肺气虚患者存在着通气功能障碍；观测慢性咳喘患者的肺功能，显示肺气虚证患者气道全程的通气障碍，除V_{50}、V_{25}、最大呼气中段流速测值下降外，补呼气量（ERV），最大呼气一秒量、最大呼气流速也显著下降。另外也有研究发现肺阴虚和肺气虚者肺容量及深吸气量减少，表明肺及胸廓的顺应性和吸气肌力量减退，用力呼气肺活量（FVC）降低表明有大气道阻塞。

脉冲震荡肺功能测试是在强迫振荡的基础上发展起来的，是测定呼吸阻抗的方法，应用振荡器产生外加的压力信号，测定呼吸系统在压力下改变的流量，并对静息呼吸波进行频谱分析，得到整个呼吸系统的黏性、弹性及惯性阻力。患者可以自主呼吸，无需配合，通过调整脉冲频率测定患者呼吸阻抗的变化，且有很好的重复性，能够对患儿气道阻力的变化进行客观反应，对于哮喘等疾病的诊断有较高的临床价值。

二、肺血流图检测

对肺气虚患者进行肺血流图检测，以观察肺动脉容积的变化，显示出肺气虚证的上升角变小，波幅高度降低。流入容积速度减慢，提示该证型肺血管弹性较差，动脉血流量减少或肺循环阻力增加。

三、相关神经-内分泌-免疫系统功能检测

肺气虚证患者红细胞免疫功能检测结果表明，肺气虚患者红细胞 SOD 和红细胞 C_{3b}受体花环率降低，而变形能力(IF)增高，显示肺气虚患者存在红细胞变形能力和红细胞免疫功能低下。而将肺气虚据症状加重分为Ⅰ、Ⅱ、Ⅲ期，显示各期在抗氧化能力、变形能力上存在差异，且依顺序逐渐加重；C_{3b}受体花环率只是在Ⅲ期表现明显低下。对慢性支气管炎肺气虚证患者支气管肺泡灌洗液中计数中性粒细胞、巨噬细胞和淋巴细胞的比例进行观察，检测 IgA、IgG 的含量，结果：肺气虚证患者中性粒细胞和巨噬细胞比例显著下降，淋巴细胞比例显著升高，IgA 含量有降的趋势。显示肺泡灌洗液(BALF)中计数中性粒细胞降低，淋巴细胞升高，IgA 含量下降与肺气虚证有一定关联。也有研究表明肺气虚组外周血 T 淋巴细胞亚群各项指标与正常组比较均有显著差异，表明肺气虚证患者存在细胞功能紊乱。

HYP 作为胶原蛋白中的主要成分之一，测定其在肺组织中的水平能反映胶原的代谢情况，进而能客观反应肺组织纤维化程度。肺纤维化是成纤维细胞受到化学性或物理性伤害时分泌胶原蛋白进行的组织修复，肺间质组织由胶原蛋白、弹性素及蛋白糖类构成。在对 HYP 水平测定方法的基础上，针对博来霉素诱导大鼠肺纤维化后肺组织中 HYP 水平的变化，通过对水解时间、氧化时间、显色时间等实验条件的优化，建立了一种准确、可靠的大鼠肺组织 HYP 水平测定方法。寻找一种准确可靠的测定肺组织中 HYP 水平的方法，对于筛选预防与治疗肺纤维化的药物具有重要意义。

还有研究发现肺气虚证患者局部神经、内分泌功能紊乱对肺泡巨噬细胞有一定的影响，通过测定外周血、支气管肺灌洗液胆碱酯酶及去甲肾上腺素及肺泡巨噬细胞(AM)内环腺苷酸(cAMP)和环鸟苷酸(cGMP)含量，结果表明：隐性肺证局部交感神经兴奋对 AM 功能具有一定的调节作用，使 AM 内 cAMP/cGMP 比值保持在正常水平，肺气虚证局部自主神经功能紊乱较明显，自主神经对 AM 的调节作用相对减弱。

四、相关血液流变学检测

对肺气虚证患者血液流变学观察，发现临床上肺气虚患者表现为全血高切黏度、全血低切黏度、红细胞刚性指数(IR)、红细胞聚集指数(RCI)、红细胞比容(HCT)显著增高，提示血液存在高黏、高浓、高聚流变特征，红细胞变形能力减弱，进一步证实肺气虚证存在血瘀状态。亦有研究显示其全血比黏度(ηb)、血浆比黏度(ηp)、红细胞比容(HCT)、红细胞变形指数(DT)均升高，且随病变加重而愈加明显。

研究肺实质血液灌注的改变可能揭示某些肺部疾病的病理生理过程，肺组织血液分布受重力等因素影响存在重力方向上的梯度变化。宝石能谱成像(GSI)根据基物质在不同 X 线能量下衰减特性不同，在投影数据空间完成能量解析，产生相应的 X 线衰减特性曲线。可测得感兴趣区(ROI)内物质分别在高、低能量 X 线下的衰减系数，并将其等效为 2 种衰减特性已知的基物质组合所产生的效应，并由此计算出 ROI 内特定基物质的含量。应用 GSI 血基图对肺组

织含血量的定量分析，对肺部疾病的研究及临床诊断具有重要意义，可进一步应用于广阔的临床试验研究。

五、血浆血栓素、前列腺素测定

对肺气虚证患者的检测显示肺气虚患者血浆 TXB_2 显著升高，前列腺素（6-K-$PGF_{1\alpha}$）显著降低，提示 TXB_2/6-K-$PGF_{1\alpha}$ 平衡失调。而 TXB_2/6-K-$PGF_{1\alpha}$ 失衡，可能引起血小板聚集、血管收缩、肺微循环障碍、肺动脉高压等，是气虚致瘀发生发展中的重要物质基础。

六、血清干扰素活性检测

对肺气虚患者血清干扰素（IFN）活性检测，结果显示 IFN 明显降低，说明肺气虚与 IFN 降低有内在的相关性。

七、血浆心钠素检测

通过检测肺气虚证患者血浆心钠素（ANP）含量的变化，发现肺气虚证患者血浆 ANP 含量显著升高，表明 ANP 含量与肺气虚证有相关性。

八、血浆纤维结合素、血浆纤维蛋白原、D-二聚体测定

用免疫扩散法对肺气虚证患者进行血浆纤维粘蛋白（FN）测定，显示肺气虚组 FN 明显下降。并发现肺气虚组血浆 FN 水平与二氧化碳分压（$PaCO_2$）成负相关，与动脉氧分压（PaO_2）成正相关。

血浆纤维蛋白原（FIB）是纤维蛋白的前体，在凝血的最后阶段，可溶性 FIB 转变成不溶性纤维蛋白，形成血块阻止损伤后血液流失，FIB 测定是出血性疾病与血栓性疾病诊治中常用的检查项目之一。D-二聚体（D-D）是血浆纤维蛋白降解的特异性产物，是体内高凝状态和继发纤溶亢进的标志，D-D 水平升高特异性地提示体内有血栓形成，是诊断血栓形成的重要标志物。高凝状态和血栓的形成是造成肺栓塞的根本原因。然而高凝状态最直接的证据是血浆 FIB 水平的升高。D-D 水平也只有在血栓形成后才会在血浆中增高。因此两者联合测定是临床特异性强且最简便的诊断肺栓塞的方法，以提高肺栓塞的早期诊断率。

九、自由基代谢

对肺气虚证患者红细胞超氧化物歧化酶（SOD）及血清过氧化脂质（LPO）检测，显示肺气虚证患者普遍存在 SOD 活力下降、LPO 含量升高，体内自由基代谢紊乱，且变化与肺气虚证严重程度密切相关，也与患者肺通气功能、血气分析、肺动脉压力估测及血液流变学指标间密切相关。

十、微量元素检测

肺阴虚与诊断意义相关的研究的主要表现在微量元素方面，对肺阴虚患者头发微量元素进行检测，发现头发 Zn、Ca、Ni（镍）等降低，而 Cu 值增高。亦有检测肺阴虚证患者 15 种微量元素，并对其检测值进行多元逐步回归分析，显示 Se（铯）为显著正相关因素。

十一、胸部X线检查

对肺胀患者胸部X线平片的膈肌动度、肺容积差、胸廓前后径与横径之比、右下肺动脉、肺纹理及胸肺疾病等进行观测。结果显示肺胀是以肺气虚为发病基础，继而累及脾肾出现一系列临床表现，均有以上各指标的不同程度的改变，各型肺胀患者有不同的X线征象，且反映出由轻到重的发展过程。将此结果与血气分析各指标对比研究，显示X线征象所反映的病理改变被血气分析所反映的病理生理改变所印证。

十二、气管黏膜超微结构检测

临床观察哮喘、慢性支气管炎肺气虚证患者的支气管黏膜超微结构变化。结果显示肺气虚证患者的气管基底层的结缔组织中可见有较多数量的白细胞；纤毛细胞数量减少，纤毛细胞的纤毛数量减少，纤毛与微绒毛的比例失调，胞质中线粒体数目减少并存在损伤；杯状细胞数量增多，内质网发达，分泌颗粒增多、分泌排泄旺盛，可为肺气虚证的诊断提供佐证。

十三、肿瘤标志物的测定

CEA常在多器官恶性肿瘤中过度表达，属于非器官特异性肿瘤相关抗原，而肺癌CEA水平明显升高，其中肺腺癌最高，灵敏度在35%～70%，可作为肺腺癌的主要标志物。血清NSE是一种神经源性和神经内分泌细胞所分泌的、特有的烯醇化酶的同工酶，是神经内分泌肿瘤如神经母细胞瘤、甲状腺髓质癌和小细胞肺癌等的特异性标志，可作为小细胞肺癌的特异性肿瘤标志物。CEA对肺腺癌有很高的提示价值，NSE对小细胞肺癌的灵敏度较高。血清肿瘤标志物水平与肺癌诊断及病理分型具有相关性，对于细胞及组织病理学不易确诊的肺癌，肿瘤标志物联合检测可作为肺癌早期诊断的辅助手段，有利于临床的早期发现、早期治疗。

第六节　中医证候的相关基因组学研究评析

“证候”一词，是中医学所独有的重要名词术语。中医主张先辨证而后施治，可见能否正确认识、理解证候的概念及其本质，将直接影响到临床治疗。为此，长期以来有关证候方面的研究，一直是人们关注的焦点，尤其对其本质的探讨更是历久而弥新。伴随现代科技的迅猛发展，对证候本质的客观化、规范化认识也取得了相应的互动。被誉为“当今生命科学技术最先进方法的基因表达谱芯片”的诞生，不仅为“后基因组计划”时代基因功能的研究及现代医学科学与医学诊断学的发展提供了强有力的工具，而且也引领中医证候的研究进入到一个崭新的阶段——基因组时代。

一、依　　据

中医学认为，证即证候，是对疾病过程中所处一定阶段的病因、病位、病性及病势所作的病理性概括，是对致病因素与机体反应性两方面情况的综合，也是对疾病当前本质的认识。细胞是构成生命的基本单位。作为生命科学热点之一的细胞信号转导理论认为，细胞间通讯的激素等及外界环境因子作用于细胞表面（或胞内受体）后，跨膜形成胞内第二信使和其后的蛋白信息分子级联传递、诱导基因表达，从而调节着细胞的生理反应，维持着细胞的正常代谢。一旦各种不同的致病因素作用于细胞表面,或细胞信号通路的某一环节发生异常,都会导致整个信息通路的异常变化而发生疾病。由于蛋白质是基因转录后指导而合成的,所以人类疾病的发生机制似乎都可以在基因层面上得以诠释。基因的功能是通过表达体现出来的,故基因表达的异常改变几乎贯穿于所有疾病过程中。由此推演,中医之"证"也应与基因表达的异常变化具有内在联系。所以,有人认为"证"就是基因型及其表达;基因表达的改变是证的"内涵"。不仅如此,人们还认识到中医证候与特定基因多态性有一定内在联系,并为相关实验所证实。如有人分析了 60 例高血压肝阳上亢证患者酪氨酸羟化酶(TH)基因多态性,结果显示高血压肝阳上亢证的形成可能与 TH 基因扩增有关。另有报道,人类白细胞抗原(HLA)-Cl 可能是肾阴虚型慢性再生障碍性贫血的易感基因,而 HLA-A30 可能是肾阳虚型慢性再生障碍性贫血的易感基因;五羟色胺转运体启动子区多态性 SS 型个体可能是肝火上炎证的易感人群等。

中医学属非简单线性系统论,是一个开放的复杂巨系统。其所言脏腑并非现代解剖学的具体概念,而是深蕴着现代医学中多个器官、组织与系统,有着极强的包容性。如中医之"脾"便是一个以消化系统为主体的旁纳多个系统的综合脏器与生理学的概念。大量研究清晰表明,脾虚状态下机体消化吸收、能量代谢以及免疫系统、血液系统和神经系统等均发生异常改变,且这些变化涉及各系统内部的每一子系统。提示"证"具有系统性、结构性与时限性等特点。

基因调控研究表明,人体每一细胞、组织,在不同的发育、分化阶段,不同的生理条件和病理状态下,其表达的基因种类及每一基因的表达丰度都各不相同,且此差别存在严格调控的时控特异性。基因组学不同于既往对于基因的研究,它强调从整体基因组的层面来阐明全部基因在染色体上的位置、结构,动态揭示基因产物的功能及基因之间的相互关系,这与中医"证"具有的上述特点颇为吻合。某一个基因、一组基因的表达改变可能会导致一个或几个证候的出现,而一个证候的变化常涉及多个基因表达的改变。从人类基因组学角度而言,中医证候是由于机体内某些相关的基因发生异常表达而致,说明证候的病理改变理应具有相关的基因组学基础。基因总要表达为相应的蛋白质,而蛋白质是生命活动的主要载体,所以有人认为,中医证候可能是基因组和蛋白组背景的整体反应。综上所述,开展中医证候相关基因组学的研究有着充分的理论依据,动态、同步检测多基因的表达,将成为由医证候基因分子层面研究的必然。

二、方法与思路

20 世纪 90 年代中期以来影响最深远的重大科技进展之一的基因芯片技术的问世,有力地促进了后基因组时代基因组学的研究与发展,同时也为中医证候相关基因组学的研究奠定了坚实的基础。所谓基因芯片,又称 DNA 微阵列,是将 DNA 分子高密度地固定在固相介质上的传感器,详言之则指将几百乃至几万个寡核苷酸或 DNA 密集排列在玻璃片、硅片或尼龙膜等固相支持物上作为探针,把要研究的样品(称为靶 DNA)标记后与其进行杂交,用合适的检测系统进行检测,然后根据杂交信号强弱及探针位置和序列,便可确定靶 DNA 的表达情况及突变与多态性的存在。根据探针的种类,将基因芯片主要分为 cDNA 芯片和寡核苷酸芯片两类,后者又有原位合成芯片与合成点样芯片之别。目前较为成熟且应用较普遍的人类表达谱基因芯片系列包括人类基因表达谱芯片、免疫相关基因芯片、细胞信号传导芯片、肿瘤相关基因芯片及代谢功能基因芯片等。

基因芯片的最大优点是大规模、并行化、微制造,它能对大量样本做快速、敏感、平行的测序(定性分析)与基因表达研究(定量分析)。这恰好与中医证候基因分子水平研究对基因检测技术的要求相契合,故可以利用该项技术,结合每个证候的特征,对它们的基因表达谱改变进行全面而动态的研究。一般原则,先用大芯片如人类基因表达谱芯片进行初筛,然后根据检测结果及研究目的的不同,改用功能明确的小芯片如免疫相关基因芯片、代谢功能基因芯片等作进一步重点检测。有人主张,采用基因芯片对大量的同一证型疾病状态下的各类组织和细胞的 mRNA 进行定量分析,编制基因表达谱,经过生物信息学和统计学比较分析,便可建立疾病证型特定的基因表达谱数据库。并设想证型特定的基因表达谱数据库可由与脏腑、阴阳、气血、寒热、虚实相关的特定基因表达谱子数据库组成。也有人强调通过研究“证”和基因多态性之间的内在联系,从基因多态性所带来的该基因功能上的变化,探寻“证”的相关基因表达谱。如今探讨中医证候与基因组学相关性的研究已经取得了一些成果,在中医理论指导下,运用基因组学的研究方法,通过病证结合模式,特别是研究同病异证或异病同证时,相关基因或基因组的变异及差异表达情况的比较,在一定程度上反映了基因组对某一证候形成影响,从系统生物学中基因组的层面阐明证候的本质。将中医证候与基因组学进行交叉,一方面有利于从生命活动的本质上揭示证候的本质;另一方面也为功能基因组学的研究提供新的视角与内容,产生具有中国特色的创新性研究成果。

三、现　　状

相对而言,应用基因芯片技术对证候相关基因组学改变的研究不如对中药有效成分的筛选和中药作用机制的研究等开展得广泛,且起步较晚。已经开展的研究主要集中在以下几个方面:

(一) 寒证

用2305点基因芯片对寒证患者治疗前后外周血基因表达谱进行检测后,初步筛选出差异表达基因59条,包括与能量代谢相关基因5条,均下调;与糖代谢相关基因2条,均下调;与脂及酯类代谢相关基因2条,均下调;与核酸代谢相关基因10条,其中多数表达为上调;与蛋白质代谢相关基因16条,大部分表达下调;与免疫机制相关基因15条,表达以下调为主;与内分泌相关基因仅甲状腺结合蛋白1条,寒证时高表达,治疗后表达下降。如此复杂的变化似可说明,寒证时机体功能主要处于一种抑制状态。另据报道,用4000点基因芯片从虚寒家系中筛选出虚寒证患者相对于非虚寒者的差异基因达81条。

(二) 热证

用4096点基因芯片检测了热毒炽盛证和阴虚内热证系统性红斑狼疮(SLE)患者外周血基因表达谱变化,发现涉及细胞因子及受体、免疫相关基因、细胞信号和传递蛋白、蛋白翻译合成、离子通道和运输蛋白、细胞周期蛋白、DNA和RNA结合、转录蛋白以及细胞外基质成分等16大类580条基因有显著差异表达,而且两证型SLE患者大部分基因,尤其是与代谢相关基因表达变化具有一致性。提示热证有其共同的基因表达谱。

(三) 气虚证

对气虚兼热毒内蕴证和气虚兼瘀血证原发性胃癌患者癌组织进行基因表达谱的研究结果显示,两证型基因表达差异的基因有167条,其中前者表达差异基因71条,上调的35条,下调的36条;后者表达差异基因96条,上调的57条,下调的39条。

(四) 脾虚证

用4096点基因芯片对利舍平脾虚证大鼠大脑皮层基因表达谱的研究初步表明,表达差异明显且已知功能的基因涉及10个方面,共47条,其中上调的27条,下调的20条。包括与能量代谢相关基因7条,细胞色素3(CYP3)基因1条下调,6条上调;与蛋白质合成相关基因5条,下调的4条,上调的1条;与免疫、应激以及炎症反应相关基因11条,钙结合蛋白A9、热反应蛋白等4条基因下调,含白介素6信号转导基因在内的7条基因上调;与细胞骨架相关基因3条,1条上调,2条下调;与

DNA合成和修复相关基因3条,均上调;与离子通道与转运体相关基因2条,1条上调,1条下调;与信号转导、转录相关基因6条,核孔P54、突触后密度蛋白等4条基因下调,核磷酸蛋白(ERG2 protein)等基因上调;与细胞生长和分化相关基因6条,神经突触生长抑制蛋白(Nogo-A protein)、ERG2 protein等5条基因上调,1条下调;与神经退行性变相关基因3条,2条上调,1条下调;与递质传递和释放相关基因3条,抑制性递质运送基因γ-氨基丁酸运输体-2(GABA transporter GAT-2)表达下调,另2条基因表达上调。表明脾虚证病理机制不仅与消化系统、免疫系统等密切相关,而且还具有脑部基因表达谱改变基础。

(五)肾虚证

用18 000点基因芯片观察肾阳虚证患者基因表达谱变化发现,肾阳虚证与正常之间差异表达基因多达1950条。说明。肾阳虚证的发生是多基因作用的结果。

近年来,证候基因组学的研究主要在病证结合模式下开展,并取得了许多成果。例如,研究发现通过对冠心病血瘀证、冠心病非血瘀证、非冠心病血瘀证患者和正常健康者的外周血白细胞mRNA检测后发现,差异表达的基因b13与冠心病血瘀证的病理改变密切相关。又如,对慢性阻塞性肺疾病(COPD)肺气虚和肺阴虚患者进行淋巴细胞RNA基因芯片检测,结果筛选出肺气虚/正常人45条差异表达基因,其中41条基因上调,4条基因下调;肺气虚/肺阴虚差异表达基因43条,其中上调基因27条,下调基因16条。再如,提取脾气虚证慢性胃炎和正常人白细胞RNA行基因芯片检测,结果慢性胃炎脾气虚证异常表达的免疫相关基因分为68条,主要是与免疫相关的基因,提示脾气虚证发生有其免疫相关基因组学基础。

四、展　　望

伴随科学的整体化、技术的综合化及科学技术一体化的现代科技发展的大趋势,现代科技特别是生命科学的理论和方法,已经并继续向中医药学渗透。近年来借助组学技术,对中医证候进行客观化研究,取得了一定成果。基因芯片技术在探讨中医证候本质过程中的不断应用,初步证明了证候与基因组学之间存在一定的相关性,不同证候有其自身相关基因表达谱变化,这种变化复杂多端,常涉及许多系统,同时也进一步深化了对证候本质的科学阐释。基因组学的运用,有助于走出了单分子检测技术与阐释复杂的中医证候问题不相适应的瓶颈,代之以多元高效的检测技术与方法,为揭示中医证候的本质提供了新的思路和平台。

随着人类基因组计划的完成,将对证候基因组学产生深远影响,但基因芯片还存在诸多弊端,其中最关键的是:人体是个复杂的系统,证候是其在病理状态下的整体反应,系统的行为不应依赖分析单一组分的行为来认识,所以单纯的基因组学对于中医证候的阐述仍具有局限性,必须将各组学进行有机的整合,才有利于阐明证候本质。其他如芯片数据庞大,且易受较多随机因素干扰等,这些都会对基因表达谱研究结果产生一定影响,出现假阳性情况。尽管如此,科学工作者仍有理由相信,基因芯片作为具有划时代意义的崭新生物技术手段,会伴随科学技术的不断发展而逐步完善,从而促使中医证候相关基因组学的研究愈发明晰,更有利于筛选具有重要价值的阳性基因表达谱,最终促进中医证候客观化、规范化的早日实现。

附　中医虚证辨证参考标准

(全国中西医结合虚证与老年病研究专业委员会,1986年5月修订)

1. 气虚证

①神疲乏力,②少气懒言,③自汗,④舌胖或有齿印,⑤脉虚(弱、软、濡等)。

具备三项。

2. 血虚证

①面色苍白,②起立时眼前昏暗,③唇舌色淡,④脉细。
具备三项(本证与气虚证同时存在为气血两虚证)。

3. 阴虚证

主证:①五心烦热,②咽燥口干,③舌红少苔或无苔,④脉细数。
次证:①午后升火,②便结而尿短赤,③盗汗。
具备主证三项,次证一项(本证与气虚证同时存在为气阴两虚证)。

4. 阳虚证

主证:①全身或局部畏寒或肢冷,②面足虚浮,③舌淡胖苔润,④脉沉微迟。
次证:①夜尿频多,②便溏而尿清长。
具备主证三项(其中第一条为必备),次证一项(本证与阴虚证同时存在为阴阳两虚证)。

5. 心虚证

①心悸、胸闷,②失眠或多梦,③健忘,④脉结代或细弱。
具备两项(其中第一项为必备。本证常与气、血、阴或阳虚证同存,应分别为心气虚、心血虚、心阴虚或心阳虚证,以下类推)。

6. 肺虚证

①久咳、痰白,②气短喘促,③易患感冒。
具备两项(本证常与气或阴虚同存)。

7. 脾虚证

①大便溏泄,②食后腹胀,喜按,③面色萎黄,④食欲减退,⑤肌瘦无力。
具备三项(本证常与气、阴或阳虚证同存)。

8. 胃虚证

①胃脘痛,得食则安,②胃脘痛而喜按,③食欲减退或旺盛,④食入停滞。
具备两项(本证常与气、阴或阳虚证同存)。

9. 肝虚证

①头晕目眩,②肢体麻木,③急躁易怒或抑郁喜叹息,④双目干涩。
具备三项(本证常与血虚或阴虚证同存)。

10. 肾虚证

①腰脊酸痛(外伤性除外),②胫酸膝软或足跟痛,③耳鸣耳聋,④发脱或齿摇,⑤尿后余沥或失禁,⑥性功能减退、不育、不孕。
具备三项(本证常与气虚、阴虚或阳虚证同存)。

第七节　血瘀证的研究

瘀血理论是中医学论述与血液循环系统有关疾病的病因和病理的重要学说。血瘀证是临床各科常见之证。活血祛瘀广泛运用于临床,并已在实践中取得较好疗效,证实它确有实用价值。近年来运用现代科学从临床、实验室进行了大量的深入的研究,在理论探讨方面也取得了一些新的进展。

一、血瘀证本质的探讨

运用现代科学技术,对临床上多种疾病的血瘀证进行了研究,在微循环、血液流变学和血流动力学等方面建立了观察血瘀的仪器检查、实验动物模型及各种检测方法等多项客观指标,并应用这些方法对血瘀证的本质进行了比较深入的研究。发现血瘀患者血流、黏度、血凝、组织器官血流量和微循环等都有不同程度的异常表现,比较他们的一致性后,认为血瘀可能是一个与血液循环有关的病理过程。它与血液积蓄、血流滞缓等血流循环障碍有密切关系。

(一) 微循环障碍

通过对手指(或足趾)、甲皱、眼球结膜、舌尖、口唇黏膜等部位使用不同的观察装置观察微循环的变化,证实血瘀患者可有多种形式的全身或局部微循环障碍,特别是微循环功能紊乱。具体表现有:

1. 微血管的畸形、微血流的缓慢或瘀滞

采用示波器光点同步扫描法测定微血流的流速,取近似值在0.5mm/s以上作正常值。检测血瘀患者,发现其微血管中血细胞流动的速度明显减慢,严重者血流瘀滞,甚至停积。微血管襻的顶端有扩张,血流积聚。有的出现微血管瘤样膨大、微小血池等变化。经活血祛瘀治疗后,在临床症状改善的同时可见血流加快。以系统性红斑狼疮(SLE)和硬皮病(SD)为例,秦万章等对73例SLE及25例SD患者的微循环作了观察,发现他们的甲皱及舌尖微循环有不同程度的障碍,主要表现有:①微血流障碍,如血色暗红、微血管襻顶瘀血,管内血细胞聚集,流速减慢或瘀滞,襻周围渗出和出血。②微血管襻外形的异常,如异形管襻增多,微血管扩张(尤以静脉壁扩张较突出)、管壁张力较差,甚至有巨形微血管出现。血流动力学方面也有明显的改变。心前区高频阻抗图测定显示24例SLE中9例有异常,特点为射血前期(PEP)延长,射血时间(LVET)缩短,PEP/LVET比值增大。接受活血化瘀治疗的8例中有5例获得改善。对14例SD患者作了血流图检查,发现在治疗前肢端血流速度减慢,血流量减少,血管弹性减弱;治疗后有明显改善,表现为肢端血流波幅明显上升(其值由0.180±0.147升至0.377±0.150),血管弹性好转,流入容积及速度增加。

2. 血细胞聚集

血瘀患者外周微循环中常有明显的血细胞聚积现象,血管丛中的微血流从正常的线状或带状变成絮状、粒状或虚线状。严重时出现微血管内血流“淤泥化”(血小板、白细胞或红细胞的聚集,从而使微血流呈“淤泥化”)和血管内凝血,导致微血管闭塞。

3. 微血管周围的渗出和出血

对某些疾病,如急腹症、冻疮、反复发作的心绞痛、陈旧性心肌梗死、红斑性狼疮等血瘀患者进行微循环观察时发现,在微循环血流缓慢、瘀滞的基础上,出现明显的渗出或出血,毛细血管的通透性紊乱等。

4. 微血管缩窄或闭塞

血瘀现象也可表现为微血管的痉挛、缩窄,具体可出现微血管数目减少,长度缩短,口径变窄、视乳头下静脉丛不显,微血管襻对冷刺激呈挛缩反应等变化,严重则血色发紫,血流瘀滞。

(二) 血液流变学异常

流变学是研究物体流动和变形的科学。血液流变学是专门研究与血液有关的血液流动性质和凝固性质,血液有形成分主要是红细胞的黏弹性和变形,以及心脏、血管的黏弹性的科学。

根据血液的流变性、黏度产生的原理及其影响因素,常用全血黏度、红细胞电泳速度、血细胞比容、红细胞沉降率及血浆或血清黏度等五项血液流变学指标反映血液的流变性。

血液黏度与血流中的有形成分如红细胞的数目(即红细胞比容)、红细胞分散与聚集等密切相关。此外,也受到血浆或血清组成成分(蛋白质、核酸、脂蛋白、纤维蛋白原及元机离子等)改变的影响。所以除以上五项指标之外,临床上还可检测:纤维蛋白原,胆固醇,三酰甘油,β-脂蛋白,各种免疫蛋白等生化指标作为研究项目。

上海第一医学院对各种血瘀证或夹瘀证患者进行了以上项目的研究,发现血瘀患者的血液流变学变化的共同特点是血流呈浓、黏、凝、聚状态。

血液变浓:通过红细胞比容、血浆蛋白(包括白蛋白、球蛋白、纤维蛋白原等)、血脂(β-脂蛋白、胆固醇、三酰甘油)表明血液的成分改变,浓度增高。

黏滞性增加:黏度代表液体内部对流动起阻抗作用的内摩擦力。通过黏度计测定,可见全血黏度、还原黏度、血清或血浆比黏度(与水之比)增高。现代研究发现血小板成分、纤维蛋白原、白蛋白、球蛋白、血脂等都是影响血黏度的因素。

血液凝固性增加:表现在患者血液中纤维蛋白原含量、复钙时间、凝血时间测定、凝血酶原时间等指标的异常。同时现代研究发现人体内的血栓素 A_2(TXA_2)与前列环素(PGI_2)之间的动态平衡失调与瘀血的形成密切相关;组织纤溶酶原激活剂(t-pA)及其抑制物(PAI)在人体纤溶过程中的作用也引起广泛的重视;血浆仅颗粒膜蛋白 140(GMP-140)浓度血瘀证组明显高于非血瘀证组。

血细胞聚集性增强,表现在红细胞和血小板在血浆中电泳时间延长,表面电荷丧失,红细胞沉降率及血沉方程 K 值增大。

(三) 血流动力学异常

从现代医学来看,血瘀可能是与血液循环障碍有关的病理过程,鉴于血液循环的动力学和心血管功能的变化,可能是引起血液循环障碍的重要因素之一。因此,可应用反映心血管功能变化的一些方法,如用血流动力学的测定方法来观察血瘀证患者的心血管功能与动力学的测定方法。

(1) 冠心循环指数测定:利用放射性核素氯化铟或碘马尿酸测定冠状动脉循环的血流量和血液分布状况,检查所得数据通过公式求得冠状动脉循环指数。冠状动脉血流降低者,左半下降支的时间短,指数值较正常人小,常用于冠心病的诊断和疗效观察,也可用来作为研究血瘀本质的指标。有报道属于血瘀证的冠心病患者,其冠状流量指数低于正常值。

(2) 阻抗式血流图测定:是通过组织或器官导电性的改变来研究心动周期过程中机体某部位搏动性血流容量变化的非侵入性血流测定方法。当恒定的低电流高频交流电通过人体时,阻抗的大小与所含的电解质浓度有关。当血流供给量增加时,组织的阻抗减少,导电率增高;当血液供给量减少时,则反之。

阻抗血流图测定方法因根据测定的部位不同,可分为心前区高频阻抗血流图、肝区血流图、肢体血流图等。可用此种方法分别测定各部位组织或器官的搏动性血流容量。

(3) 电磁血液流量计测定:是用电磁流量计测定血流中带电粒子的速度,即血流速度。这种方法被认为能更准确地反映身体各器官和组织的血流量。

血瘀与血流动力学异常亦有密切关系。例如,从心电图和心前区高频阻抗图检查,提示冠心病、视网膜中央静脉栓塞、红斑性狼疮等血瘀患者,心脏功能减弱、心搏出量及射血分数减少;慢性肝炎及肝硬化血瘀证患者肝血搏动性血流量下降及流出阻抗增加;肺气肿及慢性气管炎血瘀证患者则血流量下降;缺血性脑血管病血瘀证患者放射性核素碘脑循环通过时间明显延长;血栓闭塞性脉管炎患者的肢体血流缓慢等。说明血瘀证患者血液流动减少或减慢是明显的。

(四) 其他

血瘀证的形成不仅与上述因素关系密切,通过研究发现,不同的疾病其瘀血的形成还分别与代谢失调及免疫功能障碍有关,如硬皮病、外阴硬化性萎缩性苔癣、角膜瘢痕、烧伤瘢痕、手术后组织粘连、炎性包块等与结缔组织代谢有关的疾病;观察到活血化瘀治疗前后胶原组织代谢的改变;如新生儿ABO型溶血症、SLE、过敏性紫癜、慢性肝炎、肾小球肾炎、器官移植后的排斥反应等属于免疫性疾病或自身免疫性疾病血瘀证患者都发现有免疫功能的异常。

以上各种指标对探讨血瘀本质的研究是很有意义的。通过这些指标能反映在不同疾病的血瘀证患者病理生理上的共同规律,及其与中医血瘀的理论和诊断的内在联系,因此可以将这些指标作为中医血瘀证诊断的参考。

二、血瘀证诊断的标准化问题

中医学文献中关于血瘀的诊断要点散见于《内经》及其以后许多医家的著作中,由于瘀血引起的病证涉及五脏六腑,范围较广。瘀阻的部位不同,表现的症状也是多种多样,因而没有一个统一的诊断标准,给临床研究带来困难。北京、上海、广州等各地曾各自对瘀血诊断拟定了一些参考标准,但因研究的对象及学者的观点、经验不同,因而,诊断标准相互间出入较大。对瘀血诊断标准进行研究,制定比较科学的,适用于临床应用,并有一定的实验室客观指标作参考依据的统一诊断标准,将有助于探讨血瘀的本质及活血祛瘀治法研究工作的深入,现将上海医科大学的诊断标准摘录如下,供作参考。

(1) 舌质瘀紫:包括淡紫色、深紫色、暗紫色、紫色、蓝色或黑色瘀块、瘀斑、瘀点、条纹等。

(2) 疼痛:①固定部位的疼痛;②疼痛拒按;③疼痛性质多呈绞痛或针刺样痛;④疼痛部位常有块状物。

(3) 病理性块状物:包括各种组织、内脏病理性肿大及新生物等。

(4) 出血:出血后的各种瘀血,如各种内脏出血后的瘀血、黑粪、外伤后组织的瘀血。

(5) 体表血管异常:①鼻翼、面颊、甲皱等体表处毛细血管扩张;②舌下、下肢、腹壁静脉曲张;③心血管异常而出现的口唇、肢端的紫绀现象;④迟涩脉与无脉症等。

(6) 肌肤甲错:皮肤粗糙、肥厚、鳞屑增多、皮肤发硬等皮肤变化。

(7) 月经紊乱:病理性月经过少、过多或闭经,经来小腹胀痛,色紫黯或血块较多。

一般依据:①麻木感觉;②精神狂躁或健忘;③脱发;④色素沉着;⑤发热:(包括午后潮热或寒热往来,或高热、持续性发热等);⑥局部或全身性水肿;⑦口干咽燥。

以上症状与实验室结合较少,有待进一步研究,故只作参考。

实验室依据:

(1) 毛细血管镜检查异常,有较多的毛细血管扩张、扭曲、畸形或襻顶瘀血。

(2) 血流速度减慢,用显微镜观察或电磁流量计及放射性核素血流量测定等,脑血流量、肝血流量、肢体血流量及微循环血流速度明显减慢,严重的甚至有停滞现象。

(3) 心脏射血功能减弱(高频电阻图观察心脏射血功能)。

(4) 外周血流阻力增大(高频电阻图观察肝、肢体血流量及其阻力)。

(5) 流态异常或有血细胞聚集。

(6) 毛细血管脆性增强。

(7) 血液黏度增高。

(8) 血细胞电泳变慢。

诊断标准:符合下面三项之一者可诊断血瘀证。

(1)主要依据在两条以上。

(2)一条主要依据并具有一般依据在两条或两条以上。

(3)一般依据四条以上(实验室指标可暂作一般参考依据)。

这个标准虽是初步的,尚未完善,有待进一步研究,但体现了继承中医学血瘀的理论和实践经验并运用了现代科学的方法进行整理提高,使血瘀证的诊断客观化、科学化前进了一步。

附　血瘀证诊断标准

一、血瘀证诊断标准(第二届全国活血化瘀研究学术会议修订,1986 年)

1. 主要诊断依据

(1) 舌质紫暗或舌体瘀斑、瘀点,舌下静脉曲张瘀血。

(2) 固定性疼痛,或绞痛,或腹痛拒按。

(3) 病理性肿块,包括内脏肿大、新生物、炎性或非炎性包块、组织增生。

(4) 血管异常,人体各部位的静脉曲张,毛细血管扩张,血管痉挛,唇及肢端紫绀,血栓形成,血管阻塞。

(5) 血不循经而停滞及出血后引起的瘀血、黑粪、皮下瘀斑等,或血性腹水。

(6) 月经紊乱,经期腹痛,色黑有血块,少腹急结等。

(7) 面部、唇、齿龈及眼周紫黑者。

(8) 脉涩,或结、代,或无脉。

2. 其他诊断依据

(1) 肌肤甲错(皮肤粗糙、肥厚、鳞屑增多)。

(2) 肢体麻木或偏瘫。

(3) 精神狂躁。

(4) 腭黏膜征阳性(血管曲张、色泽紫暗)。

3. 实验室依据

(1) 微循环障碍。

(2) 血液流变学异常。

(3) 血液凝固性增高或纤溶活性降低。

(4) 血小板聚集增高或释放功能亢进。

(5) 血流动力学障碍。

(6) 病理切片示有瘀血表现等。

(7) 特异性新技术显示血管阻塞。

4. 诊断标准

凡符合以下条件者可诊断为血瘀证:

(1) 具有主要依据二项以上。

(2) 具有主要依据一项,加实验室依据二项或其他依据二项。

(3) 具有其他依据二项以上,加实验室依据一项。

说明:临床血瘀证常有兼证,如气虚血瘀、气滞血瘀、痰阻血瘀或寒凝血瘀等,临床可根据中医理论及其他有关标准进行辨证,作出兼证诊断。

二、血瘀证诊断参考标准(血瘀证研究国际会议,1988年)

(1) 舌紫暗或有瘀斑、瘀点。

(2) 典型涩脉或无脉。

(3) 痛有定处(或久痛、锥刺性痛或不喜按)。

(4) 瘀血腹证。

(5) 癥积。

(6) 离经之血(出血或外伤瘀血)。

(7) 皮肤黏膜瘀斑、脉络异常。

(8) 痛经伴色黑有血块或闭经。

(9) 肌肤甲错。

(10) 偏瘫麻木。

(11) 瘀血狂躁。

(12) 理化检查具有血液、循环瘀滞表现。

说明:①以上任何一项可诊断为血瘀证。②各科血瘀证诊断标准另行制定。③有关兼证应注意整体辨治。

三、小儿血瘀证诊断标准试行方案

(中国中西医结合学会儿科专业委员会第二届学术会议制订,1999年)

主要依据:

(1) 舌质紫暗或舌体瘀斑、瘀点,舌下静脉曲张瘀血。

(2) 指纹紫滞(3岁以下)。

(3) 固定性疼痛或疼痛拒按。

(4) 病理肿块(包括内脏肿大、炎性或非炎性包块、组织增生及外伤性血肿等)。

(5) 血管异常,人体各部位的静脉曲张,血管扩张,血管痉挛,血管阻塞,血栓形成。

(6) 面部、口唇、齿龈及眼周晦暗或发青,唇及肢端紫绀。

(7) 脉涩、结代或无脉,心律不整,心电图有心律失常等。

(8) 血不循经而停滞及出血后引起的血瘀或异常出血,如血尿、鼻衄、皮下瘀斑、黑粪或血性腹水等。

(9) 肌肤异常(皮肤粗糙、肥厚、鳞屑增多、硬肿)。

(10) 肢体麻木或偏瘫。

(11) 血瘀型疳积,血瘀型单纯性肥胖等。

(12) 面色不泽,晦暗无华。

(13) 理化检查:具有血液循环瘀滞表现。

凡具备以上一项即可诊断血瘀证。

(中国中西医结合学会儿科专业委员会第二届学术会议制订,1999年9月厦门工作会议修订)

第十二章 计算机在中医诊断学中的应用研究

历史悠久的中医药学与现代科学技术相结合，中医药工作者和计算机工作者紧密合作，是促进中医药科学更大发展，振兴中医药事业的需要。计算机工作者应该了解中医药知识，中医药工作者需要了解计算机知识，以便共同积极采用现代科学技术方法和先进手段，卓有成效地去推动祖国传统医药学飞速发展和进步。本章对计算机技术进步与医学应用发展作一些历史回顾和研究概况。

一、计算机技术进步与医学应用发展的回顾

电子计算机的问世是20世纪40年代的重大科学成果，是人类科学技术发展史的里程碑，它开创了科学发展的新时代——电子计算机时代。从1946年美国研制成功世界第一台计算机到现在，只有短短五十多年，计算机技术却经历了五次飞跃式的发展。计算机进入医药学领域，在国外已近五十个年头，国内医学应用也有二十多个春秋了。时间不算长，但却显示出强大的生命力和广阔前景。计算机已经成了医学临床、科研、教学和管理方面不可缺少的技术手段和得力工具。美国从20世纪50年代末开始用计算机进行神经生理和血液病研究。以后应用领域逐年扩大。首先在临床化验室配上小型计算机，对12项指标的检测精度和效率提高许多倍，进一步用单板机和单片机装进大部分检测化验设备里，成了功能很强的智能生化仪器。据1974年统计，美国200张床以上的6000所医院80%都采用了计算机，与各种医用装置联机形成自动化系统；日本数百家医院采用了计算机，对心电图、脑电图、脑电地形图、心功能参数、肺功能参数的检测，危重患者的临床监护，医学图像处理，包括癌细胞自动识别、自动白细胞计数和分类、自动染色体分析、放射性核素图像分析、X光照片分析及眼底红外图像处理、CT断层扫描等，都已计算机化；用于辅助诊断的"电脑大夫"可进行计量诊断和专家咨询，如MYCIN系统。计算机医学情报检索，如MEDLARS系统；健康普查自动化。基础医学研究、医学信息处理、医院管理、计算机网络化以及大量医药学数据库的建立，都表明计算机医学应用的全面发展。

国内现代医学首先于20世纪60年代末开始应用计算机或计算机化的医疗仪器，清华大学校医院于70年代末研制出西医急腹症诊疗系统。1979年中医领域研制的名老中医专家系统也通过了专家鉴定。以后随着计算机的微型化逐渐扩大普及到各个方面。

二、中医药领域的计算机应用研究概况

中医药领域的计算机应用研究起步较晚，但起点较高，一上马就用计算机进行中医临床诊疗专家系统的研究。首开先河的是北京中医医院名老中医关幼波教授的"关幼波肝病诊疗程序"。该软件于1979年通过成果鉴定。该院于1980年组织了全国性的"计算机诊疗软件学习班"，在它的影响和带动下，开始了全面性的计算机诊疗软件的研究工作。同时，中医药其他领域里的计算机应用软件研究成果源源不断地涌现出来。近十多年来，在国内国际许多次学术会议上发表的成果论文相当丰厚。

(一) 中医临床方面的名老中医专家系统的研究

在中医理论指导下,综合采用计算机科学、知识工程、人工智能、模式识别和中医辨证论治理论研制而成。目前国内中医诊疗专家系统数以百计,涉及心、肝、脾、肺、肾、胃病等中医内科、五官科、儿科、妇科、针灸、皮肤、骨伤科等研究领域。也有用人工智能语言、窗口技术 Windows 和计算机辅助软件工程开发的中医专家系统生成工具。由于计算机思维的严密性,促使专家在医理设计和整理知识时,推敲精细准确,使知识的获取和表示更加完善,术语尽量统一、规范、标准,减少各家门户差别,从而推动了领域知识工程和思维科学的发展。技术路线实现了对专家辨证思维的全程模拟、多次扫描推理、自学习和解释功能,符合率和有效率达到很高的程度,逐渐形成了计算机中医学。

(二) 中医药现代文献和古典医籍的研究

国家医药管理局情报所首先于 1979 年进行了“中药现代文献数据库和检索系统”的研究工作,中国中医研究院基础所与情报所合作研制了中医药学文献分析检索系统;陕西中医药研究院于 1988 年完成了“中医古籍整理工作系统”; 南京中医药大学研制的“中医方剂编码及文献数据库系统”,收录了古今方剂 101903 首,该系统可以进行方名、书名、处方药物、功能、主治等的检索,现已有几十家的各类文献研究成果。今后除采用计算机和数据库技术外,还将采用图文扫描输入、海量存储、汉字识别与激光照排等技术,实现古今文献整理研究、情报检索与书刊出版自动化,并逐步实现电子书库与电子图书馆的庞大的系统目标。这是挖掘中医药学宝库、继承、发展并提高的有效途径。

(三) 中医药信息系统的研究

中国中医研究院基础所于 1985 年通过了成果鉴定。近年来中医院的各类信息系统层出不穷,把中医药信息采集、建库、处理、检索、统计分析等工作计算机化,大量占有信息资源,现已形成初具规模的中医药信息学科。

(四) 中药计算机应用的研究

中国中医研究院中药所研制了“电脑检索中草药数据库”系统,该系统汇集大自然中药材(植物、动物、矿物)13258 种。为单味药的采集、栽培养殖、加工炮制、化学分析、药理药性分析、功效试验,以及复方配伍、丸散膏丹片汤等各种制剂的研究提供根据。所用许多高精尖分析检测实验仪器设备,如电脑控制薄层扫描仪、质谱分析、气液相色谱、高效液相层析分析、磁共振、电镜、药理实验分析、药代动力学分析等都有计算机的控制。其他还有电脑控制的炒药机,临床配伍用药咨询系统及微机中药配方控制系统等研究成果。

(五) 中医教学计算机辅助系统的应用研究

近年来计算机辅助中医教学软硬件系统日益增多,较好的有“伤寒论计算机辅助教学系统”、“中医针灸指导系统”、“微机中医针灸临床教学系统”、“运气学说计算机辅助教学系统”、“中医多选题库教学系统”、“电脑针灸人教学系统”和“中药特性的多媒体教学系统”等。这些辅助教学软件不仅方便了中医药的教与学双方,而且对提高教学质量发挥了重要作用。

(六) 中医诊疗仪器方面的计算机研究

中医诊疗仪器方面的计算机研究相当广泛,产品也很多,以实现中医诊断四诊客观化的脉象仪、舌象仪及色诊仪最引人注目,它使望诊和切脉进入了客观性领域。电脑脉象计量诊断仪以脉象理论为基础,对传统的 28 种主脉、120 种兼脉可计量诊断,达到规范化、客观化;对 12 种指下感觉参数与

21种心血管功能参数均可定量计算。此外,电脑中医疾病下感觉参数与21种心血管功能参数均可定量计算。“电脑中医疾病耳穴诊疗系统”和“骨伤骨折治疗计算机系统”及基于中医基础理论的其他电脑诊疗仪,也是很有前途的仪器。

(七) 计算机在中医基础理论的研究

中医研究的众多领域,如中医基础理论研究、中医气功养生保健、时间中医药学、中医生物力学、中医生命信息和经络研究等,都有很多计算机软件问世,这里只能是挂一漏万了。特别提一下的是,肌肉与血管的生物力学研究及人体微循环(体表、指端、舌底)的血液流变学研究,都用电脑测控、摄像机、图像存储、分析处理和显示,构成一套完整的医学图像辨识系统,以及人体数字图像重建计算机识别系统,协调应用,可以实现无创伤诊治疾病或研究人体内部脏腑功能的目标。

(八) 计算机技术在中医舌诊研究中的应用进展

舌诊属中医四诊的望诊范畴,是中医诊断疾病最常用的诊断方法之一,具有简单易行、直接可靠的特点。随着时代的发展,人们开始摸索着将舌诊与现代科学接轨。20世纪50年代末以来,一些学者在荧光染色检查、活体显微镜检查、舌尖微循环、病理切片、刮舌涂片、动物实验等方面做了大量研究工作,并取得了一定的成绩,为舌诊的现代研究奠定了坚实的基础。1986年,孙立友将计算机图像识别技术应用于舌诊研究。此方面的研究取得了一些成绩,现综述如下。

孙立友将计算机图像识别技术应用于舌诊研究,以《中医舌苔谱》上的部分有代表性的舌象彩色图片为蓝本,处理了正常人、寒湿、实热、虚证等不同舌象的彩色图片,结果显示:正常舌象与病理舌象在红、绿、蓝三种色度变化及各灰度级数据方面有明显差异。说明应用计算机图像识别技术对舌象进行定位、定量分析是可行的。孙立友设想在标准光源条件下,应用彩色摄像机摄取舌象图像,经过计算机处理为数字图像(定量分析),参照主要脏腑不同病证(八纲、卫气营血等)及正常人进行分类,在中医专家的直接参与下,通过不断修正、反馈,总结出舌诊定量分析的客观依据,建立一套以分析舌象色度变化为重点的识别系统。

郭振球提出了将显微技术与计算机技术相结合应用于舌诊客观化研究的设想。他设想应用显微镜对舌乳头进行显微观察、显微测量,然后对显微图像进行处理,分析舌乳头微观变化与疾病证候的关系,力求找到一些察舌辨证的客观指标。在舌诊显微仪设计中,他设想应用质子扫描探针直接对单个细胞进行扫描分析,以获得其生长和增殖过程中元素组分、分布及变化的信息;应用显微分光光度计对舌脱落细胞及苔垢细菌结构中的化学物质进行定量测定。

孙立友和郭振球分别提出将彩色摄像机和显微镜的图像信号转化成可以用计算机处理的数字信号,从而达到舌象的客观化描述,进而建立舌象的分析识别系统,两者各有侧重。孙立友主要从宏观图像考虑,而郭振球则从微观角度入手,可以说各有所长,为舌诊研究开辟了新路,也为计算机在舌诊研究领域中的应用奠定了理论基础。

同其他医学研究一样,中医舌诊研究也是为了最终应用于临床。因而广大研究人员也做了相应的临床实验研究,并取得了一些实验性的进展。

赵荣莱重点对舌淡红、舌红、舌紫、薄白苔、薄黄苔、白腻苔、黄腻苔、水滑苔进行了测量和统计。结果显示各种舌象之间存在着较为显著的差异。余兴龙等对366例舌象进行了研究,其中健康人组142例,观察组224例,涉及冠心病、脑血管病、高血压病、风湿性心脏病等16个病种。研究结果表明:4种舌质的R、G、B值分布范围区别明显,在色彩上对舌质的分类是可行的。常见血瘀证各种舌质的R、G、B值差异明显,可以据此定出客观标准。肉眼观察与计算机自动识别结果比较符合率达86.34%,结果比较满意。翁维良等通过对269例临床舌图的观察和分析,对常见舌质、舌苔进行了定量研究,发现各种舌质的R、G、B值波动均较大,各种舌象统计学结果重叠范围大。为此,他考虑用R、G、B三值间的相互关系描述舌象的色度学特征，对常见舌质的R、R/G、R/B值进行了分析，结果显示各种常见舌质的R/G，R/B值的范围很少重叠，对计算机判定舌象很有意义。隗继武等检测了136例舌象，其中健康组16人，发病组120人。发病组均为脾胃病患者，按中医辨证分成脾胃气虚、脾胃湿热、脾胃虚寒、肝胃郁热、肝气犯胃5组；按西医辨病分为萎缩性胃炎、十二指肠球部溃疡、浅表性胃炎3组。研究结果表明：西医辨病3组及正常对照组之间均存在显著或非常显著差异。中医所辨5种脾胃证候组及对照组多存在显著或非常显著差异（除脾胃湿热组外）。

临床实验表明上述各种计算机舌诊系统能够在一定程度上对舌象进行识别，为临床提供参考信息，说明计算机在舌诊研究领域中的应用能够使该系统在舌象识别方面达到甚至超过传统舌诊的效果。传统舌诊有其独特的优势，但有受环境因素影响大、缺少客观指标、可重复性差等不足。正是这些不足阻碍了中医舌诊的发展，阻碍了古老中医与现代医学接轨的进程。计算机技术的引入为解决这一问题提供了新的方法。计算机图像处理技术，可以使舌象更客观地呈现在医者面前，并且可以提供能够描述舌象特征的客观指标；模糊理论的应用，可以建立中医舌诊理论的知识库，并能对舌象进行综合判读，为临床诊断提供参考；专业拍摄环境的设立，提供了客观可靠的拍摄模式，排除了环境因素的影响，使舌象摄取具有可重复性。从1986年开始，计算机在舌诊研究中的应用经历了理论探讨和初步设想、初期临床实验、系统设想及程序设计、专病临床实验研究、教学演示软件系统的设计、外部拍摄环境固定和高级程序设计等阶段。计算机在该领域的应用，由理论探讨发展到临床实验研究，由初步系统设想发展到高级程序设计，由简单的光线要求发展到专业的拍摄环境，逐步走向成熟。但也仍有许多问题亟待解决。首先，此方面的研究目前只能达到对舌质颜色的有效判读和对舌苔厚薄的判读，能否进一步对苔色、苔质（润燥、腻腐、消长剥脱）及舌形（老嫩、胖大、肿胀、瘦薄、点刺、裂纹、齿痕）进行客观地判读是众多舌诊研究人员面临的又一重大难题；另外，拍摄环境能否客观化，诊断标准能否规范化，程序设计能否标准化。只有解决了这些问题，中医舌诊才能客观化、标准化，为医者提供更可靠、更科学的诊断依据。

（九）计算机技术在中医辨证中的应用进展

李晓春等利用计算机将西医疾病名称和其相应的中医辨证分型论治进行了总结、归纳，应用计算机的统计、分析功能及计算机人工智能的理论和技术，结合中医学的理论和中医专家的知识、经验以达到应用计算机来实现辨证论治的目的。经过实践，其诊断的正确符合率能达到90%以上，表明应用计算机来实现辨证论治是完全可行的方法。计算机中医辨证系统是可行的诊治系统。

中医辨证的知识体系来自于中医学的基本理论和专家们长期的实践经验积累，他们将“四诊”所收集的资料、症状和体征，通过分析和综合，将其分类和归纳，得出不同的证。这一过程就是形成计算机数据库的前提，也是计算机中医辨证数据库中的基础数据。

如对慢性肾炎的中医辨证，根据症状、体征、舌象、脉象等四诊合参可有下列的辨证分型，①脾肾阳虚型：主证是面色㿠白，倦怠乏力，形寒肢冷，高度浮肿，腹胀纳呆，腰酸尿少，苔薄白，脉沉细。治法：温阳利水。处方：实脾饮加减。②阴虚阳亢型：浮肿不明显，头痛头晕，耳鸣，口干心烦，手足心热，心悸失眠，舌质红，脉弦细。治法：滋阴潜阳。处方：杞菊地黄丸加味。③湿热内蕴型：面红体胖，肢体浮肿，头胀头痛，口干心烦，大便秘结，苔薄黄或黄腻，脉弦数或滑数。治法：清热利湿。处方：龙胆泻肝汤加减。

以上的数据可成为计算机中医系统的一部分数据，应用大量这样的数据，以中医临床收集的内科、外科、妇产科、小儿科共94种WHO认定的西医疾病，按其症状、体征、舌象、脉象进行辨证分型，共88型与中医专家的经验和学术思想结合，通过计算机来模拟专家的整个思维过程对疾病辨证分型、立法，最后再查找方剂数据库对证下药。

（十）计算机技术在中医望诊中的应用进展

1998年，苏振隆利用电脑进行舌诊的定量分析研究。临床上以50个健康人的舌象特征：舌色、舌形、苔色进行辨识，应用Delphi编程，利用计算机建立一个“舌诊定量分析系统”。系统流程为：影像校正、影像单位换算、影像分割、舌色与苔色分析、舌形分析、苔质分析等，归纳出健康人舌象分布的特点及舌质与舌苔变化的规律性。该系统已初步具备舌诊的功能，并将进一步扩大舌特征病历样本的收集，建立样本数据库。苏教授还针对45位健康人及55位上消化道疾病患者的舌影像进行舌特征之分析，结果发现：两者主要的差异在于上消化道疾病患者的舌苔所占百分比明显大于健康人的舌苔所占百分比，并且舌苔多集中分布于舌中间部位（即脾胃区），其中又以白苔为主。

1998年，邱创乾利用红外线摄影技术，取得舌红外线影像，建立舌影像与脏腑对应关系之参数数据库。该实验撷取42名正常男女的红外线舌影像，并针对肝胆、脾胃、心肺区的温度分布进行分析统计，观察舌面温度最大值、整体平均值等，以分析舌整体温度分布状态。邱创乾还使用高解析度彩色摄影系统记录储存舌影像，将舌体影像的颜色、空间纹理及舌苔特征等量化处理。该系统对腻苔和腐苔之辨识率分别达77.3%和100%。

胡威志利用红外线摄影机及自行开发的分析系统，分析正常人与消化道患者之舌影像。结果发现：上消化道患者的舌头平均温度低于一般人，舌中与全舌的温差则高于一般人，并由此分别胃炎与十二指肠溃疡及胃溃疡舌象的差异。

陈文秀对舌象采用RGB三原色、HSL颜色模型探讨中医舌诊定性与定量的关系。计算机在望诊中的应用原理是利用高科技的摄影技术搜集健康人群的舌象，同时也收集各种病态舌象，分别建样本数据库。该项研究目前仍局限在舌象标本特例的搜集，并对部分病例开展中医传统意义上的舌象比较研究。

苏开娜建立二分光反射模型，利用基于图像亮斑特征分析的方法，进行舌苔润燥检测与识别的研究。台湾蒋依吾以舌色为主要内容进行“电脑化中医舌诊系统”研究，应用增强影像对比、影像二值画及边缘检测等方法，实现舌体的分离、舌质与舌苔的分离。这些研究充分利用计算机图像技术，对舌象的自动识别提出了更高的要求，在方法和技术上给舌诊客观化研究注入了新的内容，并为舌诊客观化的进一步研究奠定了基础。

（十一）计算机技术在中医闻诊中的应用进展

中医闻诊是以患者声音的变化作为诊断的依据，传统闻诊带有主观和经验，被医学界认为不科学。1998年中国医药学院罗纶谦在中医门诊中筛选阴虚患者60名为实验组，另60名非虚者为对照组，借助语音分析技术以了解闻诊辨证的客观变化。录取英文母音/Λ/一短声，将撷取有效之声波波形分成前、中、后三段进行频谱分析，结果显示：①共振频率均值方面，第一共振频率均值，非虚组高于阴虚组，但第二共振频率均值则是阴虚组高于非虚组。②共振频率变异数方面，阴虚组皆高于非虚组，阴虚组的共振频率变异大，较不稳定。

（十二）运用计算机动画技术再现中医脉象

视听教材《脉象示意》运用计算机动画技术再现中医脉象的研究实现了将中医传统理论脉象的脉形、脉位、脉率、脉势，用动画的形式逼真、生动、形象、直观地再现电视屏幕，真正从根本上解决了脉诊教学中，教师言传口授困难，学生学习深奥难懂的极难解决的问题，扩大了学生对中医脉象的想象空间，规范了脉诊教学，加强了典型脉象和罕见脉象的示教，深化了学生对脉象直观立体的理解，解决了脉诊的见习和实习问题。

用计算机动画技术再现中医脉象，本研究尚属初次尝试，在某些脉象的表达上尚需加强立体感，需用三维动画加以改进和完善。

(十三) 计算机模拟中医诊断的客观化研究

利用现代计算机技术,辅助并模拟复杂的中医诊疗过程,促进中医药学的现代化发展,是继承和发扬中医药学的一项世纪性研究课题。20 世纪 70 年代以来,国内外学者为此付出了艰辛的劳动,但迄今为止,未能从根本上解决符合中医特点的多信息处理技术,究其原因:①参与辨证的客观指标量化不足;②所研制的中医临床诊断系统、专家辅助诊断系统大多难以克服处理信息局限、通用兼容性差、用户难以参与等不足;③病域涵盖面窄,难以突破专家专病模式;④建立中医临床诊断系统或专家辅助诊断系统往往耗资大、周期长,还要投入大量人力物力等。这些都限制了研究的发展。

中医临证及辅助教学的计算机模拟系统,其基本构成共分为 10 大系统。该项研究到目前已经完成中医临床辅助辨证系统(TCMCADS)生成系统、脉诊客观诊断系统、舌诊学习系统及其配套子系统的研制。

1. 中医临床辅助辨证生成系统

北京中医药大学、中国医学科学院的中医、西医、生物医学工程及计算机方面的有关专家共同论证,根据临床、科研及教学等需要,精心设计,联合研制出 TCMCADS 生成系统。这是在利用计算机技术模拟中医辨证研究方面的一项突破性尝试。其功能特点如下。

自动辨证功能:可根据模糊判别模式模拟建库者的临床经验进行中医辨证,报告诊断结果,包括立法方药、诊断概率等,并能打印出完整的病历及处方。

多路脉诊信息接口:诊断过程中,可任意选择多功能诊断仪诊脉接口、位数形势组合诊脉接口或库知识诊脉接口参与辨证。传统诊脉与现代技术相结合,脉诊结果数据化、标准化,使诊断、辨证结果更趋于客观。

图谱辅助辨舌接口:诊断过程中,除提供库知识辨舌接口外,还备有彩色舌象图谱调用接口。参图辨舌具有一定的辅助辨舌意义,亦有利于辅助临床教学。另外,微观摄像扫描探头客观辨舌子系统正在研制中。

方剂数据库应用子系统:数据库包括方剂的主治、功效、组成、用法等,可在临床门诊过程中,随时根据需要直接调用各种处方,亦可辅助中医方剂教学。

复诊子系统,能根据姓名、时间调用患者的既往病历。加减处方、修正病情后即可打印出复诊病历及处方。

病案管理子系统:系统对于初诊、复诊均按照规范格式记录每一个病历,以便今后查询;可按中医病名、西医病名、中医立法、主方、患者姓名、就诊日期等分类检索、浏览、打印病历;为临床科研的病历观察统计分析,提供了极大的方便。

2. 脉诊客观诊断系统

脉学的发展与整个中医学的发展息息相关。因此利用现代科学技术手段对脉象学进一步深入研究,具有重要的历史意义及现实意义。就脉象仪及其软件的研制而言,由于历史的原因,迄今还没有重大的改革与进展,没有从根本上解决脉诊的客观化问题,其关键在于:①脉象形成的机制尚未完全搞清;②从 28 脉研究脉象,难以执简驭繁;③没有一种能较全面反映脉象属性变化的脉诊仪问世。鉴于以上认识,笔者等在深入探求脉诊位数形势形成机制及其内在规律的基础上进行应用性研究,完成了“脉诊客观诊断系统”的研制。

中医学的发展,脉诊是关键。上述的脉诊客观诊断系统,随着软件、硬件技术的不断完善,客观量化的计算机辅助诊脉并参与辨证,无疑是脉学发展的一个突破口,这正是历代医家梦寐以求的理想目标。

实现脉诊的客观化、标准化是目前科研领域一项重要研究课题。脉诊客观诊断系统通过硬件客观采集多项脉诊信息及软件模/数转换处理,促进了脉诊的客观诊断。其硬件——多功能诊断仪从脉象、阻抗、血流、心电多个方面对人体进行客观诊断、分析,并给出相应的诊断结果。其软件——参数分析系统,既能从时域取出有诊断意义的参数,又可从频域得到现有医疗仪器难以获得的全新诊断信息,包括图形及二次处理的上百个客观参数。这一临床诊断的突破,在国内外处于领先地位。

3. 舌诊学习系统

舌诊在中医理论体系及诊疗实践中占有非常重要的地位。舌诊学习系统精选 120 余幅具有代表性的彩色舌象图谱,经先进的声像技术处理编制而成。操作加入多热点界面切换,运行更加灵活;采用多媒体技术,配有相应的图像、音响、文字资料。本系统主要有基础知识、舌诊学习、舌诊训练、舌诊测验、舌象检索、舌象浏览 6 大部分,以及系统说明和系统服务等辅助功能。

中医诊断的客观化,是中医学发展和提高的一项重要任务。脉诊和舌诊在中医临床中是最具中医特色的诊断方法。故脉诊和舌诊的客观化、标准化尤为重要。目前完成的上述 3 个系统,是刻意追求从客观诊断到客观辨证的一种全新尝试,是正在研制的中医系列 10 大系统的重要组成部分。中医四诊特别是舌脉的客观化研究为中医现代化发展提供了一种助推剂,利用较为先进的方法,以中医辨证理论体系为核心,以现代中医诊断技术为支持,借助系统科学和人工智能技术进行证候的疗效评价,应该是现代中医学发展的趋势。

(十四)"数理中医学"的探讨

数理中医学即是利用数理统计的方法把统计结果编程序后,通过计算机高速、精确、可靠的计算和模拟人类分析、判断、逻辑推理、思维等功能,对中医学进行研究的一门边缘学科。它有着定性准确、定量可靠的特点。

在中医诊断、中药与治证、中药用量以及治证与中药配伍等一系列问题中,存在着大量的随机事件。这些随机事件的统计规律只有用数理统计的理论和方法才能揭示。这是中医学能够而且必须用数理统计进行分析研究的客观存在。数理中医学的研究能够迅速避免类似事件的发生,使中医在疾病诊治方法上更具科学性,提高了中医诊断的效率,为中医学迈向现代化奠定了科学基础。

中医学的诊治过程主要是通过望、闻、问、切,经八纲辨证、脏腑辨证和六经辨证等原理,再进行综合归纳分析,最后施以辨证论治的过程。而辨证又需分清阴阳、虚实、寒热、表里的关系,这些辨证往往是通过经验做出的结论,这样在诊治过程中就常出现随机事件,数理中医学就是在这种情况下产生的。它的作用主要是运用数理统计原理,将中医学临床资料形成数据库,中医辨证,即是运用计算机的量化处理,直接和患者进行人机对话,由计算机得出结论的过程。这不仅有利于中医学的发展,更主要是把中医学置于现代科学发展之中,使中医学更富有生机与活力。从宏观上看,这是科学发展的必然性;从微观上看,说明中医学的发展有赖于科学的进步,结合先进的仪器设备,促进数理中医学的发展。这是数理中医学发展的趋势,只有利用先进的仪器设备才能更有效地提高疾病诊断的准确度。如使用 B 超、心电图、心象仪等仪器与统计结果相比较,使一些先进的仪器设备为中医所用,能有效地弥补中医学的不足,推动中医学的发展。

参 考 文 献

北京中医学院中医基础理论教研室 . 1961. 濒湖脉学白话解 . 北京:人民卫生出版社

北京中医院 . 1975. 赵炳南临床经验集 . 北京:人民卫生出版社

蔡智刚 . 2013. MCP-1/CCR2 在老年高血压不同证型中的表达 . 临床合理用药,6(8):88~89

曹培琳 . 2009. 详谈新论二十八脉 . 太原:山西科学技术出版社,41~42

长春中医学院,黑龙江中医学院,辽宁中医学院,等 . 1984. 中医诊断学 . 长春:吉林人民出版社

常青,邓平修 . 1990. 医学方法概论 . 广州:广东科技出版社

巢元方 . 1955. 诸病源候论 . 影印本 . 北京:人民卫生出版社

陈昌华 . 2001. 肝血虚证 15 项实验指标同步检测的分析 . 湖南医科大学学报,26(4):337~339

陈春晓 . 2003. 无创心血管功能测试诊断仪的研究 . 生物医学工程学杂志,20(1):125~128

陈复正 . 1962. 幼幼集成 . 上海:上海科学技术出版社:3 ~9

陈进 . 2002. 中医的数学建模 . 数理医药学杂志,15(6):489~491

陈梦雷 . 1958. 古今图书集成·医部全录 . 北京:人民卫生出版社

陈群 . 2006. 中医舌象计算机识别技术的研究概述 . 辽宁中医杂志,02:151~153

陈群 . 修宗昌,武哲丽 . 2007. 中医诊断学的发展与创新 . 辽宁中医杂志,11:1526~1527

陈群,徐志伟,柴雅倩 . 2003. 舌下络脉诊法研究概述 . 北京中医杂志,22(2):53

陈榕虎 . 2002. 台湾地区计算机辅助技术应用于中医研究概况 . 中国中医药信息杂志,9(12):78~80

陈实功 . 1956. 外科正宗 . 影印本 . 北京:人民卫生出版社

陈世辉 . 1963. 殷人疾病补考 . 中华文史论丛·第四集 . 北京:中华书局

陈涛 . 2007. 计算机数据库技术在中医文献管理和研究中的应用 . 时珍国医国药,11:2852 ~2854

陈修园 . 1958. 金匮要略浅注 . 上海:上海科学技术出版社

陈言 . 1957. 三因极-病证方论 . 北京:人民卫生出版社

陈泽霖,陈梅芳 . 1982. 舌诊研究 . 第 2 版 . 上海:上海科学技术出版社

陈泽霖 . 1983. 中医舌诊史话 . 南京:江苏科学技术出版社

陈泽奇 . 2010. 中医肝脏五证辨证标准的研究 . 第六届全国中西医结合基础理论研究学术研讨会暨第二届湖南省中西医结合学会肝病专业学术年会论文集,131~133

成都中医学院 . 1991. 中医诊断学 . 成都:四川科学技术出版社

程万里 . 2000. 计算机技术在中医教学中的应用 . 中医教育,(1):52

程钟龄 . 1963. 医学心悟 . 北京:人民卫生出版社:11

川喜田爱郎 . 1986. 近代医学の史的基盘 . 东京:岩波书店:397

崔骥,许家佗 . 2014. 中医临床证候疗效评价方法的研究与进展 . 中国中医基础医学杂志,05:705~708

大塚敬節 . 1956. 漢方診療の实際 . 東京:南山堂

戴春福,张明选,吴臣义,等 . 2002. 舌下络脉瘀阻与慢性前列腺炎诊断的相关性研究 . 新中医,34(7):25

丹波康赖 . 1955. 医心方 . 影印本 . 北京:人民卫生出版社

稻葉克,和久田寅著 . 1988. 腹证奇览 . 王玉琢等编译 . 北京:中国书店

邓铁涛 . 1987. 中医诊断学 . 北京:人民卫生出版社

邓铁涛 . 1988. 实用中医诊断学 . 上海:上海科学技术出版社

邓铁涛,程之范 . 2000. 中国医学通史·近代卷 . 北京:人民卫生出版社

邓元江 . 1998. 趺阳脉候胃病及其与胃脘痛虚实辨证关系的初步研究 . 湖南中医学院学报,18(3):7~9

董建华 . 1990. 中国现代名医医案精华 . 北京:北京出版社:23

范行准 . 1989. 中国病史新义 . 北京:中国古籍出版社

方显明,唐耀平,郑德俊 . 2005. 冠心病血浆同型半胱氨酸与中医证型的相关性 . 中医杂志,46(10):775~776

费兆馥 . 2005. 中国脉象研究 . 上海:上海中医药大学出版社,14~18

富士川游. 1940. 日本医学史. 决定版. 东京:日本书院:398
高镜朗. 1986. 古代儿科疾病新论. 上海:上海科学技术出版社
葛洪. 1956. 肘后备急方. 影印本. 北京:人民卫生出版社
广州中医学院. 1964. 中医诊断学讲义. 上海:上海科学技术出版社
郭家松,尹保国,何尚宽,等. 2001. 甲床动脉的解剖学研究. 中国解剖与临床,6(2):81
郭振球,周小青,王忆勤,等. 2013. 实用中医诊断学. 上海:上海科学技术出版社,387
国家技术监督局. 1997. 中华人民共和国国家标准. 中医临床诊疗术语证候部分. 北京:中国标准出版社
韩悉. 1985. 韩氏医通. 南京:江苏科技出版社:4
郝文学. 1992. 血栓与抗栓酶. 沈阳:沈阳出版社,87
何廉臣. 1959. 全国名医验案选编. 上海:上海科学技术出版社
侯灿. 1981. 医学科学研究入门. 上海:上海科学技术出版社
后德浚,史珞琳. 1994. 湖北荆门包山二号墓主人死因初探. 中华医史杂志. 24(3):141
胡厚宣. 1944. 殷人疾病考. 见《甲骨文商史论丛》初集. 第3册. 济南:齐鲁大学国家研究院:1
华佗. 1995. 华氏中藏经. 海口:国际新闻出版中心
黄宫绣. 1959. 脉理求真. 北京:人民卫生出版社
黄兆强,黄孝周. 1999. 章炳麟和祖国医学. 中华医史杂志. 29(2):96
贾钰华. 1995. 舌色与心脏功能及血管功能的关系. 中国中西医结合杂志,15(6):331~333
简维雄,陈清华,黄献平,等. 2012. 大鼠心血瘀阻证心肌组织代谢组学的研究. 中国中西医结合杂志,32(4):515~520
江瓘. 1957. 名医类案. 影印本. 北京:人民卫生出版社
蒋晓林,顾宇重,周晓玲. 2010. 气虚血淤型慢性心力衰竭患者脑钠肽水平变化的临床观察. 时珍国医国药,21(12):3355~3356
蒋依吾. 2000. 电脑化中医舌诊系统. 中国中西医结合杂志,20(2):145
金礼蒙. 1982. 医方类聚. 校点本. 北京:人民卫生出版社
金明华. 2003. 白腻苔和黄腻苔患者血浆SOD、MDA水平的变化. 中国中医药科技,10(3):131
靳士英. 1955. 甲诊源流与理论探索. 广州中医学院学报,15(4):51
靳士英. 1996. 舌脉诊临床与病理组织学对照研究. 中国医药学报,11(5):21~23
靳士英. 1998. 舌下络脉显现类型及其实质的研究. 广州中医药大学学报,15(1):1~5
靳士英. 2001. 舌下络脉诊法的基础与临床研究. 广州:广东科学技术出版社
靳士英. 1987. 络脉诊法考. 中华医史杂志. (3):160
靳士英. 1995. 舌脉诊法考. 中华医史杂志. (4):199
靳士英,陈素云,等. 1997. 新编中医诊断学. 北京:人民军医出版社
靳士英,周侠君,何尚宽,等. 1997. 恶性肿瘤患者甲床紫晕与舌下络脉的比较观察. 中医杂志,38(7):426
靳士英,周侠君,何尚宽,等. 1997. 恶性肿瘤甲象特点的研究. 广州中医药大学学报,14(3):156
柯琴. 1995. 伤寒论注. 海口:国际新闻出版中心:825
柯雪帆. 1987. 中医辨证学. 上海:上海中医学院出版社
孔谙. 1998. 桡动脉血管整体运动的初步模拟实验研究. 生物医学工程学杂志,15(4):351~355
孔谙. 1999. 心血管系统参数变化对脉搏波波形影响的数字仿真研究. 航天医学与医学工程,12(4):288~292
孔宪明. 1997. 脉象(诊)与加速度脉波的相关性研究. 山东中医药大学学报,21(2):120~122
李冰星. 1998. 心病气血辨证脉图参数观测. 湖南中医学院学报,18(2):1~3
李冰星. 1998. 虚证脉图参数变化及其与辨证关系研究. 中国中医基础医学杂志,4(2):46~49
李经纬,林昭庚. 2000. 中国医学通史·古代卷. 北京:人民卫生出版社
李经纬,余瀛鳌,蔡景峰,等. 1995. 中医大辞典. 北京:人民卫生出版社
李乃民. 1994. 中国舌诊大全. 北京:学苑出版社
李圣春. 2001. 计算机技术在中医舌诊研究中应用进展. 安徽中医学院学报,20(6):58~61

李时珍 . 1975. 本草纲目 . 校点本 . 北京:人民卫生出版社
李梴 . 1995. 医学入门 . 见何清湖 . 传世藏书 · 医部 · 综合类(一). 海口:海南国际新闻出版中心
李向东,乐建威,王新图 . 2009. 脉搏波信号分析方法的研究进展 . 数据采集与处理,24:29~33
李晓春 . 1997. 计算机在中医辨证中的应用 . 白求恩医科大学学报,23(3):328~329
李晓红 . 2010. 肝主疏泄与脑—肠轴的相关性探讨 . 中医杂志,51(10):872~874
李晓明 . 1996. 血浆 α-颗粒膜蛋白 140 测定在原发性肾小球疾病血瘀证中的临床意义 . 中国中西医结合杂志,16(6):344~346
李岩,农一兵,林谦 . 2010. 慢性心力衰竭心气虚证与心肌肌酸水平的相关性研究 . 北京中医药大学学报,33(12):825~828,833
李宇航 . 1999. 计算机模拟中医诊断的客观化研究 . 北京中医药大学学报,22(4):10~12
李煜 . 2000. 329 例吸毒者不同戒断期舌象分析 . 中医杂志,41(3):174~175
李致重 . 2004. 中医复兴论 . 北京:中国医药科技出版社
李中梓 . 1984. 诊家正眼 . 南京:江苏科学技术出版社
梁俊雄 . 1997. 脾虚证计算机量化诊断的探索 . 广州中医药大学学报,14(4):229~232
林丽 . 2012. 脉搏波特征点提取的 FPGA 实现 . 长春工业大学学报,33(3):317~322
林之翰 . 1957. 四诊抉微 . 北京:人民卫生出版社
刘昉 . 1981. 幼幼新书 . 影印本 . 北京:中国古籍出版社:17~26
刘耿 . 2001. 国外关于舌苔丝状乳头的形态学研究,国外医学 · 中医中药分册,23(2):71~74
刘佳,汪南玥,于友华 . 2014. 沉脉主病及标准化探讨 . 中国中医基础医学杂志,20(6):716~718
刘建鸿 . 2012. 肝郁脾虚证大鼠血细胞和脏器指数改变的实验研究 . 甘肃中医学院学报,2(5):8~10
刘健 . 1999. 类风湿关节炎中医证候学研究:附 100 例临床资料分析 . 中国中医基础医学杂志,5(11):35~36
刘强,沈金龙,蒋超鹏,等 . 2014. 非瓣膜性房颤中医辨证分型与黏附分子表达关系的初步研究 . 中华中医药杂志,29(3):947~949
刘文兰 . 1998. 厚苔机理研究进展 . 中国中医基础医学杂志,4(11):55~57
刘艳,叶武,王坤根,等 . 2008. 冠心病痰瘀辨证与相关炎症标志物关系初探 . 中华中医药杂志,23(12):1121~1124
刘占厚 . 2002. 高海拔地区健康藏汉族青年舌下络脉比较分析 . 高原医学杂志,12(1):62
龙卫平,石磊,韦爱欢,等 . 2008. 冠心病中医辨证分型与内皮损伤、炎症反应及血小板活化的相关性研究 . 广州中医药大学学报,25(5):457~460
马翠玉 . 1996. 淡嫩舌与自然杀伤细胞免疫功能的关系及黄芪四君子汤对其影响 . 中国中西医结合脾胃杂志,4(2):81~82
马继兴 . 1992. 马王堆古医书考释 . 长沙:湖南科学技术出版社
马堪温,赵洪钧 . 1995. 伤寒论新解 . 北京:中国中医药出版社
孟庆云 . 2002. 中医学基础研究:呼唤磅礴大气 . 中国中医基础理论研究 . (1):1
孟世凯 . 1980. 殷墟甲骨文简述 . 北京:文物出版社:12
莫传伟 . 2005. 中医舌诊客观化识别与图像技术的探析 . 中医药学刊,06:1032~1034
潘礼庆 . 2000. 虚拟仪器技术在中医领域中的应用 . 医学信息,13(5):248
彭春龙 . 1995. 中医基础研究中的计算机方法应用 . 中国中医基础医学杂志,1(4):60~61
钱心如 . 1990. 齿印舌的病理形态学研究 . 中西医结合杂志,10(6):337~339
钱心如 . 1991. 齿印舌患者临床调查分析 . 中医杂志,32(1):33~35
钱乙 . 1956. 小儿药证直诀 . 影印本 . 北京:人民卫生出版社
三谷和合 . 1992. 舌诊ヒ证 . 东洋医学(日),20(2):19
沈炎南 . 1991. 脉经校注 . 北京:人民卫生出版社
施奠邦 . 1992. 中国大百科全书 · 中国传统医学 . 北京:中国大百科全书出版社
施赛珠 . 1997. 宏观与微观相结合研究糖尿病血瘀证 . 中医杂志,38(4):233~235

史海波,陈晓虎.2009. 真心痛中医辨证分型与冠状动脉造影结果相关性研究. 南京中医药大学学报,25(3):174~175
史崧校.1956. 灵枢经. 影印本. 北京:人民卫生出版社
史振武.1995. 电子计算机在中医药领域的应用研究. 北京中医,(6):12~13
司马迁.1975. 史记·扁鹊仓公列传. 北京:中华书局:2785~2820
孙思邈.1955. 千金翼方. 影印本. 北京:人民卫生出版社
孙思邈,1982. 备急千金要方. 影印本. 北京:人民卫生出版社
孙维峰,靳士英,陈洁銮,等.1995. 舌络诊、甲诊变化与血清自由基及其清除剂水平关系在癌症诊断中的意义. 中国中医药科技,5(2):10
唐慎微.1957. 重修政和经史证类备用本草. 影印本. 北京:人民卫生出版社
唐永祥.2003. 慢性支气管炎血瘀证的病机研究探要. 实用中医内科杂志,17(3):154
藤本莲风.2003. 合诊がどれぐらい有效か—急性白血病一症例における舌观察から. 针灸(日),19(2):87
汪宏.1959. 望诊遵经. 上海:上海科学技术出版社
汪机.1963. 外科理例. 北京:人民卫生出版社
王冰·注.1956. 黄帝内经素问. 影印本. 北京:人民卫生出版社
王焘.1898. 外台秘要. 木刻版. 上海:上海图书集成印书局
王东生,袁肇凯,黄献平,等.2007. 冠心病痰瘀证的微观辨证研究. 中医杂志,48(9):831~833
王季午.1959. 传染病学. 北京:人民卫生出版社
王静.1999. 舌苔的微生物学研究进展. 国外医学·中医中药分册,21(1):3~5
王肯堂.1959. 证治准绳. 影印本. 上海:上海科学技术出版社
王孟英.1956. 温热经纬. 影印本. 北京:人民卫生出版社
王琦.1997. 56例冠心病舌下脉诊断与实验检测相关性研究,辽宁中医杂志,2(9):387~388
王小娟.2000. 脉图参数变化与原发性高血压的分期及辨证关系研究. 中国中医基础医学杂志,6(9):45~47
王贻俊.1999. ZMC—I型脉象换能器的设计. 现代医学仪器与应用,11(4):2~4
王忆勤.2000. 101例慢性肾衰竭患者脉图参数分析. 上海中医药大学学报,14(4):33~34
王永炎.1994. 临床中医内科学. 北京:北京出版社
王志耘.2000. 对结代脉与脑血流关系的探讨. 湖南中医药导报,6(8):16~17
魏辉,靳士英,陈凯,等.2001. 恶性肿瘤甲象和NO水平关系的观察. 中华实用中西医杂志,14(5):987
魏辉,靳士英,陈凯,等.2001. 恶性肿瘤甲象与甲微量元素的比较观察. 广州微量元素学,14(5):987
魏之琇.1957. 续名医类案. 影印本. 北京:人民卫生出版社
温少峰,袁庭栋.1983. 殷墟卜辞研究一科学技术篇. 成都:四川省社会科学院出版社:297
吴鞠通.1958. 温病条辨. 上海:上海科学技术出版社
吴谦.1956. 医宗金鉴. 影印本. 北京:人民卫生出版社
吴晓新,曾瑞峰,梁国荣,等.2014. 基于28例心衰心阳虚证患者的证候积分与苯丙氨酸代谢指纹图谱的相关性研究. 时珍国医国药,25(3):762~763
吴欣芳,王阶,潘菊华.2010. 冠心病中医证候与基因相关性研究. 中国中医基础医学杂志,16(3):177~178,181
吴又可.1995. 温疫论. 海口:国际新闻出版中心:1131
相玲丽.2009. 脑梗死肝阳化风证临床辨证标准与神经功能缺损评分、实验诊断指标间的相关性分析. 中国中医药信息杂志,16(5):13~14
萧梅芳.2008. 高血压脑出血肝阳化风证患者外周血单个核细胞的蛋白质组学研究. 实用预防医学,15(3):623~627
熊新贵.2011. 中医肝阳化风证本质蛋白质组学研究. 中国中西医结合杂,31(7):913~920
徐大椿.1956. 伤寒论类方. 影印本. 北京:人民卫生出版社
许济群.1985. 方剂学. 上海:上海科学技术出版社

许家佗 . 2002. 脑力性疲劳的脉图观察与实验研究 . 中国运动医学杂志,21(6):574~578
许叔微 . 1959. 普济本事方 . 上海:上海科学技术出版社
许文杰,刘攀,燕海霞,等 . 2014. 528 例冠心病患者中医脉象非线性动力学特征在证候诊断模型中的应用 . 中华中医药杂志,29(5):1661~1665
闫述池 . 1996. 仿中医脉象传感器的研究与应用 . 中国医学物理学杂志,13(4):245~247
杨汉辉 . 2000. 中医舌诊与肠镜对照在结肠疾病诊断中的意义 . 中医杂志,41(6):365~366
杨建 . 2014. 脉搏波信号采集与分析方法的研究 . 电脑与信息技术,22(3):53~55
杨麦青 . 1992. 伤寒论现代临床研究 . 北京:中国中医药出版社
杨仕云 . 2001. 多媒体中医教学课件的研制与应用 . 湖南中医学院学报,21(1):58~59
杨天权 . 1996. 动脉硬化患者脉象图频域指标单因素分析 . 中国老年学杂志,16(3):141~143
杨裕华,李震 . 2008. 中医证候的基因芯片研究近况 . 时珍国医国药,19(8):1821~1823
叶天士 . 1958. 临证指南医案 . 上海:上海科学技术出版社
尤在泾 . 1956. 金匮要略心典 . 上海:上海科学技术出版社
尤在泾 . 1995. 伤寒贯珠集 . 海口:国际新闻出版中心:921
于省吾 . 1996. 甲骨文诂林 . 北京:中华书局
于晓强 . 2012. 肝主疏泄现代研究综述 . 世界中西医结合杂志,7(9):817~819
喻昌 . 1959. 寓意草 . 上海:上海科学技术出版社:2
喻昌 . 1983. 医门法律 . 第 2 版 . 上海:上海科学技术出版社
喻坚柏,朱晓明,刘绍贵 . 1999. 中华医典 . 长沙:湖南电子音像出版社
曾年菊 . 2006. 肝阳化风证诊疗标准深入研究的思考 . 湖南中医杂志,22(3):1~2
詹秀菊 . 1998. 计算机辅助教学在中医药高等教育中的应用 . 广州中医药大学学报,74~77
张介宾 . 1959. 景岳全书 . 影印本 . 上海:上海科学技术出版社
张介宾 . 1980. 类经 . 北京:人民卫生出版社
张靖敏 . 1997. 中医舌诊与妇科病的关系 . 光明中医,(1):20
张磊 . 2012. 不同中医证型男性老年人高血压病患者性激素水平比较研究 . 中华中医药杂志,27(4):1025~1029
张丽琼,王炳和 . 2004. 基于小波变换的脉象信号特征提取方法 . 数据采集与处理,19(3):323~328
张诗军 . 1995. 自由基与黄腻苔的关系及清热化湿中药治疗的影响 . 实用中医药杂志,11(5):29~30
章诗同 . 1974. 荀子简注 . 上海:上海科学技术出版社:240
赵诚 . 1988. 甲骨文简明辞典 . 北京:中华书局
赵玉霞 . 1996. 应用多普勒超声技术对脉象血流动力学机制的研究 . 山东医科大学学报,34(4):315~318
赵玉霞 . 2000. 脉搏图与心脏多种瓣膜病变的相关研究 . 辽宁中医杂志,27(6):244~245
赵志强,郑国维,沈巍,等 . 2013. 脉搏波信号降噪和特征点识别研究 . 电子设计工程,21(5):57~59
郑嘉岗 . 1997. 人体苔色与胃黏膜色泽变化关系的探讨 . 中医杂志,38(12):740~742
中团熏 . 1996. 高、初中及小学生与成人的诊断和舌诊的关系 . 日本东洋医学杂志,46(6):178
中医研究院 . 1959. 金匮要略语释 . 北京:人民卫生出版社
中医研究院 . 1959. 伤寒论语释 . 北京:人民卫生出版社
中医研究院 . 1976. 蒲辅周医疗经验 . 北京:人民卫生出版社
钟惠澜 . 1986. 热带医学 . 北京:人民卫生出版社
周学海 . 1987. 形色外诊简摩 . 北京:人民卫生出版社
周一鸣 . 1983. 历代名医论医德 . 长沙:湖南科学技术出版社
周宗岐 . 1956. 殷墟甲骨文中所见口腔疾病考 . 中华口腔科杂志 . (3):155
朱明丹,杜武勋,魏聪聪,等 . 2013. 不同证型冠心病患者的血浆代谢组学研究 . 中医杂志,54(17):1489~1493

附　　图

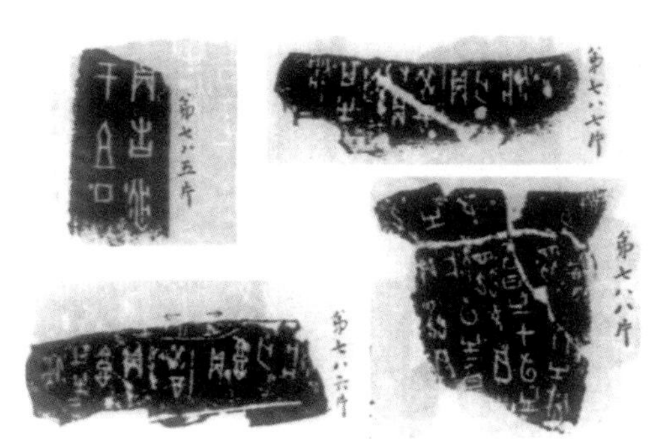

图1　殷墟有关疾病卜辞拓片

785(前一·一二·五)贞：告疾于祖乙；786(前四·十·七)癸酉卜，贞：章其有疾；787(前六·三八·一)癸酉卜，贞：刚其有疾；788(铁五·三)甲申卜，贞：䍃冎风有疾，旬又二日，乙未，䍃允冎风有疾，百日又七旬又九，䍃亦有疾

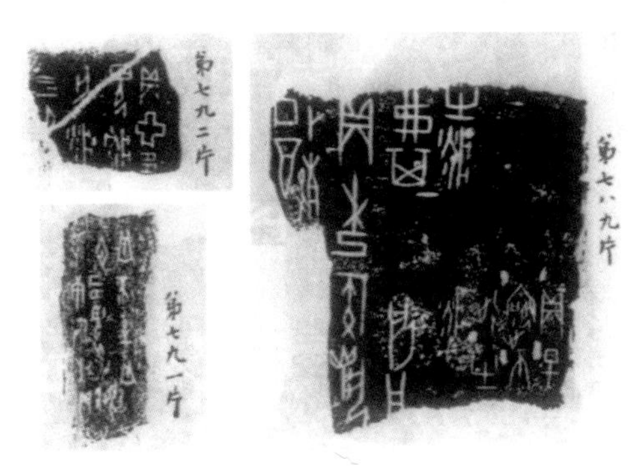

图2　殷墟有关疾病卜辞拓片

791(后下·三·一八)庚辰卜，贞；多鬼梦，不至冎？；792(前四·一八·三)贞：亞多鬼梦，亡疾，四月；789(后下·三七·五)丁酉卜，殻贞：杞候炬冎风弗其有疾；贞：子㚴不延，有疾

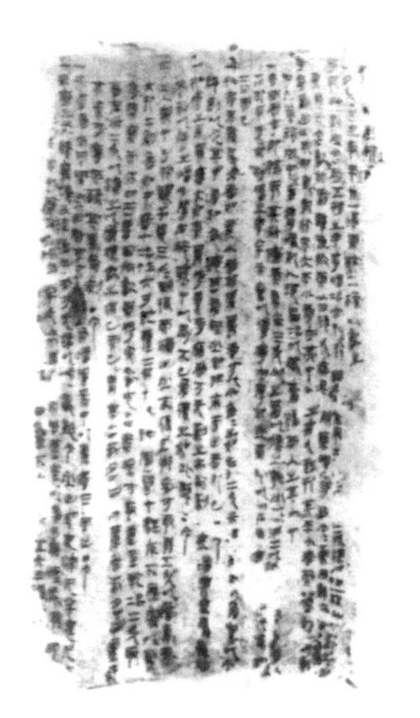

图3　马王堆三号汉墓出土的帛书《五十二病方》，所载病名较《内经》为早

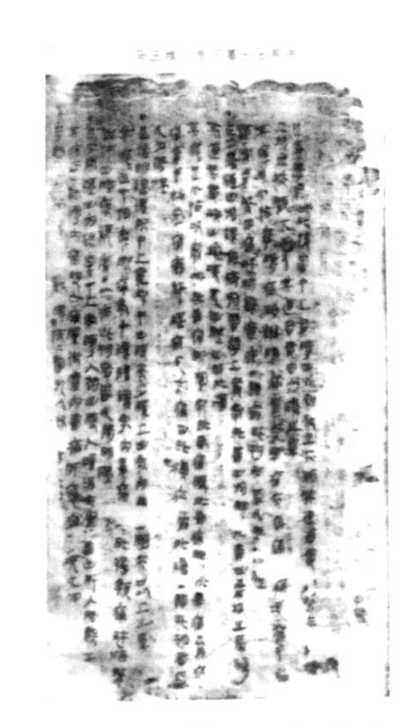

图4　马王堆三号汉墓出土帛书《足臂十一脉灸经》早于《灵枢·经水》，载有经脉辨证内容

图5　马王堆三号汉墓出土帛书《阴阳十一脉灸经》早于《灵枢·经水》，晚于《足臂十一脉灸经》，载有经脉辨证内容

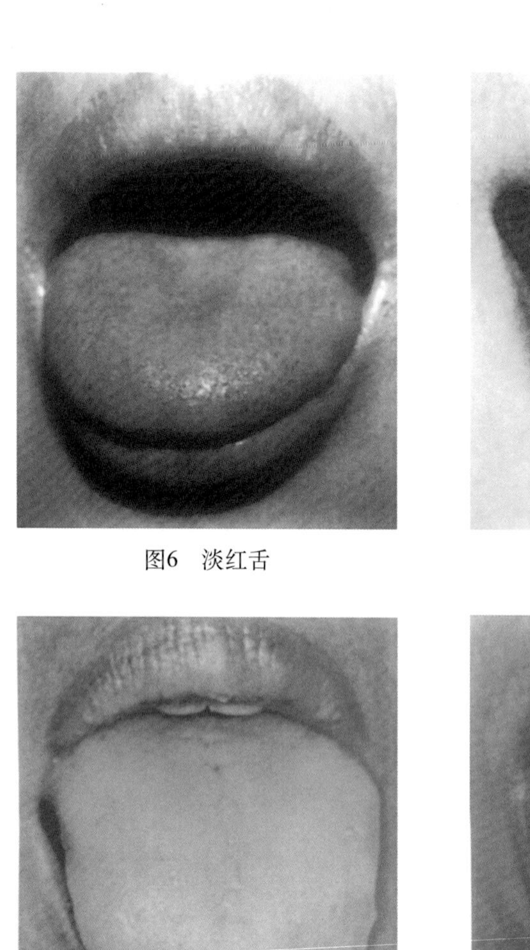

图6　淡红舌

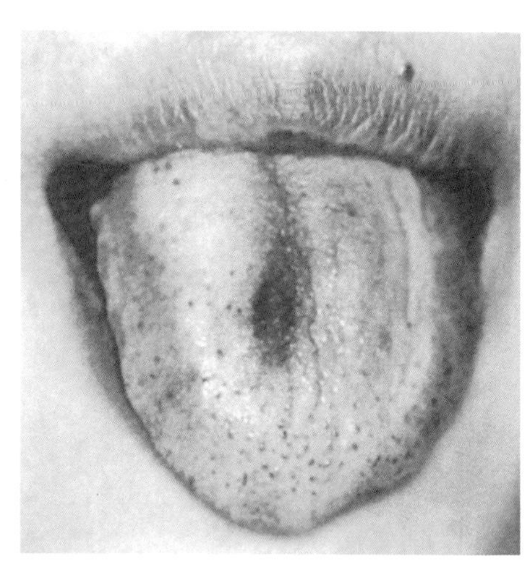

图7　染苔

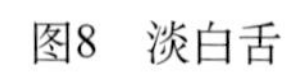

图8　淡白舌

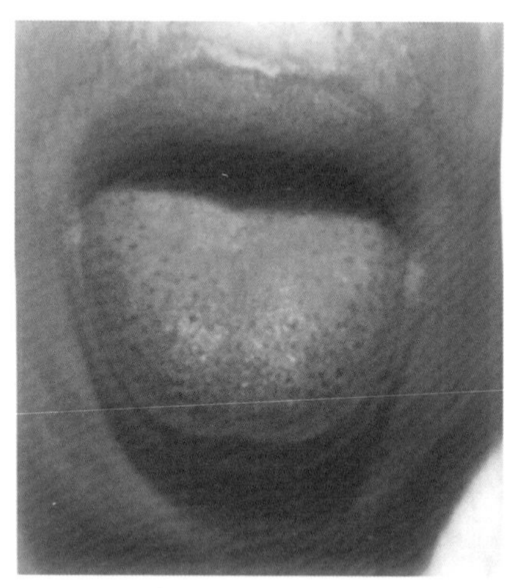

图9　红舌

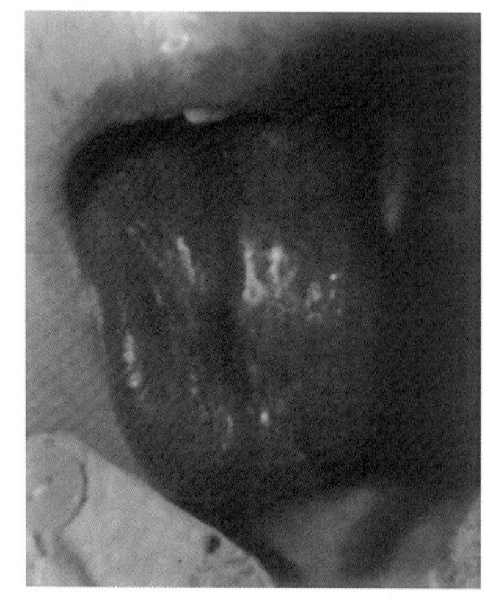

图10　绛舌

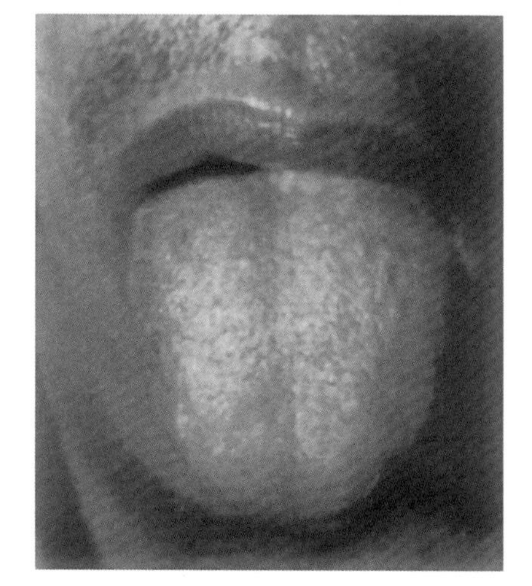

图11　紫舌

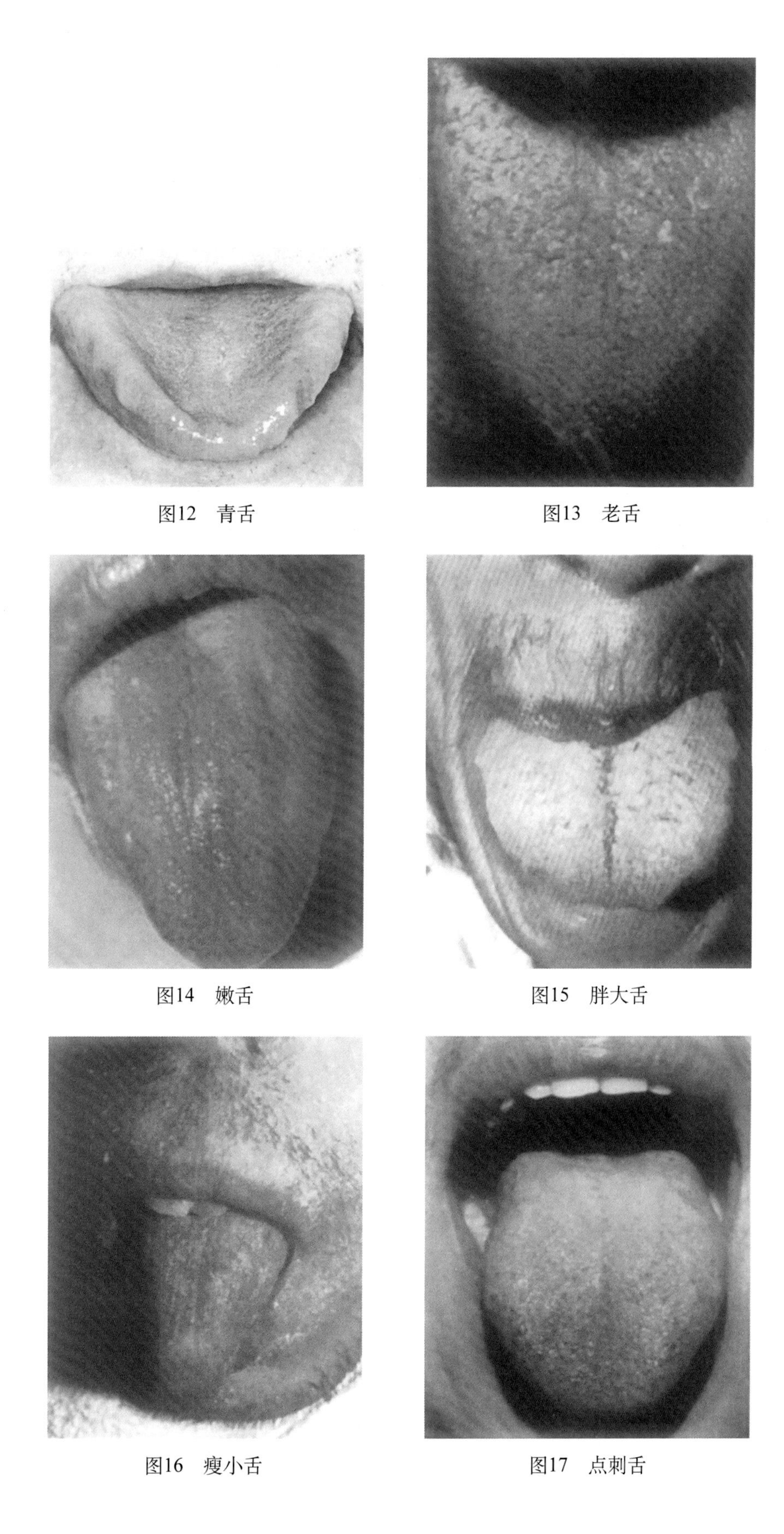

图12　青舌

图13　老舌

图14　嫩舌

图15　胖大舌

图16　瘦小舌

图17　点刺舌

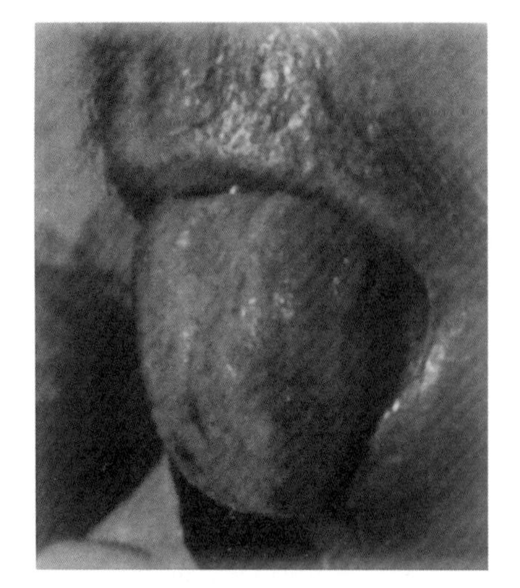

图18　瘀斑舌

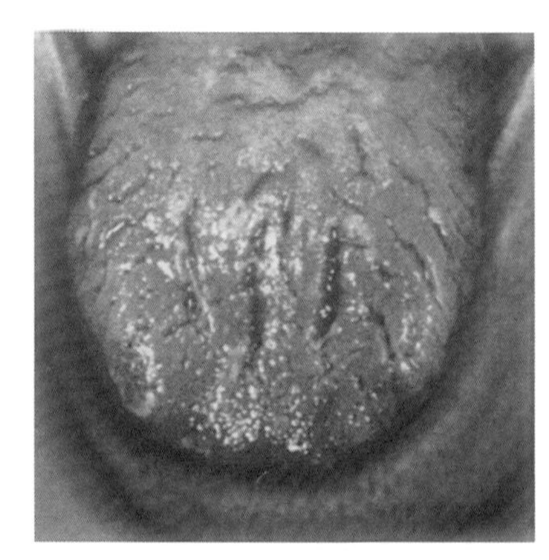

图19　裂纹舌

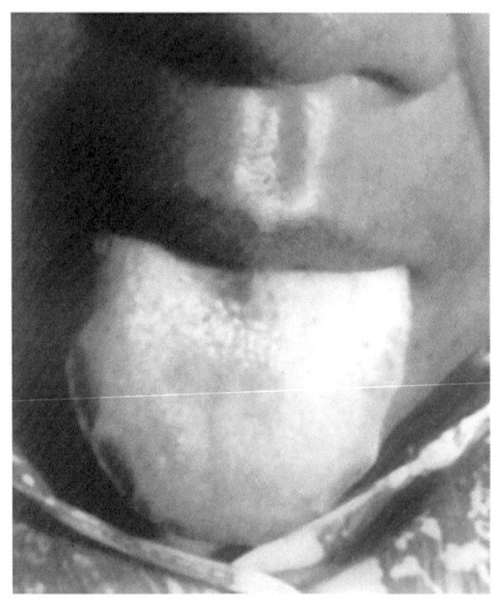

图20　齿印舌

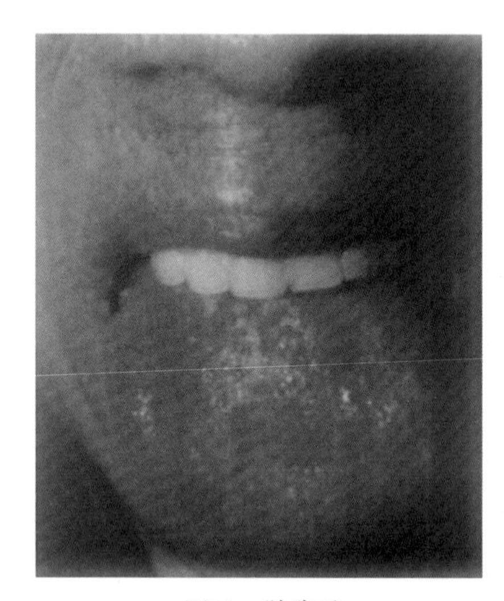

图21　肿胀舌

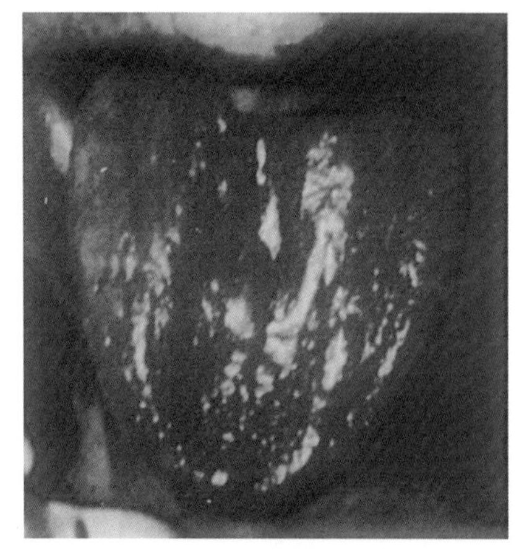

图22　镜面舌

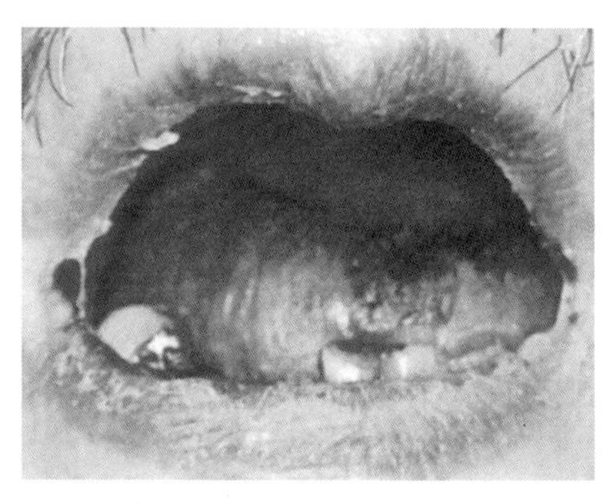

图23　强硬舌

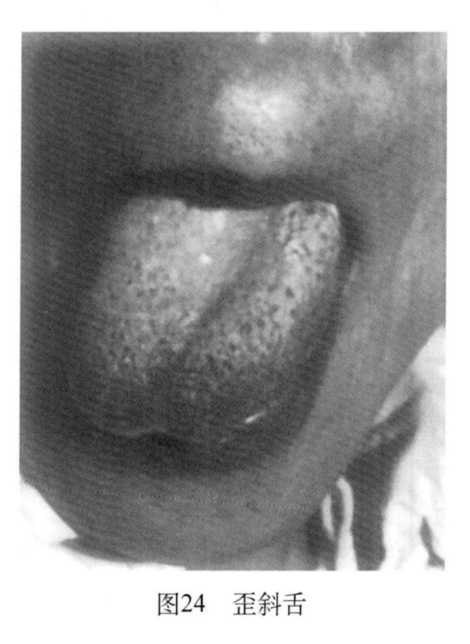

图24　歪斜舌

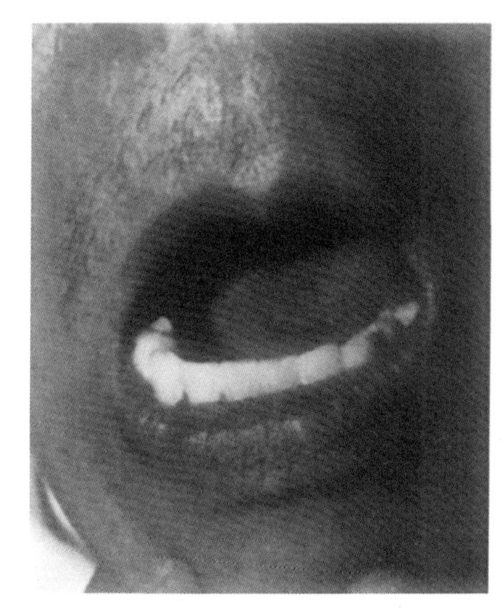

图25　痿软舌

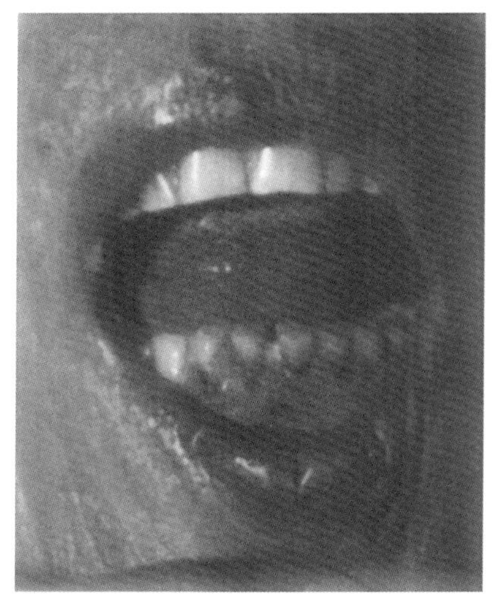

图26　短缩舌

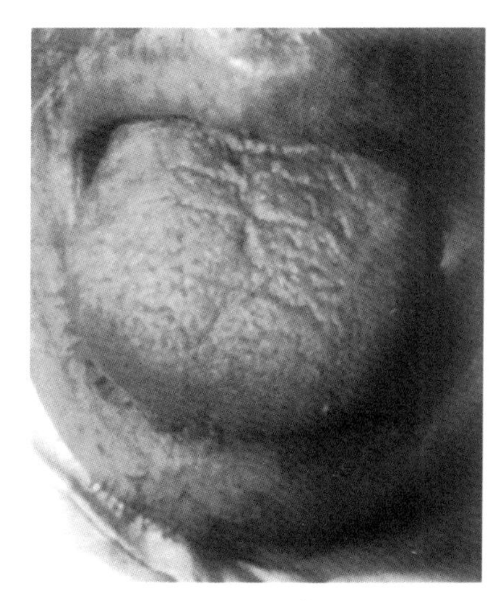

图27　厚苔

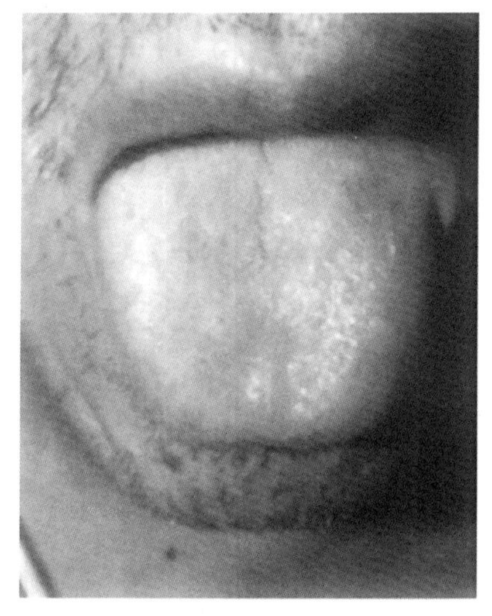

图28　薄苔

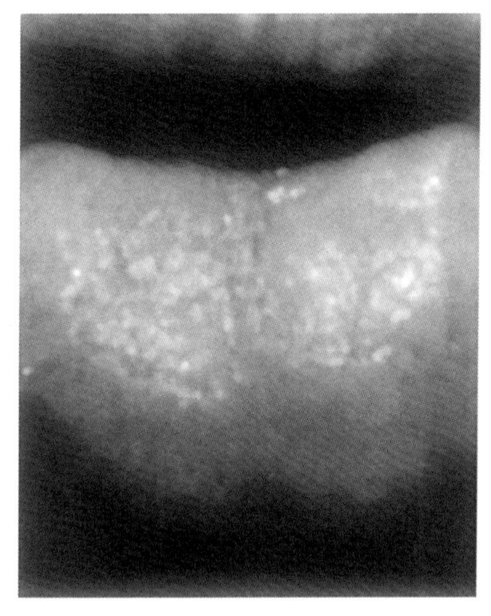

图29　滑苔

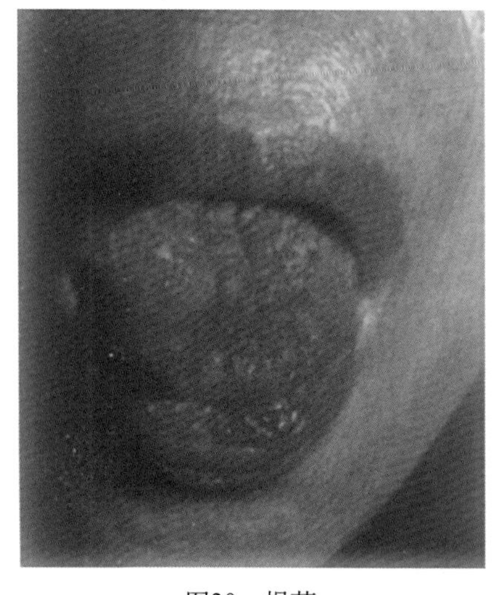

图30　燥苔

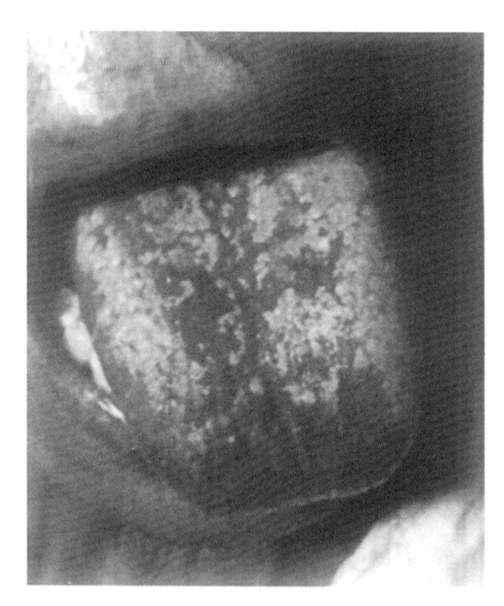

图31　花剥苔

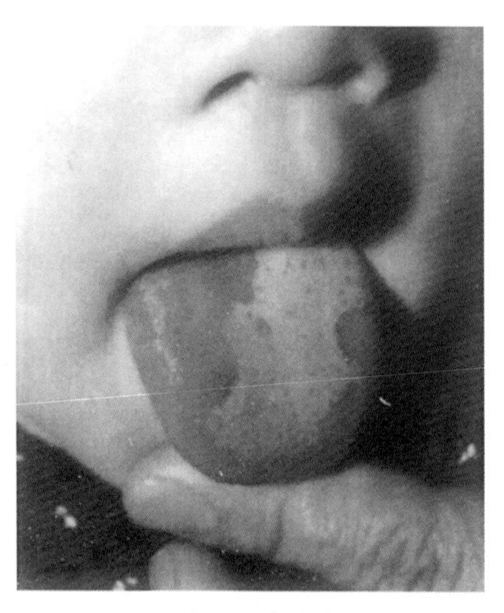

图32　地图舌

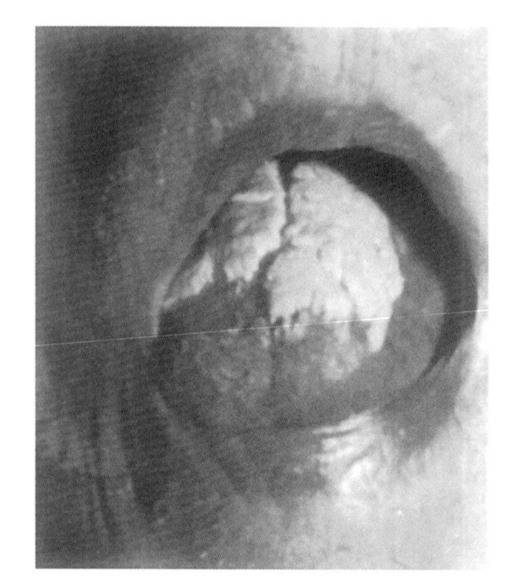

图33　腐苔

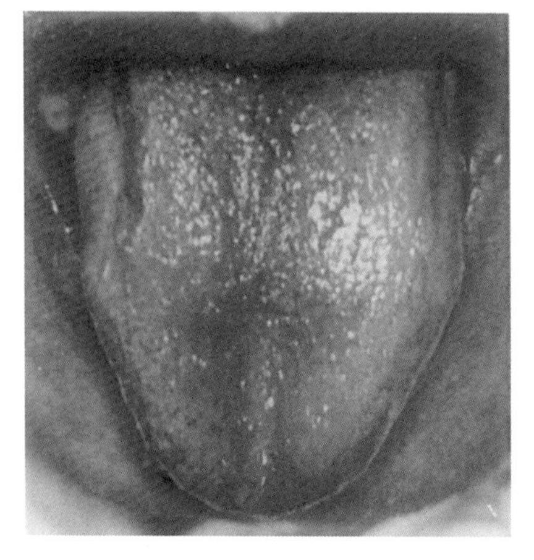

图34　腻苔

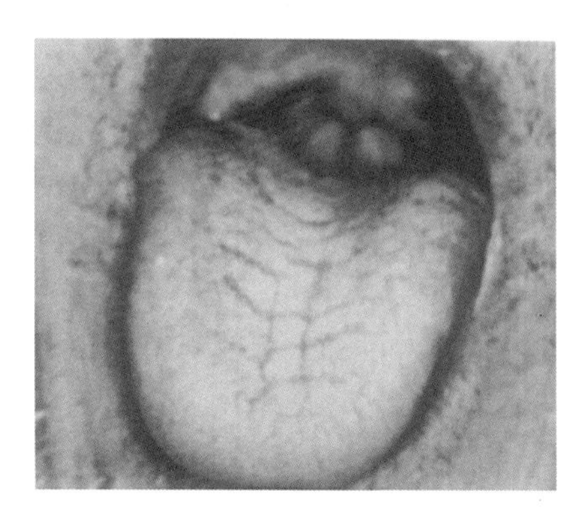

图35　白苔

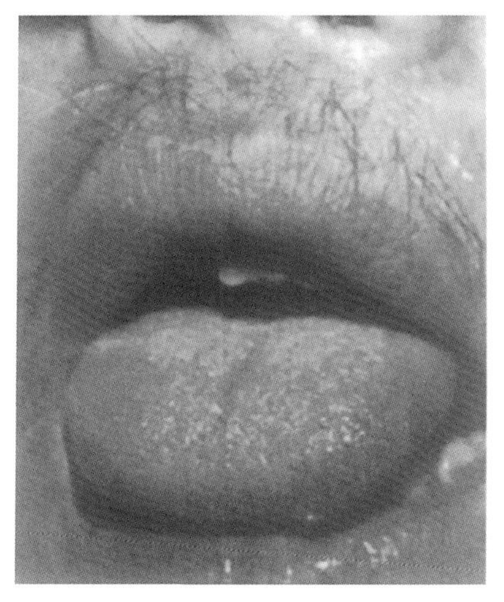

图36　黄苔

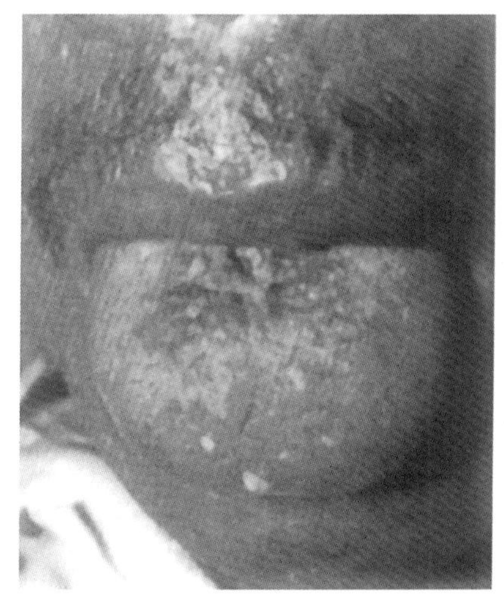

图37　灰苔

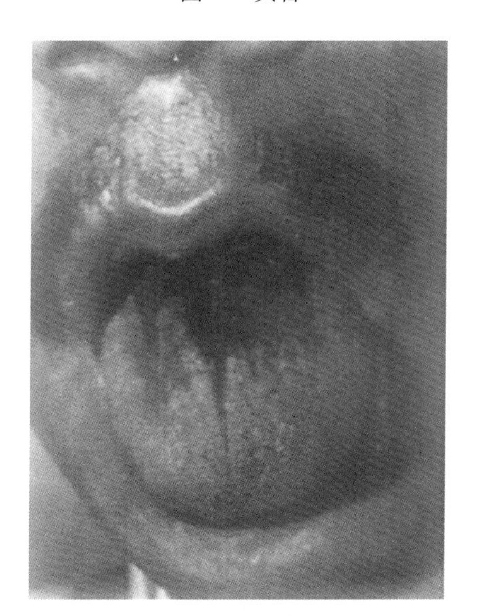

图38　黑苔

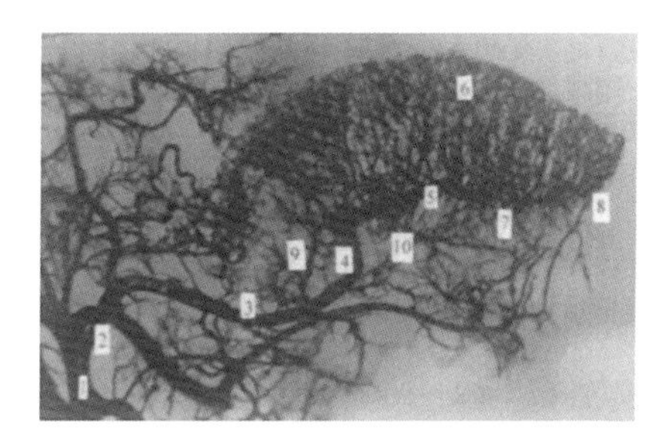

图39　舌的动脉

1.颈外动脉；2.舌动脉起始段；3.舌动脉舌骨舌肌段；4.舌深动脉升段；5.舌深动脉水平段；6.舌体动脉段；7.舌体动脉降支；8.舌系带动脉；9.舌根动脉；10.舌下动脉

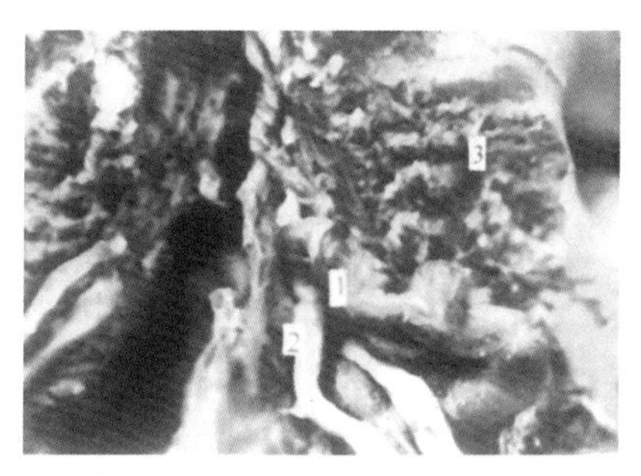

图40　舌腹面所见的舌下络脉

1.舌下神经伴行静脉行走于内带，并有静脉球形成；2.舌下神经；3.舌神经伴行静脉行走在外带

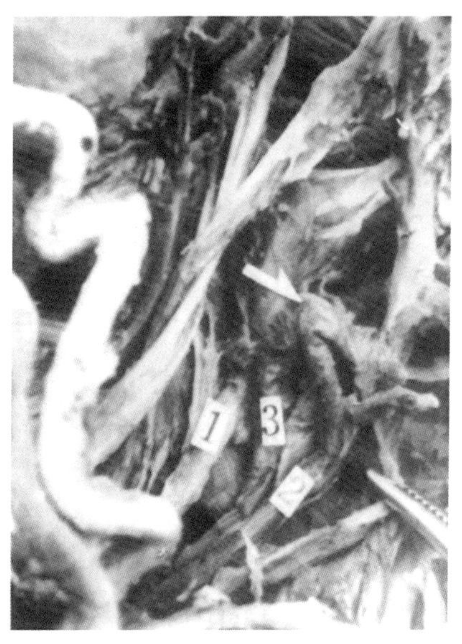

图41　舌腹面的舌下络脉(外侧面观)

1.舌下神经；2.舌下神经伴行静脉浅支；3.舌下神经伴行静脉下支

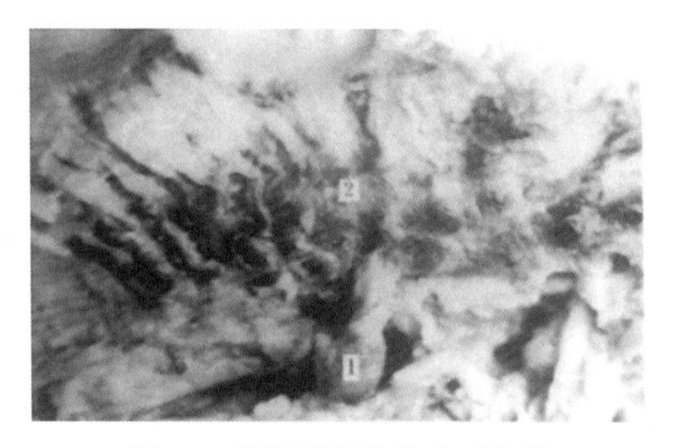

图42　舌腹面外带的舌下络脉

1.舌神经；2.舌神经伴行静脉及其十余条属支

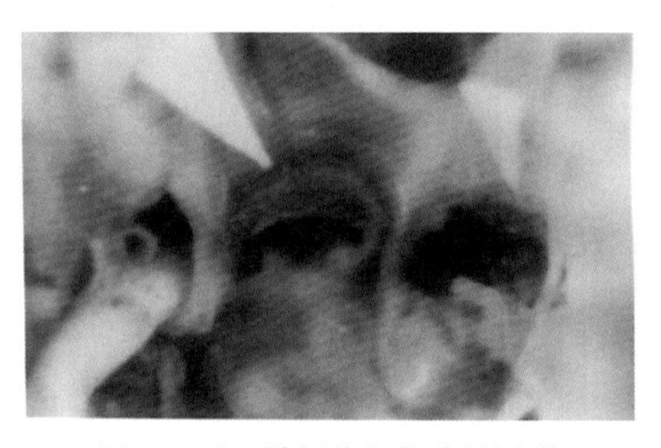

图43　舌下神经伴行静脉的瓣膜

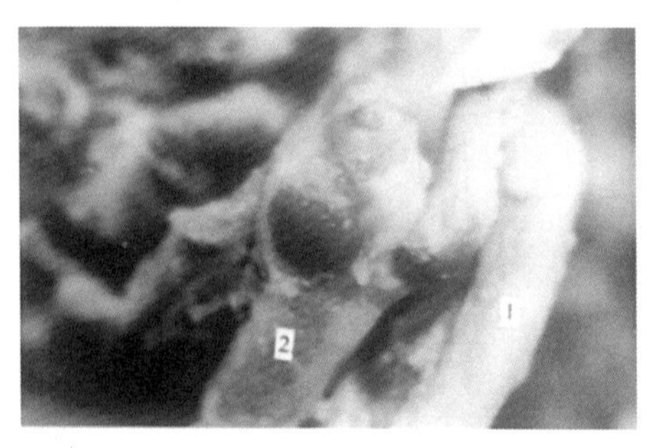

图44　舌腹面的舌下络脉

1.舌下神经；2.舌下神经伴行静脉行走于内带，并有静脉球形成

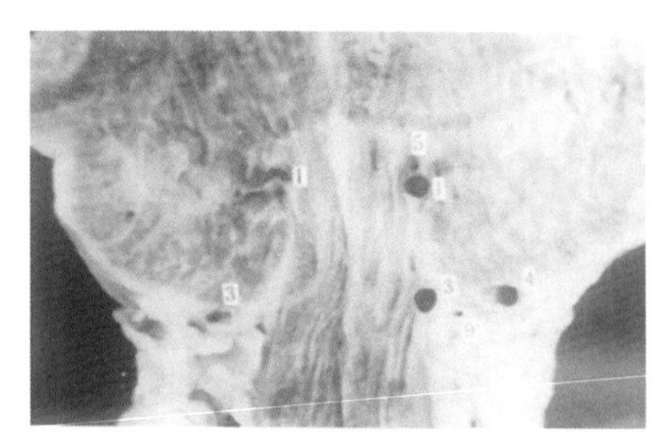

图45　舌体的横断面观

1.舌动脉；3.舌下神经伴行静脉；4.舌神经伴行静脉；5.舌动脉伴行静脉；9.下颌下腺管

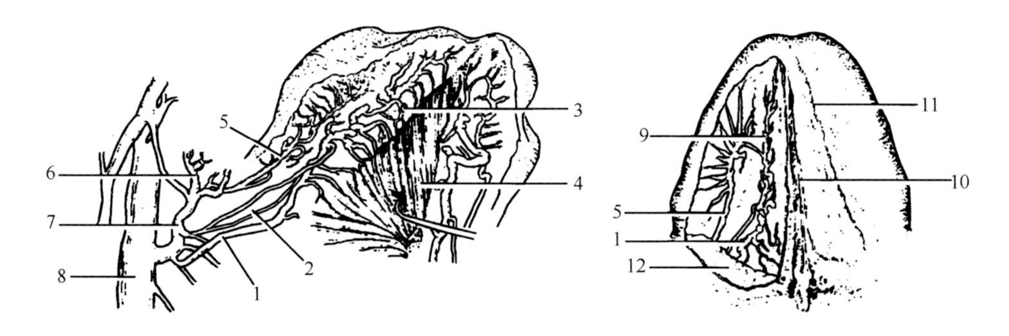

图46　舌下神经伴行静脉和舌神经伴行静脉(何尚宽图)

1.舌下神经伴行静脉下支；2.舌下神经伴行静脉上支；3.舌体静脉；4.颏舌肌；5.舌神经伴行静脉；6.翼静脉丛舌根静脉干；7.面舌静脉总干；8.颈内静脉；9.舌下神经伴行静脉；10.舌系带；11.伞襞；12.舌下腺

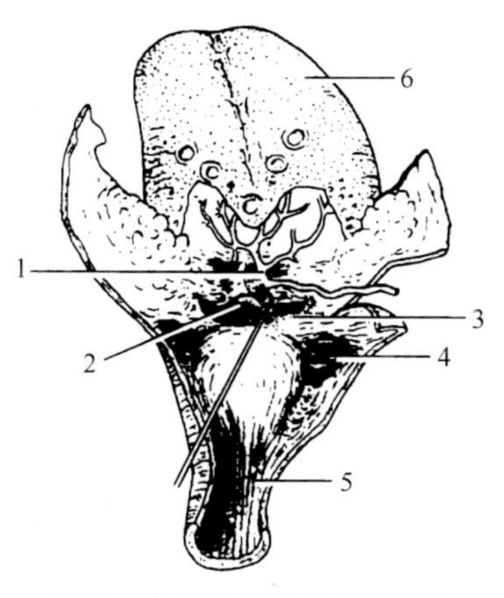

图47　会厌谷静脉(何尚宽图)

1.会厌谷静脉；2.会厌；3.喉口；4.梨状隐窝；5.食管；6.舌体

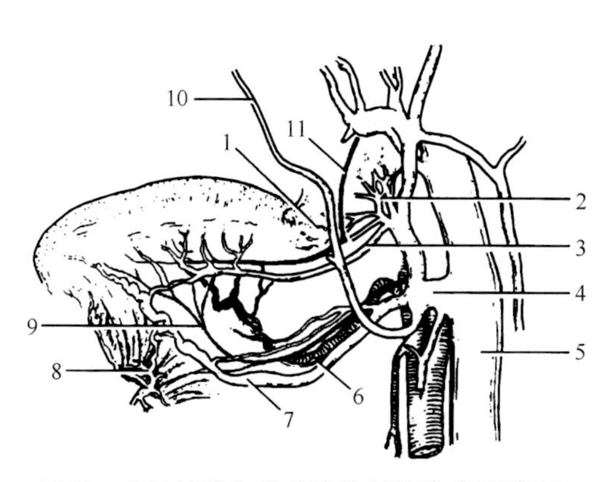

图48　舌根静脉和舌动脉伴行静脉(何尚宽图)

1.舌根静脉；2.翼静脉丛舌根静脉干；3.舌神经伴行静脉；4.面舌静脉总干；5.颈内静脉；6.舌动脉伴行静脉；7.舌下神经伴行静脉；8.颏静脉丛；9.舌下神经；10.面静脉；11.舌神经

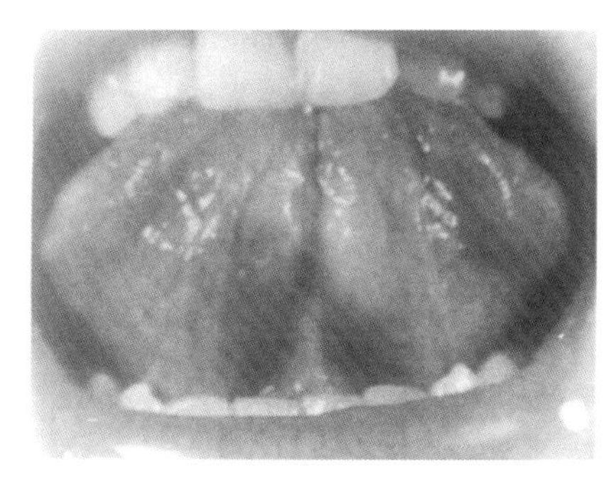

图49　23岁，女性，健康。舌质淡红，红活而润，有透明感，舌下络脉线状，淡青色，长<3/5，径约2mm,无细络瘀血、瘀点、瘀血颗粒

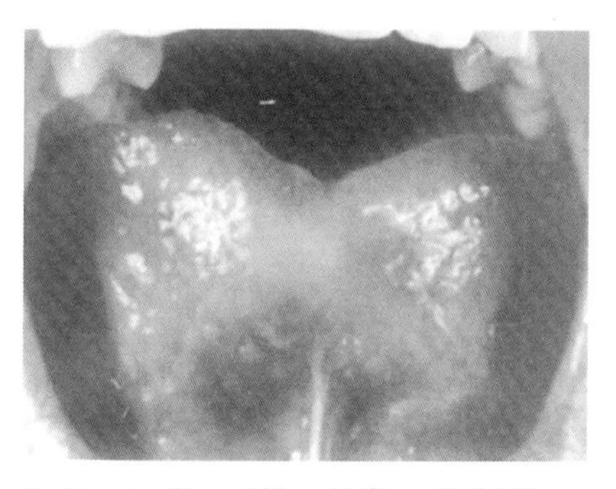

图50　21岁，男性，健康。舌质淡红，红活而有透明感，舌系带短，有颗粒状黏膜增生。舌下络脉屈曲条柱状，淡青色，长<3/5，径约2.5mm,无细络瘀血、瘀点、瘀血颗粒

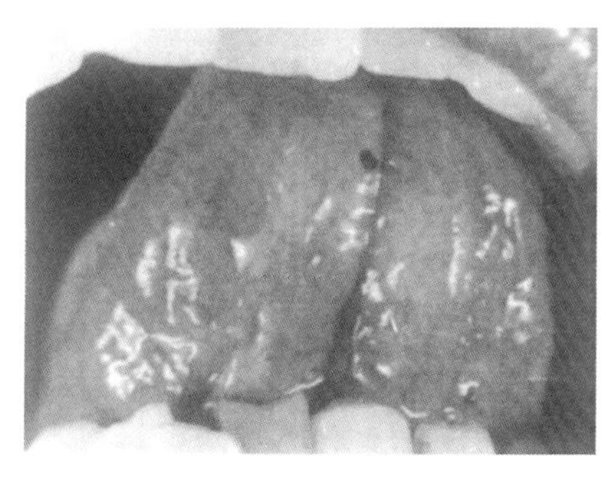

图51　52岁，男性，健康。舌质淡红，红活而润，有透明感。舌下络脉线状，淡青色，长<3/5，径2.5mm,细络瘀血细网状轻度、无瘀点、瘀血颗粒

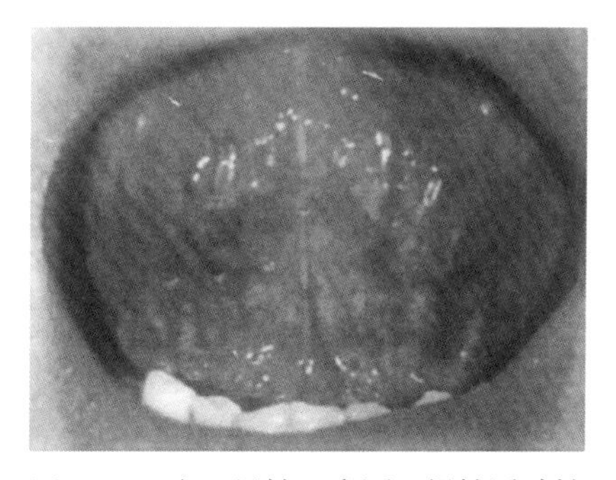

图52　28岁，男性，病证：慢性活动性肝炎，肝郁血瘀舌质偏紫暗，有混浊感，舌下络脉分布在内、外两带，柱状多分支，粗张明显，长<4/5，径最宽外10mm,细络瘀血明显、细网状、有瘀点、舌腹面黏膜无变白

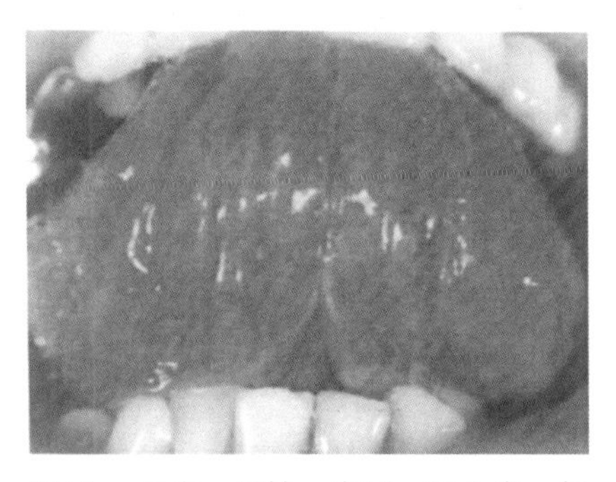

图53　61岁，男性，病证：冠心病，气虚血瘀。舌质偏紫暗，有混浊感，舌下络脉柱状，青紫色，长达4/5，径7.5mm，细络瘀血，树枝状轻度，无瘀点、舌腹面黏膜无变白

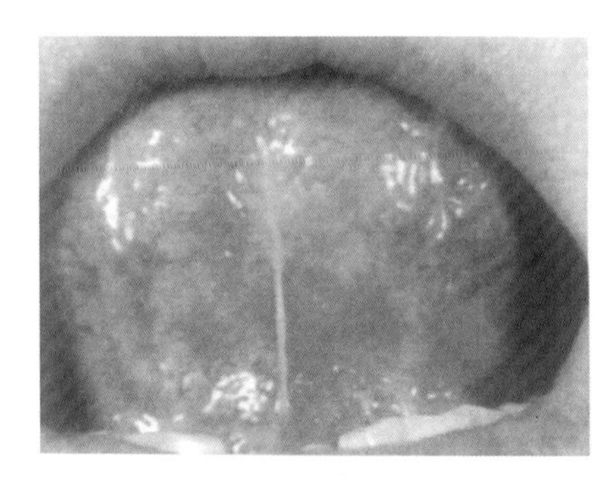

图54　54岁，女性，病证：脑血栓，肝阳上亢、阴虚血瘀。舌质偏紫暗，有混浊感，舌下络脉分布在舌外带，树枝状，青黑色，粗长，明显，长达舌尖5/5，径最宽处10mm，细络瘀血，细网状，无瘀点、舌腹面黏膜未见明显变白

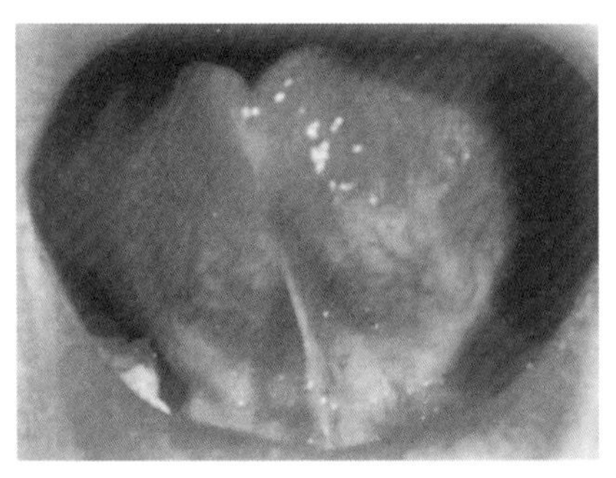

图55　29岁，男性，病证：鼻咽癌，血瘀证。舌质偏紫，舌下络脉粗张条柱状，并有囊泡，长达3/5，径5mm，细络瘀血，细网状，树枝状，有少许瘀点，黏膜舌根部变白

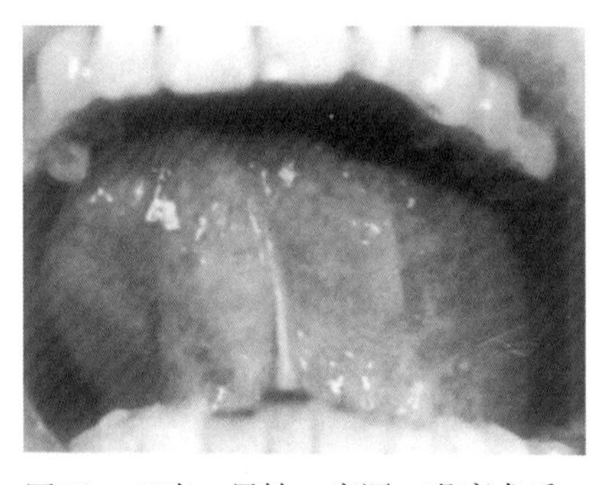

图56　63岁，男性，病证：喉癌术后，血瘀证。舌质暗红，混浊感，舌下络脉条柱状，青色，粗张，长达舌尖5/5，径3mm，细络瘀血细网状，外带袢状、小瘀点多数、舌腹面黏膜明显变白

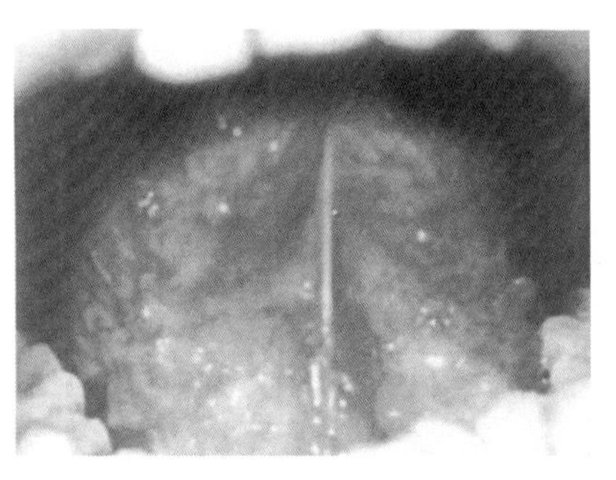

图57　59岁，男性，病证：食管癌有转移，血瘀证。舌质偏紫，晦暗，有混浊感，舌下络脉在外带迂曲粗张，有多数囊泡，直至舌尖，长达5/5，径7.5mm，细络瘀血细网状，明显，有小瘀点，舌腹面黏膜轻度变白

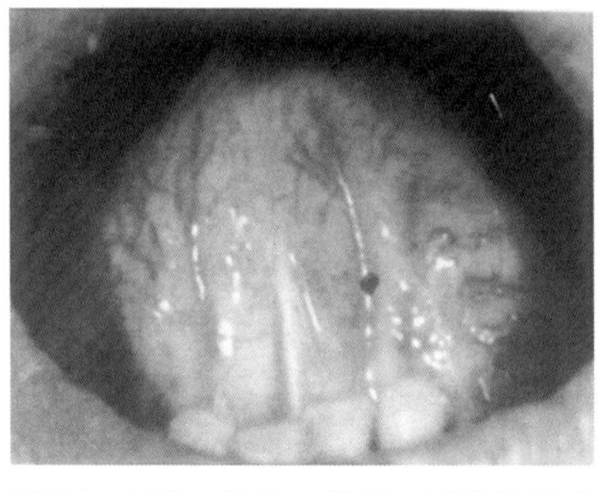

图58　41岁，男性，病证：原发性肝癌转移，血瘀证。舌质暗红，混浊感，舌下络脉条柱状，青紫色，粗张，长达4/5，径3mm，细络瘀血呈细网状，袢状重度，瘀点多数，舌腹面黏膜变白

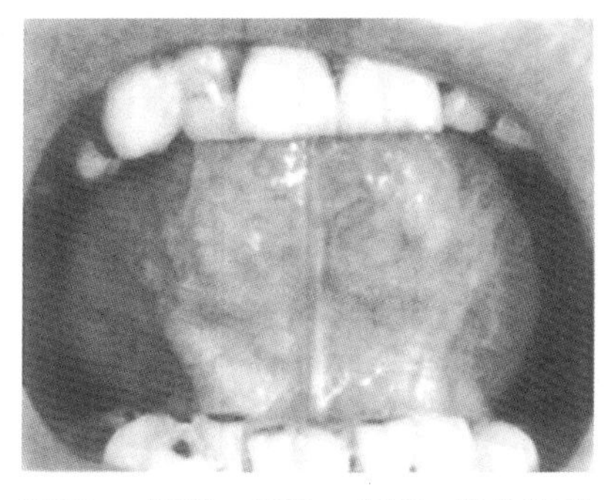

图59　53岁，男性，病证：喉头癌转移，血瘀证。舌质偏紫，黏膜变白，有混浊感，舌下络脉囊柱状，青紫色，粗张，长达5/5，径5mm,细络瘀血细网状，树枝状重度，瘀点多数，舌腹面黏膜变白

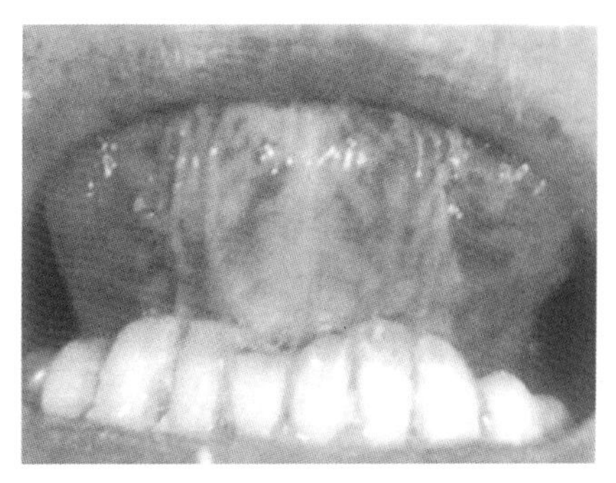

图60　54岁，男性，病证：直肠腺癌转移，血瘀证。舌质偏紫，混浊感，舌下络脉条柱状，青色，粗张，长达4/5，径3mm,细络瘀血树枝状重度，瘀点瘀斑多数，舌腹面黏膜变白、磨玻璃状

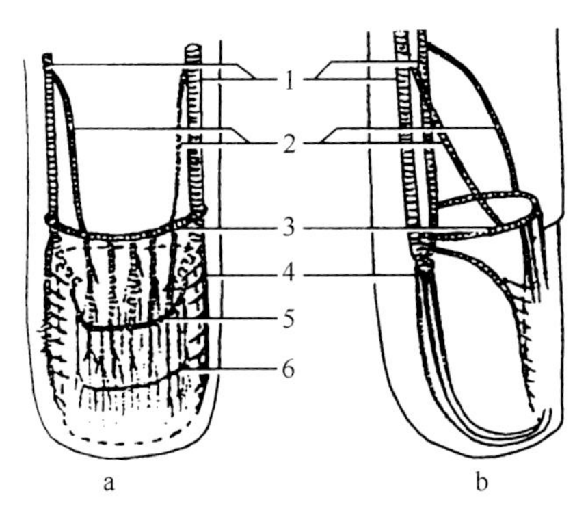

图61　甲床血管来源示意图(郭家松图，a背面观；b侧面观)

1.指掌侧固有动脉；2.从指掌侧固有动脉发出到指背动脉弓的吻合支；3.指背动脉弓；4.甲皱支；5.甲床第二级动脉弓；6.甲床第三级动脉弓

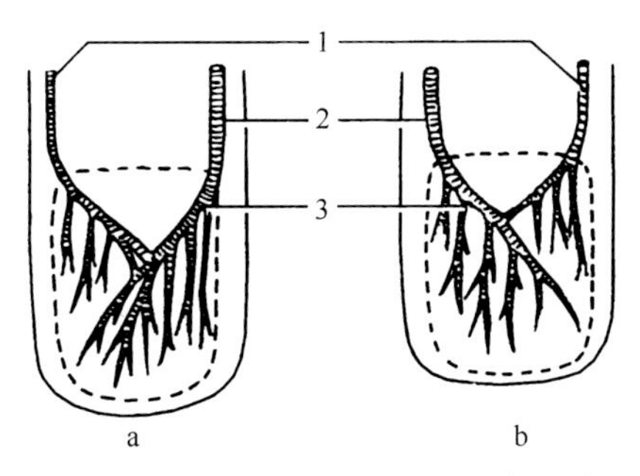

图62　指腹动脉弓及其分支示意图(郭家松图，a拇指、食指和中指；b环指和小指)

1.指掌侧固有动脉桡侧支；2.指掌侧固有动脉尺侧支；3.指腹动脉弓

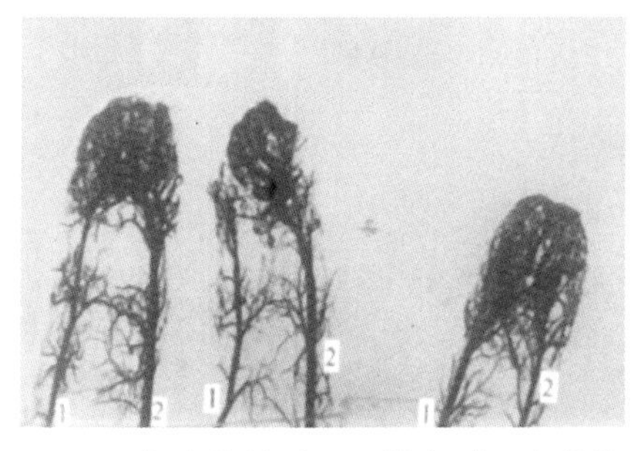

图63　指血管铸型显示供血到甲床的指掌侧固有动脉

1.尺侧支；2.桡侧支；拇、食、中指桡侧支粗于尺侧支；环及小指桡侧支粗干尺侧支

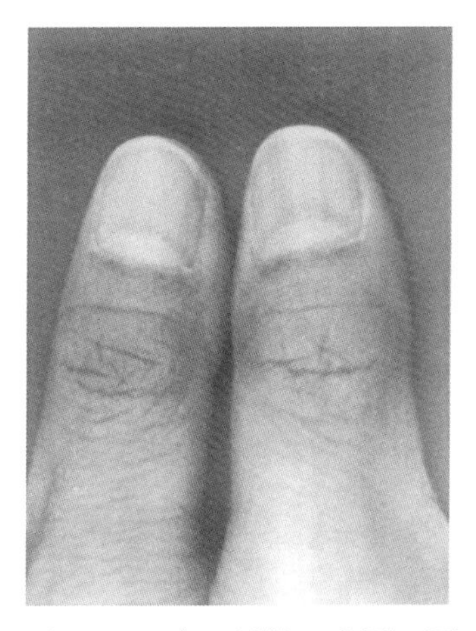

图64　58岁，男性，病证：原发性肝癌肺转移。甲床通体淡紫，甲半月明显，甲床紫晕，宽2～3mm青紫

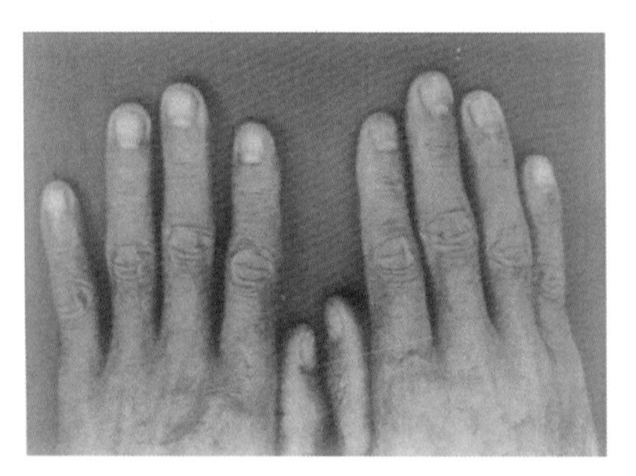

图65　43岁，男性，病证：支气管鳞癌。甲板变薄，纵行嵴棱，纵沟明显；甲床苍白，并紫晕

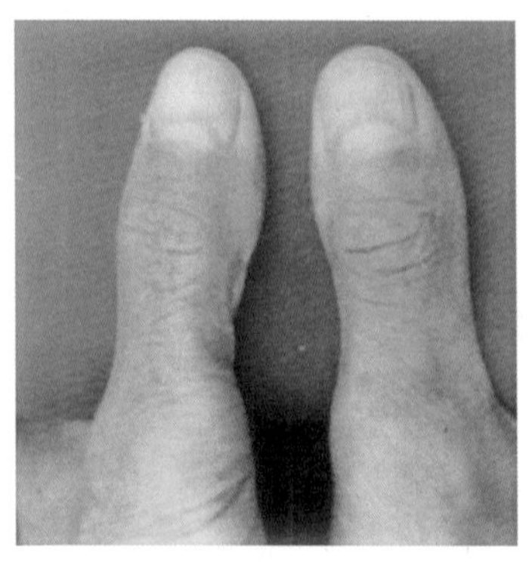

图66　43岁，男性，病证：支气管鳞癌。甲板变薄，纵行嵴棱，纵沟明显；甲床苍白有紫晕

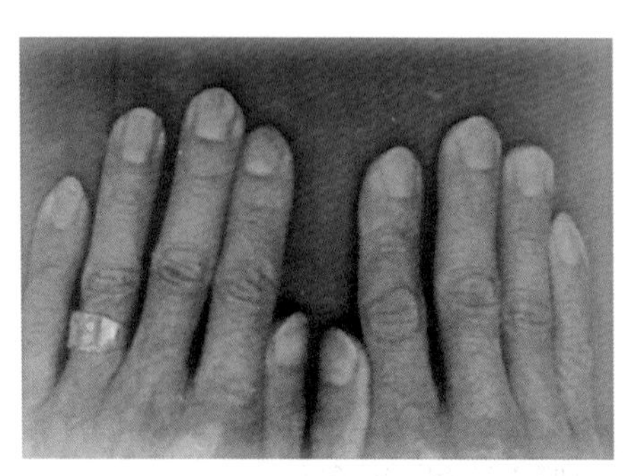

图67　51岁，男性，病证：原发性肝癌(介入治疗中)。甲板有少许污秽，紫色条纹线，甲半月清晰

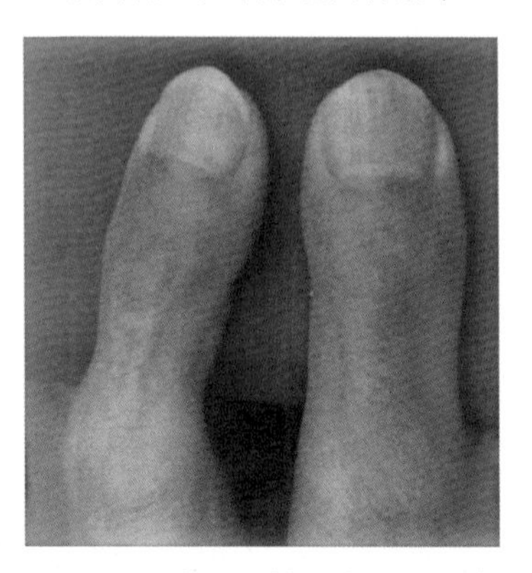

图68　51岁，男性，病证：原发性肝癌(介入治疗中)。甲板纵行嵴棱，甲沟明显

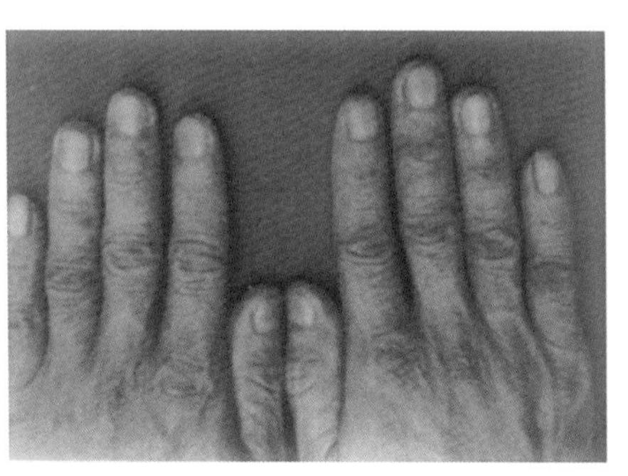

图69　48岁，男性，病证：舌癌，颈淋巴结转移，手术化疗。十指甲板均呈污秽紫色

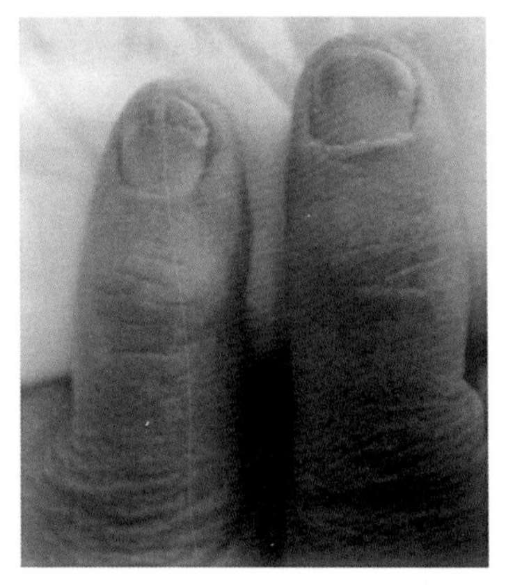

图70　76岁，男性，病证：肾病综合征，中毒性肝炎。甲板混浊变白，甲半月消失，表层有少许分层剥离